Klinik der Frauenheilkunde
und Geburtshilfe
Band 6

Klinik der Frauenheilkunde und Geburtshilfe

Begründet von
Horst Schwalm und Gustav Döderlein

Herausgegeben von
Karl-Heinrich Wulf, Würzburg, und
Heinrich Schmidt-Matthiesen, Frankfurt/Main

Band 1 Endokrinologie und Reproduktionsmedizin I
Band 2 Endokrinologie und Reproduktionsmedizin II
Band 3 Endokrinologie und Reproduktionsmedizin III
Band 4 Schwangerschaft I
Band 5 Schwangerschaft II
Band 6 Geburt I
Band 7 Geburt II
Band 8 Gutartige gynäkologische Erkrankungen I
Band 9 Gutartige gynäkologische Erkrankungen II
Band 10 Allgemeine gynäkologische Onkologie
Band 11 Spezielle gynäkologische Onkologie I
Band 12 Spezielle gynäkologische Onkologie II

3. Auflage

Urban & Schwarzenberg · München–Wien–Baltimore

Klinik der Frauenheilkunde und Geburtshilfe
Band 6

Geburt I

Herausgegeben von
W. Künzel und K.-H. Wulf

unter Mitarbeit von
S. Börgens, C. Egarter, A. Feige, G. Hempelmann, H. Hepp, M. Hermsteiner,
W. Heyl, P. Husslein, M. Kirschbaum, R. Knitza, D. Kranzfelder, W. Künzel,
G. Link, H. Peterseim, W. Rath, F. Salomon, M. Stauber,
H. B. von Stockhausen, K.-H. Wulf

Urban & Schwarzenberg · München–Wien–Baltimore

Wichtiger Hinweis für den Benutzer dieses Buches:

Die in diesem Werk enthaltenen Angaben zu diagnostischen und therapeutischen Maßnahmen sind durch die Erfahrungen der Autoren und den aktuellen Stand der Wissenschaft bei Drucklegung begründet. Dies entbindet den Benutzer jedoch nicht von der Pflicht, die Indikation zu therapeutischen Interventionen für jeden Patienten sorgfältig abzuwägen. Die Gabe von Medikamenten erfordert in jedem Fall die Beachtung der Herstellerinformationen und die Prüfung von Zweckmäßigkeit, Dosierung und Applikation.

Anschriften der Herausgeber:

Band 6
Prof. Dr. med. W. Künzel
Gf. Direktor der Universitäts-Frauenklinik
Klinikstraße 28
35392 Gießen

Gesamtwerk
Prof. Dr. med. K.-H. Wulf

Prof. em. Dr. med. K.-H. Wulf
Ehem. Direktor der Universitäts-Frauenklinik
Josef-Schneider-Straße 4
97080 Würzburg

Prof. em. Dr. med. H. Schmidt-Matthiesen
Ehem. Direktor des Zentrums für Frauenheilkunde
und Geburtshilfe der Universität Frankfurt
Humperdinckstraße 11
60598 Frankfurt/Main

Die Deutsche Bibliothek – CIP-Einheitsaufnahme

Klinik der Frauenheilkunde und Geburtshilfe / begr. von Horst Schwalm und Gustav Döderlein. Hrsg. von Karl-Heinrich Wulf und Heinrich Schmidt-Matthiesen. – München ; Wien ; Baltimore : Urban und Schwarzenberg.
  Früher Losebl.-Ausg.
NE: Schwalm, Horst [Hrsg.]; Wulf, Karl-Heinrich [Hrsg.]
  Bd. 6 Geburt I / hrsg. von W. Künzel und K.-H. Wulf.
  Unter Mitarb. von S. Börgens ... – 3. Aufl. – 1996
    ISBN 3-541-15063-7
  NE: Künzel, Wolfgang [Hrsg.]; Börgens, Sylvia

Planung und Lektorat: Dr. med. Burkhard Scheele, München
Redaktion: Pola Nawrocki, München
Herstellung: Petra Laurer, München

Die Zeichnungen erstellten Jochen Buschmann, München; Dr. med. Katja Dalkowski, München; Andrea Schnitzler, A-6591 Grins. Einbandgestaltung von Dieter Vollendorf, München.

Gebrauchsnamen, Handelsnamen, Warenbezeichnungen und dergleichen, die in diesem Buch ohne besondere Kennzeichnung aufgeführt sind, berechtigen nicht zu der Annahme, daß solche Namen ohne weiteres von jedem benützt werden dürfen. Vielmehr kann es sich auch dann um gesetzlich geschützte Warenzeichen handeln.

Alle Rechte, auch die des Nachdruckes, der Wiedergabe in jeder Form und der Übersetzung in andere Sprachen behalten sich Urheber und Verleger vor. Es ist ohne schriftliche Genehmigung des Verlages nicht erlaubt, das Buch oder Teile daraus auf fotomechanischem Weg (Fotokopie, Mikrokopie) zu vervielfältigen oder unter Verwendung elektronischer bzw. mechanischer Systeme zu speichern, systematisch auszuwerten oder zu verbreiten (mit Ausnahme der in den §§ 53, 54 URG ausdrücklich genannten Sonderfälle).

Satz und Druck: Kösel, Kempten. Buchbinderische Verarbeitung: Monheim GmbH, Monheim · Printed in Germany.
© Urban & Schwarzenberg 1996

ISBN 3-541-15063-7

PermaNova®

Geleitwort zur dritten Auflage

Die *Klinik der Frauenheilkunde und Geburtshilfe* wurde von H. Schwalm und G. Döderlein 1964 begründet und später zusammen mit K.-H. Wulf herausgegeben. Die erste Auflage erschien im Loseblatt-System in acht Bänden mit entsprechenden Ergänzungslieferungen bis 1984. Von 1985 bis 1990 wurde die zweite Auflage in Form von zwölf festen Einzelbänden ausgeliefert. Die Bände bzw. Bandgruppen präsentieren in monographischer Weise geschlossene Themenkomplexe der Gynäkologie und Geburtshilfe einschließlich ihrer Grenzgebiete.

Im Rahmen der jetzigen, dritten Auflage werden die einzelnen Bände in neubearbeiteter Form vorgelegt, wobei die aktuelle klinisch-wissenschaftliche Entwicklung und auch Wünsche der Leser berücksichtigt werden. So wurde die Stoffpräsentation didaktisch geändert, systematischer und optisch anschaulicher gestaltet. Schließlich erfolgte eine Straffung des Textes, wo dies ohne Verzicht auf Wesentliches möglich war.

Für Handlungsentscheidungen im klinischen Alltag werden konkrete Empfehlungen gegeben, um die Umsetzung des rein theoretischen Wissens zu erleichtern. Das Schwergewicht liegt auch weiterhin auf der Darstellung anwendbaren Wissens. Demgegenüber sind wissenschaftliche Aspekte nur so weit integriert, wie sie zum Verständnis der klinischen Problematik oder zur Abschätzung zukünftiger Entwicklung erforderlich scheinen. Gleiches gilt für die Bibliographie. Diese ist auf das Wesentliche beschränkt und nur dort ausführlicher berücksichtigt, wo es sich um innovative Methoden handelt.

Jährlich sind nach dem Perma-Nova-Prinzip zwei Banderneuerungen mit der oben erwähnten Zielsetzung vorgesehen. Dem Leser wird damit im Austauschverfahren eine Facharztbibliothek ständiger Aktualität angeboten.

Die *Klinik der Frauenheilkunde und Geburtshilfe* will auch in Zukunft dem praktisch tätigen Frauenarzt sowie den Ärzten, die sich in der Weiterbildung befinden, ein hilfreicher Ratgeber sein und alle Kenntnisse vermitteln, die für die tägliche Arbeit erforderlich sind.

Die Herausgeber

K.-H. Wulf
H. Schmidt-Matthiesen

Vorwort

Die Physiologie und Pathologie der Geburt erschien im März 1990 in zwei Bänden. Nach sechs Jahren war eine grundlegende Überarbeitung notwendig geworden, um neue Erkenntnisse aufzunehmen und überholte zu revidieren. Eine Umstrukturierung der einzelnen Kapitel war ebenfalls erforderlich.

Der jetzt vorliegende Band 6 umfaßt sieben Abschnitte. Das erste beschreibt die geburtshilfliche Situation in der Bundesrepublik Deutschland. In einem zweiten Abschnitt folgen die Darstellung der Grundlagen der Geburtsvorgänge, der anatomischen und physiologischen Voraussetzungen für eine normale Geburt, sowie die maternalen Anpassungsvorgänge, die während der Geburt stattfinden. Es ist Basiswissen für das Verständnis des Geburtsvorgangs, also von grundlegender Bedeutung, um die Patho-Physiologie, die Abweichung vom Normalen, beurteilen zu können.

Der Abschnitt „Geburtsleitung und Geburtserleichterung" ist in acht Kapitel gegliedert, wobei der Geburtsvorbereitung und der Aufgabenverteilung zwischen Hebamme und Arzt ein besonderer Stellenwert beigemessen wird. Die neuen Erkenntnisse biochemischer Veränderungen, insbesondere des Prostaglandinstoffwechsels am Ende der Schwangerschaft, werden in „Schwangerschaft am Geburtstermin und Geburtseinleitung" dargelegt.

Das Zusammenwirken mechanischer Faktoren und physiologischer Veränderungen bei Mutter und Fetus während des Geburtsvorgangs verlangt räumliches Vorstellungsvermögen für den Ablauf einer Geburt und Kenntnisse in der Pathophysiologie möglicher fetaler Störungen, um die richtige Entscheidung für ein vaginales Vorgehen oder für eine abdominale Entbindung treffen zu können. Heute mehr denn je werden Störungen in der postnatalen Entwicklung des Kindes auf Fehler der Geburtsleitung zurückgeführt. Beide Kapitel sind diesem speziellen Problem gewidmet. Sie sind um die neuesten Erkenntnisse der Überwachung des Feten während der Geburt erweitert.

Die Anästhesieverfahren sind in solche getrennt, die durch den Geburtshelfer vorgenommen werden können, und in solche, in denen der Anästhesist gefragt ist. Diese Grenzziehung ist auch in die gemeinsam getragenen Vereinbarungen beider Gesellschaften, der DGGG und der Deutschen Gesellschaft für Anästhesiologie und Intensivmedizin eingeflossen.

Die operativen Entbindungsverfahren bedürfen einer klaren Indikation. Wie weit der Entscheidungsbereich zu operativen Entbindungsverfahren bei risikofreier Schwangerschaft gesehen wird, wird aus den statistischen Untersuchungen der Perinatalstudien deutlich. Es ist deshalb auch die Absicht, mit den Kapiteln 13 und 14 über operative Entbindungsverfahren Entscheidungshilfen anzubieten.

Die Kapitel über Nachgeburtsperiode und Wochenbett wurden neu gestaltet. „Das Neugeborene" ist wieder in Zusammenarbeit mit einem Geburtshelfer und einem Pädiater entstanden, die sich der Perinatologie besonders verpflichtet fühlen.

Der „Intrauterine Kindstod" und der postnatale Kindstod sind heutzutage seltene Ereignisse. Um so wichtiger ist es, die Diagnose und die Therapie des intrauterinen Fruchttodes und dessen Ursachen zu analysieren, um Konsequenzen für die folgenden

Schwangerschaften ziehen zu können. Ein besonders sensibles Thema ist der Umgang mit Frauen, deren Kinder intrauterin oder postnatal verstorben sind. Dieser Umgang muß erlernt werden. Das vorliegende Kapitel bietet eine ausgezeichnete Lernhilfe.

Dem Verlag sei für die Beratung und großartige Hilfe bei der Neugestaltung des jetzt vorliegenden Bandes gedankt, insbesondere Herrn Dr. Urban für die großzügige gewährte Unterstützung, Herrn Dr. Scheele für die verständnisvolle Beratung, und Frau Nawrocki für ihr kritisches Engagement. Dies alles hat es möglich gemacht, den Band zum 51. Kongreß der Deutschen Gesellschaft für Gynäkologie und Geburtshilfe, vom 1. bis 5. Oktober 1996 in Dresden, erscheinen zu lassen.

Die Bandherausgeber
W. Künzel
K.-H. Wulf

Inhalt

Die geburtshilfliche Situation in der Bundesrepublik Deutschland

1 Zur geburtshilflichen Situation in Deutschland
   K.-H. Wulf 3

Grundlagen der Geburtsvorgänge

2 Anatomische Grundlagen der Geburt
   W. Künzel 25

3 Physiologische Grundlagen der Wehentätigkeit
   C. Egarter, P. Husslein 43

4 Maternale Anpassungsvorgänge während der Geburt
   W. Künzel 67

Geburtsleitung und Maßnahmen zur Geburtserleichterung

5 Psychosomatische Geburtsvorbereitung
   M. Stauber 75

6 Der Beginn der Geburt: Aufgaben von Hebamme und Arzt und vorbereitende Maßnahmen zur Geburt
   W. Künzel, H. Peterseim 85

7 Schwangerschaft am Geburtstermin und Geburtseinleitung
   C. Egarter, P. Husslein 93

8 Überwachung, Diagnostik und Therapie des Feten während der Geburt
   W. Künzel 109

9 Überwachung und Leitung der Geburt aus Schädellage
   W. Künzel, G. Link 165

10 Beckenendlage, Quer- und Schräglage
   M. Kirschbaum, M. Hermsteiner, W. Künzel 191

11 Anästhesieverfahren durch den Geburtshelfer
   R. Knitza, H. Hepp 215

12 Allgemeinanästhesie, Spinalanästhesie und Periduralanästhesie sub partu
    G. Hempelmann, F. Salomon 225

Operative Entbindungsverfahren, Episiotomie und Verletzungen unter der Geburt

13 Operative Entbindungsverfahren: Indikationen und Vorbedingungen
    für die vaginal-operativen Entbindungsmethoden
    W. Künzel 249

14 Operative Entbindungsverfahren: Abdominale Schnittentbindung
    K.-H. Wulf 267

15 Episiotomie und Rißverletzungen der Geburtswege
    M. Hermsteiner, W. Künzel 285

Nachgeburtsperiode und Wochenbett

16 Nachgeburtsperiode
    D. Kranzfelder 301

17 Wochenbett
    D. Kranzfelder 317

Das Neugeborene

18 Versorgung des Neugeborenen aus Sicht des Geburtshelfers
    A. Feige 345

19 Das gesunde und das kranke Neugeborene
    H. B. von Stockhausen 347

Intrauteriner Kindstod

20 Diagnose und Therapie des intrauterinen Fruchttods
    W. Heyl, W. Rath 379

21 Umgang mit dem intrauterinen und perinatalen Kindstod
    S. Börgens 393

Sachverzeichnis 401

Autorenverzeichnis

Dr. phil. Dipl.-Psych. Sylvia Börgens
Waldstr. 57
D-61200 Wölfersheim

Univ.-Doz. Dr. med. C. Egarter
Univ.-Klinik f. Frauenheilkunde
Klin. Abt. f. Geburtshilfe u. Gynäkologie
Währinger Gürtel 18–20
A-1090 Wien

Prof. Dr. med. A. Feige
Ltd. Arzt d. Frauenklinik II
Klinikum Nürnberg-Süd
Breslauer Str. 201
D-90471 Nürnberg

Prof. Dr. med. G. Hempelmann
Leiter d. Abt. Anaesthesiologie
u. Operative Intensivmedizin d. Univ.
Rudolf-Buchheim-Str. 7
D-35385 Gießen

Prof. Dr. med. Hermann Hepp
Direktor d. Univ.-Frauenklinik
Klinikum Großhadern
Marchioninistr. 15
D-81366 München

Dr. med. M. Hermsteiner
Univ.-Frauenklinik
Klinikstr. 32
D-35385 Gießen

Dr. med. W. Heyl
Frauenklinik f. Gynäkologie u. Geburtshilfe
Med. Einrichtungen d. RWTH
Pauwelsstr. 30
D-52074 Aachen

o. Univ.-Prof. Dr. med. P. Husslein
Leiter d. Klin. Abt. f. Geburtshilfe u. Gynäkologie
Univ.-Klinik f. Frauenheilkunde
Währinger Gürtel 18–20
A-1090 Wien

Priv.-Doz. Dr. med. Dr. physiol. M. Kirschbaum
Univ.-Frauenklinik
Klinikstr. 32
D-35392 Gießen

Priv.-Doz. Dr. Dr. med. habil. R. Knitza
Univ.-Frauenklinik
Klinikum Großhadern
Marchioninistr. 15
D-81366 München

Prof. Dr. med. D. Kranzfelder
Chefarzt d. Abt. Gynäkologie u. Geburtshilfe
Missionsärztliche Klinik gem. GmbH
Salvatorstr. 7
D-97067 Würzburg

Prof. Dr. med. W. Künzel
Gf. Direktor d. Univ.-Frauenklinik
u. Hebammenlehranstalt
Klinikstr. 28
D-35385 Gießen

Dr. med. G. Link
Krankenhaus Düren gem. GmbH
Abt. Geburtshilfe u. Gynäkologie
Roonstr. 30
D-52351 Düren

Dr. med. H. Peterseim
Caritas Krankenhaus gem. GmbH
Uhlandstr. 7
D-97980 Bad Mergentheim

Prof. Dr. med. W. Rath
Direktor d. Frauenklinik
f. Gynäkologie u. Geburtshilfe
Med. Einrichtungen d. RWTH
Pauwelsstr. 30
D-52074 Aachen

Priv.-Doz. Dr. med. Fred Salomon
Klinik f. Anästhesiologie u. Op. Intensivmed.
Klinikum Lippe-Lemgo GmbH
Rintelner Str. 85
D-32657 Lemgo

Prof. Dr. med. M. Stauber
I. Univ.-Frauenklinik
Klinikum Innenstadt d. LMU
Maistr. 11
D-80337 München

Prof. Dr. med. H. B. von Stockhausen
Kinderklinik und Poliklinik d. Univ.
Josef-Schneider-Straße 2
D-97080 Würzburg

Prof. em. Dr. med. K.-H. Wulf
Ehem. Direktor d. Univ.-Frauenklinik
Josef-Schneider-Str. 4
D-97080 Würzburg

Die geburtshilfliche Situation in der Bundesrepublik Deutschland

1 Zur geburtshilflichen Situation in Deutschland

K.-H. Wulf

Inhalt

1	Bevölkerungsentwicklung und Geburtenfrequenz	4	2.2.1	Klinikgeburt	13
1.1	Einwohnerzahlen und Bevölkerungsentwicklung	4	2.2.2	Hausgeburt	14
1.2	Geburtenfrequenz	5	2.2.3	Praxisgeburt und ambulante Entbindung	15
1.3	Geburtenüberschuß bzw. -defizit	7	3	Leistungsstandard der Geburtshilfe	15
1.4	Auswirkungen auf die medizinische Versorgung	8	3.1	Qualitätsparameter	15
			3.1.1	Müttersterblichkeit	15
2	Struktur der geburtshilflichen Versorgung	9	3.1.2	Perinatale Sterblichkeit	17
2.1	Zentralisierung und Regionalisierung der Geburtshilfe	9	3.1.3	Säuglingssterblichkeit	18
			3.2	Qualitätskontrolle	18
2.2	Geburtsort	13	4	Aus- und Weiterbildung des Frauenarztes in der Geburtshilfe	19

1 Zur geburtshilflichen Situation in Deutschland

Mit der Wiedervereinigung von West- und Ostdeutschland haben sich zwangsläufig auch Veränderungen in der Bevölkerungsentwicklung und in der geburtshilflichen Situation ergeben. Dabei hat sich erfreulicherweise der Trend zu einer weiteren Verbesserung der Leistungsziffern bezüglich Mortalität und Morbidität von Mutter und Kind fortgesetzt.

1 Bevölkerungsentwicklung und Geburtenfrequenz

1.1 Einwohnerzahlen und Bevölkerungsentwicklung

Die *Gesamteinwohnerzahl* im wiedervereinigten Deutschland hat ständig zugenommen, um insgesamt 3 Mio., und betrug 1994/95 ca. 82 Mio. Einwohner (Tab. 1-1). Entsprechend haben wir noch enger zusammenrücken müssen, die Bevölkerungsdichte ist von 219 auf 229 Einwohner pro km^2 angestiegen. Schon hier ergeben sich deutliche Unterschiede zwischen West- und Ostdeutschland. Während im Westen die Einwohnerzahl in den letzten fünf Jahren um ca. 4 Mio. zugenommen hat, ist sie im Osten um ca. 1 Mio. zurückgegangen. Dabei war die ehemalige DDR schon immer dünner besiedelt mit 154 gegenüber 247 Einwohner pro km^2. Heute beträgt die Bevölkerungsdichte im Westen 264 und im Osten 144 Personen pro km^2 [10].

Veränderungen der Einwohnerzahl ergeben sich grundsätzlich aus dem Geburtenüberschuß, d. h. dem Verhältnis zwischen Lebendgeborenen und Verstorbenen, und aus den Wanderungsbewegungen (Zu- und Abwanderungen). Die Zunahme der Gesamtbevölkerung in den letzten vier Jahren um gut 2 Mio. Einwohner ist ausschließlich durch Zuwanderung bedingt und nicht durch einen Geburtenüberschuß (Tab. 1-2). Die Zahl der Gestorbenen lag höher als die der Geborenen, das Geburtendefizit bewegte sich zwischen 12 000 und 81 000 und der Überschuß der Zuwanderungen zwischen 350 000 und 782 000. Insgesamt hat die Bevölkerung zwischen vier und neun auf Tausend Einwohner pro Jahr zugenommen. Wiederum zeigen sich deutliche Unterschiede zwischen Ost und West. Einer Bevölkerungszunahme und einem Geburtenüberschuß im Westen steht eine Bevölkerungsabnahme und ein Geburtendefizit im Osten gegenüber (Tab. 1-3, 1-4, 1-5). Der Anstieg der Bevölkerungsdichte im Westen ist auch zu erklären durch stärkere Zuwanderungen aus dem Osten, vor allem in den Jahren 1990/91 (Abb. 1-1). Abgewandert sind vor allem jüngere Leute, auch dadurch erklärt sich das Geburtendefizit in den neuen Bundesländern (siehe auch Bd. 2, Kap. 4).

Tabelle 1-1 Einwohnerzahlen und Bevölkerungsdichte in Deutschland (Statistisches Bundesamt [10])

Jahr	Einwohner Gesamt-Deutschland n (Mio.)	n je km^2	Einwohner Deutschland-West n (Mio.)	n je km^2	Einwohner Deutschland-Ost n (Mio.)	n je km^2
1988	78,116	219	61,450	247	16,666	154
1989	78,677	220	62,063	250	16,614	153
1990	79,365	222	63,254	254	16,111	149
1991	79,984	224	64,074	258	15,910	147
1992	80,594	226	64,865	261	15,730	145
1993	81,338	228	65,739	263	15,598	144
1994	81,539	229	66,007	264	15,531	144

Tabelle 1-2 Bevölkerungsstand und -bewegungen in Deutschland, 1990 bis 1994 (Statistisches Bundesamt [10])

Jahr	Einwohnerzahl (Mio.) Jahresanfang	Überschuß Geburten	Wanderungen	Einwohnerzahl (Mio.) am Jahresende	Zunahme/ 1000 Einwohner
1990	79,112	−12 400	+ 652 800	79,753	+8
1991	79,753	−81 200	+ 602 500	80,274	+7
1992	80,274	−76 300	+ 782 100	80,974	+9
1993	80,974	−14 200	+ 471 000	81,431	+6
1994	81,431	−25 300	+ 350 000	81,756	+4

Tabelle 1-3 Geburtenzahlen in Deutschland, 1988 bis 1994 (Statistisches Bundesamt [10])

Jahr	Gesamt-Deutschland	Deutschland-West	Deutschland-Ost
1988	892 993 (−1,4%)	677 259 (+0,6%)	215 734 (−7,8%)
1989	880 459 (+2,8%)	681 537 (+6,7%)	198 922 (−10,3%)
1990	905 675 (−8,4%)	727 199 (−0,7%)	178 476 (−39,6%)
1991	830 019 (−2,6%)	722 250 (−0,2%)	107 769 (−18,0%)
1992	809 114 (−1,3%)	720 794 (−0,9%)	99 320 (−9,1%)
1993	794 950 (−3,2%)	714 418 (−3,4%)	80 532 (−2,3%)
1994	769 603	690 905	78 698

Tabelle 1-4 Geborene, Gestorbene, Überschuß in der Bundesrepublik Deutschland, 1950 bis 1994 (Statistisches Bundesamt [10])

Jahr	Lebendgeborene (n)	Gestorbene (n)	Überschuß (n pro 1000 Einw.)
1950	812 835	528 747	+5,7
1955	820 128	581 872	+4,5
1960	968 629	642 962	+5,9
1965	1 044 328	677 628	+6,3
1970	810 808	734 843	+1,3
1975	600 512	749 260	−2,4
1980	620 657	714 117	−1,5
1985	586 155	704 296	−1,9
1987	642 010	687 419	−0,75
1988	677 259	687 516	−0,17
1989	681 537	697 730	−0,3
1990	727 199	713 335	+0,22
1991	722 250	708 818	+3,6
1992	720 794	695 268	+3,9
1993	717 915		
1994	690 905		

Tabelle 1-5 Geborene, Gestorbene, Überschuß in der DDR, 1950 bis 1994 (Statistisches Bundesamt [10])

Jahr	Lebendgeborene (n)	Gestorbene (n)	Überschuß (n pro 1000 Einw.)
1950	303 866	219 582	+4,6
1955	293 280	214 066	+4,4
1960	292 985	233 759	+3,4
1965	281 058	230 254	+3,0
1970	236 929	240 821	−0,22
1975	161 798	240 389	−3,5
1980	245 132	238 254	+0,41
1985	227 648	225 353	+0,14
1987	225 959	213 872	+0,73
1988	215 734	213 111	+0,16
1989	198 922	205 711	−0,40
1990	178 476	208 110	−1,8
1991	107 769	202 427	−5,9
1992	88 320	190 175	−6,5
1993	80 532		
1994	78 698		

1.2 Geburtenfrequenz

Die zur *Bestandserhaltung* der Bevölkerung notwendigen Geburtenzahlen bringen wir schon seit 1970 nicht mehr auf, weder im Osten noch im Westen. Das ist übersichtlich auch am Altersaufbau zu erkennen, er zeigt längst nicht mehr im Häufigkeitspolygon die klassische Pyramidenform als Ausdruck einer wachsenden Bevölkerung, sondern Baumform mit schrumpfender Basis als Hinweis für einen Stagnationsprozeß (Abb. 1-2).

Die Kurve der retro- und prospektiven Geburtsentwicklung in Gesamtdeutschland von 1960 bis zum Jahre 2000 zeigt einen wellenförmigen Verlauf. Der Gipfel liegt um 1965, in den 60er Jahren wurde auch die Millionengrenze überschritten. Danach erfolgt ein ständiger Abfall bis Mitte der 70er Jahre. Von 1975

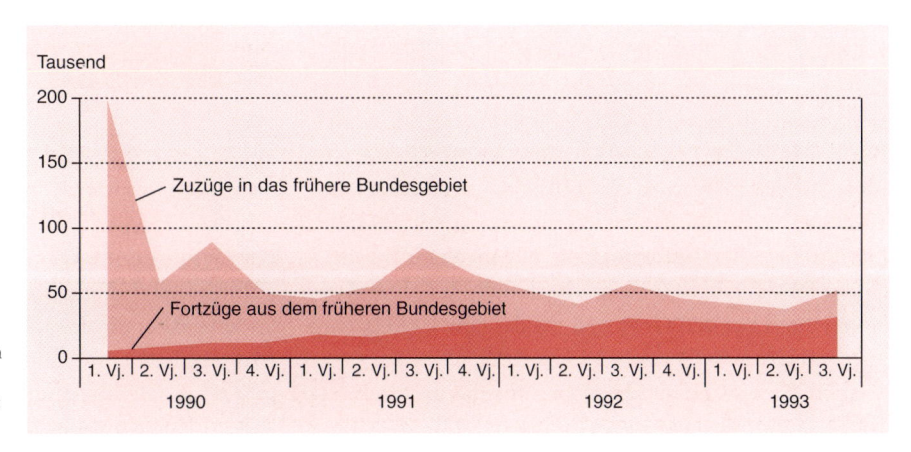

Abb. 1-1 Wanderungen zwischen dem früheren Bundesgebiet und den neuen Ländern und Berlin-Ost (Statistisches Bundesamt [10]).

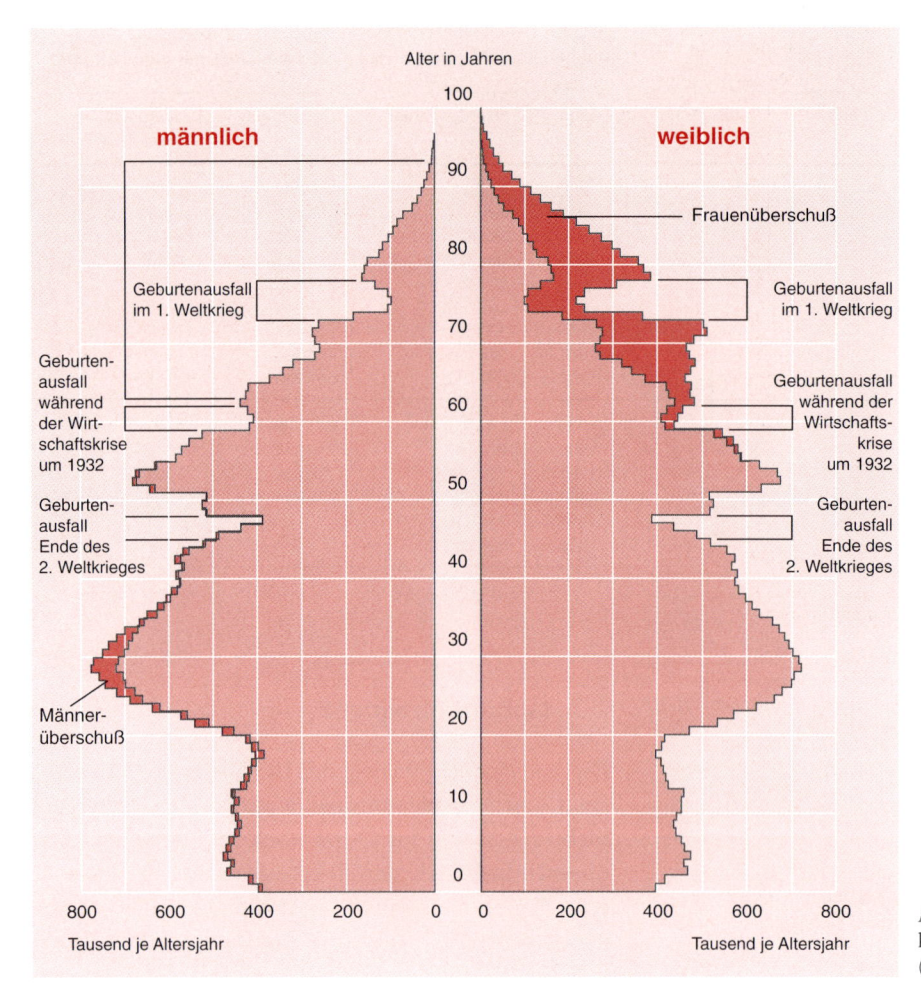

1 Zur geburtshilflichen Situation in Deutschland

Abb. 1-2　Altersaufbau der Bevölkerung Deutschlands am 1. 1. 1993 (Statistisches Bundesamt [10]).

bis 1985 ergab sich ein Plateau mit 800 000 bis 850 000 Geburten pro Jahr (Abb. 1-3 und 1-4). Mit der Wiedervereinigung zeigt sich ein kurzer Anstieg in den Jahren 1989/90 auf über 900 000 Geburten pro Jahr. Danach erfolgt ein ständiger Rückgang um mehr als 15 % auf ca. 750 000 Geburten pro Jahr. Die Prognose für die Jahrhundertwende liegt bei ca. 650 000 Geburten pro Jahr. Dabei zeigen sich deutliche Unterschiede zwischen West und Ost. Während in den alten Bundesländern eine Zunahme der Geburtenzahl zu verzeichnen ist (siehe auch Tab. 1-3), kam es in den neuen Bundesländern zu einem dramatischen Abfall auf weniger als die Hälfte, von ca. 200 000 Geburten im Jahre 1989 auf ca. 80 000 Geburten in den Jahren 1993/94. Die anteilmäßige Verteilung auf die einzelnen Bundesländer für das Jahr 1994 zeigt die Tabelle 1-6. Der Ausländeranteil bei den Geburten für das Jahr 1993 betrug insgesamt 11,4 % (West 14 %, Ost 8 %).

Auch die vielseitigen Ursachen für die unterschiedlichen *Geburtenentwicklungen* differieren. Die Zunahme

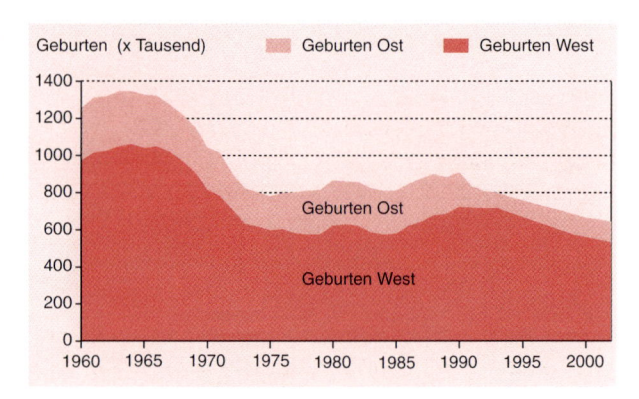

Abb. 1-3　Geburtenentwicklung in Deutschland, 1960 bis 2002 (Statistisches Bundesamt [10]).

der Geburten im Westen ist im wesentlichen zurückzuführen auf Wanderungsbewegungen und eine veränderte Altersstruktur, d. h. dem Anteil der jeweils zur Mutterschaft anstehenden Jahrgänge. Im Osten dagegen zeigt sich ein generell verändertes generatives Verhalten. Das wird sehr deutlich am Vergleich der allge-

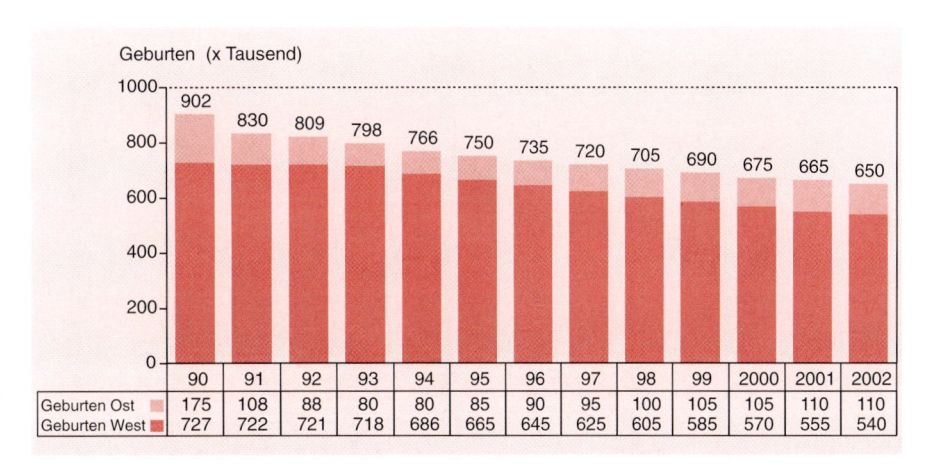

Zur geburtshilflichen Situation in Deutschland   1

Abb. 1-4   Geburtenprognose für Deutschland, 1990 bis 2002 (Statistisches Bundesamt [10]).

Jahr	90	91	92	93	94	95	96	97	98	99	2000	2001	2002
Geburten gesamt	902	830	809	798	766	750	735	720	705	690	675	665	650
Geburten Ost	175	108	88	80	80	85	90	95	100	105	105	110	110
Geburten West	727	722	721	718	686	665	645	625	605	585	570	555	540

Tabelle 1-6   Geburtenfrequenz in den Bundesländern Deutschlands 1994, ohne Hausgeburten (Statistisches Bundesamt) [10])

Bundesland	Geburtenfrequenz (n)	(%)
Baden-Württemberg	112 883	14,7
Bayern	125 957	16,4
Berlin-Ost	7 924	1,0
Berlin-West	21 164	2,7
Brandenburg	11 590	1,5
Bremen	8 228	1,1
Hamburg	18 344	2,4
Hessen	60 061	7,8
Mecklenburg-Vorpommern	8 942	1,2
Niedersachsen	78 285	10,2
Nordrhein-Westfalen	186 830	24,4
Rheinland-Pfalz	39 851	5,2
Saarland	10 174	1,3
Sachsen	22 750	3,0
Sachsen-Anhalt	14 268	1,9
Schleswig-Holstein	26 182	3,4
Thüringen	12 419	1,6

Tabelle 1-7   Fruchtbarkeitsziffern in Deutschland (Statistisches Bundesamt [10])

Jahr	Lebendgeborene/1000 Frauen zwischen 15 und 45 Jahren	
	Deutschland-West	Deutschland-Ost
1970	67,2	70,1
1975	47,6	52,3
1980	46,7	67,4
1989	51,6	58,2
1990	53,9	54,3
1991	52,9	33,1
1992	52,1	32,1

Tabelle 1-8   Geburtenüberschuß in den Bundesländern 1992 (Statistisches Bundesamt) [10])

Bundesland	Geburtenüberschuß (n/1000 Einwohner)
Baden-Württemberg	+ 2,2
Bayern	+ 1,1
Berlin	– 3,6
Brandenburg	– 6,2
Bremen	– 2,2
Hamburg	– 2,9
Hessen	– 0,4
Mecklenburg-Vorpommern	– 5,0
Niedersachsen	+ 0,1
Nordrhein-Westfalen	+ 0,5
Rheinland-Pfalz	± 0,0
Saarland	– 1,5
Sachsen	– 7,8
Sachsen-Anhalt	– 6,9
Schleswig-Holstein	– 0,6
Thüringen	– 6,1

meinen Fruchtbarkeitsziffern, d. h. der Zahl der Lebendgeborenen auf Tausend Frauen im Alter von 15 bis 45 Jahren (Tab. 1-7). Diese Ziffer ist im Osten seit der Wiedervereinigung von 60 auf 30 etwa um die Hälfte abgesunken, während sie im Westen mit ca. 50 Lebendgeborenen auf 1000 Frauen konstantgeblieben ist. Dabei zeigen sich auch deutliche Unterschiede im Gebäralter. Die höchste Fruchtbarkeitsziffer mit ca. 110 zeigt sich im Westen bei einem Alter von 27 bis 29 Jahren und im Osten mit ca. 90 bei einem Gebäralter von 24 bis 26 Jahren.

1.3   Geburtenüberschuß bzw. -defizit

Der allgemeine Geburtenrückgang hat auch dazu geführt, daß wir in Deutschland (Ost und West) in den 70er Jahren keinen Geburtenüberschuß mehr hatten, sondern ein Geburtendefizit, d. h., die Zahl der Verstorbenen war größer als die der Geborenen (Abb. 1-5). Wiederum ergeben sich deutliche Unterschiede zwischen Ost und West. In den alten Bundes-

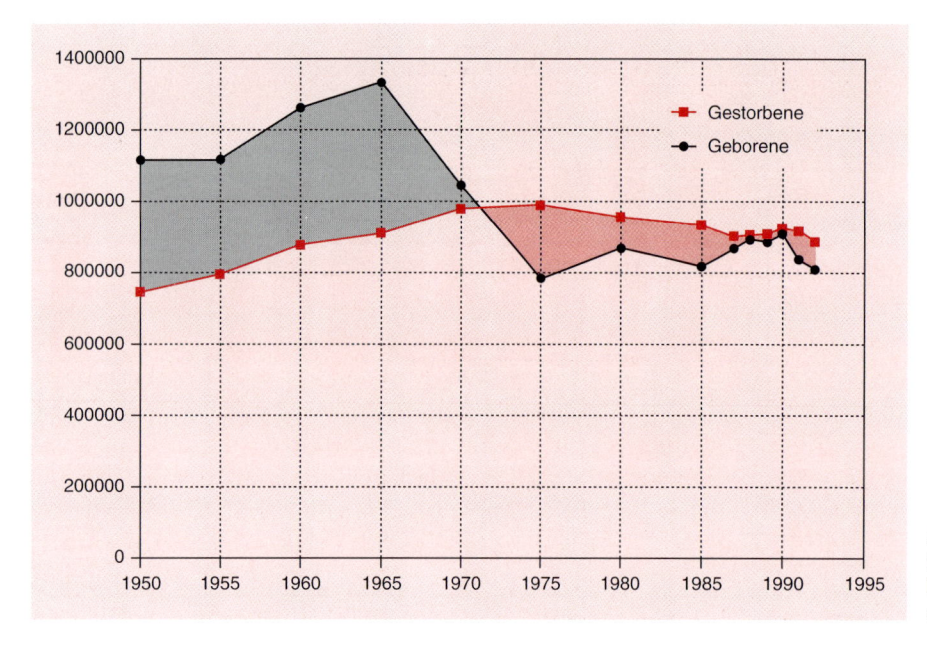

1 Zur geburtshilflichen Situation in Deutschland

Abb. 1-5 Geburtenüberschuß in den Jahren 1950 bis 1993 (nach Daten des Statistischen Bundesamts [10]).

Tabelle 1-9 Geburtenüberschuß in Gesamtdeutschland (Statistisches Bundesamt [10])

Jahr	Lebendgeborene		Gestorbene		Überschuß	
	n absolut	n pro 1000 Einwohner	n absolut	n pro 1000 Einwohner	n absolut	n pro 1000 Einwohner
1990	905 675	11,4	921 445	11,6	−15 770	−0,2
1991	830 019	10,4	911 245	11,4	−81 226	−1,0
1992	809 114	10,4	885 443	11,3	−76 329	−0,9
1993	794 950	9,8	893 950	11,0	−99 000	−1,2
1994	769 603	9,4	884 661	10,8	−115 058	−1,4

ländern besteht seit 1990 wieder ein zunehmender Geburtenüberschuß, während in den neuen Bundesländern nach geringem Anstieg in den Jahren 1980 bis 1988 ein erhebliches Geburtendefizit zu verzeichnen ist. Unterschiede ergeben sich auch in den einzelnen Bundesländern (Tab. 1-8). Den höchsten Geburtenüberschuß haben die Länder Baden-Württemberg (+2,2) und Bayern (+1,1) und das höchste Geburtendefizit die Länder Sachsen und Sachsen-Anhalt (−7,8 bzw. −6,9).

In Gesamtdeutschland überwiegt der Geburtenrückgang. Die sog. Geburtenziffer (Lebendgeborene/1000 Einwohner) ist von 11,4 auf 9,4 zurückgegangen, während die Sterbeziffer bei ca. 11 auf 1000 Einwohner weitgehend konstantgeblieben ist. Dabei ist die „Überschußziffer" von 1990 bis 1994 von −0,2 auf −1,4 angestiegen (Tab. 1-9).

1.4 Auswirkungen auf die medizinische Versorgung

Der Arzt und Geburtshelfer wird Problemen der Bevölkerungsentwicklung eher ambivalent gegenüberstehen, seine Einflußmöglichkeiten sind ohnehin gering. Als umweltbewußter und zukunftsorientierter Weltbürger wird er den Rückgang der Bevölkerungszahlen begrüßen, wohl wissend, daß die wesentlichen Entscheidungen nicht auf unserem Kontinent fallen werden. Als Mitverantwortlicher für eine vernünftige Familienpolitik wird man den anhaltenden Trend zur Einkindfamilie beklagen. Der Geburtshelfer wird auch mit dem höheren Anteil Erstgebärender und ihrem größeren Risikopotential konfrontiert. Heute ist von ca. 50 % Erstgebärenden auszugehen, gegenüber nur 35 % zu Zeiten der höchsten Geburtenziffern. In jedem Fall sollte die zukünftige Entwicklung der Geburtenzahlen mehr als bisher bei der Planung der geburtshilflichen Versorgung in Krankenhäusern berücksichtigt werden.

2 Struktur der geburtshilflichen Versorgung

2.1 Zentralisierung und Regionalisierung der Geburtshilfe

Die Anzahl der registrierten Krankenhäuser und die Bettenkapazität in Deutschland sind nach wie vor auch im europäischen Vergleich unverhältnismäßig hoch. 1992 bestanden 2381 Krankenhäuser mit 646996 Planbetten; das entspricht etwa 800 Betten auf 1000 Einwohner. In den ca. 1400 Fachabteilungen für Gynäkologie und Geburtshilfe waren 17755 Betten für die Geburtshilfe ausgewiesen (Tab. 1-10). Bei einer Patientenfallzahl von 681539 und einer mittleren Verweildauer von 7,2 Tagen ergeben sich fast 5 Mio. Pflegetage, das entspricht einem Nutzungsgrad von ca. 75% [10].

Zu einer wesentlichen Konzentration der klinischen Geburtshilfe ist es in den letzten Jahren nicht gekommen. Zwar hat die Anzahl der Entbindungsstätten von ca. 1400 auf 1150 abgenommen, noch stärker rückläufig war jedoch die Geburtenzahl. Für 1993 errechnet sich eine mittlere Geburtenrate von 682 pro Entbindungsanstalt bei insgesamt 1149 Kliniken. Die vorläufigen Ergebnisse für 1994 lauten 666 Geburten pro Jahr und Klinik mit deutlichen Unterschieden zwischen West (729 Geburten) und Ost (384 Geburten) (Tab. 1-11). Vergleichsweise liegt die jährliche Geburtenzahl pro Krankenhaus in Schweden bei 2500, in den übrigen skandinavischen Ländern und in Großbritannien bei ca. 1200, nur in der Schweiz ist die Geburtshilfe mit 450 Geburten pro Jahr und Klinik noch stärker dezentralisiert als bei uns.

Detaillierte Angaben über die Struktur der Geburtshilfe in Deutschland liegen für das Jahr 1993 vor. Die Geburtenzahlen pro Jahr und Klinik variieren von weniger als 10 bis zu mehr als 3000. Ca. 80% der geburtshilflichen Abteilungen hatten weniger als 1000, ca. 40% weniger als 500 und ca. 25% weniger als 367 Geburten pro Jahr, d.h., nicht einmal im Durchschnitt eine Geburt pro Tag. Wieder bestehen deutliche Unterschiede zwischen Ost und West (Abb. 1-6). Dabei zeigt sich, daß die prozentuale Häufigkeit von Kliniken mit relativ niedrigen Geburtenzahlen in den neuen Bundesländern deutlich höher liegt. In den alten Bundesländern haben 9% aller geburtshilflichen Abteilungen zwischen 200 und 300 Geburten pro Jahr, in den neuen Bundesländern dagegen 37,8%. Diese Klinikgruppe ist dort auch die größte, während im Westen die Geburtenzahlen gleichmäßiger verteilt sind mit einem Gipfel zwischen 400 und 600 Geburten pro Jahr in 11,2 bzw. 11,4% aller Abteilungen (Abb. 1-6). Kliniken mit mehr als 1400 Geburten gibt es im Osten nicht. Die größte Klinikgruppe mit 37,8% in den neuen Bundesländern ist für 24,7% aller Geburten verantwortlich gegenüber 8,5% aller Geburten im Westen mit einem Anteil von 11,4% aller dortigen Kliniken [6, 7, 8] (Abb. 1-7 und 1-8).

Interessant ist auch eine kumulative Darstellung der Daten in Summen-Prozenten. Setzt man 400 Geburten pro Jahr und Klinik als Mindestgrenze an, so ist an den Häufigkeitspolygonen abzulesen, daß im Westen 24,2% aller Kliniken, in denen 8,8% aller Geburten stattfinden, diesen Standard nicht erreichen, gegenüber 66,5% aller Kliniken in den neuen Bundesländern mit einem Geburtenanteil von 45,0% (Abb. 1-9 und 1-10).

Auch bei uns ist eine maßvolle Konzentration der klinischen Geburtshilfe dringend erforderlich. Dabei geht es nicht um die Errichtung möglichst vieler Großkliniken, sondern um die Aufgabe der Geburts-

Tabelle 1-10 Krankenhäuser, Fachabteilungen und Betten in Deutschland 1992 (Statistisches Bundesamt [10])

Krankenhäuser	2381	
Planbetten	646996	(802,8/1000 Einwohner)
Fachabteilungen	≈ 1400	
– Planbetten	63959	
– Geburtshilfe	17755	
Pflegetage	17903929	
– davon Geburtshilfe	4927093	
Fallzahl	2364213	
– davon Geburtshilfe	681539	
Verweildauer	7,6 Tage	
– davon Geburtshilfe	7,2 Tage	

Tabelle 1-11 Struktur der klinischen Geburtshilfe in Deutschland (nach Roemer [7, 8])

Jahr	Geburtenfrequenz (n)	Kliniken (n)	mittlere Geburtenzahl pro Klinik (n)	
1993	784293	1149	682	
1994	755879	1135	666	
			D-West	D-Ost
			729	384

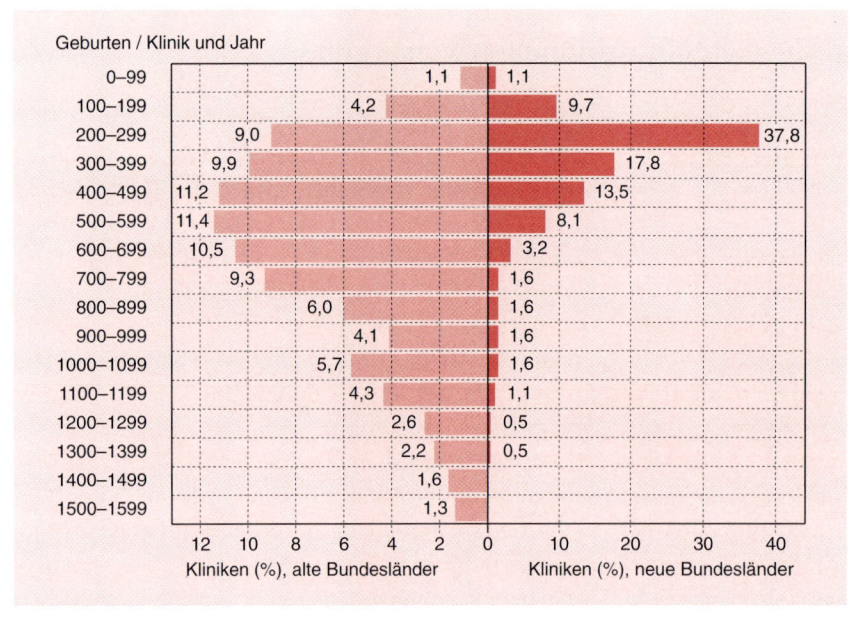

1 Zur geburtshilflichen Situation in Deutschland

Abb. 1-6 Geburten pro Klinik und Jahr in den alten und neuen Bundesländern, 1993 (nach Roemer [7]).

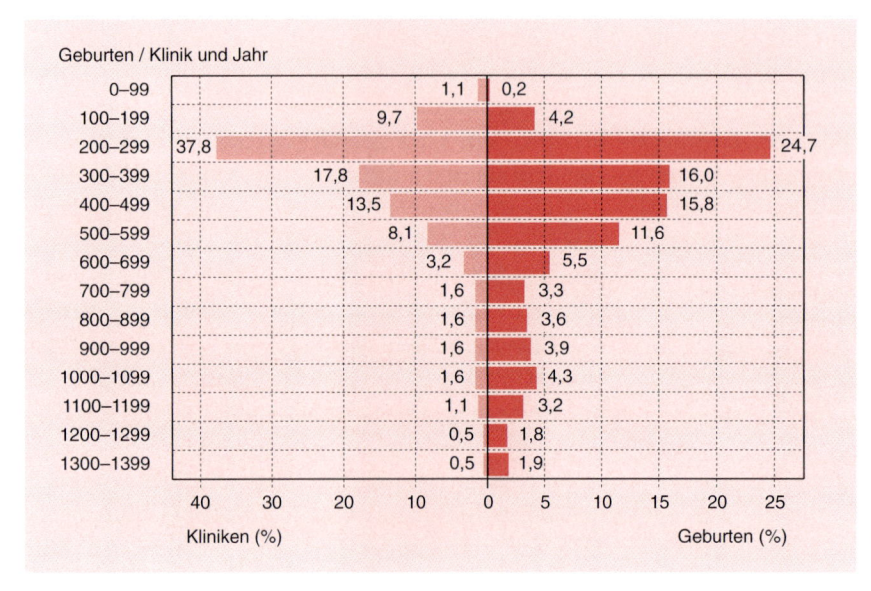

Abb. 1-7 Kliniken und Anzahl der Geburten pro Jahr in den neuen Bundesländern, 1993 (nach Roemer [7]).

hilfe in den Kleinstabteilungen. Bei Geburtenzahlen unter 400 jährlich ist schon aus Kostengründen weder eine ausreichend kompetente personelle Präsenz zu garantieren noch ein geeignetes räumliches und apparatives Umfeld vorzuhalten. Nur durch eine weitere Konzentration der Geburtshilfe wird es uns gelingen, den mühsam erreichten Standard zu sichern, wenn möglich noch zu verbessern, und eine dem jeweiligen Leistungsniveau der Medizin angepaßte Betreuung zu gewährleisten. Eine schwerpunktmäßige Zentralisierung ist auch zur Sicherung eines ausreichenden Erfahrungsschatzes gerade bei Problemfällen und seltenen Risikosituationen erforderlich. Hinzu kommen noch die immer stärker werdenden forensischen Zwänge, gerade auch in der Geburtshilfe. Eine weitere Zentralisierung ist daher sowohl aus medizinischen als auch aus wirtschaftlichen und juristischen Gründen dringend geboten [9].

Eng verknüpft mit der allgemeinen Konzentration der Geburtshilfe ist das Problem der *flächendeckenden Versorgung,* d.h. der Regionalisierung [5]. Maximalleistungen können nicht überall angeboten werden. Erforderlich ist ein gegliedertes, aufeinander abgestimmtes System von Krankenhäusern unterschiedlicher Versorgungsstufen mit differenzierter Zweckbestimmung [15]. Die Deutsche Gesellschaft für Perina-

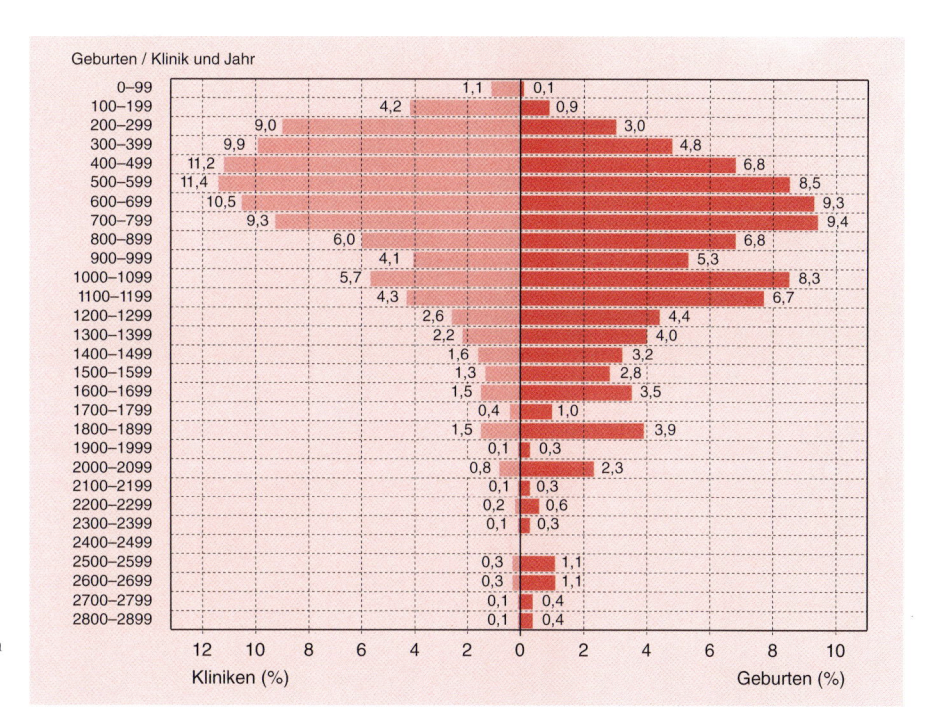

Abb. 1-8 Kliniken und Anzahl der Geburten pro Jahr in den alten Bundesländern, 1993 (nach Roemer [7]).

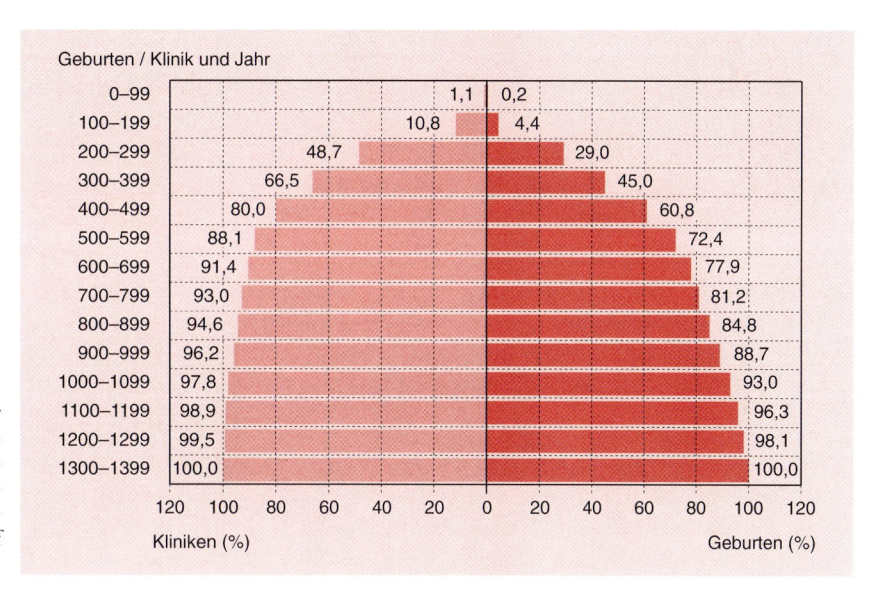

Abb. 1-9 Kliniken und Anzahl der Geburten pro Jahr in den neuen Bundesländern, 1993; kumulative Darstellung der Daten von Abb. 1-7. Die Prozentzahlen in den einzelnen Geburtsfrequenzen pro Klinik addieren sich auf 100 (nach Roemer [7]).

tale Medizin hat 1975 in Anlehnung an die Leitsätze zur Struktur der Krankenhäuser und ihres Dienstes, wie sie anläßlich des damaligen Deutschen Ärztetags formuliert wurden, ein Modell entwickelt, das als Zielvorstellung für die stationäre Versorgung im Bereich der Geburtshilfe gelten kann. Das Konzept geht von geburtshilflich-gynäkologischen Abteilungen in drei *Krankenhaustypen* aus:

– Grund- und Regelversorgung
– Schwerpunktversorgung
– Zentral- oder Maximalversorgung

Die *Einstufung* vorhandener oder zu erstellender Abteilungen in dieses System richtete sich allein nach dem Leistungsangebot, d. h.:

– der personellen, insbesondere der ärztlichen Besetzung (Personalstandard)
– der interdisziplinären Versorgung
– der räumlichen und apparativen Ausstattung, einschließlich der Laborkapazitäten (Raum- und Technikstandard)

Die drei Krankenhaustypen sollten ihrer funktionellen Kapazität entsprechend unterschiedliche Aufgaben in

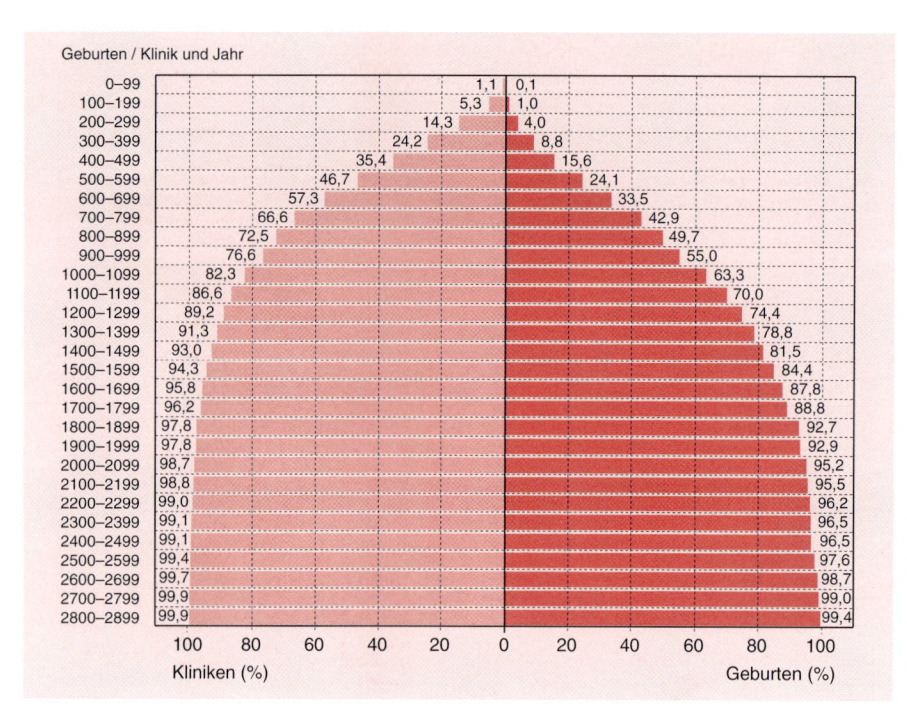

1 Zur geburtshilflichen Situation in Deutschland

Geburten / Klinik und Jahr	Kliniken (%)	Geburten (%)
0–99	1,1	0,1
100–199	5,3	1,0
200–299	14,3	4,0
300–399	24,2	8,8
400–499	35,4	15,6
500–599	46,7	24,1
600–699	57,3	33,5
700–799	66,6	42,9
800–899	72,5	49,7
900–999	76,6	55,0
1000–1099	82,3	63,3
1100–1199	86,6	70,0
1200–1299	89,2	74,4
1300–1399	91,3	78,8
1400–1499	93,0	81,5
1500–1599	94,3	84,4
1600–1699	95,8	87,8
1700–1799	96,2	88,8
1800–1899	97,8	92,7
1900–1999	97,8	92,9
2000–2099	98,7	95,2
2100–2199	98,8	95,5
2200–2299	99,0	96,2
2300–2399	99,1	96,5
2400–2499	99,1	96,5
2500–2599	99,4	97,6
2600–2699	99,7	98,7
2700–2799	99,9	99,0
2800–2899	99,9	99,4

Abb. 1-10   Kliniken und Anzahl der Geburten pro Jahr in den alten Bundesländern, 1993; kumulative Darstellung der Daten von Abb. 1-8. Die Prozentzahlen in den einzelnen Geburtsfrequenzen pro Klinik addieren sich auf 100 (nach Roemer [7]).

der geburtshilflichen Versorgung übernehmen. Die Abteilungen sollten koordiniert in einem bestimmten Verhältnis zueinander stehen und flächendeckend angeordnet sein. Prinzipiell sind auch im Rahmen dieser Modellvorstellungen verschiedene Organisationsformen und Krankenhausträger denkbar. Neben Hauptabteilungen in kommunalen, freigemeinnützigen und privaten Häusern können zumindest auf der Stufe der Grund- und Regelversorgung auch Belegabteilungen stehen. Die Heterogenität der stationären Betreuung wird auch als Wettbewerbsfaktor ausdrücklich betont [4, 5].

Grundsätzlich wurde in der Folgezeit auch nach diesen Vorstellungen verfahren, das Dreistufenmodell wurde in die Krankenhaus-Bedarfspläne der meisten Länder übernommen. Doch bleiben erhebliche Wünsche offen; das betrifft auch die Nahtstelle der *Zusammenarbeit zwischen Geburtshelfern und Pädiatern*. Selbst Krankenhäuser der Maximalversorgung verfügen bei uns nur in ca. 75 % über pädiatrische Hauptabteilungen. Die zuständigen Neugeborenen-Intensiveinheiten sind nur bei einem Viertel der Zentralkrankenhäuser, wie erstrebenswert, in gleichem Hause quasi unter einem Dach untergebracht. Bei fast einem Drittel der Zentren befindet sich die Neonatologie nicht einmal im gleichen Gebäudekomplex, sondern kilometerweit entfernt. Vielfach vertraut man dann auf ein wohlfunktionierendes Transportsystem, wohlwissend, daß die Nachteile der räumlichen Trennung hierdurch nicht voll kompensiert werden können. Die internationale Erfahrung hat auch gezeigt, daß von der allgemeinen Kinderheilkunde getrennte, isolierte Neugeborenenstationen in den Frauenkliniken nicht die optimale Lösung darstellen. Die Neonatologie benötigt, wie andere Teilgebiete auch, zur Erfüllung ihrer vielseitigen Aufgaben den Hintergrund der gesamten Pädiatrie.

Ein Krankenhaussystem mit verschiedenen Versorgungsstufen kann auch in der Geburtshilfe nur dann erfolgreich sein, wenn im Vorfeld der Einweisungen ein sinnvoller *Selektionsprozeß* vorgenommen wird. Geburtshilfe in den weniger leistungsfähigen Abteilungen ist überhaupt nur dann vertretbar, wenn Risikoschwangerschaften und Risikogeburten konsequent rechtzeitig an die Schwerpunkt- und Zentralkrankenhäuser weitergeleitet werden. Dieser Selektionsprozeß scheint bei uns nicht ausreichend zu funktionieren. Dafür spricht das immer noch zu hohe Risikopotential in den unteren Versorgungsstufen und ihre ungünstigeren Leistungsziffern. Problematisch bleiben vielfach die sekundären Einweisungen von Risikofällen.

Auch den Frauenkliniken stehen weitere *Kürzungen* der insgesamt wohl erhöhten *Bettenkontingente* bevor. Die Geburtshilfe ist verständlicherweise gemeinsam mit der Pädiatrie zuerst und vorrangig von Fluktuationen der Geburtenzahlen und Veränderungen der Bevölkerungsgröße betroffen. Ein Bettenabbau in unserem Fach ist aber nur dann zu vertreten, wenn er alle Versorgungsstufen umfaßt und gleichzeitig mit einer weiteren Konzentration verbunden wird. In der Vergangenheit war das nicht so. Man ist meistens den Weg des geringsten Widerstands gegangen, d.h., man hat vorrangig die Bettenzahlen der größeren Kliniken reduziert, was gelegentlich sogar zu einer willkommenen Aufstockung der Kontingente in der Peripherie geführt hat. Es ist primär sicher verlockend, dort Betten zu streichen, wo sie am kostspieligsten sind. Auf lange Sicht gesehen zahlt sich jedoch eine solche Politik nicht aus. Man muß bedenken, daß die geburtshilflichen Kliniken der Maximalversorgung unabhängig von Bettenzahlen und Geburtenfrequenzen auftragsgemäß ein volles Leistungsangebot erbringen müssen. Ein Rückgang der Patientenzahlen führt zunehmend zur Unrentabilität. Schon jetzt könnten die meisten Geburtskliniken der höheren Vorsorgungsstufen ohne wesentliche Etaterhöhung (Personal, Apparate, Räume) weit mehr Schwangere und Gebärende betreuen als bisher. Man fragt sich, wie lange die Solidargemeinschaft der Zahlenden im Gesundheitswesen sich diesen Luxus noch leisten kann bzw. leisten will.

Den unbestrittenen Vorteilen einer Konzentration der Geburtshilfe, vor allem im medizinisch organisatorischen Bereich, stehen auch mögliche Nachteile gegenüber, vorrangig psychosoziale Faktoren. Zu nennen wären die zunehmende Wohnort- und Familienferne der Entbindungsabteilung sowie die personelle und räumliche Anonymität der großen Klinik.

Interessant ist in diesem Zusammenhang auch eine retrospektive Frageaktion unter 416 Wöchnerinnen im Raum Lippe-Detmold: „Sind Sie für oder gegen eine Zentralisierung der Geburtshilfe?" Die Ergebnisse sind überraschend: 90,4% der Befragten waren gegen eine allgemeine Zentralisierung der Geburtshilfe, 43% auch gegen eine Regionalisierung. Beanstandet wurde das Fehlen der Familie, die mögliche Anwesenheit von Studenten und Auszubildenden, das Nichtvertrautsein mit Personal und Räumen sowie die Angst vor allgemeiner Anonymität. Die Mehrzahl der befragten Frauen (84,1%) wünscht die geburtshilfliche Abteilung nicht mehr als 20 km vom Wohnort entfernt, aus Angst vor einer Taxi-Geburt, aus Sorge, daß der Ehemann zu spät zur Entbindung kommen könnte und wegen besserer Familienkontakte [8].

Die Ergebnisse mögen nicht repräsentativ sein, sie zeigen dennoch, daß ein erhebliches Defizit an Informationen und Aufklärungsarbeit besteht. Das allgemeine Risikobewußtsein ist unter den Schwangeren offenbar nur gering ausgeprägt, auch das Sicherheitsbestreben. Es ist vornehmlich unsere Aufgabe als Geburtshelfer hier zu vermitteln und einen Kompromiß zu finden zwischen subjektiven Bedürfnissen und den objektiven Erfordernissen einer modernen Geburtshilfe.

2.2 Geburtsort

2.2.1 Klinikgeburt

Der Geburtsort wurde auch bei uns eindeutig in die Klinik verlagert. Hier hat sich in diesem Jahrhundert ein kompletter Wandel vollzogen. Um 1900 waren Klinikgeburten Ausnahmen, heute ist ihr Anteil auf über 99% gestiegen.

Der Wendepunkt war 1954/55 mit gleichvielen Klinik- und Hausgeburten. In allen Bundesländern, mit vorübergehenden Ausnahmen der Großstädte – insbesondere Berlin – beträgt die Quote der Hausgeburten heute weniger als 1% (Berlin 1980: 1,7%, 1990: 3,3% außerklinische Geburten).

Insbesondere bei den Hausgeburten muß man zwischen geplanten und nichtgeplanten, d.h. überraschenden Hausgeburten unterscheiden. Ein Grund für die höhere Frequenz nichtgeplanter Hausgeburten gerade in Großstädten liegt darin, daß die Schwangeren im Vertrauen auf die besseren Verkehrsverhältnisse zu Hause länger warten und dann gelegentlich von den Geburtswehen überrascht werden. Hinzu kommt die Aktivität von organisierten Ärzte- und Hebammengruppen im außerklinischen Bereich und auch ein zunehmender Konkurrenzdruck.

Die Verlegung des Geburtsorts in die Klinik hat vielerlei *Gründe,* medizinische und andere. Sie ist auch nicht zwangsläufig verknüpft mit der technischen Revolution in unserem Fach. In Schweden und Finnland z.B. lag die Frequenz der Klinikentbindungen schon 1950 bei mehr als 95%, zu einem Zeitpunkt also, zu dem die moderne Geburtshilfe und Perinatologie noch in den Anfängen steckte. Bei uns allerdings verliefen beide Entwicklungen parallel. In den Niederlanden, dem europäischen Land mit dem bis heute größten Anteil an Hausgeburten (ca. 30%) kam der entsprechende Anstoß zum Wechsel erst später.

Die *medizinischen Gründe* für den Trend zur Klinikentbindung sind vorrangig in den Fortschritten der geburtshilflichen Überwachungstechniken im Zusammenhang mit der drastischen Senkung der Kaiserschnittletalität zu suchen. Hinzu kamen die beachtlichen Erfolge in der Intensivbetreuung von Neugeborenen, insbesondere Frühgeborenen (Stichwort: Perinatalzentrum).

Die *nichtmedizinischen Gründe* für die Bevorzugung der Klinikentbindung ergeben sich aus den veränderten sozialen Bedingungen. Es fehlt vielfach der Rahmen, die Geborgenheit der in der Gemeinschaft lebenden Großfamilien für die häusliche Betreuung.

2.2.2 Hausgeburt

Das stärkste Argument gegen die Hausgeburt sind die bekannt hohen, weitgehend unvorhersehbaren *Risiken* selbst nach komplikationslosem Schwangerschaftsverlauf. Das Risikopotential liegt in der Größenordnung um 10 bis 12%. Dabei handelt es sich sowohl um sog. Folgerisiken nach Schwangerschaftskomplikation als auch um Verlaufsrisiken unter der Geburt. Gerade bei letzteren ist mit über 50% operativen Entbindungen zu rechnen bei deutlich erhöhter perinataler Mortalität und Morbidität. Sicherlich wird es möglich sein, das Risikopotential durch einen umfassenden Selektionsprozeß noch weiter zu senken, dennoch wird ein Restrisiko der außerklinischen Geburtshilfe verbleiben.

Das genuine Risiko der Hausgeburtshilfe ist statistisch exakt kaum zu ermitteln, auch fehlt es an wirklich vergleichbaren Kollektiven. Wir sind auf Anhaltszahlen angewiesen. In einer retrospektiven internationalen Literaturstudie wurden ca. 85 000 Hausgeburten in der Zeit von 1969 bis 1992 erfaßt. Dabei wurde nicht zwischen geplanten und überraschenden Hausgeburten unterschieden. Bei 10 bis 15% der Gebärenden erfolgte eine sekundäre Klinikeinweisung sub partu. Das liegt etwa in der Größenordnung der bekannten unvorhergesehenen Komplikationen. Die Indikationen zur Aufgabe der Hausgeburt und Verlegung in die Klinik waren bevorzugt Zeichen des Fetal distress (Mekoniumabgang, „schlechte Herztöne", Lageanomalien, protrahierte Geburtsverläufe). Die mittlere perinatale Mortalität in der Sammelstudie lag für vollendete Hausgeburten bei 1,86‰, für sekundäre Klinikgeburten bei 5,76‰ und für beide Gruppen zusammen bei 2,39‰. Ohne Frage müssen für einen Vergleich der Gefährdung zwischen Klinik- und Hausgeburten die sekundären Klinikeinweisungen der Hausgeburtshilfe mit angelastet werden [2].

Aus den Zahlen der Bayerischen Perinatalerhebung wurde der Versuch unternommen, ein Vergleichskollektiv der Jahre 1987 bis 1989 zu ermitteln. Erfaßt wurden alle Geburten von Kindern über 2500 g Geburtsgewicht ohne anamnestische und befundete Schwangerschaftsrisiken, aber einschließlich aller unvorhersehbaren Verlaufsrisiken unter der Geburt. Dieses Kollektiv ist mit dem der Hausgeburtshilfe statistisch annähernd vergleichbar. Die intrapartale und neonatale Mortalität dieser Kinder lag insgesamt zwischen 0,5 und 0,7‰. Das intrinsische Risiko der Hausgeburt liegt demnach um den Faktor 3 bis 5 höher als bei Klinikgeburten [12].

Ob es in Zukunft wirklich vergleichbare Daten geben wird, bleibt offen. Auch die zu begrüßende Aufnahme der Hausgeburten in die Perinatalstudien auf freiwilliger Basis in den Ländern Niedersachsen, Bayern und Berlin seit 1989 wird daran kaum etwas ändern können. Derzeit jedenfalls ist die Hausgeburtshilfe von dem Nachweis der Gleichwertigkeit gegenüber der Klinikgeburtshilfe selbst bei Vorselektion der Schwangeren noch weit entfernt [1].

Unter dem Aspekt der größtmöglichsten Sicherheit für Mutter und Kind kann weder die Hebamme noch der Arzt eine Entbindung unter den Bedingungen der Hausgeburtshilfe ohne apparative Überwachungsmöglichkeiten, ohne Operationsbereitschaft, ohne Neugeborenen-Intensivbetreuung übernehmen. Die geburtshilfliche Situation in Holland ist hierfür kein Gegenbeweis. Auch dort besteht in den einzelnen Regionen ein deutlicher Zusammenhang zwischen den geburtshilflichen Leistungsziffern und dem Anteil an primären und sekundären Klinikentbindungen. Auch dort liegt die perinatale Mortalität fast um den Faktor 5 höher, was auch mit zu einer relativ hohen Gesamtmortalität in den Niederlanden beiträgt.

Die wenigen Befürworter der Hausgeburtshilfe sind über diese Zusammenhänge offenbar nicht ausreichend informiert, oder sie lassen es an der erforderlichen Risikoaufklärung ihrer Schwangeren fehlen. In der vorgenannten Umfrageaktion in Lippe-Detmold lehnten über 50% der Schwangeren eine Hausgeburt kategorisch ab und über 60% halten das geburtshilfliche Risiko für Mutter und Kind bei Hausentbindungen für zumindest überdurchschnittlich hoch.

Ingesamt glauben wir nicht, daß die Hausgeburt wieder eine echte Alternative zur Klinikgeburt werden kann. Das um so weniger, als es uns Geburtshelfern gelingen sollte, wesentliche Elemente der Geburt im Kreise der Familie in die Entbindungsabteilung zu übernehmen und die Aufklärungsarbeit zu intensivieren. Die Begeisterung für die Hausgeburt wird spätestens dann verflogen sein, wenn die ersten Zwischenfälle bekannt werden; sie sind, wie erwähnt, vorprogrammiert. Auch forensische Konsequenzen sind vorhersehbar; sie werden die Berufshaftpflicht-Situation geburtshilflich tätiger, niedergelassener Ärzte und auch Hebammen drastisch verändern.

2.2.3 Praxisgeburt und ambulante Entbindung

Zwischen Haus- und Klinikgeburt gibt es neuerlich Übergangsformen: die Praxisgeburt und die sog. ambulante Entbindung in der Klinik.

Das Beste an der *Praxisgeburt* ist sicherlich die Vermeidung der Hausgeburt. In der Sprechstunde besteht zwar die Möglichkeit zur apparativen Überwachung, nicht aber die erforderliche Operationsbereitschaft und die interdisziplinäre, insbesondere neonatologische Betreuung.

Über die *ambulante Geburt* sollte man weitere Erfahrungen abwarten. Grundsätzlich wird man über die Dauer des Wochenbettaufenthalts in der Klinik nach Spontangeburten diskutieren müssen, schon im Zusammenhang mit der Kostenfrage und auch der Psychoprophylaxe. Die Verkürzung der von den Kassen im Normalfall gewährten Wochenbettzeit von neun auf sechs Tage vor einigen Jahren hat bei sorgfältiger Handhabung keine medizinisch faßbaren Nachteile erbracht. Das gleiche könnte für die ambulante Geburt gelten. Voraussetzungen sind eine Selektion von Risikofällen, geeignete häusliche Familienverhältnisse und die Garantie für eine lückenlose Nachsorge. Hier könnte sich ein neues, sehr dankbares Aufgabengebiet für die niedergelassenen Hebammen ergeben.

3 Leistungsstandard der Geburtshilfe

Das stärkste Argument für eine moderne Geburtshilfe und Perinatologie ist die überzeugende kontinuierliche Verbesserung der geburtshilflichen Leistungsziffern. Schwangerschaft, Geburt und Wochenbett sind heute bei uns für Mutter und Kind so sicher wie nie zuvor. Eine weitere Senkung vor allem der Mortalitätsziffern erscheint möglich. Als Zielvorstellung für die Jahrtausendwende gilt die „magische Zahl 5" als durchaus realistisch. 1993 betrug die Müttersterblichkeit 5,2 auf 100000 Lebendgeborene, die perinatale Mortalität 5,4 und die Säuglingssterblichkeit 5,8 auf 1000 Lebendgeborene.

3.1 Qualitätsparameter

3.1.1 Müttersterblichkeit

Die Müttersterblichkeit (definiert als Todesfälle während der Schwangerschaft und innerhalb von 42 Tagen nach Beendigung derselben, bezogen auf 100000 Lebendgeborene) ist in den letzten Jahrzehnten drastisch zurückgegangen. Im Jahr 1950 lag sie bei ca. 200, 1960 bei 100, 1970 bei ca. 50, 1980 bei ca. 20, 1985 bei ca. 10 und heute bei ca. 5 auf 100000 Lebendgeborenen. Die anfänglich größeren Unterschiede zwischen Ost und West – wohl auch das Ergebnis einer vollständigeren Erfassung in der ehemaligen DDR – sind in den letzten Jahren fast ausgeglichen. Auch im internationalen Vergleich haben wir deutlich aufholen können (Tab. 1-12 und 1-13). Dabei zeigt sich, daß offenbar nicht immer in gleicher Weise zwischen mittelbaren und unmittelbaren Müttersterbefällen unterschieden wird, auch bestehen deutliche Differenzen in der Datenerfassung und hinsichtlich der Definitionen und Bezugsgrößen [1]. Es ist zu hoffen, daß die Empfehlungen der WHO

Tabelle 1-12 Müttersterblichkeit in Deutschland Ost und West (Statistisches Bundesamt [10] und Welsch [13])

a)	Bundesrepublik Deutschland		Deutsche Demokratische Republik	
Jahr	n (absolut)	n pro 100 000 Lebendgeburten	n (absolut)	n pro 100 000 Lebendgeburten
1983	68	11,4	36	15,4
1984	63	10,8	38	16,7
1985	63	10,7	34	14,9
1986	50	8,0	26	11,7
1987	56	8,7	27	11,9
1988	60	8,9	32	14,8
1989	36	5,3	24	12,1

b)	alte Bundesländer		neue Bundesländer	
Jahr	n (absolut)	n pro 100 000 Lebendgeburten	n (absolut)	n pro 100 000 Lebendgeburten
1990	53	7,4	29	16,2
1991	62	8,6	10	9,3
1992	45	6,3	9	10,2
1993	38	5,2	6	7,5
1994	36	5,2	4	5,7

c)	Gesamtdeutschland	
Jahr	n (absolut)	n pro 100 000 Lebendgeburten
1990	82	9,1
1991	71	8,6
1992	54	6,7
1993	44	5,2
1994	40	5,2

Tabelle 1-13 Müttersterblichkeit im internationalen Vergleich, 1991/1992 (nach Welsch [13])

Land	mütterliche Mortalität (n/100 000 Lebendgeborene)
Schweden	3,2
Österreich	4,2
Finnland	4,5
Schweiz	4,6
Deutschland	5,5
Niederlande	6,0
Großbritannien	6,7
USA	6,9
Dänemark	7,4
Italien	8,6
Frankreich	11,5

zur Standardisierung von Perinatalstatistiken und die Revision der Todesursachensystematik, wie sie jetzt innerhalb der Europäischen Union unterstützt wird, die Inhomogenitäten in Zukunft weitgehend vermeiden helfen. Erste Resultate dieser Multizenterstudie werden bis Ende 1996 erwartet. In den europäischen Länderstatistiken finden sich in unterschiedlicher Reihenfolge als die vier häufigsten Todesursachen der Müttersterblichkeit: Infektion/Sepsis, Hämorrhagie, hypertensive Erkrankung und Thromboembolie. Hinzu kommen mittelbare Müttertodesfälle durch präexistente Grund- oder Begleitleiden.

Bei uns werden die Müttersterbefälle ausschließlich durch die amtlichen Todesbescheinigungen erfaßt, nicht aber durch eine zusätzliche generelle Meldepflicht. Auch gibt es bisher keine landesweiten Einzelfallanalysen. Nur in Bayern läuft seit 1983 im Auftrag der Bayerischen Gesellschaft für Geburtshilfe und Frauenheilkunde auf freiwilliger Basis bei strikter Wahrung des Datenschutzes eine Einzelfallstudie [13, 14]. Dabei zeigt sich auch hier die unvollständige Erfassung der Müttersterbefälle. Die amtliche Statistik der Jahre 1983 bis 1994 enthält für Bayern 165 Müttersterbefälle. Durch die Aktivitäten der Kommission zur Einzelfallanalyse wurden weitere neun Todesfälle bekannt. Die Müttersterblichkeit beträgt demnach für den Zeitraum 1983 bis 1994 in Bayern 11,7 auf 100 000 Lebendgeborene (Tab. 1-14).

Interessant ist die Aufschlüsselung nach dem *Todeszeitpunkt*. Knapp zwei Drittel der Sterbefälle ereignen sich im Wochenbett, das verbleibende Drittel während der Schwangerschaft und sub partu (Tab. 1-15); die Wochenbettmortalität steht in fast 60% im Zusammenhang mit Schnittentbindungen. Die Aussagen zu den *Todesursachen* sind durch die nach wie vor niedrige Obduktionsrate von nur 50 bis 60% erschwert. Die Haupttodesursachen sind unverändert: Thromboembolien, Septikämien, Hämorrhagien und Gestosekomplikationen. Zu 80% handelt es sich um direkte Sterbefälle und zu 20% um indirekte (Tab. 1-16). Unter den 36 indirekten Müttersterbefällen waren allein 14 Suizide.

Insgesamt hat die Müttersterblichkeit als Maßstab für die geburtshilfliche Leistung auch im internationalen Vergleich an Bedeutung verloren, vor allem wegen der kleinen Zahl. Aufschlußreicher sind Daten zur fetalen Mortalität und Morbidität.

Tabelle 1-14 Amtliche und später bekannt gewordene Müttersterblichkeit in Bayern, 1983 bis 1994 (nach Welsch [14])

Jahr	Anzahl der Lebendgeborenen n	amtliche Mortalität		Bayerische Gesellschaft für Geburtshilfe und Frauenheilkunde	
		n	n pro 100 000 Lebendgeborenen	n	n pro 100 000 Lebendgeborenen
1983	112 644	11	9,8	12	10,6
1984	111 183	20	18,0	20	18,0
1985	111 365	20	18,0	20	18,0
1986	118 439	14	11,8	14	11,8
1987	119 629	15	12,5	17	14,2
1988	126 409	17	13,4	18	14,2
1989	127 029	13	10,2	13	10,2
1990	136 122	13	9,6	17	12,5
1991	134 400	8	5,9	8	5,9
1992	133 946	12	9,0	12	9,0
1993	133 897	11	8,2	12	9,0
1994	127 828	11	8,6	11	8,6
n	1 482 885	165		174	
Durchschnitt			11,1		11,7

Tabelle 1-15 Müttersterbefälle in Bayern, 1983 bis 1993 (nach Welsch [14])

	Anzahl (n)	Exitushäufigkeit
Schwangerschaft	47	28,9%
Geburt	11	6,7%
Wochenbett	105	64,4%
Gesamt	163	100,0%

Tabelle 1-16 Müttersterblichkeit in Bayern: direkte Todesursachen, 1983 bis 1994 (nach Welsch [14])

direkte Todesursache	n
Lungenembolie	27
Infektion/Sepsis	21
Hämorrhagie	19
Gestose	18
Fruchtwasserembolie	11
Interruptio	8
Narkosezwischenfälle	8
Ruptur bzw. Verletzungen	5
Extrauteringravidität	5
sonstige Ursachen	16
direkte Todesfälle	138 = 80%
indirekte Todesfälle	36 = 20%
darunter Suizide	14

3.1.2 Perinatale Sterblichkeit

Unter perinataler Mortalität verstehen wir heute die Zahl der Todesfälle von der 22. Schwangerschaftswoche bis zum 7. Tag der Neugeborenenzeit, bezogen auf 100 000 Lebend- und Totgeborene. Fehlen Angaben zum Gestationsalter, so kann ersatzweise als Grenzwert das Geburtsgewicht von 500 g und darüber oder die Scheitel-Fersen-Länge von 25 cm und mehr herangezogen werden. Diese Definition ergibt sich zwangsmäßig aus der neuen Personenstands-Gesetzgebung, wonach unter Berücksichtigung der verbesserten Überlebenschancen die Gewichtsgrenze von 1000 g auf 500 g herabgesetzt wurde [3, 11]. Die neue Verordnung erschwert den internationalen Vergleich.

Die perinatale Mortalität konnte, wie die Säuglingssterblichkeit auch, im Verlaufe der 2. Hälfte dieses Jahrhunderts in Europa schrittweise immer weiter gesenkt werden, sie liegt heute deutlich unter 10‰.

In der Bundesrepublik Deutschland ging die perinatale Mortalität in den letzten 40 Jahren fast auf ein Zehntel zurück (von 50 auf 5,4‰). Auch im internationalen Vergleich haben wir deutlich aufholen können; 1991 lagen wir zusammen mit Schweden in der Spitzenposition (Tab. 1-17 und 1-18). Der Trend zu einer weiteren Verbesserung der Mortalitätsziffern hat auch nach der Wiedervereinigung angehalten, im Osten wie im Westen. In Gesamtdeutschland betrug die perinatale Mortalität 1993 5,4‰. Die Änderung der Personenstands-Gesetzgebung mit der zusätzlichen Aufnahme von Totgeborenen mit einem Körpergewicht zwischen 500 und 999 g in die amtliche Statistik hat schon für 1994 zu einer Erhöhung der Sterblichkeitsrate auf 6,4‰ geführt. Diese Zunahme der Sterblichkeitsrate ist nur durch eine konsequente Regionalisierung der Risikoschwangerschaften und Geburten wieder auszugleichen.

Die perinatale Sterblichkeit ist vorrangig durch die *Frühgeburtlichkeit* belastet. Die ca. 6% aller Frühgeborenen sind für mehr als 60% der perinatalen Sterberate verantwortlich. Weitere Haupttodesursachen sind Fehlbildungen, Folgen einer nutritiven und respiratorischen Plazentainsuffizienz, Infektionen sowie postpartale respiratorische Störungen.

Tabelle 1-17 Die perinatale Sterblichkeit im internationalen Vergleich, 1991 und 1992 (Statistisches Bundesamt [10] und Welsch [13])

Land	perinatale Sterblichkeit/100 000 Lebend- und Totgeborene	
	1991	1992
Dänemark	7,9	8,1
Deutschland	5,8	5,8
Frankreich	8,3	8,2
Großbritannien	8,1	8,1
Italien	10,4	7,8
Luxemburg	9,6	7,7
Niederlande	9,9	9,1
Österreich	6,5	6,8
Portugal	13,7	11,9
Schweden	5,2	5,0
Schweiz	7,1	7,0

Tabelle 1-18 Entwicklung der perinatalen Sterblichkeit in Deutschland, 1985 bis 1994 (Statistisches Bundesamt [10] und Welsch [13])

Jahr	perinatale Sterblichkeit/ 100 000 Lebend- und Totgeborene		
	Gesamt-Deutschland	Deutschland-West	Deutschland-Ost
1985	8,4	7,9	10,0
1988	7,1	6,5	8,4
1989	6,8	6,8	6,9
1990	6,2	6,2	7,3
1991	5,8	5,8	6,5
1992	5,8	5,8	7,1
1993	5,4	5,4	5,9
1994	6,4	6,3	7,3

Insgesamt zeigt sich eine vielfältige Abhängigkeit der Sterberate. Zu den wichtigsten Faktoren gehören die soziale Struktur, die Qualität der ärztlichen Schwangerenvorsorge, die Aufklärung und Motivierung der Schwangeren zur Teilnahme an den Vorsorgeuntersuchungen, das Ausmaß der Regionalisierung und Zentralisierung der Hochrisiko-Schwangerschaften sowie der allgemeine Standard der geburtshilflichen und neonatologischen Versorgung.

3.1.3 Säuglingssterblichkeit

Die Entwicklung der Säuglingssterblichkeit muß differenzierter gesehen werden. Insgesamt ist auch hier ein erfreulicher Rückgang zu verzeichnen, die Sterberate ist in den letzten Jahrzehnten stark zurückgegangen (von 55,3/1000 im Jahre 1950 auf 5,6/1000 in 1994). Im europäischen Vergleich nehmen wir eine Spitzenposition neben den skandinavischen Ländern ein (Tab. 1-19 und 1-20). Auch nach der Wiedervereinigung hat sich der Trend zur Verbesserung der Säug-

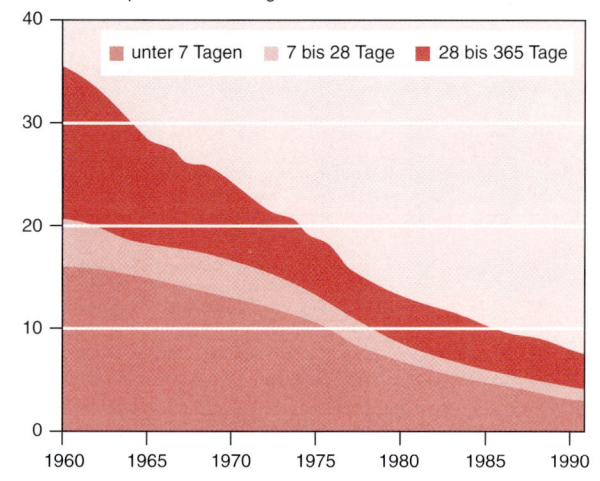

Abb. 1-11 Entwicklung der Neonatal- und Säuglingssterblichkeit in Europa, 1960 bis 1990 (Statistisches Bundesamt [10]).

lingssterblichkeit in Ost und West fortgesetzt. Das gesetzte Ziel, die Sterblichkeit zur Jahrhundertwende auf 5‰ herabzusetzen, scheint durchaus realistisch.

Der Rückgang der Säuglingssterblichkeit in den letzten Jahrzehnten ist vor allem auf eine signifikante Abnahme der sog. Frühsterblichkeit (1. bis 7. Lebenstag) zurückzuführen (Abb. 1-11). Demgegenüber hat die Spätsterblichkeit (8. bis 28. Lebenstag) und Nachsterblichkeit (29. Tag bis Ende des 1. Lebensjahrs) sich seit 1965 praktisch nicht mehr verändert. Sucht man die Haupttodesursachen für die Spät- und Nachsterblichkeit, so findet man vor allem infektiöse Krankheiten, kongenitale Anomalien und Affektionen aus der Perinatalzeit. Diese Analyse läßt vermuten, daß bei uns Risikoneugeborene, insbesondere Frühgeborene, wohl lebend geboren werden, vielfach auch die Neugeborenenzeit überstehen, dann aber doch als Säuglinge versterben, möglicherweise durch insuffiziente Primärversorgung. Auch eine weitere Abnahme der Säuglingssterblichkeit wird nur über eine stärkere Konzentration zumindest der Hochrisikogeburten in Perinatalzentren zu erreichen sein.

Tabelle 1-19 Die Säuglingssterblichkeit in Deutschland, 1985 bis 1994 (Statistisches Bundesamt [10] und Welsch [13])

Jahr	Säuglingssterblichkeit pro 1000 Geburten		
	Gesamt-Deutschland	Deutschland-West	Deutschland-Ost
1985	9,1	9,0	8,1
1988	7,7	7,6	7,6
1989	7,5	7,5	7,6
1990	7,0	7,0	7,4
1991	6,8	6,8	7,9
1992	6,1	6,0	7,2
1993	5,9	5,8	6,3
1994	5,6	5,5	6,2

Tabelle 1-20 Die Säuglingssterblichkeit im internationalen Vergleich, 1991 und 1992 (Statistisches Bundesamt [10] und Welsch [13])

Land	Säuglingssterblichkeit/1000 Geburten	
	1991	1992
Belgien	8,4	8,2
Dänemark	7,3	6,6
Deutschland	6,8	6,1
Frankreich	7,3	6,8
Großbritannien	7,4	6,6
Italien	8,1	8,3
Luxemburg	9,2	8,5
Niederlande	6,5	6,3
Österreich	7,5	7,5
Portugal	10,8	9,5
Schweden	6,0	5,8
Schweiz	6,2	6,4

3.2 Qualitätskontrolle

Nicht zu unterschätzen ist der Einfluß von Qualitätskontrollstudien auf den Leistungsstandard in der Geburtshilfe. Hier hat sich in den letzten 20 Jahren bundesweit ein beachtliches System etabliert, beginnend 1975 mit der Münchener Perinatalstudie. Heute verfügen alle Bundesländer über Perinatalerhebungen, staatlich unabhängig, auf freiwilliger Basis der beteiligten

Ärzte und der ärztlichen Selbstverwaltung. Insgesamt werden ca. 80 % aller Geburten statistisch erfaßt. Entsprechendes gilt jetzt auch für die Neonatalerhebungen. Die regionalen Ergebnisse werden von einer übergeordneten bundesweiten Kommission koordiniert.

4 Aus- und Weiterbildung des Frauenarztes in der Geburtshilfe

Die Verlegung des Geburtsorts in die Klinik und der damit verbundene Übergang von der sog. Hebammengeburtshilfe zur Geburtshilfe des Arztes hat nachhaltige Rückwirkungen sowohl auf die Berufsbilder als auch auf die Ausbildungswege aller in der Geburtshilfe Tätigen.

Der praktische Arzt und Geburtshelfer gehört der Vergangenheit an, ebenso ist die freipraktizierende und alleinverantwortliche Geburtshilfe betreibende Hebamme zur Ausnahme geworden. Schwangerenbetreuung und Geburtshilfe sind vornehmlich in der Hand der Frauenärzte. Die Beteiligung der praktischen Ärzte an den Vorsorgemaßnahmen im Rahmen der Mutterschaftsrichtlinien liegt nur um 5 %, mit fallender Tendenz. Bei fast allen Klinikgeburten sind Ärzte anwesend (99,2 % nach der Bayerischen Perinatalerhebung 1994), die Quote der Hausgeburten liegt unter 1 %. Dabei ist die praktische Geburtshilfe im wesentlichen eine Aufgabe der Klinikärzte geworden. Von den ca. 9000 in freier Praxis tätigen Frauenärzten hatte 1993 nur etwa ein Drittel belegärztliche Genehmigung. Da selbst nicht alle Belegärzte geburtshilfliche Betten haben, wird der Anteil der in der praktischen Geburtshilfe Tätigen unter den niedergelassenen Kollegen weniger als 25 % betragen (Tab. 1-21). Insgesamt ist bei uns die Zahl der Frauenärzte mit 16 auf 1000 Einwohner unverhältnismäßig hoch (England und USA: 4–5, Niederlande: 2 Fachärzte auf 100000 Einwohner) [5a].

Betroffen von dem Panoramawandel in der Geburtshilfe sind auch der *studentische Unterricht* und die Facharztausbildung. Studiengang und Ausbildungsziel waren nach der alten Bestallungsordnung noch an dem Berufsbild des praktischen Arztes und Geburtshelfers orientiert. Dementsprechend enthielt der Unterrichtsplan zahlreiche Lehrveranstaltungen in Geburtsmechanik, Phantomübungen und operativer Technik. Das ist heute nicht mehr erforderlich. Zum Basiswissen eines Arztes zu den praktischen Kenntnissen und Fähigkeiten, die von der Mehrheit der Medizinstudenten nach dem Staatsexamen erwartet werden müssen, gehört heute nicht mehr die Geburtshilfe. Wer als praktischer Arzt oder als Arzt für Allgemeinmedizin in geographischer Ausnahmesituation geburtshilfliche Tätigkeit übernehmen will, der wird sich auf diese Aufgabe nach dem Studium gezielt vorbereiten müssen.

Die *neue Approbationsordnung für Ärzte* trägt dieser Entwicklung Rechnung. Der Schwerpunkt der praktischen Unterrichtung hat sich weg von der speziellen Geburtshilfe und Gynäkologie zur Ganzheits-, Präventiv- und Notfallmedizin in unserem Fach verlagert.

Auch die bestehende *Weiterbildungsordnung zum Frauenarzt* wurde den tatsächlichen Erfordernissen in keiner Weise gerecht. Angesichts der vielen Bewerber hat man zunächst in unverantwortlicher Weise die Leistungskataloge zusammengestrichen, so die Zahl der zu leitenden Geburten und die operativen Entbindungen. Das Weiterbildungsdilemma besteht darin, daß es ein einheitliches Berufsbild Frauenarzt heute nicht mehr gibt, alle Weiterbildungskandidaten aber bisher durch den Engpaß eines gemeinsamen Curriculums geschleust werden mußten. Die überproportionale Zunahme gerade an Fachärzten in unserer Disziplin hat ein neues Tätigkeitsfeld geschaffen, den freipraktizierenden allgemeinen Frauenarzt, vergleichbar dem amerikanischen Gynetrician. Daneben besteht nach wie vor der in der Klinik tätige Gynäkologe und Geburtshelfer und dazwischen, wenn man will, der

Tabelle 1-21 Bevölkerung und Ärztedichte in Deutschland, 1993/94 (Statistisches Bundesamt [10])

Jahr	Wert	Beschreibung
1993	81,3	Mio. Einwohner
	326000	Ärzte
	267000	berufstätige Ärzte
	330	Ärzte/100 000 Einwohner
	303/1	Einwohner/Arzt
	109251	Medizinstudenten
	134	Studenten/100 000 Einwohner
	737/1	Einwohner/Student
	15377	Frauenärzte
	9175	praktizierende Frauenärzte
	3638	Krankenhausärzte
	2263	ohne ärztliche Tätigkeit
	Rest	Behörden etc.
1994	13114	berufstätige Frauenärzte
	6200/1	Einwohner/Gynäkologe
	16	Frauenärzte/100 000 Einwohner

Belegarzt mit Praxis. Die eingleisige Weiterbildungsordnung zum Frauenarzt konnte dieser Entwicklung nicht gerecht werden. Weder der freipraktizierende Gynäkologe noch der Kliniker unseres Faches wurden gezielt auf ihre spätere berufliche Tätigkeit vorbereitet. Dem Kliniker konnte vielfach nur schwierig die notwendige Erfahrung z. B. in der operativen Geburtshilfe vermittelt werden, da er sich das einschlägige Krankengut mit den Kollegen teilen mußte, die später in die freie Praxis gehen und dann größtenteils nicht mehr operativ tätig sind. Letzteren dagegen mangelt es während der Ausbildungszeit am Anschauungsunterricht in der sog. Sprechstundengynäkologie und -geburtshilfe, ihrem späteren Hauptbetätigungsfeld. Nur ein Drittel der zur Facharztausbildung zugelassenen Abteilungen verfügt über eigene Polikliniken.

Die Deutsche Gesellschaft für Gynäkologie und Geburtshilfe hatte angesichts dieser Weiterbildungsmisere schon 1976 und danach wiederholt eine Zweistufenausbildung gefordert. Die Grundausbildung sollte zur Tätigkeit in eigener Praxis ohne stationäre Betteneinheiten berechtigen, die Zusatzausbildung sollte die gesamte klinische Tätigkeit einbeziehen in verantwortlicher Position als Klinikleiter bzw. als Belegarzt.

Dieser Entwicklung trägt die *neue Weiterbildungsordnung für Ärzte* Rechnung. Sie sieht für die Frauenheilkunde und Geburtshilfe eine Grundausbildung von fünf Jahren vor und daran anschließend die Möglichkeit einer fakultativen Weiterbildung in spezieller Geburtshilfe und Perinatalmedizin. Inhalt und Ziel dieser zweijährigen Weiterbildungszeit können den Anforderungen einer zunehmenden Spezialisierung auch in unserem Fach eher gerecht werden, die Ergebnisse sind abzuwarten (siehe Anhang).

Literatur

1. Bayerisches Landesamt für Statistik und Datenverarbeitung: Bericht über das bayerische Gesundheitswesen für das Jahr 1992. 100. Band, München 1994.
2. Berg, D., J. Süss: Die erhöhte Mortalität in der Hausgeburtshilfe. Geburtsh. u. Frauenheilk. 54 (1994) 131.
3. Berufsverband der Frauenärzte: Änderung des Personenstandsgesetzes und Auswirkungen auf Lebend-, Fehl- und Totgeburten. Frauenarzt 36 (1995) 604.
4. Deutsche Gesellschaft für Gynäkologie und Geburtshilfe: Mindestanforderungen an prozessuale, strukturelle und organisatorische Voraussetzungen für geburtshilfliche Abteilungen. Frauenarzt 36 (1995) 27.
5. Hickl, E.-J.: Die Bedeutung der Regionalisierung. In: Bolte, A., F. Wolff (Hrsg.): Hochrisikoschwangerschaft, S. 253–259. Steinkopff, Darmstadt 1989.
5a. Ratzel, R.: Professional aspects of OB/Gyn in Germany. Europ. J. Obstet. Gynec. 63 (1995) 1–5.
6. Roemer, V. M.: Die Regionalisierung in der Geburtshilfe aus forensischer Sicht. Gynäkologe 27 (1994) 229–238.
7. Roemer, V. M.: Anmerkungen zur Struktur der Geburtshilfe in Deutschland, Teil 1. Frauenarzt 36 (1995) 991.
8. Roemer, V. M., S. Ramb: Zentralisierung in der Geburtshilfe: Pro und Contra. Z. Geburtsh. Neonat. 200 (1996) 2–12.
9. Schneider, H.: Die Bedeutung der Regionalisierung in der Geburtshilfe für die Qualität der Versorgung und die Entwicklung der Perinatalmedizin. In: Feige, A., M. Hansmann, E. Saling (Hrsg.): Pränatal- und Geburtsmedizin, S. 50–55. H. U. F.-Verlag, Mühlheim/Ruhr 1994.
10. Statistisches Bundesamt: Statistisches Jahrbuch 1994 für die Bundesrepublik Deutschland. Graphische Betriebe GmbH, Wiesbaden 1994.
11. Stockhausen, H. B. von: Die perinatale und neonatale Mortalität und das Personenstandsgesetz in der Bundesrepublik. Dtsch. Ärztebl. 49 (1993) 3312.
12. Thieme, C.: Wie hoch ist das tatsächliche Mortalitäts-Risiko einer Hausgeburt? Frauenarzt 31 (1990) 647.
13. Welsch, H.: Das gestationsbedingte materne Mortalitätsrisiko gestern und heute. Frauenarzt 13 (1992) 727.
14. Welsch, H.: Mütterliche Sterblichkeit in Bayern. Ursachen, Trends, Einzelschicksale. Arch. Gynec. 257 (1995) 206–215.
15. Wulf, K.-H.: Regionalisierung und Konzentration der Geburtshilfe in der Bundesrepublik. In: Hickl, E. (Hrsg.): Aktuelle Probleme in der klinischen Geburtshilfe und Gynäkologie, S. 19–22. Enke, Stuttgart 1989.

Anhang

Auszug aus der „Weiterbildungsordnung für die Ärzte Bayerns" in der Neufassung vom 1. Oktober 1993*

7.B Fakultative Weiterbildung in Frauenheilkunde und Geburtshilfe

7.B.1 Fakultative Weiterbildung Spezielle Geburtshilfe und Perinatalmedizin

Definition:

Die Spezielle Geburtshilfe und Perinatalmedizin umfaßt die Betreuung der Schwangeren mit höhergradigem Risiko, die pränatale Diagnostik und Therapie, die Leitung normaler und regelwidriger Geburten, die operative Geburtshilfe und die Erstversorgung des Neugeborenen.

Weiterbildungszeit:

2 Jahre an einer Weiterbildungsstätte gem. § 7 Abs. 1.
1 ½ Jahre der Weiterbildung in der Speziellen Geburtshilfe und Perinatalmedizin müssen zusätzlich zur Gebietsweiterbildung abgeleistet werden.
Angerechnet werden kann ½ Jahr Weiterbildung in der Kinderheilkunde.

Inhalt und Ziel der Weiterbildung:

Vermittlung, Erwerb und Nachweis spezieller Kenntnisse, Erfahrungen und Fertigkeiten, welche über die im Gebiet aufgeführten Inhalte hinausgehen, in der Betreuung der Schwangeren mit höhergradigem Risiko, in der Pränataldiagnostik einschließlich instrumenteller und apparativer Verfahren zu therapeutischen, auch invasiven Eingriffen am Feten, in der Leitung normaler und regelwidriger Geburten einschließlich der operativen Geburtshilfe und der Erstversorgung des Neugeborenen sowie in der Pränatalmedizin und Perinatologie.

Hierzu gehören in der Speziellen Geburtshilfe und Perinatalmedizin:

1. Spezielle Kenntnisse, Erfahrungen und Fertigkeiten in

– der weiterführenden sonographischen Organ- und Funktionsdiagnostik des Feten
– der Indikationsstellung zu therapeutischen, auch invasiven Eingriffen am Feten
– der Leitung der normalen und regelwidrigen Geburt einschließlich der Diagnostik und Behandlung von geburtshilflichen Notfallsituationen insbesondere von Blutungs- und Gerinnungsstörungen; hierzu gehört eine Mindestzahl selbständig geleiteter normaler und regelwidriger Geburten

– einer Mindestzahl selbständig durchgeführter geburtshilflicher Eingriffe bei normalen und regelwidrigen Geburten
– der psychischen Führung der Gebärenden, der medikamentösen Schmerzlinderung sowie der Lokal- und Regionalanästhesie unter der Geburt
– den Methoden der ante- und intrapartalen Überwachung von Mutter und Kind
– der Durchführung der Neugeborenen-Erstuntersuchung und der erforderlichen Sofortmaßnahmen bei der Wiederbelebung des Neugeborenen einschließlich der Intubation und Infusionsbehandlung
– perinatologischer Qualitätssicherung

Auszug aus den „Richtlinien über den Inhalt der Weiterbildung"**

7.B.2 Fakultative Weiterbildung Spezielle Geburtshilfe und Perinatalmedizin

1. Erwerb der in der Weiterbildungsordnung aufgeführten Weiterbildungsinhalte.
Hierzu sind nachfolgende Richtzahlen oder Weiterbildungsinhalte nachzuweisen:

– Selbständige Durchführung, Befundung und Dokumentation der Ultraschalldiagnostik durch:
200 weiterführende differentialdiagnostische B-mode-Sonographien bei Verdacht auf Entwicklungsstörungen oder fetale Erkrankungen oder erhöhtes Risiko, davon 30 Fehlbildungen
200 Duplex-Sonographien der Gefäße des weiblichen Genitalsystems
200 Duplex-Sonographien der Gefäße des Feten einschließlich der fetalen Echokardiographie
– Selbständige Durchführung und Befundung von:
600 kardiotokographischen Untersuchungen zur ante- und intrapartalen Überwachung von Mutter und Kind
100 Amniozentesen

2. Leistungskatalog

– Selbständig durchgeführte Eingriffe:
Leitung von 400 Risikogeburten
80 Schnittentbindungen, davon 10 Re-sectio-Entbindungen
35 operative vaginale Entbindungen mit Vakuum, Forzeps, Beckenendlagenentwicklungen
10 manuelle Lösungen der Plazenta oder Nachtastungen/Nachkürettagen nach Geburt der Plazenta
– 100 Lokal- und Regionalanästhesien unter der Geburt
– 50 Erstversorgungen des Neugeborenen einschließlich der primären Reanimation

---

* Weiterbildungsordnung für die Ärzte Bayerns in der Neufassung vom 1. Oktober 1993. Bayerisches Ärzteblatt 9/93, auch von der Bayerischen Landesärztekammer; Mühlbauerstr. 16, 81677 München erhältlich.

** Richtlinien über den Inhalt der Weiterbildung in Gebieten, Fachkunden, Fakultativen Weiterbildungen, Schwerpunkten und Bereichen, gemäß § 4 (4) der Weiterbildungsordnung für die Ärzte Bayerns in der Neufassung vom 1. Oktober 1993, nach dem Beschluß des Vorstands der Bayerischen Landesärztekammer vom 19. November 1994. Bayerisches Ärzteblatt 1/95, auch von der Bayerischen Landesärztekammer; Mühlbauerstr. 16, 81677 München erhältlich.

Grundlagen der Geburtsvorgänge

2 Anatomische Grundlagen der Geburt

W. Künzel

Inhalt

1	Das Becken als Geburtsweg	26	1.4.4	Beckenveränderungen durch Erkrankungen und Frakturen ... 33
1.1	Entwicklung des Beckens	26	1.5	Weichteile des Beckens ... 33
1.2	Das knöcherne Becken	26	1.5.1	Anatomie ... 34
1.3	Beckenmaße	27	1.5.2	Verformung des weichen Geburtskanals während der Geburt ... 36
1.3.1	Das große Becken	27		
1.3.2	Das kleine Becken	28	2	Das Kind als Geburtsobjekt ... 37
1.3.3	Praktische Hinweise zur Beckendiagnostik	30	2.1	Die Lage der Frucht in utero ... 37
1.4	Beckenformen	31	2.2	Der fetale Schädel ... 39
1.4.1	Physiologische Beckenformen	31	2.3	Fetale Körpermaße ... 40
1.4.2	Beckeneingang bei pathologischen Beckenformen	31	2.4	Anpassung des Geburtsobjekts an den Geburtskanal ... 41
1.4.3	Beckenformänderungen durch Wirbelsäulendeformierung	31		

1 Das Becken als Geburtsweg

Abweichungen der Beckenform von der Norm sind immer ein Geburtshindernis; sie hatten häufig den Tod des Kindes und der Mutter zur Folge. Vor etwa 250 Jahren hat Deventer [7] eine präzise Beschreibung der Anatomie des Beckens gegeben, um einmal auf die Probleme von Beckenanomalien aufmerksam zu machen und gleichzeitig damit eine Einteilung der Formen des Beckeneingangs bzw. -ausgangs vorzuschlagen. Der Veröffentlichung folgten weitere von Smellie [18], Baudeloque [2] und anderen.

1.1 Entwicklung des Beckens

Die Ausformung des weiblichen Beckens erfolgt unter dem Einfluß der Östrogene. Beim *Neugeborenen* besteht das Becken aus Knorpel und Knochen: Os ileum, Os ischium und Os pubis sind knorpelig miteinander verbunden. Die Crista iliaca, das Azetabulum und der Ramus ossis ischii bestehen zum überwiegenden Teil aus Knorpel. Die endgültige Verknöcherung der Verbindungen zwischen den Beckenknochen erfolgt im Laufe der *Wachstumsperiode*. Der Ramus ossis pubis vereinigt sich mit dem Ramus ossis ischii im Alter von acht Jahren, während die Verknöcherung des Azetabulums erst im Alter von 15 bis 20 Jahren eintritt. Die genannten Zeitpunkte sind einer breiten biologischen Variation unterworfen.

Durch den aufrechten Gang bleiben charakteristische Veränderungen als Folge von Druck und Belastung des Beckens nicht aus. Zweifellos haben auch die am Becken ansetzenden Muskeln für diesen Umwandlungsprozeß eine Bedeutung. Durch Sitzen und Stehen des Kindes wird das Promontorium vermehrt belastet. Dadurch entsteht eine Bewegung in den Iliosakralgelenken und zu deren transversal verlaufender Achse. Der obere Teil des Os sacrum wird in das Becken vorgeschoben und nähert sich der Symphyse, während der untere Teil – durch die starken Ligamente, die die Sakrumspitze mit den Spinae ischiadicae verbindet – an der Verschiebung nach hinten gehindert wird. Dadurch erhält das Os sacrum eine konkave Form. Die größte Tiefe liegt im Bereich des 3. Sakralwirbels. Diese Umwandlung ist im Alter von acht bis neun Jahren vollendet [10].

Während der *Pubertät* erfolgt bei der Mehrzahl der Mädchen eine Veränderung des längsovalen Beckeneingangs zu einer querovalen Form. Das Azetabulum schiebt sich weiter in die Beckenhöhle vor und der Schambeinwinkel verbreitert sich. Dieser Umwandlungsprozeß erfolgt in einem Zeitraum von etwa einundhalb Jahren [8]. Die Beckenveränderungen in der Pubertät beginnen mit der Thelarche und Pubarche vor Auftreten der Menarche. Offenbar geschieht die Verwandlung des Beckens als Folge der hormonellen Veränderungen, die zu diesem Zeitpunkt stattfinden.

1.2 Das knöcherne Becken

Das Becken des Erwachsenen besteht aus den beiden Ossa coxae (Hüftbein), dem Os sacrum (Kreuzbein) und Os coccygis (Steißbein). Die beiden Ossa coxae (Hüftbeine) bestehen noch zur Zeit der beginnenden Geschlechtsreife aus dem nach oben gelegenen Os ilium, dem nach hinten und unten gerichteten Os ischii und dem vorn und oben den Abschluß des Beckens bildenden Os pubis (Abb. 2-1). Die Knochen sind knorpelig miteinander verbunden, wobei im Laufe der Reifungsprozesse diese knorpeligen Grenzen verschwinden und durch knöcherne Verschmelzung ersetzt werden.

Das *Kreuzbein* setzt sich aus fünf (zuweilen sechs) ursprünglich knorpelig miteinander vereinigten Wirbeln und den dazugehörigen Rippenäquivalenten, den Kreuzbeinflügeln, zusammen. Es hat nach unten hin eine dreieckige Gestalt. Nach erfolgter knöcherner Verschmelzung der einzelnen Wirbel und ihrer Anhänge stellt es beim Erwachsenen einen einheitlichen Knochen dar, der eine konkave Aushöhlung der Vorderfläche in senkrechter und horizontaler Richtung aufweist. Er steht an seiner Basis mit dem letzten Lendenwirbel durch eine Zwischenwirbelbandscheibe in Verbindung. Der Übergang der Lendenwirbelsäule zum Kreuzbein ist durch das nach vorn vorspringende *Promontorium* markiert. Nach unten setzt sich das Kreuzbein in das aus einer wechselnden Zahl von Knöchelchen (drei bis fünf) bestehende *Steißbein* fort, das bei der Frau durch die Articulatio sacrococcygea mit dem Kreuzbein beweglich verbunden ist. Die Verbindung der Seitenteile des Kreuzbeins mit dem Hüftbein stellt auf beiden Seiten die Articulatio sacroiliaca her, eine Gelenkfuge, die eine gewisse Bewegung der Knochen gegeneinander zuläßt. In ähnlicher Weise

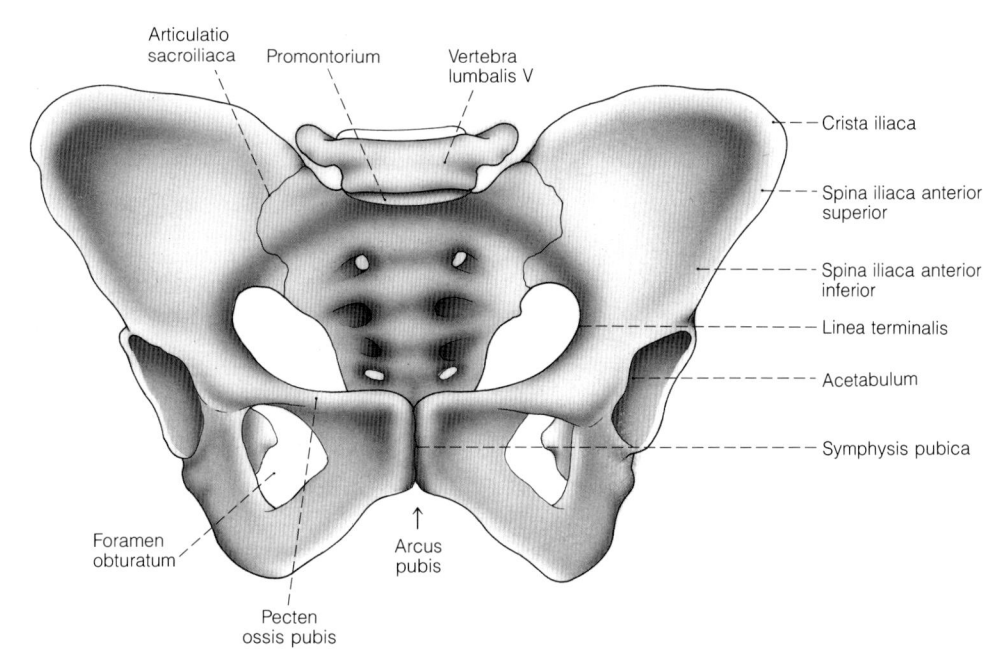

Abb. 2-1 Das weibliche Becken. Beachte die große Beckeneingangsebene und den flachen Symphysenwinkel (> 90 Grad).

Tabelle 2-1 Mit konventionellen Verfahren gemessene äußere und innere Beckenmaße

Beckenmaß	Definition	cm
Distantia spinarum	Abstand zwischen der Spinae iliacae anteriores superiores	25–26
Distantia cristarum	Maximalabstand des Cristae iliacae	28–29
Distantia trochanterica	Abstand der Trochanteres majores	30–32
Conjugata externa	Oberer Rand der Symphyse und Dornfortsatz des 5. Lumbalwirbels	20
Conjugata diagonalis	Abstand von Promontorium und unterem Symphysenrand	13
Conjugata vera	Abstand zwischen den vorspringenden Punkten der Symphyse und des Promontoriums	11,15
	Conjugata externa – Conjugata vera	8–8,5
	Conjugata diagonalis – Conjugata vera	1,5–2
Distantia spinae ischiadicae	Abstand zwischen Spinae ischiadicae	10,5–11
Arcus pubis	Winkel von 110–120°	
Michaelis-Raute	*Seitliche Grübchen:* 1–2 cm oberhalb der Spina iliaca posterior superior *Obere Grube:* Dornfortsatz des 3. bis 4. Lumbalwirbels *Untere Grube:* oberer Punkt der Rima ani	

wie Kreuzbein und Hüftbein durch die Kreuzdarmbeinfuge verbunden sind, stehen auch die *Schambeine* mittels der Schamfuge (Symphyse) knorpelhaft miteinander in einer festen, fast unbeweglichen Verbindung.

Während der Schwangerschaft wird diese minimale physiologische Beweglichkeit der Beckengelenke durch Gewebsauflockerung in geringem Maße gesteigert. Mit Beginn der Geschlechtsreife wird der Unterschied in den knöchernen Beckenformen zwischen dem männlichen Becken und dem weiblichen Becken offensichtlich. Das weibliche Becken ist dünnknochiger, breiter, niedriger und geräumiger. Die Darmbeinschaufeln sind flacher, die Beckenwände konvergieren nach unten viel weniger als beim Mann. Die Azetabula und die Tubera ischiadica liegen weit auseinander, und der Arcus pubis entspricht einem Winkel von etwa 110 Grad.

1.3 Beckenmaße

1.3.1 Das große Becken

Das große Becken wird von der vorderen Bauchwand, den Darmbeinschaufeln und der Lendenwirbelsäule begrenzt (Abb. 2-2). Aufgrund seiner sichtbaren Form ist es von geburtshilflicher Bedeutung, da Formverän-

2 Anatomische Grundlagen der Geburt

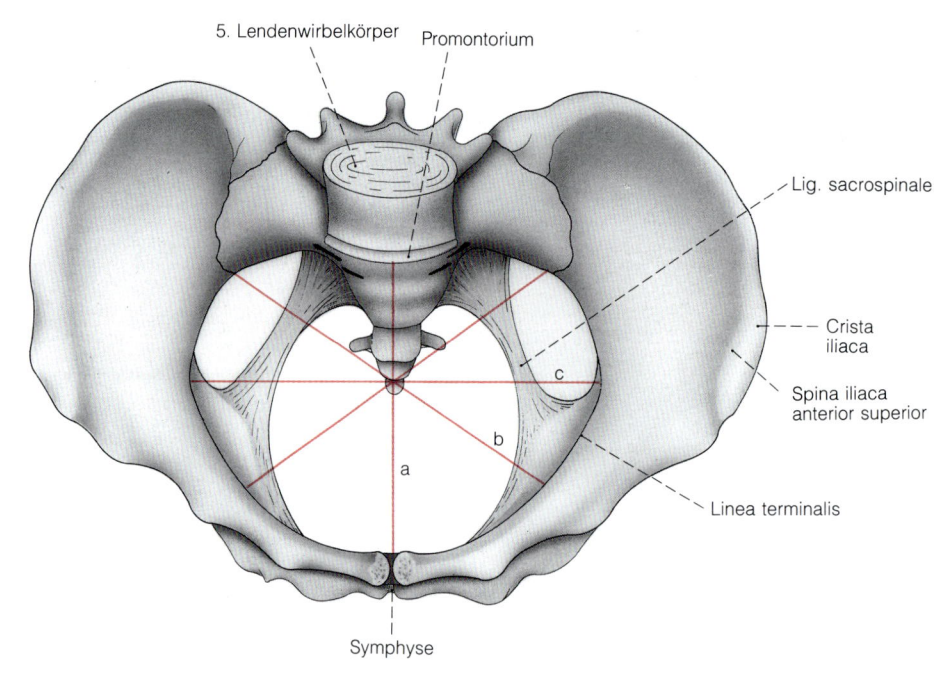

Abb. 2-2 Die Beckeneingangsebene von oben gesehen mit dem geraden (a), schrägen (b) und queren (c) Durchmesser. Der Beckeneingang ist ein Queroval.

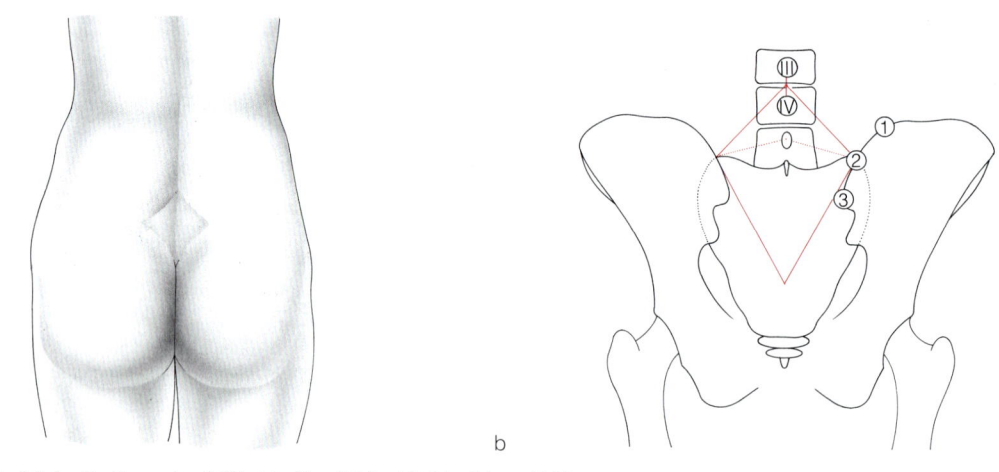

Abb. 2-3 Die Michaelis-Raute (nach Kirchhoff und Schmidt-Matthiesen [11]).
a) äußere Ansicht bei normaler Ausprägung
b) Topographie der Rauteneckpunkte: Der obere Rautenpunkt liegt meist über dem 3. oder 4. Lumbalwirbeldorn, *nicht* über dem 5. (III bzw. IV entspricht dem 3. bzw. 4. Lumbalwirbel). Das untere Dreieck wird in seiner Form durch die Lage des seitlichen Grübchens (Position 1 bis 3) sowie durch Ansatz und Modellierung der Glutealmuskulatur beeinflußt. Asymmetrie und Schrägstellung der Raute lassen mit großer Sicherheit auf eine asymmetrische Deformierung des Beckens schließen.

derungen leicht erkannt werden können (Abb. 2-3). Die Maße des großen Beckens gehen aus Tabelle 2-1 hervor.

1.3.2 Das kleine Becken

Das kleine Becken bildet den knöchernen Geburtskanal, dessen obere Grenze durch den geburtshilflich besonders wichtigen Beckeneingang definiert ist (Abb. 2-4). Es stellt im oberen Abschnitt auf einer Strecke von etwa 2 cm einen vollkommen in sich geschlossenen Knochenring dar. Unterhalb dieses Knochenrings sind die Beckenwände durch das Foramen obturatorium, rechts und links hinten von der Incisura ischiadica unterbrochen. Sie wird durch die Spina ischiadica in die obere Incisura ischiadica major und in die untere

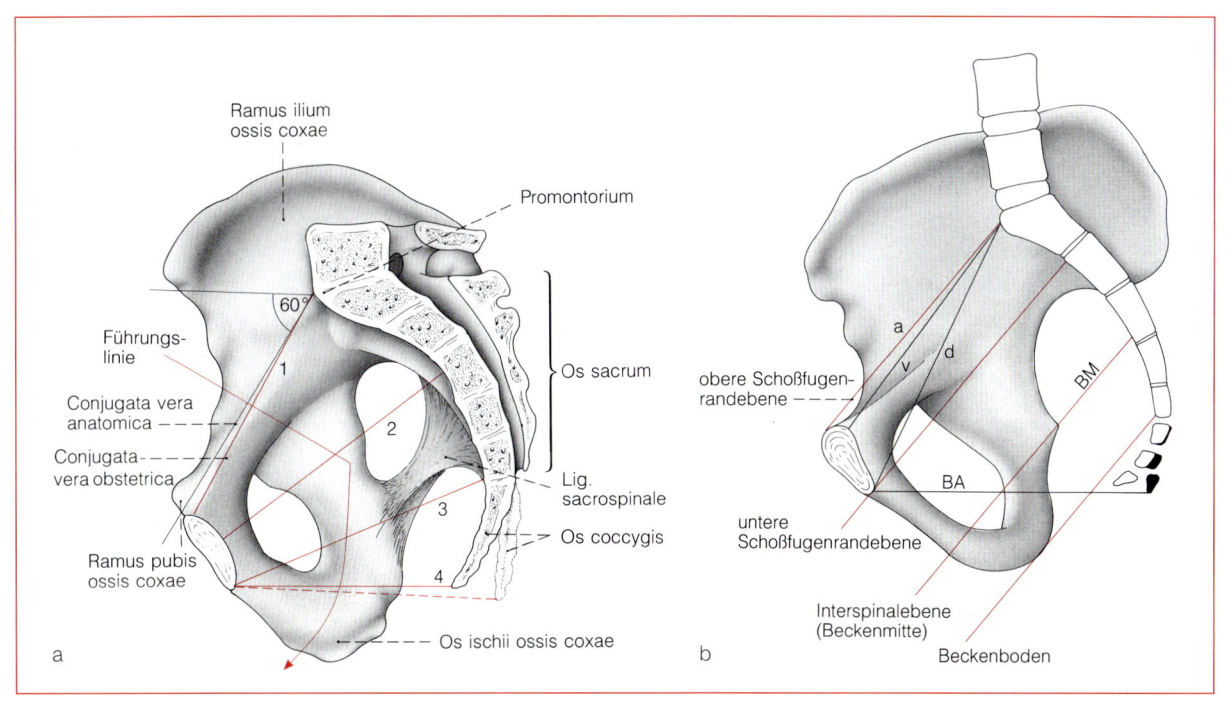

Abb. 2-4 Die Beckenebenen (zitiert nach Kirchhoff und Schmidt-Matthiesen [11]).
a) medianer Sagittalschnitt durch das Becken mit den divergenten Beckenebenen nach Stoeckel: 1 = im Beckeneingang, 2 = in der Beckenweite, 3 = in der Beckenenge und 4 = im Beckenausgang. Der Winkel des Beckeneingangs (Beckenneigung) beträgt ungefähr 60 Grad. Die Führungslinie (Beckenachse) ist durch den Mittelpunkt der Beckenebenen definiert.
b) medianer Sagittalschnitt durch das Becken mit Konstruktion der Parallelebenen nach Hodge: a = Conjugata vera anatomica (zugleich obere Schoßfugenrandebene), v = Conjugata vera obstetrica, d = Conjugata diagonalis, BA = Beckenausgangskonjugata, BM = Beckenmitteebene.

Incisura ischiadica minor getrennt. Durch das Lig. sacrospinale wird die Incisura ischiadica major zum Foramen ischiadica majus abgeschlossen. Durch das Lig. sacrospinale und das Lig. sacrotuberale wird die Incisura ischiadica minor zum Foramen ischiadicum minus.

Aus geburtshilflicher Sicht ist es wichtig zu wissen, daß die knöchernen Wände des kleinen Beckens dorsal bedeutend länger sind als ventral.

Aus Gründen der besseren Orientierung für das Zusammenwirken von Geburtsobjekt und Geburtskanal wird das Becken durch vier divergente *Ebenen* beschrieben: die Beckeneingangsebene, die Beckenmitte, die Beckenenge und den Beckenausgang (Abb. 2-4a). Die Beschreibung des Beckens mit divergenten Ebenen nach Stoeckel berücksichtigt die physiologischen Verhältnisse des Beckens, während die Konstruktion von Parallelebenen nach Hodge nur die Höhe des dorsalen, nicht aber des ventralen Beckens berücksichtigt (Abb. 2-4b); Übersicht bei [11]). Es wird sich deshalb nachfolgend auf die divergenten Ebenen bezogen, da sie in der Praxis leichter vorstellbar sind und einen besseren Bezug zum Ablauf der Geburt haben. Der Raum zwischen dem Beckeneingang und dem Beckenausgang ist die *Beckenhöhle*.

Beckeneingang: Der Beckeneingang wird vom Promontorium und seitlich von der Linea terminalis und vorn vom oberen Rand der Schambeine bzw. der Symphyse begrenzt. Der gerade Durchmesser dieser Ebene, die Conjugata vera, reicht von der Mitte des Promontoriums bis zur Mitte des oberen inneren Randes der Symphyse (Conjugata anatomica).

Die *Conjugata vera obstetrica* ist die Verbindungslinie der Mitte des Promontoriums und des dem Promontorium am nächsten gelegenen Punkts an der Hinterfläche der Symphyse. Dieser Punkt liegt aufgrund der Rundung des oberen Symphysenendes nicht in der Mitte des oberen Randes, sondern ca. 5 mm tiefer an der Hinterfläche der Symphyse. Die Länge dieses geburtshilflich wichtigen Maßes im knöchernen Geburtskanal beträgt 11 cm. Der *quere Durchmesser* des Beckeneingangs gibt den weitesten Abstand der beiden Lineae terminales an (13,5 cm). Der *schräge Durchmesser* des Beckeneingangs ist die Verbindungslinie von der Articulatio sacroiliaca zum Tuberculum iliopubicum

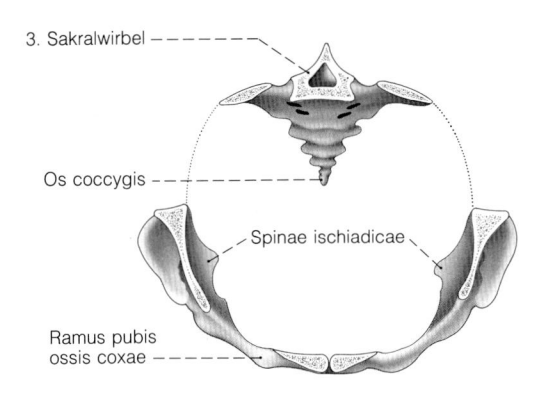

Abb. 2-5 Beckenmitte im Horizontalschnitt in Höhe des 3. Sakralwirbels. Die Beckenmitte (Beckenweite) ist annähernd kreisrund (nach Stoeckel [20]).

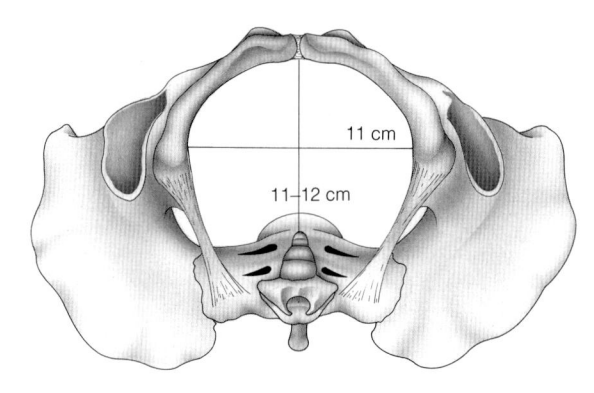

Abb. 2-6 Das Becken von unten gesehen. Der quere Durchmesser im Beckenausgang ist durch den Abstand der beiden Tubera ischiadica, der Längsdurchmesser durch den Abstand vom Unterrand der Symphyse und der Steißbeinspitze gegeben.

der anderen Seite. Die Verbindungslinie von der rechten Articulatio sacroiliaca zur linken Eminentia iliopectinea ist der *I. schräge Durchmesser*, die Verbindungslinie von der linken Articula zur rechten Eminentia iliopectinea der *II. schräge Durchmesser*. Die schrägen Durchmesser betragen im Beckeneingang 12,5 cm.

Beckenmitte (Beckenweite): Die Beckenmitte (Beckenweite; Abb. 2-4 und 2-5) läuft von der Mitte des 3. Kreuzbeinwirbels als tiefste Stelle der Kreuzbeinkonkavität seitlich über die Innenfläche der Azetabula und vorn zur Mitte der hinteren Symphysenfläche. Der gerade und quere Durchmesser sind gleich lang (12 cm).

Beckenenge: Die Beckenenge (Abb. 2-4) wird hinten durch die Spitze des Kreuzbeins bzw. durch die Articulatio sacrococcygea, seitlich durch die Spinae ischiadicae und vorn durch den unteren Rand der Symphyse gebildet. Der *gerade Durchmesser* in dieser Beckenebene beträgt 11 cm und der *quere Durchmesser* als Verbindungslinie der beiden Spinae iliacae 10,5 cm.

Beckenausgang: Der Beckenausgang (Abb. 2-6) ähnelt in seiner längsovalen Form zwei Dreiecken, deren Spitzen vorn durch den Winkel der Symphyse und hinten durch die Steißbeinspitze und deren gemeinsame Basis durch die Verbindungslinie der beiden Tubera ischiadica gebildet werden. Der *gerade Durchmesser*, die Entfernung der Steißbeinspitze zum Scheitel des Schambogens, beträgt 9 bis 11 cm. Durch die Beweglichkeit des Steißbeins gegenüber dem Kreuzbein ist diese Distanz auf 11 bis 12 cm zu verlängern. Der *quere Durchmesser*, die Verbindungslinie der beiden Tubera ischiadica, beträgt 11 cm.

Durch die Verbindung der Mittelpunkte aller geraden Durchmesser der verschiedenen Beckenebenen wird die *Beckenachse (Führungslinie)* ermittelt, die in Verlängerung der senkrecht auf dem Beckeneingang treffenden Beckeneingangsachse parabolförmig durch die Beckenhöhle zieht und den Geburtsweg für das Kind darstellt. Da das Promontorium erheblich höher steht als der obere Rand der Symphyse, ist der Beckeneingang bei einer stehenden Frau eine nach vorn und unten geneigte Ebene, die mit der horizontalen Ebene einen Winkel von etwa 60 Grad bildet (Beckenneigung).

1.3.3 Praktische Hinweise zur Beckendiagnostik

Die Beckenmessung dient der Abschätzung von Komplikationen während des Geburtsverlaufs. So weisen die in der Tabelle 2-1 aufgeführten Beckenmaße in ihrer Abweichung von der Norm auf Beckenformen hin, die zu protrahierten Geburtsverläufen führen können. Die Bedeutung der Beckenmessung wird angezweifelt. Unabhängig von der Aussage der einzelnen Meßwerte gibt sie jedoch in einigen Fällen zusätzliche Information über den zu erwartenden Geburtsverlauf.

Die konventionellen Maßnahmen der Beckendiagnostik, d.h., die Bestimmung der Beckenmaße mit einem *Zirkel* und die *Röntgenverfahren* des Beckens, sind von der Computertomographie und der Magnetresonanztomographie vollständig abgelöst worden. Auch die Sonographie findet in der Beckendiagnostik aufgrund der geringeren Eindringtiefe bislang keine Anwendung, da sich nur die Conjugata vera obstetrica, und diese mit unzureichender Genauigkeit, messen läßt [16].

Tabelle 2-2 Magnetresonanztomographisch an 53 Frauen gemessene innere Beckenmaße (nach Pfammatter et al. [14])

	Durchmesser (in cm ± SD)	95% Vertrauensintervall	Angaben in der Literatur
Conjugata vera anatomica	12,0 ± 0,86	11,8–12,3	11,0–11,5
Conjugata vera obstetrica	11,9 ± 0,84	11,7–12,1	10,6–11,0
Conjugata diagonalis	13,5 ± 1,05	13,2–13,7	12,5–13,0
Diameter transversa	13,3 ± 0,86	13,1–13,6	13,0–13,5
Sagittale Beckenweite	13,4 ± 0,98	13,1–13,7	12,0–12,5
Interspinaler Durchmesser	11,6 ± 0,89	11,3–11,8	10,0–11,0
Sagittaler Beckenausgang	9,6 ± 1,0	9,3– 9,8	9,0–11,5

Die Beckenmessung mit *Magnetresonanztomographie* ist eine zuverlässige und exakte Methode [3, 12]. Die Meßgenauigkeit ist der mit konventionellen Röntgenverfahren und Computertomographie identisch und in der Beurteilung von Beckenform und Geburtskanal überlegen. Die mit der Magnetresonanztomographie erhobenen Normwerte (Tab. 2-2) zeigen geringe Abweichungen zu den mit konventionellen Methoden erhobenen Messungen (Tab. 2-1).

Obgleich die Strahlenbelastung mit der *Computertomographie* sehr gering ist [3], geben wir der Magnetresonanztomographie den Vorzug, insbesondere um die Übereinstimmung zwischen fetalen Parametern und der Beckenweite bei der Beckenendlage zu prüfen (siehe auch Kap. 10). Diese diagnostische Methode ist auch bei der Frage nach Beckenanomalien (siehe auch Abschnitt 1.4) für die Leitung der Geburt hilfreich.

1.4 Beckenformen

1.4.1 Physiologische Beckenformen

Nach der Einteilung von Caldwell und Moloy [5, 6] werden aufgrund einer Untersuchung an 8000 röntgenologischen Parametern vier Beckenformen unterschieden: der gynäkoide Typ, der android Typ, der anthropoide Typ und der platypelloide Typ. Die Unterschiede dieser Beckenformen beruhen auf der variierenden Gestalt des Beckeneingangs, der Form des Os sacrum, der Form des Schambogens und dem Verlauf der Seitenwände (Tab. 2-3, Abb. 2-7).

1.4.2 Beckeneingang bei pathologischen Beckenformen

Das *platte Becken* tritt als einfach plattes Becken oder rachitisch plattes Becken auf. Der sagittale Durchmesser ist im Beckeneingang verkleinert, das Os sacrum ist breit und groß und weist nicht die konkave Gestalt normaler Beckenformen auf. Beim *Trichterbecken* findet sich eine allgemeine Verengung nach kaudal hin, wobei das Os sacrum gegen die Beckenhöhle verschoben ist. Die *allgemein verengten Becken (Pelvis justominores)* existieren als kleine gynäkologische Becken, infantile bzw. juvenile Becken oder Zwerginnenbecken. Bei diesen Beckenformen ist der Beckeneingang längsoval, das Os sacrum schmal und der Schambogen hochstehend (Tab. 2-4).

1.4.3 Beckenformänderungen durch Wirbelsäulendeformierung

Durch Deformierungen der Wirbelsäule entstehen in Abhängigkeit von der Veränderung der Wirbelsäule Einflüsse auf die Beckenform (Tab. 2-5). So unterscheidet man das *kyphotische Becken*, bei dem eine lumbale Kyphose zu einer Rotation des Os sacrum nach dorsal im oberen ventralen unteren Anteil des Beckeneingangs führt. Als besondere Ausprägung erscheint das Pelvis obtecta, wobei die nach ventral verlagerte

Tabelle 2-3 Physiologische Beckenformvarianten (zusammengestellt nach Angaben von Borell und Fernström [4])

Beckenform	Häufigkeit*	Besonderheiten			
		Beckeneingang	Kreuzbein	Schambogen	Seitenwände
Gynäkoider Typ (weibliche Becken)	13,5–57,4%	rund oder queroval	konkav	weit	parallel mit Divergenz nach distal
Androider Typ (männliche Becken)	9,0–23,9%	keilförmig	häufig gerade	spitz	Konvergenz distal
Anthropoider Typ (längsovales Becken)	6,4–73%	längsoval „affenähnlich"	lang, schmal konkav	spitz	parallel
Platyphoider Typ	0,9–56%	queroval kurzes Sagittalmaß	normal	breit	parallel

* Die Häufigkeit der vier Haupttypen wird in den verschiedenen Zusammenstellungen sehr unterschiedlich angegeben. Offenbar ist die Variabilität in der Frequenz auf die Verschiedenheit von Rasse, Ernährungsgewohnheiten und geographischen Einflüssen zurückzuführen.

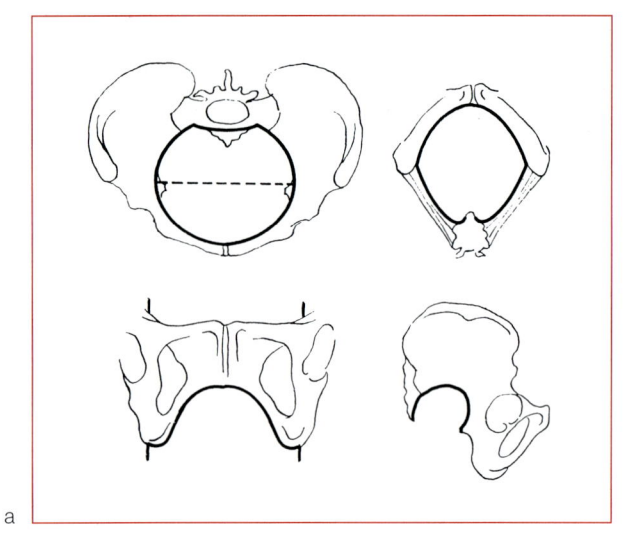

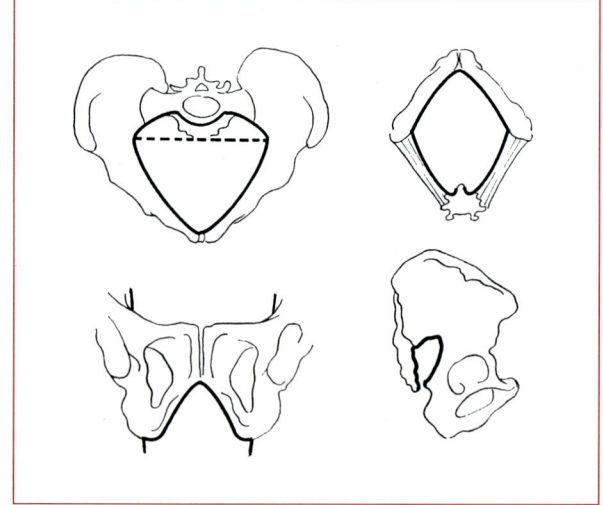

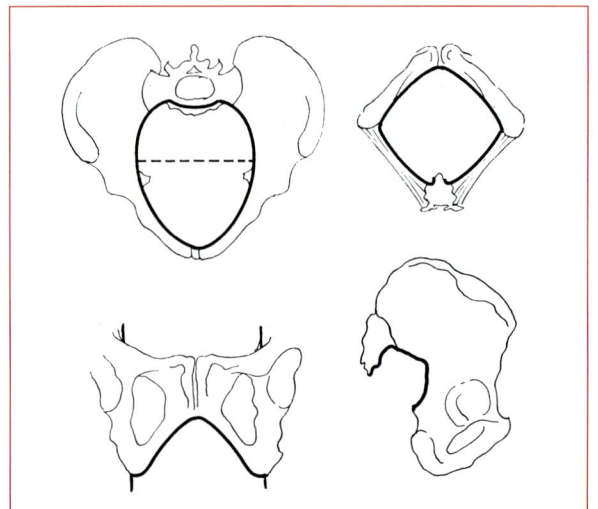

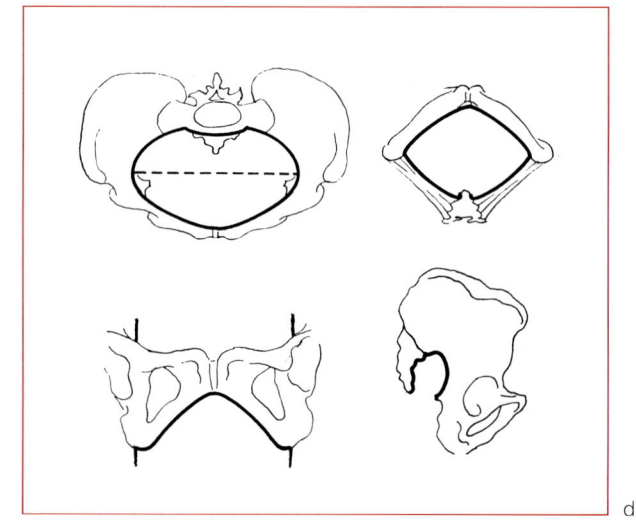

2 Anatomische Grundlagen der Geburt

Abb. 2-7 Physiologische Beckenformvarianten nach Caldwell und Moloy (aus Kirchhoff und Schmidt-Matthiesen [11]). Hinweise auf Besonderheiten enthält Tabelle 2-3.
a) Formkennzeichen des typisch-weiblichen Beckens (gynäkoider Typ)
b) Formkennzeichen der androiden Beckenvariante (androider Typ)
c) Formkennzeichen der anthropoiden Beckenvariante (anthropoider Typ)
d) platte Beckenvariante (platypelloider Typ).

Tabelle 2-4 Pathologische Beckenformen (zusammengestellt nach Angaben von Borell und Fernström [4])

Beckenform	Besonderheiten		
	Beckeneingang	Kreuzbein	Seitenwände
Plattes Becken			
– einfaches plattes Becken	sagittale Durchmesser verkleinert	– breit und kurz	
– rachitisches plattes Becken		– nicht konkav	
Trichterbecken	normal	gegen Beckenhöhle verschoben	konvergieren nach distal
Allgemein verengtes Becken (Pelvis justominoris)			
– „kleines" gynäkoides Becken	klein; normale Form	normale Form, klein	parallel
– infantiles bzw. juveniles Becken	längsoval	schmal, weit, dorsal	schmal, hochstehend
– Zwerginnenbecken	enge Beckenform		

Tabelle 2-5 Beckenformänderungen durch Wirbelsäulendeformierung (zusammengestellt nach Angaben von Borell und Fernström [4])

Beckenform	Besonderheiten
Kyphotisches Becken	Lumbale Kyphose, Rotation des Os sacrum nach dorsal im oberen und ventral im unteren Anteil, Becken längs-oval. *Sonderform:* Pelvis obtecta – Wirbelsäule überdeckt den Beckeneingang
Skoliotisches Becken	Schräge Beckenverengung
Spondylolisthetisches Becken	Isoliertes ventrales Abgleiten des 5. Lumbalwirbels nach ventral, evtl. einschließlich 4. Lumbalwirbel. Gelegentlich Entwicklung eines Pelvis obtecta
Assimilationsbecken	
– obere Assimilation	– 5. Lendenwirbel mit Os sacrum verwachsen
– untere Assimilation	– Os coccygis mit dem Kreuzbein verwachsen
– Lumbalisation	– 1. Sakralwirbel ohne knöcherne Verbindung mit dem Kreuzbein
– langes Becken (Kirchhoff)	– Häufigkeit 28%: Längsachse des 5. LWK fällt mit der des Os sacrum zusammen
Schräg verengtes Becken (Naegele-Becken)	Pars lateralis des Os sacrum nur einseitig entwickelt. Kongenitale Ossifikationsstörung
Quer verengtes Becken (Robert-Becken)	Ossifikationszentren in der Pars lateralis des Os sacrum fehlen. Ankylose in den Iliosakralgelenken

Wirbelsäule den Beckeneingang überdeckt. Das *skoliotische Becken* ist durch eine schräge Beckenverengung gekennzeichnet, während beim *spondylolisthetischen Becken* das isolierte Abgleiten des 5. Lumbalwirbels nach ventral, eventuell unter Einfluß des 4. Lumbalwirbels, zur Beckenverengung und gelegentlich auch zur Entwicklung eines Pelvis obtecta führen kann.

Die verschiedenen Formen der *Assimilationsbecken* sind durch Assimilation des Lendenwirbels mit dem Os sacrum bzw. durch Assimilation des Os coccygis mit dem Os sacrum gekennzeichnet. Hierzu gehört auch die Lumbalisation und das lange Becken von Kirchhoff.

Beim *schräg verengten Becken* (Naegele-Becken) ist die Pars lateralis des Os sacrum nur einseitig aufgrund einer kongenitalen Ossifikationsstörung entwickelt [13]. Beim *quer verengten Becken* (Robert-Becken) fehlen die Ossifikationszentren der Pars lateralis des Os sacrum vollständig [15]. Zudem besteht eine Ankylose der iliosakralen Gelenke.

1.4.4 Beckenveränderungen durch Erkrankungen und Frakturen

Beckenveränderungen können durch eine Osteomalazie, Entzündungen, Tumoren wie Enchondrome, Osteosarkome und durch eine Osteogenesis imperfecta hervorgerufen werden. Auch Beckenverformungen durch Beckenfrakturen, Hüftgelenkluxationen und durch eine Ankylose zwischen dem Os sacrum und dem Os coccygis sind für die Geburtshilfe von Bedeutung (Tab. 2-6).

Tabelle 2-6 Beckenveränderungen durch Erkrankungen des Hüftgelenks, der unteren Extremitäten, durch Tumoren und Frakturen (zusammengestellt nach Angaben von Borell und Fernström [4])

Erkrankung	Besonderheiten
Osteomalazie	
Entzündungen	
Tumoren	Enchondrome, Osteome, Osteosarkome
Osteogenesis imperfecta	Ossifikation der Skelettknochen in der Wachstumszeit führt zu Asymmetrie des Beckens
Beckenfraktur	
Hüftgelenksluxation	
Ankylose zwischen Os sacrum und Os coccygis	

1.5 Weichteile des Beckens

Die Weichteile des Beckens werden durch den Vorgang einer Geburt beträchtlichen Veränderungen unterworfen. Die Kenntnis der Zuordnung der Weichteile zu den knöchernen Strukturen und zum Bindegewebeapparat ist für gewisse geburtshilfliche Handlungen, wie die Durchführung einer Episiotomie, einer Pudendusanästhesie oder einer Lokalinfiltration bei der Versorgung einer Episiotomie sowie für geburtshilflich operative Maßnahmen von großer Bedeutung. Zu den Weichteilen des Beckens gehören die äußeren Geschlechtsorgane (Vulva) und die Eingeweide des weiblichen Beckens: die weiblichen Geschlechtsorgane, das Rektum, die Harnblase, die Harnröhre und die Ureteren.

1.5.1 Anatomie

Vulva und Vagina

Die äußeren Geschlechtsorgane werden von der *Vulva* gebildet. Sie ist durch den Damm (Perineum) vom Anus getrennt. Der Bereich zwischen der Spitze des Steißbeins und dem Anus heißt Hinterdamm. Das weibliche Genitale wird von außen durch die großen Schamlippen (Labia majora), die sich hinten in der Commissura labiorum posterior (hintere Kommissur) vereinigen, begrenzt. Die Distanz von der hinteren Kommissur bis zur Steißbeinspitze beträgt 6 bis 8 cm. In Abhängigkeit von der Parität liegt die Innenfläche der großen Labien in der Medianlinie verschieden dicht aneinander. Bei Mehrgebärenden zeigen sich häufig ektatische Venen mit bläulich oder blauschwarz durchscheinenden Varixknoten. An der Innenseite der großen Labie befinden sich die Labia minora als dünne, rosafarbene, sehr elastische Hautduplikaturen mit reichlich Talgdrüsen. Sie verstreichen in zwei Schenkel, von denen die beiderseitigen vorderen Schenkel die Klitoris als Praeputium clitoridis bedecken. Beim Spreizen der kleinen Labien tritt das Vestibulum (Vorhof) in Erscheinung. Hinten endet das Vestibulum in einer nach innen vom Frenulum labiorum gelegenen Tasche der Fossa vestibuli vaginae (navicularis). Die nerven- und blutgefäßreiche Klitoris stellt die mediane Vereinigung der an die absteigenden Schambeinäste liegenden Corpora cavernosa clitoridis dar. Unter der Klitoris befindet sich in der Medianlinie die Harnröhrenmündung, das Ostium urethrae externum. Neben der Harnröhrenöffnung befinden sich die Glandulae urethrales (Skene-Drüsen). Der Introitus vaginae ist vom Hymen mehr oder weniger verschlossen, unterstützt von einem seitlichen Schwellkörperpaar (Bulbus vestibuli). Im hinteren Drittel der großen Labien münden die Glandulae vestibularis majores Bartholini, die durch die Produktion einer klaren, fadenziehenden, schleimigen Flüssigkeit für die Kohabitation von Bedeutung sind.

Vom Hymenalsaum aus erstreckt sich die *Vagina* als sehr elastischer, muskulöser Schlauch von etwa 10 cm Länge nach hinten und oben auf den letzten Kreuzbeinwirbel zu. Sie erweitert sich in der Tiefe zum Scheidengewölbe, dem Fornix vaginae. Die vordere und hintere Vaginalwand bilden ein säulenförmiges System von Querfalten, die Columnae rugarum anteriores und posteriores (ventralis und dorsalis). Durch diese Beschaffenheit ist die Dehnung während der Geburt möglich. Das Scheidengewölbe umschließt den unteren zapfenförmig in die Scheide hineinragenden Abschnitt des Uterus, die Portio vaginalis uteri.

Beckenorgane

Uterus, Tuben und Ovarien liegen intraperitoneal. Sie sind während der Schwangerschaft und während der Geburt beträchtlichen Veränderungen unterworfen (siehe auch Bd. 4, Kap. 1). Hinter dem Uterus und der Vagina liegt in der Kreuzbeinaushöhlung des kleinen Beckens das Rektum, das sich in die bewegliche und daher ganz verschieden gelagerte Flexura sigmoidea fortsetzt. Zwischen dem Rektum und der Vagina liegt das dünne Septum rectovaginale, das sich weiter abwärts zu dem keilförmig zwischen Darm und Scheidenrohr eingeschobenen Dammgewebe verdickt. Vor dem Uterus liegt im kleinen Becken hinter der Symphyse die Harnblase. Wenn die Harnblase sich füllt, wird der Uterus nach hinten gedrängt und gleichzeitig angehoben (Wehenbremse). Die Verbindungslinie der beiden Ureterostien teilt den Blasenboden in einen hinteren Abschnitt, den Blasengrund (Fundus vesicae), und in einen vorderen Abschnitt, das Trigonum vesicae. Der Blasenfundus liegt dem vorderen Vaginalgewölbe auf und ist durch das präzervikale Bindegewebe mit der vorderen Wand des Cervix uteri nur lose verbunden. Das Trigonum hat im Septum vesicovaginale eine feste Verbindung mit der vorderen Vaginalwand. Die anatomische Beziehung ist für die Durchführung des Kaiserschnitts und für die operative Versorgung von Vaginalrissen bei der Geburt von Bedeutung (siehe auch Kap. 14 und 15).

Gefäße und Nerven des Beckens

Im Beckenbindegewebe verlaufen die zuführenden und abführenden Gefäßbahnen der Beckenorgane. In ihm liegen ferner die Nervenplexus mit ihren Ganglionzellen und Ganglionzellhaufen, und durch ihn hindurch streben die Ureteren zu ihren Einmündungsstellen in die Harnblase. Aus der A. iliaca zweigt die A. uterina ab und durchzieht von der seitlichen Beckenwand in querer Richtung zur Seite der Cervix uteri das Parametrium. Sie tritt in Höhe des inneren Muttermunds an den Uterus heran, wo sie einen Ast zur Zervix und Vagina abgibt und mit dem Hauptast an der Seitenkante des Corpus uteri verläuft und mit der A. ovarica anastomosiert. Die Arterien sind von zahlreichen, überall im Beckenbindegewebe und im Lig. latum ausgebildeten Venenplexus (vesicovaginalis, uterovaginalis) begleitet. Aus dem zwischen den bei-

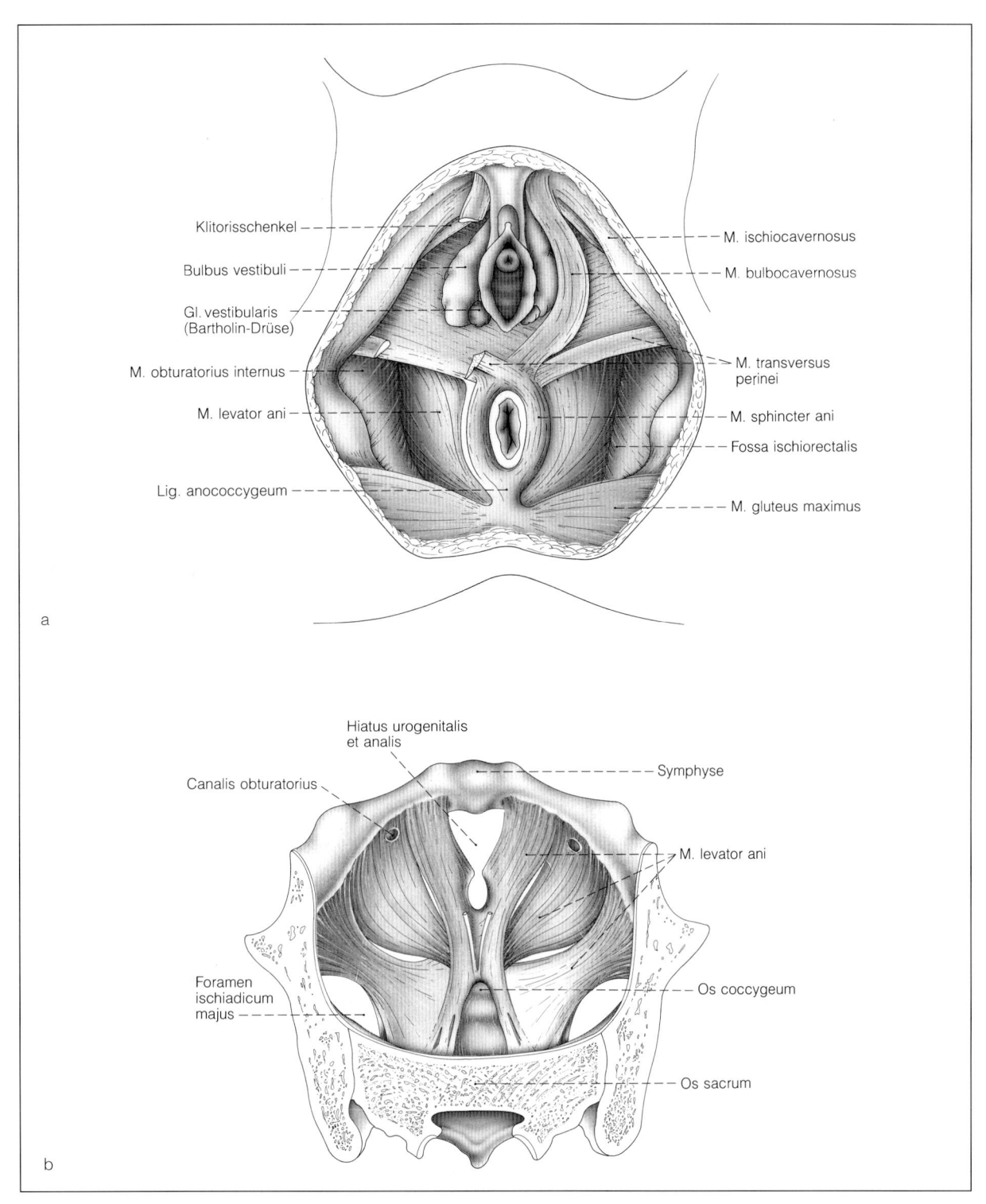

Abb. 2-8 Weiblicher Beckenboden.
a) Diaphragma urogenitale und Diaphragma pelvis von unten gesehen. Der rechte M. transversus perinei ist bis auf die Insertionsenden abgetragen (nach DeLee, zitiert nach Stoeckel [20])
b) Ansicht des Beckenbodens (M. levator ani) von oben und innen nach Abtragung der oberen Kreuzbein- und Darmbeinabschnitte (nach Sobotta [19]).

den Blättern des Lig. latum gelegenen Plexus pampiniformis gehen in der Regel die Vv. ovaricae hervor, die die A. ovarica durch das Lig. suspensorium ovarii (Lig. infundibulopelvicum) begleiten. Sie ziehen rechts in die V. cava inferior und links in die V. renalis sinistra.

Die äußeren Geschlechtsorgane werden vom N. pudendus innerviert. Die Beckeneingeweide erhalten ihre Innervation durch den Sympathikus, dem reichlich zerebrospinale Nervenfasern zugeordnet sind. Der Sympathikus bildet vor der Wirbelsäule bzw. vor den großen Bauchgefäßen zwischen dem beiderseitigen Grenzstrang ganglienhaltige Nervengeflechte, von denen für die inneren Genitalien der Plexus hypogastricus superior (N. praesacralis) und der Plexus ovaricus gehören.

Beckenmuskulatur

Die Beckenorgane werden durch die Muskulatur des Beckens und durch das Beckenbindegewebe in ihrer Lage gehalten. Der Beckenboden verschließt das Becken nach unten; er besteht aus dem Diaphragma pelvis und dem Diaphragma urogenitale (Abb. 2-8).

Das *Diaphragma pelvis* schließt den hinteren, zwischen dem Steißbein und dem Lig. sacrotuberale beiderseits und den beiden Tuber ossis ischii gelegenen Abschnitt des Beckenausgangs ab. Die Ursprungslinie des M. levator ani streckt sich von der Hinterfläche des Os pubis in leichtem Bogen über die Faszie des M. obturatorius internus hinweg bis zur Spina ischiadica. Der Arcus tendineus dient dem Levator ani als Haftstelle. Von hier aus zieht der Muskel mit seinen drei Teilen (dem M. pubococcygeus, dem mittleren M. iliococcygeus und dem hinteren M. ischiococcygeus) in schräger Richtung medianwärts und abwärts zum Lig. anococcygeum, zum Os coccygis und zum Ende des Os sacrum. Nach vorn hin enden beide Levatoren in einem freien Rand und begrenzen den sog. Levatorspalt, aus dem Mastdarm, Scheide und Harnröhre hindurchtreten.

Das *Diaphragma urogenitale* bildet eine zweite Muskel-Faszien-Platte, die den Abschnitt zwischen dem Beckenausgang und den Arcus pubis nach vorne hin abschließt. Das Diaphragma urogenitale besteht aus einer Faszienschicht, die den M. sphincter urethrae und den M. transversus perinei profundus bedeckt. Darüber liegt ein Ringmuskel, der M. bulbocavernosus und der M. sphincter ani externus. Der M. ischiocavernosus bedeckt das Corpus cavernosum clitoridis. Dazu gehört der wenig bedeutende M. transversus perinei superficialis.

1.5.2 Verformung des weichen Geburtskanals während der Geburt

Der Weichteilkanal (auch Dehnungs- oder Durchtrittsschlauch) besteht aus dem unteren Uterinsegment, der Zervix, der Scheide, der Vulva und der Beckenbodenmuskulatur. Im Laufe der Geburt kommt es durch das Tiefertreten des kindlichen Kopfes oder des kindlichen Beckens zu einer Dehnung des unteren Uterinsegments und der Zervix, beim Austritt der Frucht zur Dehnung der Scheide, der Vulva und der Beckenbodenmuskulatur. Abbildung 2-9 zeigt das Weichteilrohr nach völliger Öffnung des Zervikalkanals und des äußeren Muttermunds nach Auswälzung von Scheide und Vulva, wie sie am Ende der Austreibungsperiode besteht. Das knöcherne Becken zwingt der Geburtsbahn im oberen Teil eine gerade Form mit querelliptischem Querschnitt, im mittleren Teil eine gerade Form mit rundem Querschnitt und im unteren Teil eine gebogene Form mit rundem Querschnitt auf.

Die Muskeln verschieben höchstens im Beckeneingang die durch die Knochenkonfiguration gegebenen Formenverhältnisse dahin, daß in den höheren Partien des Beckeneingangsraums die sehr deutlich querelliptische Form von den Seiten her etwas beschnitten und nahe der terminalen Ebene etwas mehr der schrägelliptischen Form genähert werden mag. Im übrigen kleiden die Muskeln im großen Becken und in den oberen, zylindrischen Abschnitten des kleinen Beckens die Wände polsterartig aus. Die Weichteile des Beckenbodens werden dagegen beträchtlich ver-

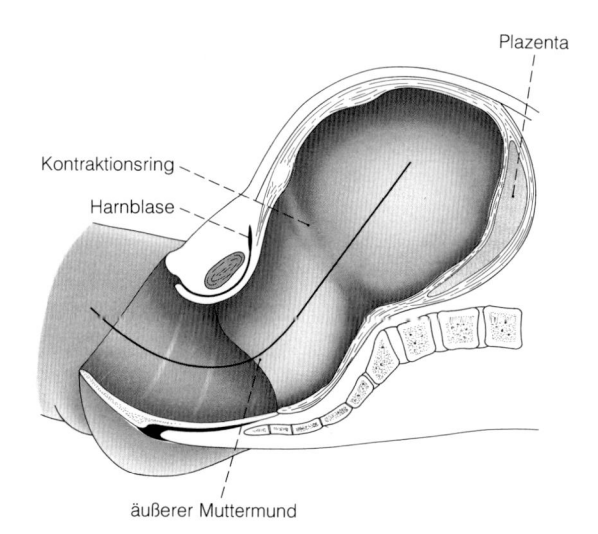

Abb. 2-9 Die Beckenbodenmuskulatur, zu einem nach vorn ansteigenden Ansatzrohr ausgewalzt (nach DeLee, zitiert nach Stoeckel [20]).

ändert. Der Beckenverschluß wird gesprengt, indem durch die Vorgabe der Beckenform sich der Weichteilschlauch nach oben zu einem gebogenen Rohr entfaltet.

An der Bildung des Geburtsschlauchs sind die M. bulbocavernosus und der M. levator ani mit der Pars pubica und Pars iliaca beteiligt. Dieses Rohr beginnt erst am Beckenboden; bei Entfaltung wird die gebogene Vorderwand von 3 auf 5 cm, die Hinterwand von 4,5 auf 15 cm verlängert [17]. *Diese anatomische Betrachtung ist für die Geburtsleitung von großer Wichtigkeit, wenn es gilt, durch Anlegen einer Episiotomie den Austritt des Kinds zu erleichtern und die Geburtsdauer zu verkürzen* (siehe auch Kapitel 15).

2 Das Kind als Geburtsobjekt

Für den normalen Ablauf einer Geburt ist die *Übereinstimmung zwischen dem Geburtsweg und dem Geburtsobjekt* eine wichtige Voraussetzung. Formvarianten des Beckens können den Geburtsverlauf in gleicher Weise verzögern wie ein relativ zu großes Kind für das entsprechende Becken. Auch Haltungsanomalien des kindlichen Schädels oder die Einstellung des Steißes beeinflussen den Verlauf einer Geburt. Ferner ist der Geburtsverlauf vom *Reifegrad der Kinder* abhängig. Reife Kinder wiegen am Ende der Schwangerschaft in der 40. Woche im Mittel 3400 g und sind 51,5 cm lang (Tab. 2-7). Abhängig von mütterlichen Erkrankungen oder fetalen Störungen während der Schwangerschaft können diese Maße beträchtlichen Schwankungen unterworfen sein. Übergroße Kinder sind häufig das Ergebnis eines unzureichend eingestellten Diabetes mellitus während der Schwangerschaft und kleine Kinder mit Geburtsgewichten weit unter der 10. Perzentile das Resultat von Infektionen, chromosomalen Störungen und unzureichender O_2-Versorgung (Abb. 2-10; siehe auch Kap. 19).

2.1 Die Lage der Frucht in utero

Bei der Beschreibung der Lage der Frucht in utero wird zwischen großen und kleinen Teilen unterschieden. Zu den großen Teilen gehören Kopf, Rücken und Steiß, zu den kleinen Teilen Beine und Arme. Die exakte Angabe der Lage des Kindes in utero ist bei Palpation des Uterus mitunter nur schwer möglich. Die Position des Kindes in utero wird durch die Begriffe Lage, Stellung, Haltung und Einstellung beschrieben:

Tabelle 2-7   Die reife Frucht (40. Woche)

Gewicht	♂ 2970 – 3480 – 4030 g ♀ 2800 – 3300 – 3820 g	(10. – 50. – 90. Perzentile)*		
Länge	♂ 49 – 51 – 54 cm ♀ 48 – 50 – 53 cm	(10. – 50. – 90. Perzentile)*		
Schulter	Umfang	35,0 cm	Durchmesser	12,0 cm
Hüften		27,0 – 29,0 cm		9,5 cm
– vollkommene Steißfußlage		32,0 cm		–
– reine Steißlage		27,0 cm		–
– unvollkommene Fußlage		25,5 cm		–
– vollkommene Fußlage		24,0 cm		–
Kopf				
Circumferentia suboccipitobregmatica		32,0 cm		9,5 cm
Circumferentia mentooccipitalis		35,0 – 38,0 cm		13,5 cm
Circumferentia frontooccipitalis		♂ 34,0 – 35,5 – 37,0 cm ♀ 33,0 – 35,0 – 36,0 cm	(10. – 50. – 90. Perzentile)*	12,0 cm
Diameter bitemporalis		8,0 cm		
Diameter biparietalis		9,5 cm		

* nach L. Hohenauer [9]

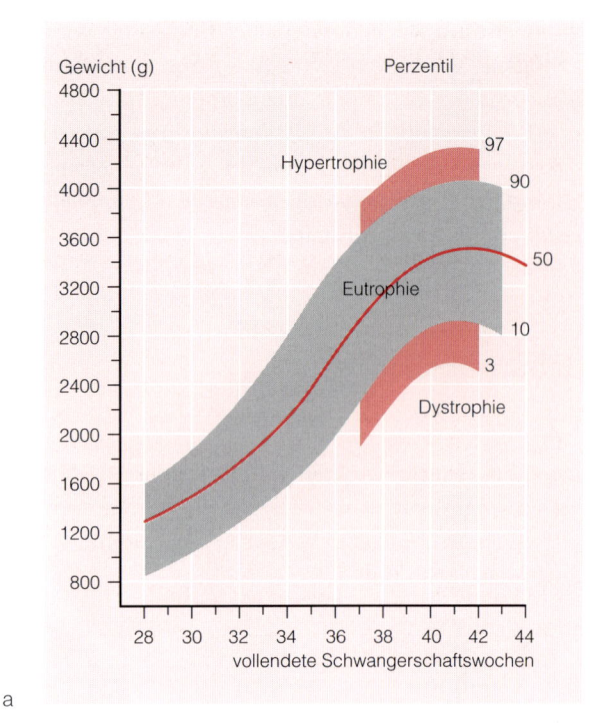

2 Anatomische Grundlagen der Geburt

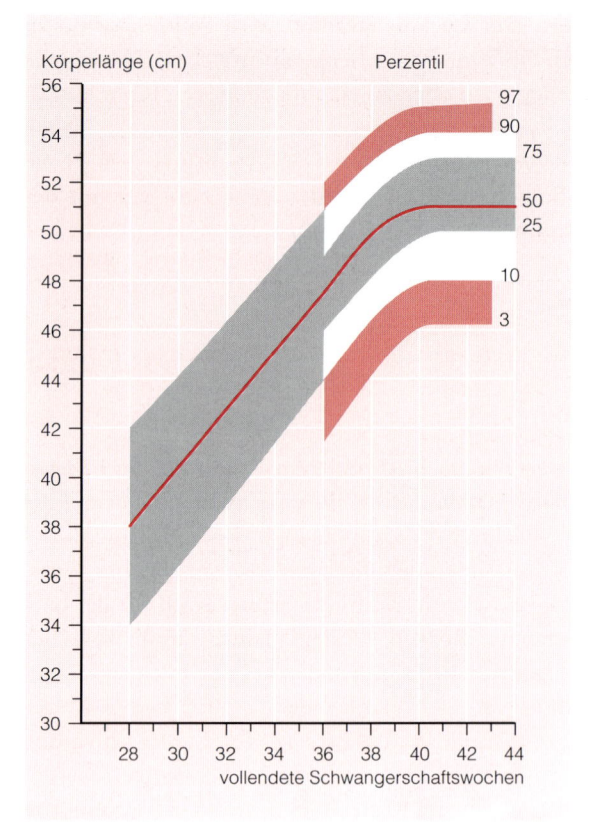

Abb. 2-10 Gewicht (a), Längenwachstum (b) und Kopfumfang (c) von Neugeborenen in Abhängigkeit vom Schwangerschaftsalter (für Knaben und Mädchen kombiniert; nach Hohenauer [9]).

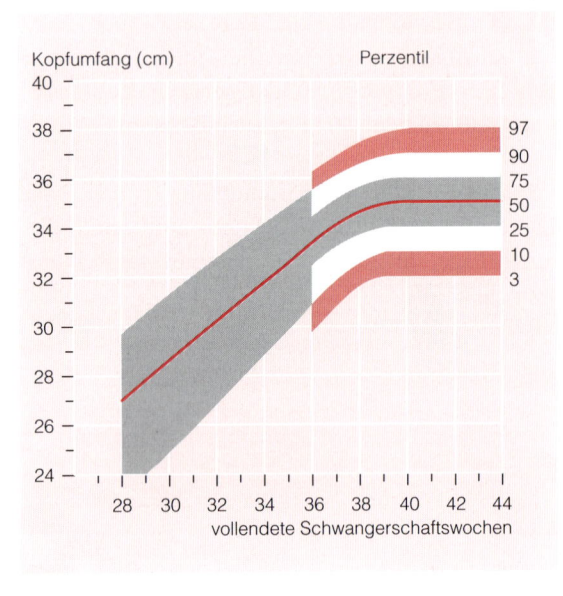

- *Lage* bezeichnet die Beziehung der Längsachse des Kinds zur Längsachse des Fruchthalters (Uterus): Schädellage, Beckenendlage, Querlage, Schräglage.
- *Stellung* bezeichnet das Verhältnis des kindlichen Rückens zur Uterusinnenwand: Befindet sich der Rücken links vorn (dorsoanterior), dann liegt eine Ia-Stellung, bei hintenliegendem (dorsoposteriorem) Rücken eine Ib-Stellung vor. Bei rechtsliegendem Rücken besteht eine IIa- bzw. IIb-Stellung. Die Stellung des Rückens gibt keine Information über die Lage, Haltung und Einstellung des kindlichen Schädels. Der Begriff „Stellung" wird in der geburtshilflichen Praxis nicht gebraucht.
- *Haltung* ist die Beziehung der einzelnen Kindsteile zueinander, im wesentlichen die Haltung des Kopfes zum Rumpf: Die normale Haltung des Kopfes ist tief auf die Brust gebeugt.
Der Begriff „Haltung" wird in der geburtshilflichen Praxis ebenfalls nicht gebraucht.
- *Einstellung* ist die Beziehung des vorangehenden Teils zum Geburtskanal. Sie ist das Ergebnis von Lage, Stellung und Haltung.
Bei Schädellagen kann das Hinterhaupt (kleine Fontanelle), das Vorderhaupt (große Fontanelle) die Stirn oder das Gesicht eingestellt sein. Dabei kann der führende Teil vorn oder hinten stehen. Bei Beckenendlagen kann der Steiß allein, Steiß und Füße, Steiß und ein Fuß, beide Füße, ein Fuß, ein oder beide Knie eingestellt sein. Bei Querlagen kann die Schulter oder der Arm eingestellt sein.
- *Asynklitismus* liegt vor, wenn der biparietale Durchmesser nicht parallel zur Beckenebene liegt und die Pfeilnaht sich nicht in der Führungslinie bewegt,

Tabelle 2-8 Normale und regelwidrige Lagen und Kopfeinstellungen von Einlingen in utero in Abhängigkeit vom Schwangerschaftsalter. Vor der 36. Schwangerschaftswoche finden sich vermehrt Querlagen, Schräglagen und Beckenendlagen. Die regelwidrigen Kopfeinstellungen nehmen mit dem Schwangerschaftsalter zu (unveröffentlichte Daten der Hessischen Perinatalstudie der Jahre 1992–1993, von vor der 27. bis nach der 44. Schwangerschaftswoche)

Schwangerschafts-woche	< 27	27–29	30–32	33–35	36–38	39–41	42–44	> 44
n (Gesamt) (%)	178 (0,16%)	387 (0,34%)	725 (0,64%)	2335 (2,06%)	19519 (17,23%)	86843 (76,66%)	3279 (2,89%)	20 (0,02%)
vordere Hinterhauptslage	66,85%	68,99%	77,52%	85,44%	87,33%	91,51%	92,65%	75,00%
hintere Hinterhauptslage	1,69%	1,03%	0,69%	1,37%	1,63%	2,01%	2,26%	0,00%
Vorderhauptslage	0,00%	0,26%	0,41%	0,43%	0,66%	0,75%	1,04%	0,00%
Gesichts-/Stirnlage	0,00%	0,26%	0,28%	0,13%	0,18%	0,22%	0,24%	0,00%
tiefer Querstand	0,00%	0,26%	0,00%	0,13%	0,10%	0,17%	0,30%	0,00%
hoher Geradstand	0,00%	0,00%	0,00%	0,21%	0,61%	1,08%	1,68%	0,00%
Quer-/Schräglage	7,30%	4,65%	2,90%	1,28%	0,54%	0,19%	0,15%	0,00%
Beckenendlage	23,03%	24,29%	18,07%	10,84%	8,46%	3,39%	0,91%	0,00%
sonstige regelwidrige Lage	1,12%	0,26%	0,14%	0,17%	0,49%	0,68%	0,76%	0,00%

sondern nach vorn (Naegele-Obliquität) oder nach hinten (Litzmann-Obliquität) abgewichen ist.

Die Ultraschalldiagnostik bietet heute bessere Voraussetzungen, die Lage des Kindes festzustellen. Die Lage des Kinds ist vom Schwangerschaftsalter abhängig (Tab. 2-8).

2.2 Der fetale Schädel

Der fetale Schädel ist in etwa 96% der Fälle während der Geburt der führende Teil, in etwa 3,5% bestehen Beckenendlagen.

Äußere Maße

Am Kopf lassen sich beim reifen Kind folgende Durchmesser und Umfänge feststellen (Abb. 2-11):

- Der *kleine schräge Durchmesser* (Diameter subokzipitobregmatica) wird vom Nacken (Subokzipitalgegend) bis zur Mitte der großen Fontanelle gemessen (9,5 cm).
- Der dazugehörige Umfang ist für die Geburtshilfe besonders wichtig, da der *kleinste Umfang* (Circumferentia suboccipitobregmatica) 32 cm ist.
- Der *große schräge Durchmesser* (Diameter mentooccipitalis) wird vom Kinn bis zu dem am weitesten entfernten Punkt des Hinterhaupts gemessen (13,5 cm); die dazugehörige Circumferentia mentooccipitalis beträgt 35 bis 38 cm.
- Der *gerade Durchmesser* (Diameter frontooccipitalis) wird von der Glabella bis zum hervorragendsten Punkt des Hinterhaupts gemessen (12 cm). Die Circumferentia frontooccipitalis mißt 34 cm.
- Der *kleine quere Durchmesser* (Diameter bitemporalis) wird von einer Schläfe zur anderen gemessen (8 cm). In diesem Bereich liegen auch die Kranznähte.

Schädelknochen

Die Schädelhöhle wird von neun Knochen umgeben: den beiden Stirnbeinen (Ossa frontalia), den beiden Scheitelbeinen (Ossa parietalia), den beiden Schläfenbeinen (Ossa temporalia), dem Hinterhauptsbein (Os occipitale), dem Keilbein mit seinen Flügeln und dem Siebbein (Abb. 2-11). Die Knochen des Schädeldachs sind noch nicht miteinander verwachsen. Zwischen ihnen bestehen Spalten (Nähte = Suturae) und einzelne Lücken, die Fontanellen. Aufgrund der losen Verbindung der Schädelknochen zueinander ist eine Verschiebung während der Geburt, eine Konfigurabilität und eine Verkleinerung des Kopfdurchmessers und Anpassung an den knöchernen Geburtsweg möglich. Die Fontanellen und Nähte sind für die Diagnostik der Stellung des Kopfes im kleinen Becken von Bedeutung. Die Sutura sagittalis (Pfeilnaht) verläuft

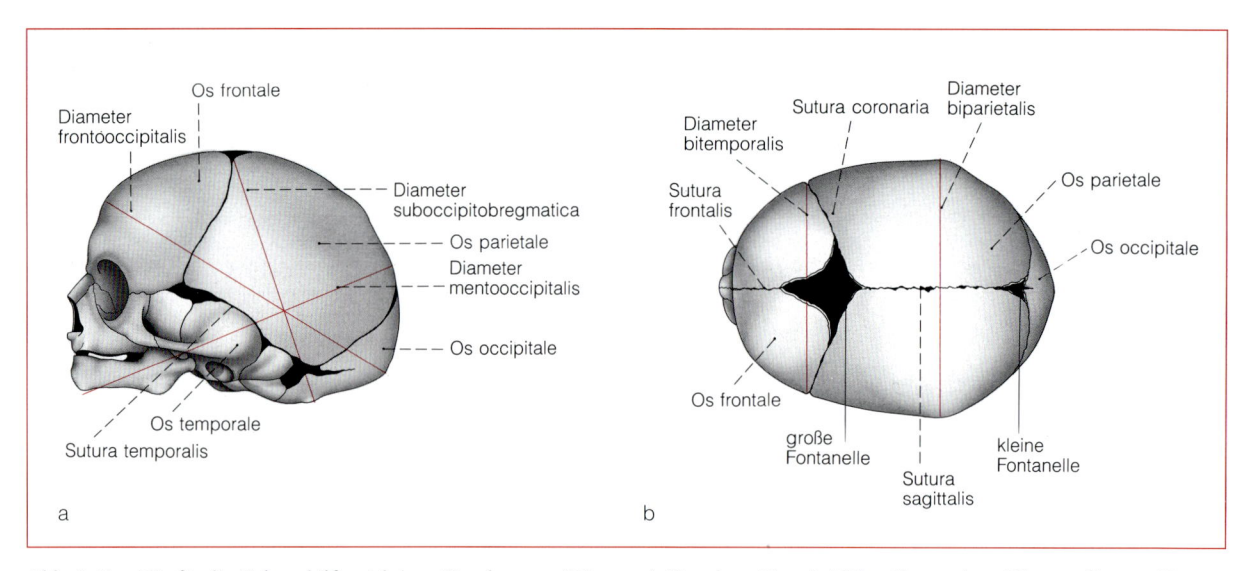

Abb. 2-11 Die für die Geburtshilfe wichtigen Durchmesser (Diameter), Knochen (Ossae), Nähte (Suturae) und Fontanellen am Neugeborenenschädel (nach Stoeckel [20]).

zwischen den Scheitelbeinen, die Sutura frontalis (Stirnnaht) zwischen beiden Stirnbeinen, die Suturae coronariae (Kranz- oder Kronennähte) zwischen Stirn- und Scheitelbeinen. Die Sutura lambdoidea (Lambdanaht) verläuft zwischen Hinterhauptsschuppe und den Scheitelbeinen und die Suturae temporales (Schläfennähte) zwischen der Schläfenbeinschuppe und dem Scheitelbein. Wo die Stirnnaht (Sutura frontalis), die Pfeilnaht und die beiden Kranznähte zusammentreffen findet sich eine viereckige rautenförmige Knochenlücke, die große Fontanelle. Die kleine Fontanelle (Dreinahtfontanelle, Hinterhauptsfontanelle) ist dagegen durch eine dreieckige (lambdaförmige) Gestalt gekennzeichnet. In der kleinen Fontanelle laufen am Hinterhaupt die Pfeilnaht und die beiden Schenkel der Lambdanaht zusammen. Kleine und große Fontanelle unterscheiden sich bei der Untersuchung dadurch, daß im Verlauf der Sagittalnaht über die große Fontanelle, die Stirnnaht der tastende Finger weiterwandern kann, während er nach hinten an der Hinterhauptsschuppe endet.

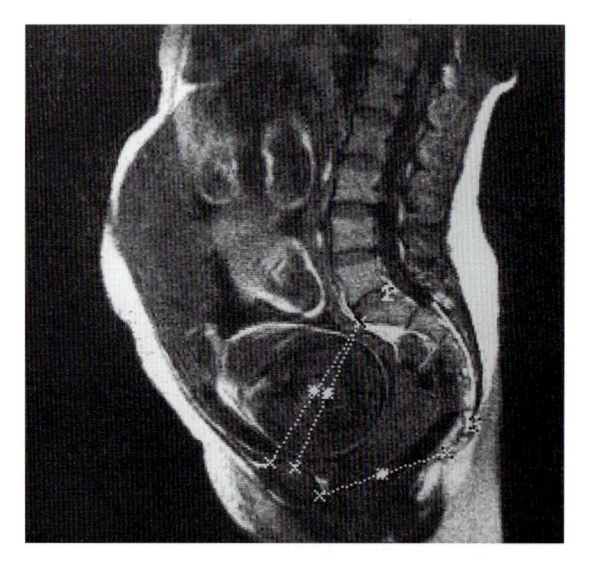

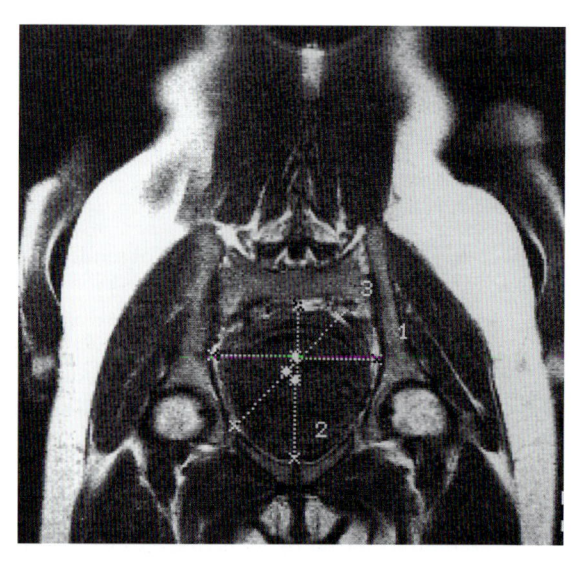

Abb. 2-12 Magnetresonanztomographische Schnittbilder in zwei Ebenen bei einer schwangeren Frau am Termin. Der Kopf ist tief im Beckeneingang. (Originale: Radiologische Gemeinschaftspraxis A. Kühnert, R. Sundermeyer, M. Frey, 63128 Dietzenbach)
a) Sagittalschnitt mit Conjugata vera und Beckenausgang (siehe auch Abb. 2-4a)
b) Querschnitt in der Höhe der Femurköpfe mit Schädeldurchmesser

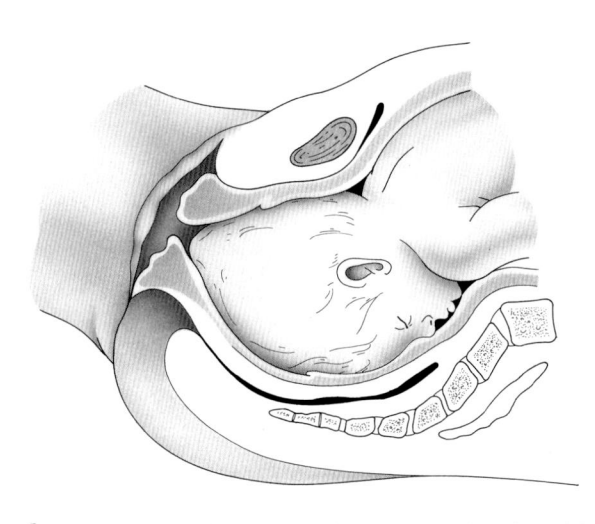

Abb. 2-13 Kopf auf dem Beckenboden, der noch nicht gedehnt ist; stark flektierte Kopfhaltung, große Kopfgeschwulst, die dem Hinterhaupt haubenartig aufsitzt. Infolge seiner Gelenkverbindung mit dem Kreuzbein ist das Steißbein etwas nach hinten gedrängt, wodurch der gerade Durchmesser des Beckenausgangs verlängert wird (nach DeLee, zitiert nach Stoeckel [20]).

2.3 Fetale Körpermaße

Am Rumpf besteht der größte Durchmesser im Bereich der Schultern (12 cm), der Schulterumfang beträgt 35 cm. Der größte Querdurchmesser der Hüften, die Hüftbreite, mißt 9,5 cm, entsprechend einem Hüftumfang von 27 bis 29 cm. Die Umfänge des Steißes sind bei der Beckenendlage von besonderer Bedeutung, da sie einen schicksalhaften Einfluß auf den Verlauf der Geburt haben können (siehe auch Kap. 10, Abschnitt 1.4). So beträgt bei vollkommener Steißfußlage der Umfang des vorangehenden Teils 32 cm. Das entspricht dem Kopfumfang bei regelrechter vorderer Hinterhauptslage. Bei der reinen Steißlage beträgt der Hüftumfang 27 cm, bei der unvollkommenen Fußlage 25,5 cm und bei der vollkommenen Fußlage 24 cm. *Diese anatomischen Gegebenheiten sind bei der Leitung einer Geburt aus Beckenendlage zu beachten.*

2.4 Anpassung des Geburtsobjekts an den Geburtskanal

Zu Beginn einer Geburt steht bei normaler Lage der Kopf in einer indifferenten Haltung über dem Beckeneingang (Abb. 2-12). Er erreicht seine erste Formanpassung an das knöcherne Becken durch eine *Flexion des Kopfes,* die dann beim Tiefertreten in einer *Rotation* besteht. Das Hinterhaupt bewegt sich gewöhnlich nach vorn. Bei guter Übereinstimmung zwischen kindlichem Kopf und knöchernem Becken vollzieht sich dieser Vorgang in kurzer Zeit. Mangelnde Übereinstimmung bewirkt jedoch eine Verzögerung des Geburtsverlaufs, wobei sich der kindliche Schädel an die Form des knöchernen Beckens anpassen muß. Diese Verformung geht im äußeren Teil des kindlichen Kopfes mit der Ausbildung einer *Geburtsgeschwulst* (Caput succedaneum) einher (Abb. 2-13). Aber auch der knöcherne Schädel zeigt Verformungen durch Anpassung an das knöcherne Becken. Sie bestehen in der Regel in einer *Verschiebung der Knochen* dergestalt, daß die Circumferentia suboccipitobregmatica sich dem vorgegebenen Geburtsschlauch durch Verkleinerung des Umfangs anpaßt, während dadurch eine Verlängerung des Diameters mentooccipitalis erreicht wird. Sellheim hatte die Vorstellung, daß sich diese Veränderungen im Sinne eines elastischen Vorgangs abspielen, wobei das Gesetz vom kleinsten Zwang zur Anwendung kommt [17].

Literatur

1. Alder, C., S. Aebi, M. Bernhard: Der Stellenwert der radiologischen Beckenmessung. Geburtsh. u. Frauenheilk. 47 (1987) 483–486.
2. Baudeloque, J. L.: Principlessur l'art des accouchements. Paris 1775.
3. Bauer, M., R. Schulz-Wendtland, G. De Gregorio, G. Sigmund: Geburtshilfliche Beckenmessung mittels Kernspintomographie (MRI): klinische Erfahrungen bei 150 Patientinnen. Geburtsh. u. Frauenheilk. 52 (1992) 322–326.
4. Borell, U., I. Fernström: Das weibliche Becken in Schwangerschaft und Geburt. In: Käser, O., V. Friedberg, K. G. Ober, K. Thomsen, J. Zander (Hrsg.): Gynäkologie und Geburthilfe, 2. Aufl., Bd. 2, Teil 1. Thieme, Stuttgart–New York 1981.
5. Caldwell, W. E., H. C. Moloy: Anatomical variations in the female pelvis and their effect on labor with a suggested classification. Amer. J. Obstet. Gynec. 26 (1933) 479.
6. Caldwell, W. E., H. C. Moloy, D. A. D'Esposo: Further studies on pelvic architecture. Amer. J. Obstet. Gynec. 28 (1934) 482.
7. Deventer, H.: Operationes chirurgicae novum lumen exhibentes obstetricantibus. Leyden 1701.
8. Greulich, W. W., H. Thoms: The growth and development of the pelvis of individual girls before, during and after puberty. Yale J. Biol. Med. 17 (1944) 91.
9. Hohenauer, L.: Intrauterine Wachstumskurven für den deutschen Sprachraum. Z. Geburtsh. Perinat. 184 (1980) 167.
10. Kirchhoff, H.: Das lange Becken. Thieme, Stuttgart 1949.
11. Kirchhoff, H., H. Schmidt-Matthiesen: Physiologie und Pa-

thologie des Beckens und der weichen Geburtswege. In: Wulf, K.-H. (Hrsg.), begr. von H. Schwalm, G. Döderlein: Klinik der Frauenheilkunde und Geburtshilfe, 1. Aufl., Bd. 2, S. 183–287. Urban & Schwarzenberg, München–Berlin 1964.
12. Kühnert, M., A. Kühnert: Use of magnetic resonance imaging (MRI) in pelvimetry. In: Langnickel, D. (ed.): Problems of the Pelvic Passageway, pp. 26–37. Springer, Berlin–Heidelberg–New York 1987.
13. Naegele, F. K.: Das schräg verengte Becken. Von Zabern, Mainz 1839.
14. Pfammatter, T., B. Marincek, G. K. von Schulthess, J. W. Dudenhausen: MR-pelvimetrische Referenzwerte. Fortschr. Röntgenstr. 153 (1990) 706–710.
15. Robert, H. L. F.: Beschreibung eines im höchsten Grade quer verengten Beckens. Karlsruhe und Freiburg 1842.
16. Schlensker, K.-H.: Ultraschallmessungen der Conjugata vera obstetrica. Geburtsh. u. Frauenheilk. 39 (1979) 333–337.
17. Sellheim, H.: Die Geburt des Menschen. Dtsch. Frauenheilk. Bd. 1. Bergmann, Wiesbaden 1913.
18. Smellie, W.: A Treatise on the Theory and Practice of Midwifery. Wilson & Durham, London 1752.
19. Sobotta, J.: Atlas der Anatomie des Menschen. Bd. 2 (Brust, Bauch, Becken, untere Extremitäten), 20. Aufl. Urban & Schwarzenberg, München–Wien–Baltimore 1993.
20. Stoeckel, W.: Lehrbuch der Gynäkologie und Geburtshilfe, 16. Aufl. DeGruyter, Berlin–New York 1961.

3 Physiologische Grundlagen der Wehentätigkeit

C. Egarter, P. Husslein

Inhalt

1	Einleitung		44
2	Struktur des Uterus		44
2.1	Muskel- und Bindegewebe		44
2.1.1	Anatomischer Aufbau		44
2.1.2	Myometriale Kontraktilität		45
2.1.3	Elektrische Aktivität		47
2.1.3.1	Spannungsvermittelte Ca^{2+}- und K^+-Kanäle		48
2.1.3.2	Calcium		48
2.1.4	Pharmakomechanische Kopplung		49
2.1.4.1	Rezeptorvermittelte Öffnung der Ca^{2+}-Kanäle		49
2.1.4.2	Freisetzung von Ca^{2+} aus dem sarkoplasmatischen Retikulum		49
2.1.4.3	Modulation der Ca^{2+}-Sensitivität		50
2.1.5	Erregungsübertragung und Koordinierung der Muskelkontraktion		50
2.1.6	Zytokine		52
2.2	Endometrium bzw. Dezidua		53
2.3	Zervix		54
2.3.1	Aufbau und Funktion		54
2.3.2	Mechanismus der Zervixreifung		55
2.3.3	Muskulatur der Zervix		55
2.3.4	Hormonelle Beeinflussung der Reifungsvorgänge der Zervix		55
3	Regulation des Wehenmechanismus		56
3.1	Kontraktionsauslösende Substanzen		57
3.1.1	Oxytocin		57
3.1.2	Prostaglandine		57
3.1.3	Östrogene		59
3.1.4	Antiprogesteron		60
3.2	Kontraktionshemmende Substanzen (Tokolytika)		61
3.2.1	Calciumblocker		61
3.2.2	Calmodulininhibitoren		61
3.2.3	Substanzen, die die cAMP-Synthese stimulieren		61
3.2.4	Funktionelle Peptide		61
3.2.5	Progesteron		61
3.2.6	Nitritoxid		62
3.2.7	Substanzen, die die Synthese von uterinen Stimulanzien vermindern		62
3.2.7.1	Ethanol		62
3.2.7.2	Prostaglandinsynthesehemmer		62
3.2.8	Oxytocinanaloga		63
3.3	Geburtsmodell		63

1 Einleitung

Der Uterus ist ein kontraktiles Hohlorgan, das sich während der Schwangerschaft in einer eindrucksvollen Weise an die enorme Größenzunahme des heranwachsenden Feten anpaßt. Während der Schwangerschaft dient er als Fruchthalter, der das Kind schützen und ernähren soll. Dazu muß er zum Teil konträre Funktionen erfüllen; während der Schwangerschaft ist es von essentieller Bedeutung, daß die Muskulatur ruhiggestellt und erschlafft ist. Gleichzeitig ist es die Aufgabe des unteren Uterinsegments, einen festen, unüberwindbaren Verschlußapparat darzustellen. Während der Geburt muß die graduelle Zunahme der Muskelaktivität Hand in Hand mit einer Erweichung und Eröffnung der Zervix gehen, da dies sonst verheerende Folgen für Mutter und Kind haben könnte. Diese Funktionsumstellung darf weder zu früh erfolgen, da ansonsten der Fetus nicht die für das extrauterine Leben notwendige Reife aufweist, noch zu spät, da die Belastungsfähigkeit des mütterlichen Organismus durch das zunehmende Wachstum und auch die Versorgung des Kindes an eine Obergrenze stößt. Die Geburt selber muß weiter so schonend vor sich gehen, daß die Versorgung des Kindes mit Nährstoffen und vor allem mit Sauerstoff nicht unterbrochen und die mütterlichen Organe, vornehmlich die Weichteile, nicht gefährdet sind.

Diese diffizilen, nahezu perfekt erfüllten Funktionen und die daraus resultierende Geburt sind seit jeher Gegenstand von philosophischen und religiösen Betrachtungen, aber auch seit langem von wissenschaftlichem Interesse; bereits 600 v. Chr. hat sich Hippokrates dazu geäußert: „Wenn der Fetus groß geworden ist und ihn die Mutter nicht mehr genügend mit Nahrungsstoffen und Pneuma versorgen kann, wird er unruhig, bahnt sich den Weg durch seine Membranen und strebt unaufhaltsam hinaus in die äußere Welt, frei von allen Banden." Die Ursache des Geburtsbeginns stellt zweifelsohne eines der ältesten geburtshilflichen Rätsel dar, das mittlerweile, wenn auch nicht vollständig, so doch in wesentlichen Teilaspekten verstanden wird.

2 Struktur des Uterus

Anatomisch und funktionell gliedert sich der Uterus in Korpus und Zervix und ist im wesentlichen aus:

- Muskel- und Bindegewebe
- Endometrium bzw. Dezidua
- Serosa bzw. Vaginalepithel

aufgebaut. Entsprechend der unterschiedlichen Funktion besteht das Korpus zum Großteil aus glatter Muskulatur, während die Zervix mehr als 80% Bindegewebe enthält.

Ein wesentlicher Faktor für die Funktion des Uterus ist seine *Fixierung im mütterlichen Becken*. Die Ligg. cardinalia und rotunda verhindern nicht nur eine unerwünschte Rotation um die eigene Achse, sondern dienen vor allem dazu, durch Fixierung des Uterus während der Wehe die Frucht nach unten zu drücken.

Die *Kräfte, die auf das Kind einwirken* und es letztlich durch den Geburtskanal pressen, sind die Kontraktionen des Myometriums sowie auch der intraabdominelle Druck, der durch Anspannung der Bauchwandmuskulatur und des Zwerchfells hervorgerufen wird.

Bezüglich der Kraftübertragung der Kontraktionen auf das Kind gab es verschiedene Hypothesen, die teilweise theoretisch, teilweise aber auch durch Modellversuche und mit Hilfe von Röntgenuntersuchungen aufgestellt wurden.

Nach Sellheim [60] kommt es zu einem hydrostatischen Druck auf den Fetus durch eine gleichmäßige Verteilung des Drucks in der Uterushöhle. Die sog. Axialdrucktheorie basiert auf der Annahme, daß die im Fundus ausgelösten Uteruskontraktionen zunächst einen Druck auf den im Fundusbereich liegenden Teil des Feten ausüben, dieser Druck auf die Wirbelsäule des Kindes übertragen wird und damit letztlich zur Ausstoßung durch den Geburtskanal führt. Dieser nicht unwesentliche Mechanismus wurde früher sehr intensiv diskutiert, ein eindeutiger Beweis für eine der beiden Hypothesen ist bisher allerdings nicht erbracht worden; möglicherweise können beide Drucktransmissionen bei der Geburt auch zusammenspielen.

2.1 Muskel- und Bindegewebe

2.1.1 Anatomischer Aufbau

Durch die Entstehung des Uterus aus der Verschmelzung der zunächst getrennten Müller-Gänge bilden die

Physiologische Grundlagen der Wehentätigkeit 3

kelschicht mit in allen Richtungen verlaufenden Muskelbündeln, die für die Austreibung der Frucht günstige Voraussetzungen schaffen

Entsprechend dieser Modellvorstellung sind auch die Gefäßversorgung der Muskelzüge und die intramurale bindegewebige Verankerung besser gewährleistet. Nach physikalischen Berechnungen der Volumen- und Konturveränderungen des Uterus scheint dieses Modell eher plausibel zu sein als das herkömmliche nach Goerttler.

2.1.2 Myometriale Kontraktilität

Wesentliche Erkenntnisse zum Verständnis der Kontraktilität sind mit dem Fortschritt der allgemeinen Muskelphysiologie in den letzten Jahren gewonnen worden. Das Myometrium ist kein homogenes Muskelgewebe wie der Skelettmuskel, sondern besteht aus einzelnen Muskelzellen, die im Bindegewebe eingebettet sind. Die subzelluläre Struktur einer solchen glatten Muskelzelle ist ebenfalls von einer gestreiften Skelettmuskelzelle verschieden. In der longitudinalen Achse einer kontraktilen Einheit der Skelettmuskelzelle, dem sog. *Sarkomer*, zeigen sich dichte und helle Bandenmuster zwischen den sog. *Z-Linien*, die die dicken und dünnen Filamente, Myosin und Aktin, begrenzen (Abb. 3-2a). Jedes dicke Myosinfilament ist von dünnen Aktinfilamenten umgeben; eine Kontrak-

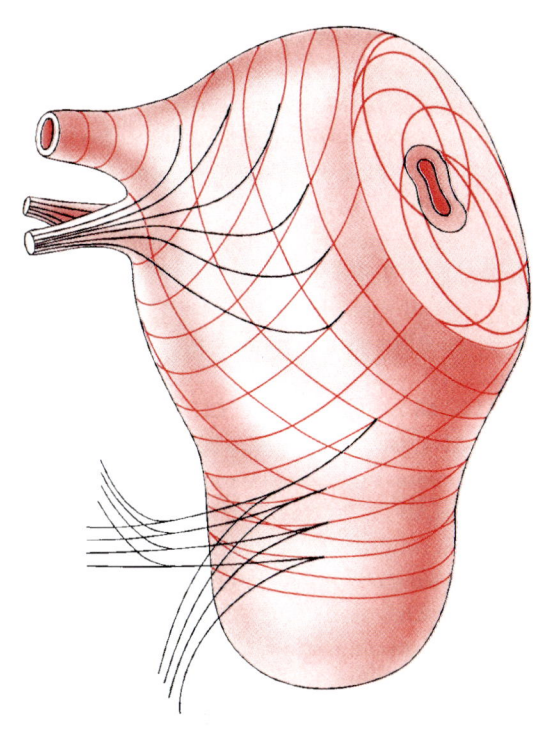

Abb. 3-1 Modell der Muskelzüge in der Uteruswand mit spiegelbildlichen, teilweise kreuzenden Spiralsystemen (nach Goerttler [25]).

Muskelfasern des Myometriums nach Goerttler [25] ein Gitterwerk von sich teilweise kreuzenden bzw. spiralig verflochtenen, spiegelbildlichen Systemen (Abb. 3-1). Die Muskelfasern durchziehen nach diesem Schema die Wand des Uterus von außen nach innen, wobei jeweils zahlreiche kleinere Faserzüge ausscheren. Neben dieser sog. Primordialmuskulatur beschrieb Goerttler noch eine eher weniger bedeutende Sekundärmuskulatur, die von den Parametrien bzw. Ligamenten einstrahlt und auch Fasern in tiefere Schichten abgibt. Durch diesen scherengitterartigen Aufbau der Wandstruktur soll es angeblich leichter sein, eine Weiterstellung in der Schwangerschaft ohne unphysiologische Überdehnung zu erreichen. Neueren Vorstellungen zufolge [67] läßt sich hauptsächlich im Uteruskorpus eine allerdings nicht scharf voneinander abgegrenzte, dreifache Schichtung erkennen (siehe auch Bd. 4, Kap. 1, Abb. 1-2):

– das *Stratum subvasculare* mit hauptsächlich transversalen und teilweise zu den Tubenecken konvergierenden Muskelbündeln
– das *Stratum supravasculare,* eine ebenfalls schwach ausgeprägte, zum Teil längs, zum Teil transversal verlaufende Schicht
– das *Stratum vasculare,* die ausgeprägte mittlere Mus-

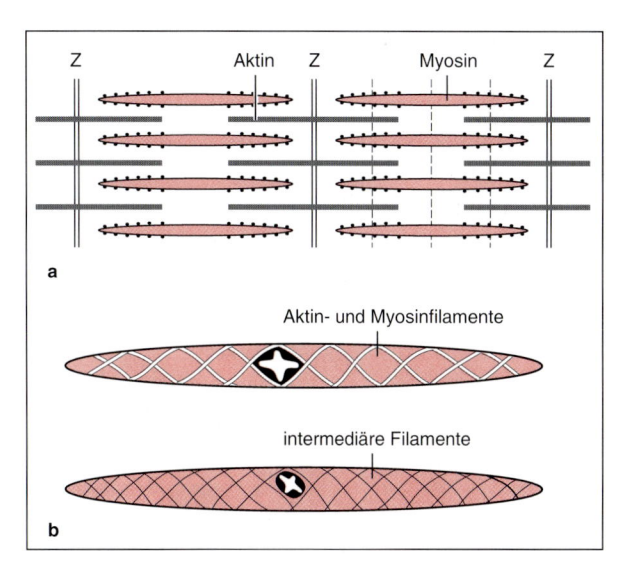

Abb. 3-2 Schematische Anordnung der Aktin- und Myosinfilamente (nach Egarter und Husslein [13]).
a) beim Skelettmuskel
b) in glatten Muskelzellen; intermediäre Filamente bilden ein dazwischenliegendes Netzwerk

45

tion resultiert aus der gegenläufigen Bewegung dieser Filamente [34]. Die Organisation einer glatten Muskelzelle ist insofern unterschiedlich, als die dicken Myosin- und dünnen Aktinfilamente in langen, eher zufälligen Bündeln in der Zelle auftreten und die Kontinuität dieser Filamente nicht durch Z-Linien unterbrochen ist.

Es gibt allerdings, in Analogie zur Funktion der Z-Linien, intermediäre Filamente, die ein Netzwerk bilden, das Proteinstrukturen verbindet (Abb. 3-2b). Diese intermediären Filamente spielen keine aktive Rolle im Kontraktionsprozeß, sondern sind mit der Zellmembran assoziiert und üblicherweise im Zytoplasma in Gruppen angeordnet, um in Form eines Netzwerks verschiedene Bereiche der Zelle zu verbinden. Sie führen also zu einer Verbindung der Fibrillen – bestehend aus Myosin und Aktin – und damit zu einer integrierten mechanischen Einheit. Im Gegensatz zum Skelettmuskel, in dem die Richtung der Kontraktion immer in der Achse der Muskelzelle ausgeübt wird, können glatte Muskelzellen entsprechend ihrer Organisation Kräfte in nahezu allen Richtungen ausüben. Dies ermöglicht es dem Uterus, sich praktisch jeder Form seines Inhalts anzupassen und entsprechenden Druck in verschiedenen Richtungen auszuüben [33].

Myosin stellt eine wichtige Komponente bei der muskulären Kontraktion dar. Es ist sowohl ein Enzym, das ATP während der Kontraktion und Relaxation hydrolisiert, als auch ein strukturelles Protein, das aus Filamenten von etwa 16 nm Dicke und 2,2 μm Länge aufgebaut ist und ein Molekulargewicht von rund 500 000 aufweist. Die Filamente bestehen aus einem Schwanz und einem Kopf, der wiederum aus je zwei schweren und zwei leichten Ketten zusammengesetzt ist (Abb. 3-3). Der Kopf des Myosinmoleküls stellt die Schlüsselstelle für die Kontraktion der glatten Muskelzelle dar. An seinen leichten Ketten findet die Ankopplung des Aktinmoleküls und die Bildung von Aktomyosin statt, die die Voraussetzung für eine Kontraktion darstellt. Ob es zu einem solchen Zusammenschluß kommt oder nicht, hängt vom Zustand der leichten Ketten des Myosins ab. Nur phosphorylierte Myosin-Leichtketten können sich mit Aktin zusammenschließen. Diese Phosphorylierung wird durch das Enzym Myosin-light-chain-Kinase (MLCKase) bewirkt, deren Aktivität calciumabhängig ist [8].

Intrazelluläres, freies *Calcium* in einer Konzentration von ca. 10^{-6} M ist eine Voraussetzung für die Aktivierung der MLCKase, die in Zusammenhang mit Calmodulin, einem calciumabhängigen Regulationsprotein, erfolgt (Abb. 3-4). Hingegen bewirkt cAMP eine Phosphorylierung der MLCKase, wodurch diese eine geringere Affinität zum Calmodulin-Calcium-Komplex erfährt. Dies führt letztlich zu einer Hemmung der Entstehung von Aktomyosin [1]. Darüber hinaus führt cAMP zu einer Stimulierung der Calciumpumpe des sarkoplasmatischen Retikulums, was wiederum zu einer Erniedrigung der freien Calciumspiegel im Zytoplasma führt und damit letztlich zu einer Verminderung der myometrialen Kontraktilität [13]. Der Myosinkopf stellt außerdem den Ort der Umwandlung von mittels ATP gespeicherter Energie in Kontraktionskraft dar.

Aktin ist ein kleineres Molekül, dessen Molekulargewicht ungefähr 42 000 beträgt. Es bildet dünne Fila-

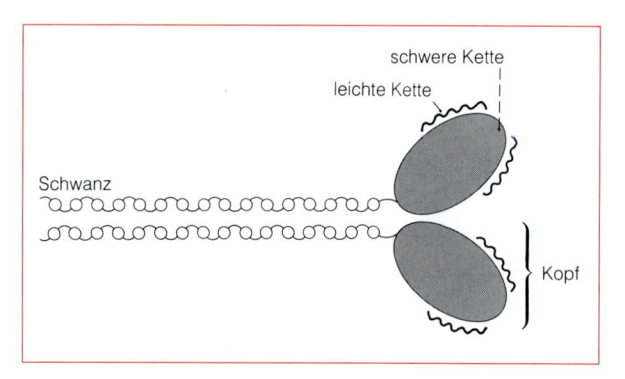

Abb. 3-3 Schematische Darstellung der Struktur des Myosinmoleküls.

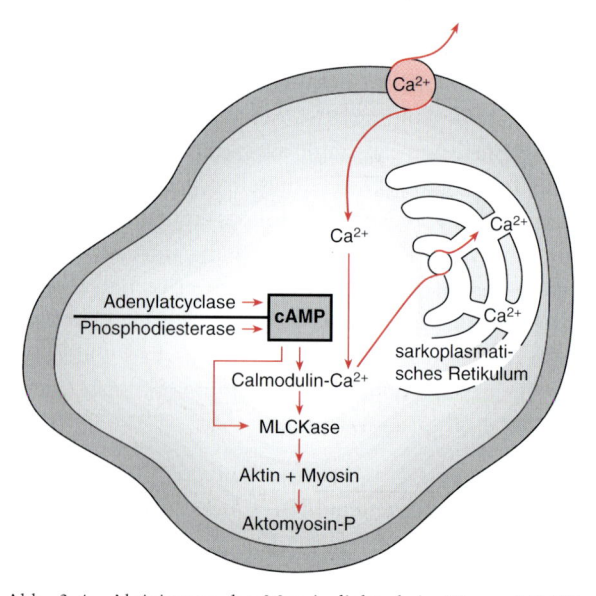

Abb. 3-4 Aktivierung der Myosin-light-chain-Kinase (MLCKase) durch intrazelluläres Calcium (Ca^{2+}); cAMP führt über die Beeinflussung der MLCKase und des Ca^{2+} zu einer Hemmung der Entstehung von Aktomyosin.

mente von ungefähr 4 nm Durchmesser, die aber länger als die dicken Filamente sind. Die Aktinstränge sind von dünnen Tropomyosinfäden durchzogen. Wie erwähnt, liegen sowohl die dicken als auch dünnen Filamente in zufällig angeordneten Bündeln innerhalb der glatten Muskelzelle, und es kann deshalb prinzipiell in jede Richtung eine Kontraktionskraft ausgeübt werden.

Damit ein *Zusammenschluß von Aktin und Myosin* und das nachfolgende Aneinandervorbeigleiten dieser Filamente auch tatsächlich zu einer Kontraktion der Muskelzelle führt, ist das Vorhandensein intermediärer Filamente, sog. Dense-bodies, notwendig. Diese sind zwar nicht aktiv am Kontraktionsprozeß beteiligt, agieren aber durch Fixation einerseits an Aktin und andererseits an der Innenseite der Zellmembran gleichsam als funktionelle Z-Linie des Skelettmuskels. Dadurch kann es bei Verschieben der Aktin-Myosin-Filamente tatsächlich zu einer Kontraktion der Muskelzelle kommen.

Freies, intrazelluläres Calcium und cAMP sind somit zentrale Regulatoren der Kontraktilität der glatten Muskelzelle. Die zytoplasmatische freie *Calciumkonzentration* hängt von zwei Faktoren ab:

– dem Ausmaß des Calciumeinstroms aus dem extrazellulären Bereich
– der Kapazität intrazellulärer Speicher, wie z. B. des sarkoplasmatischen Retikulums

Diese Faktoren stehen unter komplexer, zum Teil hormoneller Kontrolle. So spielt z. B. auch das Membranpotential der einzelnen Muskelzelle und die dadurch bedingte unterschiedliche Permeabilität für Calcium bezüglich der Erregbarkeit eine zentrale Rolle. Zusätzlich führen z. B. beta-adrenerge Agonisten über eine Zunahme der cAMP-Konzentration unter anderem zu einer Erhöhung der Speicherfähigkeit des sarkoplasmatischen Retikulums [51].

Über diesen Mechanismus führt cAMP zu einem Absinken der intrazellulären Calciumkonzentration; ähnlich wie die Aktivierung der die MLCKase-phosphorylierenden Phosphatase verursacht sie eine Wirkung in Richtung Muskelrelaxation. Die Konzentration des wichtigen Regulators cAMP hängt von der Aktivität der Adenylatcyclase, die eine Synthese bewirkt, und der Phosphodiesterase, die einen Abbau verursacht, ab (Abb. 3-5).

2.1.3 Elektrische Aktivität

Die Muskelzellen des Uterus gehören zu jener Gruppe glatter Muskelzellen, die spontan aktiv sind, was bedeutet, daß auch ohne nervale oder hormonale Stimulation die Zelle reguläre spontane Kontraktionen zeigt. Elektromyographische Messungen beweisen, daß eine kontraktile Aktivität in vivo im Uterus besteht, die allerdings geringer ist als die in vitro gemessene; dies weist auf eine gewisse Inhibition hin [42].

Veränderungen im myometrialen Membranpotential sind als Basis für die Kontrolle der uterinen Aktivität zu sehen. Die spontane Kontraktion folgt dabei Aktionspotentialen, die, sowohl was die Frequenz als auch die Dauer betrifft, durch Agonisten verändert werden können.

Für die Muskelzellen des Uterus gelten grundsätzlich die gleichen elementaren Bedingungen *bioelektrischer Erregungsabläufe* wie an anderen erregbaren, kontraktilen Muskelzellen. Die Basis stellen dabei spontane Depolarisationen von Schrittmacherzellen im Myometrium dar (Abb. 3-6).

Im Gegensatz z. B. zum Herzmuskel sind die Schrittmacherzellen im Myometrium nicht anatomisch lokalisiert bzw. definiert, und es ist noch nicht geklärt, weshalb einige Zellen oder Zellgruppen zu Schrittmachern werden. Da es auch technisch schwierig ist, Mikroelektroden in sehr dünne und kontraktile Muskelzellen einzubringen, ist die Elektrolytverteilung in Schrittmacherzellen noch nicht ganz geklärt. Aufgrund der Untersuchungen mit anderen Techni-

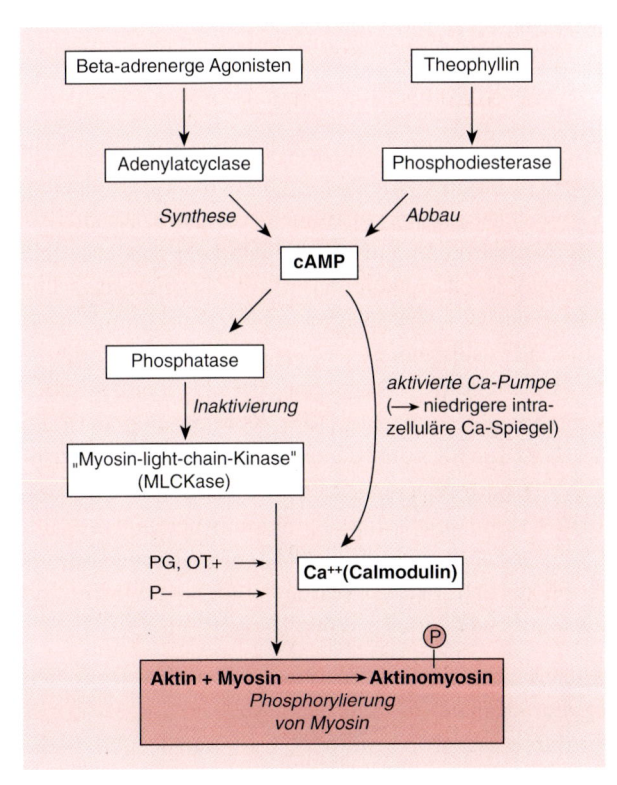

Abb. 3-5 Schematische Darstellung der zentralen Rolle von cAMP und Ca^{2+} für die Regulation der myometrialen Kontraktilität.

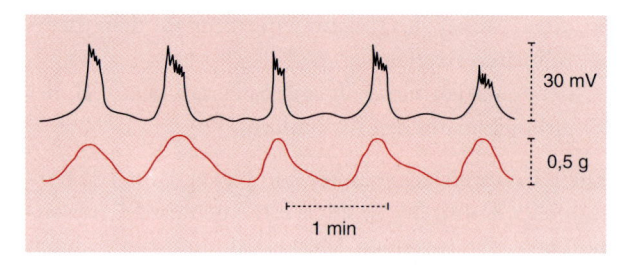

Abb. 3-6 Membranpotentiale (oben) und Kontraktionen (unten) beim Meerschweinchen (modifiziert nach Parkington und Coleman [54], mit Erlaubnis).

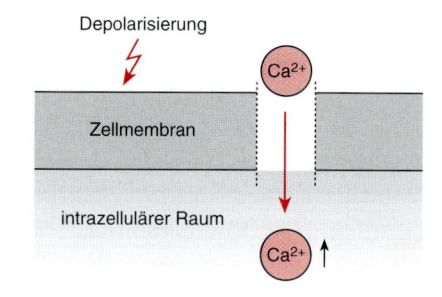

Abb. 3-7 Spannungsvermittelte Öffnung des Ca^{2+}-Kanals.

ken nimmt man an, daß eine Verminderung der Permeabilität der Membran für K^+ und eine erhöhte Permeabilität für Na^+ auftritt und damit eine langsamere Depolarisation, die dem eigentlichen Aktionspotential vorausgeht [54].

Obwohl prinzipiell diese Schrittmacherpotentiale an beliebigen Stellen des Uterus und in wechselnder Zahl anzutreffen sind – was auch die zahlreichen pathologischen Wehenformen teilweise erklärt – scheint ein gewisses Übergewicht der Erregungsbildung im Sinne eines *prävalenten Zentrums* im Bereich der linken Fundusecke des Uterus zu liegen, was auch mit den Beobachtungen von Caldeyro-Barcia [5] übereinstimmt. Die Größe und Form der jeweiligen Aktionspotentiale hängt sowohl von der Spezies als auch von der Schwangerschaftsdauer ab; es kann sich eine einfache Entladung zeigen, aber auch ein Plateau [38]. Generell ist der Ausschlag des Aktionspotentials hauptsächlich durch den Calciumeinstrom und die Repolarisation durch die Inaktivierung der Calciumkanäle und den Kaliumeinstrom bedingt.

2.1.3.1 Spannungsvermittelte Ca^{2+}- und K^+-Kanäle

Die spannungsvermittelten Ca^{2+}-Kanäle, die den Eintritt des Ca^{2+} während des Aktionspotentials erlauben, werden entweder durch spontane Schrittmacheraktivitäten oder durch hormonale und neuronale Stimulation geöffnet (Abb. 3-7). Sie spielen deshalb eine entscheidende Rolle bei der myometrialen Kontraktion. Die kontraktile Aktivität ist besonders von der extrazellulären Ca^{2+}-Konzentration abhängig; Substanzen, die den Ca^{2+}-Einstrom blockieren, wie z. B. Dihydropyridin, sind deshalb potente Inhibitoren spontaner Kontraktionen [28].

Studien am Myometrium im Rattenmodell zeigten auch, daß es möglicherweise einen Beitrag von Na^+ zum Aktionspotential gibt [53]. Na^+-Kanäle nehmen – ähnlich den K^+-Kanälen – im Laufe der Schwangerschaft an Dichte zu [36]. Sie könnten zu einer Erhöhung des intrazellulären Ca^{2+} durch ein reversibles Natrium-Kalium-Austauschsystem führen, und dies würde zu einer Potenzierung der myometrialen Kontraktion beitragen. Die genaue Rolle dieser schnellen Natriumkanäle muß allerdings noch weiter abgeklärt werden; der Beitrag ist möglicherweise insgesamt relativ gering, da der Anstieg des Aktionspotentials in der Muskelzelle relativ langsam erfolgt.

Die Repolarisation wird durch die Inaktivierung des Ca^{2+}-Einstroms und einen K^+-Ausstrom erreicht. Es gibt offenbar zwei oder drei verschiedene Kaliumkanäle in myometrialen Zellen [64], die einer hormonellen Steuerung unterliegen. Wie Untersuchungen von Hollingsworth [27] ergaben, dürften sich die uterinen Kaliumkanäle allerdings etwas von denen in anderen glatten Muskelzellen unterscheiden, da die Relaxation nur von einer sehr geringen Hyperpolarisation von etwa 5 mV begleitet wird.

2.1.3.2 Calcium

Das Ca^{2+} in glatten Muskelzellen stammt sowohl aus dem intrazellulären als auch dem extrazellulären Raum. Das sarkoplasmatische Retikulum, das in glatten Muskelzellen entsprechend ausgeprägt ist, stellt intrazellulär das Hauptdepot für Calcium dar. Die Membran des sarkoplasmatischen Retikulums weist eine ATP-abhängige Ca^{2+}-Transportpumpe auf, die einen wichtigen Regulator des zytoplasmatischen Ca^{2+}-Spiegels und somit der Kontraktilität darstellt. Darüber hinaus konnte gezeigt werden, daß Inositol-1,4,5-Triphosphat an der Freisetzung von Ca^{2+} aus dem sarkoplasmatischen Retikulum beteiligt ist [47]. Ca^{2+} wird aber auch durch eine entsprechende Stimulation aus dem extrazellulären Raum eingebracht, und zwar auf zwei verschiedenen Wegen:

- durch die bereits genannten spannungsvermittelten Ca^{2+}-Kanäle
- durch rezeptorvermittelte Ca^{2+}-Kanäle [29] (siehe Abschnitt 2.1.4.1)
- durch Eicosanoide, die darüber hinaus ebenfalls den Eintritt von Ca^{2+} in die Zelle erleichtern, wahr-

scheinlich durch einen spezifischen Ca^{2+}-Kanal, möglicherweise aber auch durch die Aktivierung des rezeptorvermittelten Kanals

Der Durchtritt von Ca^{2+} durch die Zellmembran wird durch eine Reihe von membrangebundenen Glykoproteinen ermöglicht, wobei diese Kanäle sowohl offen oder aktiviert als auch geschlossen bzw. deaktiviert sein können. Wenn die Zellmembran ab einem gewissen Grad depolarisiert ist, öffnen sich die spannungsvermittelten Ca^{2+}-Kanäle, und es kommt zu einem substantiellen Ca^{2+}-Einstrom ins Zytoplasma. Die rezeptorvermittelten Ca^{2+}-Kanäle werden durch Hormone oder Neurotransmitter, die an spezifische Rezeptoren im Bereich der Kanäle binden, geöffnet. In der ruhenden Zelle beträgt der freie Ca^{2+}-Spiegel im Zytoplasma etwa 130 nM. Durch physiologische Stimuli, z.B. Membrandepolarisation oder kontraktile Substanzen wie Acetylcholin oder Noradrenalin, kommt es zu einer vorübergehenden Erhöhung des zellulären Ca^{2+}-Spiegels auf etwa 500 bis 700 nM. Dies führt wiederum dazu, daß das Ca^{2+}-empfindliche Protein Calmodulin durch seine hohe Affinität das Ca^{2+} bindet [56]. Dadurch wird der im Abschnitt 2.1.2 beschriebene Mechanismus der Aktivierung von MLCKase ausgelöst, wodurch über die Phosphorylierung von Myosin und anschließenden Bindung an Aktin letztlich eine Kontraktion resultiert.

2.1.4 Pharmakomechanische Kopplung

Der Mechanismus, der durch Agonisten stimuliert zu einer Kontraktion führt, wird pharmakomechanische Kopplung genannt und besteht aus drei Komponenten: eine rezeptorvermittelte Öffnung der Ca^{2+}-Kanäle durch einen agonisteninduzierten Einstrom von Ca^{2+} oder anderen Ionen, die Freisetzung von Ca^{2+} aus dem sarkoplasmatischen Retikulum und die Modulation der Ca^{2+}-Sensitivität kontraktiler Proteine oder ihres Regulationsmechanismus.

2.1.4.1 Rezeptorvermittelte Öffnung der Ca^{2+}-Kanäle

Generell ist über diese Kanäle weniger bekannt als über die spannungsvermittelten Ca^{2+}-Kanäle. In der glatten Muskelzelle wurden zwei Kanäle identifiziert, die nur durch Agonisten (einerseits ATP [3], andererseits Acetylcholin [35]) aktiviert werden (Abb. 3-8). Beide Kanäle sind für Na$^+$-, Ca^{2+}- und K$^+$-Ionen durchgängig und werden durch Dihydropyridin geschlossen. Die

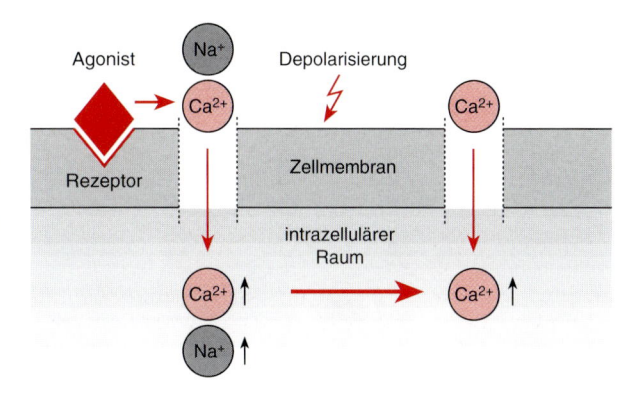

Abb. 3-8 Rezeptorvermittelte Öffnung des Ca^{2+}-Kanals.

Permeabilität für Ca^{2+} ist etwas geringer als für Na$^+$, was unter physiologischen Bedingungen, nämlich einem hohen extrazellulären Na$^+$-Spiegel, dazu führt, daß der Ca^{2+}-Einstrom geringer ist [3]. Jede Veränderung des Ionenmilieus, das durch diese rezeptorvermittelte Öffnung der Kanäle verursacht wird, wirkt sich auf das Membranpotential aus und kann deshalb die spannungsvermittelte Öffnung von Kanälen aktivieren oder verhindern. Es wird aber angenommen, daß neben diesen beiden Kanälen auch noch andere rezeptorvermittelte Möglichkeiten für den Ionentransport bestehen.

2.1.4.2 Freisetzung von Ca^{2+} aus dem sarkoplasmatischen Retikulum

Myometriumzellen haben ein sehr gut entwickeltes endoplasmatisches Retikulum, das hauptsächlich aus rauhem endoplasmatischem Retikulum mit entsprechender Proteinsynthese und weniger aus glattem endoplasmatischem Retikulum, dem sarkoplasmatischen Retikulum, das für die Ca^{2+}-Regulation wesentlich ist, besteht. Ca^{2+} aus dem sarkoplasmatischen Retikulum wird durch Inositol-1,4,5-Triphosphat (IP$_3$) stimuliert [6]. Ein Agonist, der an einen Rezeptor der Zellmembran bindet, der seinerseits an ein sog. G-Protein gebunden ist (Abb. 3-9), aktiviert die Phosphoinosidase C, die ihrerseits Phosphatidylinositol-4,5-Biphosphat (PIP$_2$) zu IP$_3$ und Diazylglycerin hydrolisiert. IP$_3$ kann nun Ca^{2+} aus dem sarkoplasmatischen Retikulum der glatten Muskelzelle freisetzen und so zu einer Erhöhung des intrazellulären Ca^{2+}-Spiegels führen. Diazylglycerin stimuliert seinerseits die Proteinkinase C und wird selbst zu Phosphatidylsäure und Arachidonsäure hydrolisiert. Diese Freisetzung der Arachidonsäure kann wiederum zu einer verstärkten Prostaglandinsynthese herangezogen werden.

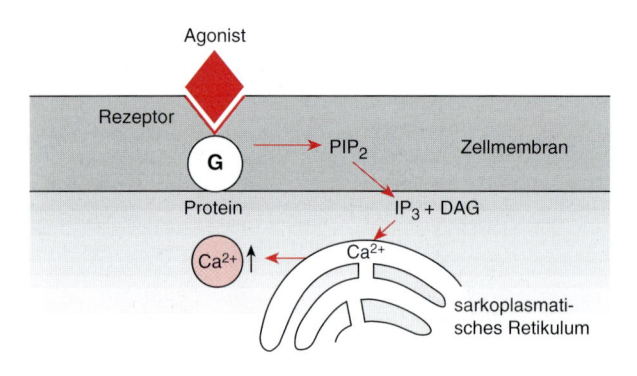

Abb. 3-9 Freisetzung von Ca^{2+} aus dem sarkoplasmatischen Retikulum.
IP$_3$ = Inositol-1,4,5-Triphosphat; PIP$_2$ = Phosphatidylinositol-4,5-Biphosphonat; DAG = Diazylglycerin

Es gibt einige Hinweise, daß sich die funktionelle Aktivität des sog. G-Proteins während der Schwangerschaft ändert [62]. Trotzdem sind noch weitere Untersuchungen in bezug auf die Verbindung zwischen Rezeptor und G-Protein im Myometrium notwendig, um eine entsprechende Beeinflussung nachzuweisen.

In Herzmuskelzellen kann nach entsprechender Stimulierung eine minimale Erhöhung des Ca^{2+}-Transports durch die Zellmembran zu einer ausgedehnten Freisetzung von Ca^{2+} aus dem sarkoplasmatischen Retikulum führen. Dies wird als *calciuminduzierte Ca^{2+}-Freisetzung* bezeichnet. Ob dies auch für glatte Muskelzellen im Bereich des Uterus zutrifft, kann derzeit noch nicht beantwortet werden; erste Hinweise gibt es bereits [37].

2.1.4.3 Modulation der Ca^{2+}-Sensitivität

Der Effekt entsprechender Agonisten in bezug auf eine Kontraktion muß nicht notwendigerweise nur mit Veränderungen der Ca^{2+}-Konzentration erklärt werden, sondern es könnten auch Änderungen in der Ca^{2+}-Sensitivität der beteiligten Proteine oder ihrer Regulationsmechanismen die Ursache sein. In einigen In-vitro-Untersuchungen konnte bereits gezeigt werden, daß Agonisten eine Kontraktion auch ohne eine Veränderung in der Ca^{2+}-Konzentration verursachen können, und zwar über die Aktivierung des G-Proteins [39]. Obwohl eine durch Agonisten induzierte myometriale Kontraktion ausgeprägter sein kann als jene, die durch elektrische Stimulation erreicht wird, ist letztlich bis heute nicht geklärt, ob dies durch eine erhöhte Ca^{2+}-Sensitivität oder aber durch die erhöhte Ca^{2+}-Konzentration verursacht wird.

2.1.5 Erregungsübertragung und Koordinierung der Muskelkontraktion

Die kontraktile Aktivität der glatten Muskelzellen des Uterus resultiert aus der zyklischen Depolarisation und Repolarisation der Membranen der einzelnen Muskelzellen. Die Frequenz, Dauer und Stärke der Kontraktionen sind von der Frequenz und Dauer der Aktionspotentiale innerhalb der einzelnen Zelle, aber auch von der Gesamtzahl der simultan bzw. synchron aktivierten Zellen abhängig. Aus diesem Grund ist auch die Fortleitung der Potentiale von den Schrittmacherregionen bzw. den Gebieten, die stimulierenden Einflüssen ausgesetzt sind, zu den benachbarten und auch weiter entfernten Zellen von enormer Bedeutung. Der Nachweis von Verbindungen zwischen den einzelnen myometrialen Zellen während des Beginns bzw. des Fortschreitens der Geburt, den sog. *Gap-Junctions,* war deshalb ein Durchbruch in dem Verständnis der Kontrolle der uterinen Aktivität. Gap-Junctions sind Engstellen zwischen zwei verschiedenen Zellen, die aus symmetrischen Anteilen der jeweiligen Zellmembran bestehen (Abb. 3-10). Elektronenmikroskopisch kann man nachweisen, daß die Distanz innerhalb einer solchen Gap-Junction ungefähr 2 nm beträgt und daß die

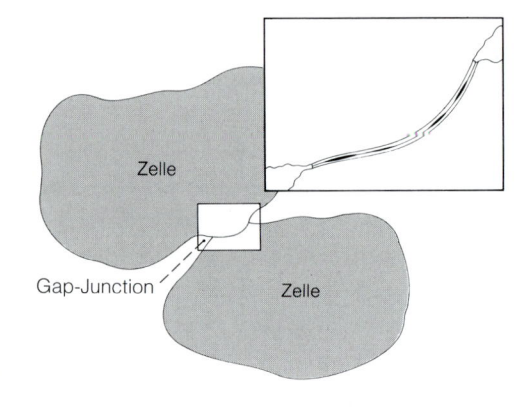

Abb. 3-10 Gap-Junctions (nach Garfield et al. [22]).
a) elektronenmikroskopische Darstellung (143 000 fach)
b) schematische Darstellung

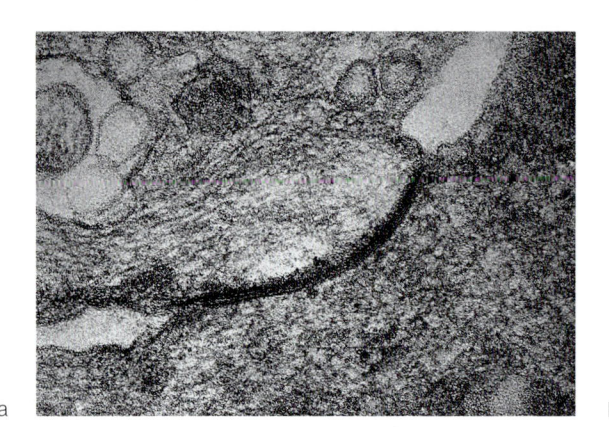

Gap-Junctions eine periodische Struktur aufgrund von ausgestülpten, intramembranösen Proteinen aufweisen. Dadurch entstehen Kanäle vom Zytoplasma einer Zelle zur anderen, die ein elektrisches und metabolisches Ankoppeln ermöglichen [66]. Man nimmt heute an, daß diese Kanäle oder Poren nicht immer offen sind. Dabei könnte es sich um einen zusätzlichen Regulationsmechanismus handeln, der eine weitere Schutzfunktion vor verfrüht einsetzender Aktivitätskoordinierung darstellt [24].

Gap-Junctions sind zwischen verschiedenen Zellen nahezu aller Gewebe beschrieben worden, konnten allerdings erst in den letzten Jahren in größerem Ausmaß in der glatten Muskulatur des Myometriums nachgewiesen werden. Bei schwangeren Tieren findet man Gap-Junctions nur sub partu [57]. Beim Menschen hat man folgendes zeigen können:

- Myometriale Gap-Junctions sind während der Schwangerschaft nur in sehr geringer Konzentration vorhanden.
- Sie nehmen in Terminnähe an Häufigkeit und Ausdehnung zu.
- Während der Geburt weisen sie ein Konzentrationsmaximum auf.
- Innerhalb von 24 Stunden nach der Geburt werden sie nahezu vollständig abgebaut.

Die Konzentration von Gap-Junctions bei Frühgeburten verhält sich ähnlich wie in Terminnähe [20].

Die Bedeutung myometrialer Gap-Junctions liegt offenbar in der Erhöhung der elektrischen Kommunikation zwischen einzelnen Zellen. Dadurch kann es zu einer besseren Fortleitung und zu einer raschen, synchronisierten Ausbreitung von Aktionspotentialen kommen. Außerdem führt das Vorhandensein von Gap-Junctions zu einer einheitlichen Ausrichtung von Muskelkontraktionen: zwei Wirkungen, die offenbar die Basis gut koordinierter, zervixwirksamer Kontraktionen darstellen. Das Auftreten von Gap-Junctions am Ende der Schwangerschaft scheint eine zentrale Schaltstelle für die Umwandlung des Uterus von einem ruhenden zu einem kontrahierenden Organ zu sein.

Regulation der Gap-Junction-Bildung und -Aktivität

Ausgedehnte Studien zeigen, daß die Veränderungen der Steroidhormon- und der Prostaglandinkonzentrationen, die dem Einsetzen der Wehen vorausgehen und seit langem für die Kontrolle der Wehen verantwortlich gemacht werden, auch die Gap-Junctions zwischen den Muskelzellen regulieren (Abb. 3-11). Im

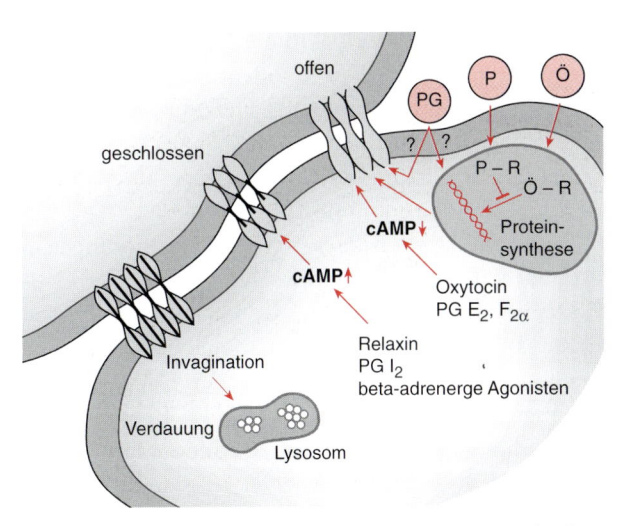

Abb. 3-11 Elektronenmikroskopisch nachgewiesene Verbindungen zwischen den myometrialen Zellen, die sog. Gap-Junctions, und ihre Beeinflussungsmöglichkeiten.
PG = Prostaglandine (PG E_2, $F_{2\alpha}$, I_2); P = Progesteron; P-R = Progesteron-Rezeptor-Bindung; Ö = Östrogen; Ö-R = Östrogen-Rezeptor-Bindung

Tiermodell kommt es bei bestimmten Arten vor Einsetzen der Wehen zu einem Progesteronabfall; wenn man aber die *Progesteronspiegel* durch exogene Zufuhr weiter hochhält, führt dies zur Verhinderung des Wehenbeginns, und es entwickeln sich auch keine Gap-Junctions. Andererseits führt eine Ovarektomie zu einem vorzeitigen Progesteronentzug und auch zum vorzeitigen Auftreten der Gap-Junctions, und damit letztlich der Kontraktionen. Die Applikation eines Antiprogesterons führt ebenfalls zum vorzeitigen Auftreten dieser Gap-Junctions und vorzeitigen Wehen [21].

Im Gegensatz zu der Unterdrückung von Gap-Junctions durch Progesteron führt *Östrogen*, wie man zeigen konnte, zu einer vermehrten Synthese der Gap-Junctions im Myometrium [43]. Ähnliche Untersuchungen im Tiermodell, inklusive der Applikation von Antiöstrogenen [44], konnten diesen gegenteiligen Effekt von Östrogenen untermauern. Östrogen stimuliert wahrscheinlich die Synthese der Gap-Junctions durch eine Interaktion mit dem entsprechenden Rezeptor sowie durch eine Stimulation des spezifischen Genoms, das für die Kodierung von Gap-Junction-Proteinen verantwortlich ist [40].

Strukturell werden Gap-Junctions wahrscheinlich durch Proteineinheiten, sog. *Connexine*, gebildet, die innerhalb der Zellmembran von nebeneinander gelegenen Zellen liegen. Diese Proteine sind hexametrisch angeordnet und formen einen Kanal, durch den Ionen und kleine Moleküle passieren können. Innerhalb des

Myometriums konnte das Protein Connexin 43 bereits identifiziert werden; dieses ist identisch mit dem Protein, das in Gap-Junctions des Herzmuskels nachgewiesen wurde. Die Bildung von Connexin 43 dürfte seinerseits wiederum durch Östrogene und Progesteron beeinflußbar sein [9].

Prostaglandinsynthesehemmer, wie z. B. Indometacin und Meclofenamat, verändern den Bereich der Gap-Junctions im Myometrium, so daß man annehmen muß, daß Prostaglandine und möglicherweise auch Leukotriene an der Regulierung der Gap-Junctions beteiligt sind. Allerdings dürfte die Beeinflussung durch diese Metaboliten der Arachidonsäure relativ komplex sein, da unter manchen Umständen Prostaglandinsynthesehemmer Gap-Junctions reduzieren [22, 23], manchmal aber auch stimulieren [43].

Veränderungen in der Permeabilität von Gap-Junctions können durch eine Veränderung der Verbindungen entstehen, wie z. B. ein Alles-oder-Nichts-Verschluß bzw. eine Erweiterung der Kanäle, die zu einer verbesserten Kopplung führen. Moduliert wird die Permeabilität durch Hormone oder Neurotransmitter [55]. Eine verbesserte funktionelle Kopplung führt dabei zu einer verbesserten elektrischen und kontraktilen Synchronität des Myometriums und letztlich zu erhöhtem intrauterinem Druck und damit effektiver Wehentätigkeit.

Um den Einfluß verschiedenster Substanzen auf die Verbesserung bzw. Verminderung der Kopplung im Tiermodell zu untersuchen, sind verschiedene Studien durchgeführt worden [10]. Diese Untersuchungen zeigen, daß die Permeabilität der Gap-Junctions durch eine intrazelluläre cAMP-Erhöhung vermindert wird. Daß das cAMP eine Rolle in der Regulation der Funktion der Myometriumzelle spielt, zeigt sich auch dadurch, daß Substanzen wie Relaxin, Prostacyclin und Beta-2-Adrenozeptoragonisten einen inhibitorischen Effekt auf das Myometrium durch eine Erhöhung der intrazellulären cAMP-Spiegel ausüben (Abb. 3-12). Andererseits kann eine Verminderung dieser Hormone oder ihrer Rezeptoren bzw. ein Antagonismus durch Oxytocin oder stimulatorische Prostaglandine wie PGE_2 und $PGF_{2\alpha}$ möglicherweise eine Vermehrung von funktionierenden Gap-Junctions bewirken. In jedem Fall sind noch zusätzliche Studien notwendig, um den Effekt verschiedenster Substanzen auf die Permeabilität der Gap-Junctions restlos zu klären.

2.1.6 Zytokine

Es gibt mehrere Hinweise, daß bei vorzeitigen Wehen mit und ohne Blasensprung, möglicherweise aber auch beim vorzeitigen Blasensprung am Termin, *Infektionen* eine nicht unwesentliche Rolle spielen. Systemische Infektionen wie Pyelonephritiden oder Pneumonien sind sehr häufig mit einem Ingangkommen des Geburtsmechanismus verbunden [14]. Aber auch eine bestehende Zervizitis und intrauterine Infektionen (speziell mit Ureaplasma urealyticum, Mycoplasma hominis, Fusobakterien oder Chlamydia trachomatis [63]) konnten gehäuft bei vorzeitigen Wehen mit und ohne Blasensprung nachgewiesen werden (siehe auch Bd. 7, 3. Aufl., Kap. 5).

Eine traditionelle Erklärung für den Beginn von Kontraktionen bei einer Infektion war bisher [4], daß bakterielle Produkte direkt die Prostaglandinsynthese über die Phospholipase stimulieren (Abb. 3-13). In jüngsten Studien konnte jedoch darüber hinaus gezeigt werden, daß eine Infektion auch die Ausschüttung von endogenen Produkten des Wirtsorganismus stimuliert, die auf verschiedenen Wegen den Geburtsmechanismus in Gang setzen können.

Makrophagen sind ubiquitäre Zellen, die im Bereich der Dezidua, aber auch im fetalen und plazentaren Kompartiment vorkommen. Diese Zellen werden durch bakterielle Produkte aktiviert, eine Vielzahl von Mediatoren, wie z. B. Interleukin (IL)-1, IL-6, IL-8, IL-10 sowie Tumornekrosefaktor (TNF) zu sezernieren. Diese sog. *Zytokine* können einerseits in die

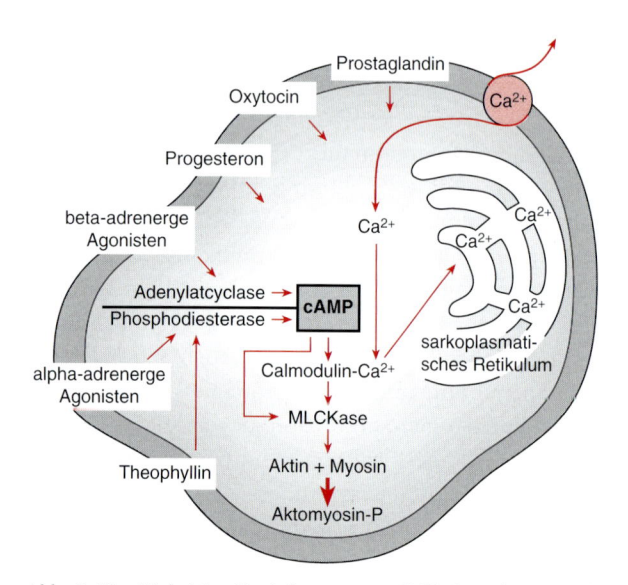

Abb. 3-12 Vielseitige Beeinflussungsmöglichkeiten der intrazellulären cAMP- und Ca^{2+}-Konzentration und damit letztlich der Kontraktion der Muskelzelle. Ein cAMP-Anstieg vermindert auch die Permeabilität von Gap-Junctions und damit die Ausbreitung einer Kontraktion.

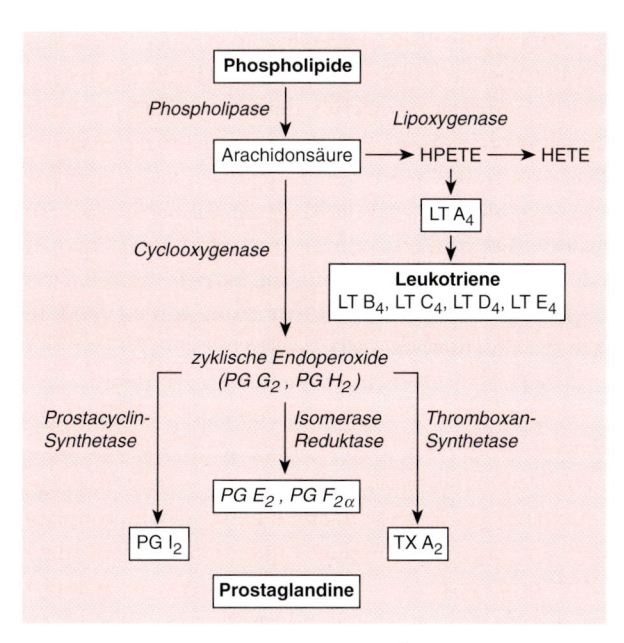

Abb. 3-13 Die Arachidonsäurekaskade. Über den Cyclooxygenaseweg kommt es zur Bildung der wehenfördernden Prostaglandine E_2 und $F_{2\alpha}$ und über den Lipoxygenaseweg zur Bildung von Leukotrienen, die dosisabhängig teilweise ebenfalls Wehen auslösen können.

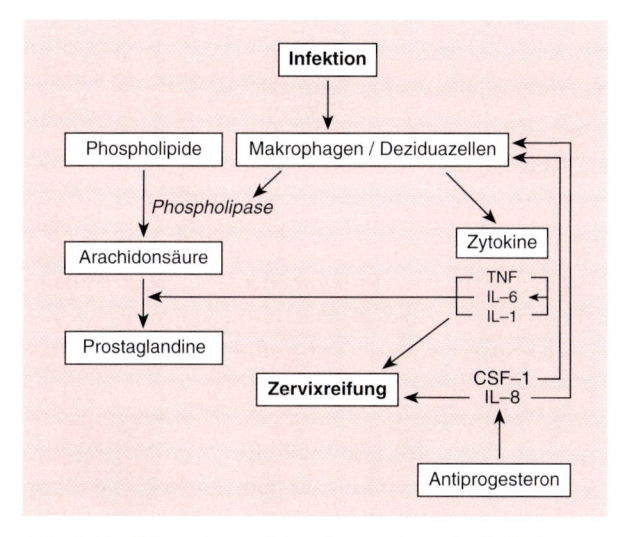

Abb. 3-14 Körpereigene Makrophagen können bei Infektion eine Vielzahl von Zytokinen freisetzen, die letztlich zur Auslösung von Wehen führen.

Arachidonsäurekaskade eingreifen und zu einer verstärkten Prostaglandinproduktion führen, andererseits, wie z. B. IL-1 und IL-8, eine Aufweichung der Zervix auf direktem Wege bewirken (Abb. 3-14). IL-8 ist ein Zytokin, durch das eine selektive Neutrophilen-Chemotaxis induziert werden kann. Damit spielt es möglicherweise eine zentrale Rolle in der Regulation des Einwanderns inflammatorischer Zellen in das zervikale Stroma und weiter in bezug auf die Zervixerweichung. Für IL-8 konnte darüber hinaus gezeigt werden, daß seine Produktion im intrauterinen Gewebe durch Progesteron gehemmt und durch Antiprogesteron stimuliert werden kann [59].

Zytokine sind aber nicht nur bei Infektionen nachweisbar, sondern spielen möglicherweise auch eine Rolle beim physiologischen Beginn von Kontraktionen [59], da z. B. nachgewiesen werden konnte, daß während der Geburt die IL-6-Genexpression im Myometrium und in den fetalen Membranen auch ohne sonstige Infektionszeichen erhöht ist.

2.2 Endometrium bzw. Dezidua

Die Dezidua entsteht aus dem Endometrium des nichtschwangeren Uterus und unterliegt nach der Implantation charakteristischen strukturellen Veränderungen. Die Stromazellen vergrößern sich und nehmen an Zahl zu, woraus eine Verdickung der subepithelialen Schichten entsteht. Auch Drüsen und Blutgefäße proliferieren zur besseren Versorgung des Embryos.

Der Dezidua kommt während der Schwangerschaft und Geburt eine besondere Rolle zu, da sie, anatomisch gesehen, die Brücke zwischen Fetus (Eihäute) und mütterlichem Gewebe (Myometrium) darstellt. Sie ist sowohl für die Blutversorgung der gefäßlosen Eihäute als auch für Wasser- und Ionentransporte aus der Amnionflüssigkeit von Bedeutung. Auch zur Aufrechterhaltung des hormonellen Milieus während der Schwangerschaft leistet die Dezidua einen wichtigen Beitrag. Neben der Synthese von Relaxin und Prolactin, dem unter Umständen eine Bedeutung für die Regulation der Permeabilität der Einheit zukommt, stellt die Dezidua einen zentralen Ort der Prostaglandinsynthese dar [26].

Wie in den meisten Zellen enthält die Zellmembran auch in der Dezidua große Mengen an Arachidonsäure, die obligate Vorstufe von Prostaglandinen (PG). Nach Freisetzung durch das Enzym Phospholipase A2 kommt es über mehrere enzymatische Reaktionen zur Synthese zahlreicher Prostaglandine, in der Dezidua vornehmlich PGE_2 und $PGF_{2\alpha}$ (siehe Abb. 3-13).

Wahrscheinlich stimuliert eine Zunahme der dezidualen Prostaglandinsynthese das Ingangkommen des Geburtsvorgangs. Wieso Dezidua post partum eine stärkere Prostaglandinsynthesekapazität aufweist als während der Schwangerschaft, ist bis heute nicht vollständig geklärt. Ob es sich hier um eine Unterdrückung einer latenten Fähigkeit handelt, oder ein zusätzlicher Stimulus die Zunahme der Prostaglandinsynthese in Gang setzt, bleibt eines der derzeit noch ungelösten Rätsel des Geburtsmechanismus. Fuchs und Husslein haben die Hypothese aufgestellt, daß Oxytocin – teilweise fetalen Ursprungs – ein solcher Stimulus ist, der die Dezidua über den Blutkreislauf, aber auch direkt durch Diffusion aus dem Fruchtwasser erreicht [18].

2.3 Zervix

2.3.1 Aufbau und Funktion

Die Aufgabe der Zervix ist um nichts weniger komplex als die des Myometriums. In der Schwangerschaft stellt sie einen schützenden Verschlußapparat dar; innerhalb weniger Tage bis Wochen vor dem Einsetzen von Wehen muß die Konsistenz zunehmend weicher werden, um sub partu in Koordination mit myometrialen Kontraktionen den gesamten restlichen Widerstand zu verlieren, so daß der Fetus innerhalb kurzer Zeit geboren werden kann.

Unsere Vorstellungen von der Funktion der Zervix haben sich in den letzten 50 Jahren grundlegend gewandelt. Der histologische Aufbau der Zervix unterscheidet sich wesentlich von dem des Myometriums. Die Zervix besteht nämlich nur zu rund 15 % aus glatter Muskulatur, jedoch zu über 80 % aus fibrösem Bindegewebe, hauptsächlich extrazellulärer Matrix. Neben den in dichten Reihen vorliegenden Kollagenfibrillen spielen vor allem Glykosaminoglykane wie Dermatansulfat, Chondroitinsulfat, Heparansulfat und Hyaluronsäure eine wichtige Rolle beim Aufbau und letztlich für die Funktion der Zervix. Solche Glykosaminoglykane enthalten bis zu 80 Polysaccharidketten, die über bestimmte Verbindungsteile an Proteine gebunden sind. Die Funktion dieser Proteoglykane dürfte in einer Festigung und somit koordinierten Anordnung der Kollagenfibrillen bestehen (Abb. 3-15) [52].

Hyaluronsäure ist zumeist nicht an Proteine gebunden; in hydrierter Form kann das Hyaluronsäuremolekül auf ein bis zu 1000fach vergrößertes Volumen gegenüber der nichthydrierten Form anschwellen. Somit hat die Hyaluronsäure eine wichtige Funktion für die Wasseraufnahme der Zervix und für die Verteilung anderer fibröser Elemente der extrazellulären Matrix. Daneben finden sich noch Elastin (ein kollagenähnliches Protein, das hauptsächlich im Bindegewebe von großen Blutgefäßen zu finden ist) und Glykoproteine, wie z. B. *Fibronektin*. Fibronektin ist ein extrazelluläres Matrixprotein, das die Zelladhäsion fördert und in letzter Zeit zur Diagnostik bei vorzeitigen Wehen [50] und beim Geburtsbeginn [2] herangezogen wird.

Glaubte man früher, daß die Zervix ein passives, sich durch den Druck des vorangehenden Kindesteils dehnendes Organ darstellt, so ist man sich heute trotz unterschiedlicher Vorstellungen über den genauen Ablauf der Zervixveränderungen während der Schwangerschaft und sub partu einig, daß die Zervix aktiv in den Geburtsprozeß eingebunden ist und einen integrierten Teil des Geburtsmechanismus darstellt.

Die zwei Extreme der fehlerhaften Funktion der Zervix sind:

– die *Zervixinsuffizienz*, bei der die zervikalen Reifungsvorgänge weit vor der optimalen Zeit abgeschlossen sind, es somit zu einem Versagen der Verschlußfunktion in der Schwangerschaft kommt
– die *Zervixdystokie*, ein Zustand, bei dem der Widerstand der Zervix sub partu nicht ausreichend herabgesetzt ist, um durch ansonsten ausreichende uterine Aktivität überwunden zu werden

Eine Zervixdystokie ist beim Menschen relativ selten, kann aber z. B. bei Schafen – möglicherweise wegen deren längerer Zervix und geringerer Uteruskraft –

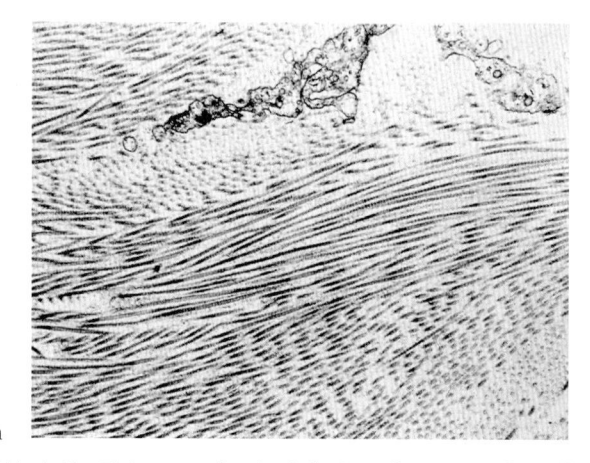

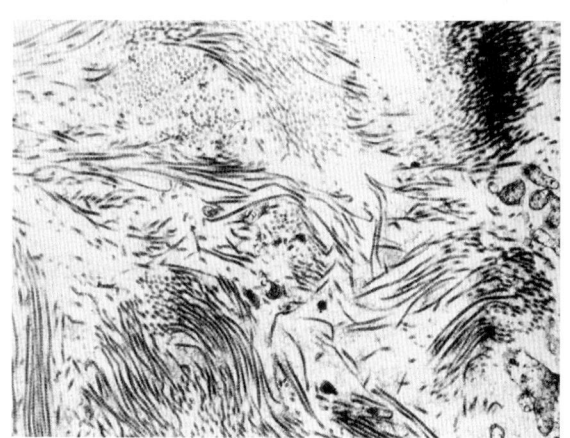

Abb. 3-15 Elektronenmikroskopische Darstellung von Kollagenfibrillen in der Cervix uteri der 12. Schwangerschaftswoche (Originalbilder: G. Rath, Aachen).
a) vor Prostaglandinbehandlung
b) nach lokaler Prostaglandinbehandlung zum sog. Priming der Portio; der Verlust einer geordneten Struktur der Kollagenfibrillen scheint wesentlich zu sein

viel häufiger beobachtet werden. Aber auch beim Menschen ist es eine klinisch bekannte Tatsache, daß viel mehr uterine Kontraktionskraft notwendig ist, um die Geburt herbeizuführen, wenn Wehen bei noch hohem Zervixwiderstand entweder spontan eingesetzt haben oder im Rahmen einer Geburtseinleitung ausgelöst wurden.

2.3.2 Mechanismus der Zervixreifung

Obwohl der Mechanismus der Zervixreifung noch sehr unvollständig verstanden ist, scheinen zwei Faktoren dabei eine entscheidende Rolle zu spielen:

– ein Abbau des Kollagenmoleküls und vor allem
– eine Desintegration der Kollagenbündel

Eine Vielzahl von Untersuchungen – zumeist an der Ratte, aber auch am Menschen – haben gezeigt, daß die Konzentration von Kollagen in der Zervix sub partu abnimmt. Nachdem der Gesamt-Kollagengehalt der Zervix aber zuzunehmen scheint, dürfte der relative Konzentrationsabfall über ein Auftreten anderer Proteine bzw. von Grundsubstanz zu erklären sein. Der Abbau von Kollagen vollzieht sich über eine Synthese und Aktivierung von kollagenolytischen Enzymen, durch eine Fragmentierung und Auflösung von Tropokollagen bzw. durch eine Eliminierung löslicher Kollagenfragmente von der Zervix [65].

Die Veränderungen allein reichen aber nicht aus, um die ausgeprägte Zunahme der Elastizität und Compliance, die sub partu gegenüber dem schwangeren und nichtschwangeren Zustand beobachtet worden sind, zu erklären. Vermutungen, daß eine Veränderung des Kollagentyps Ursache für diese Widerstandsverminderung sei, wurden widerlegt; hingegen setzt sich die Vorstellung durch, daß es sub partu zu einem deutlichen Absinken der Konzentration von Dermatan- und Chondroitinsulfat und zu einer Zunahme des Hyaluronsäure- und Wassergehalts kommt [65]. Durch die geringere Menge von Dermatan und Chondroitinsulfat scheint die Auflösung der Kollagenbündelstruktur gefördert zu werden (Abb. 3-15). Die Zunahme der Hyaluronsäurekonzentration und des Gehalts an Wasser liegt der ödematösen Auflockerung und Konsistenzänderung der Zervix während der letzten Tage vor Wehenbeginn zugrunde.

2.3.3 Muskulatur der Zervix

Die wenigen Untersuchungen, die die Bedeutung der Zervixmuskulatur beleuchten, deuten darauf hin, daß die Muskelfasern der Zervix eine andere Rolle spielen als die des Myometriums. Nachdem sie sich vornehmlich im äußeren vaginalen Anteil der Zervix befinden, ist es naheliegend anzunehmen, daß ihnen eine Bedeutung für die Verschlußfunktion während der Schwangerschaft zukommt, während es ihre Aufgabe ist, sub partu zu erschlaffen. Tatsächlich konnte gezeigt werden, daß PGE_2 auf Muskelstreifen des Korpus kontrahierend, auf jene der Zervix aber relaxierend wirkt [12]. Auch die Untersuchungen am Schaf, die eine hohe Kontraktilität der Zervixmuskulatur in der Schwangerschaft nachweisen, während die Muskelstreifen sub partu vollkommen ruhiggestellt sind, unterstützen diese Vorstellung.

2.3.4 Hormonelle Beeinflussung der Reifungsvorgänge der Zervix

Der komplexe Mechanismus der Zervixreifung steht unter anderem unter hormoneller Kontrolle. So sind die Hormone Östrogen (mit allen seinen Vorstufen), Progesteron, Relaxin, vor allem aber Prostaglandine und wahrscheinlich auch Interleukine an der Funktionsänderung der Zervix zwischen Schwangerschaft und Geburt beteiligt [58].

Zwar verhindern *Östrogene* in vitro den Kollagenabbau, klinisch führen sie aber zu einer Reifung der Zervix. So erhöht eine Östrogenapplikation bei trächtigen Schafen die Compliance der Zervix, ohne daß dabei Wehen ausgelöst werden.

Zahlreiche Autoren haben versucht, diesen Effekt zur Vorbehandlung einer unreifen Zervix vor Geburtseinleitung anzuwenden. Die Verabfolgung von Estradiol war allerdings weniger wirksam, als wenn PGE_2 verabreicht wurde. Auch Östrogenvorstufen wie Dehydroepiandrosteronsulfat (DHEA-S) führten zu einer deutlichen Erweichung der Zervix; allerdings dauerte die Behandlung zumeist etwas länger und konnte nicht von allen Arbeitsgruppen bestätigt werden.

Unter Umständen führt Östrogen indirekt über die Stimulation von Gap-Junctions oder der Prostaglandinsynthese zu einer Reifung der Zervix, was das Paradoxon der unterschiedlichen In-vitro- und In-vivo-Wirkungen erklären könnte.

Die Wirkung von *Progesteron* auf die Zervixreifung ist ebenfalls noch nicht geklärt. Obwohl es Hinweise dafür gibt, daß Progesteron sowohl die Leukozyteninfiltration der Zervix vermindert, die die Kollagenolyse begleitet, als auch die Freisetzung kollagenolytischer Enzyme wie Kollagenasen, Gelatinasen, usw. fast gänzlich unterdrückt [45], vermochte die exogene Gabe von Progesteron z. B. bei trächtigen Schafen die Zervixreifung nicht zu verhindern.

In neuester Zeit konnte die Rolle von Progesteron durch den Einsatz verschiedener Progesteronantagonisten, wie z. B. Mifepriston, indirekt erneut evaluiert werden. Antiprogesterone führen während der gesamten Schwangerschaft zu einer biomechanisch und morphologisch nachweisbaren Zervixreifung [15]. Diese Wirkung könnte durch Zytokine, möglicherweise aber auch Leukotriene und Relaxin vermittelt sein. Die bisher gesammelten Daten von verschiedenen Antiprogesteronabkömmlingen bei verschiedenen Arten zeigten somit, daß Progesteron offenbar doch eine spezielle Rolle auch in bezug auf die Reifungsvorgänge der Zervix spielt.

Prostaglandine bewirken eine ausgeprägte polymorphonukleäre Infiltration bei der Schafzervix und eine Zunahme der Kollagenasesynthese beim Meerschweinchen. Die Wirkung von PGE_2 scheint dabei direkt, die von $PGF_{2\alpha}$ über eine modulierende Wirkung am Ovar ausgeübt zu werden. Das gehäufte Auftreten einer Zervixdystokie bei trächtigen Schafen, die vorher mit einem Prostaglandinsynthesehemmer behandelt wurden, spricht ebenfalls dafür, daß Prostaglandine die zentralen Hormone für den Reifungsprozeß der Zervix darstellen [30].

Die Bedeutung von *Relaxin* ist in diesem Zusammenhang weniger klar. Obwohl gezeigt werden konnte, daß die exogene Zufuhr von Relaxin eine zervixerweichende Wirkung aufweist, ist die physiologische Rolle dieses Peptids zum heutigen Zeitpunkt weiterhin sehr umstritten. Aufgrund der schwierigen Her-

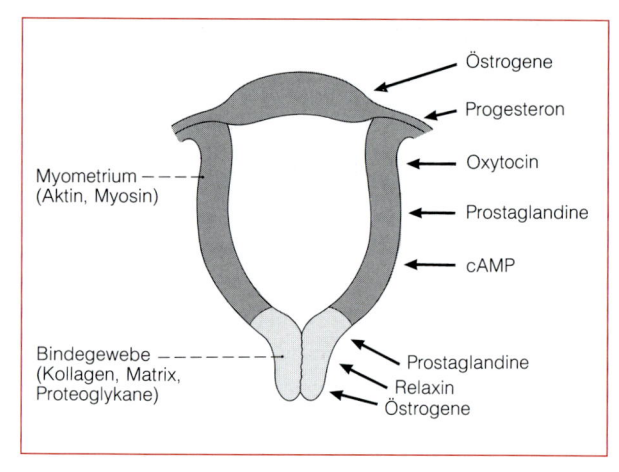

Abb. 3-16 Faktoren, die die Myometriumkontraktilität und die Reifungsvorgänge der Zervix beeinflussen.

stellung dürfte es auch für die klinische Anwendung in näherer Zukunft keine Rolle spielen.

Aus dem Verständnis des komplexen Zusammenspiels zwischen Myometrium und Zervix wird klar, daß die *Faktoren, die eine veränderte Kontraktilität des Myometriums* am Übergang von Schwangerschaft und Geburt bewirken, auch auf die Zervixreifung Einfluß nehmen (Abb. 3-16). Nur durch koordinierte Veränderungen ist hier ein optimaler Übergang der zwei so unterschiedlich ausgerichteten Zustände – Schwangerschaft und Geburt – zu gewährleisten.

Dies ist auch durch klinische Erfahrung zu untermauern. In den meisten Fällen von Terminüberschreitung kommt es nicht nur verspätet zum Einsetzen einer Wehentätigkeit, sondern auch zur verzögerten Ausbildung der entsprechenden Zervixveränderungen. Auch die Korrelation zwischen günstigem Zervix-Score und Leichtigkeit einer Geburtseinleitung bzw. umgekehrt ist eine klinisch bekannte Tatsache.

3 Regulation des Wehenmechanismus

Die Kontrolle der Myometriumkontraktilität erfolgt einerseits auf der Ebene der einzelnen Muskelzelle mit Calcium als dem zentralen Ion, andererseits über die Verbindung verschiedener Muskelzellen durch Gap-Junctions als Koordinatoren oder Inhibitoren der Erregungsübertragung. Diese lokalen Regulationsmechanismen werden auf übergeordneter, vornehmlich hormoneller Ebene durch Steroidhormone, Oxytocin,

Prostaglandine und über das Adrenalin-Noradrenalin-System reguliert. Auch nervöse und mechanische Komponenten wie z. B. die Uterusdehnung haben hier einen – allerdings eingeschränkten – Einfluß.

Zu einem Verständnis der Beeinflussung der Kontraktilität (Wehenauslösung bzw. Tokolyse) ist eine Besprechung der verschiedenen Ansatzpunkte zielführend.

3.1 Kontraktionsauslösende Substanzen

3.1.1 Oxytocin

Oxytocin stellt die stärkste bekannte kontraktionsauslösende Substanz dar. Bei maximaler Oxytocinempfindlichkeit ist die Menge, die zur Auslösung einer Kontraktion notwendig ist, um Größenordnungen kleiner als z. B. für Prostaglandine. Der *Wirkungsmechanismus* von Oxytocin beinhaltet:

- eine Reduktion der Aufnahmefähigkeit der verschiedenen intrazellulären Calciumspeicher
- eine Hemmung der Enzymsysteme, die für den intra- und extrazellulären Calciumtransport verantwortlich sind
- eine Stimulation der Synthese von PGE_2 und $PGF_{2\alpha}$ in der Dezidua

Während der Schwangerschaft schwankt die Konzentration von Oxytocin im mütterlichen Plasma erheblich. Insgesamt kommt es zu einem geringen, aber nicht signifikanten Anstieg [17]. Da die Wirkung von Oxytocin durch membranständige Rezeptoren im Myometrium und in der Dezidua vermittelt wird [18], ist aber die Wirkung von Oxytocin als Summe seiner Sekretion und der Empfindlichkeit des jeweiligen Endorgans zu werten. In den letzten Tagen vor Einsetzen spontaner Wehen kommt es bei zahlreichen Tierspezies und beim Menschen zu einer Zunahme der Konzentration von Oxytocinrezeptoren im Myometrium und in der Dezidua [18]. Diese Zunahme der Rezeptorenkonzentration steht in enger Korrelation zum Anstieg der klinisch gemessenen Oxytocinempfindlichkeit. Durch die Zunahme der Oxytocinempfindlichkeit auf der Basis einer erhöhten Konzentration von Oxytocinrezeptoren kann Oxytocin am Ende der Schwangerschaft trotz nahezu gleichbleibender zirkulierender Plasmaspiegel die Geburt auslösen. Eine geringe Vermehrung der zirkulierenden Menge durch zusätzliche fetale Sekretion dürfte einer der auslösenden Faktoren für den Wehenbeginn beim Menschen darstellen (Abb. 3-17).

Während der Geburt kommt es noch vor dem Anstieg der zirkulierenden Prostaglandinmetaboliten zu einer Erhöhung der Oxytocin-Plasmaspiegel. Die während der Eröffnungsperiode zirkulierenden Mengen nach spontanem Wehenbeginn entsprechen in etwa der Konzentration, die nach einer Geburtseinleitung mit intravenöser Verabreichung von 4 bis 6 mIE/min gemessen werden.

3.1.2 Prostaglandine

Prostaglandine sind mehrfach ungesättigte Fettsäuren, deren obligate Vorstufe, Arachidonsäure, praktisch überall im Organismus vorhanden ist (siehe auch Bd. 1, Kap. 7). Über eine Kette von Vorstufen kommt es unter Einwirkung zahlreicher Enzyme, darunter der Cyclooxygenase, zur Bildung einer Vielzahl von Prostanoiden, von denen für Myometriumkontraktionen und die Zervixreifung vornehmlich PGE_2 und $PGF_{2\alpha}$ von Bedeutung sind (siehe auch Abb. 3-13).

Prostaglandine sind lokale Hormone, die unmittelbar nach erfolgter Wirkung lokal, spätestens aber nach ein oder zwei Lungenpassagen inaktiviert werden. Sie spielen in zahlreichen physiologischen Prozessen eine entscheidende Mediatorenrolle; auch für den Geburtsmechanismus dürften sie von zentraler Bedeutung sein. Sämtliche intrauterine Gewebe können Prostaglandine produzieren, wobei das Spektrum der produzierten Prostanoide sehr schwankt. So synthetisiert das Myometrium vornehmlich Prostacyclin, während menschliches Amnion und Chorion hauptsächlich PGE_2 und die Dezidua sowohl PGE_2 als auch $PGF_{2\alpha}$ produzieren. Das Amnion, das keine eigene Blutversorgung aufweist, erhält die Arachidonsäure über das Fruchtwasser, während das Chorion, das ebenfalls keine eigene Blutversorgung besitzt, die Vorstufe aus der Dezidua bezieht.

PGE_2 und $PGF_{2\alpha}$ sind bekannt für ihre starke Stimulation der myometrialen Kontraktilität, die sehr wahr-

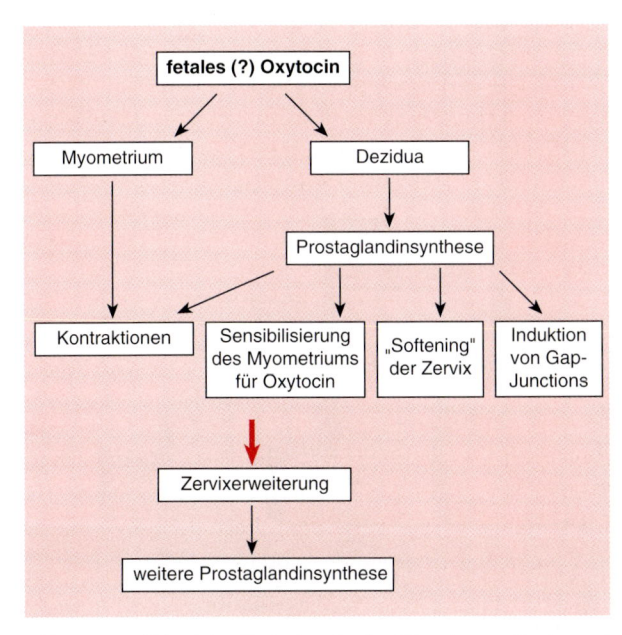

Abb. 3-17 Ablauf der Ereignisse in der Theorie von Fuchs und Husslein, die Oxytocin als Auslöser des Geburtsgeschehens annahmen (nach Fuchs et al. [18]).

scheinlich über eine Erhöhung des intrazellulären Calciumanteils bewirkt wird (siehe auch Abb. 3-12). Zur Zeit kann das am besten durch eine Modulation der Calciumströme erklärt werden, wobei die genaue Beeinflussung noch untersucht wird. Die Beziehung zwischen Calcium und Prostaglandinen scheint relativ komplex zu sein, und offensichtlich kommt es zu einer Erhöhung der Calciumpermeabilität der Zellmembran. Auch für die Synthese der Prostaglandine ist Calcium notwendig; es konnte gezeigt werden, daß Calciumantagonisten in vitro die Prostaglandinsynthese vermindern, während Calcium selbst die Produktion erhöht.

Darüber hinaus gibt es verschiedene Theorien über die Regulation der effektiven Synthese. Vor allem McDonald mit seiner Arbeitsgruppe hat immer wieder postuliert, daß das Vorhandensein freier Arachidonsäure einen entscheidenden Regulationspunkt darstellt [7]. Somit wäre die Aktivität des Enzyms Phospholipase A2, das die Arachidonsäure aus ihrer Verankerung in Zellmembranen löst, ein entscheidender Faktor für die Stimulation der Prostaglandinsynthese.

Eine andere Theorie sieht Oxytocin als zentralen Regulator. Fuchs und Mitarbeiter konnten zeigen, daß die Decidua parietalis am Termin über eine hohe Konzentration von Oxytocinrezeptoren verfügt [18]. Sie postulierten, daß der zentrale Stimulus für die Zunahme der Prostaglandinsynthese am Termin die Bindung von Oxytocin an seinen Rezeptor in der Dezidua darstellt. Dies konnte in vitro durch Inkubationsversuche und in vivo durch Untersuchungen bei Geburtseinleitungen mit Oxytocin untermauert werden.

Prostaglandine scheinen, ähnlich wie Oxytocin, einen spezifischen Rezeptor an den Plasmamembranen der Zielzelle zu besitzen, dessen Affinität bzw. Densität sich im Verlauf der Schwangerschaft aber offenbar wenig ändert. Die erhöhte kontraktile Aktivität während der Geburt ist eine direkte Folge der Erhöhung von PGE_2 und $PGF_{2\alpha}$ bzw. auch der Produktion von anderen Eicosanoiden durch die fetoplazentare Einheit. Die Beziehung zwischen den einzelnen Hauptwegen der Eicosanoidsynthese (siehe auch Abb. 3-13) ist dabei durchaus dynamisch, und das Auftreten verschiedener Prostaglandine, Thromboxane oder Leukotriene kann

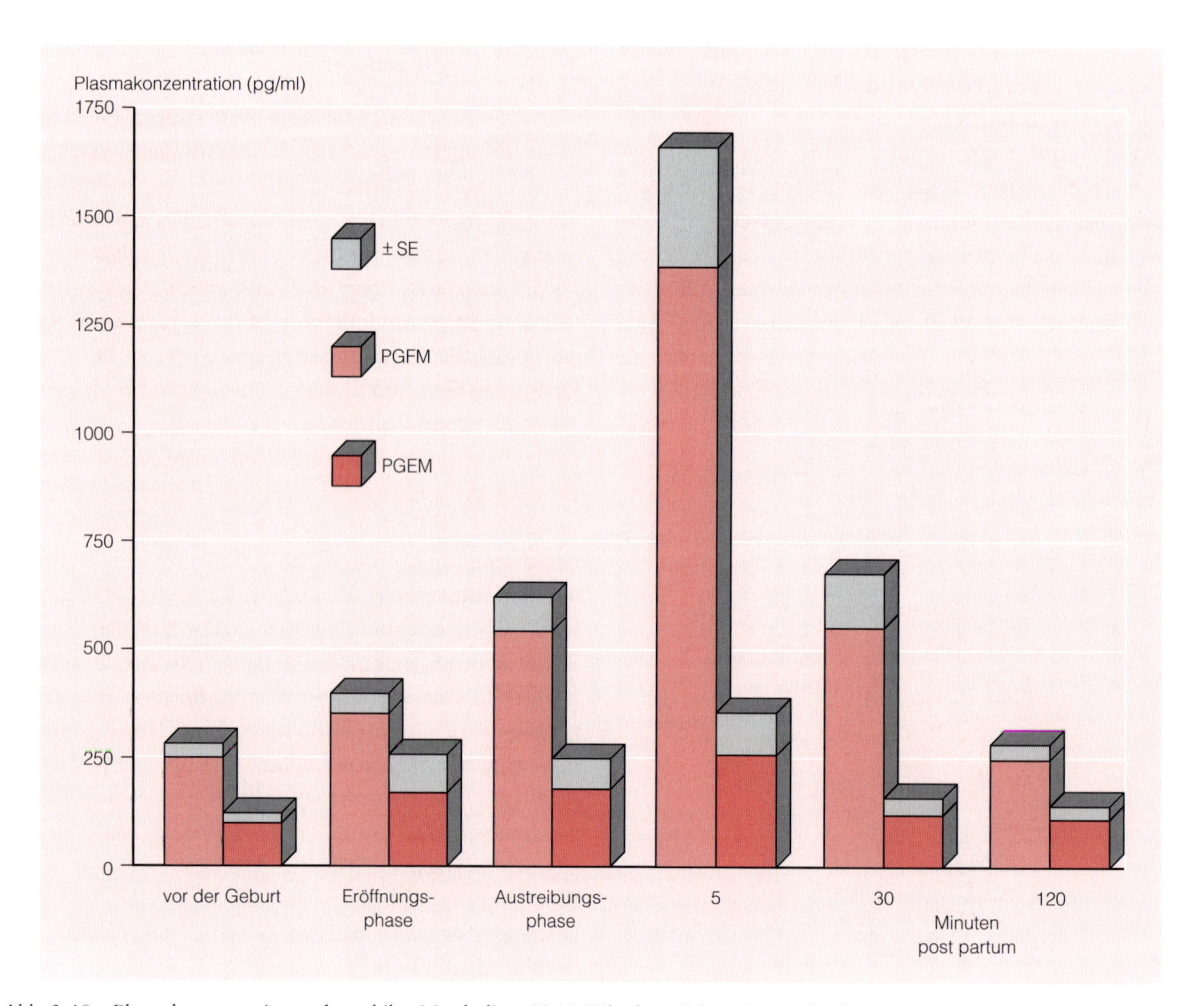

Abb. 3-18 Plasmakonzentrationen der stabilen Metaboliten 13,14-Dihydro-15-keto-Prostaglandin E_2 (PG EM) und $F_{2\alpha}$ (PG FM) vor und während Geburten nach spontanem Wehenbeginn.

sich entsprechend der Phasen des Reproduktionszyklus ändern [49]. Es konnte darüber hinaus gezeigt werden, daß in speziellen Situationen ein einmal eingeschlagener Weg in der Prostaglandinkaskade in verschiedenen Organen durchaus verändert werden kann. Die lokale Konzentration der Enzyme kann entscheidend sein, ob Thromboxan, eine potente thrombozytenaggregierende und muskelkontrahierende Substanz oder z. B. Prostacyclin, das die Thrombozytenaggregation und die Muskelkontraktion hemmt, aus dem gemeinsamen Vorgänger entsteht.

Diese Beobachtungen und die Tatsache der enormen Erhöhung der Arachidonsäurekonzentration im Fruchtwasser während der Geburt weisen auf die spezielle Rolle der fetalen Membranen beim Beginn regulärer Muskelkontraktionen hin. Obwohl der exakte Ablauf der einzelnen Schritte noch immer nicht ganz geklärt ist, dürfte sich im wesentlichen folgendes abspielen [31]: Zunächst werden relativ große Mengen von Arachidonsäure aus den Glycerophospholipidspeichern des Amnions freigesetzt; ein kleinerer Anteil dieser Arachidonsäure dient dabei als Ausgangssubstanz für die PGE_2-Produktion der fetalen Membranen und ein anderer Teil für PGE_2 und $PGF_{2\alpha}$ in der Dezidua. Das vom Amnion produzierte PGE_2 dürfte dann seinerseits die Freisetzung der Arachidonsäure entweder im Chorion laeve oder in der Dezidua bewirken und damit die Produktion von PGE_2 im Chorion und PGE_2 und $PGF_{2\alpha}$ in der Dezidua verstärken. Der frühere Anstieg der PGE_2-Konzentration im Fruchtwasser unmittelbar vor Geburtsbeginn und die vor Auftreten der $PGF_{2\alpha}$-Metaboliten erhöhten PGE_2-Metaboliten in der maternalen Zirkulation unterstützen diese Annahme. Auch nach Verabreichung von PGE_2-Vaginalsuppositorien konnte gezeigt werden, daß es zu einem Anstieg der $PGF_{2\alpha}$-Metaboliten im Plasma kommt. Generell könnte jeder Stimulus, der die PGE_2-Synthese in den fetalen Membranen erhöht, wie z. B. Oxytocin, Arachidonsäure, Prostaglandine, aber auch andere Stimuli, wie Hypoxie, Infektion oder Reize noch unbekannter Art die Serie der einzelnen Schritte initiieren, die zu einer Formation von $PGF_{2\alpha}$ in der Dezidua und/oder im Myometrium führen. Faktum ist, daß bei jeder Form der Geburt, sei es nach spontanem Wehenbeginn oder nach Geburtseinleitung, die Zunahme der körpereigenen, uterinen Prostaglandinsynthese signifikant zunimmt (Abb. 3-18).

Generell haben Prostaglandine mehrfache *Wirkungen auf den schwangeren Uterus* (Abb. 3-19):

– Induktion von Myometriumkontraktionen über eine Beeinflussung der intrazellulären Calciumkonzentration
– aktive Beteiligung am Prozeß der Zervixreifung
– Induktion von Gap-Junctions

Unmittelbar post partum scheinen Prostaglandine, die in der Plazenta synthetisiert werden, für die Lösung und Ausstoßung der Plazenta verantwortlich zu sein. So stellte sich heraus, daß die maximalen Spiegel der zirkulierenden Prostaglandinmetaboliten im peripheren mütterlichen Blut zum Zeitpunkt der Plazentalösung zu beobachten waren (siehe Abb. 3-18). Gleichzeitig durchgeführte Serienbestimmungen verschiedener Prostanoide in der aus der Plazenta führenden Nabelvene untermauerten die Vorstellung, daß diese massive Prostaglandinsynthese in der Plazenta selbst stattfindet.

3.1.3 Östrogene

Östrogene wirken nicht direkt kontraktionsauslösend, sondern modulieren die Wirkung anderer Hormone in Richtung Zunahme der Erregbarkeit. Während der Schwangerschaft kommt es zu einer stetigen Zunahme der Östrogenproduktion, und gebundene und freie Östrogene sind in der mütterlichen Zirkulation vor dem spontanen Geburtsbeginn erhöht.

Der *Grund* für diese Erhöhung des Östrogens ist noch nicht exakt eruiert, aber in Anlehnung an das Schafmodell ist es nicht ganz unwahrscheinlich, daß es das fetale adrenokortikotrope Hormon (ACTH) ist, das über die Produktion von Vorstufen der Östrogene wie DHEA-S oder Androstendion die Ursache darstellt. Eine funktionierende fetale Nebennierenrinde ist sicherlich von gewissem Interesse in bezug auf den Geburtsbeginn, da gezeigt werden konnte, daß bei abgestorbenem Feten bzw. bei Feten mit selektiven Defekten, wie z. B. Nebennierenrindenaplasie oder Anenzephalie, es zu einer Verzögerung des Geburtsbeginns kommen kann. Im Rhe-

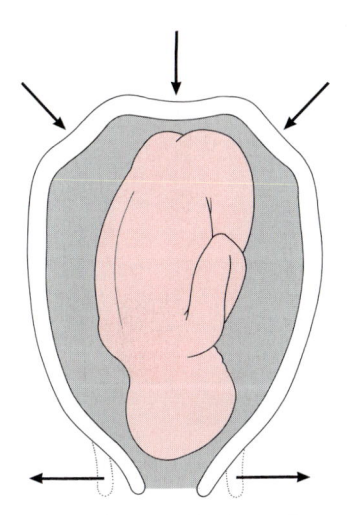

Abb. 3-19 Wirkungen der Prostaglandine auf Myometrium und Zervix.

susaffenmodell konnte darüber hinaus gezeigt werden, daß, wenn man durch Dexamethason die fetale und maternale Nebennierenrindensekretion unterdrückt, es zu einer Reduktion der Östrogensynthese während der Schwangerschaft kommt, der präpartale Östrogenanstieg ausbleibt und die Schwangerschaft insgesamt verlängert wird. Durch eine kontinuierliche oder pulsatile Langzeitinfusion von ACTH im fetalen Tiermodell konnte allerdings umgekehrt kein vorzeitiger Geburtsbeginn induziert werden, und auch die systemische Verabreichung von Estradiol ist in dieser Hinsicht erfolglos geblieben. Östrogene dürften deshalb nur eine unterstützende Rolle bei der Geburt spielen, wobei gezeigt werden konnte, daß sie den zirkadianen Rhythmus, der bezüglich des Geburtstermins wesentlich erscheint, mitvollziehen.

Östrogene führen zu einer Größenzunahme des sarkoplasmatischen Retikulums, wodurch die intrazelluläre Calciumpumpe verstärkt wird und bei gegebenem Stimulus mehr Calcium aus dem Speicher entlassen werden kann. Klar scheint der Einfluß von Östrogenen an der Induktion von Gap-Junctions und Oxytocinrezeptoren zu sein. Zumindest bei der Ratte und beim Kaninchen steht die Synthese dieser beiden Strukturen vornehmlich unter östrogenem Einfluß.

Östrogene sind auch am Prozeß der Zervixreifung beteiligt und modulieren ferner die Antwort auf adrenerg-noradrenerge Stimuli [32]. Im Falle eines plazentaren Sulfatasemangels z. B., bei dem fetale Östrogenvorstufen wie DHEA-S nicht zu Östrogenen umgewandelt werden können, kommt es in rund 50 % der Fälle zu einer verminderten Zervixreifung und zu keinem spontanen Wehenbeginn. Die Wehenauslösung durch Oxytocin oder Prostaglandine scheint aber nur unwesentlich beeinflußt zu sein.

3.1.4 Antiprogesteron

Ausgehend von tierexperimentellen Untersuchungen war ein Progesteronabfall lange als Voraussetzung für das Einsetzen von Geburtswehen angesehen worden und als sog. Progesteronblock-Theorie bezeichnet worden. Als Progesteronbestimmungen im mütterlichen Plasma durchgeführt werden konnten, zeigte sich, daß die Blutspiegel in den Tagen vor Wehenbeginn beim Menschen, aber auch bei anderen Primaten nicht abfielen, sondern eher noch zunahmen, so daß diese Theorie wieder in den Hintergrund trat. Erst die Entdeckung von spezifischen Progesteronrezeptor-Antagonisten (Abb. 3-20) wird in dieser Beziehung auch als wichtiges Ereignis in der Erforschung der reproduktiven Physiologie gesehen. Die in den letzten Jahren durchgeführten, extensiven experimentellen Studien [21] mit verschiedensten Progesteronantagonisten zeigten sowohl bei verschiedenen Tierarten als auch beim Menschen, daß während der gesamten Schwangerschaft eine entsprechende Wirkung von Progesteron zur Aufrechterhaltung der Schwangerschaft notwendig ist. Beim Menschen unterscheidet sich die Situation von der bei verschiedenen Tiermodellen insofern, als die Effizienz einer alleinigen Antiprogesteronapplikation im Hinblick auf die Kontraktionsauslösung bzw. den Abbruch der Schwangerschaft signifikant abnimmt, je länger die Schwangerschaft dauert. Aus diesem Grund wurden insbesondere in Terminnähe die Kombination von Antiprogesteron mit Prostaglandinen oder Oxytocin zur Wehenauslösung und Geburtseinleitung überprüft und ergaben höchst interessante Ergebnisse [16]: Frauen, die mit Antiprogesteron vorbehandelt wurden, benötigten in der Folge wesentlich weniger Uterotonika zur Geburtseinleitung als Frauen, die ein Plazebo erhielten.

Antiprogesteron kann also möglicherweise den Uterus bezüglich der Stimulation mit uterotonen Substanzen sensibilisieren, entweder durch eine Vermehrung der Rezeptoren für Oxytocin bzw. Prostaglandine oder aber auch durch eine Vermehrung der Gap-Junctions und zellulären Calciumkanäle. Darüber hinaus konnten zahlreiche Studien den bereits erwähnten zervixerweichenden Effekt, der bei Antiprogesteron wahrscheinlich auf einem anderen Prinzip beruht, nachweisen. Vom Einsatz verschiedener Antiprogesteronabkömmlinge erwartet man sich in Zukunft eine Verbesserung der Regulation des Wehenmechanismus.

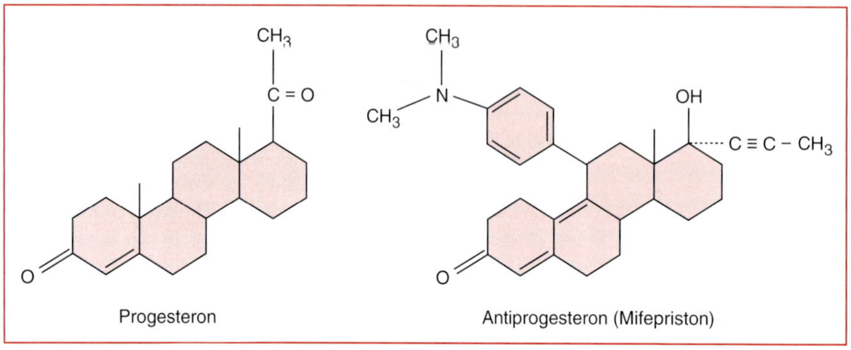

Abb. 3-20 Biochemisch dem Progesteron ähnliche Struktur von einem Progesteronrezeptor-Antagonisten.

3.2 Kontraktionshemmende Substanzen (Tokolytika)

3.2.1 Calciumblocker

Von Calciumblockern erwartet man sich eine Verminderung des extra- und intrazellulären Calciumtransports oder eine direkte calciumantagonistische Wirkung. Diese Substanzen sind vor allem im Tierexperiment untersucht worden. So wurde bei der Gabe von Nifedipin eine signifikante Verlängerung der Geburtszeit auf über das Doppelte im Vergleich zu einer unbehandelten Kontrollgruppe beobachtet. Klinisch gibt es eine eingeschränkte Erfahrung in der Anwendung von Nifedipin, vornehmlich zur Verminderung der Beschwerden bei Dysmenorrhö, aber auch als Tokolytikum, entweder allein oder in Kombination mit Beta-Sympathomimetika. Auch Magnesiumsulfat dürfte in diese Gruppe der Tokolytika fallen.

3.2.2 Calmodulininhibitoren

Eine Verhinderung der Interaktion zwischen Calmodulin und Myosin-light-chain-Kinase (MLCKase) würde zu einer Reduktion deren Aktivität und dadurch zu einem verminderten Zusammenschluß von Aktin und Myosin führen. Phenothiazide wurden zu diesem Zweck in vitro untersucht. Zahlreiche Fragen sind aber noch offen, unter anderem die der Bedeutung des Calmodulins in anderen Organen, so daß eine klinische Anwendung noch in ferner Zukunft liegen dürfte.

3.2.3 Substanzen, die die cAMP-Synthese stimulieren

Hierzu gehören die in der klinischen Praxis zur Wehenhemmung etablierten Beta-Sympathomimetika. Betaadrenerge Substanzen, die an uterine Rezeptoren binden, führen zu einer Stimulation der cAMP-Synthese (siehe Abb. 3-12). Der Anstieg des intrazellulären cAMPs resultiert in:

- einer *vermehrten Calciumspeicherung,* insbesondere im sarkoplasmatischen Retikulum, wodurch es zu einer Reduktion der Konzentration intrazellulärer freier Calciumspiegel kommt
- einer *Aktivierung der Proteinkinase,* die die MLCKase phosphoryliert. Dadurch kommt es zu einer verminderten Bindung der MLCKase zum Calcium-Calmodulin-Komplex, wodurch eine Inaktivierung des Enzyms entsteht. Außerdem reduzieren Beta-Sympathomimetika die Syntheseleistung der uterinen Gewebe für kontraktile Prostaglandine (PGE_2, $PGF_{2\alpha}$) und stimulieren die Produktion von Prostacyclin, von dem man einen kontraktionshemmenden Einfluß annimmt.

3.2.4 Funktionelle Peptide

Verschiedene Peptidhormone sind aktiv im Regulationsprozeß der uterinen Kontraktilität eingebunden. Das bedeutendste – allerdings kontraktionsauslösende – dürfte Oxytocin sein. Aber auch Relaxin scheint zumindest im Tierexperiment einen gewissen Einfluß auf den Kontraktionsprozeß der glatten Muskelzelle zu haben. Offenbar kommt es zu einer Abschwächung der Aktivität der MLCKase. Auch das vasoaktive intestinale Peptid (VIP) greift unter dem Einfluß von Steroidhormonen modulierend in die uterine Kontraktilität ein. Die klinische Anwendbarkeit dieser Substanzen zur Wehenhemmung steht allerdings noch aus.

3.2.5 Progesteron

Progesteron greift in den Kontraktionsprozeß an verschiedenen Stellen ein. Einerseits reduziert es die Wirkung von Östrogen durch Hemmung der Östrogenrezeptorbildung, andererseits steigert es seine eigene Wirkung durch Induktion von Progesteronbindungsstellen. Außerdem führt Progesteron zu einer Erhöhung des Ruhemembranpotentials, reduziert die Konzentration freier Calciumspiegel und unterdrückt die Synthese von Gap-Junctions, wodurch eine verminderte Leitgeschwindigkeit bei der Erregungsübertragung verursacht wird. Bei der Ratte und beim Kaninchen verhindert Progesteron die Bildung von Oxytocinrezeptoren und senkt somit die Empfindlichkeit gegen dieses Hormon. Ein weiterer Faktor für die Progesteronwirkung stellt die Stimulation der Rezeptorsynthese für Beta-Sympathomimetika dar, wodurch der wehenhemmende Effekt von Beta-Agonisten verstärkt wird.

Die Kontraktionsfähigkeit der Myometriumzelle bleibt unter Progesteron erhalten. Entgegen den früheren Vorstellungen kommt es, wie im Abschnitt 3.1.4 erwähnt, beim Menschen nämlich nicht zu einem Abfall der zirkulierenden Menge dieses Hormons gegen Ende der Schwangerschaft.

3.2.6 Nitritoxid

Einige Studien der letzten Zeit zeigen auf, daß Nitritoxid (NO) in die Kontrolle der Relaxation von glatten Muskelzellen involviert ist [48], wobei der Effekt wahrscheinlich über eine Erhöhung von zyklischem Guanosinmonophosphat (cGMP) ausgeübt wird. Es konnte gezeigt werden, daß verschiedene NO-Donatoren, wie z. B. Glyceryltrinitrat [41], zu einer Hemmung von vorzeitigen Wehen führen. Andererseits kommt es durch die Applikation von NO-Synthaseinhibitoren zu keinem Auftreten von vorzeitigen Wehen. Trotzdem dürfte NO eine wesentliche Rolle bei der Ruhigstellung der Uterusmuskulatur spielen, aber offenbar vor einer Konversion der Muskelzelle in ein aktives Stadium (siehe Abschnitt 3.3).

3.2.7 Substanzen, die die Synthese von uterinen Stimulanzien vermindern

3.2.7.1 Ethanol

Im Tierexperiment, aber auch bei schwangeren Frauen führt die Verabfolgung großer Mengen von Alkohol zu einem deutlichen Abfall der zirkulierenden Oxytocinkonzentrationen, wodurch sich die klinischen Erfolge bei der Anwendung von Alkohol zur Wehenhemmung erklären lassen [19]. Aus Abbildung 3-21 ist ersichtlich, daß in allen Fällen von vorzeitiger Wehentätigkeit die intravenöse Applikation von Ethanol zu einem deutlichen Abfall der Oxytocinkonzentrationen im mütterlichen Plasma führte. Bei erfolgreicher Wehenhemmung blieb diese Suppression über längere Zeit erhalten, während bei den Frauen, bei denen es trotz anfänglich verminderter Uterusaktivität innerhalb von zwei bis drei Tagen zur Geburt kam, die Oxytocinsekretion nach einer kurzen Unterbrechung wieder zunahm.

3.2.7.2 Prostaglandinsynthesehemmer

Die Schwangerschaftsdauer bei Frauen, die in der Gravidität regelmäßig Acetylsalicylsäure eingenommen hatten, kann verlängert sein [11]. Die Hemmung der Synthese kontraktionsauslösender Prostanoide – vornehmlich über eine Hemmung der Cyclooxygenaseaktivität – wurde in der Folge dieser Beobachtung von einigen Autoren zur Wehenhemmung – allerdings in sehr hoher Dosierung – verwendet. Unklar bleibt dabei die Bedeutung einer unterdrückten Prostaglandinsynthese für die fetale Zirkulation. Wiederholt ist auf die Gefahr eines vorzeitigen Verschlusses des Ductus Botalli hingewiesen worden; faßt man aber die Ergebnisse aller kontrollierten Untersuchungen bei der Anwendung von Prostaglandinsynthesehemmern zur Behandlung vorzeitiger Wehen, Hypertonie oder intrauteriner Retardierung zusammen, so konnte diese

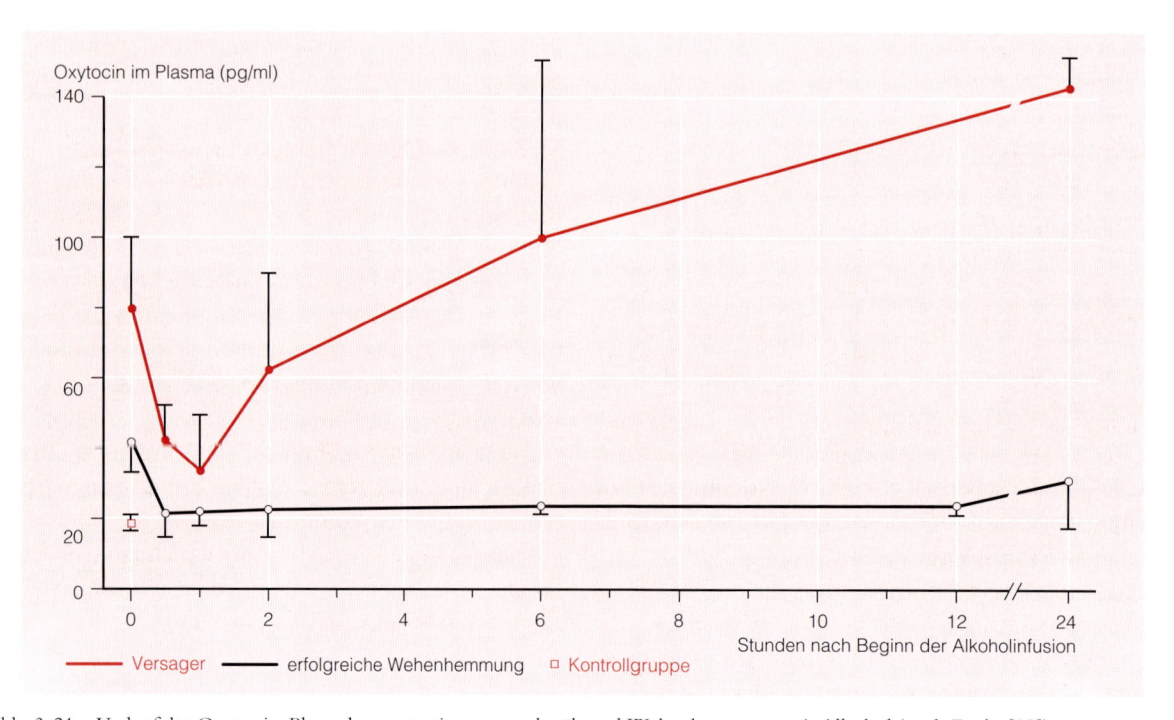

Abb. 3-21 Verlauf der Oxytocin-Plasmakonzentration vor und während Wehenhemmung mit Alkohol (nach Fuchs [19]).

Sorge in der Praxis keine Bestätigung finden. Auch andere, neonatale Komplikationen, wie z. B. Hämorrhagien, sind vereinzelt beschrieben worden; diese konnten jedoch in großen Kollektiven [61] nicht bestätigt werden. Da effektivere Substanzen zur Tokolyse zur Verfügung stehen, gibt es derzeit auch im Hinblick auf potentielle Risiken keine Indikation für Acetylsalicylsäure bei vorzeitigen Wehen. Sollte eine Hemmung der Cyclooxygenase erwünscht sein, scheint Indometacin wesentlich effektiver und nebenwirkungsärmer zu sein.

3.2.8 Oxytocinanaloga

In letzter Zeit ist über die Anwendung von Oxytocinabkömmlingen berichtet worden, die zwar an den entsprechenden Rezeptor binden, aber keinerlei Oxytocinaktivität aufweisen [46]. Dadurch kommt es zu einer Verdrängung des zirkulierenden Oxytocins von seiner Bindungsstelle und zu einer oxytocinantagonisierenden Wirkung.

Bei Betrachtung der verschiedenartigen Möglichkeiten der Wehenhemmung ist man verwundert, daß sich in der klinischen Praxis praktisch nur Beta-Sympathomimetika durchsetzen konnten. Dies ist zum Teil durch die Sorge zu erklären, mit wehenhemmenden Substanzen auch in andere biologische Abläufe einzugreifen; eine Sorge, die auch bei der Entwicklung der Beta-Sympathomimetika zur Behandlung der drohenden Frühgeburt einen breiten Raum eingenommen hat.

3.3 Geburtsmodell

Alle bisherigen Modelle bezüglich des Beginns der Wehentätigkeit und der Geburt sind insofern unbefriedigend, als sie nicht exakt beschreiben können, welche Vorgänge reversible und welche irreversible Schritte in der Entwicklung der regelmäßigen uterinen Kontraktilität darstellen, was speziell für vorzeitige Wehen wichtig wäre. Es gibt jedenfalls keinen einfachen Weg von der inaktiven zur aktiven Muskelzelle nur durch stimulatorische Substanzen oder den Entzug von inhibitorischen Substanzen. Reguläre intrauterine Kontraktionen werden offenbar schrittweise erreicht, wobei manche dieser Schritte irreversibel und manche von anderen abhängig sind (Abb. 3-22). Die erste Stufe oder der sog. Reifungsprozeß ist wahrscheinlich irreversibel und unabhängig von den weiteren Schritten. Es kommt hier zu einer Vermehrung von Gap-Junctions und von Rezeptoren für Oxytocin, Prostaglandin und anderen Substanzen.

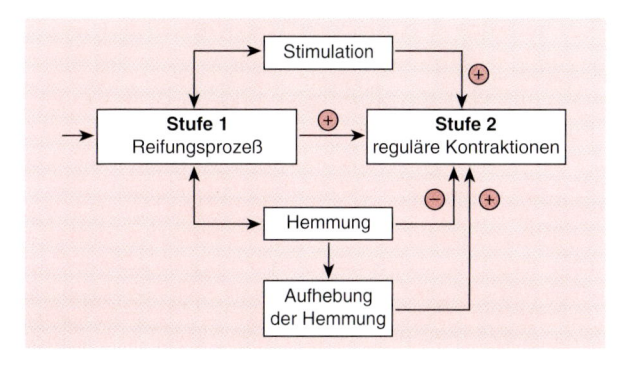

Abb. 3-22 Geburtsmodell mit schrittweiser Erreichung der effektiven Wehentätigkeit und mögliche Angriffspunkte.

Viele Untersuchungen im Tiermodell weisen darauf hin, daß der Entzug von Progesteron und eine Erhöhung der Östrogene die Bildung von neuen Proteinen induziert und von anderen unterdrückt. Beim Menschen könnte dieser wahrscheinlich langsamer verlaufende Reifungsprozeß, durch Dehnung, Oxytocin, Prostaglandine, Zytokine, eine fetale Ischämie oder andere Substanzen verursacht sein.

Ist einmal der Reifungsprozeß abgeschlossen, könnte es sein, daß ohne weitere Hilfe oder Aufhebung der inhibitorischen Momente die Stufe 2 mit regulären Kontraktionen erreicht wird. In jedem Fall ist diese Stufe abhängig vom Reifungsprozeß und wahrscheinlich auch reversibel. Zusätzlich könnten an diesen Punkt stimulatorische Substanzen, wie Oxytocin, Prostaglandine, Endothelin, oder andere eingreifen. Durch Entzug dieser Stimulation oder die Applikation von Antagonisten ist dieser Schritt zwar reversibel, aber nur bis zur Stufe des Reifungsprozesses und nicht zurück zu früheren Bedingungen. Nichtspezifische Substanzen, die das cAMP erhöhen, Gap-Junctions schließen, den Calciumtransport erhöhen oder Membranpotentiale verringern, können nach dem Reifungsprozeß eine inhibitorische Stufe darstellen. Diese wiederum kann durch Antagonisten, die zu einer Aufhebung der Inhibition führen, verändert werden.

Es handelt sich hierbei um ein relativ kompliziertes Modell, das allerdings viele Implikationen für einen stimulierenden oder inhibierenden pharmakologischen Eingriff bei der Geburt aufweist. Da stimulierende Substanzen üblicherweise erst nach dem Reifungsprozeß eingreifen, kann von ihnen nicht erwartet werden, daß, wenn sie vor diesem Schritt eingesetzt werden, regelmäßige Kontraktionen resultieren; dasselbe gilt für den Einsatz inhibitorischer Substanzen.

Zukünftige Behandlungsalternativen, die entweder den Reifungsprozeß verhindern oder stimulieren, könnten einen wesentlich besseren Effekt auf die Verhinderung bzw. Stimulation der Muskelkontraktionen aufweisen und so möglicherweise zu einer Verbesserung unserer therapeutischen Möglichkeiten beitragen.

Ein Aspekt der Tokolyseforschung für die Zukunft wäre es, wirksame Substanzen in entsprechend niedriger Dosierung zu entwickeln, von denen man sich eine hemmende Wirkung auf die Kontraktilität des Myometriums, aber nur eine eingeschränkte Beeinflussung anderer Organsysteme erhoffen könnte. Als Beispiel sei hier die Möglichkeit eines phenothiazinähnlichen Calmodulinblockers erwähnt. Aber auch verschiedenste Oxytocinanaloga und vor allem NO-Donatoren werden diesbezüglich weiter untersucht.

Der Bedeutung der Zervixreifung entsprechend könnte auch an eine lokale Therapie zur Verhinderung oder Umkehr der Reifungsvorgänge der Zervix gedacht werden.

Literatur

1. Adelstein, R. S., M. A. Conti, D. R. Hathaway, C. B. Klee: Phosphorylation of smooth muscle myosin light chain kinase. J. biol. Chem. 253 (1978) 8347–8350.
2. Ahner, R., H. Kiss, C. Egarter et al.: Fetal fibronectin as a marker to predict the onset of term labor and delivery. Amer. J. Obstet. Gynec. 172 (1995) 134.
3. Benham, C. D.: ATP-activated channels gate calcium entry in single smooth muscle cells dissociated from rabbit ear artery. J. Physiol. (Lond.) 419 (1989) 689.
4. Bennett, P. R., M. P. Rose, L. Myatt: Preterm labor: stimulation of arachidonic acid metabolism in human amnion by bacterial products. Amer. J. Obstet. Gynec. 156 (1987) 649.
5. Caldeyro-Barcia, R.: Physiology of uterine contractions. Clin. Obstet. Gynec. 3 (1960) 386.
6. Carsten, M. E., J. D. Miller: Ca^{2+} release by inositol triphosphate from Ca^{2+}-transporting microsomes derived from uterine sarcoplasmatic reticulum. Biochem. biophys. Res. Commun. 130 (1985) 1027.
7. Casey, L., P. C. MacDonald: Initiation of labor in women. In: Huszar, G. (ed.): The Physiology and Biochemistry of the Uterus in Pregnancy and Labor. CRC Press, Boca Raton 1986.
8. Chacko, S., M. A. Conti, R. S. Adelstein: Effect of phosphorylation of smooth muscle myosin on action activation and Ca^{2+} regulation. Proc. nat. Acad. Sci. (Wash.) 74 (1977) 129.
9. Chow, L., S. J. Lye: Expression of the gap junction protein connexin-43 is increased in the human myometrium toward term and with the onset of labor. Amer. J. Obstet. Gynec. 170 (1994) 788.
10. Cole, W. C., R. E. Garfield: Evidence for physiological regulation of gap junction permeability. Amer. J. Physiol. 251 (1986) C411.
11. Conrad, J. K., K. Ueland: Reduction of the stretch modulus of human cervical tissue by prostaglandin E_2. Amer. J. Obstet. Gynec. 126 (1976) 218.
12. Coster, W. de, A. Goethals, M. Vandierendonck, M. Thiery, R. Derom: Labor induction with prostaglandin F_2 alpha: influence on psychomotor evolution of the child in the first 30 months. Prostaglandins 12 (1976) 559.
13. Egarter, C., P. Husslein: Biochemistry of myometrial contractility. Baillière's Clin. Obstet. Gynaec. 4 (1992) 755.
14. Fan, Y. D., J. G. Pastorek, J. M. Miller, J. Mulvey: Acute pyelonephritis in pregnancy. Amer. J. Perinat. 4 (1987) 324.
15. Frydman, R., H. Fernandez, J. C. Pous, A. Ulmann: Mifepristone (RU 486) and late pregnancy termination: a double-blind study of two different doses. Hum. Reprod. 3 (1988) 803.
16. Frydman, R., C. Lelaidier, C. Baton-Saint-Mleux, H. Fernandes, M. Vial, P. Bourget: Labor induction in women at term with mifepristone RU 486: a double blind, randomised, placebo-controlled study. Obstet. and Gynec. 80 (1992) 972.
17. Fuchs, A. R., F. Fuchs: Physiology of parturition. In: Gabbe, S. G., J. R. Niebühl, J. I. Simpson (eds.): Obstetrics, Normal and Problem Pregnancies. Churchill Livingstone, New York 1986.
18. Fuchs, A. R., F. Fuchs, P. Husslein, M. Fernström, M. S. Soloff: Oxytocin receptors in pregnant human uterus and the regulation of oxytocin action during pregnancy and parturition. Amer. J. Obstet. Gynec. 150 (1984) 734.
19. Fuchs, F.: Prevention of prematurity. Amer. J. Obstet. Gynec. 126 (1976) 809.
20. Garfield, R. E., M. E. Bleunerhassett, M. S. Miller: Control of myometrial contractility: role and regulation of gap junctions. Oxford Rev. reprod. Biol. 10 (1988) 436.
21. Garfield, R. E., J. M. Gasc, E. E. Baulieu: Effect of the antiprogesterone RU 486 on preterm birth in the rat. Amer. J. Obstet. Gynec. 157 (1987) 1281.
22. Garfield, R. E., M. S. Kannan, E. E. Daniel: Gap junction formation in myometrium: control by estrogens, progesterone and prostaglandins. Amer. J. Physiol. 238 (1980) C81.
23. Garfield, R. E., D. Merrett, A. K. Grover: Gap junction formation and regulation in myometrium. Amer. J. Physiol. 239 (1980) C217.
24. Garfield, R. E., C. Yallampalli: Control of myometrial contractility on labor. In: Chwalisz, K., R. E. Garfield (eds.): Basic Mechanisms Controlling Term and Preterm Birth. Ernst Schering Research Foundation, Springer, Berlin–Heidelberg–New York 1993.
25. Goerttler, K.: Die Struktur der Wand des menschlichen Uterus. Arch. Gynäk. 205 (1968) 334.
26. Gustavii, B.: Sweeping of the fetal membranes by a physiologic saline solution: effect on decidual cells. Amer. J. Obstet. Gynec. 120 (1974) 531.
27. Hollingsworth, M., T. Amédée, D. Edwards et al.: The relaxant action of BRL 34915 in rat uterus. Brit. J. Pharmacol. 91 (1987) 803.
28. Hollingsworth, M., S. Downing: Calcium entry blockers and the uterus. Med. Sci. Res. 16 (1988) 1.
29. Hurwitz, L.: Pharmacology of calcium channels and smooth muscle. Amer. Rev. Pharmacol. Toxicol. 26 (1986) 225.
30. Husslein, P.: Die Bedeutung von Oxytocin und Prostaglandinen für den Geburtsmechanismus beim Menschen. Wien. klin. Wschr. 96 (1984) Suppl. 155.
31. Husslein, P., C. Egarter: Über die Ursachen des Wehenbeginns beim Menschen. Z. Geburtsh. Perinat. 198 (1994) 163.
32. Huszar, G., D. Cabrol, F. Naftolin: The relationship between myometrial contractility and cervical maturation in pregnancy and labor. In: Huszar, G. (ed.): The Physiology and Biochemistry of the Uterus in Pregnancy and Labor. CRC Press, Boca Raton 1986.
33. Huszar, G., J. R. Roberts: Biochemistry and pharmacology of the myometrium and labor: regulation at the cellular and molecular levels. Amer. J. Obstet. Gynec. 142 (1982) 225.
34. Huxley, H. E.: The Croonian Lecture 1970. The structural basis of muscular contraction. Proc. roy. Soc. Lond. B 178 (1071) 131.
35. Inoue, R., K. Kitamura, H. Kuriyama: Acetylcholine activates single sodium channels in smooth muscle cells. Pflügers Arch. 410 (1987) 69.
36. Inoue, Y., U. Sperelakis: Gestational change in Na^+ and Ca^{2+}

channel current densities in rat myometrial smooth muscle cells. Amer. J. Physiol. C 658 (1991) 260.
37. Ito, K., T. Ikemoto, S. Takakura: Involvement of Ca^{2+}-influx-induced Ca^{2+} release in contraction of intact vascular smooth muscles. Amer. J. Physiol. 261 (1991) H1464.
38. Kawarabayshi, T., M. Ikeda, H. Sugimori, H. Nadao: Spontaneous electrical activity and effects of noradrenaline in pregnant human myometrium recorded by the single sucrose gap method. Acta physiol. hung. 67 (1986) 71.
39. Kitazawa, T., S. Kobayshi, T. Horiuti, A. V. Somlyo, A. P. Somlyo: Receptor-coupled permeabilized smooth muscle: role of the phosphatidylinositol cascade, G-protein and modulation of the contractile response to Ca^{2+}. J. biol. Chem. 264 (1989) 5339.
40. Lang, L. M., E. C. Beyer, A. L. Schwartz, J. D. Gislin: Molecular cloning of a rat uterine gap junction protein and analysis of gene expression during gestation. Amer. J. Physiol. 260 (1991) E787.
41. Lees, C., S. Campbell, E. Janniaux et al.: Arrest of preterm labour and prolongation of gestation with glyceryl trinitrate, a nitric oxide donor. Lancet 343 (1994) 1325.
42. Lye, S. J., C. L. Freitag.: An in vitro model to examine the electromyographic activity of isolated myometrial smooth muscle. J. Reprod. Fertil. 82 (1988) 51.
43. MacKenzie, L. W., R. E. Garfield: Hormonal control of gap junctions in the myometrial gap junction: in vitro studies. In: Jones, C. (ed.): Physiological Development of Fetus and Newborn, p. 411. Academic Press, London 1985.
44. MacKenzie, L. W., R. E. Garfield: Hormonal control of gap junction in the myometrium. Amer. J. Physiol. 249 (1985) C296.
45. Marbaix, E., J. Donnez, P. C. Courrtoy, Y. Eckhout: Progesterone regulates the activity of collagenase and related gelatinases A and B in human endometrial explants. Proc. nat. Acad. Sci. (Wash.) 89 (1992) 11789.
46. Melin, P., J. Trojnar, B. Johansson, H. Vilhardt, M. Akerlund: Synthetic antagonists of the myometrial response to vasopressin and oxytocin. J. Endocr. 111 (1986) 125.
47. Michell, R. H.: Inositol phospholipids and cell surface receptor function. Biochim biophys. Acta (Amst.) 415 (1975) 81.
48. Moncada, S., R. M. G. Palmer, E. A. Higgs: Nitric oxide: physiology, pathophysiology and pharmacology. Pharmacol. Rev. 43 (1991) 109.
49. Moonen, P., G. Klotz, M. J. Keirse: Distribution of prostaglandin endoperoxide synthase and prostaglandin synthese in late pregnant uterus. Amer J. Obstet. Gynec. 93 (1986) 255.
50. Morrison, J. C., J. R. Albert, B. N. McLaughlin, N. S. Whitworth, W. E. Roberts, R. W. Martin: Oncofetal fibronectin in patients with false labor as a predictor of preterm delivery. Amer. J. Obstet. Gynec. 168 (1993) 538.
51. Nishikori, K., H. Maeno: Close relationship between adenosine 3',5'-monophosphate-dependent endogenous phosphorylation of a specific protein and stimulation of calcium uptake in rat uterine microsomes. J. biol. Chem. 154 (1979) 609.
52. Obringk, B. A.: A study of the interactions between monomeric tropocollagen and glycosaminoglycans. Europ. J. Biochem. 33 (1973) 387.
53. Ohya, Y., N. Sperelakis: Fast Na^+ and slow Ca^{2+} channels in single uterine muscle cells from pregnant rats. Amer. J. Physiol. 257 (1989) C409.
54. Parkington, H. C., H. A. Coleman: The role of membrane potential in the control of uterine motility. In: Carsten, M. E., J. D. Miller (eds.): Uterine Function: Molecular and Cellular Aspects, p. 195. Plenum, New York 1990.
55. Peracchia, C.: Structural correlates of gap junction permeation. Int. Rev. Cytol. 66 (1980) 81.
56. Potter, J. D., P. Strag-Brown, P. L. Walker, S. Iida S.: Ca^{2+} binding to calmodulin. Meth. Enzymol. 102 (1983) 135.
57. Puri, C. P., R. E. Garfield: Changes in hormone levels on gap junctions in the rat uterus during pregnancy and parturition. Biol. Reprod. 27 (1982) 967.
58. Rath, W., P. Theobald, H. Kühnle, W. Kuhn: Prostaglandin-induced changes in the pregnant human cervix. In: Toppozada, M., M. Bydgeman, E. S. E. Hafez (eds.): Prostaglandins and Fertility Regulation, p. 207. MTP Press, Lancaster 1984.
59. Romero, R., R. Gomez, P. Baumann, M. Mazor, D. Cotton: The role of infection and cytokins in preterm parturition. In: Chwalisz, M., R. E. Garfield (eds.): Basic Mechanisms Controlling Term and Preterm Birth. Springer, Berlin–Heidelberg–New York 1993.
60. Sellheim, H.: Die Geburt des Menschen. Dtsch. Frauenheilk. 1 (1913) 1.
61. Shapiro, S., R. R. Monson, D. W. Kaufman, V. Siskind, O. P. Heinonen, D. Slone: Perinatal mortality and birth weight in relation to aspirin taken during pregnancy. Lancet I (1976) 1375.
62. Tanfin, Z., O. Goureau, G. Milligan, S. Harbon: Characterization of G proteins in rat myometrium: a differential modulation of G_i2a and G_i3a during gestation. FEBS Lett. 278 (1991) 4.
63. Thomas, G. B., J. Jones, A. Sbarra: Isolation of Chlamydia trachomatis from the amniotic fluid. Obstet. and Gynec. 76 (1990) 519.
64. Toro, L., E. Stefani, S. Erulkar: Hormonal regulation of potassium currents in single myometrial cells. Proc. nat. Acad. Sci. (Wash.) 87 (1990) 2892.
65. Uldbjerg, N., G. Ekman, A. Malmstroem, K. Olsson, U. Ulmsten: Ripening of the human uterine cervix related to changes in collagen glycosaminoglycans and collagenolytic activity. Amer. J. Obstet. Gynec. 147 (1983) 662.
66. Verhoeff, A., R. E. Garfield: Ultrastructure of the myometrium and the role of gap junctions in myometrial function. In: Huszar, G. (ed.): The Physiology and Biochemistry of the Uterus in Pregnancy and Labor. CRC Press, Boca Raton 1986.
67. Wetzstein, R., K. H. Renn: Zur Anordnung der glatten Muskulatur im Corpus uteri des Menschen. Anat. Anz. 126 (1970) 461.

4 Maternale Anpassungsvorgänge während der Geburt

W. Künzel

Inhalt

1	Herz-Kreislauf-System 68	3	Säure-Basen-Status und Gaspartialdrücke	71
1.1	Herzminutenvolumen und Herzfrequenz 68	4	Hämoglobin und Hämatokrit	71
1.2	Peripherer Blutdruck und Gefäßwiderstand 69	5	Elektrolyte, Creatinin und Eiweiß im Serum	71
1.3	Kardiovaskuläre Reaktionen bei Peridural- und Spinalanästhesie 69			
2	Atemarbeit und Stoffwechsel 70			

1 Herz-Kreislauf-System

Während der Schwangerschaft vollziehen sich im maternalen Organismus Veränderungen mit dem Ziel, die Ernährung der Frucht sicherzustellen. Eine wesentliche Voraussetzung für ein konstantes Substratangebot an den Fetus, für die Ausscheidung von Stoffwechselprudukten und für einen normalen Gasaustausch in der Plazenta ist der Anstieg der uterinen Durchblutung, der durch eine Zunahme des Herzminutenvolumens und Abnahme des uterinen Gefäßwiderstands sichergestellt wird (siehe auch Bd. 5, Kap. 1).

Alle Maßnahmen während der Geburt, die einen Einfluß auf das Herzminutenvolumen, den peripheren Gefäßwiderstand, den Blutdruck und die Hämoglobinkonzentration haben, beeinflussen auch die O_2-Transportkapazität am Uterus und somit das O_2-Angebot an den Fetus. Diese einzelnen Faktoren sollen nachfolgend weiter analysiert werden.

1.1 Herzminutenvolumen und Herzfrequenz

Untersuchungen, die das Kreislaufsystem der Mutter während der Geburt betreffen, existieren nur wenige. In einer umfangreichen Studie wurden die Veränderungen des Herzminutenvolumens in einer Phase unregelmäßiger Wehentätigkeit, während der Eröffnungsperiode und während der Austreibungsperiode untersucht [2]. Vor dem Einsetzen regelmäßiger Wehentätigkeit und auch während der Phase der unregelmäßigen Wehentätigkeit betrug das Herzminutenvolumen etwa 7 l/min. Während der Eröffnungsperiode stieg das Herzminutenvolumen auf 8,2 l/min an. Es zeigte nur einen unwesentlichen Anstieg im wehenfreien Intervall der Austreibungsperiode (8,6 l/min). Der Anstieg des Herzminutenvolumens wurde nicht durch einen Anstieg der Herzfrequenz verursacht, sondern erfolgte aufgrund der Zunahme des Schlagvolumens von 84 auf 97 ml (Tab. 4-1). Es war dabei nicht von Bedeutung, ob eine spontane Wehentätigkeit vorlag oder die Wehentätigkeit durch Infusion von Oxytocin induziert wurde.

Offenbar kommt es auch nur in einem geringen Teil der untersuchten Fälle zu einem Anstieg des Herzminutenvolumens *während* der Wehe (Abb. 4-1). Bei Patientinnen mit spontaner Wehentätigkeit erfolgte eine Zunahme des Herzminutenvolumens von 7,3 auf 7,9 l/min und bei induzierter Wehentätigkeit von 8,1 auf 10,8 l/min [2]. In beiden Fällen blieben die Herzfrequenz und der systemische arterielle Blutdruck annähernd konstant. Wichtig ist wohl zu unterscheiden, ob die Messungen während der Eröffnungsphase oder während der Austreibungsphase vorgenommen wurden. Während der Eröffnungsphase wurde bei einer Muttermundsweite von 4 bis 6 cm ein Anstieg des Herzminutenvolumens von 8 bis 12% gefunden [8, 9, 10]. Während der Wehe wiederum stieg das Herzminutenvolumen um fast 100% gegenüber den

Tabelle 4-1 Herzminutenvolumen, Herzfrequenz, Schlagvolumen, arterieller Mitteldruck, peripherer Widerstand und zentraler Venendruck vor Beginn der Wehentätigkeit, während unregelmäßiger Wehen, der Eröffnungsperiode, der Austreibungsperiode und eine Stunde nach der Geburt (nach Kjeldsen [2], x̄ = Mittelwert, SD = Standardabweichung, n = Anzahl der Fälle)

		Vor Beginn der Wehentätigkeit	Unregelmäßige Wehen	Eröffnungs-periode	Austreibungs-periode	1 Stunde nach der Geburt
Herzminutenvolumen (l/min)	x̄ ± SD	6,6 (± 1,6)	7,1 (± 1,1)	8,2 (± 1,6)	8,6 (± 1,6)	8,1 (± 2,4)
	n	23	11	18	16	26
Herzfrequenz (Schläge/min)	x̄ ± SD	88 (± 11)	88 (± 16)	86 (± 14)	90 (± 17)	77
	n	39	30	40	16	
Schlagvolumen (ml)	x̄ ± SD	78	84 (±18,5)	94 (± 19)	97 (± 17)	106 (± 29)
	n	23	11	18	16	26
Arterieller Mitteldruck (mmHg)	x̄ ± SD	88 (± 11)	87 (± 8)	96 (± 11)	101 (± 9)	90 (± 8)
	n	37	29	34	34	36
Peripherer Widerstand (berechnet) mmHg/l/min		13,3	12,4	11,7	11,7	11,2
Zentraler Venendruck (mmHg)	x̄ ± SD	5,4 (± 2,2)	5,7 (± 2,5)	5,8 (± 2,5)	–	7,3 (± 3,3)
	n	37	29	34	–	36

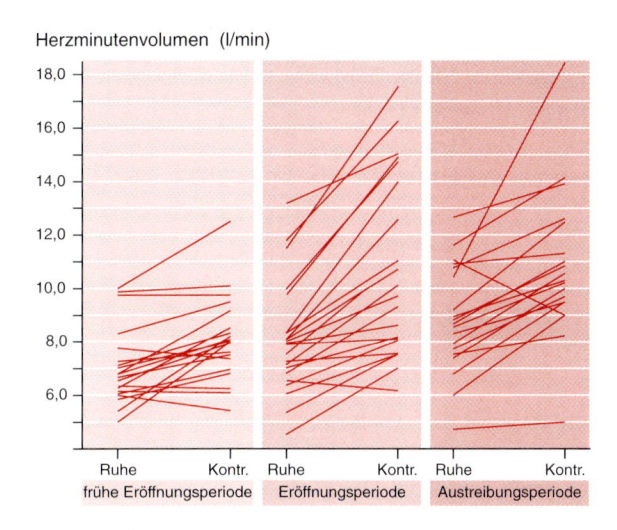

Abb. 4-1 Änderung des Herzminutenvolumens in der frühen und späten Eröffnungsperiode und in der Austreibungsperiode in Ruhe und während der Kontraktionen. Dargestellt sind Einzelfallwertpaare; rote Linien = Mittelwerte (nach Kjeldsen [2]).

Vorwerten ohne Wehe an [4]. Dieser Anstieg wurde durch eine Erhöhung des Schlagvolumens und der Herzfrequenz verursacht und ging der Zunahme der O_2-Aufnahme parallel (147 ml/min × m² vor der Wehe und 353 ml/min × m² während der Wehe). Es scheint, daß einmal die Intensität der Wehe im Sinne einer verstärkten Arbeitsleistung einen Einfluß auf die kardiovaskulären Parameter hat, andererseits bedacht werden muß, daß unterschiedliche Meßmethoden auch die Divergenz der Ergebnisse bewirken können.

Die Herzfrequenz der Mutter zeigt beträchtliche Veränderungen während der Geburt. Vor Einsetzen der Wehentätigkeit betrug die Herzfrequenz 89 Schläge pro Minute. Diese Anzahl ist während der gesamten Geburt annähernd konstant. Während der *aktiven Phase der Austreibung* erfolgt jedoch ein Anstieg auf 118 Schläge pro Minute. So ist der Anstieg des Herzminutenvolumens während der Geburt im wesentlichen auf eine Zunahme des Schlagvolumens zurückzuführen.

Ein interessanter Aspekt in diesem Zusammenhang ist die Frage, wie sich das Herzminutenvolumen *während der Kontraktion* in *Rückenlage* oder *Seitenlage* verändert. In Seitenlage betrug bei 30 Patientinnen der Anstieg des Herzminutenvolumens etwa 30% [2]. Zu ähnlichen Ergebnissen gelangten Lee et al. [3], die Frauen während der Geburt in Seitenlage untersuchten. Sie haben die Funktion des linken Ventrikels mit gepulster Echokardiographie und M-mode-Technik vor und während der Kontraktion des Uterus in Epiduralanästhesie gemessen. Das Schlagvolumen stieg um 16% von 75 auf 89 ml an, und das Herzminuten-volumen war um 11% von 6,3 auf 7,1 l/min erhöht. Offenbar erfolgt während der Kontraktion des Uterus eine Freigabe der Kompression der V. cava, so daß sich daraus bei niederem Herzminutenvolumen in Rückenlage (wohl auch in Seitenlage) der stärkere Anstieg während der Kontraktion erklären läßt.

1.2 Peripherer Blutdruck und Gefäßwiderstand

Stärkere Veränderungen erfolgen im *Blutdruck* während der Preßperiode [2]. Während in der Eröffnungsphase der Blutdruck in der Wehe systolisch nur um etwa 4 bis 6 mm Hg und diastolisch um 2 bis 5 mm Hg ansteigt, erfolgt während der Preßphase ein systolischer Blutdruckanstieg von 46 mm Hg und ein diastolischer Blutdruckanstieg von 59 mm Hg. Auch der *zentrale Venendruck* zeigt während der Preßperiode die stärksten Veränderungen mit der größten Variabilität während der Kontraktion. In Ruhe betrug der zentrale Venendruck im Mittel etwa 6 mm Hg. Er stieg während der Kontraktion der frühen und späten Eröffnungsperiode nur geringfügig an. Während der Preßperiode war jedoch aufgrund der intrathorakalen Drucksteigerung durch das Pressen ein Anstieg auf etwa 70 mm Hg (Variationsbreite 15–105 mm Hg) zu verzeichnen [2].

Der *periphere Widerstand* zeigt in allen Phasen der Geburt einen geringfügigen Rückgang, keine Zunahme. Ob der Gefäßwiderstand auch beim protrahierten Geburtsverlauf unverändert bleibt, ist bisher nicht untersucht worden. Dazu bietet sich heute auch wenig Gelegenheit, da langdauernde Geburten, bei denen kardiovaskuläre Veränderungen zu erwarten wären, selten sind.

1.3 Kardiovaskuläre Reaktionen bei Peridural- und Spinalanästhesie

Leitungsanästhesien durch Injektion von Anästhetika in den Peridural- oder Spinalraum können über eine Weitstellung des Gefäßsystems zum Abfall des Blutdrucks und zur Reduktion der uterinen Perfusion führen (siehe auch die Kap. 11 und 12). Die Auffüllung des Kreislaufs mit Flüssigkeit vor der Anästhesie soll dies verhindern. Nach der Infusion von Ringer-Lactat-Lösung stieg die Herzfrequenz um 11%, das Schlagvolumen um 10% und das Herzminutenvolumen um 20% an. Der periphere Widerstand fiel ab. Nach Injektion eines epiduralen Blocks fielen die genannten Parameter wieder auf die Ausgangswerte ab, ohne den Blutdruck zu beeinflussen [6].

Die Form der Anästhesie ist offenbar von Bedeutung. Es konnte an 32 Patientinnen, die zufällig einer Gruppe von Epidural- oder Spinalanästhesie zugeordnet wurden, geprüft werden, daß nach Bupivacain das Herzminutenvolumen bei der Epiduralanästhesie erhöht blieb, während es bei der Spinalanästhesie wieder abfiel. Die Veränderung im Herzminutenvolumen korrelierte mit dem pH-Wert der Umbilikalarterie [7].

2 Atemarbeit und Stoffwechsel

Die Lungenfunktion ist während der Schwangerschaft verändert. Das Residualvolumen, das exspiratorische Reservevolumen und das inspiratorische Reservevolumen nehmen während der Schwangerschaft ab, und das Atemzugvolumen steigt an. Diese Veränderungen der Ventilationsgrößen erfolgen möglicherweise durch eine Abnahme der Diffusionskapazität. Durch den Einfluß der Östrogene auf die Kapillar- und Alveolarwand sowie das Interstitium der Lunge nimmt die Diffusionskapazität offensichtlich ab. Die Vergrößerung der Diffusionsstrecke zwischen Alveole und Kapillare in der Lunge führt zu einer Hyperventilation und Absenkung des CO_2-Partialdrucks der Schwangeren (siehe auch Bd. 5, Kap. 2). Es ist denkbar, daß die Erniedrigung der Diffusionskapazität und Absenkung des CO_2-Partialdrucks im arteriellen Blut der Schwangeren dem verbesserten Gasaustausch in der Plazenta förderlich ist.

Der Beginn einer Geburt bedeutet für die Kreißende eine beträchtliche Steigerung ihrer körperlichen Arbeit. Das *Atemminutenvolumen* beträgt bereits zu Beginn der Geburt etwa 12 l/min, steigt dann im weiteren Verlauf auf 20 l/min an und erreicht den höchsten Wert am Ende der Austreibungsperiode (23 l/min) [11]. In einigen Fällen wurde ein Anstieg auf 40 l/min, insbesondere bei kräftiger Wehentätigkeit, beobachtet. Parallel mit der Zunahme des Atemminutenvolumens steigt auch die O_2-Aufnahme der Mutter ($\dot{V}O_2$) von 140 auf 270 ml/min $\times$ m^2 Körperoberfläche an, eine Steigerung um das Doppelte (Abb. 4-2). Der *Grundumsatz (Energieumsatz)* zeigt im Verlauf der Geburt ähnliche Veränderungen wie die O_2-Aufnahme: Am Anfang der Geburt betrug der Grundumsatz 0,7 kcal/m^2 $\times$ min und am Ende der Austreibungsperiode 1,3 kcal/m^2 $\times$ min [11]. In der ersten Phase der Geburt war der Grundumsatz bei den Erstgebärenden deutlich höher als bei den Mehrgebärenden. Im weiteren Verlauf bestanden jedoch keine Unterschiede mehr. Offenbar besteht bei der Erstgebärenden bereits in der frühen Phase der Geburt aufgrund einer stärkeren Anspannung während der Wehen ein höherer Energiebedarf, da er durch Gabe von Pethidin (100 mg) beträchtlich gesenkt werden kann. Wehenstärke, psychische und körperliche Anspannung sowie Weichteilwiderstände während der Geburt sind in ihrem Zusammenwirken individuell sehr verschieden und wohl auch Ursache des sehr variierenden Energieumsatzes und der O_2-Aufnahme.

Welchen Einfluß *schmerzlindernde Pharmaka oder Leitungsanästhesien* im Verlauf einer Geburt auf den Fetus haben oder welcher teleologische „Vorteil" im Wehenschmerz liegt, ist bisher nicht untersucht. Es wäre daran zu denken, daß z. B. die durch Schmerz ausgelöste Steigerung der körperlichen Arbeit mit dem parallel einhergehenden Anstieg von Blutdruck und Herzminutenvolumen der Reduktion der Uterusdurchblutung durch die Wehe entgegenwirkt. Der Einfluß von Leitungsanästhesien auf den Fetus kann jedoch nicht sehr ausgeprägt sein, da keine Unterschiede im Zustand des Kindes zwischen Geburten mit und ohne Periduralanästhesie bestehen.

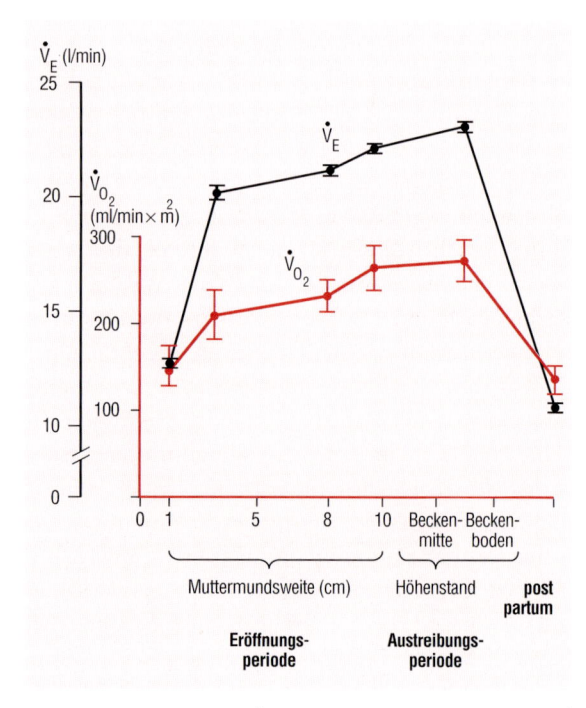

Abb. 4-2 O_2-Aufnahme ($\dot{V}O_2$) und Atemminutenvolumen ($\dot{V}_E$) der Kreißenden während der Eröffnungs- und Austreibungsperiode und unmittelbar nach der Geburt (Mittelwert ± SD) (nach Wulf et al. [11]).

3 Säure-Basen-Status und Gaspartialdrücke

Trotz körperlicher Anspannung während der Geburt erfolgen nur geringe Veränderungen im Säure-Basen-Status der Mutter. Der pH-Wert im maternalen Blut beträgt zu Beginn der Geburt 7,48 (SD 0,04). Es besteht eine respiratorische Alkalose: das Basenexzeß beträgt + 1,6 mmol/l (SD 3,5), das Standard-Bicarbonat 25,7 mmol/l (SD 4,3) und der CO_2-Partialdruck 23,7 mm Hg (SD 6,3). Diese Parameter ändern sich während der Geburt nur wenig. Es erfolgt ein geringer Verlust von Bicarbonat (im Mittel um 5,5 mmol/l), der respiratorisch nicht kompensiert wird und sich in der Abnahme des pH-Werts um 0,05 pH-Einheiten ausdrückt [5]. Die Änderung des pH-Werts wird durch Anhäufung von Lactat durch anaerobe Glykolyse verursacht. Bisher ist jedoch nicht geklärt, ob das Lactat aus dem sich kontrahierenden Uterusmuskel stammt oder durch die Geburtsarbeit der Mutter entsteht. Es erfolgen auch kaum Änderungen im O_2-Partialdruck: zu Beginn der Geburt 96 mm Hg (SD 18) und zum Zeitpunkt der Geburt 99 mm Hg (SD 16). Diese Befunde variieren nicht wesentlich bei den verschiedenen Untersuchungen [1].

4 Hämoglobin und Hämatokrit

Die Hämoglobinkonzentration beträgt zu Beginn der Wehen 12,1 g/dl (SD 2,0; n = 18) und bei Geburt 13,1 g/dl (SD 1,7; n = 29). Der Hämatokrit verhält sich ähnlich: zu Beginn der Geburt 33,9% (SD 5,0; n = 19) und bei Geburt 38,7% (SD 5,8; n = 18) [2]. Diese geringen Veränderungen könnten ein Hinweis auf eine Hämokonzentration sein, die während der Geburt durch den Flüssigkeitsentzug erfolgt und von der Dauer der Geburt möglicherweise abhängig ist. Dazu sind jedoch weitere Untersuchungen notwendig.

5 Elektrolyte, Creatinin und Eiweiß im Serum

Während der Geburt erfolgen keine Verschiebungen im Elektrolythaushalt [2]. Die Natriumkonzentration im Serum beträgt etwa 140 mmol/l und liegt damit im unteren Normbereich. Die Kaliumkonzentration liegt mit 3,5 mmol/l am unteren Rand des Normbereichs [2]. Das Creatinin und das Eiweiß ändern sich während der Geburt nicht: Creatinin 0,65 bis 0,79 mg/dl (SD 0,16), Eiweiß 5,70 bis 6,30 g/dl (SD 0,70).

Literatur

1. Huch, R., A. Huch: Maternal and fetal acid-base balance and blood gas measurement. In: Beard, R. W., P. W. Nathanielsz (eds.): Fetal Physiology and Medicine. The Basis of Perinatology. Marcel Dekker, New York–Basel 1994.
2. Kjeldsen, J.: Hemodynamic Investigations During Labour and Delivery. Fadl's Forlag, København–Århus–Odense 1979.
3. Lee, W., R. Rokey, J. Miller, D. B. Cotton: Maternal hemodynamic effects of uterine contractions by M-mode and pulsed-Doppler echocardiography. Amer. J. Obstet. Gynec. 161 (1989) 974–977.
4. Lehmann, V., R. Wettengel, G. Hempelmann: Untersuchungen zur Hämodynamik unter der Geburt. Z. Geburtsh. Perinat. 176 (1972) 403–408.
5. Lehmann, V., H. Wulf: Der Einfluß der Wehentätigkeit auf den Säure-Basen-Haushalt der Mutter. Arch. Gynäk. 203 (1966) 205.
6. Patton, D. E., W. Lee, J. Miller, M. Jones: Maternal, uteroplacental, and fetoplacental hemodynamic and Doppler velocimetric changes during epidural anesthesia in normal labor. Obstet. and Gynec 77 (1991) 17–19 (IMD = 9103).
7. Robson, S. C., R. J. Boys, C. Rodeck, B. Morgan: Maternal and fetal haemodynamic effects of spinal and extradural an-

aesthesia for elective caesarean section. Brit. J. Anaesth. 68 (1992) 54–59.
8. Ueland, K., R. E. Gills, J. M. Hansen: Maternal cardiovascular dynamics. I. Caesarean section under subarachnoid block anesthesia. Amer. J. Obstet. Gynec. 100 (1968) 42.
9. Ueland, K., J. M. Hansen: Maternal cardiovascular dynamics. II. Posture and uterine contractions. Amer. J. Obstet. Gynec. 103 (1969) 1.
10. Ueland, K., J. M. Hansen: Maternal cardiovascular dynamics. III. Labor and delivery under local and caudal anesthesia. Amer. J. Obstet. Gynec. 103 (1969) 8.
11. Wulf, K.-H., W. Künzel, V. Lehmann: Clinical aspects of placental exchange. In: Longo, L., H. Bartels (eds.): Respiratory Gas Exchange and Blood Flow in the Placenta. DHEW Publ. (NIH) (1972) 73–361.

Geburtsleitung und Maßnahmen zur Geburtserleichterung

5 Psychosomatische Geburtsvorbereitung

M. Stauber

Inhalt

1 Geburtsschmerz und Geburtsangst 76

2 Methoden der Geburtsvorbereitung 76
2.1 Die englische Geburtsvorbereitung 76
2.2 Die russische bzw. französische Geburtsvorbereitung 77
2.3 Sonderformen der Geburtsvorbereitung . 78
2.4 Suggestive Methoden der Geburtsvorbereitung 79
2.5 Erweiterte psychosomatische Geburtsvorbereitung 80

2.6 Ergebnisse zur psychosomatischen Geburtsvorbereitung 81

3 Kontraindikationen der Geburtsvorbereitung 82

4 Rahmenbedingungen für den psychosomatischen Arbeitsansatz bei der Geburtsvorbereitung 82

1 Geburtsschmerz und Geburtsangst

Dem Geburtsschmerz schenkte man unter allen Phänomenen, die mit der Geburt zusammenhängen, von jeher das größte Interesse. Zwischen folgenden beiden Extremen lagen die Ansichten:

- Der Schmerz gehöre wesensmäßig zur Geburt und solle nicht behandelt werden, nachdem es bereits in der Genesis heißt: „Du sollst dein Kind unter Schmerzen gebären".
- Der Schmerz sei eine sinnlose und deshalb überflüssige Begleiterscheinung der Geburt und bedarf der ärztlichen Behandlung.

Der Geburtsschmerz setzt sich aus einem Kontraktions- und einem Dehnungsschmerz zusammen. Er ist in Dauer und Intensität bei den Schwangeren sehr unterschiedlich ausgeprägt. Das hängt einmal damit zusammen, daß die Geburt – auch wenn sie spontan beendet wird – in ihrem Ablauf und somit in den verursachten Schmerzen sehr verschieden sein kann. Zum anderen wird die Schmerzreaktion von der emotionalen Verfassung der Gebärenden in starkem Maße mitbestimmt. Vor allem der Angst wird als Begründung der psychologischen Vorbereitungsmethoden zur Geburt eine zentrale Rolle zuerkannt. So beschreibt Erbslöh [6] die zu den Wehen parallel verlaufende Angst in folgender Weise:

„Die Angst unter der Geburt ist im Einzelfall während des Geburtsverlaufs unterschiedlich stark, je nach der geburtshilflichen Situation. Sie steigt und fällt einmal wehensynchron, indem sie bei Einsetzen der Wehe ansteigt, auf dem Höhepunkt der Wehe einen Gipfel erreicht und danach wieder nachläßt. Unabhängig davon steigt sie im allgemeinen mit der Geburtsdauer an. Die Art der auftretenden Reaktion ist sowohl persönlichkeits- als auch situationsbedingt."

2 Methoden der Geburtsvorbereitung

Vor allem zwei Methoden der psychologischen Geburtsvorbereitung haben weltweite Anwendung gefunden:

- die englische Methode nach Dick-Read [4] („natural childbirth"), die bereits 1933 beschrieben wurde
- das psychoprophylaktische Verfahren, das aus Rußland kommt [20, 38], jedoch vor allem über Paris unter dem Namen Lamaze („l'accouchement sans douleur") bekannt wurde [15].

Beide Methoden stützen sich im weitesten Sinne auf die Überlegung, daß die Geburtsschmerzen auch eine Funktion der Angst darstellen. Beide Methoden beinhalten deshalb didaktische, physiotherapeutische Maßnahmen, wobei sich allerdings die psychotherapeutische Beeinflussung ganz im Rahmen der Aufklärungskurse und des Körpertrainings abspielt [2].

2.1 Die englische Geburtsvorbereitung

Der Kreislauf Angst – Spannung – Schmerz dient vor allem bei der Geburtsvorbereitung nach Dick-Read als brauchbare Arbeitshypothese [4]. Es fehlen dieser Arbeitshypothese allerdings zugrundeliegende Differenzierungen, wie z. B. die Art der Angst (bewußte, unbewußte Ängste; reale oder neurotische Ängste). Durch deutsche Beiträge wurden hier Ergänzungen für einen tieferen Sinn der psychosomatischen Geburtsvorbereitung gebracht (z. B. [7, 14, 16, 17, 18, 22, 23, 24, 25, 27, 28, 31, 32, 33]). Die ursprüngliche Grundannahme von Dick-Read, daß die Geburt von Natur aus schmerzfrei sei, ließ sich nicht bestätigen, seine Ausführungen über die Schmerzverstärkung wurden aber zu einem sehr brauchbaren pathogenetischen Konzept [4]. So lassen sich psychogene Gebärstörungen im Verlauf der Eröffnungsperiode mit dem Angst-Spannungs-Schmerz-Syndrom für den Geburtshelfer faßbarer verstehen und in den verschiedenen Phasen verschieden beeinflussen.

Die Wehen werden oft angstvoll erlebt, was dann mit Spannung verbunden ist. Diese Spannung führt:

- auf muskulärem Weg zu einer Verkrampfung
- auf vegetativem Weg zu Atmungsstörungen und Vasokonstriktion
- affektiv zu einer Überempfindlichkeit

Der dadurch verstärkt auftretende Schmerz bedingt eine verzögerte und damit oft komplizierte Geburt.

Wie aus Abbildung 5-1 deutlich wird, gibt es drei

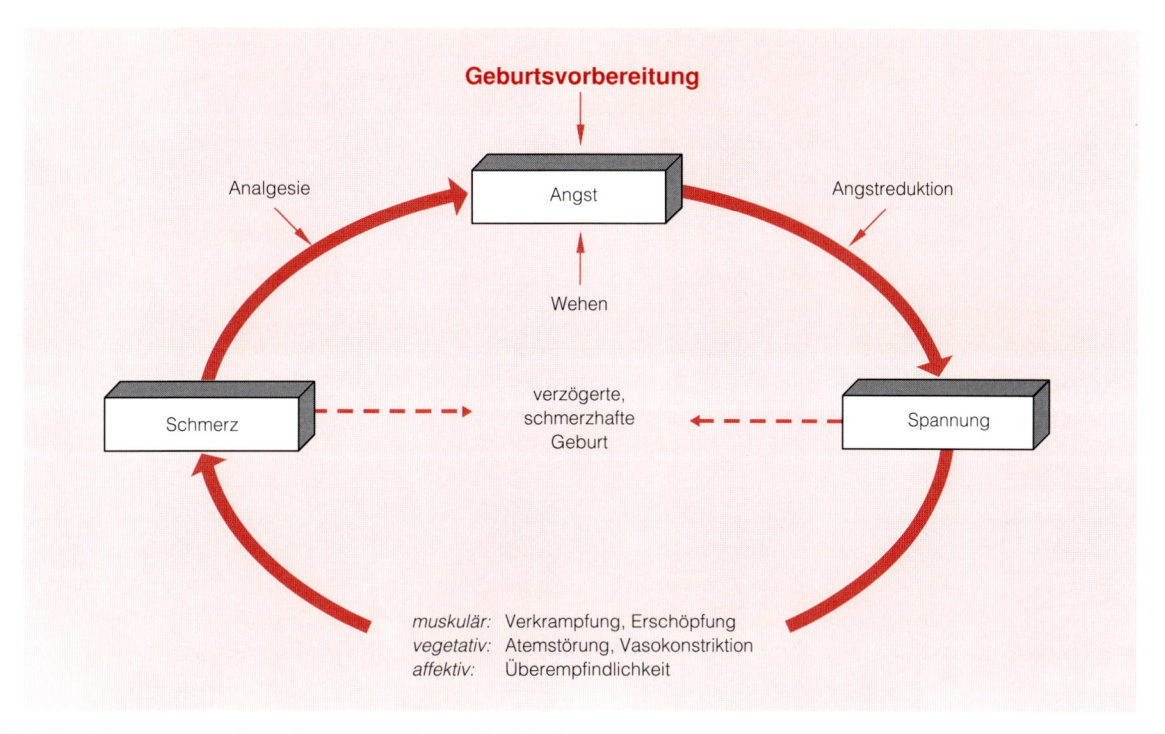

Abb. 5-1 Gebärstörungen: Angst-Spannungs-Schmerz-Kreislauf.

Möglichkeiten des ärztlichen Eingreifens in diesen Angst-Spannungs-Schmerz-Kreislauf.

Die einfachste Methode ist der *Ansatz am Schmerz direkt*. Mit Analgetika oder Leitungsanästhesien lassen sich hier mehr oder weniger gute Erfolge erzielen. Es sind jedoch dabei Grenzen durch Nebenwirkungen für die Mutter und vor allem für das Kind gesetzt. Besonders problematisiert wurde in den letzten Jahren der noch in den siebziger Jahren häufig geübte „Durchtrittsrausch". Diese Allgemeinnarkose hat einen großen Nachteil für die Mutter, da sie die Geburt selbst nicht bewußt miterleben kann. Das Geburtserleben mit dem triumphalen Gefühl, es geschafft zu haben, wird dabei ohne wichtigen Grund unterbunden. Die ersten Momente der Mutterschaft, die auch eine sehr sensible Phase für die Anbahnung der Mutter-Kind-Beziehung darstellen, können nicht gespürt werden [3, 11].

Die zweite Möglichkeit des Eingreifens in den Angst-Spannungs-Schmerz-Kreislauf ist der *Ansatz vorwiegend an der Spannung*, z.B. durch Gabe von Psychopharmaka. Durch den Einsatz mäßiger Dosen von Diazepam (bis 20 mg) ist eine deutlich kürzere Eröffnungsperiode zu verzeichnen; auch mit Pethidin hat man einen ähnlichen, wenn auch geringeren Effekt erzielen können [8]. Die Nebenwirkungen dieser Präparate, wie z.B. lange Halbwertszeit und Atemdepression, setzen einer solchen „medikamentösen Psychoprophylaxe", wie Husslein sie nannte, eine frühe Grenze [8]. Es hat sich aber gezeigt, daß diese Methode doch sinnvoller erscheint als die ideologische Ablehnung jeglicher Schmerzerleichterung durch die Patientin. Bei einem rigiden Muttermund endet diese Ablehnung nicht selten in einem unkontrollierten, angstvollen und verkrampften Schreien.

Schließlich bleibt der bereits frühe Ansatz in einer Aufarbeitung der Angst durch eine geeignete psychologische Geburtsvorbereitungsmethode, wie Dick-Read sie beschrieben hat. In geeigneten Einzelfällen ist es für die Patientin von Vorteil, die individuellen Ängste aufzuarbeiten [4]. Es handelt sich hierbei besonders um Geburtsängste, die sich auf mögliche Komplikationen von Mutter und Kind beziehen. Die Angst der eigenen Verletzung bis hin zur Todesangst ist nicht selten zu finden. Auch die Angst vor einem körperlich oder geistig geschädigten Kind beherrscht die Phantasien der Frauen im letzten Schwangerschaftsdrittel [32, 33, 34].

2.2 Die russische bzw. französische Geburtsvorbereitung

Die russische bzw. französische Methode, die vor allem unter dem Namen Lamaze [15] bekannt geworden ist, umfaßt im klassischen Sinne folgende Behandlungsschritte:

- Einführend werden allgemeine Gesichtspunkte der Psychoprophylaxe dargelegt, wie z. B. die Abhängigkeit des Erfolgs von der Ausbildung und dem Können der zu erlernenden Übungen einerseits und der menschlichen und pflegerischen Qualitäten des geburtshilflichen Personals andererseits.
- Es folgt eine individuelle Anamnese über psychische Traumata, Geburtsängste und Einstellungen zu Schwangerschaft und Geburt. Die positiven Seiten von Schwangerschaft und Geburt werden dabei akzentuiert, um die Motivation zu einer glückvollen Geburt zu verstärken. Diese Gespräche werden dem Alter, dem Bildungsgrad und dem Beruf der jeweiligen Frau angepaßt.
- Dieser individuellen Vorbereitung folgen Gruppensitzungen. Dabei werden zuerst die Phasen der Geburt erörtert. Es wird auch als ein Vorurteil bezeichnet, von vornherein die Geburt als schmerzhaft erleben zu müssen. Parallel in den Sitzungen des letzten Schwangerschaftsmonats werden schmerzerleichternde Verfahren erlernt, so z. B. die rhythmische Atmung, die während der Wehen vertieft werden soll, weiterhin eine leichte Massage des Unterleibs im Rhythmus der Atmung und schließlich ein Druck auf die Spinae iliacae anteriores superiores und auf die Mm. rhomboides.
- In einer weiteren Sitzung wird die Austreibungsperiode geübt. Die Schwangeren werden darüber aufgeklärt, wie sie sich in dieser Phase hinlegen sollen und wie sie am besten aktiv mitarbeiten können.

Im klassischen Sinne werden diese Kurse in ca. sechs Sitzungen abgehalten. Es gibt auch sog. Notvorbereitungen für unvorbereitete Frauen. Sie stützen sich auf einen guten Kontakt mit dem Pflegepersonal, auf die Schaffung einer Vertrauensbasis und auf eine kurze Aufklärung über das Verhalten während der Geburt [2]. Um die Gebärende zu ermutigen, wird auch vorgeschlagen, sie in Kontakt mit Frauen zu bringen, die bereits erfolgreich nach der psychoprophylaktischen Methode geboren haben.

Im Rahmen dieser Methode wird auch auf eine Ausbildung des Personals – Ärzte, Hebammen, Schwestern – hingewiesen. Besonders betont wird dabei die Notwendigkeit einer ruhigen und freundlichen Atmosphäre in den Kreißsälen. Vom Moment ihrer Aufnahme an bis nach Beendigung der Geburt soll keine Frau sich selbst überlassen bleiben. Für die Eröffnungsperiode werden Atemübungen empfohlen, die kurz vor der Austreibungsperiode durch Streichmassage des Abdomens ergänzt werden sollen. Bei verzögerter Eröffnung des Muttermunds wird der Druck auf die Spinae iliacae anteriores superiores und auf die Lendenmuskulatur vorgenommen. Auch teilweise suggestive Maßnahmen, wie Glucoseinjektionen und Sauerstoffmaske, gehören in das Repertoire der psychoprophylaktischen Methode.

Bei einer Literaturrecherche fallen immer wieder Arbeiten auf, die kontroverse Diskussionen zwischen der englischen und russischen bzw. französischen Methode wiedergeben. So lautet ein Arbeitstitel [41]: „Lamaze contra Read" und ein anderer [19]: „Zur Kritik der sowjetrussischen Methode der psychoprophylaktischen Geburtsleitung". Im Inhalt werden die schwer nachweisbaren Wirkungsmechanismen dieser Methoden aufgegriffen. Es fehlt auch nicht an Kritik in bezug auf die Exaktheit und die fehlende gleichbleibende Vorgehensweise dieser Methoden. Dieser Streit scheint jedoch am Ziel dieser psychosomatischen Geburtsvorbereitungs-Programme vorbeizugehen. Es besteht kein Zweifel, daß wenigstens drei Viertel der Frauen, die sich einer psychosomatischen Geburtsvorbereitung unterziehen, eine mehr oder weniger gute Schmerzerleichterung unter der Geburt erzielen [5, 9, 30]. Es ist auch dabei positiv anzumerken, daß es neben dem analgetischen Effekt vor allem das ausgeprägte Geburtserleben ist, das die sensible Phase in der Mutter-Kind-Beziehung günstig anbahnen kann.

2.3 Sonderformen der Geburtsvorbereitung

Im deutschsprachigen Raum wurde an der Universitätsfrauenklinik in Tübingen die englische Methode der Geburtsvorbereitung um das sog. „Tübinger Badegespräch" erweitert. Dies bedeutet eine Kurzschulung mit dem Ziel, eine ruhigere, angstfreiere und entspanntere Geburt zu erreichen.

Eine Reihe wertvoller Neuerungen im Bereich der gymnastischen Geburtsvorbereitungen, z. B. Schwimmübungen, ergänzte das Spektrum der „erweiterten Psychoprophylaxe". Eine Fülle von Literatur ist hierzu in den meist nichtmedizinischen Büchern über Schwangerschaft und Geburt zu finden. Es soll in diesem Rahmen nicht speziell darauf eingegangen werden.

2.4 Suggestive Methoden der Geburtsvorbereitung

Neuartig war die Einführung des autogenen Trainings nach I. H. Schultz in die Geburtshilfe im Jahre 1966 [24]. Diese Methode der konzentrativen Selbstentspannung wurde in ein schrittweise sich entwickelndes Geburtsvorbereitungs-Programm einbezogen.

Das autogene Training baut auf einer vegetativen Selbstumschaltung auf, deren schmerzerleichternde Wirkung gut nachweisbar ist. Da es sich bei dieser Methode um eine Art Selbsthypnose handelt, erinnert man sich unwillkürlich an die schon vor ca. einem Jahrhundert eingesetzte hypnotische Schmerzausschaltung bei der Geburt.

Schon 1860 hat Liebault mit Erfolg die hypnotische Analgesie nach der Schule der Salpetriere vorgenommen [2]. Hier wurden die verschiedenartigsten Formen von Analgesie beschrieben, so z. B. ein bewußtes Erleben der Wehen ohne die geringste Schmerzempfindung oder eine Herabsetzung des Schmerzes oder ein Spüren des Wehenschmerzes ohne unruhig und verkrampft zu werden. Da dieses Verfahren der Fremdhypnose aufgrund schwer überwindbarer organisatorischer Probleme nicht dauerhaft in die Geburtsvorbereitung einging, erhoffte man sich durch die leichte Erlernbarkeit des autogenen Trainings mehr Effekt. Verschiedene Autoren [21, 24] wiesen auch darauf hin, daß das autogene Training nicht isoliert, sondern in einem Übungsprogramm mit Gruppengesprächen, Atemübungen und Aufklärungen eingebettet sein sollte. Eine zusammenfassende Übersicht zur Geburtsvorbereitung unter Einbeziehung des autogenen Trainings ist bei Prill [26] zu finden und soll in Tabelle 5-1 aufgezeigt werden.

Wie bereits im Zusammenhang mit der englischen und russischen Methode der Geburtsvorbereitung angedeutet wurde, hat jede der aufgezeigten Methoden gute Erfolge, wenn sie richtig erlernt wird und wenn sich die Schwangere mit ihr identifizieren kann. Aus dieser Erfahrung kann man rückschließen, daß alle geburtsvorbereitenden Methoden – so auch die englische und russische Methode – suggestive Aspekte beinhalten. Der Streit um die richtige Methode ist deshalb ohne große Hilfe für die Praxis in der Geburtshilfe. Man sollte hier vor allem berücksichtigen, daß jede Frau anders ist und somit eigentlich ihre individuelle Geburtsvorbereitung braucht. So hilft auch ein reines Methodendenken nicht weiter. Es wird deshalb in Abschnitt 4 auf eine individuelle Geburtsvorbereitung

Tabelle 5-1 Autogenes Training in der Geburtsvorbereitung (nach Prill [26])

Stunde	Aufklärung Gruppengespräch	Gymnastik Atemübungen	Entspannungsübungen und autogenes Training
1	– Sinn und Zweck der psychosomatischen Geburtsvorbereitung – Anatomie und Physiologie der Schwangerschaft und Entwicklung des Feten	– Stoffwechselgymnastik – Lockerungsübungen	– Erleben muskulärer Entspannung – Konzentration auf sich selbst – Erfühlen des Armes
2	– Ergänzende Gespräche über Anatomie und Physiologie der Schwangerschaft – Möglichkeiten des Geburtsbeginns und Verhaltens zu Hause	– Geburtsvorbereitungsgymnastik – Lockerungsübungen der Rückenmuskulatur	– Konzentrationsübungen auf sich selbst – Schwereübungen des Armes – Besprechung
3	– Besprechung der Eröffnungsperiode – der Kreißsaal aus der Sicht der Gebärenden – die geburtsmedizinischen Einrichtungen	– Wiederholung der Geburtsvorbereitungsgymnastik – Erlebnis des Körpergefühls aus der Entspannung	– Wiederholung: Schwereübung ganzer Körper, Besprechung von Übungsschwierigkeiten im autogenen Training
4	– Aufklärung – Besprechung der Preßperiode – Geburts- und Nachgeburtsperiode	– Wiederholung der Haltungsübungen zur Preßperiode – Brust- und Bauchatmung	– Wiederholung mit Verkürzung der Umschaltphase, Wärmeübung – Besprechung von Übungsschwierigkeiten
5	– Physiologie und Psychologie der Atmung – Gruppengespräch über Ängste und Befürchtungen	– gymnastische Wiederholung der Std. 1–4 – willkürliche Brust- und Bauchatmung	– Intensivierung der Gesamtentspannung, innere Atmungseinstellung – „Verarbeitung" von Wehen durch Entspannung
6	– Zusammenfassung und Vertiefung der Aufklärung – „Merksätze" – Erkennen des positiven Geburtserlebnisses	– Wiederholende Einübung der Atmungsformen in Beziehung zum Geburtsfortschritt	– Wiederholung: innere Atmungseinstellung, Anleitung zu Vorsatzbildungen – das autogene Training in Beziehung zu den Geburtsphasen

Tabelle 5-2 Geburtserleichternde Programme (Gegenüberstellung in Anlehnung an Krebs [14])

Methoden	„englische"	„russische" „französische"	Hypnose	autogenes Training
Entstehung	1933	1949/1952	1860	1966
Vertreter	Dick-Read (Römer, Lukas)	Nikolajew, Velvovski, Platonow Lamaze	Libault Hirsch	Prill, Poettgen
Stichwort	„natürliche Geburt"	„Psychoprophylaxe"	„Fremdsuggestion"	„konzentrative Selbstentspannung"
Aufklärung über Geburtsverlauf	ausgeprägt	vorhanden	nebensächlich	ausgeprägt
Verfahrensdidaktik	gering	start	stark	stark
Gymnastik	nebensächlich	nebensächlich	nebensächlich	additiv
Atemschulung	ausgeprägt	ausgeprägt	nebensächlich	vorhanden
Entspannung	eher aktiv	nebensächlich	passiv	eher passiv
Suggestive Einwirkung	indirekt vorhanden	stark vorhanden	Fremdsuggestion	Eigensuggestion
Inhalt der Suggestion	Unterbrechung des Angst-Spannungs-Schmerz-Kreislaufs	Bildung eines „zerebralen Geburtszentrums"	positives Geburtserleben	positives Geburtserleben
Integration in eine erweiterte psychosomatische Geburtsvorbereitung für eine individuelle Geburt	günstig	günstig	nicht günstig	günstig

hingewiesen, die umfassender ist und in neueren Arbeiten anklingt (z. B. [10, 28, 32, 33]). Zuvor soll jedoch noch eine zusammenfassende Gegenüberstellung der bisher erwähnten geburtshilflichen Vorbereitungsverfahren in Tabelle 5-2 aufgezeigt werden.

2.5 Erweiterte psychosomatische Geburtsvorbereitung

Die bisher beschriebenen geburtsvorbereitenden Methoden haben ihren Ursprung vor der Einführung bahnbrechender technischer Neuerungen in die Geburtsmedizin. In den Jahren zwischen 1965 und 1975 wurde der Ausdruck „perinatale Medizin" zum Symbol für einen neuen Schwerpunkt in der Geburtshilfe. Die Mütter- und Säuglingssterblichkeit ließen sich durch die neuen Überwachungsmethoden (Mikroblutuntersuchung, Kardiotokographie, Ultraschall, Amnioskopie usw.) entscheidend senken.

Obwohl diese sicherer gewordene Geburtsmedizin für die Mutter auch einen positiven emotionalen Aspekt im Sinne einer Angstreduktion bedeuten konnte, waren doch viele Schwangere sehr unzufrieden über die weitgehende Zurückdrängung psychosomatischer Gesichtspunkte bei der Geburt. Verstärkt wurde dies auch noch durch die in den geburtshilflichen Kliniken bevorzugte Anwendung anästhesiologischer Methoden zur Geburtserleichterung.

Die erste Kritik einer fehlenden emotionalen Ausgewogenheit beim Geburtserleben kam von den Frauen selbst. Der an apparativen Techniken orientierten Geburtsmedizin wurde vorgeworfen, daß sie auf wesentliche emotionale Werte der werdenden Mutter und des Vaters keinen Wert lege, die Eltern ungenügend informiere, sie an medizinischen Entscheidungen nicht beteilige. Das eigene intime Geburtserlebnis als ein seltenes, sehr wichtiges Lebensereignis sollte nicht einer kühlen Klinikorganisation zum Opfer fallen. So läßt sich, von den Frauen selbst ausgehend und von der Richtung der psychosomatischen Geburtshilfe unterstützt, nach 1975 eine erneute Veränderung der Geburtshilfe beobachten [29, 35, 36, 37].

Das Ziel einer psychosomatisch orientierten Geburtshilfe ist die Verbindung von Sicherheit und emotionaler Ausgewogenheit. Durch die geforderte Basis einer sicheren Geburt schließen sich auch einige Tendenzen aus, die im Rahmen so mancher Überpsychologisierungen auftraten, wie z. B. der erneute Ruf nach der Hausgeburt. Es geht aber auch hierdurch hervor, daß durch die sicherheitsgebenden Apparate die Geburtsvorbereitung umfassender geworden ist. Da der Einsatz einer sinnvollen Geburtsüberwachung unerläßlich ist, sollten diese neuen Verfahren auch angesprochen werden.

Die regelmäßig gewordene Schwangerenvorsorge leistet ebenfalls einen relevanten Beitrag in der individuellen Geburtsvorbereitung. Im Rahmen einer vertrauensvollen Arzt-Patientin-Beziehung lassen sich eine Reihe von psychischen Problemen auffangen, die im Laufe der Schwangerschaft auftreten und die Geburt negativ beeinflussen können. Gemeint sind hier z. B. die realen und neurotischen Ängste, die im Zusammenhang mit der Geburt phantasiert werden. Durch ein sog. „Holding", „tender, loving care", eine vermehrte Bereitschaft auf emotionelle Probleme in der Schwangerenvorsorge einzugehen, wird ein zentraler geburtsvorbereitender Effekt erzielt. Auch die Hilfe bei sozialen Problemen muß als eine wichtige „psychoprophylaktische" Maßnahme angesehen werden.

Der Frauenarzt selbst hat also bereits eine wichtige Funktion bei der Geburtsvorbereitung. Er wird neben der individuellen Beratung meist auch den Weg einer Informationsveranstaltung für schwangere Frauen wählen, um die vielen Fragen zur modernen Geburtshilfe systematischer beantworten zu können. Es lohnt sich hierbei, an der Geburt beteiligte Berufsgruppen, wie Hebammen, Krankengymnastinnen und Kinderärzte, zusätzliche Informationen vermitteln zu lassen.

An dieser Stelle taucht natürlich die Frage auf, ob es sinnvoll ist, daß berufsfremde Personen Geburtsvorbereitungskurse leiten. Zeitungsanzeigen über Vorbereitungskurse zur Geburt weisen auf Gruppenleiter, die im Lehrberuf stehen oder ausgebildete Psychologen oder Soziologen sind, hin. Obwohl das Interesse und der Einfluß berufsfremder Personen belebend sein kann, so ist doch eine solide praktische Erfahrung in der Geburtsmedizin für die korrekte Beantwortung der zahlreichen Fachfragen unverzichtbar. Die deutsche Gesellschaft für psychosomatische Geburtshilfe und Gynäkologie hat deshalb empfohlen, daß die Durchführung von Geburtsvorbereitungskursen von den Personen erfolgen soll, die auf diesem Gebiet auch tätig sind, d. h. also Frauenärzte, Hebammen, Physiotherapeuten und Pädiater.

In einer zusammenfassenden Darstellung soll Tabelle 5-3 die wichtigsten Punkte einer modernen psychosomatischen Geburtsvorbereitung aufzeigen [29].

2.6 Ergebnisse zur psychosomatischen Geburtsvorbereitung

Eine umfangreiche Studie zur psychosomatischen Geburtsvorbereitung wurde von Walcher [40] aus der Universitäts-Frauenklinik in Graz vorgelegt. Als wesentliches Ergebnis zeigte sich, daß Frauen mit psychosomatischer Geburtsvorbereitung eine signifikant niedrigere Kaiserschnittrate aufwiesen. 4,5 % war dabei die Rate der sekundären Kaiserschnitte, während in der Kontrollgruppe ein Prozentsatz von 9,2 ermittelt wurde. Als weiteres wichtiges Ergebnis wird in dieser Arbeit dargelegt, daß die Frauen nach psychosomatischer Geburtsvorbereitung eine positivere Einschätzung des Geburtserlebens geben. Keine signifikanten Unterschiede ergaben sich in Untersuchungsgruppe und Kontrollgruppe in bezug auf Geburtsdauer und Schmerzangabe.

Eine multizentrische Studie von Klaus und Kennell [12, 13] erbrachte besonders eindrucksvolle Ergebnisse mit dem Einsatz einer *Doula (Begleitmutter)*. Es handelt sich dabei um eine besondere Art der psychosomatischen Geburtsvorbereitung, die in einigen amerikanischen Universitäts-Frauenkliniken getestet wurde. Erstgebärende erhielten hier während Schwangerschaft, Geburt und Wochenbett eine Begleitperson, die in den wichtigen Phasen zur Verfügung stand. Viele Ängste ließen sich hierdurch bei der Erstgebärenden neutralisieren. Die Ergebnisse, die an über 1000 Fällen gewonnen wurden, zeigten, daß gegenüber einer Kontrollgruppe bei den Müttern mit Doula eine kürzere Eröffnungsperiode zu beobachten war. Weiterhin wurden weniger Schmerzmittel unter der Ge-

Tabelle 5-3 Erweiterte psychosomatische Geburtsvorbereitung (nach Richter und Stauber [29])

Geburtshelfer
- paarweise Vorbereitung in Gruppen Physiologie und Psychologie der Schwangerschaft, Noxen (Nikotin, Medikamente, Streß)
- Angstabbau durch Aufklärung über den natürlichen Geburtsablauf, dabei Vorstellung der apparativ-technischen Überwachungsmethoden lediglich als Sicherheit bringende Hilfsmittel, Operationen, Schmerzerleichterung, ambulante Geburt, Geburtserleben, Partneranwesenheit, Beziehung zum Kind. Besichtigung der für die Geburt ausgewählten Klinik
- Wochenbett: Mutter-Kind-Beziehung, Stillen, Signale und Entwicklungsschritte des Säuglings
- Informationsveranstaltung über „hauseigene Geburtshilfe"
- ergänzende individuelle Beratung während der Schwangerenvorsorge

Hebamme
- Körperarbeit mit Erfahrung der eigenen Leiblichkeit
- individuelle Atmung

Krankengymnastinnen
- Entspannungsübungen, Gymnastik
- Akzent auf „individueller Geburt", nicht auf Methoden
- Säuglingskurs, Körperpflege, Stillhilfen, soziale Hilfen, Mutterschutzgesetz

Kinderarzt
- körperliche und seelische Entwicklung des Kindes, Vorsorgeuntersuchungen, Impfungen, Ernährung des Säuglings und Kleinkinds

burt notwendig. Von den Autoren wird außerdem beschrieben, daß weniger operative Entbindungen und weniger Probleme im Wochenbett registriert wurden. Diese Ergebnisse wurden in Südafrika von Chalmers und Wolman [1] überprüft. Auch diese Autoren kamen zu dem signifikanten Ergebnis, daß Erstgebärende mit Begleitmüttern weniger Schmerzen bei der Geburt angeben. Darüber hinaus fiel in dieser Untersuchung auf, daß die frühe Mutter-Kind-Beziehung aktiver und positiver bei den unterstützten Müttern abläuft. Diese Zusammenhänge ergeben sich auch aus Arbeiten von Wunderle [42] sowie Stauber [38].

3 Kontraindikationen der Geburtsvorbereitung

Kontraindikationen der Geburtsvorbereitung gibt es nur für den Einzelaspekt der Schwangerengymnastik, und hier auch nur wieder für belastende Übungen. Der Arzt, der die Schwangerschaft betreut, wird seine Patientinnen gezielt darauf aufmerksam machen, wenn z. B. vorzeitige Wehen bestehen. Auch das Vorliegen einer Placenta praevia, einer schweren Gestose oder auch anamnestische Hinweise auf eine habituelle Abort- oder Frühgeburtsneigung verbieten ein schematisches physiotherapeutisches Vorgehen.

4 Rahmenbedingungen für den psychosomatischen Arbeitsansatz bei der Geburtsvorbereitung

Eine psychosomatische Geburtsvorbereitung wird in ihrer Wirkung wenig effektiv sein, wenn das *emotionale Klima im Kreißsaal* nicht für eine patientenorientierte Betreuung vorhanden ist. Eine Kreißsaalbegehung vor der Geburt erleichtert es mancher Mutter, die Distanz zu den fremden medizinischen Einrichtungen abzubauen. Wichtiger allerdings scheint noch die Kommunikation zwischen Ärzten und Hebammen zu sein. Unstimmigkeiten zwischen dem Kreißsaalpersonal wirken sich immer negativ auf die Mütter aus, ja sie werden oft sogar auf deren Rücken ausgetragen. Eine gemeinsame Linie, ein roter Faden, der sich durch die Anordnungen zieht, ist notwendig und hilft Unsicherheiten bei der Patientin zu vermeiden. Wichtig für ein psychosomatisches Vorgehen ist aber trotz des roten Fadens auch noch ein Spielraum für ein individuelles Entgegenkommen. Die psychosomatische Geburtshilfe empfiehlt so z. B. eine individuell angepaßte Schmerzerleichterung während der Eröffnungsperiode. Der Wunsch der Patientin sollte berücksichtigt werden, zumal viele Frauen sehr differenzierte Vorstellungen zu diesem Punkt haben.

Weiterhin hat sich gezeigt, daß die *Anwesenheit einer Vertrauensperson* bei der Geburt (meistens der Vater des Kindes) eine schmerzmittelsparende Funktion hat. Als besonders wichtig erscheint auch eine vertrauensvolle Zuwendung während der Geburt durch die Hebamme und den Arzt. Der Hebamme kommt hier vor allem die Funktion des ständigen Ansprechpartners zu. Beim Arzt liegt der Hauptakzent auf dem Garanten für eine sichere Geburt.

Wenn es gelingt, der einzelnen Mutter zu ihrem sicheren und glückvollen Schwangerschafts- und Geburtserleben zu verhelfen, dann war die psychosomatische Betreuung effektiv. Je nach Patientin werden die Schritte der Vorbereitung (Arzt-Patient-Beziehung, Informationsveranstaltung, Entspannungsübungen, Atemgymnastik, Geburtsleitung usw.) anders aussehen. Diese individuelle Geburtshilfe birgt einen weiteren Vorteil in sich. Er besteht in der gebahnten Bereitschaft der Mutter, mehr psychische Energie in die Mutter-Kind-Beziehung einzubringen. Und gerade durch eine gelungene frühe Mutter-Kind-Beziehung werden die Weichen für eine gesunde psychische und organische Entwicklung des Kindes gestellt.

Literatur

1. Chalmers, B., W. Wolman: Social support in labour. J. psychosom. Obstet. Gynaec. 14 (1993) 1–15.
2. Chertok, L.: Über die Entwicklung der psychologischen Analgesie in der Geburtshilfe. Psyche (Stuttg.) 11 (1957) 543–557.
3. Deutsch. H.: Psychologie der Frau, Bd. 2. Huber, Bern–Stuttgart 1954.
4. Dick-Read, G.: Mutterwerden ohne Schmerz. Hoffmann und Campe, Hamburg 1950.
5. Enkin, M. W., S. L. Smith, S. W. Dermer, J. O. Emmet: An adequately controlled study of the effectiveness of PPM training. In: Psychosomatic Medicine in Obstetrics and Gynaecology, 3rd International Congress, London, pp. 62–67. Karger, Basel 1972.
6. Erbslöh, J.: Phänomenologie akuter Angstzustände unter der Geburt. Med. Welt 38 (1968) 1–15.
7. Hertz, D. G., H. Molinski: Psychosomatik der Frau. Springer, Berlin–Heidelberg–New York 1980.
8. Husslein, H.: Drug psychoprophylaxis during labour. In: Psychosomatic Medicine in Obstetrics and Gynaecology, 3rd International Congress, London, pp. 229–234, Karger, Basel 1972.
9. Huttel, F. A.: Eine quantitative Auswertung psychoprophylaktischer Geburtsvorbereitung. Inauguraldissertation, Hamburg 1973.
10. Kentenich, H., M. Stauber: Die individuelle Geburt – Ergebnisse aus einer Longitudinaluntersuchung. Geburtsh. u. Frauenheilk. 45 (1985) 153–160.
11. Klaus, H. M., J. H. Kennell: Auswirkungen früher Kontakte zwischen Mutter und Neugeborenem auf die spätere Mutter-Kind-Beziehung. In: Biermann, G. (Hrsg.): Jahrbuch der Psychohygiene. Reinhardt, München 1974.
12. Klaus, M., J. Kennell: Persönliche Mitteilung 1992.
13. Klaus, M., J. Kennell, S. Robertson, R. Sosa: Effects of social support during parturition. Brit. med. J. 293 (1986) 585–587.
14. Krebs, G.: Die Geburtsvorbereitung nach G. Dick-Read und ihre Weiterentwicklung bis in die Gegenwart. In: Prill, H. J., D. Langen: Der psychosomatische Weg zur gynäkologischen Praxis, S. 111–115. Schattauer, Stuttgart–New York 1983.
15. Lamaze, F., P. Vellay: L'accouchement sans douleur par la methode psychophysique. Gaz. med. France 23 (1952) 1445–1460.
16. Lukas, K. H.: Die psychologische Geburtserleichterung. Schattauer, Stuttgart–New York 1968.
17. Lukas, K. H.: Psychologische Aspekte der Geburtshilfe. Dtsch. Ärztebl. 10 (1972) 555.
18. Molinski, H.: Die unbewußte Angst vor dem Kind. Kindler, München 1972.
19. Müller, C.: Ist der Geburtsschmerz ein bedingter Reflex nach Pawlow? Schweiz. Rundschau Med. Prax. 9 (1958) 1.
20. Nikolajew, A. P.: zitiert nach F. A. Huttel: Eine quantitative Auswertung psychoprophylaktischer Geburtsvorbereitung. Inauguraldissertation, Hamburg 1973.
21. Poettgen, H.: Die Integration des autogenen Trainings in die geburtshilfliche Psychoprophylaxe. Geburtsh. u. Frauenheilk. 31 (1971) 150.
22. Prill, H. J.: Zur psychischen Reifung der Schwangeren. Gynaecologia 144 (1957) 231–242.
23. Prill, H. J.: Forderungen der Kreißenden an eine psychologische Geburtsleitung. Vortrag auf dem 2. Internationalen Kongreß für psychosomatische Geburtshilfe und Gynäkologie, Wien 1965 (nicht veröffentlicht).
24. Prill, H. J.: Schmerzbeeinflussung durch autogenes Training in der Geburtshilfe. Psychother. and Psychosom. 14 (1966) 429.
25. Prill, H. J.: Zur Kritik der Lehre Pawlows und der aus ihr entwickelten Psychoprophylaxe. Materia Medica Nordmark 20 (1968) 9.
26. Prill, H. J.: Das autogene Training in Gynäkologie und Geburtshilfe. In: Prill, H. J., D. Langen (Hrsg.): Der psychosomatische Weg zur gynäkologischen Praxis, S. 116–122. Schattauer, Stuttgart–New York 1983.
27. Richter, D.: Geburtsvorbereitung – eine präventiv psychologische Aufgabe familienorientierter Geburtshilfe. Therapiewoche 30 (1980) 612.
28. Richter, D.: Was bedeutet umfassende Geburtsvorbereitung? In: Prill, H. J., D. Langen (Hrsg.): Der psychosomatische Weg zur gynäkologischen Praxis, S. 123–126. Schattauer, Stuttgart–New York 1983.
29. Richter, D., M. Stauber: Gynäkologie und Geburtshilfe. In: Uexküll, T. v., et al.: Psychosomatische Medizin, 5. Aufl., S. 1024–1056. Urban & Schwarzenberg, München–Wien–Baltimore 1996.
30. Ruppin, E., S. Bäßmann, C. Dreesen, J. Ruppin, H. Chelius, H. Meier: Testpsychologische Untersuchungen über den Effekt der Psychoprophylaxe nach Read. Deutscher Kongreß für Perinatale Medizin 1977 (nicht veröffentlicht).
31. Stauber, M.: Psychosomatische Aspekte der perinatalen Medizin. Habilitationsvortrag, Berlin 1977.
32. Stauber, M.: Psychosomatische Aspekte in der Geburtshilfe. Dtsch. Ärztebl. (1979) 797.
33. Stauber, M.: Psychohygienische Aspekte in der perinatalen Medizin. Fortschr. Med. 21 (1979) 1013.
34. Stauber, M.: Psychohygienische Forderungen an die heutige Geburtshilfe. In: Hillemanns, H.-G., H. Steiner, D. Richter (Hrsg.): Die humane, familienorientierte und sichere Geburt. Thieme, Stuttgart–New York 1983.
35. Stauber, M.: Derzeitiger Stand einer sicheren, psychosomatisch orientierten Geburtshilfe. Frauenarzt 3 (1985) 47–50.
36. Stauber, M., P. Diederichs: Psychosomatische Probleme in der Geburtshilfe und Gynäkologie. Springer, Berlin–Heidelberg–New York 1987.
37. Stauber, M.: Theorie und Praxis der Geburtsvorbereitung. Gynäkologe 22 (1989) 84–89.
38. Stauber, M.: Psychosomatische Geburtsvorbereitung. In: Beck, L., W. Dieck (Hrsg.): Analgesie und Anästhesie in der Geburtshilfe. Thieme, Stuttgart–New York 1992.
39. Velvovsky, I., K. Platonow, V. Ploticher, E. Shugom: Painless Childbirth through Psychoprophylaxis, p. 334. Foreign Languages Publishing House, Moscow 1960.
40. Walcher, W.: Psychosomatische Geburtsvorbereitung an der Univ.-Frauenklinik Graz. Abstract, 11. Internationaler Kongreß für psychosomatische Geburtshilfe und Gynäkologie, Basel 1995.
41. Winzeler, H.: Lamaze contra Read – Zur Diskussion über schmerzlose oder natürliche Geburt. Neue Züricher Zeitung, 20. 7. 1958.
42. Wunderle, S.: Untersuchungen zur Situation der Geburtshilfe an der I. Universitäts-Frauenklinik München unter besonderer Berücksichtigung psychosozialer Aspekte. Inauguraldissertation, Ludwigs-Maximilians-Universität München 1992.

6 Der Beginn der Geburt: Aufgaben von Hebamme und Arzt und vorbereitende Maßnahmen zur Geburt

W. Künzel, H. Peterseim

Inhalt

1	Aufgaben von Hebamme und Arzt bei Klinikaufnahme	86	5	Untersuchung der Schwangeren	89
			5.1	Äußere Untersuchung	89
2	Zeichen der bevorstehenden Geburt	87	5.2	Pelvimetrie	90
			5.3	Aufnahmekardiotokogramm	90
3	Zeichen des Geburtsbeginns	88	5.4	Innere Untersuchung	91
4	Risikoselektion durch Eigen-, Familien- und Schwangerschaftsanamnese	89	6	Geburtsvorbereitung	91

In den letzten Jahrzehnten verlagerte sich die Geburtshilfe in zunehmendem Maße aus dem häuslichen Bereich in die Kliniken. Damit wurde die Verantwortung für Mutter und Kind in die Hände von Arzt *und* Hebamme gelegt. Während der Arzt in der Hausgeburtshilfe in der Regel nur bei schwierigen Geburten anwesend und tätig war, besteht die heutige Geburtshilfe in einer Teamarbeit von Arzt und Hebamme. Durch die Errungenschaften der modernen Medizin ist die Geburt so sicher wie nie zuvor; sie ist dabei jedoch nicht zu einem technokratisch-mechanistischen Vorgang geworden, sondern in diesem modernen, familienorientierten Betätigungsfeld haben Arzt und Hebamme sich ergänzende, wohldefinierte Aufgaben, die sich am technisch Notwendigen orientieren, ohne daß dabei die Zuwendung zur Kreißenden und deren psychischen Führung vergessen wird. Diese funktionelle Einheit – Sicherheit einerseits und menschliche Hinwendung andererseits – kann nur im harmonischen Zusammenwirken gedeihen. Das schafft Vertrauen in die Institution und beseitigt die Schranken steriler Klinikatmosphäre.

Die häufig durch Unsicherheit und Zweifel belastete Schwangere bedarf einer sicheren Führung durch den Arzt *und* die Hebamme. Das erste Gespräch, das in wohltuender ruhiger Umgebung mit der Schwangeren und deren Partner geführt werden sollte, ist in der Regel geeignet, viele Zweifel und Ängste abzubauen. Die Ausstrahlungskraft der Hebamme bei der ersten Begegnung ist von nicht zu unterschätzender Bedeutung. Fehler, die im ersten Gespräch gemacht worden sind, können – selbst bei fehlerfreier Betreuung – danach nur sehr langsam wieder ausgeglichen werden. Wichtig ist die sichere und erklärende Anleitung der Gebärenden, die sich in der für sie völlig neuen Umgebung nicht so zurechtfindet wie die Hebamme. Befehle und Anordnungen sollten vermieden werden. Unklarheiten und falsche Vorstellungen seitens der Schwangeren sind freundlich, jedoch bestimmt zu korrigieren.

1 Aufgaben von Hebamme und Arzt bei Klinikaufnahme

Das erste Gespräch führt die Schwangere in der Regel nicht mit dem Arzt, sondern mit der Hebamme. Diese übernimmt damit eine sehr wichtige verantwortungsvolle Funktion im Sinne einer „Weichenstellung" für den weiteren Ablauf des Klinikaufenthalts und den weiteren Verlauf der Geburt. Sie verschafft sich zunächst einen ersten Überblick über den Anlaß der Schwangeren, die Klinik aufzusuchen. Dabei erhebt sie den geburtshilflichen Befund und schätzt den Allgemeinzustand der Schwangeren ein, um anschließend den Arzt darüber zu informieren. Der jeweiligen Situation angepaßt, wird das weitere Vorgehen festgelegt. In der Regel erfolgt zur Beurteilung des kindlichen Befindens zunächst die Aufzeichnung eines Aufnahme-CTG. Während dieser Zeit von etwa 30 Minuten hat die Hebamme Gelegenheit, die für die Dokumentation erforderlichen Formalitäten zu erledigen und eine ausführliche Anamnese zu erheben. Neben den Angaben der Schwangeren und den erhobenen Befunden ist dabei der Mutterpaß die wichtigste Informationsquelle. Die Hebamme muß in der Lage sein, in jedem konkreten Fall zu entscheiden, ob der Arzt unmittelbar zur Aufnahme hinzuzuziehen ist, oder die Vorstellung nach der Aufnahmeuntersuchung durch die Hebamme erfolgen kann. Ein Überblick über die Art und die Reihenfolge der wichtigsten Aufgaben von Hebamme und Arzt bei der Kreißsaalaufnahme der Schwangeren wird in der Tabelle 6-1 gegeben.

Abweichungen vom angegebenen Vorgehen sind erforderlich, wenn eine mütterliche oder fetale Gefährdung aus unterschiedlicher Ursache dazu Anlaß gibt und sofortige therapeutische Maßnahmen notwendig sind. Dabei müssen die Aufgaben und Kompetenzen von Hebamme und Arzt klar definiert und bekannt sein.

Im Interesse der rechtzeitigen Erkennung fetaler und mütterlicher Gefahrenzustände sollte die Schwangere die Klinik unmittelbar bei Wehenbeginn, Fruchtwasserabgang oder Blutung aufsuchen, ohne daß eine bestimmte Muttermundsweite abgewartet werden muß. Falls sich nach frühzeitigem Aufsuchen der Klinik bei nicht erkennbar erhöhtem kindlichem oder mütterlichem Risiko Geburtsvorgänge nicht bestätigen lassen, kann die Schwangere wieder in ambulante Kontrolle entlassen werden. Diese Entscheidung obliegt in jedem Fall dem Arzt; er bestimmt auch den Zeitpunkt der Wiedervorstellung der Schwangeren.

Tabelle 6-1 Übersicht über die Reihenfolge der wichtigsten Aufgaben von Arzt und Hebamme bei der Kreißsaalaufnahme der Schwangeren

Aufgaben der Hebamme	Aufgaben des Arztes
1. Aufnahme der Schwangeren – Erste Kontaktaufnahme durch Aufnahmegespräch mit der Schwangeren über den Aufnahmegrund – Befundkontrolle durch äußere und rektale Untersuchung – Kontrolle des kindlichen Zustands durch Aufnahme-CTG – Beurteilung des mütterlichen Zustands: Kontrolle der Körpertemperatur, des Blutdrucks und der Pulsfrequenz	*2. Ärztliche Aufnahmeuntersuchung* – Allgemeinuntersuchung – Kontrolle des geburtshilflichen Befunds – falls erforderlich: Aufnahme-Amnioskopie, Sonographie oder spezielle Zusatzuntersuchungen wie Pelvimetrie oder Erhebung von Laborbefunden usw.
3. Vorbereitung der Kreißenden – Darmentleerung durch Einlauf, Entleerung der Harnblase – Vorbereitung der Kreißenden durch Dusche oder Bad, wenn von der Schwangeren gewünscht – Vorbereitung des äußeren Genitales, Kürzen der Schamhaare – Legen eines venösen Zugangs	– Bewertung der mütterlichen und kindlichen Situation unter Einbeziehung der von der Hebamme erhobenen Befunde, der im Mutterpaß dokumentierten Angaben sowie des Aufnahme-CTG – Dokumentation der Befunde und ärztlichen Anordnungen – Festlegung des weiteren Vorgehens und der Überwachungsmaßnahmen
4. Überwachung der Geburtsvorgänge Bei gegebenen Vorbedingungen und Voraussetzungen (z. B. telemetrische Überwachungsmöglichkeit) kann sich die Gebärende auch außerhalb des Gebärbetts aufhalten und in Absprache mit Hebamme und Arzt zwischen mehreren Gebärpositionen wählen	*5. Besprechung des geplanten weiteren Vorgehens* einschließlich der Möglichkeit sich ergebender Indikationen zur operativen Geburtsbeendigung – Beratung über Möglichkeiten der Geburtsschmerzlinderung unter Einbeziehung des anwesenden Partners
	6. Anlegen der Überwachungseinheit zur Geburtsüberwachung – geburtshilfliche Analgesie (Anästhesist), wenn von der Kreißenden gewünscht – falls erforderlich, medikamentöse Regulierung der Wehentätigkeit

2 Zeichen der bevorstehenden Geburt

In den letzten drei bis vier Wochen vor dem Geburtsbeginn, der sog. Vorgeburtsperiode, kommt es infolge einer Reihe physiologischer Vorgänge zum Funktionswandel des Uterus vom Fruchthalter zum Austreibungsorgan (siehe auch Kap. 7).

Bei der Primipara tritt in der Regel in diesem Abschnitt der Schwangerschaft der kindliche Kopf mit einem großen Segment in den Beckeneingangsraum ein. Das kann zur Senkung des Leibes führen, die aber nicht von allen Schwangeren in typischer Weise wahrgenommen wird. Es können sich Beschwerden zurückbilden, die durch Hochdrängen der intraabdominellen Organe und des Zwerchfells ausgelöst wurden. Von vielen Schwangeren wird eine Erleichterung der Atmung angegeben. Bei der äußeren Untersuchung kann der Fundus uteri nach ausgetragener Schwangerschaft wie am Ende der 36. Schwangerschaftswoche zwei Querfinger breit unterhalb des Rippenbogens getastet werden. Unter dem Einfluß der zunehmenden Uterusaktivität und biochemischer Veränderungen der Zervix kommt es zur Auflockerung und Verkürzung der Zervix, verbunden mit der Öffnung des äußeren und inneren Muttermunds auf eine Weite von 1 bis 2 cm. Gleichzeitig nähert sich die während der Schwangerschaft bisher nach sakral verzogene Portio vaginalis uteri nun der Führungslinie. Diese Vorgänge werden als „Reifung der Zervix" bezeichnet (siehe auch Kap. 3, Abschnitt 2.3).

Infolge der Veränderungen wird von vielen Schwangeren eine zunehmende Druckempfindung auf die Harnblase und das Rektum angegeben. Vegetative Symptome, z. B. Kopfschmerzen, Schlaflosigkeit, Neigung zu Diarrhö und vermehrte Urinausscheidung, kündigen einen baldigen Geburtsbeginn an. Weitere Hinweiszeichen für das Ende der Tragzeit sind bei komplikationslosem Schwangerschaftsverlauf Gewichtsstillstand oder -abnahme und das Nachlassen der Kindsbewegungen. Diese als physiologisch zu betrachtenden Symptome können aber auch Ausdruck von Störungen oder pathologischen Veränderungen sein und sollten daher zur sorgfältigen Zustandsdiagnostik und Überwachung Anlaß geben.

3 Zeichen des Geburtsbeginns

Der Geburtsbeginn geht mit dem *Abgang des Zervixschleimpfropfs* einher. Für den Abgang des meistens blutigen Schleims im Zusammenhang mit dem Geburtsbeginn wird häufig die Bezeichnung „Zeichnen" benutzt. Eine exakte Abgrenzung des als physiologisch anzusehenden Zeichnens von pathologischen Blutungen ist nicht immer einfach.

Auch der *Fruchtwasserabgang* nach vorausgegangenem Fruchtblasensprung wird definitionsgemäß dem Geburtsbeginn zugeordnet. Grundsätzlich sollte jede Schwangere mit vorzeitigem Blasensprung in Terminnähe möglichst bald entbunden werden. Die Auffassungen darüber, wie lange man abwarten kann, um eine Spontanreifung des Muttermunds und das spontane Einsetzen von Eröffnungswehen zu erhalten, sind nach wie vor kontrovers. Die Zeitangaben in der Literatur reichen für Schwangere in Terminnähe von sechs Stunden bis zu mehreren Tagen [4, 13, 15]. Bei geburtsunreifer Zervix muß die Gefahr der Amnioninfektion und des zu erwartenden protrahierten Geburtsverlaufs mit erhöhter operativer Entbindungsfrequenz abgewogen werden. In diesem Fall wird der vorzeitige Blasensprung allein von den meisten Geburtshelfern nicht als zwingender Grund dafür angesehen, die Geburt innerhalb einer festgelegten Zeit einzuleiten. *Voraussetzung für ein abwartendes Vorgehen* ist allerdings der Ausschluß einer fetalen oder mütterlichen Gefährdung, insbesondere einer pathologischen Keimbesiedlung im Genitalbereich, erhöhter Leukozytenzahlen im mütterlichen Blut sowie weiterer klinischer und laborchemischer Symptome eines beginnenden Amnioninfektionssyndroms [4, 5, 9, 10].

Vom *unmittelbaren Geburtsbeginn* spricht man, wenn seit etwa zwei Stunden anhaltend regelmäßige *Wehen* in Abständen von fünf bis zehn Minuten bestehen. Klinisch wird der Geburtsbeginn im allgemeinen bei einer Muttermundsweite von 2 cm angenommen, wenn diese als Ergebnis der bestehenden Wehentätigkeit zu werten ist.

Der Uterus zeigt physiologischerweise während der gesamten Schwangerschaft eine gewisse Motilität. Etwa ab der 18. bis 20. Schwangerschaftswoche treten in unregelmäßigen Abständen von mehreren Stunden sog. Braxton-Hicks-Kontraktionen auf. Am Ende der Schwangerschaft nehmen Frequenz und Amplitude der jetzt den ganzen Uterus erfassenden Kontraktionen zu. Diese Wehen werden von einigen Schwangeren bereits als schmerzhaft empfunden. Die Frequenz kann jetzt bis zu drei pro 30 Minuten betragen und mit kurzfristigen intrauterinen Druckerhöhungen auf 6,67 bis 8 kPa (50–60 mm Hg) einhergehen. Diese Kontraktionen werden als *Reifungswehen* bezeichnet. Daneben treten auch multilokulär entstehende, lokal begrenzte Kontraktionen auf, die ebenfalls zu kurzzeitigen intrauterinen Drucksteigerungen führen können. Diese umschriebenen Kontraktionen werden als *Alvarez-Wellen* bezeichnet und können in einer Frequenz von zeitweise bis zu vier bis fünf pro zehn Minuten auftreten [2, 3] (siehe auch Kap. 8, Abschnitt 5).

Der Übergang zwischen Schwangerschafts- und Geburtswehen ist fließend, eine exakte zeitliche und quantitave Definition ist problematisch. *Eröffnungswehen* sind rhythmische, den ganzen Uterus erfassende Kontraktionen in Abständen von drei bis fünf pro zehn Minuten mit fundaler Dominanz, deren Dauer 30 bis 60 Sekunden beträgt.

Die *Bewertung der Uterusaktivität* ist in Montevideo-Einheiten (ME) angegeben worden [3]; sie wird durch Multiplikation der mittleren Wehenamplitude mit der Anzahl der Wehen pro zehn Minuten errechnet. Normalerweise werden ab der 38. Schwangerschaftswoche Werte bis zu 50 ME und mit Beginn der Eröffnungsperiode eine Steigerung auf 100 bis 200 ME angegeben. Derartige Messungen setzen eine intrauterine Ableitung des Wehendrucks voraus. In der frühen Phase der Geburt wird jedoch die Sprengung der Fruchtblase schon aus Gründen der Gefahr der Infektion [1] und anderer Nachteile nicht als sinnvoll angesehen.

4 Risikoselektion durch Eigen-, Familien- und Schwangerschaftsanamnese

Die Erhebung anamnestischer Daten ist für die Beurteilung der bestehenden Schwangerschaft und des Geburtsablaufs wichtig. Sie dient der Erfassung bzw. der Selektion von Risikomerkmalen und beeinflußt damit unser geburtshilfliches Handeln, d.h., sie hilft uns zu differenzieren, ob Eile geboten ist oder die Vorbereitung in Ruhe erfolgen kann (siehe auch Bd. 4, Kap. 6).

Der Mutterpaß ermöglicht dem Arzt und der Hebamme eine rasche Information über den Schwangerschaftsverlauf und über bestehende geburtshilfliche Risiken in Form schwangerschaftsabhängiger bzw. -unabhängiger Erkrankungen. Er dient als wichtige Informationsquelle bei der endgültigen Festlegung des voraussichtlichen Entbindungstermins. Alle im Verlauf der Schwangerschaft erhobenen ärztlichen Befunde, einschließlich serologischer Untersuchungsergebnisse, anamnestischer Angaben zu vorangegangenen Schwangerschaften sowie erhobener Ultraschallbefunde sind im Mutterpaß dokumentiert.

Die wichtigsten Gesichtspunkte der Anamneseerhebung sind in Tabelle 6-2 aufgeführt.

Tabelle 6-2   Schema zur Erhebung der Anamnese bei der Kreißsaalaufnahme der Schwangeren

1. Eigenanamnese Frage nach: – bestehenden und durchgemachten Allgemeinerkrankungen – derzeit laufenden medikamentösen Behandlungen – Disposition zu Unverträglichkeiten, Neigung zu Blutungen oder erhöhter Thrombosebereitschaft, Erfassung bestimmter serologischer Konstellationen 2. Familienanamnese Frage nach: – genetischen Belastungen – familiär gehäuft auftretenden Erkrankungen des Zentralnervensystems – familiär gehäuft auftretenden Erkrankungen bestimmter Organsysteme (Tuberkulose, Herz-Kreislauf-Erkrankungen, Stoffwechselerkrankungen, hämatologische Erkrankungen usw.)	3. Schwangerschaftsanamnese Frage nach: – vorangegangenen Schwangerschaften (Schwangerschaftsverlauf, Geburtsverlauf, Fehl- und Frühgeburten, Operationen am schwangeren oder nichtschwangeren Uterus) – schwangerschaftsspezifischen Erkrankungen und deren Behandlung während der bestehenden Schwangerschaft Neben den Angaben der Schwangeren dient der Mutterpaß als zusätzliche Informationsquelle für die Erhebung der Anamnese und die Bewertung erhobener Befunde

5 Untersuchung der Schwangeren

Die Aufnahmeuntersuchung der Schwangeren ermöglicht eine Beurteilung des mütterlichen und des kindlichen Zustands. Sie umfaßt die Allgemeinuntersuchung und die Erhebung des geburtshilflichen Befunds. Die Reihenfolge der wichtigsten Untersuchungen bei der Kreißsaalaufnahme ist aus Tabelle 6-3 ersichtlich.

5.1 Äußere Untersuchung

Für die *Palpation des Abdomens* werden die von Leopold angegebenen typischen Handgriffe benutzt. Mittels des 1. Handgriffs wird der Höhenstand des Fundus uteri bestimmt. Er wird heute durch die Messung des Symphysen-Fundus-Abstands ergänzt. Beide Parameter, die auch unter einfachsten Bedingungen erhoben werden können, geben wichtige Hinweise für die Diagnostik eines zeitgerechten fetalen Wachstums. Der 2. Leopold-Handgriff läßt erkennen, in welcher Lage sich der Fetus befindet und auf welcher Seite sich der kindliche Rücken bzw. die kleinen Kindsteile befinden. Der 3. Handgriff dient der Bestimmung des vorangehenden Teils, während der 4. Handgriff zur Höhenstandsdiagnostik des vorangehenden Teils im kleinen Becken herangezogen wird. Zur funktionellen

Tabelle 6-3 Reihenfolge der wichtigsten Untersuchungen bei der Kreißsaalaufnahme

1. Allgemeinuntersuchung
- Messung des Blutdrucks, mütterliche Pulsfrequenz, Körpertemperatur, Körpergewicht
- falls erforderlich, spezielle Untersuchungen wie Auskultation usw.
- Erhebung von Laborbefunden wie Hämoglobinwert, Urinstatus; falls erforderlich, zusätzliche Messung von Blutzuckerkonzentration u. a. oder biophysikalischer Parameter (z. B. EKG)

2. geburtshilfliche Aufnahmeuntersuchung
- Palpation des Abdomens (Leopold-Handgriffe)
- Kontrolle des kindlichen Zustands durch CTG, eventuell Ultraschall
- rektale Untersuchung; falls erforderlich, vaginale Untersuchung
- Zusatzuntersuchungen, falls indiziert: Aufnahmeamnioskopie, Beckenmessung

Diagnostik eines Mißverhältnisses wird der 5. Leopold-Handgriff oder Zusatzhandgriff nach Zangemeister herangezogen. Unklare Befunde lassen sich durch eine sonographische Untersuchung leicht abklären, die heute in jedem Kreißsaal möglich sein soll.

5.2 Pelvimetrie

Auf die routinemäßige *anatomische Diagnostik* des Beckens durch Ermittlung der äußeren Beckenmaße mit dem Beckenzirkel (Conjugata externa, Distantia spinarum, Distantia cristarum, Distantia trochanterica) wird heute wegen des geringen Aussagewerts von den meisten Geburtshelfern verzichtet. Im Einzelfall kann diese einfache Untersuchung jedoch die Indikationsstellung zur bildgebenden Diagnostik erleichtern. Die generelle röntgenologische Pelvimetrie wird von uns sowie den meisten geburtshilflichen Schulen bei Schädellage für wenig aussagekräftig gehalten [7, 8], da eine prospektive Information über den Geburtsverlauf nicht möglich ist.

Ein *funktionelles kephalopelvines Mißverhältnis* ist am Geburtsverlauf besser zu erkennen. Als Ursachen finden sich bei regelrechten fetometrischen Größen und unauffälligen anatomischen Verhältnissen des mütterlichen Beckens Regelwidrigkeiten der Einstellung und Haltung oder eine mangelnde Konfiguration des kindlichen Kopfes. Auch Weichteildystokien des Geburtskanals können zum Geburtsstillstand führen.

Bei Verdacht auf ein Mißverhältnis, der sich bereits bei der Erhebung der Anamnese (z. B. Frakturen, vorangegangene Geburten) und der Untersuchung ergeben kann, sowie bei geplanter vaginaler Entbindung aus Beckenendlage wird neben der Ultraschallfetometrie von einigen Geburtshelfern der *Ausschluß anatomischer Abweichungen* des mütterlichen Beckens gefordert. Dabei gibt die digitale Beckenaustastung eine bessere Information als die äußere Beckenmessung [6, 7, 12]. Sie erlaubt die Feststellung deutlicher Abweichungen von der Norm und läßt Aussagen über den Interspinalabstand sowie den geraden Beckenausgang zu. Als sinnvolle Ergänzung kann der durch äußere Untersuchung zu ermittelnde Intertuberalabstand mit einbezogen werden. Bei der klinischen Messung dieser Abstände werden Normalwerte von jeweils 10 bis 12 cm für die drei genannten Parameter angenommen. Gröbere Abweichungen des Arcus pubis lassen auf Veränderungen des Beckenausgangs schließen.

Wegen der Strahlenbelastung und der möglichen Fehlerbreite sollte die konventionelle *röntgenologische Bestimmung* der transversalen Beckendurchmesser im anterior-posterioren Strahlengang wie auch des geraden Beckenausgangs und der Conjugata vera durch seitliche Aufnahmen (Aufnahmetechnik nach Guthmann) heute nicht mehr angewendet werden. Mit der Einführung neuer bildgebender Verfahren, wie der digitalen Radiographie sowie der Computer- und Kernspintomographie, ist in den letzten Jahren die Diskussion über den Wert der Ermittlung geburtshilflich bedeutsamer Distanzen des knöchernen Beckens erneut belebt worden [8, 11, 12, 14]. Mit Hilfe dieser modernen diagnostischen Verfahren lassen sich die Maße des knöchernen Beckens zuverlässig messen. Praktische Bedeutung hat heute während der Schwangerschaft in erster Linie die Kernspintomographie, da hierbei keine Belastung durch Röntgenstrahlen auftritt. So wird von einigen Geburtshelfern, z. B. bei beabsichtigter vaginaler Entbindung aus Beckenendlage, eine vorherige kernspintomographische Pelvimetrie empfohlen. Es ist abzusehen, daß die röntgenologische Pelvimetrie zukünftig durch die Kernspintomographie ersetzt wird (siehe auch Kap. 2, Abschnitt 1.3.3).

Die in die *sonographische Pelvimetrie* gesetzten Erwartungen haben sich bislang nicht erfüllt.

5.3 Aufnahmekardiotokogramm

Eine Einschätzung des für das weitere Vorgehen entscheidenden fetalen Zustands wird anhand eines in der Regel mindestens 30minütigen Kardiotokogramms vorgenommen. Bei wehenlosem Uterus ist eine zuverlässige fetale Zustandsdiagnostik nach Weheninduktion in einer Frequenz von mindestens zwei pro zehn Minuten möglich. Da die Körperhaltung der Frau während der kardiotokographischen Ableitung einen Einfluß auf die fetale Herzfrequenz (V.-cava-Kompressionssyndrom) haben kann, soll die Ableitung in Seitenlage oder halbsitzender Position vorgenommen werden.

5.4 Innere Untersuchung

Bei bestimmten geburtshilflichen Risiken wie Verdacht auf Übertragung oder fetale Wachstumsretardierung ist in einigen Einrichtungen zusätzlich eine *amnioskopische Untersuchung* üblich.

Zur routinemäßigen geburtshilflichen Befundkontrolle gehört die *rektale Untersuchung*, die im Anschluß an die äußere Untersuchung mit dem Handschuh vorgenommen wird. Der Fingerling allein gewährleistet nicht die Freihaltung der übrigen Hand von Darm- und Hautkeimen. Die rektale Untersuchung ermöglicht eine bessere Aussage über den Höhenstand der Leitstelle im kleinen Becken als die vaginale Austastung. Indem eine Beziehung der getasteten Leitstelle zu definierten Knochenpunkten (Spinae ischiadicae) des kleinen Beckens hergestellt wird, läß sich auf den Höhenstand des vorangehenden Teils schließen. Das setzt voraus, daß die von der Haltung des vorangehenden Teils abhängige Leitstelle in der Führungslinie unter Beachtung der Einstellung exakt ermittelt wird. Dabei ist auch die Bewertung der Geburtsreife, Stellung und Konsistenz der Portio und deren Eröffnungsgrad gut zu beurteilen.

Die *vaginale Untersuchung* soll dem Arzt vor beabsichtigten operativen vaginalen Eingriffen oder bei unklaren Befunden vorbehalten bleiben. Eine routinemäßige geburtshilfliche Befundkontrolle durch vaginale Untersuchungen wird von uns wie auch den meisten anderen Geburtshelfern aus Gründen der geburtshilflichen Asepsis nach wie vor abgelehnt. Aus den gleichen Gründen wird das äußere Genitale vor der beabsichtigen vaginalen Untersuchung mit einer Desinfektionslösung abgespült.

Bei der Abtastung der Portio bzw. des vorangehenden Teils soll nicht in den Muttermund eingangen werden, um auch hier den mechanischen Keimtransport aus der Scheide in den Fruchtraum so gering wie möglich zu halten. Bei vorzeitigem Blasensprung und nicht unmittelbar abzusehender Entbindung sollte aus eben diesen Gründen auf die vaginale Untersuchung verzichtet werden. Desgleichen ist bei starken Blutungen wie auch sonographisch nachgewiesener Placenta praevia auf die vaginale Untersuchung zu verzichten. Die Untersuchung beschränkt sich dann auf eine Spekulumeinstellung zur Inspektion der Scheide und des Muttermunds.

6 Geburtsvorbereitung

Nach der Aufnahmeuntersuchung folgt die Geburtsvorbereitung, sofern die erhobenen Befunde nicht eine sofortige Lagerung im Kreißbett oder Operationssaal erforderlich machen.

In einer Reihe von geburtshilflichen Einrichtungen ist auch heute noch ein warmes Bad vor der Lagerung im Kreißbett üblich, welches nicht nur der Reinigung dient, sondern auch die beginnende Wehentätigkeit fördern soll. Darüber hinaus soll dabei eine Auflockerung von Vulva und Damm begünstigt werden. Während des Bades besteht die Gelegenheit, die psychische Geburtsvorbereitung zu vertiefen und noch ausstehende anamnestische Angaben zu vervollständigen. Die infolge des Bades auftretende Hyperämisierung der mütterlichen Haut kann jedoch zum Blutdruckabfall und damit zur Verminderung der Sauerstoffversorgung des Feten führen, was insbesondere bei Risikoschwangerschaften zu beachten ist. Zur unmittelbaren Geburtsvorbereitung gehört weiterhin die Entleerung des Enddarms durch einen Einlauf, auch wenn dieser gelegentlich als unästhetisch abgelehnt wird. Bei vorzeitigem Blasensprung und beweglich über dem Beckeneingang befindlichem vorangehendem Teil muß auf das Bad verzichtet und der Stuhl auf dem Schieber abgesetzt werden, da die Gefahr des Vorfalls kleiner Teile oder der Nabelschnur besteht. Die Schamhaare werden im Bereich der Vulva gekürzt (siehe auch Tab. 6-1).

Die Diskussion über die vorteilhafteste Gebärhaltung ist noch nicht abgeschlossen. Von den meisten Kreißenden wird zumindest am Ende der Austreibungsperiode der Aufenthalt im Kreißbett bevorzugt.

Literatur

1. Caffier, H., W. Künzel: Keimzahlbestimmungen im Fruchtwasser bei interner Kardiotokographie. In: Dudenhausen, J. W., E. Saling (Hrsg.): Perinatale Medizin, Bd. V, S. 188–189. Thieme, Stuttgart–New York 1973.
2. Caldeyro-Barcia, R., H. Alvarez: Abnormal uterine action in labour. J. Obstet. Gynaec. Brit. Emp. 59 (1952) 646.
3. Caldeyro-Barcia, R., J. J. Poseiro: Physiology of the uterine contraction. Clin. Obstet. Gynec. 3 (1960) 386.
4. Dudenhausen, J. W.: Diagnostik und Prophylaxe der aszendierenden bakteriellen Infektion in der Geburtshilfe. Hebamme 1 (1988) 33.
5. Ismail, M. A., J. J. Zinaman, R. I. Lowensohn, A. H. Moawad: The significance of C-reactive protein levels in women with premature rupture of membranes. Amer. J. Obstet. Gynec. 151 (1985) 541.
6. Ketscher, K.-D., U. Retzke, K. Herrmann: Möglichkeiten der geburtshilflichen Beckendiagnostik. Zbl. Gynäk. 110 (1988) 179.
7. Künzel, W.: Der heutige Kreißsaal – Notwendiges, Umstrittenes und Verzichtbares. Hebamme 1 (1988) 85.
8. Lundh, C., G. Lindmark, H. Wildbrand: Reliability of radiographic pelvimetry. Acta obstet. gynaec. scand 65 (1986) 411.
9. Müller, H., F. Kubli: Das Amnioninfektionssyndrom und die vorzeitige Amnionruptur: die manifesten und die drohenden unspezifischen intrauterinen Infektionen des letzten Schwangerschaftsdrittels. Z. Geburtsh. Perinat. 179 (1975) 77.
10. Plotz, E. J., K. Schander: Der vorzeitige Blasensprung (ein schriftliches Symposium). Geburtsh. u. Frauenheilk. 37 (1977) 997.
11. Spätling, L., H. Hötzinger, A. Wischnik: Kernspintomographische Untersuchungen zur Beckendiagnostik. Gynäkologe 23 (1990) 279.
12. Suonio, S., S. Saarikosi, E. Räty, I. Vohlonen: Clinical assessment of pelvic cavity and outlet. Arch. Gynec. 239 (1986) 11.
13. Weidinger, H.: Tokolyse beim vorzeitigen Blasensprung? In: Künzel, W., S. Darda (Hrsg.): Tokolyse – Stellenwert beim vorzeitigen Blasensprung, bei gestörtem intrauterinem Wachstum und bei operativen Entbindungen, S. 1–15. Springer, Berlin–Heidelberg–New York 1984.
14. Wischnik, A., K. J. Lehmann, D. Labeit et al.: Ein wissensbasiertes System zur Interpretation pelvimetrischer Befunde. Z. Geburtsh. Perinat. 197 (1993) 266–274.
15. Wulf, K.-H.: Der unzeitige Blasensprung. In: Dudenhausen, J. W., E. Saling (Hrsg.): Perinatale Medizin, Bd. XI, S. 217–225. Thieme, Stuttgart–New York 1986.

7 Schwangerschaft am Geburtstermin und Geburtseinleitung

C. Egarter, P. Husslein

Inhalt

1 Schwangerschaftsdauer und Geburtstermin 94

2 Überschreiten des Geburtstermins 95

3 Geburtseinleitung 98
3.1 Indikationen 98
3.2 Aufklärung 98
3.3 Forensische Aspekte 99

4 Methoden der Geburtseinleitung 99
4.1 Geburtseinleitung bei reifer Zervix 99
4.2 Geburtseinleitung bei unreifer Zervix .. 102

5 Besonderheiten und Komplikationen einer Geburtseinleitung mit Prostaglandinen . 104

6 Nachbeobachtung von Kindern nach Geburtseinleitung 106

1 Schwangerschaftsdauer und Geburtstermin

Bereits in der Antike ging man davon aus, daß ein Kind nach durchschnittlich 40wöchiger Tragzeit geboren wird. Ende des 19. und Anfang des 20. Jahrhunderts war die Schwangerschaftsdauer des Menschen Gegenstand intensiver wissenschaftlicher Untersuchungen. Da beim Menschen der Konzeptions- bzw. Ovulationstermin nur ausnahmsweise bekannt ist, kommt zur Berechnung der Schwangerschaftsdauer der letzten Menstruationsblutung eine größere Bedeutung zu, und man errechnete eine *durchschnittliche Tragzeit post menstruationem* von etwas mehr als 280 Tage. Wie die Erfahrung zeigt, enden Schwangerschaften zum Teil aber nach sehr unterschiedlicher Dauer; dabei entspricht die Häufigkeitsverteilung in etwa einer Gauß-Kurve, was bei einem multifaktoriell beeinflußten, biologischen Geschehen zu erwarten ist (Abb. 7-1). Die teilweise beträchtliche Streuung zwischen den Angaben einzelner Autoren ist einerseits durch die Stichprobenauswahl und statistische Bearbeitung verursacht und hängt andererseits von der Berechnung der Tragzeit post menstruationem bzw. post ovulationem ab.

Nach den Empfehlungen der WHO aus dem Jahre 1975 gilt eine Geburt nach einer Tragzeit von 259 bis 293 Tagen post menstruationem als Geburt am Termin, bei kürzerer Tragzeit als Frühgeburt und bei längerer Tragzeit als Geburt nach dem Termin bzw. Terminüberschreitung (sog. post-term pregnancy).

Die *Berechnung des Schwangerschaftsalters* post menstruationem mit der Naegele-Regel [31] setzt einen stabilen Zyklus voraus, wobei gleiche Abweichungen vom 28-Tage-Rhythmus korrigiert werden können:

Geburtstermin = 1. Tag der letzten Menstruation
+ 1 Jahr − 3 Monate + 7 Tage ± x Tage

wobei x die Abweichung nach oben bzw. nach unten vom 28tägigen Zyklus bedeutet. Selbstverständlich kann auch ein bekannter Ovulations- bzw. Kohabitationstermin zur Berechnung der Schwangerschaftsdauer herangezogen werden.

Am einfachsten aber läßt sich das jeweils aktuelle Schwangerschaftsalter bzw. der Geburtstermin mit Hilfe einer *geburtshilflichen Rechenscheibe* durchführen. Bei wechselnder Zykluslänge, aber auch bei fehlerhaften anamnestischen Angaben können allerdings durchaus Schwierigkeiten bei der Berechnung des Schwangerschaftsalters auftreten. Diese Schwierigkeiten und Fehlermöglichkeiten dürfen nicht dazu führen, auf die Berechnung des Schwangerschaftsalters bzw. des Geburtstermins überhaupt verzichten zu wollen, da die Kenntnis des Schwangerschaftsalters eine Grundvoraussetzung zur präzisen Beurteilung der fetalen Entwicklung und der Abschätzung möglicher perinataler Risiken darstellt.

Früher konnten als zusätzliche Parameter nur die palpatorische Bestimmung der Uterusgröße, der Zeitpunkt der erstmaligen Wahrnehmung von Kindsbewegungen durch die Mutter sowie verschiedene andere Parameter wie das Nobel-, das Pinard- oder das Piskacek-Zeichen herangezogen werden. Allen diesen Parametern ist gemeinsam, daß sie eine enorme Streuung und damit Fehlermöglichkeiten in der Berechnung aufweisen.

Die größte Bedeutung bei der Objektivierung des Schwangerschaftsalters und darüber hinaus bei der Beurteilung der fetalen Entwicklung kommt heute der *biometrischen Auswertung biophysikalischer Methoden* zu. Aus der Größe der mit Ultraschallverfahren dargestellten Fruchtblase läßt sich im I. Trimenon das Schwan-

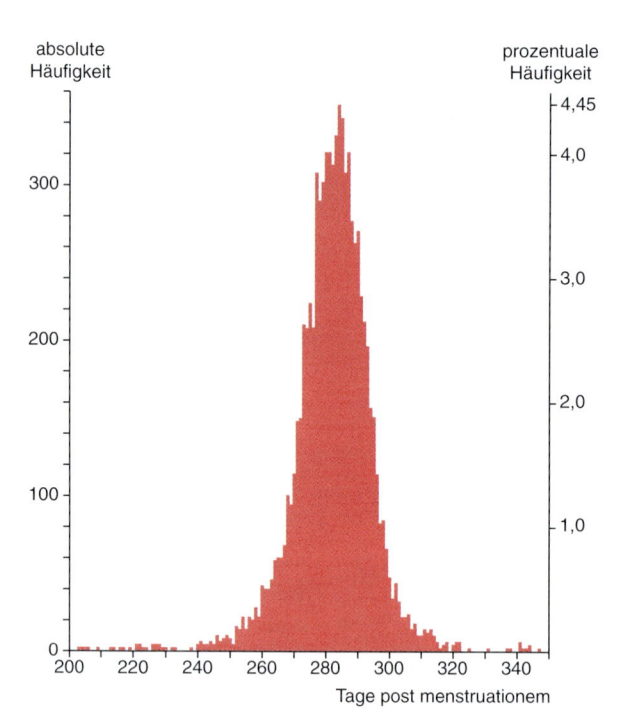

Abb. 7-1 Häufigkeitsverteilung der Tragzeitdauer (nach Hosemann [19]).

gerschaftsalter auf eine Genauigkeit von ± 1 Woche feststellen. Noch genauer ist die Schätzung des Schwangerschaftsalters aus der fetalen Scheitel-Steiß-Länge. Die Präzision und Reproduzierbarkeit derartiger Ergebnisse setzt allerdings einen entsprechenden apparativen, zeitlichen und personellen Aufwand voraus. In der Spätschwangerschaft ist die Ultraschallbiometrie des Feten zur Tragzeitbestimmung weniger nützlich, da die Streuung der Kindsmaße mit deren zunehmender Länge stark zunimmt.

Nach Erreichen des errechneten und durch eine Ultraschalluntersuchung bzw. Biometrie in der Frühschwangerschaft abgesicherten Geburtstermins gibt es mehrere Möglichkeiten des weiteren Vorgehens:

- Zunächst ist die differentialdiagnostische Abklärung „Terminüberschreitung" oder „Terminirrtum" notwendig.
- Es kann eine intensivere Überwachung wegen beginnender Übertragung oder
- unter dem Gesichtspunkt, daß ein weiteres Zuwarten ungünstig erscheint, eine Geburtseinleitung angeschlossen werden.

2 Überschreiten des Geburtstermins

Mit dem Erreichen bzw. Überschreiten der mittleren Tragzeit kann es zu pathophysiologischen Veränderungen mit entsprechender Risikoerhöhung primär für den Fetus kommen. Es ist dies vor allem die Entwicklung einer relativen Plazentainsuffizienz oder aber auch der weiteren fetalen Gewichtszunahme mit Entwicklung eines relativen Mißverhältnisses. Die Schwangere ist meist nur sekundär betroffen, einerseits durch die veranlaßten geburtshilflichen Maßnahmen, andererseits durch das Ausbleiben des erwarteten Geburtsbeginns. Diese Situation kann zur Verunsicherung führen und damit zu einer zusätzlichen, psychischen Belastung für die Schwangere werden.

Die *Inzidenz* der Terminüberschreitung wird mit etwa 4 bis 12 % angegeben, wobei eine exakte Diagnostik, z. B. durch den routinemäßigen Ultraschall im II. Trimenon, die Anzahl der tatsächlichen Terminüberschreitungen reduziert [3, 21].

Zahlreiche Autoren konnten zeigen, daß die *perinatale Mortalität* bei einer Tragzeit von 40 Wochen post menstruationem ein Minimum hat und daß bei kürzeren und längeren Tragzeiten die perinatale Mortalität ansteigt (Abb. 7-2). Die diesbezüglichen Arbeiten sind jedoch älteren Datums; außerdem wird meist nicht darauf hingewiesen, daß der deutliche Anstieg der perinatalen Sterblichkeit erst nach etwa 300 Tagen post menstruationem beginnt [5, 15]. Aus dem Geburtenregister Schwedens kann anhand von über 77 000 Geburten die in Tabelle 7-1 dargestellte geringfügige Zunahme der perinatalen Mortalität jenseits des errechneten Geburtstermins entnommen werden. Zu ähnlichen Ergebnissen kommt man, wenn man die perinatale Mortalität aus Dublin in den Jahren 1979

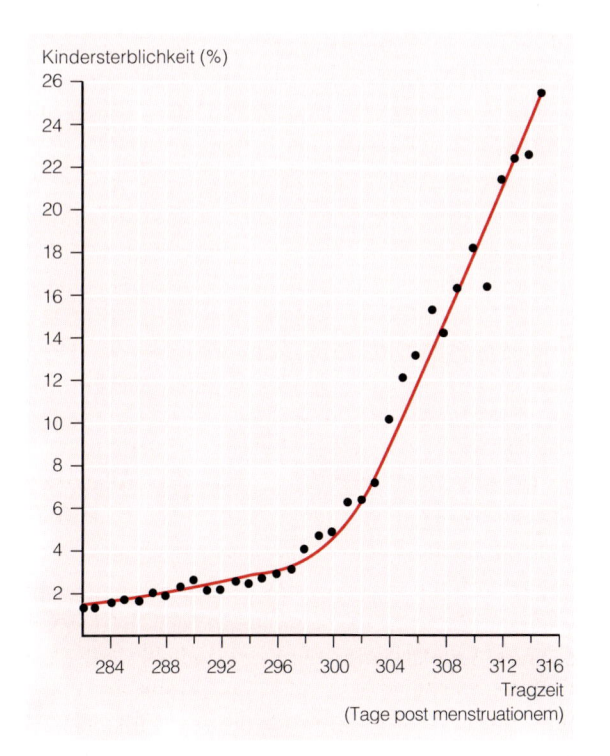

Abb. 7-2 Die perinatale Sterblichkeit in Abhängigkeit von der Tragzeitüberschreitung (nach Bickenbach [5]).

Tabelle 7-1 Perinatale Mortalität laut „Swedish Medical Birth Registry" (> 77 000 Geburten mit abgesicherter Tragzeit)

Schwangerschaftsdauer	perinatale Mortalität
40 Wochen	2,3/1000
41 Wochen	2,4/1000
42 Wochen	3,0/1000
> 43 Wochen	4,0/1000

bis 1986 bei mehr als 56000 Geburten betrachtet, wo die perinatale Mortalität zwischen der 37. und 42. Schwangerschaftswoche 4,5 auf 1000 und jenseits der 42. Schwangerschaftswoche 6,7 auf 1000 beträgt. Daraus kann man entnehmen, daß die Zunahme der perinatalen Mortalität bei Terminüberschreitung zumindest nicht exorbitant ist. Nachdem aber, unter anderem auch wegen der sehr angespannten juristischen Situation, auch kleine Risiken von erheblicher Bedeutung sein können, ist es notwendig, auch dieser geringfügigen Zunahme der kindlichen Mortalität Aufmerksamkeit zuzuwenden. Es gibt allerdings wenige methodisch saubere Studien zu diesem Thema, und die Übersicht wird dadurch kompliziert, daß verschiedene Autoren sehr unterschiedliche Vorgehensweisen für ihre Studien gewählt haben. Manche untersuchten nur Risikoschwangerschaften, andere risikofreie Graviditäten; einige Autoren leiten am Termin, andere eine oder zwei oder gar drei Wochen nach dem errechneten Geburtstermin ein. Gelegentlich wird mit Oxytocin, manchmal mit Prostaglandinen, noch dazu in unterschiedlichen Applikationsformen eingeleitet. Die meisten Untersuchungen sind zudem retrospektiver Natur und somit in ihrer Aussage schwer beurteilbar [8, 23, 34].

Eine der wenigen methodisch einwandfreien, prospektiven, randomisierten Studien ist diejenige von Hannah et al. [17], die an 3407 Geburten versucht, eine Geburtseinleitung bei Überschreiten der 41. Schwangerschaftswoche mit kontrolliertem Zuwarten, d.h., Einleitung erst nach vollendeter 43. Schwangerschaftswoche, zu vergleichen. In der Kontrollgruppe wurden regelmäßig Ultraschall-, CTG- und klinische Kontrollen vorgenommen. Die Geburtseinleitung wurde jeweils mit Prostaglandingel bzw. Oxytocin durchgeführt. Die Ergebnisse sind in Tabelle 7-2 zusammengefaßt, wobei erwähnenswert ist, daß bei der gewählten Vorgehensweise auch in der Kontrollgruppe 32% der Geburten aus medizinischer Indikation eingeleitet werden mußten. Obwohl die Ergebnisse nur in wenigen Bereichen signifikant sind, läßt sich doch ein Trend zu günstigeren Verläufen bei einer Geburtseinleitung ablesen. Zu ähnlichen Ergebnissen kommt auch Herabutya [18], der ebenfalls aufzeigt, daß es keinen Vorteil darstellt, die Schwangerschaft über die vollendete 42. Schwangerschaftswoche weiter zu beobachten.

Interessant ist im Zusammenhang mit einer Geburtseinleitung am Termin auch der Wandel der *Einstellung der Schwangeren* in Abhängigkeit von der Schwangerschaftsdauer. Roberts [33] konnte in einer diesbezüglichen Untersuchung zeigen, daß die Bereitschaft für eine Geburtseinleitung mit der Dauer der Terminüberschreitung zunimmt. Um vor allem die psychische Belastung der betroffenen Schwangeren bei einer Terminüberschreitung möglichst geringzuhalten, sollte ihr bereits während der Schwangerschaft auseinandergesetzt werden, daß der Geburtstermin ein willkürlich festgelegtes Datum ist und viel besser durch eine Zeitspanne definiert ist. Natürlich sollte der errechnete Termin als Grundlage für die Schwangerenbetreuung und für die Berechnung der Schwangerschaftsdauer erhalten bleiben. Eine Kontrolle in Terminnähe ist zudem notwendig, um die Schwangerschaftsrisiken zu entdecken, die eventuell einer Intervention bedürfen. Außer Zweifel steht nämlich, daß eine Terminüberschreitung vor allem dann mit einer Gefährdung einhergeht, wenn bereits nachweisbare Zeichen einer Plazentainsuffizienz vorliegen.

Das Gesamtkollektiv der Schwangerschaften mit Überschreitung des errechneten Geburtstermins ist insgesamt heterogen.

In der Mehrzahl der Fälle liegt wahrscheinlich eine *unterdurchschnittliche Wachstums- bzw. Reifungsgeschwindigkeit* der fetoplazentaren Einheit vor; dieses Defizit wird durch eine Verlängerung der Tragzeit kompensiert. Üblicherweise besteht hier keine wesentlich erhöhte Gefährdung für den Fetus; das Risiko steigt lediglich bei Überschreiten des jeweils individuell optimalen Geburtstermins.

Bei einem weiteren, wahrscheinlich kleineren Teil ist die *Versorgungskapazität der Plazenta* bei Erreichen des Geburtstermins *noch nicht ausgeschöpft*, und es kann bei Tragzeitverlängerung zu einem zunehmenden fetalen Wachstum kommen und bei der späteren Geburt ein hohes Geburtsgewicht resultieren. Üblicherweise kommt es am Ende des letzten Schwangerschaftsdrittels zu einer Wachstumsverlangsamung, von der aller-

Tabelle 7-2 Vergleichsstudie zur Vorgangsweise bei Überschreiten der 41. Schwangerschaftswoche in 3407 Fällen. Risikoschwangerschaften waren ausgeschlossen. Beim kontrollierten Zuwarten wurden 32% aus medizinischer Indikation eingeleitet, jedoch erst nach der 43. Schwangerschaftswoche

Situation	Geburtseinleitung (Prostaglandingel, Oxytocin)	kontrolliertes Zuwarten (Ultraschall, CTG, Kindsbewegungen)	Signifikanz
Totgeburt	0	2 (3175 g, 2600 g)	n.s.
Fetal Distreß	10,3%	12,8%	$p < 0,05$
Mekonium	25,0%	28,7%	$p < 0,05$
Sectiorate	21,2%	24,5%	$p < 0,05$

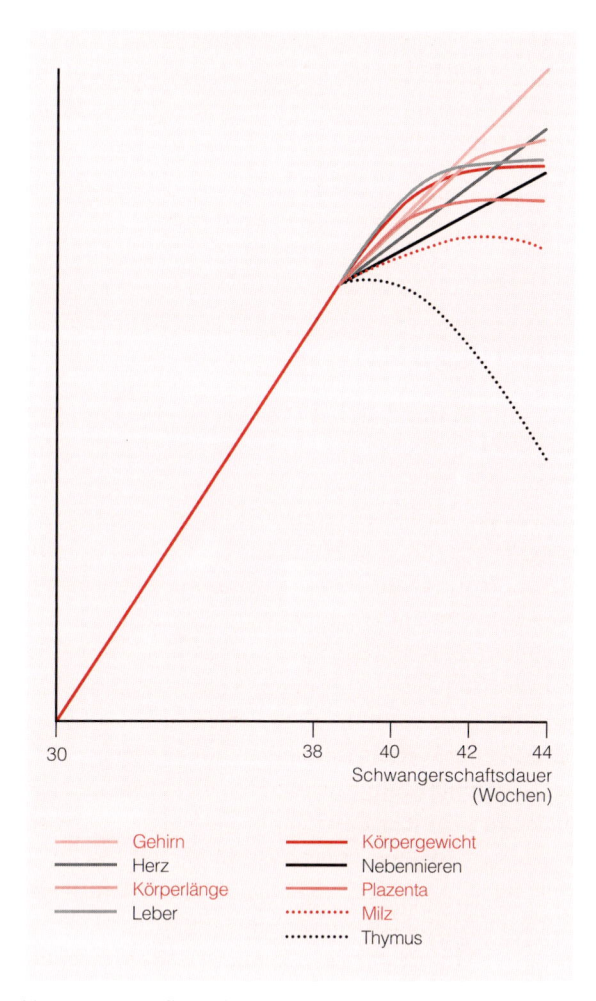

Abb. 7-3 Darstellung der unterschiedlichen Wachstumsraten des Gesamtkörpers und einzelner Organe (nach Gruenwald [15]).

dings nicht alle fetalen Organe in gleichem Maße betroffen sind (Abb. 7-3). Eine fetale Gefährdung kann entweder bei weiterem Wachstum durch ein relatives Mißverhältnis entstehen oder durch das Ausschöpfen der plazentaren Versorgungskapazität resultieren.

Bei einem weiteren Teilkollektiv ist bereits um den errechneten Geburtstermin die *plazentare Versorgungskapazität ausgeschöpft*. Bleibt der rechtzeitige Geburtsbeginn aus, dann entwickelt sich mit zunehmender Tragzeitverlängerung eine Plazentainsuffizienz. Dieses Teilkollektiv macht sicherlich den wesentlichen Teil der durch Tragzeitverlängerung gefährdeten Feten aus.

1954 veröffentlichte Clifford [7] eine Einteilung des von ihm Plazenta-Dysfunktionssyndrom genannten Bildes in drei Schweregrade:

- *Grad I:* Verlust der Vernix caseosa und Mazeration der Haut, die trocken, pergamentartig, faltig und abschilfernd, aber nicht verfärbt ist

- *Grad II:* Neben den beschriebenen Veränderungen finden sich zusätzlich die Zeichen eines fetalen Distreß, frisches Mekonium sowie Mekoniumverfärbung von Haut, Eihäuten und Nabelschnur.
- *Grad III:* Länger zurückliegender Mekoniumabgang infolge des fetalen Distreß führt zu einer Gelbverfärbung von Fingernägeln, Haut und Nabelschnur; der überwiegende Teil der Kinder mit Grad III ist intrauterin bereits abgestorben.

Offensichtlich hat Clifford nicht am plazentaren Ursprung dieses Erscheinungsbilds gezweifelt; er assoziierte dabei das Plazenta-Dysfunktionssyndrom eindeutig mit der Tragzeitverlängerung. Dies hat dazu geführt, daß der Ausdruck *Übertragungszeichen* für die genannten Veränderungen geprägt wurde und daß lange Zeit die Begriffe Plazenta-Dysfunktionssyndrom und Übertragung synonym verwendet wurden. Daß das Plazenta-Dysfunktionssyndrom mit seinem typischen Erscheinungsbild beim Kind nicht streng an die Tragzeitverlängerung gebunden ist, sondern schon am Termin, seltener auch bereits vor dem Termin auftreten kann, ist inzwischen aber ausreichend nachgewiesen.

Hauptursache für die fetale Gefährdung sind die sich entwickelnde Hypoxie und Azidose, die sich je nach Ausmaß der Plazentadysfunktion und der zusätzlichen wehenbedingten Reduktion der Uterusdurchblutung ausbilden. Darüber hinaus kann der Fetus bei ausgeprägter Plazentadysfunktion und reduzierter Fruchtwassermenge durch eine Nabelschnurkompression erheblich gefährdet sein. Die postpartale Mortalität und die Frühmorbidität bei Tragzeitverlängerung bestimmen sich ganz wesentlich durch das Ausmaß der intrapartalen hypoxischen und mechanischen Schädigung. Über die Spätentwicklung von Kindern nach Tragzeitverlängerung liegen in der Literatur nur sehr spärliche Angaben vor.

Die *derzeitige Vorgehensweise* am errechneten und abgesicherten Geburtstermin bei unauffälligem Schwangerschaftsverlauf besteht in folgenden Maßnahmen:

- *Kontrolle am Geburtstermin* mit klinischer Untersuchung, CTG, Erheben des Zervixbefunds, eventuell Ultraschall und Beurteilung der Gesamtsituation
- *Aufklärung* der Schwangeren
- *kontrolliertem Zuwarten* (CTG, Ultraschall, Doppler-Ultraschall in mehrtägigen Abständen) bis etwa sieben bis zehn Tage nach dem errechneten Geburtstermin

- *bei reifer Zervix:* Einbeziehung der Schwangeren in den Entscheidungsprozeß
- *bei unreifer Zervix:* eher Zuwarten
- *sieben bis vierzehn Tage nach dem errechneten Geburtstermin:* Einleitung oder zumindest stationäre Aufnahme und intensivere Überwachung der Schwangerschaft

3 Geburtseinleitung

Unter der Geburtseinleitung versteht man das Ingangsetzen des Vorgangs der Geburt, im wesentlichen durch Auslösen von Wehen.

Die Geburtseinleitung hat eine sehr lange Geschichte. Bereits im Altertum wurde bei Frauen mit engem Becken die Geburt vorzeitig in Gang gesetzt, um Schwierigkeiten bezüglich eines Schädel-Becken-Mißverhältnisses zu vermeiden.

3.1 Indikationen

Durch die verbesserte Diagnostik möglicher intrauteriner fetaler Gefährdung, aber auch durch die Entwicklung wirksamerer und ungefährlicherer Methoden der Geburtseinleitung, hat sich die Indikation zur vorzeitigen Beendigung einer Schwangerschaft in den letzten Jahren deutlich erweitert.

Tabelle 7-3 gibt einen nach *mütterlicher* und *kindlicher Indikation* getrennten Überblick über heute akzeptierte Gründe, vorzeitig eine Schwangerschaftsbeendigung herbeizuführen. Nachdem eine Geburtsauslösung zweifellos einen Eingriff in den natürlichen Ablauf der Ereignisse darstellt, ist eine solche Indikation für deren Durchführung unerläßlich.

Tabelle 7-3 Indikationen zur Geburtseinleitung

Mütterliche Indikationen
- EPH-Gestose
- Diabetes mellitus
- Pyelonephritis
- andere mütterliche Erkrankungen

Kindliche Indikationen
- vorzeitiger Blasensprung
- Chorioamnionitis
- chronische Plazentainsuffizienz
- fetale Wachstumsstörung
- Rhesus-Inkompatibilität
- Übertragung/Terminüberschreitung
- diabetogene Fetopathie
- Mehrlingsschwangerschaft

Die Wirksamkeit einer Geburtseinleitung hängt vornehmlich von der *Dauer der Tragzeit* und dem *Reifezustand der Zervix* ab [6], die beide mit der Empfindlichkeit des Myometriums Wehenmitteln gegenüber korrelieren. Bei vorzeitiger Einleitung oder Wehenauslösung bei noch unreifer Zervix ist die Versagerquote und die Rate operativer Geburtsbeendigungen hoch; außerdem kommt es nicht selten zu protrahierten Geburten. Deshalb ist in solchen Fällen die Indikation besonders streng zu stellen. Umgekehrt kann bei günstigen Einleitungskriterien erwartet werden, daß eine Wehenauslösung in hohem Maße erfolgreich sein wird, häufig zu kürzeren Geburtszeiten führt und kaum mit einer Belästigung der Schwangeren einhergeht. In solchen Fällen ist auf die Wünsche der Schwangeren und ihres Ehemanns unter Umständen auch bei Fehlen klarer medizinischer Gründe einzugehen. Dies wird als *elektive Geburtseinleitung* bezeichnet.

Möglicherweise kann auch der *Nachweis von fetalem Fibronektin* hier in Zukunft ein Entscheidungskriterium sein [1, 2]. Fetales Fibronektin wurde bisher versuchsweise bei vorzeitigen Wehen bzw. vorzeitigem Blasensprung im Zervixbereich untersucht. Lösliches Fibronektin findet sich im Blutplasma sowie in der Amnionflüssigkeit, und Gewebefibronektin ist im Bereich der Basalmembranen und im Bindegewebe zwischen endothelialen Zellen nachweisbar. Eine zunehmende Wehentätigkeit führt möglicherweise zur Nachweisbarkeit in entsprechenden Zervix- und Vaginalabstrichen und könnte damit auch ein prospektives Kriterium für den Erfolg einer Geburtseinleitung darstellen. Weitere Untersuchungen sowohl in bezug auf den vorzeitigen Geburtsbeginn als auch am Termin sind allerdings noch notwendig.

3.2 Aufklärung

Auf jeden Fall erfordert die Durchführung einer Geburtseinleitung eine entsprechende Aufklärung der betroffenen Familie sowie eine genaueste Evaluierung und Dokumentation der geburtshilflichen Ausgangssituation wie äußere klinische Untersuchung, Kardiotokogramm und Erhebung des Zervix-Scores. Bei unklarer Schwangerschaftsdauer sollte nur in kindlichen oder mütterlichen Notfällen eine Geburtseinleitung vorgenommen werden, um nicht Problemen bezüglich kindlicher Reife und hier besonders der Lungenreife zu begegnen.

3.3 Forensische Aspekte

Grundsätzlich gibt es außer einer Kontraindikation gegen eine vaginale Geburt an sich keine spezielle Kontraindikation gegen eine Geburtseinleitung. Bei sehr hohem kindlichem Risiko und sehr ungünstigen Einleitungskriterien sollte jedoch zumeist eine primäroperative Geburtsbeendigung angestrebt werden.

Schon aus forensischer Sicht wird jede eingeleitete Geburt zu einer *Risikogeburt,* die einer intensiveren Geburtsüberwachung bedarf. Das Ausmaß dieser Überwachung wird vom klinischen Einzelfall abhängen, jedenfalls ist eine Geburtseinleitung nur unter stationärer klinischer Beobachtung und Dokumentation des Verlaufs durchzuführen.

4 Methoden der Geburtseinleitung

Den historischen Maßnahmen zur Geburtseinleitung, wie z. B. Fasten, Durchführung von Scheidenspülungen oder heißen Bädern und Einlagen von Laminariastiften kommt nur mehr unterstützende Bedeutung zu. Heute stehen den Geburtshelfern neben den mechanischen Maßnahmen, wie z. B. Lösung des unteren Eipols im Rahmen einer vaginalen Untersuchung und der künstlichen Blasensprengung, der Amniotomie, vor allem die Gabe der wehenauslösenden Hormone Oxytocin und Prostaglandine zur Verfügung (Tab. 7-4).

Nachdem gezeigt werden konnte, daß alle Manipulationen an der Zervix und auch eine Blasensprengung [20] nur über eine Stimulation der körpereigenen Prostaglandinsynthese wirken und PGE_2 auch direkt appliziert werden kann, sollten diese mechanischen Maßnahmen auch nur mehr eine untergeordnete Rolle spielen, insbesondere weil z. B. eine frühzeitige Blasensprengung einen ungünstigen Zeitdruck auf den weiteren Ablauf der Geburt ausübt.

Aus dem Verständnis des komplexen Geburtsmechanismus (siehe auch Kap. 3, Abschnitt 3) ergibt sich, daß eine Geburtsauslösung kurz vor dem Einsetzen von spontanen Wehen, also am Termin oder in Terminnähe bei geburtsbereiter Zervix, leichter, erfolgversprechender und mit weniger Komplikationen verbunden ist als eine frühzeitige Induktion lange vor dem Geburtstermin bei noch unreifer Zervix. Deshalb müssen diese zwei klinischen Situationen streng voneinander getrennt werden.

4.1 Geburtseinleitung bei reifer Zervix

In dieser klinischen Situation kann man davon ausgehen, daß die Reifungsvorgänge der Natur vor ihrem Abschluß stehen und somit eine hohe Empfindlichkeit gegenüber Wehenmitteln besteht. Bis vor kurzem galt *Oxytocin* als klassisches wehenauslösendes Agens. Nach anfänglichen Versuchen, Oxytocin lokal, intranasal, bukkal bzw. intramuskulär zu verabreichen, kann heute festgehalten werden, daß zur Geburtseinleitung nur mehr die *kontrollierte Oxytocininfusion* mittels Tropfenzähler oder Infusionspumpe in Frage kommt.

Zur intravenösen Infusion ist eine Lösung von 5 IE Oxytocin in 5- bis 10 %iger Glucoselösung zu empfehlen. Bei reifer Zervix und korrelierend dazu einer hohen Oxytocinempfindlichkeit genügen Dosen zwischen 2 und 10 mIE/min, um eine erwünschte Wehentätigkeit zu induzieren und zu unterhalten. Initial sollte mit 1 bis

Tabelle 7-4 Übersicht der Reifungs- und Geburtseinleitungsmethoden, die in kontrollierten Studien nach 1950 geprüft wurden

Wirkstoff	Applikationsart
DHEA-S	intravenös
Östrogene	intramuskulär, vaginal, endozervikal, extraamnial
Relaxin	vaginal, endozervikal
Oxytocin	(bukkal), intravenös
Prostaglandin E_2, E_1, $F_{2\alpha}$	(oral), vaginal, endozervikal, extraamnial
Foley-Katheter	extraamnial
Laminariastifte	endozervikal
Brustwarzenstimulation	Brust

2 mIE/min begonnen und etwa alle 30 Minuten bis zum Erreichen einer klinisch befriedigenden Wehentätigkeit gesteigert werden. Eine elektronische Steuerung auf der Basis intrauteriner Druckmessung hat keine Vorteile gegenüber einer manuellen Steuerung ergeben.

Aus dem Verständnis des Geburtsmechanismus ergibt sich die Konsequenz, Oxytocin *nur zur Geburtseinleitung am Termin* bei vorhandener Zervixreife zu applizieren, d.h. zu einem Zeitpunkt, wo man annehmen kann, daß ausreichend Oxytocinrezeptoren im Myometrium vorhanden sind. Die Nichtbeachtung dieser Regel führt meist zur Notwendigkeit, hohe Dosen von Oxytocin zu verabfolgen, mit der Möglichkeit, eine Hyperkontraktilität mit pathologischen Wehenformen, einem erhöhten Basaltonus und letztlich fetalen Distreß zu induzieren.

Aufgrund der – dem Wunsch der Schwangeren nach möglichst natürlichem Ablauf der Geburt oft widerstrebenden – äußeren Begleitumstände, wie etwa Infusion oder Bettlägerigkeit, ist eine Geburtseinleitung mit Oxytocin nur bei klarer medizinischer Indikation vorzunehmen. In diesen Fällen wird die Schwangere für den apparativen Aufwand aufgrund des besonderen medizinischen Risikos in der Regel Verständnis aufbringen.

In den 70er Jahren begann für die Geburtshilfe die Ära der *Prostaglandine.* Prostaglandine stellen zentrale Hormone des Geburtsmechanismus beim Menschen dar (siehe auch Kap. 3, Abschnitt 3.1.2, und Bd. 1, Kap. 7). Sie wirken im Rahmen der physiologischen Prozesse als lokale Hormone, die unmittelbar nach ihrer Wirkung zu inaktiven Metaboliten abgebaut werden [16]. Bei exogener systemischer Zufuhr wirken sie daher nicht nur auf Myometrium und Zervix, sondern auch auf die glatte Muskulatur des Magen-Darm-Trakts und der Gefäße. Daraus erklärt sich, daß die zunächst eingeführte intravenöse bzw. orale Applikation [25] die in diese Substanzgruppe gesetzten Hoffnungen nicht erfüllen konnte; einerseits war die Wirkung auf die Zervix dabei ungenügend, andererseits kam es bei systemischer Applikation von Prostaglandinen zu einer hohen Rate von vornehmlich gastrointestinalen Nebenwirkungen wie Übelkeit und Erbrechen.

Erst die Einführung *lokaler Applikationsverfahren* hat der Anwendung von Prostaglandinen in der Geburtshilfe zum Durchbruch verholfen. Dabei sind systemische Nebenwirkungen praktisch nicht zu beobachten. PGE-Metabolitbestimmungen im peripheren mütterlichen Blut konnten zeigen, daß die üblicherweise zur intravenösen Geburtseinleitung verwendete Dosis eine um Größenordnungen höhere Resorption bewirkt als die klinisch etablierten lokalen Verabreichungsformen [24].

In einer Metaanalyse aus dem Jahre 1993 hat sich auch in bezug auf die Applikationsart gezeigt, daß die orale PGE_2-Gabe im Vergleich zu Plazebo keine Verbesserung der Ergebnisse bringt [26]. Über die extraamniale PGE_2-Gabe liegen insgesamt nur zwei prospektiv randomisierte Studien mit geringer Fallzahl vor, so daß dazu derzeit keine endgültige Aussage gemacht werden kann. Die PGE_2-Applikation geht im Vergleich zu Plazebo bzw. keiner Therapie mit einer statistisch signifikanten Abnahme der vaginal-operativen Entbindungen einher, wobei der endozervikale Weg darüber hinaus auch zu einer signifikanten Reduktion der Sectiofrequenz führte (Abb. 7-4). Somit haben sich bisher nur zwei lokale Methoden, die vaginale und endozervikale PGE_2-Gabe, als wirksam erwiesen.

Es muß allerdings hervorgehoben werden, daß die durch Prostaglandine verbesserte Zervixwirkung bzw. die bei der Geburtseinleitung im III. Trimenon prak-

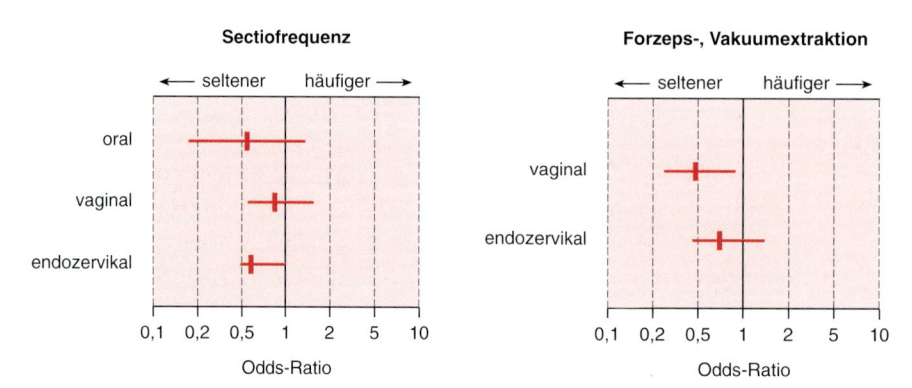

Abb. 7-4 Metaanalyse über die Wirkung verschiedener Prostaglandin-Applikationsarten auf die Sectiofrequenz und vaginaloperative Entbindungsfrequenz im Vergleich zu Plazebo oder keiner Behandlung. Ein Effekt der oralen Applikation auf die vaginal-operativen Entbindungen kann aufgrund zu geringer Fallzahlen nicht aufgezeigt werden (nach Keirse [26]).

tisch vollständig fehlende Belastung des Gesamtorganismus durch einen *Mangel an Steuerbarkeit* erkauft werden mußte. In diesem Zusammenhang sind die folgenden Überlegungen von Bedeutung:

– Nachdem von den synthetisch hergestellten Prostaglandinderivaten mit längerer Halbwertszeit befürchtet werden muß, daß dadurch die Steuerbarkeit einer Geburtseinleitung noch weiter herabgesetzt ist, und außerdem auf den Fetus übertretendes Prostaglandin unter Umständen zu Nebenwirkungen beim Kind führen könnte, sollten zur Geburtseinleitung bei lebendem Kind wahrscheinlich nur *natürliche Prostaglandine* eingesetzt werden.
– Nachdem PGE_2 über eine stärkere Wirkung auf den Bereich der Zervix verfügt, und diese Überlegenheit auch klinisch untermauert werden konnte, sollte *PGE_2 dem $PGF_{2\alpha}$ zur Geburtseinleitung vorgezogen* werden.
– Die deutliche *Zunahme der Prostaglandinempfindlichkeit während der Schwangerschaft* muß beachtet werden. Daraus ergibt sich, daß Einleitungsschemata für das III. Trimenon bzw. für den Termin nicht auf frühere Schwangerschaftsabschnitte übertragen werden können.
– Geburtseinleitungsschemata haben auf die *Galenik der Prostaglandinpräparate* Rücksicht zu nehmen. So kommt es z. B. aus PGE_2-haltigem Gel wesentlich rascher zu einer Resorption als aus Tabletten. Auch die Art des Gels scheint für die Resorption entscheidend zu sein, wobei wasserlösliche Gele einen nahezu sofortigen Übertritt der Wirksubstanz auf Scheide bzw. Zervix gestatten, während lipidhaltige Gele eine verzögerte Abgabe bewirken.

Zur Geburtseinleitung bei reifer Zervix hat sich die intravaginale Verabfolgung einer PGE_2-haltigen Tablette oder eines PGE_2-haltigen Gels durchgesetzt [27, 29].

Bei einer Geburtseinleitung durch intravaginale Verabreichung einer PGE_2-Tablette, die 3 mg des Wirkstoffs enthält, wird diese im Rahmen einer vaginalen Untersuchung in den hinteren Scheidenfornix appliziert (Abb. 7-5). Die Schwangere ist im Anschluß daran sofort mobil. Aufgrund der verzögerten Resorption, die zur Folge hat, daß Wehen zumeist erst zwei bis drei Stunden danach auftreten, empfiehlt es sich, die erste kardiotokographische Kontrolle routinemäßig nach etwa zwei Stunden bzw. bei Auftreten von Kreuzschmerzen oder von der Patientin verspürter Wehen durchzuführen. Eine Wiederholung der Tablettenapplikation kann nach einem Intervall von sechs bis zwölf Stunden, je nach klinischer Situation, ins Auge gefaßt werden.

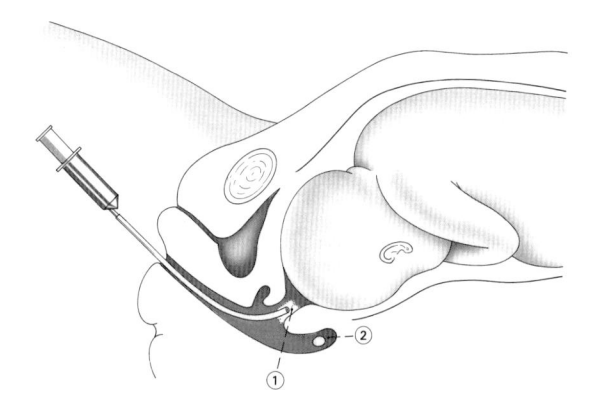

Abb. 7-5 Schematische Darstellung der anatomisch korrekten Instillation des PGE_2-haltigen Gels ① und Applikation der PGE_2-Vaginaltablette ②.

Tabelle 7-5 Geburtseinleitung am Termin bei reifer Zervix

Mittel	Effektivität	Steuerbarkeit	Akzeptanz
Oxytocin i. v.	+++	+	–
Prostaglandin E_2-Vaginaltablette	+++	–	++

Vergleichsuntersuchungen von Geburtseinleitungen mit *PGE_2 gegenüber Oxytocin* bei reifer Zervix haben gezeigt, daß zwar das Intervall zwischen Einleitung und Entbindung bei Oxytocin kürzer ist, insgesamt aber beide Verfahren einander medizinisch gleichwertig sind. Wegen der Mobilität der Schwangeren ist die Akzeptanz der Prostaglandintablette allerdings wesentlich höher (Tab. 7-5). Ein besonderer Vorzug der Geburtseinleitung mittels vaginaler Tablettenapplikation liegt im kurzen Intervall zwischen Blasensprung und Geburt. Davon kann man sich eine Reduktion der Rate an Infektionen erhoffen. In der unlängst durchgeführten Metaanalyse [26] wurde darüber hinaus gezeigt, daß die Rate operativer Geburtsbeendigungen durch die intravaginale Prostaglandinapplikation gesenkt werden kann.

Nachdem es sich bei der Applikation von Prostaglandintabletten bei reifer Portio um ein risikoarmes und sehr wirksames Verfahren zur Geburtseinleitung handelt – Überstimulationen sind zwar beschrieben, aber relativ selten – kann nach entsprechender Aufklärung der Schwangeren die Indikation zur Geburtseinleitung in solchen Fällen weiter gestellt werden. Dazu konnte z. B. gezeigt werden, daß am Termin bei Fehlen von Risiken und günstigem Zervix-Score eine

Geburtseinleitung mit PGE$_2$-Vaginaltabletten dem kontrollierten Zuwarten auf den spontanen Wehenbeginn zumindest ebenbürtig ist, so daß es sich anbietet, bei dieser „elektiven" Geburtseinleitung auf die Vorstellungen der Schwangeren mehr einzugehen und sie stärker in den Entscheidungsprozeß einzubeziehen [17, 22].

Möglicherweise ist ein noch besseres, prädiktives Kriterium als ein günstiger Zervix-Score ein *positiver zervikaler Fibronektinabstrich* [2]. Dies könnte einerseits dazu führen, den tatsächlichen Geburtsbeginn besser eingrenzen zu können und andererseits eine zusätzliche Entscheidungshilfe in bezug auf eine Geburtseinleitung darstellen.

Ob die vaginale Verabfolgung eines PGE$_2$-haltigen Gels, von der man sich eine verbesserte und gleichmäßigere Resorption erhofft, auch klinisch zu besseren Ergebnissen führt, ist derzeit noch offen. Ziel wäre es, die oft unverhältnismäßig und unberechenbar lange Latenzphase zwischen Applikation der Tablette und Einsetzen von Wehen zu reduzieren und berechenbarer zu machen, so daß z. B. die Frage der Überwachung klarer und schematischer zu regeln wäre. Dafür ist zum heutigen Zeitpunkt die optimale Dosierung noch nicht etabliert. Aufgrund der rascheren Resorption sollten initial 1 oder 2 mg verabreicht werden mit einer neuerlichen Applikation von entweder 1 oder 2 mg nach ca. sechs Stunden.

Zusätzlich sind Untersuchungen im Gange mit einem patentierten System einer kontrollierten, vaginalen PGE$_2$-Abgabe durch eine semipermeable Membran, wodurch man sich eine vollständige Vermeidung von eventuell auftretenden Überstimulierungen verspricht.

4.2 Geburtseinleitung bei unreifer Zervix

Eine Geburtseinleitung bei unreifer Zervix ist mit einer höheren Rate an Versagern, mit mehr Komplikationen und mit einer höheren Inzidenz protrahierter Geburten vergesellschaftet und stellt somit einen wesentlich stärkeren medizinischen Eingriff dar. Deshalb, und nachdem es sich zumeist um eine Einleitung vor Erreichen des Geburtstermins handelt, erfordert eine solche Vorgangsweise eine wesentlich klarere und härtere Indikation.

Würde man bei unreifer Zervix die Geburt durch reine Wehenindukion einleiten, wäre dies mit einer hohen Rate von Zervixdystokien, sehr langen Geburtszeiten, häufiger mütterlicher Erschöpfung und nicht selten fetalem Distreß verbunden. Deshalb ist zumindest theoretisch eine Zervixvorbehandlung – ein sog. *Priming* – sinnvoll, um zunächst den Widerstand der Portio zu vermindern bzw. um die Abläufe nachzuvollziehen, die die Natur vorsieht, bevor es zum Einsetzen spontaner Wehen kommt. Aus diesen Gründen und nachdem Oxytocin wegen der fehlenden Oxytocinrezeptoren oft gar nicht wirksam ist, hat es

immer schon Versuche gegeben, zum Teil mit mechanischen Mitteln eine Zervixreifung zu erzielen (Übersicht bei [6]). Allerdings hat erst die Einführung der Prostaglandine zu einer wesentlichen Bereicherung des therapeutischen Vorgehens geführt.

Zunächst wurde der retroamniale Weg zur *lokalen Prostaglandinapplikation* gewählt. Dabei wurde die Vermischung von PGE$_2$ mit Tylosegel verwendet, um eine einmalige Applikation zu ermöglichen. Die Erfolge einer solchen Vorbehandlung der Zervix mit 0,5 mg PGE$_2$ gegenüber Plazebo mit nachfolgender Oxytocingabe in beiden Gruppen waren überwältigend: Die Sectiorate, die Häufigkeit mütterlicher Infektionen und die Inzidenz niedriger Apgar-Werte wurde gesenkt [6]. In der Folge wurden aber noch andere Methoden der lokalen Prostaglandinapplikation entwickelt. Dabei hat sich wegen der geringen Invasivität und des theoretisch gegenüber der retroamnialen Applikation verminderten Infektionsrisikos die endozervikale Instillation eines PGE$_2$-Gels als Methode der Wahl durchgesetzt (Abb. 7-5).

In der bereits erwähnten Metaanalyse [26] konnte in bisher 13 prospektiv randomisierten, plazebokontrollierten Studien gezeigt werden, daß ein schlechter Zervix-Score weniger häufig nach Behandlung mit Prostaglandinen auftritt (Abb. 7-6). Obwohl Daten von anderen Studien zum Teil wegen des unterschiedlichen Zervix-Score-Systems schwierig zu analysieren sind, unterstützen viele dieser Berichte ebenfalls diese eindeutige Verbesserung in bezug auf die Zervixreifung. Darüber hinaus kommt es signifikant häufiger

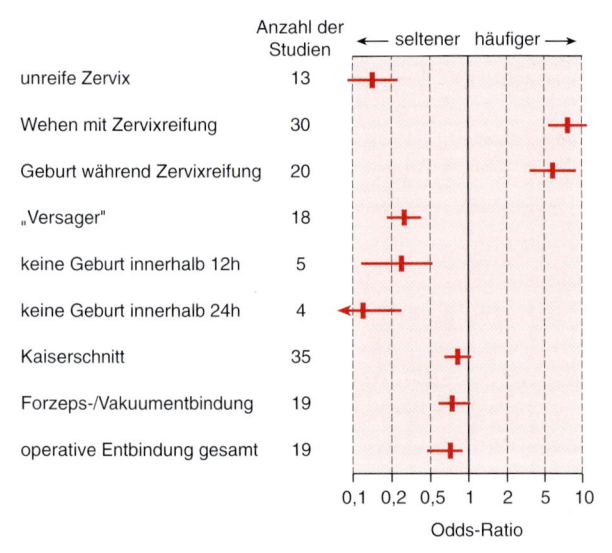

Abb. 7-6 Metaanalyse der verschiedenen Effekte von Prostaglandinen im Gegensatz zu Plazebo oder keiner Therapie (nach Keirse [26]).

zur Induktion von Wehen bzw. zur Geburt während des beabsichtigten Reifungsvorgangs mittels Prostaglandinen, und die Anzahl der nach 12 bzw. 24 Stunden Nichtentbundenen ist dementsprechend reduziert (Abb. 7-6).

Als optimale endozervikale Dosierung gilt auch hier 0,5 mg PGE_2; die im Vergleich zur Vaginaltablette scheinbar niedrigere Dosierung ergibt sich aus der verstärkten Resorption aus dem endozervikalen Raum. Zwölf, eventuell auch 24 Stunden nach der Prostaglandingabe kann eine nachfolgende intravenöse Infusion von Oxytocin zur Wehenindikation bei mittlerweile gereifter Zervix angeschlossen werden. In Abhängigkeit von der Schwangerschaftsdauer und dem Zervix-Score kommt es nach einmaliger PGE_2-Instillation gleichzeitig mit der Zervixreifung in rund 30 bis 60% aller Fälle zu regelmäßigen Wehen mit progressiver Zervixerweiterung [6, 26] (Abb. 7-6). Dabei steht es außer Zweifel, daß die Zervixreifung biochemisch ohne Myometriumkontraktionen abläuft; z.B. führt die endozervikale Instillation von Prostaglandingel auch bei gleichzeitiger Wehenhemmung mit Beta-Sympathomimetika zu einer Verbesserung des Zervix-Scores. Klinisch scheinen die beiden Effekte (Zervixreifung und Wehenindikation) allerdings nicht deutlich voneinander zu trennen zu sein.

Die Gabe von *Prostaglandin und nachfolgend Oxytocin* bewirkt gegenüber einer alleinigen Oxytocininfusion folgendes (Tab. 7-6):

– eine erhöhte Rate erfolgreicher Geburtseinleitungen
– eine niedrigere Inzidenz operativer Geburtsbeendigungen
– kürzere Geburtszeiten

Die Verkürzung der Geburtszeit kommt durch eine kürzere latente Phase zustande, so daß die Geburt mit weniger uteriner Aktivität ablaufen kann.

Tabelle 7-6 Geburtseinleitung am Termin bei unreifer Zervix

Mittel	Effektivität	Steuerbarkeit	Risikopotential	allgemeine Nebenwirkungen	Akzeptanz
Prostaglandingel intrazervikal	+++	–	+	–	+
Prostaglandin-Vaginaltablette	++	–	+++	(+)	++
Prostaglandin i.v.	+	++	+	+++	–
Oxytocin i.v.	(+)	+++	+	–	–

Die vaginale Verabfolgung prostaglandinhaltiger Gele oder Vaginaltabletten ist bei ungünstigem Zervix-Score keine geeignete Methode zum Priming, offenbar weil bei dieser Applikationsform die Zervixwirkung gegenüber der Wehenauslösung im Hintergrund steht. Daraus erklären sich die erhöhte Inzidenz von Zervixdystokien und die schlechteren klinischen Ergebnisse beim Vergleich vaginaler und endozervikaler Applikation. So zeigte eine Gegenüberstellung annähernd equivalenter Dosen (0,5 mg PGE_2 endozervikal und 4 mg PGE_2 intravaginal), daß bei ungünstigem Zervix-Score die endozervikale Applikation der intravaginalen signifikant überlegen war [12]. Ähnliches konnte auch bei Unterdosierung der vaginalen Applikationsform (2 mg PGE_2 in Form einer Tablette) nachgewiesen werden.

Mit einer fraktionierten endozervikalen Verabreichung von z.B. 2mal 0,5 mg PGE_2 ist keine Verbesserung der Ergebnisse zu erzielen. Unter Umständen kann aber – vor allem in solchen Fällen, bei denen keine sofortige Beendigung der Schwangerschaft notwendig ist – eine tägliche Prostaglandininstillation bis zum Erweichen des Muttermunds zielführend sein [32], so daß immer erst unter optimalen Bedingungen die Geburt entweder mit intravenösem Oxytocin oder intravaginalem Prostaglandin eingeleitet wird. Dies würde im besonderen Maße auf die Notwendigkeit Rücksicht nehmen, gerade bei vorzeitiger Geburtseinleitung – z.B. wegen fetaler Wachstumsretardierung – die Geburt zwar langsam, aber möglichst schonend ablaufen zu lassen.

5 Besonderheiten und Komplikationen einer Geburtseinleitung mit Prostaglandinen

In den bisher durchgeführten Methodenvergleichsstudien sind die behandelten Patientinnen zumeist nicht nach der jeweils vorliegenden Indikation, sondern als Gesamtrisikogruppe zusammengefaßt worden, obwohl die Verteilung der Risiken unterschiedlich war. Dieses Vorgehen würde generell gerechtfertigt sein, wenn die Erfolgsrate bei allen Indikationen gleich wäre; einige diesbezügliche Untersuchungen haben aber gezeigt, daß dies nicht der Fall ist. Beispielsweise liegt die Erfolgsrate, d.h. der Quotient aus Ansprechrate nach einmaligem Priming zu Sectiofrequenz, bei vorzeitigem Blasensprung um etwa das Siebenfache günstiger als bei Diabetes mellitus [14] (Abb. 7-7).

Ein *spontaner Blasensprung* stellt prinzipiell keine Kontraindikation für eine lokale PGE_2-Applikation dar. Gerade bei unreifer Portio kann die Erfolgsquote einer Geburtseinleitung durch endozervikale PGE_2-Gelinstillation deutlich erhöht werden. Das theoretische zusätzliche Infektionsrisiko dürfte hier keine Rolle spielen. Bei Anwendung der Vaginaltablette muß allerdings berücksichtigt werden, daß aufgrund einer Änderung des Scheidenmilieus durch vermehrten Fruchtwasserabgang eine verstärkte PGE_2-Resorption, aber auch eine Ausschwemmung der Wirksubstanz möglich ist. Bei reifer Portio und Blasensprung ist deshalb die Vaginaltablette der intravenösen Oxytocingabe klinisch unterlegen.

Ein *Zustand nach vorangegangener Sectio* stellt grundsätzlich ebenfalls keine Kontraindikation zu einer Geburtseinleitung mit Prostaglandinen dar; allerdings sollte eine solche Einleitung nur bei entsprechender Indikation und unter strenger Überwachung erfolgen. Für solche Fälle hat man zeigen können, daß durch lokale PGE_2-Gelapplikation die Rate neuerlicher Schnittentbindungen deutlich zu senken ist [30]. Die Rupturgefahr bei voroperiertem Uterus ist insbesondere bei Kombination mehrerer Wehenmittel zu beachten.

Generell führt die *gleichzeitige Gabe von Oxytocin und Prostaglandinen* durch eine prostaglandininduzierte Erhöhung der Oxytocinsensibilität gehäuft zur Überstimulation und ist daher unbedingt zu vermeiden. Deshalb sollte keine Oxytocingabe innerhalb von mindestens sechs Stunden nach der letzten Prostaglandinapplikation erfolgen.

Trotz Beachtung dieser Richtlinien kann es auch bei alleiniger Anwendung einer der beiden Wehenmittel zur Überstimulation kommen. Deshalb ist eine – zumindest diskontinuierliche – *kardiotokographische Überwachung bei jeder Geburtseinleitung zwingend* vorgeschrieben. Das Risiko für die Ausbildung einer Hyperstimulation besteht grundsätzlich bei jedem Wehenmittel. Die therapeutische Bandbreite von Oxytocin ist aber wesentlich größer als die der Prostaglandine. Aus diesem Grund darf z. B. bei intravenöser Prostaglandinapplikation die Dosis nicht wie bei Oxytocin verdoppelt, sondern lediglich langsam erhöht werden. Vor allem nach lokaler PGE_2-Applikation bei unreifer Zervix kann es zu hochfrequenten Wehen zumeist niedriger Amplitude kommen, die oft keinerlei Geburtsfortschritt bewirken. Die zu kurzen Intervalle zwischen den einzelnen Wehenspitzen können gelegentlich auch zu einer Erhöhung des Basaltonus und zu einer Verminderung der plazentaren und fetalen Durchblutung mit daraus resultierender fetaler Hypoxie führen (Abb. 7-8).

Aus umfangreichen retrospektiven Studien weiß man, daß die Rate an Hyperstimulation für intravaginale PGE_2-Tabletten etwa bei 7% und für intravaginales PGE_2-Gel bei etwa 3% liegt. Mit einer endozervikalen Applikation von 0,5 mg PGE_2-Gel werden entsprechende Hyperstimulationen mit 0,5% sehr viel seltener beobachtet [10].

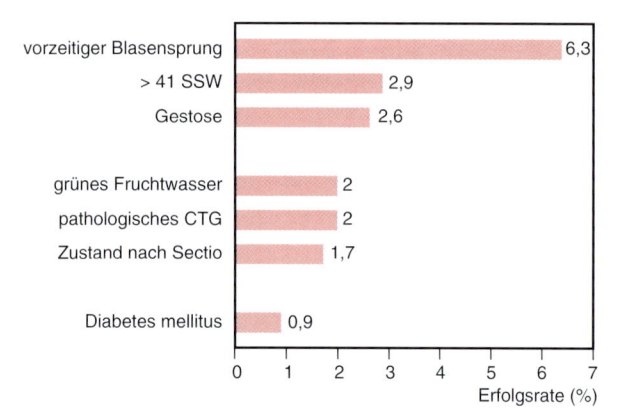

Indikation	Erfolgsrate (%)
vorzeitiger Blasensprung	6,3
> 41 SSW	2,9
Gestose	2,6
grünes Fruchtwasser	2
pathologisches CTG	2
Zustand nach Sectio	1,7
Diabetes mellitus	0,9

Abb. 7-7 Erfolgsrate bei Prostaglandinapplikation: Quotient aus Ansprechrate nach einmaligem Priming und Sectiofrequenz in Prozent; je niedriger der Wert, desto geringer die Ansprechrate und/oder desto höher die Sectiofrequenz (nach Goeschen [14]).

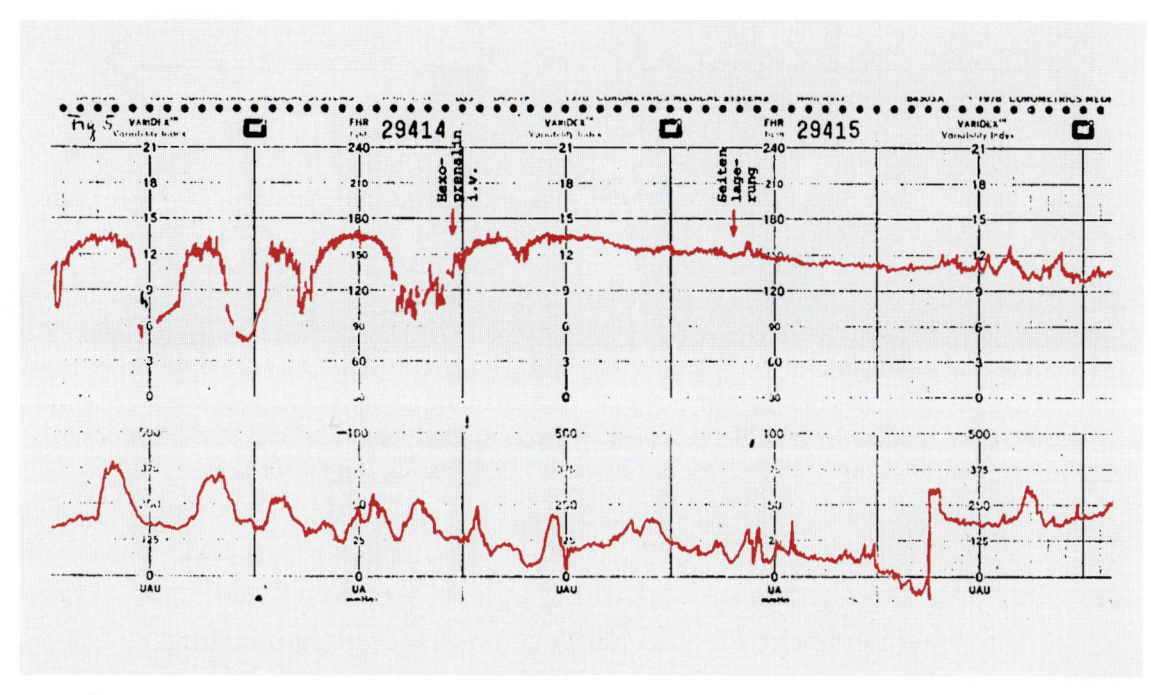

Abb. 7-8 Überstimulation nach lokaler PGE$_2$-Applikation; Verminderung der Wehentätigkeit und Besserung des Kardiotokogramms nach intravenöser Gabe von Hexoprenalin (nach Egarter und Husslein [9]).

Aus dem physiologischen Verständnis der Uteruskontraktion lassen sich solche Überstimulationen am ehesten dadurch erklären, daß zu diesem Zeitpunkt noch kein einheitliches Erregungszentrum im Fundus uteri vorliegt, so daß Kontraktionen von verschiedenen Zentren des Corpus uteri ausgehen und unter anderem durch einen Mangel an Gap-Junctions zu unkoordinierten Kontraktionen führen (siehe auch Kap. 3, Abschnitt 2.1.5). Auch der erhöhte Widerstand der Zervix dürfte hier eine gewisse Rolle spielen.

Das *therapeutische Vorgehen* richtet sich im wesentlichen nach dem *fetalen Kardiogramm*. Liegen keine Hypoxiezeichen vor, so sollte grundsätzlich zugewartet werden; zumeist schlägt diese Wehenform innerhalb kurzer Zeit in ein normofrequentes Wehenmuster mit hoher Amplitude und niedrigem Basaltonus um. Sind fetale Herzfrequenzalterationen zu beobachten, muß in Abhängigkeit von der fetalen Ausgangssituation eingeschritten werden. Dabei kann eine Amniotomie eine Normalisierung des pathologischen Kardiotokogramms bewirken. Ist die Amniotomie aus klinischen Gesichtspunkten nicht erwünscht, führt die intravenöse Gabe eines Beta-Sympathomimetikums (z. B. 10 mg Hexoprenalin oder 20 mg Fenoterol langsam i.v.) zumindest kurzfristig in praktisch allen Fällen [10] zu einer Unterbrechung des hyperkinetischen Wehenmusters (Abb. 7-8). Häufig genügt eine einmalige intravenöse Gabe; gelegentlich ist es allerdings notwendig, eine intravenöse Dauerinfusion zu verabfolgen. Nur in seltensten Fällen ist auf der Basis einer solchen Hyperstimulation allein eine Indikation zur operativen Geburtsbeendigung gegeben.

Es gibt vereinzelte Literaturberichte über *intrauterine Fruchttode* nach Prostaglandinapplikation [36]. Inwieweit dies dem Einleitungsverfahren oder der Ausgangssituation mit erheblich erhöhtem fetalem Risiko angelastet werden muß, bleibt vorläufig offen.

Ob oxytocin- bzw. prostaglandininduzierte *Wehen* denen nach spontanem Wehenbeginn ähneln oder sich davon unterscheiden, ist in der Literatur breit diskutiert worden. Ein Störfaktor bei der Durchführung solcher Vergleichsstudien besteht in der Tatsache, daß man bei einer Geburtseinleitung per definitionem nicht dieselben physiologischen Bedingungen vorfindet, was z. B. die Reife des Wehenmechanismus anbelangt, sonst hätten ja spontane Wehen bereits eingesetzt.

Die meisten Studien zeigen, daß vor allem die in der aktiven Geburtsphase induzierten Wehen von spontan aufgetretenen nicht zu unterscheiden sind. So konnte durch intrauterine Druckmessungen belegt werden, daß zwischen PGF$_{2\alpha}$-induzierten Wehen und Spontanwehen kein Unterschied bestand, außer daß die durch Oxytocin ausgelösten Wehen in ihrer Dauer etwas kürzer waren [35]. Auch durch intrauterine Druckmessung ging man der Frage nach, warum vor allem bei reifer Zervix die Geburtszeiten nach Geburtseinleitung mit der 3-mg-PGE$_2$-Vaginaltablette durchschnittlich etwas kürzer sind als nach spontanem Wehenbeginn. Die Wehenform prostaglandininduzierter Wehen war denen nach spontanem Wehenbeginn bzw. Oxytocineinleitung ähnlich, insgesamt wurden aber höhere Montevideo-Einheiten nach PGE$_2$-Einleitung erzielt [11].

Eine endgültige Aussage erscheint hier schwierig, weil zu viele Faktoren auf die Untersuchungsergebnisse einen Einfluß nehmen können, wie z. B. Zeitpunkt der Geburtseinleitung, Art der Medikamente, Dosis, Applikationsform, Zustand der Zervix oder Parität.

Uterusrupturen sind nach Prostaglandingabe außerordentlich selten. Nach endozervikaler PGE$_2$-Gelinstillation ist kein Fall von Uterusruptur bekannt. Bei intravaginaler Verabfolgung von Prostaglandinen sind einige diesbezügliche Fallberichte publiziert worden [13]. Bei genauer Betrachtung läßt sich allerdings feststellen, daß in den meisten Fällen exzessiv hohe Dosen (z. B. 20 mg PGE$_2$ in Suppositorienform) verabreicht wurden; zumeist handelte es sich auch um Frauen, die eine Uterusoperation (Sectio) in der Anamnese hatten.

Obwohl von PGE$_2$ bekannt ist, daß es zu einer *Temperatursteigerung* führen kann, sind dazu die zur Geburtseinleitung vor allem bei lokaler Applikation verwendeten Dosen hierzu nicht ausreichend. Beobachtet man somit nach lokaler PGE$_2$-Applikation eine Zunahme der Körpertemperatur, so darf dies nicht auf die zugeführte Medikation zurückgeführt werden, sondern es muß an die Möglichkeit einer Infektion gedacht werden.

Wegen der geringen resorbierten Menge von Prostaglandinen bei lokaler Applikation zur Geburtseinleitung sind die *allgemeinen Kontraindikationen* gegen eine Prostaglandinapplikation (z. B. Asthma bronchiale) für eine Geburtseinleitung nicht relevant.

6 Nachbeobachtung von Kindern nach Geburtseinleitung

Ob eine Geburtseinleitung mit Prostaglandinen zu einer niedrigeren Rate an kindlichen Hyperbilirubinämien im Vergleich zu Geburtseinleitungen mit Oxytocin führt [4], ist zwar behauptet worden, die Inzidenz dieses Problems dürfte aber eher vom Ausmaß der fetalen Reife abhängen als von dem wehenauslösenden Agens.

In nahezu allen Studien wurde auch der Einfluß einer Geburtseinleitung und speziell der von Prostaglandinen auf die Lebensfunktionen der Neugeborenen untersucht. In keiner dieser Studien konnte ein negativer Einfluß nachgewiesen werden (Übersicht bei [28]). Es wurden sogar psychomotorische Nachuntersuchungen bis 30 Monate nach der Geburt durchgeführt, ohne daß Auffälligkeiten zu entdecken waren.

Literatur

1. Ahner, R., C. Egarter, H. Kiss et al.: Fetal fibronectin as a selection criterion for induction of term labor. Amer. J. Obstet. Gynec. 173 (1995) 1513–1517.
2. Ahner, R., H. Kiss H., C. Egarter et al.: Fetal fibronectin as a marker to predict the onset of term labor and delivery. Amer. J. Obstet. Gynec. 172 (1995) 134.
3. Bakketeig, L., P. Bergsjo: Post-term pregnancy: magnitude of the problem. In: Chalmers, I., M. Enkin, M. J. N. C. Keirse (eds.): Effective Care in Pregnancy and Childbirth, pp. 765–775. Oxford University Press, Oxford 1989.
4. Beazeley, J. M., B. Aldermann: Neonatal hyperbilirubinaemia following the use of oxytocin in labour. Brit. J. Obstet. Gynaec. 82 (1975) 265.
5. Bickenbach, W.: Die Übersterblichkeit der Kinder bei übertragenen Schwangerschaften. Geburtsh. u. Frauenheilk. 7 (1947) 3.
6. Calder, A. A.: Cervical ripening. In: Bygdeman M., G. Berger, L. Keith (eds.): Prostaglandins and Their Inhibitors in Clinical Obstetrics and Gynecology. MTP Press, Lancester 1986.
7. Clifford, S. H.: Postmaturity with placental dysfunction: clinical syndrome and pathologic findings. J. Pediatr. 44 (1954) 3.
8. Crowley, P.: Post-term pregnancy: induction or surveillance? In: Chalmers, I., M. Enkin, M. J. N. C. Keirse (eds.): Effective Care in Pregnancy and Childbirth, pp. 776–791. Oxford University Press, Oxford 1989.
9. Egarter, C., P. Husslein: Überstimulierung bei elektiver Geburtseinleitung mit intravaginaler PGE$_2$-Applikation. Z. Geburtsh. Perinat. 190 (1986) 87.
10. Egarter, C., P. Husslein, W. F. Rayburn: Uterine hyperstimulation after low-dose PGE$_2$ therapy: tocolytic treatment in 181 cases. Amer. J. Obstet. Gynec. 163 (1990) 794.
11. Egarter, C., K. Philipp, D. Skodler, E. Kofler: Uterusaktivität bei Geburtseinleitung durch vaginale Applikation von PGE$_2$ Tabletten. Z. Geburtsh. Perinat. 190 (1986) 129.
12. Ekman, G., A. Forman, K. Marsal, U. Ulmsten: Intravaginal versus intracervical application of PGE$_2$ in viscous gel for cervical priming and induction of labor at term in patients with an unfavourable cervical state. Amer. J. Obstet. Gynec. 147 (1983) 657.
13. Elder, M. G.: Uterine ruptur with the use of vaginal PGE$_2$ (letter). Amer. J. Obstet. Gynec. 150 (1984) 342.
14. Goeschen, K.: Wie sollten Prostaglandine zur Geburtseinleitung angewendet werden? Gyne 2 (1994) 29.
15. Gruenwald, P.: The fetus in prolonged pregnancy. Amer. J. Obstet. Gynec. 89 (1964) 503.
16. Haller, U., F. Kubli, P. Husslein: Prostaglandine in der Gynäko-

logie und Geburtshilfe. Springer, Berlin – Heidelberg – New York 1988.
17. Hannah, M. E., W. J. Hannah, J. Hellmann, S. Hewson, R. Milner, A. Willan: Induction of labour compared with serial antenatal monitoring in post-term pregnancy. New Engl. J. Med. 326 (1992) 1587.
18. Herabutya, Y., P. O. Prasertsawat, T. Tongyai, N. Isarangura, N. Ayudthya: Prolonged pregnancy: the management dilemma. Int. J. Gynec. Obstet. 37 (1992) 253.
19. Hosemann, H.: Normale und abnorme Schwangeschaftsdauer. In: Seitz, L., A. I. Amreich (Hrsg) Biologie und Pathologie des Weibes, Bd. 7, S. 828. Urban & Schwarzenberg, Berlin 1952.
20. Husslein, P.: Die Bedeutung von Oxytocin und Prostaglandinen für den Geburtsmechanismus beim Menschen. Wien. klin. Wschr. 96 (1984) 155.
21. Husslein, P.: Terminüberschreitung und Gefährdung des Feten. In: Dudenhausen, J. W. (ed.): Perinatale Medizin, S. 50. Thieme, Stuttgart–New York 1986.
22. Husslein, P., C. Egarter, H. Salzer, W. Genger, P. Sevelda: Geburtseinleitung mit 3 mg PGE_2-Vaginaltabletten: eine Renaissance der programmierten Geburt? Geburtsh. u. Frauenheilk. 46 (1986) 83–87.
23. Husslein, P., W. Grünberger, E. Kofler: Prostaglandine in der Geburtshilfe. Münchn. med. Wschr. 125 (1983) 648.
24. Husslein, P., R. Reichel, K. Goeschen, M. Rasche, H. Sinzinger: Plasma concentration of 13,14-dihydro-15-keto-PGE_2 (PG EM) after various ways of cervix ripening with PGE_2. Prostaglandins 28 (1984) 209.
25. Karim, S. M. M., S. D. Sharma: Oral administration of prostaglandins for induction of labour. Brit. med. J. I (1971) 260.
26. Keirse, M. J.: Prostaglandins in preinduction cervical ripening. J. reprod. Med. 38 (1993) 89.
27. Kofler, E., C. Egarter, P. Husslein: Erfahrungen an 2132 Geburtseinleitungen durch intravaginale Appliaktion von PGE_2-Tabletten. Geburtsh. u. Frauenheilk. 46 (1986) 863.
28. Lange, A. P.: Induction of labor. In: Bygdeman, M., G. Berger, L. Keith (eds.): Prostaglandins and Their Inhibitors in Clinical Obstetrics and Gynecology. MTP Press, Lancester 1986.
29. Macer, J., D. Buchanan, M. L. Yonekura: Induction of labor with prostaglandin E_2 vaginal suppositories. Obstet. and Gynec. 63 (1984) 664.
30. MacKenzie, I. Z., S. Bradley, M. R. Embrey: Vaginal PG and labour induction for patients previously delivered by caesarean section. Brit. J. Obstet. Gynaec. 91 (1984) 7.
31. Naegele, H. F.: Lehrbuch der Geburtshilfe. Zabern, Mainz 1869.
32. Prins, R. P., D. R. Neilson, R. N. Bolton, C. Marc III, P. Watson: Preinduction cervical ripening with sequential use of prostaglandin E_2 gel. Amer. J. Obstet. Gynec. 154 (1986) 1275.
33. Roberts, L. J.: The management of prolonged pregnancy: an analysis of women's attitudes before and after term. Brit. J. Obstet. Gynaec. 98 (1991) 1102–1106.
34. Sawai, S. K., M. C. Williams, W. F. O'Brien, J. L. Angel, D. S. Mastrogiannis, L. Johnson: Sequential outpatient application of intravaginal prostaglandin E_2 gel in the management of postdates pregnancies. Obstet. and Gynec. 78 (1991) 19–23.
35. Seitschik, J., M. L. Chatkoff, R. H. Hayashi: Intrauterine pressure waveform characteristic of spontaneous and oxytocin- or prostaglandin-$F_{2\alpha}$-induced labor. Amer. J. Obstet. Gynec. 127 (1977) 223.
36. Simmons, K., W. Savage: Neonatal death associated with induction of labour with intravaginal PGE_2: case report. Brit. J. Obstet. Gynec. 91 (1984) 958.

8 Überwachung, Diagnostik und Therapie des Feten während der Geburt

W. Künzel

Inhalt

1	Geschichtlicher Rückblick und Ziel der Überwachung 111	5.1.3	Risiken der internen Ableitung 122
2	Der Fetus während der Geburt 112	5.2	Formen fetaler Herzfrequenzreaktionen während der Geburt 122
2.1	Physiologie der fetalen Sauerstoffversorgung zu Beginn der Geburt .. 112	5.2.1	Basale fetale Herzfrequenz 124
2.2	Störungen der fetalen Homöostase während der Geburt 113	5.2.2	Oszillationen 127
		5.2.3	Akzelerationen 128
2.3	Säure-Basen-Status und Gaspartialdrücke 113	5.2.4	Dezelerationen 129
		5.2.4.1	Dezelerationsformen 129
3	Fetalblutanalyse während der Geburt 114	5.2.4.2	Dezelerationsursachen 131
3.1	Indikationen zur fetalen Blutanalyse . 114	5.3	Die fetale Herzfrequenz in der Austreibungsperiode 136
3.2	Technik der Blutentnahme 115	5.4	Beziehung zwischen der fetalen Herzfrequenz und dem Säure-Basen-Status des Kindes während der Geburt 138
3.3	Fehlermöglichkeiten bei der Blutentnahme und Genauigkeit der Analyseverfahren 115		
3.4	Interpretation der Mikroblutbefunde 116	5.5	Intrauterine Hypoxämie und Azidose 139
4	Analyse des Nabelschnurbluts bei der Geburt 117	5.6	Fetale Herzfrequenz und Säure-Basen-Status bei Entbindung aus Beckenendlage und Schädellage 140
4.1	Einfluß des Abnabelungsmodus auf die Blutgase und den Säure-Basen-Status im Nabelschnurblut 117		
		6	Spezielle Überwachungsverfahren .. 141
4.2	Kindesnahe und kindesferne Blutentnahme aus der Nabelschnur 118	6.1	Meßverfahren zur Bestimmung der fetalen Sauerstoffversorgung 141
4.3	Fehlermöglichkeiten bei der Entnahme von Blut aus der Nabelschnur 118	6.1.1	Transkutan gemessener Sauerstoffpartialdruck 141
5	Überwachung der fetalen Herzfrequenz und der Uteruskontraktionen 119	6.1.2	Fetale Pulsoxymetrie 144
		6.1.3	Nahinfrarot-Spektroskopie 144
5.1	Registriermethoden 120	6.2	Kontinuierliche Messung des pH-Werts während der Geburt 146
5.1.1	Fetale Herzfrequenz 120	6.3	Transkutan gemessener Kohlensäurepartialdruck 147
5.1.2	Uteruskontraktionen (Wehen) 122	6.4	Hautdurchblutung als Indikator der Zentralisation des fetalen Kreislaufs . 148

6.5	Das EKG-Signal zur Diagnose der fetalen Hypoxämie 149	7.1.3	Einfluß der Tokolyse auf die Mutter und den Fetus in utero 151
7	Einflußnahme auf kardiovaskuläre und metabolische Parameter des Feten durch Therapie der Mutter ... 150	7.2	Volumenersatzlösungen zur Verbesserung der uteroplazentaren Perfusion 153
7.1	Tokolyse in der Eröffnungsperiode und in der Austreibungsperiode 150	7.3	Sauerstoffgabe an die Mutter bei fetaler Hypoxämie 154
7.1.1	Dosis-Wirkungs-Beziehungen von Fenoterol 150	7.4	Glucoseinfusion 155
		7.5	Bicarbonatinfusion 156
7.1.2	Regulierung pathologischer Wehentätigkeit 150	8	Austausch von Wärme zwischen Mutter und Fetus 158

1 Geschichtlicher Rückblick und Ziel der Überwachung

Noch bevor die Geburt beginnt, sterben viele Feten in utero. Eine große Zahl von Kindern leben jedoch noch bei Geburtsbeginn, werden aber tot geboren oder kommen mit den Zeichen eines Schocks zur Welt. Das zeigt, daß die Geburt ein beträchtlicher Risikofaktor im Hinblick auf die neonatale Morbidität und die fetale Mortalität ist. Abnormitäten in der Plazentalokalisation, Infektionen, Traumen, Dystokien, das Mißverhältnis zwischen Fetus und Becken und die Hypoxämie während der Geburt sind jene allgemein anerkannten Risikofaktoren, die den fetalen Zustand beeinträchtigen können.

Die ersten grundlegenden Erkenntnisse in der Geburtsphysiologie wurden von Barcroft 1947, Barron 1952 und Apgar 1953 sowohl in tierexperimentellen Untersuchungen als auch durch Beobachtungen am Menschen gewonnen. Es konnte gezeigt werden, welchen Einfluß die Reduktion der uteroplazentaren Durchblutung auf die fetale Morbidität und Mortalität hat, und daß die Ursache für fetale Schädigungen und den Tod während der Geburt in einer unzureichenden O_2-Versorgung des Feten liegt.

Mitte der 60er Jahre bis Anfang der 70er Jahre wurden zahlreiche physiologische und pathophysiologische Prinzipien der fetalen Respiration beschrieben. Die Arbeitsgruppen um Saling [50, 51], Hammacher [50, 51], Hon [64] und Caldeyro-Barcia entwickelten Techniken, die es dem Kliniker erlaubten, den fetalen Zustand während der Geburt besser zu kontrollieren. Der Einsatz dieser Methoden in den letzten 25 bis 30 Jahren hat zu einer beträchtlichen Reduktion der kindlichen Sterblichkeit vor, während und nach der Geburt geführt. Aufgrund der konsequenten Anwendung dieser Überwachungsmethoden sterben heute nur noch 0,68 % der Kinder, nach Abzug der Fehlbildungen 0,56 % (Tab. 8-1). Die Mortalität ist danach zu 46 % auf die antepartale Mortalität und zu 51 % auf die postpartale Mortalität verteilt. Während der Geburt sterben heute nur noch wenige Kinder: 1,8 %.

Bevor die Registrierung der fetalen Herzfrequenz und die Analyse des Säure-Basen-Status während der Geburt routinemäßig eingesetzt wurden, galt der Abgang von Mekonium als ein Indikator für die fetale Streßsituation während der Geburt. Die fetale Herzfrequenz wurde sehr wahrscheinlich zuerst von Marsac im Jahre 1650, später aber von Mayor in 1815, Kergeradec in 1822 und Schwartz in 1858 näher beschrieben. Damals wurde die fetale Herzfrequenz zum Nachweis der Schwangerschaft, nicht zur Beurteilung des fetalen Zustands verwendet. Erst 1843 berichtete Kennedy über Veränderungen der fetalen Herzfrequenz, die er während der Schwangerschaft und während der Geburt beobachtete. Eine sehr detaillierte Analyse erfolgte 1866 von B. S. Schultze in seinem Buch „Der Scheintod des Neugeborenen". 1889 wies von Winkel darauf hin, daß die fetale Herzfrequenz, die über 160 oder unter 100 Schläge pro Minute gemessen wird, Zeichen einer intrauterinen Asphyxie sei. Seit dieser Zeit war diese Feststellung bis in heutige Tage ein Indikator für die fetale Notsituation während der Geburt [200]. Der Zusammenhang zwischen der fetalen Streßsituation und der fetalen Herzfrequenz wurde verständlicher, als Geräte entwickelt wurden, die es möglich machten, die Herzfrequenz kontinuierlich von Schlag zu Schlag zu messen [50]. Um die fetale Herzfrequenz besser interpretieren zu können, wurde auch die von Saling 1961 eingeführte Methode der direkten Messung des Fetalbluts vom vorangehenden Teil zur fetalen Herzfrequenz korreliert [102].

Einige Autoren haben sich auch mit der Frage beschäftigt, welche Bedeutung fetale Bewegungen während der Geburt haben. Jedoch können fetale Bewegungen während der Geburt von der Mutter nur sehr schwer festgestellt und bisher nur mit bildgebenden Verfahren registriert werden. (Ausführliche Literatur findet sich bei [111].)

Ziel der Überwachung des Feten während der Geburt ist es, Zeichen des O_2-Mangels zu einem möglichst frühen Zeitpunkt festzustellen, die Ausbildung einer Azidose und eines fetalen Schockzustands zu verhindern, um damit das Auftreten von Hirnblutungen zu vermeiden.

Tabelle 8-1 Die Mortalität vor, während und nach der Geburt nach Daten der Hessischen Perinatalerhebung 1994 (n = 360/von 58380 [59]) und den Erhebungen von Gruenwald 1969 in England (n = 7330 totgeborene bzw. frühverstorbene Kinder [48]). Der Vergleich dieser Daten belegt sehr eingehend den Wert der intrapartalen Kardiotokographie: Intrapartale Todesfälle sind selten geworden

	Hessische Perinatalerhebung 1994		Gruenwald 1969 (n = 7330)	
	n	%	n	%
Tod ante partum	212	58,8	2311	31,5
Tod sub partu	27	7,5	2270	30,9
bis 28. SSW	16			
≥ 29. SSW	11			
Neonatal verstorben	109	30,3	2749	37,5
Nach dem 7. Lebenstag gestorben	12	3,3	–	–

Tabelle 8-2 Methoden zur Überwachung des Feten während der Geburt

Parameter	Methode
1. fetale Herzfrequenz	
– kontinuierlich	Ultraschall
	EKG
	Mikrophon
– diskontinuierlich	Stethoskop (heute obsolet)
2. Blutgasanalyse und Säure-Basen-Status	
– diskontinuierlich	Kapillarblutentnahme vom fetalen Skalp
3. CO_2-Partialdruck	
– kontinuierlich	Klebe- oder Saugelektroden am fetalen Skalp
4. O_2-Partialdruck	
– kontinuierlich	Klebeelektroden
	Stichelektroden
5. Pulsoxymetrie	Hautsensoren
6. Nahinfrarot-Spektroskopie	Hautsensoren
7. pH-Metrie	Stichelektroden
8. akustische Stimulation	Herzfrequenzregistrierung
9. fetale Bewegungen	Ultraschall
10. fetaler Blutfluß	Ultraschall-Doppler-Verfahren

Als Überwachungsmethoden bieten sich die Kardiotokographie, das ist die kontinuierliche Registrierung der fetalen Herzfrequenz von Schlag zu Schlag, und die diskontinuierliche Blutentnahme aus dem vorangehenden Teil des Feten an. Aus diesem Blut erfolgt die Analyse des pH-Werts, des CO_2-Partialdrucks, des O_2-Partialdrucks und die Berechnung von Basenexzeß und Standard-Bicarbonat (Tab. 8-2). Die kontinuierliche Messung des O_2-Partialdrucks, des CO_2-Partialdrucks und des pH-Werts, wie auch die Herzfrequenzregistrierung nach akustischer Stimulation, die Aufzeichnung fetaler Bewegungen und die Kontrolle des Blutflusses, haben bisher noch keinen Eingang in die routinemäßige Diagnostik der Kreißsäle gefunden.

2 Der Fetus während der Geburt

2.1 Physiologie der fetalen Sauerstoffversorgung zu Beginn der Geburt

Während des intrauterinen Lebens leidet der heranwachsende Fetus gewöhnlich nicht an einem O_2-Mangel (Tab. 8-3). Das hohe Herzminutenvolumen, die höhere Hämoglobinkonzentration und die für das fetale Blut nach links verlagerte Bindungskurve für Sauerstoff sind adaptive Mechanismen, die es dem Feten trotz niederen O_2-Partialdrucks (pO_2) ermöglichen, ohne eine anaerobe Glykolyse den notwendigen Energiebedarf zu decken. So besteht denn auch noch zu Beginn einer Geburt ein ausgeglichener Säure-Basen-Status, der dem des Erwachsenen gleicht [198]. Die Menge des im arteriellen Blut transportierten Sauerstoffs pro Minute und Gewicht (O_2-Transportkapazität) ist in Relation zum O_2-Verbrauch beim Feten günstiger als beim Erwachsenen. Diese Homöostase ist jedoch durch die Einbettung des Feten in den maternalen Organismus besonders störanfällig (Tab. 8-4).

Störungen der fetalen O_2-Versorgung äußern sich gewöhnlich in fetaler Hypoxämie und Azidose und

Tabelle 8-3 Die O_2-Versorgung des Feten am Ende der Schwangerschaft im Vergleich zum Erwachsenen (nach Künzel [107])

	Fetus am Ende der Schwangerschaft	Erwachsener
Hämoglobin (g%)	16	12–14–16
P 50 (mmHg)	22	26
pO_2, Aorta (mmHg)	24	90
O_2-Sättigung (%)	60	100
O_2-Konzentration (ml/100 ml)	12,9	18,8
Herzminutenvolumen (ml/kg KG/min)	200*	85
O_2-Verbrauch ($\dot{V}O_2$) (ml/kg KG/min)	4,5	4,0
O_2-Transportkapazität (TO_2; ml/kg KG/min)	25,8	15,9
$\dfrac{\dot{V}O_2}{TO_2}$ %	17,4	25,2

* Gewebedurchblutung; entspricht etwa 60% vom Herzminutenvolumen des Feten (450 ml/kg KG/min)

Tabelle 8-4 Einfluß von maternalen, plazentaren und fetalen Faktoren auf die O_2-Versorgung des Feten während Schwangerschaft und Geburt

Ursachen	Folgen
Maternale Faktoren	
Hypoventilation	Reduktion der O_2-Transportkapazität durch Hypoxämie, Hyperkapnie und Azidose
Herzfehler	Reduktion der O_2-Transportkapazität durch Hypoxämie und Hyperkapnie
Anämie	Reduktion der O_2-Transportkapazität durch Hb-Abfall
Uterine Durchblutung – Hyper-/Polysystolie – Dauerkontraktion – vorzeitige Ablösung der Plazenta – Uterus bicornis – Schock – V.-cava-Okklusionssyndrom – EPH-Syndrom – Hyperventilation	Reduktion der O_2-Transportkapazität durch Abfall der Uterusdurchblutung
Plazentare Faktoren	
Reduktion der Austauschfläche – EPH-Syndrom – Wachstumsretardierung – Infektion	Einschränkung des O_2-Transfers
Vergrößerung der Diffusionsstrecken – Diabetes mellitus – Rh-Inkompatibilität	Einschränkung des O_2-Transfers
Fetale Faktoren	
Umbilikale Zirkulation – Nabelschnurkompression – Nabelschnurmißbildung – Herzfehler	Reduktion der O_2-Transportkapazität durch Abfall der Nabelschnurdurchblutung
Anämie – Rh-Inkompatibilität	Reduktion der O_2-Transportkapazität bei Hb-Abfall

führen unkorrigiert zu fetalen Schädigungen und schließlich auch zum Tode. Um eine wirksame Therapie der gestörten Homöostase betreiben zu können, ist es jedoch wichtig, die Teilfaktoren, die diese Veränderungen verursachen, zu analysieren und zu kennen. In vielen Fällen ist eine Therapie möglich, gelegentlich hilft aber auch nur die operative Elimination des Feten aus dem gestörten Milieu intern, um ihn vor bleibenden Schäden zu bewahren.

2.2 Störungen der fetalen Homöostase während der Geburt

Der diaplazentare Austausch der verschiedenen Stoffe (Gase, Aminosäuren, Fette, Glucose, Elektrolyte, Hormone) ist von einer intakten Perfusion der Plazenta auf der maternalen und der fetalen Seite und von der Fläche und der Dicke der Membranen abhängig, die beide Blutphasen voneinander trennen (siehe auch Bd. 4, Kap. 4, Abschnitt 3). Besonders störanfällig während der Geburt ist der Austausch von O_2 und CO_2. Ein vermindertes O_2-Angebot durch Abnahme der arteriellen O_2-Konzentration der Mutter kann durch Änderung der maternalen Ventilation bei Hypoventilation – ein seltenes Geschehen während der Geburt, aber möglich bei Einleitung einer Narkose zur operativen Entbindung –, oder bei Herzfehlern und Anämie der Mutter ausgelöst werden. Die häufigste Ursache für Störungen im fetalen Gasaustausch ist jedoch die Reduktion der uterinen Durchblutung. Sie entsteht durch Abfall des Blutdrucks (Schock, Hypotonie), vorzeitige Ablösung der Plazenta und Erhöhung des Strömungswiderstands bei Hyper- und Polysystolie der Uterusmuskulatur.

Die Austauschfläche der Plazenta ist häufig beim EPH-Syndrom und bei der Wachstumsretardierung reduziert und ist wohl auch das Resultat einer erniedrigten plazentaren Durchblutung. Bei der nicht gut überwachten diabetischen Schwangeren und bei Patienten mit Rh-Inkompatibilität beeinträchtigt die Vergrößerung der Diffusionsstrecke den O_2-Transfer. Auch die Durchblutung der Nabelschnur kann bei Umschlingungen und Kompressionen, insbesondere bei stärkerem Verlust von Fruchtwasser, gestört sein und die fetale O_2-Versorgung gefährden.

Die durch Kontraktion des Uterus ausgelöste Störung der fetalen Homöostase ist jedoch eine der wesentlichen Ursachen für Hypoxämie und Azidose während der Geburt.

2.3 Säure-Basen-Status und Gaspartialdrücke

Unter physiologischen Bedingungen besteht nach einem normalen Schwangerschaftsverlauf am Uterus eine ausreichend hohe *hämodynamische Reservekapazität*, um eine konstante O_2-Versorgung des Feten während der normalen Eröffnungswehen sicherzustellen. Es besteht daher zu Beginn der Geburt ein ausge-

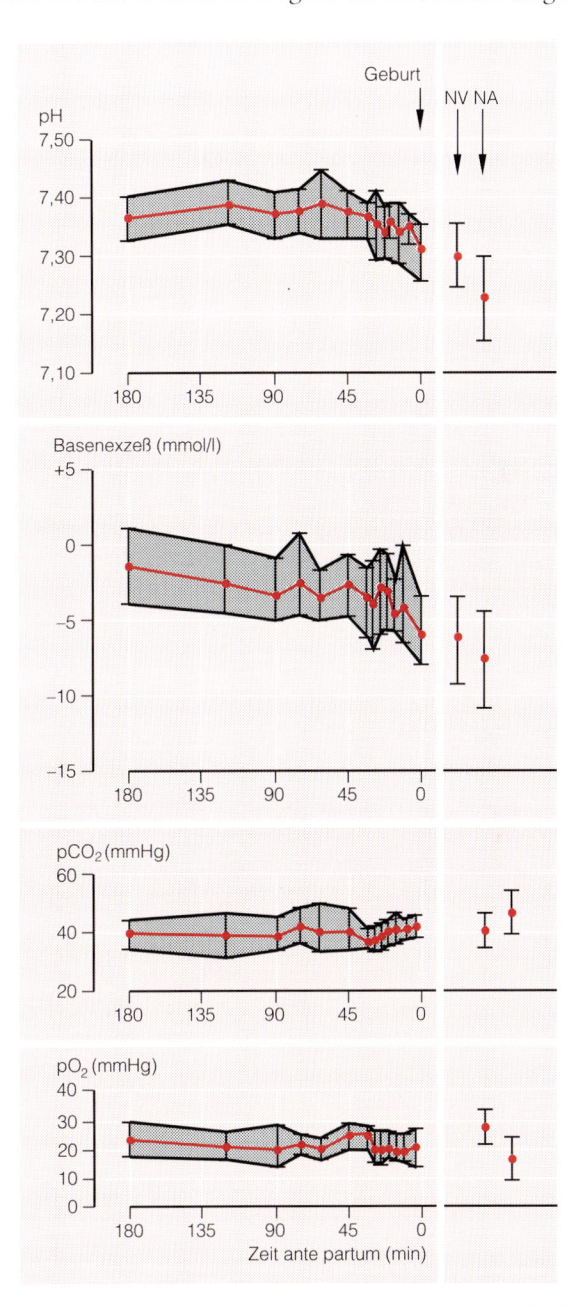

Abb. 8-1 Veränderungen des Säure-Basen-Status und der aktuellen Blutgase im Kopfschwartenblut des Feten im Verlauf der Eröffnungs- und Austreibungsperiode mit eingezeichnetem „Normbereich" ± Standardabweichung (gezeichnet nach Daten von Wulf et al. [198]).

glichener Säure-Basen-Status: pH 7,39 (± 0,05), Standard-Bicarbonat 23,1 mmol/l (± 1,2), Basenexzeß −1,2 mmol/l (± 1,7), pCO_2 39,6 mmHg (± 5,5). Nur der O_2-Partialdruck ist mit 20 mmHg (± 5) erniedrigt, jedoch kompensiert durch das hohe fetale Herzminutenvolumen, die hohe Hämoglobinkonzentration (16 g/dl) und die Linksverschiebung der O_2-Bindungskurve [126, 198]. Auch im weiteren Verlauf finden keine wesentlichen Änderungen der genannten Parameter statt. Erst in der Austreibungsphase erfolgt ein stärkerer Abfall des pH auf 7,33 (± 0,04), des Standard-Bicarbonats auf 19,8 mmol/l (± 1,2), des Basenexzesses auf −5,9 mmol/l (± 2,9) und ein Anstieg des pCO_2 auf 45,7 mmHg (± 5,1). Da auch der pO_2 im Skalpblut des Feten auf 16,4 mmHg (± 4,1) abfällt, sind die Veränderungen der metabolischen Parameter durch anaerobe Glykolyse infolge der verstärkten Kontraktionen des Uterus und der damit einhergehenden Reduktion der uterinen Durchblutung erklärt [16].

Ein ähnlicher Zusammenhang in der Veränderung der Säure-Basen-Parameter während der Geburt wurde auch von anderen Autoren gefunden (Abb. 8-1). Bei diesen Untersuchungen liegen die pH-Werte im Skalpblut des Feten zu Beginn der Eröffnungsperiode allerdings niedriger. Die Ursache ist nicht bekannt.

Entnahmetechniken oder eine andere Geburtsleitung mögen einen Einfluß haben. Zwischen dem maternalen und dem fetalen pH-Wert besteht während der Geburt eine enge Beziehung [198]. Steigt der maternale pH-Wert von 7,40 auf 7,60 an, dann ist damit auch ein Anstieg des pH-Werts im fetalen Skalpblut verbunden. Es erfolgt jedoch keine proportionale Änderung. Während sich der maternale pH-Wert um 0,20 ändert, nimmt der pH-Wert im fetalen Blut nur um 0,10 zu.

Der Zusammenhang der pH-Werte wird im wesentlichen durch die Beziehung zwischen maternalem und fetalem pCO_2 bestimmt. Der fetale pCO_2-Anstieg erfolgt proportional dem maternalen Anstieg, wobei eine konstante Differenz von ca. 16 mmHg zwischen dem arteriellen Blut der Mutter und dem Skalpblut des Feten besteht. Diese Partialdruckdifferenz zwischen Mutter und Fetus ist im physiologischen Bereich sicher von wesentlicher Bedeutung für eine konstante CO_2-Abgabe vom Feten über die Plazenta an die Mutter. Eine Vergrößerung der Partialdruckdifferenz zwischen beiden Kompartimenten könnte ein Indikator für eine sich verschlechternde fetale Situation sein.

Der Verlauf und die Kontrolle des Säure-Basen-Status während der Geburt geben daher eine gute Information über den Zustand des Feten während der Geburt.

3 Fetalblutanalyse während der Geburt

3.1 Indikationen zur fetalen Blutanalyse

Saling hat 1964 in die Geburtshilfe die Technik der Mikroblutanalyse eingeführt, um den fetalen Säure-Basen-Haushalt zu überwachen. Dies hat sich als sinnvoll erwiesen, wenn Zeichen der fetalen Hypoxämie im Kardiotokogramm nachweisbar sind [171, 195]. Nach Daten der Hessischen Perinatalerhebung 1993

wird die Mikroblutuntersuchung während der Geburt in 7,3% der Fälle vorgenommen.

Die Fetalblutanalyse ist immer dann indiziert, wenn Zeichen im Kardiotokogramm auftreten, die einen Hinweis auf eine fetale Hypoxämie liefern (Abb. 8-2). Darauf wurde anläßlich eines Arbeitsberichts zu „Richtlinien für die Blutentnahme und Bestimmung des pH-Werts und der Blutgase in der Geburtshilfe"

Tabelle 8-5 Die metabolische und respiratorische Situation des Feten in utero (Mittelwerte ± SD; nach Wulf et al. [198])

	pH	pO_2 (mmHg)	pCO_2 (mmHg)	Basenexzeß (mmol/l)
Normal*	7,39 (± 0,05)	20 (± 5)	40 (± 6)	−1,2 (± 1,7)
Metabolische Azidose△	7,25	20–25	40–45	−9,0
Kombinierte metabolische und respiratorische Azidose**	7,24 (± 0,06)	19 (± 5)	50 (± 9)	−8,4 (± 4,0)
Respiratorische Alkalose△△	7,45 (± 0,06)	19 (± 4)	33 (± 5)	−1,2 (± 3,0)

* Skalpblut des Feten, ** Nabelarterie bei Geburt, △ Infusionsazidose, △△ Hyperventilation der Mutter

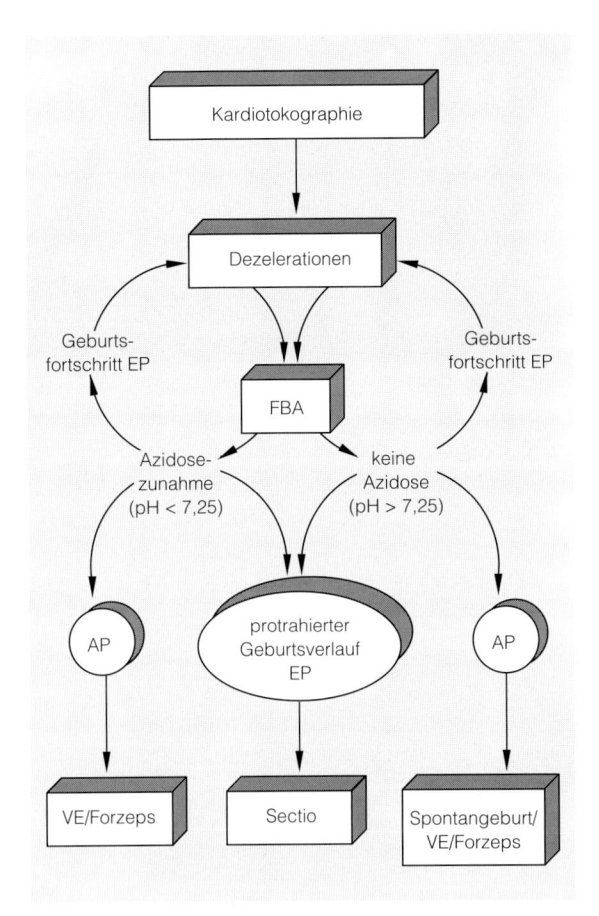

Abb. 8-2 Die Indikation zur Fetalblutanalyse (FBA) ist vom Kardiotokogramm abhängig. Die Fetalblutanalyse ist indiziert, wenn Dezelerationen in der Eröffnungsperiode (EP) oder frühen Austreibungsperiode (AP) auftreten, insbesondere dann, wenn die Dezelerationen mit einer Einschränkung der Oszillationen und dem Anstieg der basalen fetalen Herzfrequenz einhergehen. Die Art der Entbindung (Spontangeburt, Vakuumextraktion/Forzeps, Sectio) ist vom Geburtsfortschritt und von der Ausbildung der Azidose abhängig zu machen. Um den Einfluß der Mutter auf den Fetus berücksichtigen zu können (Infusionsazidose), ist der Säure-Basen-Status der Mutter bei prolongierten Geburtsverläufen ebenfalls zu bestimmen.

1993 in Zürich erneut hingewiesen [67]. Ein wichtiges Zeichen der fetalen Hypoxämie ist der Abfall der fetalen Herzfrequenz. Es entsteht eine respiratorische und metabolische Azidose. Sie ist am Ende der Geburt häufig nachweisbar (Tab. 8-5). Wird die Ursache der CO_2-Retention und des O_2-Mangels z. B. durch Tokolyse behoben [114], dann kann wieder vermehrt Kohlensäure vom Feten zur Mutter abgegeben werden und Lactat gegen Bicarbonat über die Plazenta zur Mutter gelangen, so daß die kombinierte respiratorische und metabolische Azidose wieder abklingt [92, 93, 95, 145, 146]. Die Überwachung des Feten während der Geburt ist deshalb darauf gerichtet, die Ursachen der fetalen Hypoxämie abzuschätzen [199], die Zunahme der Hypoxämie und Azidose zu beobachten und dann gezielt zu behandeln.

3.2 Technik der Blutentnahme

Zur Blutentnahme vom Feten kann die Kreißende im Längsbett aber auch im Querbett gelagert werden. Die Lagerung im Längsbett mit etwas erhöhtem Becken ist aus psychologischen Gründen vorzuziehen [198], da der Eingriff der Blutentnahme nicht als operative Manipulation verstanden wird. Auch ist die Lagerung im Längsbett weniger aufwendig als im Querbett.

Bei besonders hochstehendem Kopf ist jedoch dann in einzelnen Fällen die Lagerung im Querbett vorzuziehen, da hier das Amnioskop leichter eingeführt werden kann (Abb. 8-3). Der vorangehende Teil des Feten wird mit Hilfe eines Endoskops eingestellt, das vom Untersucher mit der linken Hand gehalten wird. Die Verwendung von Scheidenspekula ist für die Patientin unangenehmer, im Längsbett schwieriger durchzuführen und erfordert eine zusätzliche Hilfsperson. Störend wirkt häufig stärkerer Fruchtwasserabgang sowie der sich ins Blickfeld kulissenartig vorschiebende Muttermundsaum. Zur Verhinderung dieser Komplikationen hat sich ein kürzeres Röhrenspekulum bewährt; dieses Instrument wird mit leichtem Druck gegen die Kopfhaut gesetzt. So bleibt die Sicht ungehindert, das Fruchtwasser fließt neben dem Endoskop ab.

Nach Säuberung der Kopfhaut wird mit Finalgon® *hyperämisiert*. Die Finalgon®-Salbe bewirkt nach kurzer Latenzzeit, die durch kräftiges Einreiben verkürzt werden kann, eine anhaltende, starke aktive Hyperämie. Diese Form der Arterialisierung des Kapillarbluts ist der kurzen reaktiven Hyperämie mit Chloräthylapplikation vorzuziehen. Durch das fetthaltige Substrat erübrigt sich gleichzeitig die Anwendung einer silikonisierten Salbe. Finalgon® ist weitgehend indifferent und beeinträchtigt diese Ergebnisse nicht. Es ist außerordentlich wichtig, den Hyperämieeffekt zu standardisieren, um eine maximale Durchblutung anzustreben. Bei starker Hyperämie verschiebt sich der pH-Wert um etwa 0,05 pH-Einheiten zum alkalischen Bereich, und der O_2-Partialdruck nimmt um etwa 5 bis 8 mmHg zu [198].

Zur *Inzision der Kopfhaut* werden einfache Lanzetten benutzt, die in einen Messerhalter eingespannt werden. Die Federn lassen sich mehrfach sterilisieren ohne zu verrosten. Die Lanzette muß tief genug – etwa 2 bis 3 mm weit – eingestochen werden; für eine möglichst anaerobe Blutentnahme ist es besser, an einer Stelle tief zu inzidieren, als die Haut mehrfach oberflächlich zu skarifizieren. Bei wiederholter Blutentnahme aus der Kopfhaut sollte eine neue Inzisionsstelle gewählt werden, da das Blut im Bereich der alten Wunde durch Gewebeflüssigkeit erheblich verändert sein kann. In die Mitte des Bluttropfens wird eine 20 cm lange heparinisierte Glaskapillare gesetzt, die sich bei stärkerem Blutaustritt ohne wesentlichen Sog füllt.

3.3 Fehlermöglichkeiten bei der Blutentnahme und Genauigkeit der Analyseverfahren

Die Validität der Mikroblutuntersuchung ist eingehend untersucht worden [6, 12]. Ungenügende Hyperämisierung führt im Hinblick auf die Gesamt-

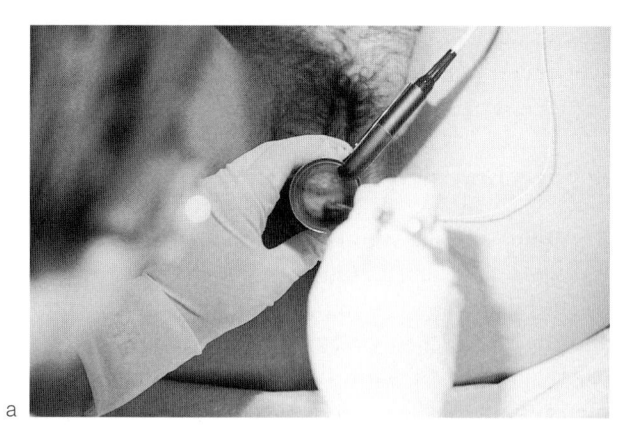

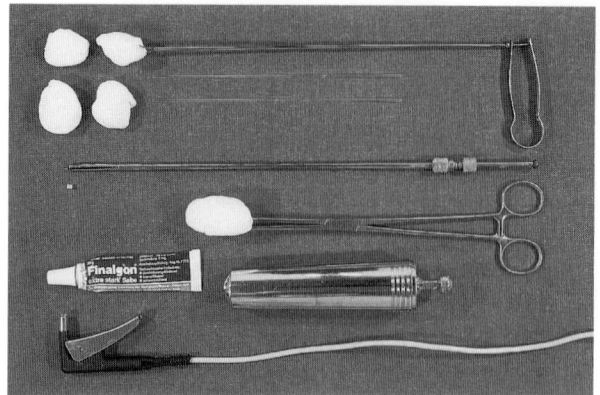

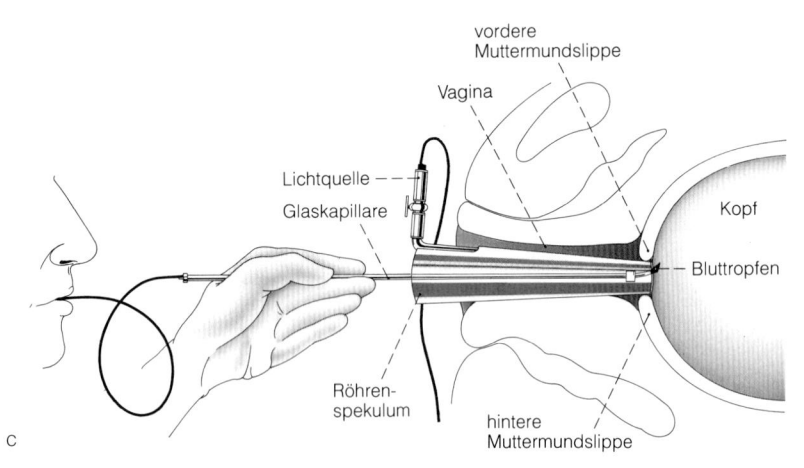

Abb. 8-3 Mikroblutanalyse während der Geburt. Die Lagerung der Kreißenden zur Blutentnahme erfolgt im Querbett mit hochgelagertem Becken. Der fetale Kopf wird mit Finalgon® hyperämisiert, Blut durch Stichinzision gewonnen und in heparinisierten Kapillaren aufgesaugt.
a) Mikroblutentnahme im Kreißsaal: eingeführtes Instrumentarium
b) Instrumentarium
c) Schematische Darstellung der Technik (nach Dudenhausen [26])

situation zu falsch-positiven Ergebnissen, d. h. die Kapillarblutwerte sind schlechter als im arteriellen Blut. Dies wird hervorgerufen durch eine stärkere Ödembildung und durch eine Stauung im Inzisionsbereich. Längerer und großflächiger Kontakt des Blutes mit der atmosphärischen Luft ruft falsch-negative Ergebnisse hervor, d. h. die Kapillarblutwerte sind besser als im arteriellen Blut. Beim letztgenannten Fehler werden mehr die respiratorischen Komponenten, vor allem der CO_2-Partialdruck und somit auch der aktuelle pH-Wert, verändert. Die metabolischen Faktoren bleiben gleich.

3.4 Interpretation der Mikroblutbefunde

Während der Eröffnungsperiode beträgt der pH-Wert im fetalen Blut, wie bereits ausgeführt, 7,39 ($\pm$ 0,05), das Basendefizit $-1,17$ ($\pm$ 1,65) mmol/l und der CO_2-Partialdruck 39,6 ($\pm$ 5,5) mmHg (Tab. 8-5). Wesentliche Veränderungen der genannten Parameter erfolgen erst während der stärkeren Kontraktionen der Austreibungsperiode (siehe auch Tab. 8-8), so daß schließlich der pH-Wert in der Nabelarterie 7,24 ($\pm$ 0,06) und das Basendefizit $-8,4$ ($\pm$ 4,0) mmol/l und der CO_2-Partialdruck 49,6 ($\pm$ 8,6) mmHg beträgt. Dies macht deutlich, daß die während der Austreibungsperiode kurzfristig auftretenden Hypoxieperioden des Feten den Zustand bei Geburt beeinflussen. Daraus ist zu folgern, daß in Gegenwart von Dezelerationen oder protrahierten Geburtsverläufen der Abfall des pH-Werts unter 7,30 als ein pathologischer Befund angesehen werden muß. Saling hat die Azidität des fetalen Blutes während der Geburt in Stadien eingeteilt und unterscheidet zwischen:

- einer *Präazidose* mit pH-Werten von 7,24 bis 7,20
- einer *leichten Azidose* mit pH-Werten von 7,19 bis 7,15
- einer *mittelgradigen Azidose* mit pH-Werten von 7,14 bis 7,10
- einer *fortgeschrittenen Azidose* mit pH-Werten von 7,09 bis 7,00
- einer *schweren Azidose* mit pH-Werten von weniger als 6,99

Für den weiteren Geburtsverlauf bedeutet dies, daß die pH-Werte, die während der Eröffnungsperiode bzw. in der frühen Austreibungsperiode gemessen werden, in *Beziehung zum geburtshilflichen Befund* gesetzt werden müssen. So ist der Abfall des pH-Werts unter 7,30 oder unter 7,20 während der Eröffnungsperiode anders zu beurteilen als pH-Werte, die bei geburtshilflichen Befunden gemessen werden, bei denen eine vaginale operative Entbindung möglich ist. Die Veränderung des pH-Werts ist aber auch in enger Korrelation zur Häufigkeit der Dezelerationen im Kardiotokogramm während der Geburt zu sehen. Tritt z. B. bei häufigen Dezelerationen ein Abfall des pH-Werts unter 7,20 in der *Eröffnungsperiode* auf, wird man sich früher zu einer Entbindung durch Kaiserschnitt entschließen, als wenn eine graduelle Veränderung bei weiterer Muttermundseröffnung und deszendierendem Kopf erfolgt (siehe Abschnitt 5.3). Die Sectio ist auch dann noch sinnvoll, wenn bei hochstehendem Kopf im Becken Zeichen der fetalen Hypoxämie im Kardiotokogramm nachweisbar sind und im weiteren Verlauf der Geburt nur mit einem zögernden Tiefertreten des Kopfes bei weiterem pH-Abfall zu rechnen ist, d.h. die Zeichen einer prolongierten Austreibungsperiode bestehen.

Riskante *vaginale Operationen* wird man tunlichst vermeiden, da der vaginal-operative Eingriff zu einer weiteren Verschlechterung des pH-Werts des Feten führen würde. Anders stellt sich die Situation dar, wenn eine Azidose nachgewiesen wird und der vorangehende Teil bereits in Beckenmitte oder auf Beckenboden steht. Hier sollte dann durch eine zügige operative vaginale Entbindung die weitere Ausbildung einer Azidose vermieden werden.

Im Einzelfall kann die Entscheidung, ob der weitere Verlauf der Geburt unter Kontrolle der Mikroblutanalyse abgewartet werden soll bis eine vaginale Entbindung möglich ist, oder ob im vorgegebenen Fall die Indikation zur Entbindung durch Kaiserschnitt gestellt wird, schwierig sein. Im Zweifelsfall muß man sich zur operativen Entbindung durch Sectio entschließen, da die Durchführung eines Kaiserschnitts für das Kind, wenn auch belastender für die Mutter, das schonendere Entbindungsverfahren in Risikosituationen darstellt. Hier ist eine Risikoabwägung erforderlich, die allein in die Entscheidungsbefugnis des Arztes gehört.

4 Analyse des Nabelschnurbluts bei der Geburt

Bei der Geburt wird der fetale Zustand nach dem Apgar-Schema zu definierten Zeiten dokumentiert und in Ergänzung dazu durch Bestimmung des pH-Werts und der Gaspartialdrücke aus dem Nabelarterienblut definiert. Aufgrund der Strömungsverhältnisse *im fetalen Kreislauf stellt das Blut in der Nabelarterie das arterielle Blut im Kreislaufsystem des Feten dar,* wobei nur geringgradige Unterschiede zum Strömungsgebiet des Kopfes bestehen. Während die Gaspartialdrücke und der pH-Wert in der Nabelarterie die Ursache des fetalen O_2-Mangels nicht widerspiegeln, geben die Gaspartialdrücke und der pH-Wert in der Nabelvene einen Hinweis, ob die Hypoxämie des Feten durch eine Reduktion der uterinen bzw. umbilikalen Durchblutung verursacht wurde.

Bei Reduktion der uterinen Durchblutung kommt es sowohl in der Nabelvene als auch in der Nabelarterie zu einer Abnahme des O_2-*Partialdrucks* in beiden Gefäßen und zu einem Anstieg des CO_2-*Partialdrucks* mit entsprechenden Veränderungen im Säure-Basen-Status. Bei Reduktion der umbilikalen Durchblutung bleibt dagegen der O_2-Partialdruck und der CO_2-Partialdruck in der V. umbilicalis konstant; nur der pH-Wert fällt geringfügig ab, da ein ausreichender Gasaustausch bei Reduktion der umbilikalen Durchblutung über die Plazenta bestehen bleibt.

Nach Reduktion der umbilikalen bzw. der uterinen Durchblutung verbleibt die durch Hypoxämie gebildete *Milchsäure* längere Zeit im fetalen Kreislauf, da nur ein verzögerter Übertritt über die Plazenta und eine verzögerte Metabolisierung im Feten selbst erfolgt. So ist es verständlich, daß die metabolischen Störungen, die im Nabelschnurblut nachgewiesen werden, die Summation von immer wiederkehrenden, durch die Wehen induzierten fetalen Hypoxämien sind. Der erniedrigte O_2-Partialdruck in Nabelarterien und Venenblut stellt dagegen in erster Linie eine Momentaufnahme im Geburtsvorgang dar, die sich schnell ändern kann [125].

4.1 Einfluß des Abnabelungsmodus auf die Blutgase und den Säure-Basen-Status im Nabelschnurblut

Unter physiologischen Bedingungen erfolgt die Abnabelung des Kindes von der Mutter nicht mit der Geburt des Kindes, sondern verzögert. Durch die verzögerte Abnabelung tritt das plazentare Blut, das bei einer reifen Plazenta etwa 100 bis 150 ml beträgt, durch das Sistieren der umbilikalen Durchblutung allmählich aus den venösen Speichern der Plazenta auf das Kind über.

Der Übertritt des plazentaren Blutvolumens auf das Kind ist als physiologische Prophylaxe gegen den Schock zu werten und gewährleistet gleichzeitig die Expansion der pulmonalen Strombahn. Die *Spätabnabelung* ist deshalb als die physiologische Form der Abnabelung anzusehen, die vorgenommen werden sollte, wenn die Atmung in Gang gekommen ist und die Nabelschnurpulsationen sistieren (Übersicht bei [103]). Das geschieht nach etwa 60 Sekunden.

In diesem Zusammenhang stellt sich die Frage, ob die Blutgase und der Säure-Basen-Status, die nach einer Minute im Nabelschnurblut gemessen werden, den Zustand des Feten bei Geburt ausreichend repräsentieren. Es ist denkbar, daß der O_2-Partialdruck in der A. umbilicalis ansteigt, wenn bei noch intakter umbilikaler Zirkulation die Ventilation bereits nach 15 bis 20 Sekunden beginnt. Tatsächlich ist der Partialdruck in der Nabelarterie in der spät abgenabelten Gruppe gegenüber der früh abgenabelten Gruppe im Mittel höher (pO_2 bei Spätabnabelung 16 mmHg ($\pm$ 6, n = 15), pO_2 bei Frühabnabelung 12 mmHg ($\pm$ 4, n = 9). In der Nabelvene sind signifikante Unterschiede nicht nachzuweisen. Auch im pH, CO_2-Partialdruck und Basenüberschuß bestehen keine Unterschiede zwischen beiden Gruppen [125].

4.2 Kindesnahe und kindesferne Blutentnahme aus der Nabelschnur

Denkbar wäre auch ein Einfluß bei später Abnabelung auf die Gaspartialdrücke und den Säure-Basen-Status im Nabelarterien- und Nabelvenenblut vom Entnahmeort. So könnten bei Spätabnabelung und kindesnaher Entnahme aus den Nabelschnurgefäßen andere Werte erhalten werden, als bei plazentanaher oder kindesferner Blutentnahme aus der Nabelschnur. Eine deutliche Differenz zeigt sich im O_2-Partialdruck in der V. umbilicalis zwischen plazentanahem und kindesnahem Gefäßabschnitt von 8 mmHg, während der pH-Wert, der CO_2-Partialdruck und der Basenexzeßwert keine wesentlichen Unterschiede zwischen beiden Gefäßabschnitten zeigen (Abb. 8-4). In der venösen Strombahn steigt der pH-Wert von der Plazenta in Richtung des Kindes von 7,32 auf 7,36 im Mittel an. Das geht aus dem mittleren Abfall des CO_2-Partialdrucks von 45 auf 39 mmHg hervor.

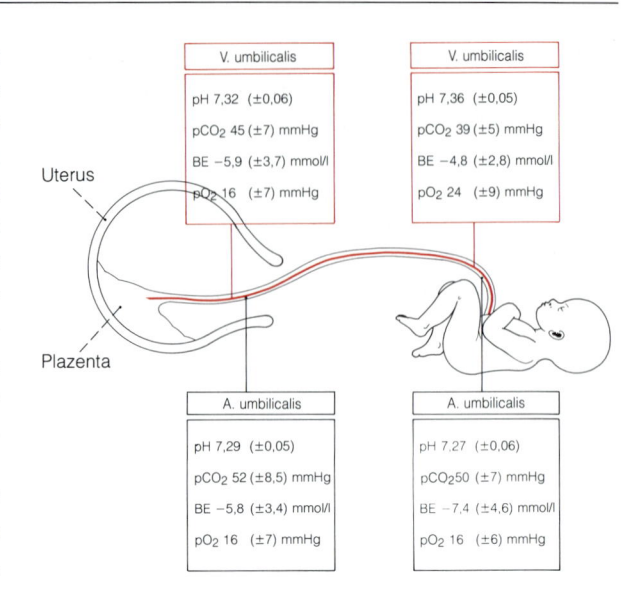

Abb. 8-4 Der Säure-Basen-Status und die Gaspartialdrücke im Nabelschnurblut nach Geburt des Kindes in plazentanahen und kindesnahen Gefäßabschnitten. Bei plazentanaher Punktion sind praktisch keine Unterschiede der vorgenannten Parameter nachzuweisen, während bei kindesnaher Punktion deutliche Differenzen im pH, pCO_2, Basenexzeß und pO_2 zu messen sind.

Der mittlere O_2-Partialdruck ist im kindesnahen Abschnitt der Umbilikalvenen höher als im plazentaren Abschnitt (24 gegenüber 16 mmHg). Sehr wahrscheinlich werden diese Differenzen durch das Sistieren der umbilikalen Zirkulation verursacht, während der Uterus sich kontrahiert und damit den Gasaustausch in der Plazenta durch Kontraktion behindert. Dies bleibt verständlicherweise ohne Einfluß auf die Gefäßabschnitte in der A. umbilicalis.

4.3 Fehlermöglichkeiten bei der Entnahme von Blut aus der Nabelschnur

Die geburtshilfliche Praxis zeigt, daß die Blutentnahme aus den Nabelschnurgefäßen nicht immer sofort möglich ist, die Entnahme und Analyse des Blutes erst nach Versorgung der Patientin und des Kindes vorgenommen wird, und Nabelarterienblut bei der Spätabnabelung nicht in ausreichender Menge gewonnen wird. Die Lagerung der Nabelschnur bei Raumtemperatur und die zeitliche Verzögerung der Entnahme beinhaltet deshalb Fehlermöglichkeiten bei der Bestimmung des fetalen Säure-Basen-Status aus den Nabelschnurgefäßen. Entnahmefehler entstehen überdies durch die Auffüllung des Totraums der verwendeten Spritze mit Heparin und durch die Beimischung von Luft beim Aufziehen von Blut.

Beimischung von Heparin: Für die Blutgewinnung werden gewöhnlich 2-ml-Spritzen benutzt, deren Totraum mit Heparin gefüllt ist. Wegen des niedrigen pH-Werts der benutzten Heparinlösung (Natriumheparinat, 5000 IE/ml) von 6,73 wäre es denkbar, daß bei zu geringem Blutvolumen eine Verfälschung des Blut-pH-Werts auftritt. Das Totraumvolumen der verwendeten Spritzen betrug 0,06 ml. Nach Beimengung von 0,25 ml, 0,5 ml, 1,0 ml, 1,5 ml und 2,0 ml Blut zur Heparinmenge im Spritzentotraum zeigte sich ein deutlich niedrigerer pH-Wert, wenn nur 0,25 ml Blut aufgezogen wurden (7,33 ± 0,07). Der Heparineffekt verwischte sich, wenn mehr als 0,5 ml Blut zur Analyse gelangten.

Lagerung der Nabelschnur bei Raumtemperatur: Bei operativen Entbindungen, insbesondere beim Kaiserschnitt, ist es aus Personalmangel nicht immer möglich, die Entnahme und Analyse des Blutes sofort vorzunehmen. Es bestand deshalb die Frage, wie lange eine Nabelschnur liegen bleiben kann, ohne daß Änderungen im pH und im O_2-Partialdruck erfolgen. Insbesondere im CO_2-Partialdruck war wegen der leichten Diffusion dieses Gases ein größerer Abfall zu erwarten.

Entnimmt man aus einer längeren Nabelschnur, die in vier Teile geteilt ist, nach 15, 30 und 45 Minuten Blut, dann sind innerhalb dieses Zeitraums keine Änderungen in pH-Wert, im CO_2-Partialdruck und O_2-Partialdruck zu beobachten. Auch nach 180 Minuten ist der pH-Wert gegenüber der sofortigen Entnahme unverändert. Nur der CO_2-Partialdruck fällt um 6 mmHg ab, kompensiert von einem Anstieg der Milchsäure von 3,8 auf 6,4 mmol/l. Der O_2-Partialdruck zeigt einen geringen Anstieg von 4 mmHg. Diese Daten legen nahe, daß die Analyse des Nabelschnurbluts innerhalb einer Stunde abgeschlossen werden sollte, um größere Abweichungen zu vermeiden [125].

Beimischung von Luft: Dem mit Gasanalysen Vertrauten ist es selbstverständlich, die Blutproben unter anaeroben Bedingungen zu gewinnen, d.h. zu verhindern, Luftblasen bei der Blutgewinnung mit in die Spritze aufzuziehen. Um auch dem mit diesem Metier nicht Vertrauten sichtbar zu machen, welche Fehlermöglichkeiten für die Analyse daraus resultieren, wurden 0,5, 1,0, 1,5 und 2,0 ml Nabelvenenblut mit 0,5 ml Luft bei Raumtemperatur zwei Minuten lang gemischt. Dabei zeigt sich, daß bei dem Mischungsverhältnis von 1,0 ml Blut mit 0,5 ml Luft der O_2-Partialdruck um 8 mmHg höher war als in der Kontrollprobe: O_2-Partialdruck 33,6 mmHg (± 6,9) gegenüber O_2-Partialdruck 25,3 mmHg (± 5,4). Durch die Oxygenation des Blutes fiel der pH-Wert und der Basenüberschußwert ab. Bei einem Mischungsverhältnis von 0,5 zu 2 ml Blut betrug die Differenz im O_2-Partialdruck nur noch etwa 4 mmHg [125].

Durch die Analyse des Nabelschnurbluts kann auch bei Spätabnabelung der Zustand des Kindes bei Geburt hinreichend dokumentiert werden. Für das Neugeborene hat die Spätabnabelung, d.h. nach ca. 60 Sekunden, darüber hinaus den Vorteil, daß nach dieser Zeit der größte Teil des plazentaren Blutvolumens auf den Fetus übergetreten ist, und damit zur Stabilisierung der Kreislaufsituation bei Geburt beiträgt. Die Blutentnahme aus den plazentanahen und kindesnahen Gefäßabschnitten zeigt ferner, daß mit der Analyse der kindesnahen Gefäßabschnitte der Zustand bei Geburt auch nach Spätabnabelung hinreichend dokumentiert wird. Durch Ausstreichen der Nabelschnur in Richtung des Kindes läßt sich bei der späten Abnabelung nach 70 Sekunden ausreichend Blut für eine Analyse gewinnen, so daß eine Verfälschung der gewonnenen Nabelvenen- und Nabelarterienwerte nicht befürchtet werden muß.

5 Überwachung der fetalen Herzfrequenz und der Uteruskontraktionen

Um den fetalen Zustand während der Geburt kontinuierlich überwachen zu können, ist es notwendig, die fetale Herzfrequenz auf der Basis der Schlag-zu-Schlag-Überwachung zu kontrollieren. Die Registrierung der fetalen Herzfrequenz, die auf diese Weise vorgenommen wird, ermöglicht es, die wechselnde Aktivität zwischen Sympathikus und Parasympathikus des Feten zu beurteilen. Die kontinuierliche Registrierung der fetalen Herzfrequenz während der Geburt bzw. die Intervallüberwachung hat sich in der Bundesrepublik Deutschland [162] trotz kritischer Stimmen aus den USA [55] und Irland [140] weitgehend durchgesetzt (Übersicht bei [74]); nach den Daten der Hessischen Perinatalerhebung 1992/93 werden 91,9 % aller Geburten kontinuierlich überwacht. Die Auskultation mit dem Stethoskop ist unzureichend, da sie nur einen kurzen akustischen Eindruck über die sich ständig ändernde Schlagfolge vermittelt. Die Auskultation mit dem Stethoskop kann daher den Anforderungen der modernen, auf Sicherheit bedachten Geburtshilfe nicht mehr gerecht werden [141, 188].

5.1 Registriermethoden

5.1.1 Fetale Herzfrequenz

Mit jedem Schlag des fetalen Herzens wird eine Kalkulation der fetalen Herzfrequenz auf der Basis des Herzfrequenzintervalls durchgeführt (siehe auch Bd. 4, Kap. 13, Abschnitt 1). Um die fetale Herzfrequenz kontinuierlich und von Schlag zu Schlag zu messen, muß ein Signal von jedem Herzschlag erhalten werden, und ein elektronisch gesteuerter Apparat muß das Intervall zwischen zwei aufeinanderfolgenden Herzschlägen bestimmen und kontinuierlich aufzeichnen. Solche Bestimmungen wurden mit der Ultraschall-Doppler-Sonographie, mit der Phonokardiographie und mit der fetalen Elektrokardiographie vorgenommen.

Bei der *Ultraschallkardiographie* wird ein Ultraschall-Doppler-Signal mit einem Breitstrahlaufnehmer über dem fetalen Herzen angebracht und die Abweichung des Herzens von Schlag zu Schlag elektronisch bestimmt. Durch Anwendung der elektronischen Autokorrelation des Ultraschall-Doppler-Signals wird die Information wesentlich verbessert.

Die *phonokardiographische* Registrierung der fetalen Herzfrequenz bedient sich der Aufnahme des Herzschalls. Aufgrund der schwer zu plazierenden Mikro-

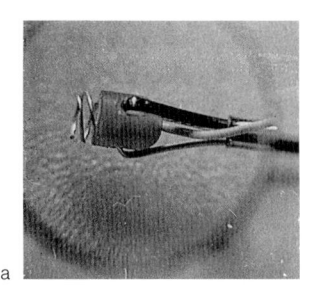

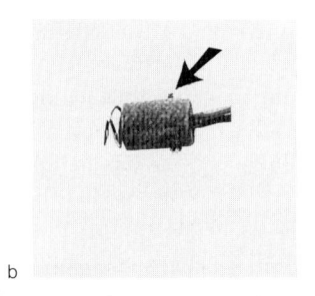

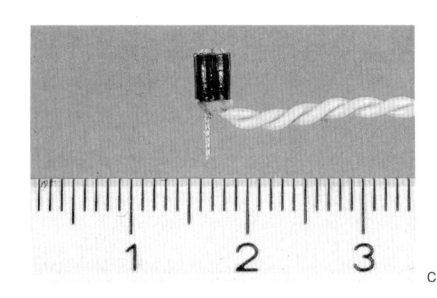

Abb. 8-5 Elektroden zur Ableitung der fetalen Herzfrequenz während der Geburt. Die Elektroden werden in die Haut des Kopfes gestochen oder gedreht.
a) Spiralenelektrode, von Junge 1969 entwickelt
b) bipolare Modifikation der Junge-Spiralenelektrode von Rüttgers (1971)
c) Stichelektrode nach Junge

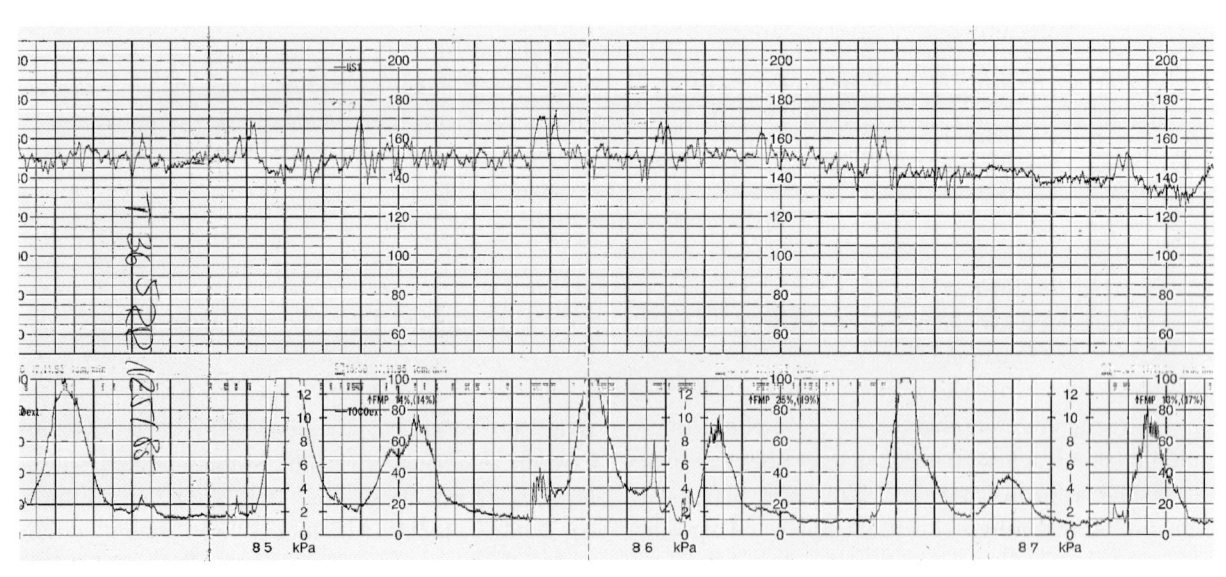

Abb. 8-6 Kardiotokogramm zwei Stunden vor Geburt des Kindes mit *externer Registrierung* der fetalen Herzfrequenz mit Ultraschallaufnehmern, der Uteruskontraktionen (Toco-ext) und der fetalen Bewegungen (FMP = fetal movement pattern). Es besteht auch während der Geburt eine deutliche Zuordnung der Akzelerationen zu den Kindsbewegungen. (Daten: Geburt in der 40. Schwangerschaftswoche, Geburtsgewicht: 4190 g, Apgar-Score: 8/10/10, pH im Nabelarterienblut: 7,24, Basenexzeß: – 3,5 mmol/l.

phone ist diese Methode durch die Ultraschallaufnehmer jedoch vollständig verdrängt worden (siehe auch Bd. 4, Kap. 13, Abb. 13-2).

Das *fetale Elektrokardiogramm* als Signal für die Bestimmung der fetalen Herzfrequenz wird vom maternalen Abdomen mit drei Elektroden oder durch eine Elektrode [89], die am kindlichen Kopf angebracht wird, abgeleitet (Abb. 8-5). In der klinischen Praxis haben sich die Verwendung der Ultraschallaufnehmer von den maternalen Bauchdecken, oder die Elektrode, die am kindlichen Kopf befestigt wird, als Standardtechniken zur Kontrolle der fetalen Herzfrequenz während der Geburt durchgesetzt. Mit der Skalpelektrode wird die R-Zacke des fetalen QRS-Komplexes im Kardiotachometer verwendet und das R-R-Intervall zur Kalkulation der fetalen Herzfrequenz eingesetzt. Ein R-R-Intervall von z. B. 500 Millisekunden oder 0,5 Sekunden entspricht einer Herzfrequenz von 120 Schlägen pro Minute.

Externe Ableitung

In der frühen Phase der Geburt wird man sich der externen Ableitung der fetalen Herzfrequenz bedienen (Abb. 8-6), da es in einigen Fällen nicht wünschenswert ist, oder manchmal auch unmöglich, die Fruchtblase zu einem frühen Zeitpunkt zu sprengen. Der Ultraschallmonitor wird über dem maternalen Abdomen an dem Punkt befestigt, an dem sich das fetale Herz befindet, so daß die Schallwelle auf die fetalen Herzklappen gerichtet ist. Mit der Bewegung der fetalen Herzklappen wird der Schall reflektiert und somit die exakte Bestimmung der fetalen Herzfrequenz möglich. Wenn sich der Fetus in utero bewegt, muß der Ultraschalltransducer erneut eingestellt werden, um ein gutes Signal zu erhalten. Dies ist häufig bei adipösen Patientinnen notwendig.

Interne Ableitung

Für die *interne Registrierung der fetalen Herzfrequenz* muß die Fruchtblase gesprungen sein oder gesprengt werden. Gleichfalls sollte eine Dilatation des Muttermunds von etwa 1 bis 2 cm vorliegen. Für die Ableitung der fetalen Herzfrequenz kommt die Stichelektrode nach Junge oder die Schraubelektrode nach Junge und Rüttgers zur Anwendung (Abb. 8-5) [89]. Die Schraubelektrode läßt sich mit dem untersuchenden Finger im Zervikalkanal am fetalen Skalp plazieren. Der Geburtshelfer muß sich dabei sicher sein, daß die Elektrode nicht im Bereich des Gesichts oder der fetalen Fontanelle angebracht wird. Sicherer ist die Verwendung eines kleinen Amnioskops; unter Sicht ist es möglich, die Haare des Kindes am Kopf zu identifizieren, um eine Elektrode anzubringen.

Die fetale Elektrode besteht aus zwei Teilen. Die Stich- bzw. Spiralelektrode ist am kindlichen Kopf befestigt, und die Referenzelektrode bekommt Kontakt mit den elektrolythaltigen Sekreten in der Vagina. Es ist daher auch möglich, das *maternale elektrokardiographische Signal* über einen toten Feten zu erhalten. Unter Benutzung der Real-time-Sonographie kann jedoch die fetale Herzaktion gesehen und in Zweifelsfällen die Frage, ob die maternale oder die fetale Herzfrequenz registriert wird, beantwortet werden. Bei Verwendung der Skalpelektrode kann sich die Patientin freier bewegen als bei Benutzung des Ultraschalltransducers. Bewegungen des Feten haben nur einen geringen Einfluß auf die Qualität des Signals der fetalen Herzfrequenz.

Nachdem die fetale Elektrode am kindlichen Kopf befestigt worden ist, kann ein *Intrauterinkatheter zur Druckmessung im Uterus* plaziert werden (siehe Abschnitt 5.1.2). Bei Anwendung der *Telemetrie* wird die Patientin in ihrer Bewegungsfreiheit noch weniger eingeschränkt. Die fetale Herzfrequenz kann über das Abdomen oder direkt vom fetalen Skalp über eine Stichelektrode abgeleitet werden, während die Wehentätigkeit weiterhin extern gemessen wird.

Gewöhnlich wird die kontinuierlich registrierte fetale Herzfrequenz und uterine Aktivität graphisch bei einer konstanten Geschwindigkeit aufgezeichnet. Die *Papiergeschwindigkeit* beträgt gewöhnlich 1 cm/min. Im anglo-amerikanischen Schrifttum wird in der Regel eine Registriergeschwindigkeit von 3 cm/min vorgeschlagen, um die Oszillationen der fetalen Herzfrequenz besser beurteilen zu können [64, 151, 153]. Der Informationsgewinn mit einer dreifach höheren Papiergeschwindigkeit ist jedoch nach unserer Auffassung nicht höher.

Dokumentation: Nach der Geburt sollte die Herzfrequenzregistrierung mit den Daten der Patientin und der Nummer des Geburtenbuchs und wichtigen klinischen Informationen versehen werden (Abb. 8-7). Die Mikroverfilmung ist wünschenswert, aber nicht generell möglich, so daß es ausreichend erscheint, wenn die letzte Stunde der Registrierung fotokopiert und als Dokumentation dem Krankenblatt beigelegt wird. Zusätzlich bietet sich neuerdings die Datenspeicherung auf Datenträgern mit hoher Speicherkapazität an; sie werden von verschiedenen Firmen angeboten.

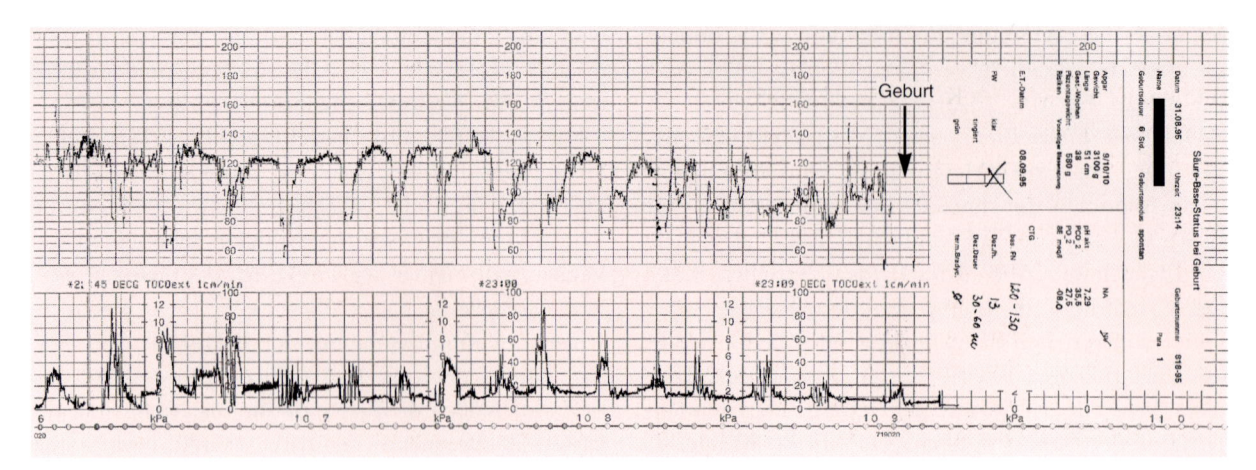

Abb. 8-7 Dokumentation der fetalen Herzfrequenz am Ende der Geburt.

5.1.2 Uteruskontraktionen (Wehen)

Für die Bestimmung der uterinen Kontraktionen wurden zwei Methoden entwickelt. Ein Tokometer, das auf dem maternalen Abdomen über dem graviden Uterus mit einem Gurt befestigt ist, dient zum externen Nachweis von uterinen Kontraktionen. Die Methode wird in ihrer Aussagefähigkeit durch die Dicke der maternalen Bauchdecken eingeschränkt. Sicherer in der Ableitung des Wehendrucks ist ein im Uterus liegender Katheter, der über die Vagina bei gesprungener Blase eingebracht wird. Ein mit Flüssigkeit gefüllter Katheter ist mit einem Druckwandler verbunden, der bei freier Durchgängigkeit die uterinen Kontraktionen sicher anzeigt. Die falsche Lage des Katheters kann jedoch stärkere oder auch schwächere Kontraktionen vortäuschen. Mit beiden Methoden ist es möglich, die Häufigkeit und die Dauer von Kontraktionen mit einiger Sicherheit zu erfassen.

5.1.3 Risiken der internen Ableitung

Potentielle Risiken bei Benutzung der fetalen Kopfschwartenelektrode und der intrauterinen Druckmessung bestehen im Vorfall der Nabelschnur, der Ausbildung eines Amnioninfektionssyndroms [43], Infektionen des Skalps am Sitz der Elektrode, der Uterusperforation beim Einführen des Katheters [54] und der Ablösung der Plazenta [130]. Diese Komplikationen sind jedoch ausgesprochen selten. Sie können teilweise vermieden werden, indem zu Beginn einer Geburt die externe Registrierung der fetalen Herzfrequenz und des Amniondrucks vorgenommen und erst zu einem späteren Zeitpunkt, d.h. in der Austreibungsperiode, die interne Ableitung der fetalen Herzfrequenz durchgeführt wird. Grundsätzlich halten wir die interne Registrierung des Amniondrucks nicht generell für erforderlich. Sie ist sicher sinnvoll bei Risikopatientinnen, d.h. bei Einleitungsversuchen nach vorausgegangenem Kaiserschnitt, bei Anwendung hoher Wehenmittelgaben zur Induktion der Wehentätigkeit und bei protrahierten Geburtsverläufen.

5.2 Formen fetaler Herzfrequenzreaktionen während der Geburt

Nach einer Analyse von Daten der Hessischen Perinatalerhebung von 1993 bei 58430 Geburten wird in 98,1 % der Fälle ein Aufnahme-CTG bei Eintritt in den Kreißsaal geschrieben [59]. Eine kontinuierliche Überwachung des Kindes bis zur Geburt erfolgt in 91,9 %, und nur in 27,8 % wird eine Intervallüberwachung durchgeführt. Davon verwenden 80,4 % ausschließlich zur Überwachung des Kindes das externe CTG, während in 25,4 % auch das interne CTG eingesetzt wurde. In 8,0 % wurden keine Angaben zur Überwachung während der Geburt gemacht. Möglicherweise sind dies jene Fälle von überstürzten Geburtsverläufen, bei denen die Patientin pressend im Kreißsaal gelagert wird und selbst eine externe Kontrolle der fetalen Herzfrequenz nicht mehr möglich ist. Diese Analyse belegt, daß der Nutzen, den die kontinuierliche Registrierung der fetalen Herzfrequenz während der Geburt im Hinblick auf die Sicherheit des Kindes hat, erkannt worden ist [57]. Es bestehen allerdings Unterschiede in der Bewertung der pränatalen und der intrapartalen Herzfrequenzkurven, wohl auch Unsicherheiten in der

Beurteilung [56]. Denn wie wäre es sonst zu erklären, daß die Häufigkeit vaginal-operativer Entbindungen und die Häufigkeit von Kaiserschnitten zwischen verschiedenen Kliniken bei risikofreien Schwangerschaften beträchtlich variiert (10. bis 90. Perzentile [58]): Sectio bei 2,6 bis 9,2 % (Mittel 6,1 %), vaginaloperative Entbindung bei 2,2 bis 13,1 % (Mittel 7,1 %).

Um die Unsicherheiten der individuellen Herzfrequenzinterpretation zu umgehen, sind in den letzten Jahren vermehrt Anstrengungen unternommen worden, die Veränderungen der fetalen Herzfrequenz unter Benutzung eines Computers zu analysieren und zu quantifizieren. Dies ist durch die Erweiterung der Speichersysteme und durch die Anwendung von Mikroprozessoren möglich geworden [22, 23]. Zur Zeit steht ein System 8000 von Sonicaid kommerziell zur Verfügung. Erste Erfahrungen sind vielversprechend [24, 25, 60, 156]; die Methode ist jedoch für die breite Anwendung während der Geburt noch nicht ausgereift, da noch Mängel in der Erkennung der basalen Herzfrequenz und der Dezelerationen bestehen. Bis diese Fehlerquellen der Computeranalyse behoben sind, wird die visuelle semiquantitative Analyse der Herzfrequenz notwendig sein.

Die Physiologie und Pathologie der Herzfrequenzregulation des Feten während der Schwangerschaft ist in Band 4, Kapitel 13 und 18, ausführlich dargestellt. Der *Einfluß des Geburtsgeschehens auf die fetale Herzfrequenz* ist jedoch gesondert zu sehen, da im Laufe einer Geburt durch die starken, mitunter langdauernden Kontraktionen der Uterusmyskulatur eine Verschlechterung des fetalen Zustands rascher erfolgen kann als während der Schwangerschaft. Der vorzeitige Blasensprung und/oder der protrahierte Geburtsverlauf gehen gelegentlich mit Infektionen der Amnionhöhle einher. Auf diese Weise kann die Reaktion der fetalen

Tabelle 8-6 Die Herzfrequenz des Feten während der Geburt (die Tabelle wird fortgesetzt auf S. 124)

Basale fetale Herzfrequenz	
Definition:	Herzfrequenz zwischen den Kontraktionen des Uterus
Normalbereich:	(100) – 120 – 140 (150) Schläge pro Minute
Pathologisch:	Anstieg der Herzfrequenz über 150 Schläge pro Minute (Tachykardie) oder langsamer Abfall unter 100 Schläge pro Minute (Bradykardie)
Ursache und Bedeutung:	*Tachykardie:* häufig aufeinanderfolgende Hypoxieperioden → Hypoxämie → fetaler Schock, Infektion und Fieber der Mutter und/oder des Feten, Arrhythmie *Bradykardie* (prolongierte Dezeleration): Nabelschnurkompression oder Reduktion der uterinen Durchblutung. Dauerkontraktion des Uterus, V.-cava-Okklusionssyndrom, Blutdruckabfall bei Periduralanästhesie, terminale Bradykardie vor Geburt (siehe auch Dezelerationen)
Fehlermöglichkeiten bei der Interpretation	Häufig aufeinanderfolgende Kindsbewegungen täuschen einen pathologischen Anstieg der basalen fetalen Herzfrequenz vor
Oszillationen der fetalen Herzfrequenz	
Definition:	Veränderungen der Herzfrequenz von Schlag zu Schlag Differenzierung zwischen: a) *Kurzzeitveränderungen* (Synonyma: short term irregularities, beat-to-beat variability, Mikrofluktuationen) b) *Langzeitveränderungen* (Synonyma: long term irregularities, Nulldurchgänge, Langzeitfluktuationen) c) *Amplitudenhöhe* (Synonyma: Oszillationsbreite – Bandbreite) – saltatorisch > 25 Schläge pro Minute – undulatorisch 10 – 25 Schläge pro Minute – eingeschränkt undulatorisch 5 – 10 Schläge pro Minute – silent < 5 Schläge pro Minute
Normalbereich:	undulatorische und eingeschränkt undulatorische Herzfrequenz
Pathologisch:	silente Herzfrequenz (saltatorische Herzfrequenz)
Ursache und Bedeutung:	a) *undulatorische und eingeschränkt undulatorische Herzfrequenz:* Atembewegungen, Kindsbewegungen, Wechsel im Schlaf-Wach-Rhythmus, Blutdruckschwankungen b) *saltatorische Herzfrequenz:* häufig aufeinanderfolgende uterine Kontraktionen – Sauerstoffmangel, aber auch Kindsbewegungen c) *silente Herzfrequenz:* Zentralisation des fetalen Kreislaufs, Anstieg der basalen fetalen Herzfrequenz, überwiegen des Sympathikotonus, zentral sedierende Medikamente (Pethidin, Morphium)

Tabelle 8-6 Fortsetzung

Akzelerationen der fetalen Herzfrequenz	
Definition:	Anstieg der Herzfrequenz von > 15 Sekunden Dauer und mehr als 15 Schlägen pro Minute über das Niveau der basalen fetalen Herzfrequenz
	a) nicht wehenabhängige spontane Akzelerationen
	b) wehenabhängige Akzelerationen
Normalbereich	a) > 5 Akzelerationen pro 30 Minuten
	b) –
Pathologisch:	a) keine Akzelerationen
	b) wehenabhängige Akzelerationen
Ursache und Bedeutung	a) *nicht wehenabhängige spontane Akzelerationen:* Kindsbewegungen. Die Einschränkung der Häufigkeit von Kindsbewegungen geht mit einer Zentralisation des fetalen Kreislaufs im O_2-Mangel einher
	b) *wehenabhängige Akzelerationen:* Anstieg der Herzfrequenz während der Wehe als Zeichen eines beginnenden O_2-Mangels; häufig bei Geburt aus Beckenendlage
Dezelerationen der fetalen Herzfrequenz	
Definition:	Abfall der fetalen Herzfrequenz von kürzerer oder längerer (Bradykardie) Dauer und variierender Tiefe unter das basale Herzfrequenzniveau
Normalbereich:	Dezelerationen sind immer pathologisch
Ursache und Bedeutung:	Dezelerationen der Herzfrequenz sind in der Regel das Zeichen eines kürzer oder länger dauernden O_2-Mangels und daher immer pathologisch
	a) *nicht wehenabhängige Dezelerationen:* Reduktion der uterinen Durchblutung und fetaler O_2-Mangel durch Kompression der Vena cava inferior und/oder Aorta abdominalis. Reversibel durch Lagerung der Patientin
	b) *kurzfristige Herzfrequenzabsenkung* von wenigen Sekunden: Kindsbewegungen; kurzfristige Kompression der Nabelschnur
	c) *wehenabhängige Dezelerationen:*
	– Kompression des fetalen Kopfes (wohl selten)
	– Reduktion der uterinen Durchblutung: in der Regel späte Dezelerationen
	– Reduktion der umbilikalen Durchblutung: in der Regel variable und früh beginnende Dezelerationen
Allgemeine Bemerkungen zum Kardiotokogramm während der Geburt	
Die einzelnen Parameter der fetalen Herzfrequenz sind in ihrer Gesamtheit zu betrachten und zum klinischen Bild in Beziehung zu setzen. Die Verschlechterung des fetalen Zustands mit Hypoxie, Azidose und Zentralisation des fetalen Kreislaufs, d. h. Vasokonstriktion der Haut und der Muskulatur und Durchblutungsumverteilung zugunsten des fetalen Gehirns, des Herzens und der Nebenniere geht mit Dezelerationen, mit dem Anstieg der fetalen Herzfrequenz, der Einschränkung der Oszillationen und Verlust von Akzelerationen einher. Für die Geburtsleitung sind diese Veränderungen der fetalen Herzfrequenz mit einem Geburtsfortschritt in Beziehung zu setzen und durch Mikroblutanalyse abzusichern. Davon ist die Entscheidung über den Entbindungsmodus abhängig zu machen. Bei einem Kardiotokogramm ohne Dezelerationen sind keine metabolischen Veränderungen des Feten zu erwarten. Je häufiger jedoch Dezelerationen auftreten und je stärker die Einschränkung der Oszillationsamplitude ist, um so eher erfolgen auch metabolische Veränderungen, die zu weiterem Handeln zwingen.	

Herzfrequenz moduliert werden. Aber auch Blutverlust, Schock und Dehydratation der Mutter beeinflussen den Zustand des Feten, wobei sich Veränderungen der fetalen Herzfrequenz bemerkbar machen können. Es seien deshalb nachfolgend die physiologischen und die pathologischen Parameter der fetalen Herzfrequenz besprochen. Sie bestehen in Änderungen der basalen fetalen Herzfrequenz, der Oszillationen der fetalen Herzfrequenz, Akzelerationen sowie im Auftreten von Dezelerationen.

Die Analyse der fetalen Herzfrequenz nach diesen Parametern berücksichtigt die pathophysiologischen Gegebenheiten der kardiovaskulären Regulation des Feten in Streßsituationen, mit dem Ziel, die Zentralisation des fetalen Kreislaufs festzustellen (Tab. 8-6).

5.2.1 Basale fetale Herzfrequenz

Die basale fetale Herzfrequenz fällt während der Schwangerschaft ab. Sie beträgt in der 40. Woche etwa 120 bis 140 Schläge pro Minute. Eine persistierende fetale Herzfrequenz von über 160 Schlägen pro Minute für länger als zehn Minuten wird als *fetale Tachykardie*, und eine fetale Herzfrequenz unter 120 Schlägen pro Minute als *fetale Bradykardie* definiert. Diese Einteilung ist häufig irreführend, da langdauernde Frequenzerhöhungen auch durch Kindsbewegungen hervorgerufen werden können. Die Bradykardie unter 120 Schlägen pro Minute kann dagegen Ausdruck einer verlängerten Dezeleration der fetalen Herzfrequenz (siehe Abschnitt 5.2.4) oder einfach ein Hinweis

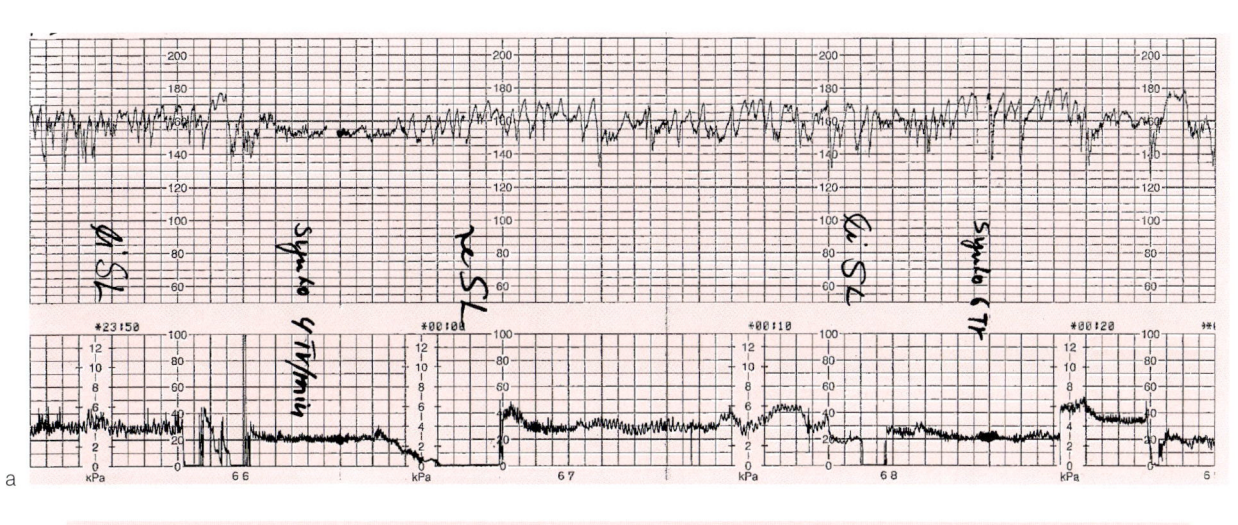

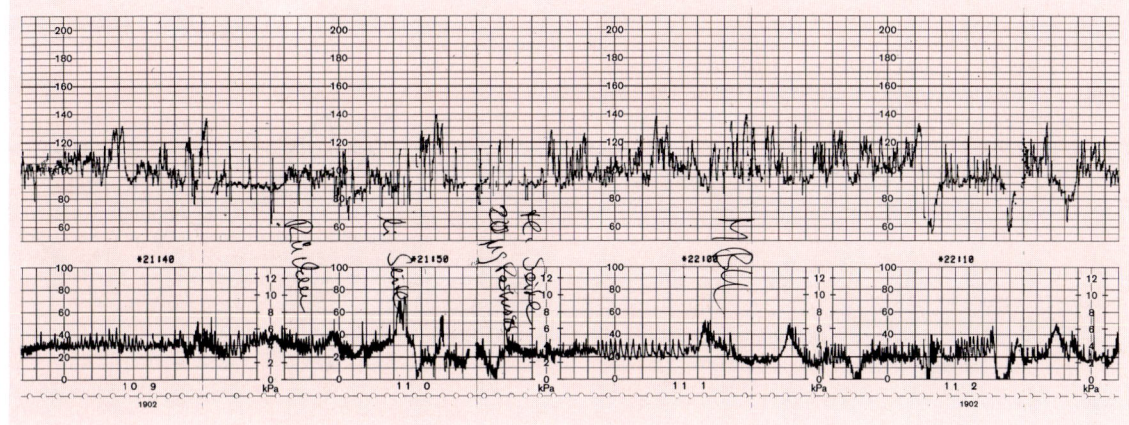

Abb. 8-8 Herzfrequenzanstieg während der Geburt.
a) Erhöhte basale Herzfrequenz während eines protrahierten Geburtsverlaufs.
   Basale fetale Herzfreqenz 150 bis 160 Schläge pro Minute, Oszillationsbreite 10 bis 20 Schläge pro Minute; keine Dezelerationen.
   Die Geburt erfolgte nach zehnstündiger Dauer durch Sectio caesarea in der 39. Schwangerschaftswoche. Apgar-Score: 9/10/10, Gewicht: 2720 g, Länge: 49 cm, vorzeitiger Blasensprung.
   Nabelschnurblutwerte: pH 7,27, pCO_2 44 mmHg, pO_2 36 mmHg, Basenexzeß – 6,2 mmol/l.
b) Herzfrequenz bei verstärktem Parasympathikotonus.
   Geburtsdauer: 22.17 h, Gestationsalter: 40 Wochen, Geburtsmodus: spontan.
   Apgar-Score: 9-10-10, Gewicht: 4250 g, Länge: 55 cm.
   Fruchtwasser: klar.
   Nabelschnurblutwerte: pH 7,38, pCO_2 34,9 mmHg, pO_2 22,9 mmHg.
   Basenexzeß: – 2,9 mmol/l

auf einen verstärkten Parasympathikotonus sein [189] (Abb. 8-8).

Zur Beurteilung der Änderung der basalen fetalen Herzfrequenz während der Geburt ist deshalb sehr sorgfältig zu prüfen, welche *Ursache* der Frequenzsteigerung oder dem Frequenzabfall zugrunde liegt. Fetale Tachykardien können ihre Ursache in der maternalen Temperaturerhöhung haben (Abb. 8-9). Unter physiologischen Bedingungen gibt der Fetus seine Wärme zu einem überwiegenden Teil über die Plazenta ab, so daß im umbilikalen Kreislauf eine arteriovenöse Temperaturdifferenz von 0,15 °C besteht. Der Anstieg der maternalen Temperatur behindert die Wärmeabgabe des Feten. Der Fetus versucht durch Anstieg der Herzfrequenz die eingeschränkte Möglichkeit der Wärmeabgabe zu kompensieren [190, 196]. Auch fetale Infektionen, maternale Thyreotoxikose oder fetale Anämie, insbesondere aber Hypoxämien während der Geburt, sind mit einer Steigerung der fetalen Herzfrequenz verbunden (Abb. 8-10). Durch Mikroblutanalyse vom Skalpblut des Feten ist nachzuweisen, daß die Abnahme der fetalen O_2-Sättigung zum Anstieg der basalen fetalen Herzfrequenz führt [102]. Dieser Anstieg der Herzfrequenz ist Ausdruck einer Zentralisation des

8 Überwachung, Diagnostik und Therapie des Feten während der Geburt

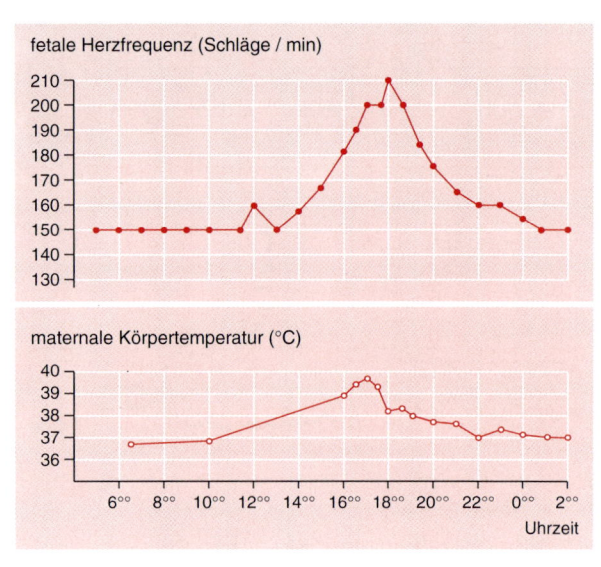

Abb. 8-9 Die Beziehung zwischen der maternalen Körpertemperatur und der fetalen Herzfrequenz während der Geburt. Die fetale Herzfrequenz stieg von 150 auf 210 Schläge pro Minute an als die Körpertemperatur der Mutter von 36,7 auf 39,5 °C zunahm. Mit der Normalisierung der Körpertemperatur fiel auch die Herzfrequenz wieder ab.

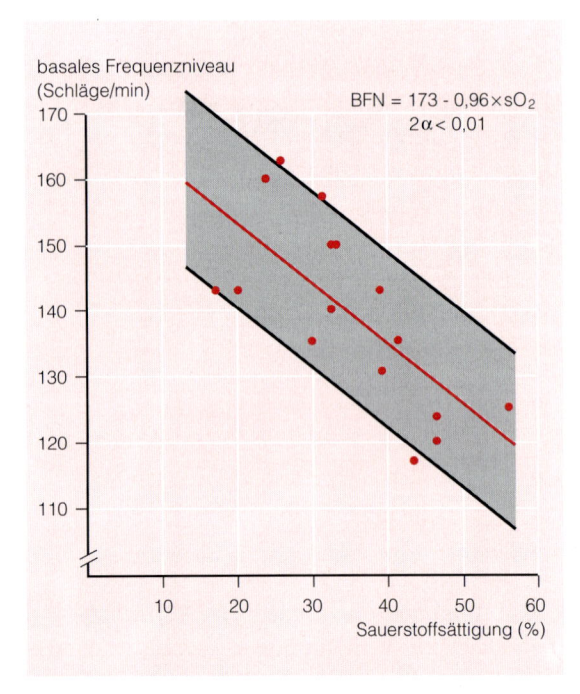

Abb. 8-10 Die Beziehung zwischen der basalen fetalen Herzfrequenz und der O_2-Sättigung im Skalpblut des Feten. Mit dem Abfall der fetalen O_2-Sättigung steigt die basale fetale Herzfrequenz signifikant an [102].

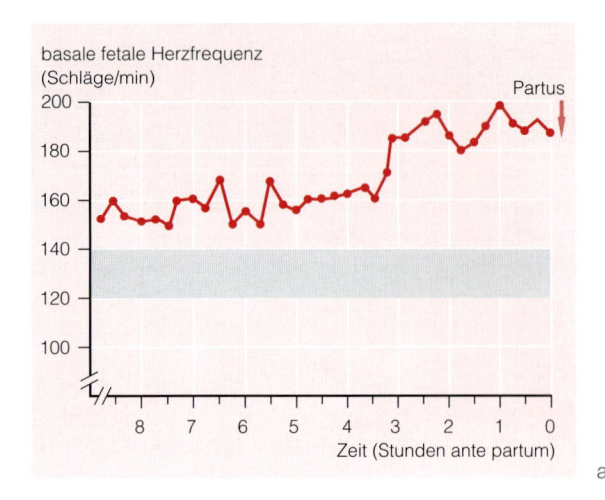

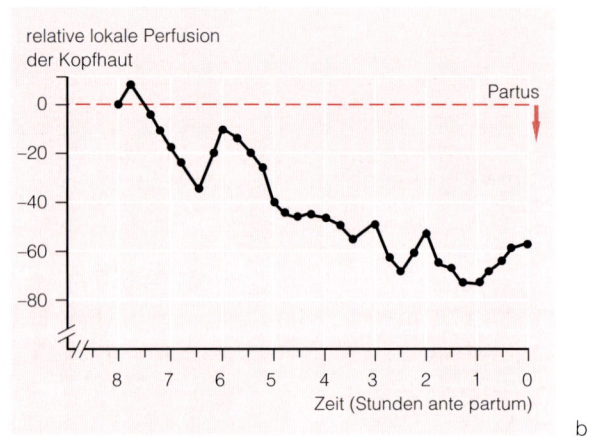

Abb. 8-11 Beziehung zwischen der basalen fetalen Herzfrequenz (a) und der relativen lokalen Perfusion der Kopfhaut (b) bei einem Feten während der Geburt. Mit dem Anstieg der fetalen Herzfrequenz nimmt die Perfusion der kindlichen Haut als Zeichen der Vasokonstriktion ab.

fetalen Kreislaufs, wie auch durch die Bestimmung des Wärmeabtransports im Rahmen der transkutanen pO_2-Messung und der relativen lokalen Perfusion festzustellen ist [78] (Abb. 8-11).

Beta-Sympathomimetika haben nur einen geringen Einfluß auf die fetale Herzfrequenz. Atropin kann jedoch eine fetale Tachykardie auslösen und den Einfluß der uterinen Kontraktion auf die Herzfrequenz modulieren [87, 158]. Unter dem Einfluß von Atropin steigt die fetale Herzfrequenz an, und die Tiefe und Breite der Dezelerationen nimmt ab (siehe Abschnitt 5.2.4). Eine geringfügige Verlangsamung der fetalen Herzfrequenz wird bei Anwendung von Betablockern (Propranolol) beobachtet und auch bei Feten mit kongenitalem Herzblock gesehen. Frauen mit einem systemischen Lupus erythematodes können einen Antikörper produzieren, der die plazentare Schranke überwindet, das Herzleitungssystem des Feten schädigt und dabei einen kongenitalen Herzblock verursachen.

5.2.2 Oszillationen

Die fetale Herzfrequenz variiert von Schlag zu Schlag. Diese Änderungen kann man in *Kurzzeitschwankungen* der fetalen Herzfrequenz (Synonyma: Mikrofluktuationen, short-term irregularities) und *Langzeitschwankungen* (Synonyma: long-term irregularities, Makrofluktuationen, Null-Durchgänge) einteilen (Abb. 8-12). Sie sind durch eine Oszillationsamplitude und eine Oszillationshäufigkeit pro Zeit gekennzeichnet. Ursache dieser Oszillationen sind fetale Atembewegungen [37, 152] und Änderungen im Blutdruck des Feten und im Schlaf-Wach-Rhythmus [88, 143].

In tierexperimentellen Untersuchungen ist nachgewiesen worden, daß bei prolongierter Hypoxämie die elektrokortikale Aktivität (low-voltage activity), die elektrookulare Aktivität und die intrauterinen Atembewegungen signifikant abnehmen [159], während die High-voltage-Aktivität wohl als Anpassung an die geringere Oxygenation des Gehirns zunimmt. Die kritische Grenze der fetalen O_2-Sättigung lag bei 30 bis 40%. Offenbar ist auch die Abnahme der Oszillationen, die von kortikalen Zentren beeinflußt werden, eine Reaktion auf die Hypoxämie mit dem Ziel, den O_2-Bedarf zu reduzieren.

Die von Hammacher definierten *Oszillationstypen* im Kardiotokogramm [51] haben auch für die Herzfrequenzregistrierung während der Geburt ihre Gültigkeit. Hammachers Aufteilung unterscheidet zwischen saltatorischer, undulatorischer, eingeschränkt undulatorischer und silenter Herzfrequenz, wobei eine weitere Unterteilung dieser vier Oszillationstypen unter Berücksichtigung der Kurzzeitschwankungen in je drei weitere Untergruppen vorgenommen wird. Daraus resultieren zwölf verschiedene Oszillationstypen (siehe auch Bd. 4, Kap. 13, Abb. 13-19). Inwieweit diese unterschiedlichen Oszillationstypen für die klinische Diagnostik von Bedeutung sind, ist bisher nicht schlüssig bewiesen worden. Die Veränderung der Oszillationsmuster der fetalen Herzfrequenz während der Geburt muß in einem engen Zusammenhang mit dem Anstieg der basalen Herzfrequenz, dem Vorhandensein von Dezelerationen und der Gabe von Medikamenten gesehen werden. Vielfach bleibt auch dann noch eine Unklarheit, so daß andere Überwachungsmethoden, z.B. die Mikroblutanalyse, den Zustand des Feten während der Geburt definieren müssen.

Zur Beurteilung der Oszillationstypen ist es notwendig, sich die Ursache der Oszillationen verständlich zu machen und deren Beeinflußbarkeit zu kennen. So ist es wichtig zu wissen, daß die Kurzzeitschwankungen der fetalen Herzfrequenz von Schlag zu Schlag eng an Tonuswechsel zwischen Sympathikus und Parasympathikus gekoppelt sind und daß unter dem Einfluß von z.B. Atropin durch Blockade des Parasympathikus die sympathische Aktivität überwiegt und mit dem Anstieg der Herzfrequenz die Schlag-zu-Schlag-Folge weniger stark variiert. Damit tritt eine Einengung der Oszillationsbreite auf [87]. Auch die fetalen intrauterinen Atembewegungen haben einen Einfluß auf die Langzeitschwankungen der fetalen Herzfrequenz, wie sie in gleicher Weise auch für die Körperbewegung des Feten festzustellen sind. Zentralwirksame Medikamente wie Diazepam, Pethidin oder Morphium [46] können daher die Schlagfolge der fetalen Herzfrequenz in einer Weise verändern, daß auch bei normaler basaler fetaler Herzfrequenz keine Schlag-zu-Schlag-Variabilität mehr erkennbar, sondern „silent" ist.

Davon ist der *Einfluß der Hypoxie und Azidose* auf die fetale Herzfrequenz und die Entwicklung des *fetalen Schockzustands* in utero zu differenzieren [24]. Wenn die FHF-Variation unter 2,6 ms fiel, war in 34% mit einer metabolischen Azidose beim Kaiserschnitt oder mit einem intrauterinen Fruchttod zu rechnen. Wiederholt auftretende Dezelerationen sind in der Lage, durch Freisetzung von Katecholaminen die basale Herzfrequenz zu erhöhen; sie üben damit gleichzeitig einen Einfluß auf die Kurzzeit- und Langzeitschwankungen der fetalen Herzfrequenz [25] und den transkutan gemessenen O_2-Partialdruck (tc-pO_2) aus [78]. Der Einfluß verschiedener Parameter der fetalen Herzfrequenz im angegebenen Score (Tab. 8-7) auf den tc-pO_2 wurde mit einer multiplen Regression beschrieben (Abb. 8-13). Es zeigte sich, daß die Häufigkeit der Dezelerationen (Dec Fr; r = 0,57) und die Variabilität der fetalen Herzfrequenz (Var; r = 0,60) am stärksten zum Abfall des tc-pO_2 korrelierten. Auch die basale fetale Herzfrequenz (bFHF; r = 0,42) und die mittlere Tiefe der Dezelerationen (Dec T; r = 0,36) hatten eine signifikante Beziehung zum tc-pO_2. Die mittlere Dauer der Dezelerationen und die Häufigkeit der Kontraktionen (WF) hatten keinen Einfluß:

$$tc\text{-}pO_2 = 3{,}9 \text{ Var} + 3{,}3 \text{ Dec T} + 2{,}1 \text{ bFHF} + 0{,}8 \text{ WF} + 0{,}9 \text{ Dec Fr} - 0{,}6 \text{ Dec D} - 3{,}3$$
$$(r = 0{,}7188)$$

So gesehen ist der Oszillationsverlust während der Geburt, insbesondere bei protrahierten Geburtsverläufen, ein wichtiger Indikator für den Zustand des Feten in utero. Die alleinige Beurteilung der Oszillationsparameter ist jedoch kein hinreichender Grund, um daraus die Indikation für eine operative Entbindung abzuleiten [173].

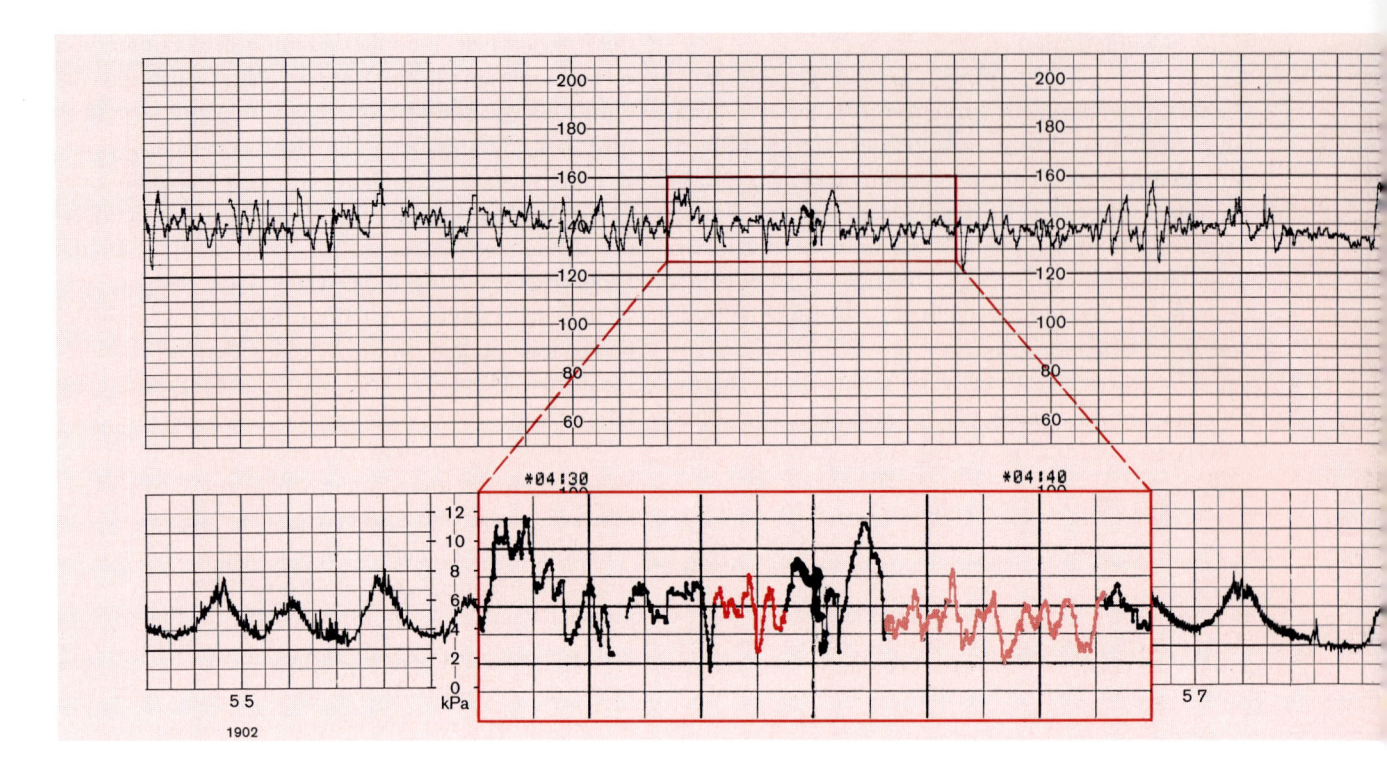

Tabelle 8-7 Score-Parameter für die fetale Herzfrequenz (FHF) während der Geburt. Das Bewertungssystem berücksichtigt die basale FHF (bFHF), die mittlere Tiefe, Dauer, Frequenz und Variabilität der Dezelerationen und die Anzahl der Akzelerationen pro Stunde. Eine Zunahme der bFHF deutet auf einen hypoxischen Zustand hin. Die Tiefe, Dauer und Häufigkeit der FHF-Dezelerationen hängen vom Ausmaß der Hypoxie ab. Einschränkung der FHF-Variabilität, der Verlust der Akzelerationen und das Ansteigen der bFHF sind Hinweise auf ein fetales Schocksyndrom. Diese Klassifizierung der antepartalen FHF beruht auf einer Analyse von 250 Kardiotokogrammen (nach Künzel [105]) und wurden durch eine erneute quantitative Analyse bestätigt [49].

CTG-Befund		Punktebewertung		
		0	1	2
bFHF	(Schläge/min)	> 160	141–160	110–140
Oszillationen	(Schläge/min)	< 5	5–10	> 10
Akzelerationen	(Schläge/h)	0	< 5	≧ 5
Dezelerationen				
– Tiefe	(Schläge/min)	> 40	21–40	< 20
– Dauer	(sec)	> 45	15–45	< 15
– Häufigkeit	(/h)	> 15	5–15	< 5
Uterine Kontraktionen	(/h)	> 20	11–20	> 10

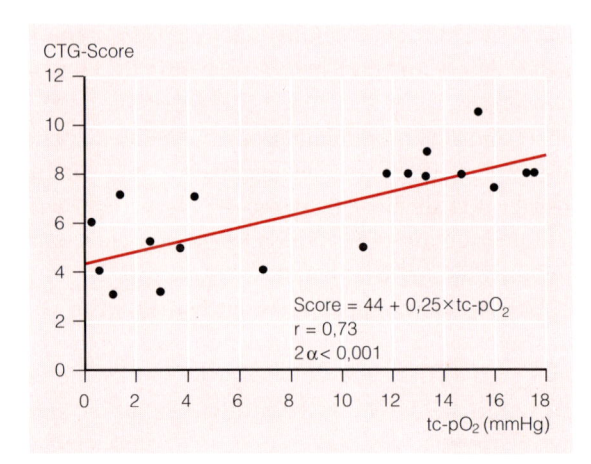

Abb. 8-13 Die Beziehung des CTG-Scores (Tab. 8-7) zum tc-pO$_2$. Eine wesentliche Beeinflussung des tc-pO$_2$ erfolgt durch die Häufigkeit der Dezelerationen und durch den Verlust der Variabilität mit Anstieg der Herzfrequenz und der Tiefe der Dezelerationen (nach Jensen und Künzel [78]).

Score = 44 + 0,25 × tc-pO$_2$
r = 0,73
2α < 0,001

5.2.3 Akzelerationen

Akzelerationen der fetalen Herzfrequenz können in Korrelation mit den Wehen während der Geburt, aber auch zwischen den Wehen auftreten (Abb. 8-14). Die Beschleunigung der fetalen Herzfrequenz, die *im Intervall der Wehen* auftritt, beträgt etwa 20 bis 30 Schläge pro Minute. Sie sind in der Regel zu den Bewegungen des Kindes korreliert (Abb. 8-14a) [187] und gelten als Indikator für fetales Wohlbefinden. Sie sind durch Stimulationen des Kindes (Rütteln des Kindes), durch vibroakustische Stimulation [4], als Reaktion auf das Anbringen der Stichelektrode oder bei Entnahme von Blut aus der fetalen Kopfschwarte auszulösen [20] (Abb. 8-14b). Akzelerationen der fetalen Herzfre-

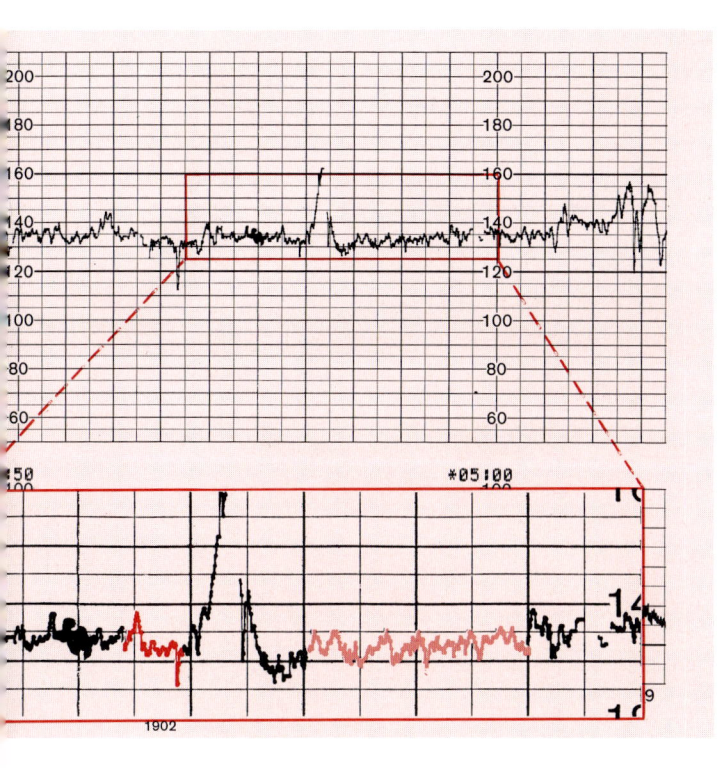

Abb. 8-12 Änderung der Oszillationsbreite in einem Kardiotokogramm, das von Akzelerationen unterbrochen ist. Die Oszillationsbreite ändert sich von etwa 20 bis 25 auf weniger als fünf Schläge pro Minute. Die Mikrofluktuationen (Änderungen von Schlag zu Schlag) und die Makrofluktuationen (Änderungen der Wellenform) bleiben erhalten.
Geburtsdauer: 11.53 h, Gestationsalter: 40 Wochen, Geburtsmodus: Sectio wegen protrahierter Geburt aufgrund eines relativen Mißverhältnisses. Apgar-Score: 10/10/10, Gewicht: 3680 g, Länge: 54 cm. Nabelschnurblutwerte: pH 7,39; pCO_2 35,8 mmHg; pO_2 15,1 mmHg; Basenexzeß 2,5 mmol/l.

quenz sind ein Zeichen für ein intakt sympathisch-parasympathisches Regelsystem, das nur funktionieren kann, wenn die basale fetale Herzfrequenz sich im Normbereich befindet. Bei Anstieg der basalen fetalen Herzfrequenz über 170 bis 180 Schläge pro Minute sind Akzelerationen gewöhnlich nicht mehr auszulösen. Die Stimulationen haben jedoch keinen prädiktiven Wert für den Zustand des Feten bei Geburt.

Eine weitere Form der Akzeleration der fetalen Herzfrequenz entsteht *während einer Kontraktion des Uterus* (Abb. 8-14c). Die Akzeleration wird gewöhnlich durch eine Einschränkung der umbilikalen Durchblutung verursacht [76], kann aber auch durch Reduktion der uterinen Durchblutung ausgelöst werden [121]. Der dieser Akzeleration zugrundeliegende Pathomechanismus ist eine geringgradige Einschränkung der fetalen O_2-Versorgung, auf die der Fetus mit einer Beschleunigung seiner Herzfrequenz reagiert.

Akzelerationen der fetalen Herzfrequenz werden weniger häufig bei Geburten aus Schädellage beobachtet, sind aber sehr häufig das Zeichen bei Geburt aus *Beckenendlage*. Durch das Tiefertreten des Steißes im Becken ist sehr früh die Voraussetzung für die *Kompression der Nabelschnur* gegeben, so daß während der Kontraktion eine Einschränkung der umbilikalen Durchblutung resultiert. Häufig geht die wehenabhängige Akzeleration in eine Dezeleration über, zunächst mit geringfügigen Einsenkungen während der Wehenakme und im weiteren Verlauf in stärkerer Ausprägung durch die heftigeren Kontraktionen der Uterusmuskulatur (Abb. 8-15).

5.2.4 Dezelerationen

5.2.4.1 Dezelerationsformen

Als Dezeleration wird eine Verlangsamung der fetalen Herzfrequenz bezeichnet, die unter das basale Frequenzniveau absinkt (siehe Abb. 8-7). Dezelerationen der fetalen Herzfrequenz treten häufig in Zusammenhang mit den Kontraktionen des Uterus auf, sind aber auch außerhalb der Wehe nachweisbar. Die Form der Dezeleration ist sehr variabel, so daß zunächst eine Klassifizierung in frühe, variable und späte Dezelerationen versucht wurde [64]. Dieses Einteilungsschema hat sich jedoch in der Praxis nicht bewährt. Die frühen Dezelerationen werden der Kompression des Kopfes, die variablen der Kompression der Nabelschnur und die späten Dezelerationen der Reduktion der uterinen Durchblutung als Zeichen der Plazentainsuffizienz zugeordnet.

Die unterschiedliche Form der Dezeleration besteht im Dezelerationsbeginn, in der Tiefe der Dezeleration, in der Dauer der Dezeleration, im Verhalten der Schlag-zu-Schlag-Variabilität im Verlauf der Dezeleration und in den verschiedenen Formen, die während

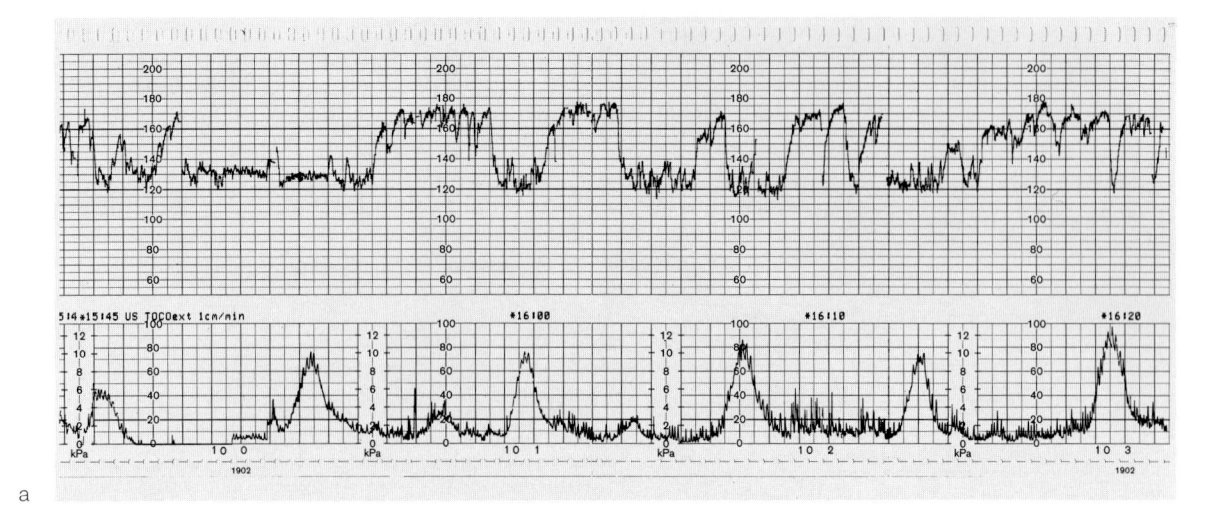

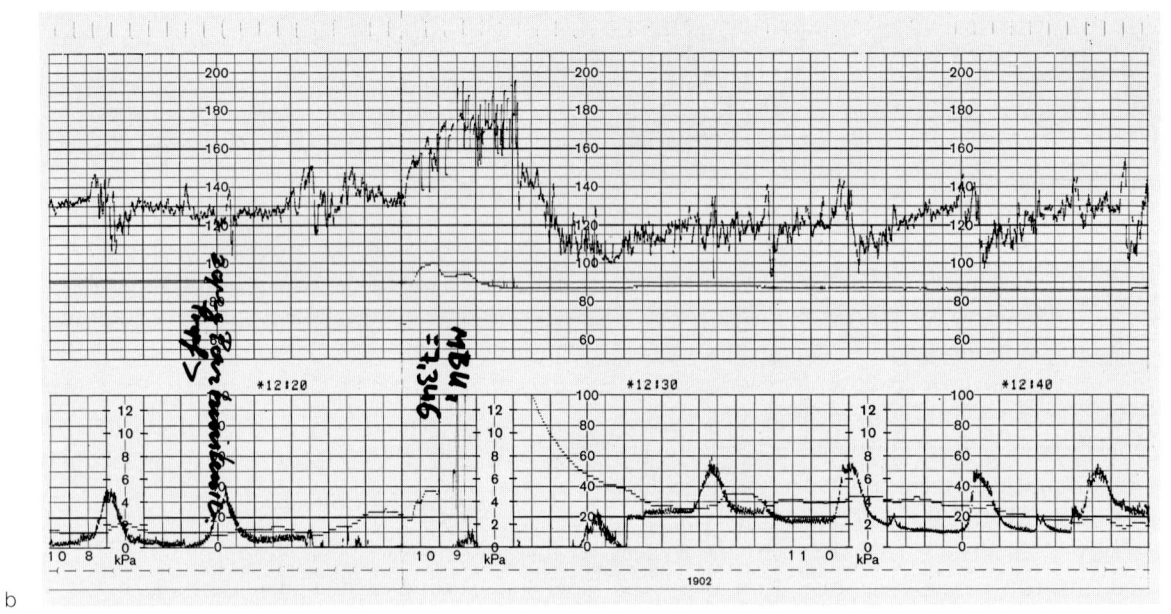

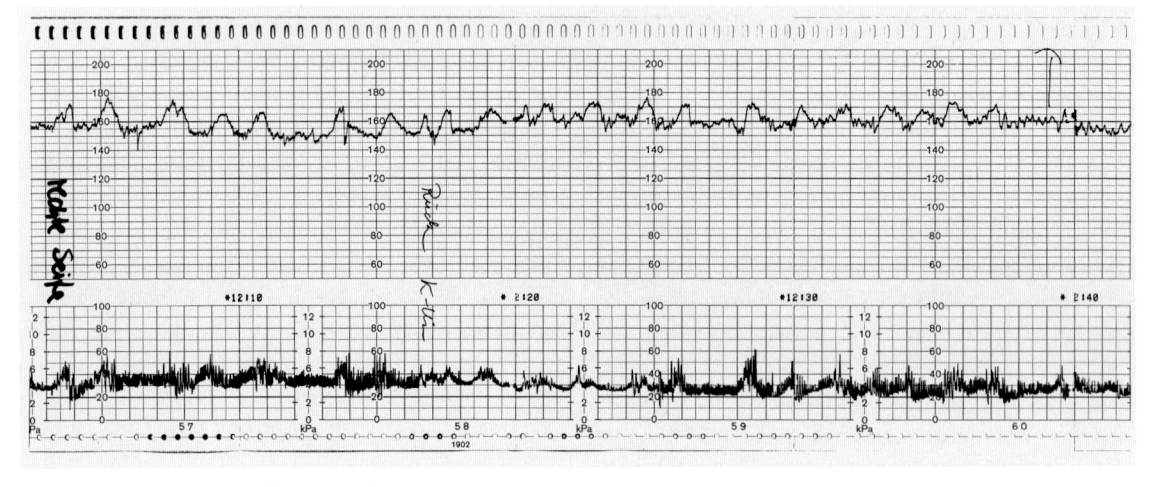

Abb. 8-14 Akzelerationen der fetalen Herzfrequenz.
a) durch Kindsbewegungen
b) durch Stimulation des Feten bei einer Mikroblutanalyse
c) wehenabhängig durch Einschränkung der fetalen Oxygenation

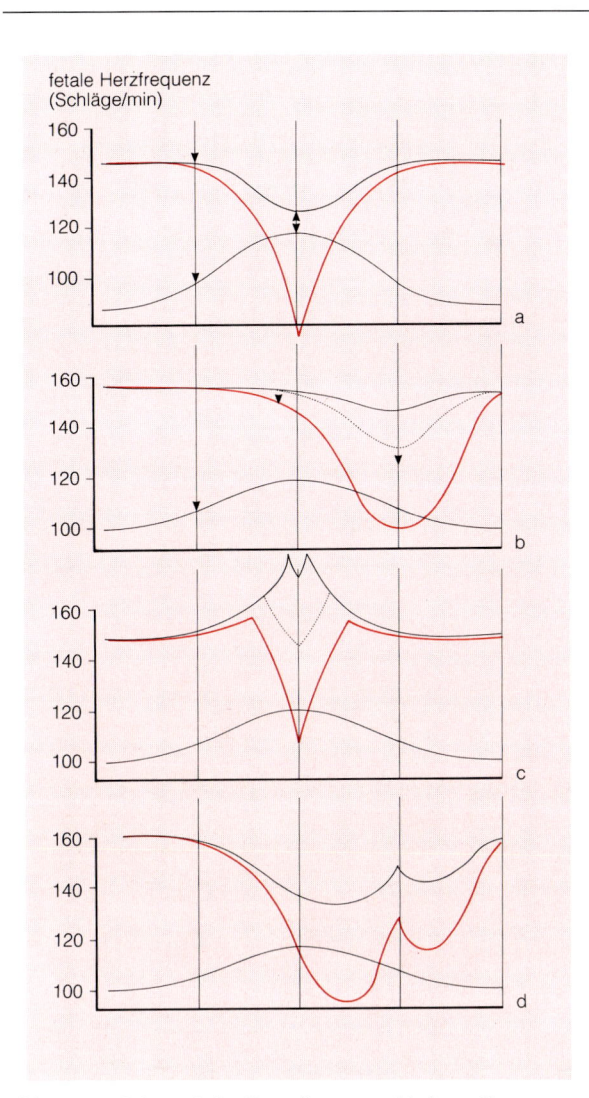

Abb. 8-15 Schematische Darstellung verschiedener Formen von Dezelerationen der fetalen Herzfrequenz, die in Beginn, Dauer, Tiefe und Form variieren. a) und c) werden der Kompression der Nabelschnur und der daraus resultierenden Störung der umbilikalen Zirkulation zugeordnet. b) und d) sind Beispiele für die Dezelerationen, die durch Reduktion der uterinen Durchblutung ausgelöst werden. Die Dauer und die Tiefe der Dezeleration wird dabei von der hämodynamischen Reservekapazität der plazentaren Durchblutung und von der Dauer und Stärke der uterinen Kontraktion beeinflußt.

der Erholungsphase auftreten können (Abb. 8-15) [34]. Die verschiedenen Formen der Dezelerationen während der Geburt zu klassifizieren und ihnen eine prognostische Bedeutung beizumessen, ist ein mühsames und wenig erfolgreiches Unterfangen, da ihre Variabilität sehr groß ist. Die einzelne Dezeleration zu betrachten und sie aus dem Zusammenhang der gesamten physiologischen Parameter der fetalen Herzfrequenz herauszunehmen kann nur ein unvollständiges Bild über den Zustand des Feten in utero liefern. Wie kürzlich von Jensen und Narverud [84] belegt werden konnte, besteht wohl eine Zuordnung von variablen und späten Dezelerationen zum pO_2 in der V. und A. umbilicalis in der Weise, daß die niedrigsten pH-Werte bei variablen Dezelerationen auftreten. Die Meßwerte überlappen jedoch in den einzelnen Gruppen so stark, daß eine klare Diskriminierung nicht möglich ist.

Die prognostische Bedeutung der *Dezelerationsformen, die grundsätzlich als pathologisch einzuschätzen sind*, steht in enger Korrelation mit dem klinischen Zustandsbild, z. B. EPH-Gestose, Diabetes mellitus, protrahiertem Geburtsverlauf, Temperaturerhöhungen während der Geburt. Die Veränderungen der basalen fetalen Herzfrequenz, der Oszillationen der fetalen Herzfrequenz und der Verlust von Akzelerationen vervollständigen in diesem Zusammenhang das Bild. So gewinnt die Dezeleration in ihrer prognostischen Bedeutung eine völlig andere Aussagekraft, wenn sie im Zusammenhang mit einer relativ hohen basalen Herzfrequenz und einem Oszillationsverlust beim EPH-Syndrom auftritt, als Dezelerationen, die bei normaler basaler Herzfrequenz und ausreichender Oszillation zu beobachten sind. Die Dezeleration der fetalen Herzfrequenz kann durch die Dauer und Stärke der Kontraktion moduliert und bei Kompression der Nabelschnur durch die variierende Reduktion der umbilikalen Durchblutung beeinflußt werden. Tierexperimentelle Untersuchungen zeigen deshalb, daß wohl der Dezelerationsbeginn bei Reduktion der umbilikalen Durchblutung früher und bei Reduktion der uterinen Durchblutung später auftritt (Abb. 8-16) [118, 120], daß aber beide Bereiche ineinander übergehen und so nicht mehr bei Betrachtung einer Dezeleration unterschieden werden kann, welche Ursache ihr zugrunde liegt. Tiefe und Dauer sind zudem nicht von der kortikalen Aktivität des Gehirns (LVFA = low voltage, fast activity; HVLA = high voltage, low activity) abhängig [150]. Deshalb ist es wenig sinnvoll, in der Praxis zwischen den Ursachen der Dezelerationen zu differenzieren, da sowohl die späten als auch die variablen Dezelerationen immer eine Hypoxie ausdrücken, die entweder durch Reduktion der uterinen Durchblutung, oder durch Reduktion der umbilikalen Durchblutung ausgelöst wird.

5.2.4.2 Dezelerationsursachen

Reduktion der Uterusdurchblutung

Die Dezelerationen werden im Verlauf einer Geburt häufig durch Reduktion der uterinen Durchblutung

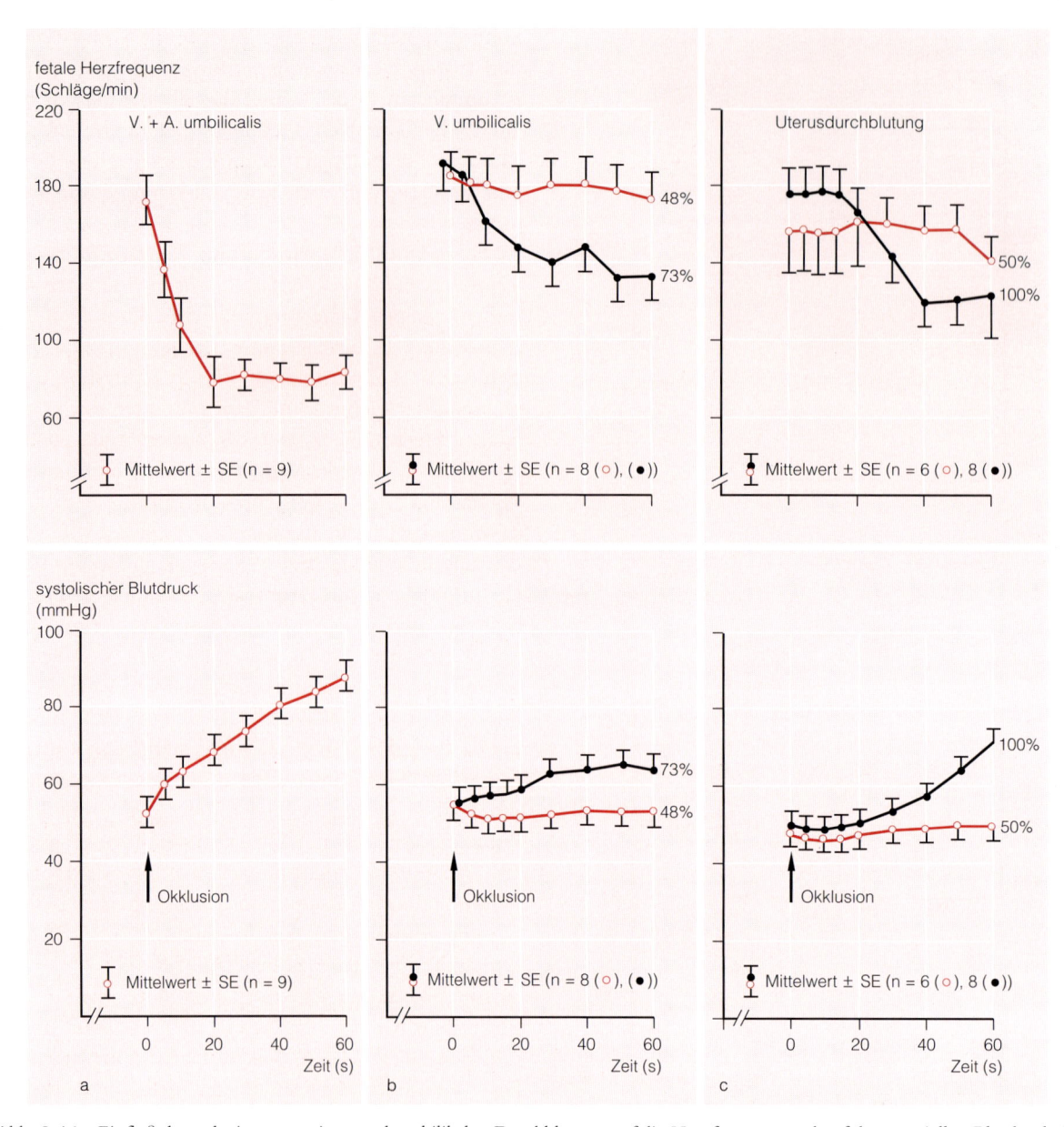

Abb. 8-16 Einfluß der reduzierten uterinen und umbilikalen Durchblutung auf die Herzfrequenz und auf den arteriellen Blutdruck des Schaffeten. Herzfrequenz und Blutdruck bei vollständiger (a) und partieller (b) Reduktion der umbilikalen und Einschränkung der uterinen Durchblutung um 50 und 100% (c). Blutdruckanstieg und Herzfrequenzabfall des Feten stehen in einem direkten Zusammenhang mit dem Abfall der uterinen und umbilikalen Durchblutung (nach Künzel et al. [120]).

ausgelöst. Dabei bewirken die schwachen Kontraktionen zu Beginn der Eröffnungsperiode und auch im weiteren Verlauf der Geburt bei einer ausreichenden hämodynamischen Reservekapazität am Uterus keine Dezelerationen der fetalen Herzfrequenz. Sie treten erst im weiteren Verlauf der Geburt, insbesondere während der Preßperiode auf (Abb. 8-17). Ursache der Dezelerationen ist eine Einschränkung der fetalen O_2-Versorgung. Durch die starken Kontraktionen der Uterusmuskulatur fällt die Durchblutung des Uterus in einen Bereich ab, in dem die fetale O_2-Versorgung eingeschränkt wird und worauf dann der Fetus mit einer Änderung seiner Herzfrequenz reagiert.

Die Verlangsamung der fetalen Herzfrequenz ist zunächst eine durch die Chemorezeptoren am Arcus aorticus und Sinus caroticus vermittelte parasympathische Reaktion, die bei langdauernder Beeinträchtigung der uterinen Durchblutung auch mit einer Depression des Myokards durch den O_2-Mangel verbunden ist [7, 33]. Während der Dezeleration steigt der systolische und diastolische Blutdruck des Feten an [53, 72, 73, 75, 90, 149], wobei ein weiterer Anstieg nach

Normalisierung der uterinen Perfusion und Anstieg der fetalen O_2-Sättigung zu beobachten ist [115]. Der Anstieg der fetalen Herzfrequenz nach der Wehe und der damit häufig einhergehende, erneute kurzfristige Abfall der Herzfrequenz ist das Zeichen einer Normalisierung der fetalen Oxygenation, wobei sich im weiteren Verlauf die Herzfrequenz erst dann wieder normalisiert, wenn auch der Blutdruck zur Norm abgefallen ist [62].

Ein lageabhängiger Abfall der fetalen Herzfrequenz entsteht, wenn die V. cava inferior durch den schwangeren Uterus komprimiert und die uterine Perfusion, vornehmlich durch Verminderung des Perfusionsdrucks am Uterus, reduziert wird (V.-cava-Okklusionssyndrom). Die dabei auftretenden Herzfrequenzalterationen äußern sich in breiten Dezelerationen, die sich bei Lagewechsel wieder normalisieren. Auslösender Mechanismus ist somit nicht die Kontraktion des Uterus (siehe auch Bd. 7, 3. Aufl., Kap. 1).

Herzfrequenzveränderungen sind auch denkbar bei protrahierten Geburtsverläufen (siehe auch Abb. 8-11). Hierzu fehlen jedoch systematische Untersuchungen, die belegen, welche Veränderungen im maternalen Kreislaufsystem bei protrahierter Geburt erfolgen und welche Auswirkung auf die uterine Perfusion und die O_2-Versorgung des Feten stattfinden. Möglicherweise kommt es zur Erniedrigung des Herzminutenvolumens der Mutter mit Anstieg des gesamten Gefäßwiderstands, in den auch der Uterus einbezogen ist. Diese bei langdauernden Geburten auftretenden Herzfrequenzveränderungen zeigen Parallelen zum Schocksyndrom der Mutter, das ein seltenes Ereignis darstellt, aber bei stärkeren Placenta-praevia-Blutungen oder vorzeitiger Ablösung der Plazenta beobachtet werden kann.

Auch die bei Anwendung einer Periduralanästhesie plötzlich auftretenden Dezelerationen der fetalen Herzfrequenz sind in der Regel zum Abfall des Blutdrucks der Mutter korreliert. Die Verminderung des Perfusionsdrucks bewirkt auch hier eine Einschränkung der uterinen Perfusion und das Auftreten von Dezelerationen.

Reduktion der umbilikalen Durchblutung

Die Reduktion der umbilikalen Durchblutung erfolgt in der Regel durch Kompression der Nabelschnur, durch den Vorfall der Nabelschnur oder bei Umschlingungen der Nabelschnur um den kindlichen Körper [106]. Seltener werden Nabelschnurkompressionen durch Kindsbewegungen ausgelöst. Sie verursachen die kurzdauernden Dezelerationen der fetalen Herzfrequenz von unterschiedlicher Form (Abb. 8-18). Eine Ursache, die Anlaß zu Nabelschnurkompressionen geben kann, ist die Verminderung des Fruchtwassers beim vorzeitigen Blasensprung oder bei der Blasensprengung [109, 121].

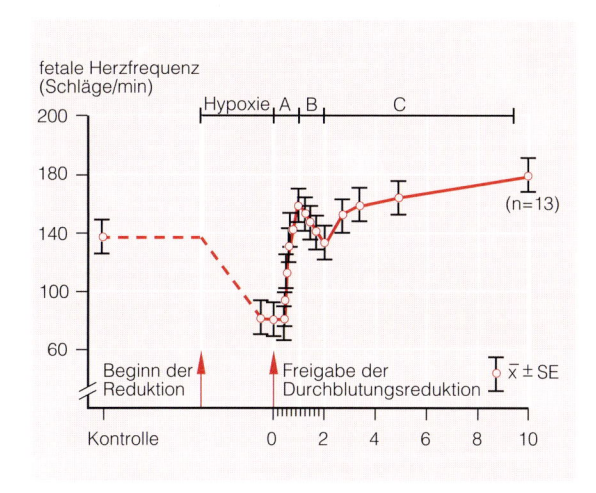

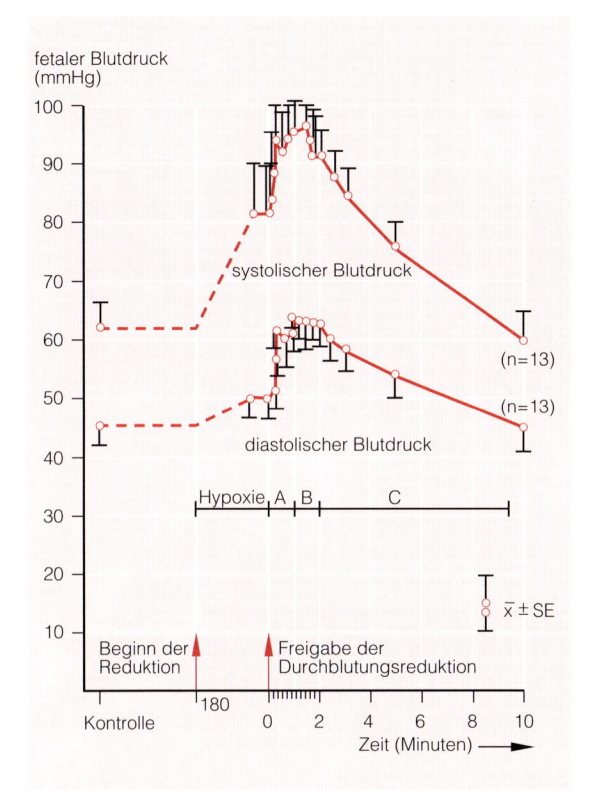

Abb. 8-17 Verhalten der fetalen Herzfrequenz (oben) und des fetalen Blutdrucks (unten) in der Erholungsphase nach fetaler Hypoxie, die durch Reduktion der uterinen Durchblutung von 180 Sekunden ausgelöst wurde. Die Normalisierungsphase verläuft in mehreren Phasen:
A In der ersten Minute nach Freigabe der Durchblutungsreduktion steigt der systolische Blutdruck gleichzeitig mit der fetalen Herzfrequenz an.
B Mit Erreichen eines Blutdruckmaximums nach einer Minute fällt der systolische Blutdruck kontinuierlich und die fetale Herzfrequenz vorübergehend ab.
C Erst nach einer weiteren Minute steigt die fetale Herzfrequenz wieder an, begleitet vom Abfall des systolischen und diastolischen Blutdrucks.
(nach Hohmann und Künzel [62])

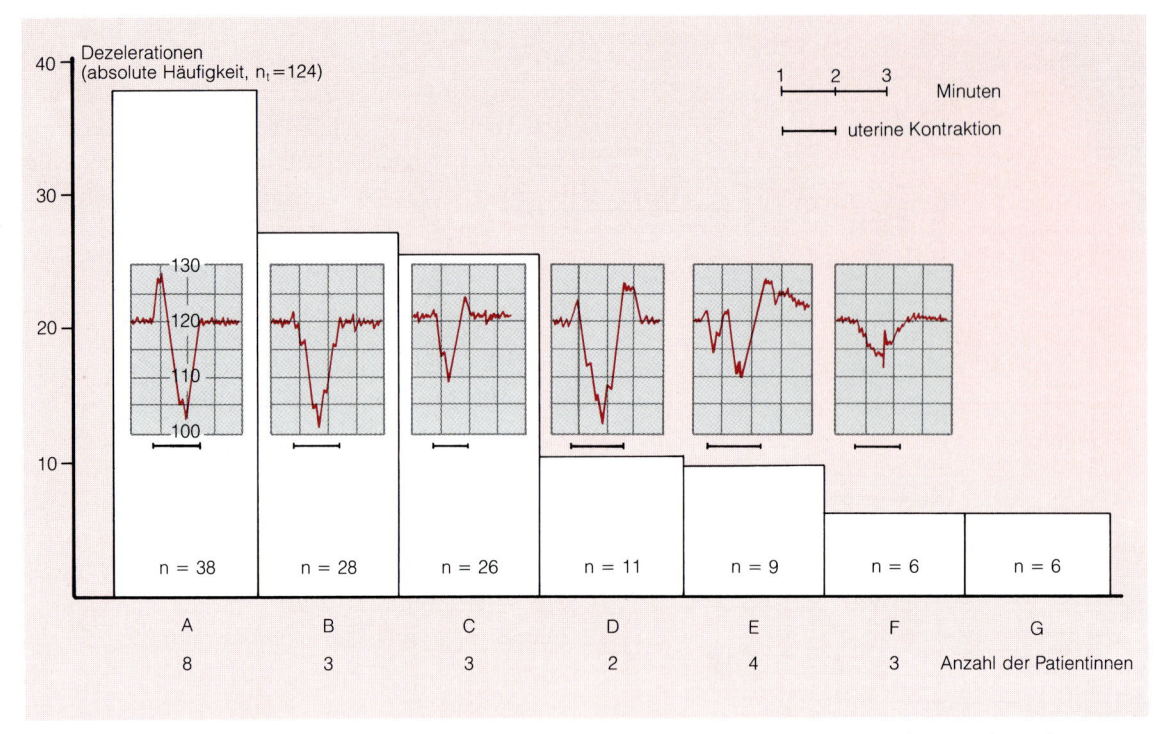

8 Überwachung, Diagnostik und Therapie des Feten während der Geburt

Abb. 8-18 Verschiedene Formen von Herzfrequenzdezelerationen bei Patienten mit Nabelschnurkomplikationen bei Geburt (10 Patienten mit 124 frühen Dezelerationen; nach Mendez-Bauer et al. [144]).

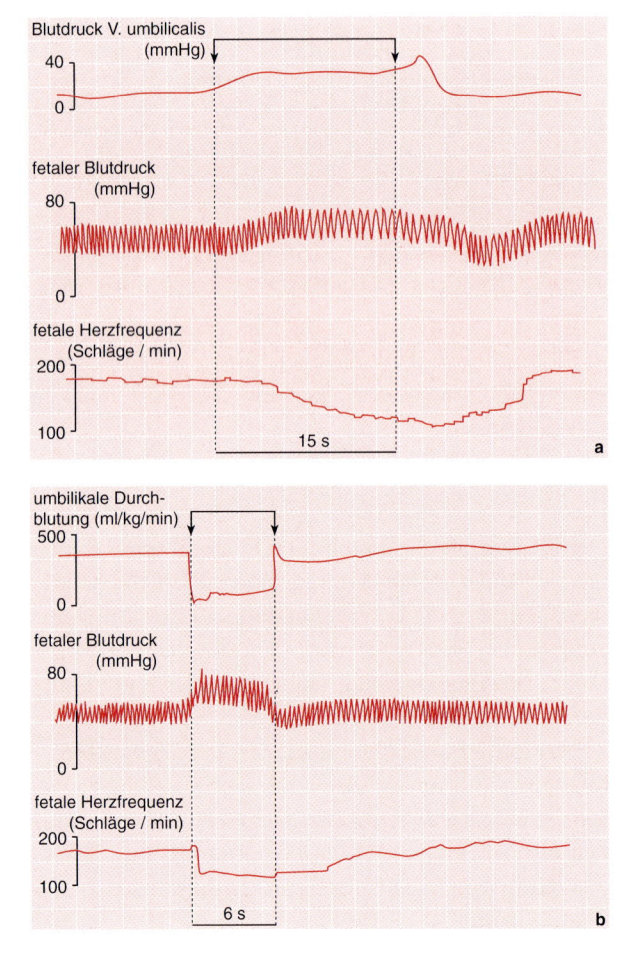

Der Mechanismus der Dezeleration besteht bei *isolierter Kompression der V. umbilicalis* in einer Reduktion des Perfusionsdrucks und Abnahme der umbilikalen Durchblutung, wobei die fetale O_2-Aufnahme in gleicher Weise eingeschränkt wird, wie dies bei Reduktion der uterinen Durchblutung geschieht (Abb. 8-19a). Auch bei Reduktion der umbilikalen Durchblutung wird eine kritische Grenze der umbilikalen Perfusion erreicht, bei der die O_2-Aufnahme des Feten eingeschränkt wird und der Fetus darauf mit einer Änderung seiner Herzfrequenz reagiert (Abb. 8-20). Der Übergang von der Akzeleration in die Dezeleration, wie er häufig bei Beckenlagen zu beobachten ist, kennzeichnet dieses interessante Phänomen.

Bei stärkerer Kompression oder in jenen Fällen, wo die Nabelschnur neben dem Kopf liegt, kann die *A. umbilicalis* komprimiert werden. Der Mechanismus der durch Kompression der A. umbilicalis ausgelösten Dezeleration beruht auf einer Widerstandserhöhung im umbilikalen Kreislauf mit konsekutivem Anstieg

◁
Abb. 8-19 Reaktion der fetalen Herzfrequenz und des fetalen Blutdrucks auf Kompression der Nabelgefäße. Man beachte besonders die Reaktion der Herzfrequenz (nach Künzel [109]).
a) Herzfrequenz und Blutdruck bei Okklusion der Nabelvene
b) Herzfrequenz und Blutdruck bei totaler Okklusion der Nabelschnur

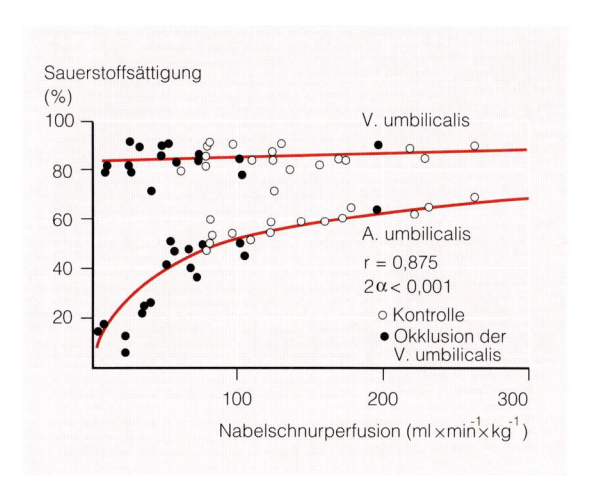

Abb. 8-20 Die O$_2$-Sättigung in der V. umbilicalis und A. umbilicalis. Bei Reduktion der umbilikalen Durchblutung bleibt die O$_2$-Sättigung in der V. umbilicalis unverändert, während sie in der A. umbilicalis steil abfällt, wenn eine kritische Grenze der Durchblutung unterschritten wird (nach Künzel et al. [121]).

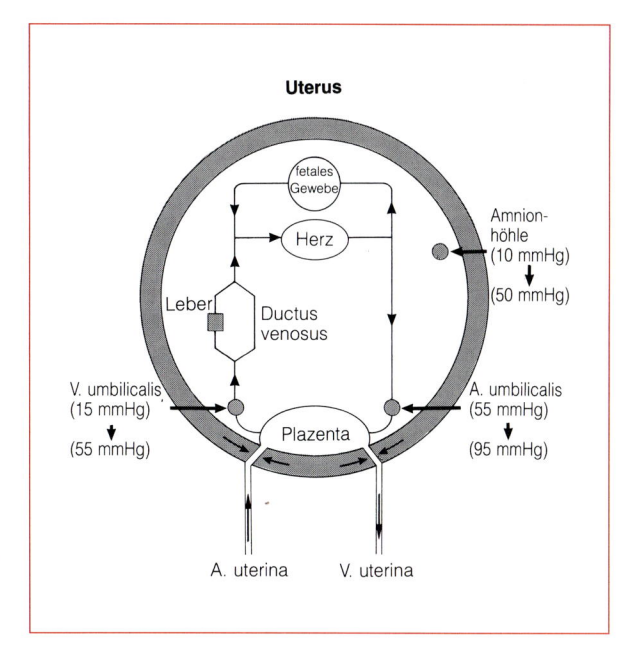

Abb. 8-21 Der Uterus als Hohlkugel. Unter physiologischen Bedingungen ist die umbilikale Zirkulation durch das Fruchtwasser gegen störende Einflüsse geschützt. Dies wird verständlich, wenn man den Uterus als eine Hohlkugel betrachtet. Diese Hohlkugel ist mit einem nicht komprimierbaren Inhalt gefüllt. Sie enthält den Fetus, die Plazenta und die Amnionflüssigkeit. Während einer Kontraktion des Uterus steigt in jedem Kompartiment innerhalb dieser Hohlkugel der Druck um die gleiche Höhe an (markiert durch Pfeile), so daß der Perfusionsdruck für die umbilikale Zirkulation konstant bleibt und somit die umbilikale Durchblutung nicht abfällt.
Während der Kontraktion des Uterus wird nur die uterine Durchblutung durch die Kompression der plazentaren Arterien und Venen, die durch das Myometrium ziehen, reduziert.
Obgleich die umbilikale Zirkulation während der Schwangerschaft und Geburt geschützt ist, können zahlreiche Ereignisse, wie z. B. Nabelschnurumschlingungen, Nabelschnurvorfall oder der Verlust von Fruchtwasser die umbilikale Zirkulation beeinträchtigen (nach Künzel [106]).

des arteriellen Blutdrucks und Stimulation der Pressorezeptoren, die ihrerseits die Dezeleration hervorrufen [119] (Abb. 8-19b). Dieser Vorgang geschieht in wenigen Sekunden, geht aber nach kurzer Zeit, etwa acht bis zehn Sekunden, ebenfalls in eine Dezeleration über, die durch das reduzierte Angebot an Sauerstoff zum Feten hervorgerufen wird.

Unter *physiologischen Bedingungen* sollte die Nabelschnur während der Kontraktionen des Uterus bei ausreichender Amnionflüssigkeit nicht komprimiert werden. Der Uterus ist unter solchen Bedingungen als eine Hohlkugel zu betrachten, an deren Innenfläche die Plazenta befestigt und deren Innenraum mit Fruchtwasser und dem Feten ausgefüllt ist [106]. Bei Kontraktion des Uterus nimmt unter diesen Strömungsbedingungen der Blutdruck sowohl in der A. als auch in der V. umbilicalis zu, so daß der Perfusionsdruck über die Plazenta konstant bleibt. Nur die uterine Perfusion wird bei Kontraktion des Uterus reduziert (Abb. 8-21). Störungen dieser Homöostase treten dann auf, wenn die Fruchtblase gesprungen ist und sich Amnionflüssigkeit aus dem Uterus entleert.

Kompression des fetalen Schädels

Dezelerationen, die durch Kompression des fetalen Kopfes ausgelöst werden, sind selten [181]. In Tierexperimenten läßt sich nachweisen, daß bei Kompression des fetalen Schädels durch die Reizung des parasympathischen Nervensystems die Herzfrequenz geringfügig abfällt und bei Nachlassen der Kompression wieder ansteigt [142]. Dieses im Tierexperiment auslösbare Phänomen der Herzfrequenzänderung ist jedoch beim Menschen während der Geburt kaum zu beobachten. Die als „Gauß-Eintrittseffekt" beschriebene Herzfrequenzverlangsamung mag mehr auf die bei auftretendem Preßdrang stärkeren Uteruskontraktionen zurückgeführt werden als auf eine Kompression des fetalen Kopfes. Selbst bei langdauernder Austreibungsperiode und Konfiguration des fetalen Schädels sind jene Veränderungen nicht zu beobachten. Nicht geklärt ist bisher die Frage, ob die langdauernde Kompression des fetalen Schädels bei protrahierten Geburtsverläufen nicht die gesamte Zirkulation des Feten, sondern in erster Linie die zerebrale Zirkulation beeinflußt. Die Ableitung des fetalen EEG könnte hierüber Aufschlüsse liefern, da bei Kompression des fetalen Schädels und Reduktion der zerebralen Durchblutung die fetale Hirnstromkurve ihre schnellen Frequenzen verliert und eine isoelektrische Hirnstromkurve auftritt [142].

5.3 Die fetale Herzfrequenz in der Austreibungsperiode

Störungen der kindlichen Entwicklung werden in der Regel mit Komplikationen im Verlauf der Geburt in Zusammenhang gebracht. Sie sind häufig Anlaß für gutachterliche Stellungnahmen, aber auch der Grund für gerichtliche Auseinandersetzungen [27, 179, 180]. Fast regelmäßig geht es um die Frage, ob eine geistige und körperliche Fehlentwicklung des Kindes ihre Ursache in der Leitung der Geburt, insbesondere in der Leitung der Austreibungsperiode haben könnte, oder ob eine frühzeitige Entbindung durch Sectio der bessere Entbindungsmodus für den gegebenen Fall gewesen wäre. Retrospektiv ist in einigen Fällen klar, daß der Geburtsablauf falsch eingeschätzt wurde. Störungen der kindlichen Entwicklung sind im Regelfall nachweisbar. Es geht also um die Frage, mit welcher Sicherheit eine prospektive Beurteilung des Geburtsvorgangs im Hinblick auf den Zustand des Kindes während der Geburt überhaupt möglich ist, d. h. um die Frage, ob in einer gegebenen Situation des Geburtsablaufs die operative Intervention bereits notwendig ist, oder ob bis zur Spontangeburt des Kindes zugewartet werden kann. Im Verlauf einer Geburt sind die Geburtsmechanik und die physiologischen Vorgänge der Geburt, wie O_2-Versorgung des Kindes, Formübereinstimmung zwischen Geburtsobjekt und Geburtskanal und Wehentätigkeit, gesondert zu betrachten und miteinander abzuwägen (siehe auch Kap. 9). Die Kenntnis des Zusammenspiels dieser einzelnen Faktoren ist für die Leitung der Austreibungsperiode von außerordentlicher Bedeutung. Die Überwachung des Feten in der Austreibungsperiode steht im Vordergrund und konzentriert sich auf die Frage, welche Möglichkeiten zur Diagnostik der fetalen Hypoxämie und Azidose heute zur Verfügung stehen. Dabei bleibt es nicht aus, zum besseren Verständnis der physiologischen Zusammenhänge, Ergebnisse aus tierexperimentellen Untersuchungen neben den Messungen beim Menschen mitzuteilen.

Die Austreibungsperiode ist als jene Zeit *definiert*, die zwischen der vollständigen Eröffnung des äußeren Muttermunds und der Geburt des Kindes vergeht. Der Höhenstand des Kopfes bleibt bei dieser Definition, obgleich wichtig für den Beginn der Preßperiode, unberücksichtigt. Es ist jedoch besser, in der Austreibungsperiode zu unterscheiden zwischen:

– einer *passiven Phase,* in der nach vollständiger Eröffnung des Muttermunds der Kopf im Becken deszendiert.

– einer *aktiven Phase,* in der unter Mitwirkung der Patientin die Austreibung des Kindes beendet wird.

Die Unsicherheit, die in der Definition der Austreibungsperiode für den kindlichen Zustand bei Geburt liegt, ist nicht unerkannt geblieben. Die Perinatalstudien (z. B. die Hessische Perinatalerhebung [59]) berücksichtigen diesen Zusammenhang seit geraumer Zeit. Sie fragt im Perinatologischen Erhebungsbogen nicht nach der Dauer der Austreibungsperiode, sondern nach der Dauer der Preßperiode. Die Dauer der Preßperiode variiert sehr stark. Von 58430 vaginal entbundenen Frauen der Hessischen Perinatalstudie 1993 betrug die Dauer der Preßperiode in 56,0 % weniger als zehn Minuten, in 26,6 % 11 bis 20 Minuten, in 8,8 % 21 bis 30 Minuten und in 8,8 % über 30 Minuten [59]. Problematisch sind also nicht jene 90,7 % Entbindungen bei Schädellage, bei denen die aktive Phase der Austreibung mit wenigen Preßwehen beendet wird, sondern es sind jene Geburtsverläufe, bei denen nach vollständiger Eröffnung des Muttermunds der vorangehende Teil aufgrund eines Mißverhältnisses oder einer Haltungsanomalie noch nicht die Position im Becken erreicht hat, die aktives Mitpressen erlaubt oder aktives operatives vaginales Vorgehen mit Vakuumextraktion oder Zange zuläßt.

Die Leitung der Austreibungsperiode ist daher an *zwei Bedingungen* geknüpft. Sie haben zum Ziel, die Sicherheit des Kindes in der gefährlichsten Phase des Lebens zu garantieren:

– Der Zustand des Kindes ist lückenlos durch die interne Ableitung der fetalen Herzfrequenz zu kontrollieren.
– Verläuft die Austreibungsperiode verzögert und bestehen Dezelerationen der fetalen Herzfrequenz, ist der Säure-Basen-Status des Kindes durch Blutentnahme vom vorangehenden Teil zu bestimmen (siehe Abschnitt 3).

Die kontinuierliche Kontrolle der fetalen Herzfrequenz ist während der passiven und aktiven Phase der Austreibungsperiode für die Beurteilung des fetalen Zustands unerläßlich [108], da sie eine Information über die O_2-Versorgung des Kindes und die Reaktion des fetalen Kreislaufs auf eine Hypoxämie gibt. Während der Eröffnungsperiode fällt die fetale Herzfrequenz während der Kontraktion des Uterus in der Regel nicht ab, da die Uterusdurchblutung während einer Wehe nicht in einen Bereich gesenkt wird, in dem die O_2-Versorgung des Feten abfällt.

Erst die stärkeren Kontraktionen in der Austreibungsperiode reduzieren die Durchblutung des Uterus so weit, daß auch die O_2-Versorgung des Feten beeinträchtigt wird. So sind Dezelerationen der fetalen Herzfrequenz in der Austreibungsperiode aufgrund der starken Kontraktionen gewöhnlich „physiologisch", jedoch immer ein Zeichen einer fetalen Hypoxämie. Eine Analyse von 250 *Kardiotokogrammen* zeigte, daß bei 56 % der Registrierungen Dezelerationen bei einer basalen Herzfrequenz von 140 und weniger, und bei

Tabelle 8-8 Klassifizierung von 250 Kardiotokogrammen, die 60 Minuten vor Geburt bis zur Geburt des Kindes bei Spontangeburten registriert wurden. Die Kardiotokogramme sind in Hauptgruppen und Untergruppen geordnet. Die Ordnung in den Hauptgruppen erfolgte nach der Höhe der basalen fetalen Herzfrequenz, die Untergruppen nach dem Herzfrequenzverhalten während der Uteruskontraktionen. Die basale Herzfrequenz, die Anzahl der Dezelerationen und die korrespondierenden pH-Werte und Basenexzeßwerte im Nabelschnurblut sind wiedergegeben. x̄ = Mittelwert, SD = Standardabweichung, n = Anzahl der Fälle (nach Künzel [105])

Klassifizierung der Hauptgruppen des CTG nach der basalen Herzfrequenz	Klassifizierung der Untergruppen nach der Häufigkeit von Dezelerationen	Häufigkeit (n = 250) % (n)	basale Herzfrequenz 60 min vor Geburt x̄ (SD)	basale Herzfrequenz Geburt x̄ (SD)	Anzahl der Dezelerationen pro 60 min x̄ (SD)	pH im Nabelarterienblut x̄ (SD) n	Basenexzeß im Nabelarterienblut (x̄) (SD) n
mittlere basale Herzfrequenz im CTG ≤ 140 Schläge/min	< 2 Dezelerationen pro 60 min	8,5 (21)	131 (7)	128 (7)	1,5 (1)	7,30 (0,06) 14	−4,9 (2,5) 13
	Dezelerationen	44,4 (110)	131 (10)	129 (127)	10 (5)	7,26 (0,07) 65	−7,8 (3,1) 67
	Dezelerationen mit terminaler Bradykardie	11,3 (28)	130 (9)	126 (9)	9 (4)	7,24 (0,06) 22	−9,4 (3,7) 21
mittlere basale Herzfrequenz im CTG > 140 Schläge/min	< 2 Dezelerationen pro 60 min	2,8 (7)	152 (9)	151 (11)	1,6 (1)	7,28 (0,9) 5	−7,8 (1,9) 5
	Dezelerationen	22,9 (57)	145 (12)	153 (16)	11 (6)	7,23 (0,09) 29	−9,0 (3,5) 27
	Dezelerationen mit terminaler Bradykardie	7,3 (18)	146 (10)	153 (13)	8 (4)	7,24 (0,13) 10	−9,4 (5,4) 9
ansteigende basale Herzfrequenz im CTG	Dezelerationen	0,8 (2)	135 (7)	185 (7)	9 (6)	7,30 (0,08) 2	−5,5 (0,7) 2
saltatorische Herzfrequenz im CTG		2,0 (5)	143 (8)	129 (14)	22 (5)	7,23 (0,07) 4	−9,3 (1,5) 4

30% der Fälle Dezelerationen bei hoher basaler Frequenz nachweisbar waren [105] (Tab. 8-8). Insgesamt traten Dezelerationen in einer Häufigkeit von 86% der überwachten Geburten auf, davon in 18% mit einer terminalen Bradykardie unmittelbar vor Geburt des Kindes. Nur in 11% der Fälle blieb die Herzfrequenz des Kindes während der Geburt unverändert.

Analysen des *Nabelschnurbluts* zeigen, daß die Veränderung der fetalen Herzfrequenz zur fetalen Oxygenation und zum pH-Wert korreliert ist [102]. War vor der Geburt des Kindes die Herzfrequenz konstant, dann betrug die O_2-Sättigung in der Nabelvene 59 (± 9)% und in der Nabelarterie 33 (± 12)%. Sie fiel jedoch auf 26 (± 3)% bzw. 7 (± 4)% ab, wenn die Geburt mit einer terminalen Bradykardie einherging. Auch der pH-Wert verhielt sich entsprechend. Bei konstanter fetaler Herzfrequenz betrug der pH-Wert in der Nabelvene 7,40 (± 0,05) und der Arterie 7,33 (± 0,07), dem Blut Erwachsener vergleichbare Werte. Nur bei Dezeleration der fetalen Herzfrequenz oder bei terminaler Bradykardie war der pH-Wert auf 7,26 (± 0,08) bzw. 7,20 (± 0,08) erniedrigt. Eine Beziehung besteht zwischen der Dauer der Preßperiode und der Änderung des Basenexzesses im fetalen Blut [99]. Mit länger dauernder Preßperiode nimmt die Differenz zwischen dem Basendefizit des Skalpbluts und dem des Nabelarterienbluts zu. Eine gleiche Beziehung ergibt sich zwischen der Wehenzahl in der Austreibungsperiode und dem Anstieg des Basenexzesses. Es konnte ebenfalls eine Beziehung zwischen der Dezelerationsfläche und der Änderung des Basendefizits in der Austreibungsperiode ermittelt werden [112, 136].

5.4 Beziehung zwischen der fetalen Herzfrequenz und dem Säure-Basen-Status des Kindes während der Geburt

Bei Betrachtung der Dezelerationen der fetalen Herzfrequenz in der Austreibungsperiode interessiert die Frage, ob die *Fläche, die eine Dezeleration beschreibt,* ein exaktes Maß für die Verschlechterung des fetalen Zustands während der Geburt ist [112]. An 39 Frauen wurde während der Geburt in der Eröffnungsperiode und in der Austreibungsperiode Blut von der fetalen Kopfschwarte und aus der Nabelarterie gewonnen, das Basendefizit bestimmt und die Änderung des Basendefizits zur planimetrierten Dezelerationsfläche in Beziehung gesetzt. In der Eröffnungsperiode war sowohl die Dezelerationsfläche als auch die Änderung des Basendefizits geringer als in der Austreibungsperiode (Tab. 8-9). Die Dezelerationsfläche betrug in der Eröffnungsperiode 9,9 Schläge pro Minute × Minute (± 11,9) und in der Austreibungsperiode 42,8 Schläge pro Minute × Minute (± 30,6). Entsprechend verhielt sich auch die Änderung des Basendefizits. Die wesentlichen Veränderungen im Basendefizit erfolgen also nicht in der Eröffnungsperiode, sondern in der Austreibungsperiode, und diese Veränderungen sind zur Zunahme der Dezelerationsfläche korreliert. Die Betrachtung der Einzelwerte ist jedoch noch aufschlußreicher (Abb. 8-22). Die Beziehung zwischen der Änderung des Basenexzesses im fetalen Blut und der Dezelerationsfläche in der Eröffnungsperiode und in der Austreibungsperiode zeigt eine signifikante Kor-

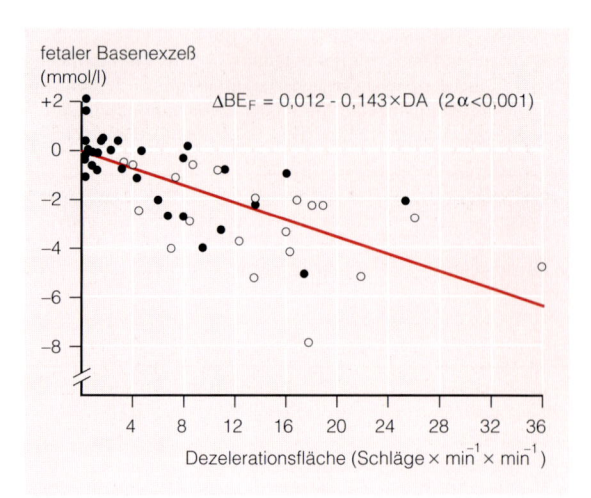

Abb. 8-22 Beziehung der Basenexzeßveränderung im fetalen Blut zur Dezelerationsfläche der fetalen Herzfrequenz. Die schwarzen Punkte stellen Meßwerte während der Eröffnungsperiode, die offenen Kreise die Meßwerte während der Austreibungsperiode dar. Der Basenexzeßwert bleibt unverändert, solange keine Änderung der Herzfrequenz stattfindet. Er fällt jedoch ab, wenn Dezelerationen der Herzfrequenz auftreten. Mit zunehmender Dezelerationsfläche nimmt die Abweichung der Säure-Basen-Veränderungen ebenfalls zu (nach Künzel und Cornely [112]).

relation zwischen beiden Parametern. Es läßt die *Schlußfolgerung* zu:

– Bestehen keine Dezelerationen, erfolgen auch keine Änderungen im Säure-Basen-Status des Feten.
– Mit steigender Dezelerationsfläche nimmt in der Eröffnungsperiode und in der Austreibungsperiode das Basendefizit des Feten zu.
– Bei gleicher Dezelerationsfläche von z. B. 200 Schlägen pro Minute × Minute kann der Basenverlust 2 bis 8 mmol/l betragen.

Diese Beobachtung ist von großer Bedeutung für die Leitung der Austreibungsperiode, da sie zeigt, daß der optische Eindruck in der Beurteilung des Kardiotokogramms ausreichend ist, solange Dezelerationen nicht nachweisbar sind. *Dezelerationen bedürfen jedoch einer biochemischen Kontrolle, wenn sie in der Eröffnungsperiode und bei verzögerter Austreibungsperiode auftreten,* da mit einer Verschlechterung des Säure-Basen-Status des Feten gerechnet werden muß. Das Ausmaß des Basenverlusts ist von der Dezelerationsfläche nicht abschätzbar. Beobachtungen im Tierexperiment zeigen darüber hinaus, daß die Dezelerationsfläche, die auf einem hypoxischen Reiz entsteht, nicht nur von der Dauer der Hypoxie abhängig ist, sondern auch davon, ob die Hypoxie am wachen oder narkotisierten Tier erfolgt. Die Reduktion der uterinen Durchblutung für eine

Tabelle 8-9 Der pH-Wert, der Basenexzeßwert und die Dezelerationsfläche in der Eröffnungsperiode und in der Austreibungsperiode. Die Dezelerationsfläche und die Änderung der pH-Werte und des Basenexzesses wurden in der Eröffnungsperiode in einem definierten Abstand von 60 Minuten bestimmt. Die Zeit zwischen der ersten und zweiten Bestimmung in der Austreibungsperiode variierte.
$\bar{x}$ = Mittelwert, SD = Standardabweichung, n = Anzahl der Fälle; NA = Nabelarterienblut (nach Künzel und Cornely [112])

		Eröffnungsperiode		Austreibungsperiode	
		0	60 min	0	NA
pH	$\bar{x}$	7,36	7,35	7,37	7,29
	SD	0,04	0,05	0,03	0,05
	n	29	26	28	20
Basenexzeß (mmol/l)	$\bar{x}$	−3,0	−3,8	−3,3	−6,1
	SD	2,0	2,6	1,7	2,3
	n	30	30	20	20
Dezelerationsfläche (Schläge/min × min)	$\bar{x}$	9,9		42,8	
	SD	11,9		30,6	
	n	30		20	

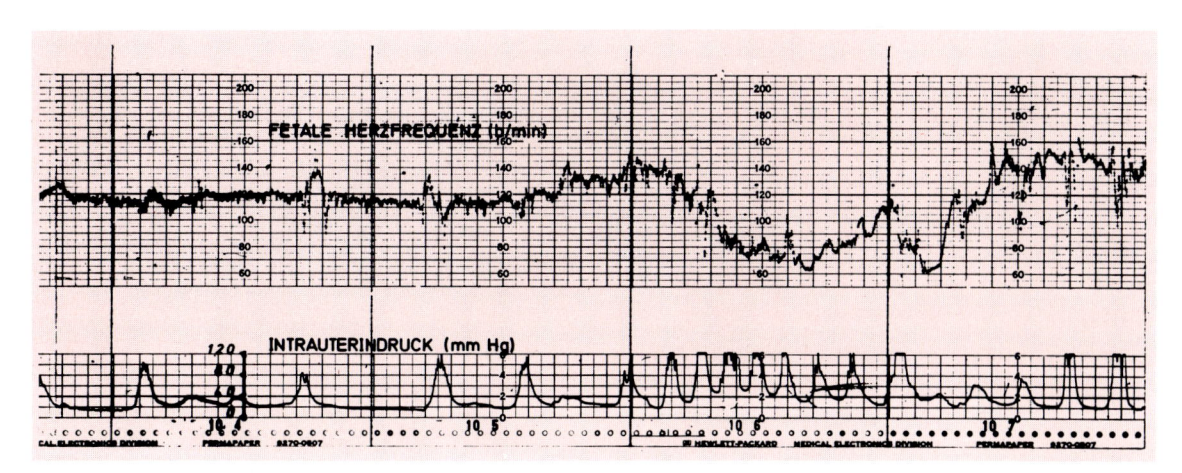

Abb. 8-23 Verlangsamung der fetalen Herzfrequenz als Folge einer Dauerkontraktion der Uterusmuskulatur.

definierte Zeit von 60 Sekunden wird vom wachen Tier mit einer höheren Dezelerationsfläche beantwortet als von Tieren, die sich in Narkose befinden. Die Ursache dieser unterschiedlichen Reaktion ist teilweise im Anstieg des Blutdrucks auf die Hypoxämie begründet [118].

5.5 Intrauterine Hypoxämie und Azidose

Rasch aufeinanderfolgende Kontraktionen der Uterusmuskulatur, häufig induziert durch aktives Mitpressen und auch als Folge einer Oxytocinüberdosierung, sind geeignet, die Oxygenation des Feten auch in der letzten Phase der Geburt ernsthaft zu gefährden (Abb. 8-23). Die Herzfrequenz fällt in der Regel unter 100 Schlägen pro Minute ab; abhängig vom Ausgangsbefund erleidet der Fetus einen hypoxischen Schock [79, 110] und stirbt mitunter auch an den Folgen der Hypoxie [83].

Um eine Vorstellung davon zu erhalten, wie schnell sich die metabolische Situation des Feten während der Reduktion der uterinen Durchblutung verschlechtern kann, wurde in 13 Tierexperimenten die Uterusdurchblutung mit einer aufblasbaren Manschette, die um die maternale Aorta geschlungen wurde, für drei Minuten vollständig gedrosselt [115]. Als Folge der vollständigen Reduktion der uterinen Durchblutung und der Einschränkung der fetalen Oxygenation fiel die fetale Herzfrequenz ab, und der fetale Blutdruck stieg an. Nach Freigabe der Durchblutungsreduktion erfolgte zunächst ein weiterer Anstieg des fetalen Blutdrucks parallel mit dem Anstieg

Abb. 8-24 Die Veränderung der fetalen Herzfrequenz, der O_2-Sättigung und des pH-Werts infolge einer Reduktion der uterinen Durchblutung über drei Minuten. Die Normalisierung des pH-Werts benötigt etwa 60 Minuten und ist abhängig von der O_2-Sättigung, die vor der Reduktion bestand:
pH-Fläche = $25{,}6 - 0{,}21 \times sO_2$; $2\alpha < 0{,}05$; $r = 60$; $n = 13$ (nach Künzel et al. [115]).

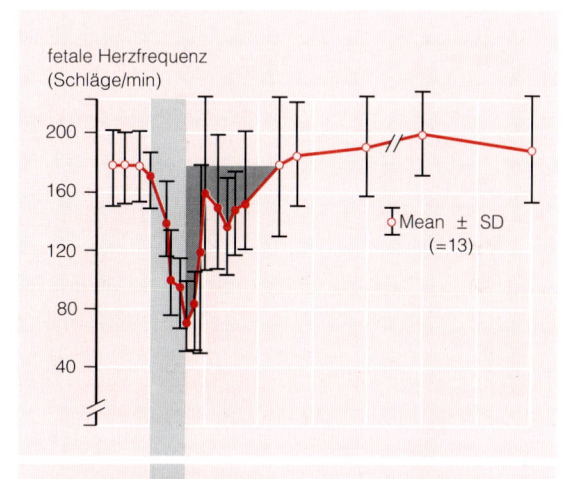

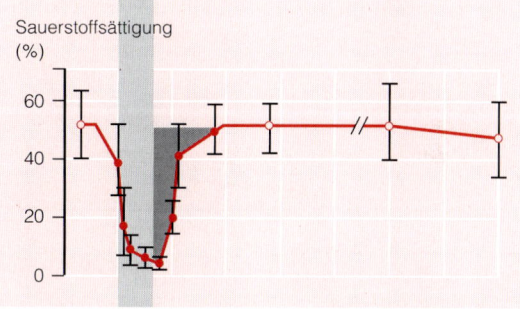

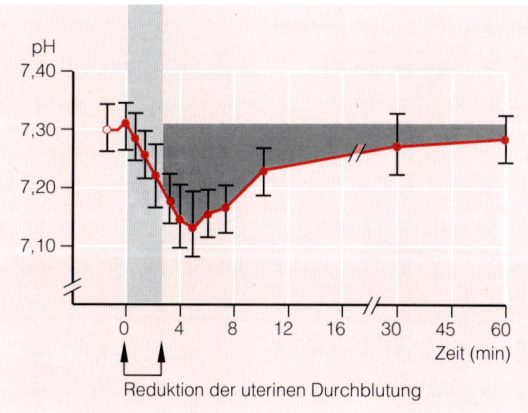

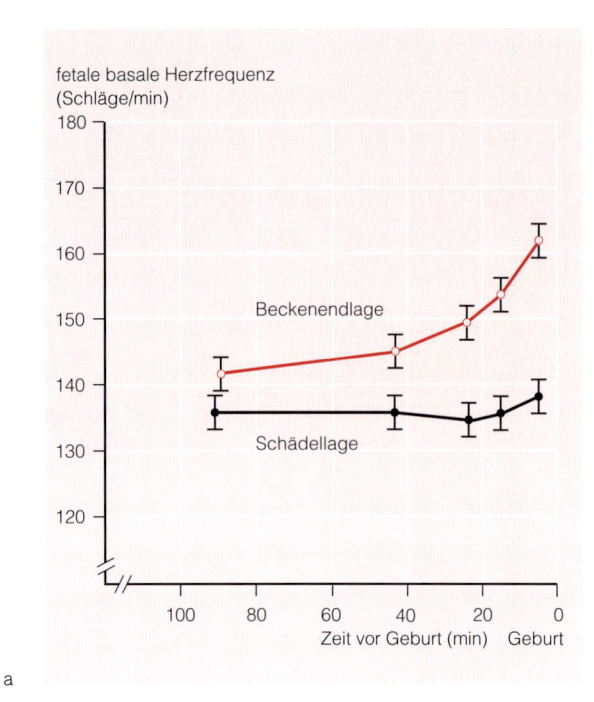

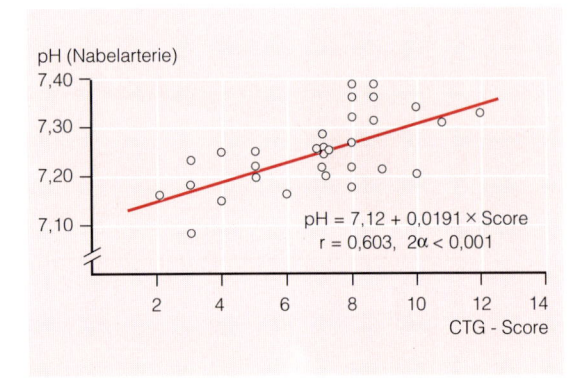

der fetalen Herzfrequenz. Nach zehn Minuten waren Herzfrequenz und Blutdruck wieder im Normbereich (Abb. 8-24). Die metabolischen Veränderungen, die durch die drei Minuten dauernden Hypoxämien erfolgten, benötigten bis zur Normalisierung jedoch fast 60 Minuten. Der pH-Wert fiel von 7,30 auf 7,17 im Mittel ab, das Basendefizit nahm von etwa 5 auf 9 mmol/l zu, verursacht durch die bei anaerober Glykolyse ansteigende Lactatkonzentration. Die Normalisierung des pH-Werts und Lactats benötigte im Mittel 60 Minuten. In einigen Fällen erfolgte die Normalisierung des pH-Werts schneller. Dies war abhängig von der fetalen O_2-Sättigung, die vor Reduktion der uterinen Perfusion bestand.

5.6 Fetale Herzfrequenz und Säure-Basen-Status bei Entbindung aus Beckenendlage und Schädellage

Bei der vaginalen Geburt der Beckenendlage steigt die Dezelerationsfläche der fetalen Herzfrequenz und die basale fetale Herzfrequenz stärker an als in einem Vergleichskollektiv von Schädellagen [127] (Abb. 8-25); siehe auch Kap. 10). Dabei ist die Dezelerationsfläche von 90 bis 30 Minuten vor der Geburt des Kindes nicht von der Dezelerationsfläche unterschieden, die bei Geburt aus Schädellage gemessen wird. Erst 30 Minuten vor der Geburt steigt die Dezelerationsfläche bei der Entbindung aus Beckenendlage steiler an als bei Schädellagen.

Offenbar gelangt der signifikante Unterschied, der zwischen der Azidosehäufigkeit bei vaginaler Beckenendlagenentwicklung und bei Entwicklung der Beckenendlage durch Sectio und der Schädellage besteht, erst in den letzten 30 Minuten vor Geburt des Kindes zur Ausbildung. Daraus ergeben sich Konsequenzen für die Geburtsleitung mit der Frage, ob dem Feten die vaginale Geburt aus der Beckenendlage überhaupt zugemutet werden kann. Um diese Frage zu beantworten, sollte man sich *Klarheit über drei Punkte* verschaffen:

– Ist eine spontane vaginale Entbindung aus Beckenendlage aufgrund der anatomischen Gegebenheit generell möglich?

◁

Abb. 8-25 Vergleich einiger wesentlicher Parameter bei vaginalen Spontangeburten aus Schädellage und Beckenendlage. Es wird deutlich, daß die Geburt aus Beckenendlage ein Risiko in sich trägt, das sich durch das frühere Auftreten von Dezelerationen und den Anstieg der Herzfrequenz im Mittel anzeigt (nach Kurz und Künzel [127]).
a) basale fetale Herzfrequenz
b) Dezelerationsfläche
c) Der CTG-Score (siehe auch Tab. 8-7), der die basale fetale Herzfrequenz, die Oszillationen und die Dezelerationen berücksichtigt, gibt eine gute Information über den Zustand des Feten (pH-Wert) bei der Geburt.

– Ist aus dem Verlauf der fetalen Herzfrequenz der Hinweis auf rezidivierende Hypoxien gegeben?
– Wie ist der Säure-Basen-Status des fetalen Blutes?

Die Dezelerationen sind bei der Beurteilung dieser Fragen ein wesentliches Zeichen, um den Zustand des Kindes, auch bei Geburt aus Beckenendlage, beurteilen zu können. Bei langdauernden Zeichen der fetalen Hypoxie und mangelndem Geburtsfortschritt wird man sich zur Sectio entschließen müssen, während in anderen Fällen, in denen Dezelerationen der fetalen Herzfrequenz nicht nachgewiesen werden oder erst kurz bei Tiefertreten des Steißes auftreten, die vaginale Geburt angestrebt werden kann (siehe auch Kap. 10, Abschnitt 1.6.1.3).

Interessant ist auch ein Hinweis auf die *anatomische Relation zwischen Geburtsobjekt und Geburtsweg* als Ursache für den Anstieg der basalen Herzfrequenz und die häufigeren Dezelerationen bei Geburt aus Beckenendlage. Messungen an 14 Kindern mit einer Körperlänge von 50 ± 3 cm zeigten, daß die Distanz zwischen Nabel und Kopf 28 ± 1,3 cm und die Distanz zwischen Nabel und Steiß nur 9,4 ± 1,0 cm betragen. Aus dieser Beobachtung geht hervor, daß die Kompression der Nabelvene bei Vorliegen einer Beckenendlage gegenüber Schädellagen und damit eine Reduktion der umbilikalen Durchblutung zu einem wesentlich früheren Zeitpunkt erfolgt. Die Einschränkung der fetalen Oxygenation, die wiederum vom Ausmaß der Durchblutungsreduktion abhängig ist, macht diesen Zusammenhang deutlich.

6 Spezielle Überwachungsverfahren

6.1 Meßverfahren zur Bestimmung der fetalen Sauerstoffversorgung

6.1.1 Transkutan gemessener Sauerstoffpartialdruck

Meßverfahren zur kontinuierlichen Bestimmung des O_2-Partialdrucks (pO_2), des CO_2-Partialdrucks (pCO_2) und des pH-Werts sind neben der kontinuierlichen Registrierung der fetalen Herzfrequenz besser geeignet, den Zustand des Feten während der Geburt zu beurteilen, als punktuelle Messungen. Während die Messung des pCO_2 und des pH-Werts noch mit einer Reihe von Unsicherheiten behaftet ist, scheint die kontinuierliche transkutane Registrierung des pO_2 (tc-pO_2) eine Methode zu sein, mit der hinreichend genau der fetale Zustand sub partu beurteilt werden kann. Die Methode geht auf die grundlegenden Arbeiten von Lübbers und Huch zurück [70, 134] (Übersicht bei [66]). Der routinemäßige Einsatz der Elektrode ist bisher während der Geburt aufgrund verschiedener Schwierigkeiten noch nicht erfolgt [65].

Bei ausreichend dilatiertem Muttermund kann die pO_2-Elektrode mit Hystoacryl® auf die Kopfhaut des Feten geklebt werden. Nach einer Einstellzeit der Elektrode von etwa 10 bis 15 Minuten ist dann der pO_2 kontinuierlich zu registrieren.

Diese Methode wurde im Tierexperiment am Schaf überprüft [116]. Zwischen dem an der A. carotis und dem tc-pO_2 an der fetalen Kopfhaut besteht unter physiologischen Bedingungen eine gute Übereinstimmung. Bei Auslösen einer fetalen Hypoxämie reagiert die pO_2-Elektrode auf den Abfall des arteriellen pO_2 mit einer Verzögerung der Anzeige von 15 Sekunden. Interessant ist jedoch, daß bei Beendigung der Hypoxämie der arterielle pO_2 sich rascher normalisiert als der tc-pO_2. Die Injektion von Noradrenalin in den Schafeten bestätigte die Vermutung, daß die Sekretion von Katecholaminen während der Hypoxie des Feten zu einer Konstriktion der Gefäße der Haut führt und somit die Normalisierung des tc-pO_2 nach der Hypoxie verzögert. Diese Beobachtung war der Anstoß für eine Reihe von Experimenten [78, 79, 80, 81, 82].

Die klinische Wertigkeit des tc-pO_2 wurde in 40 Beobachtungsfällen am Menschen überprüft, von denen 20 bis zur Geburt verfolgt werden konnten (Abb. 8-26). Bei flüchtiger Betrachtung kann man die registrierten Kurven in zwei Gruppen einteilen:

– in eine Gruppe, bei der der transkutane pO_2 während der Geburt hoch ist und nur auf etwa 11 mmHg bei Geburt abfällt
– in eine Gruppe, bei der während der Geburt eine allmähliche Abnahme des tc-pO_2 bis auf Null erfolgt

Die Korrelation des tc-pO_2 und des pO_2 in der fetalen Kopfschwarte bzw. in der A. umbilicalis zeigt nur eine geringe Übereinstimmung zwischen beiden Parametern (Abb. 8-27). Das konnte durch weitere Untersuchungen, in denen auch der pO_2 simultan gemessen wurde, bestätigt werden [13]. Nur in etwa 20% der Beobachtungen entspricht der tc-pO_2 dem pO_2 im arteriellen Blut des Feten. In einigen Fällen bestand über

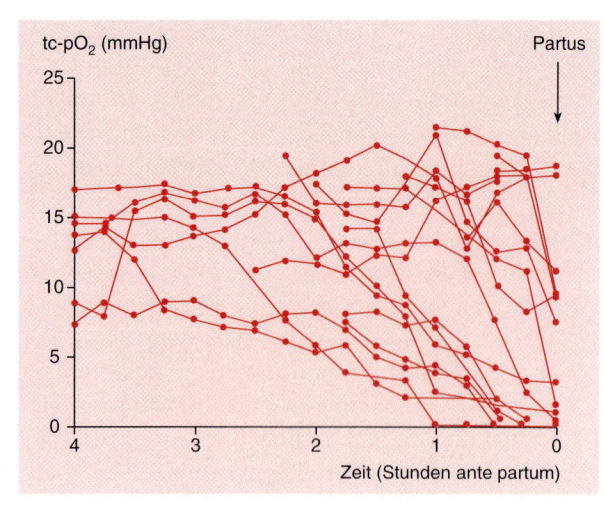

Abb. 8-26 Verlaufsaufzeichnungen von transkutan gemessenem O_2-Partialdruck (tc-pO_2) bei menschlichen Feten während der letzten vier Stunden vor der Geburt. Grob gesehen lassen sich zwei Gruppen unterscheiden. In der einen Gruppe blieb der tc-pO_2 mehr oder weniger stabil und nahm erst in den letzten Minuten vor dem Partus auf tc-pO_2-Werte zwischen 6 und 18 mmHg ab. In der anderen Gruppe fiel der tc-pO_2 schon ein bis zwei Stunden vor dem Partus ab; bei Geburt betrug der tc-pO_2 ungefähr Null. Neun der 19 Fälle, bei denen die Überwachung bis zum Partus fortgesetzt werden konnte, wiesen einen „Nullinien-tc-pO_2" von 2 bis 60 Minuten Dauer auf (nach Jensen und Künzel [78]).

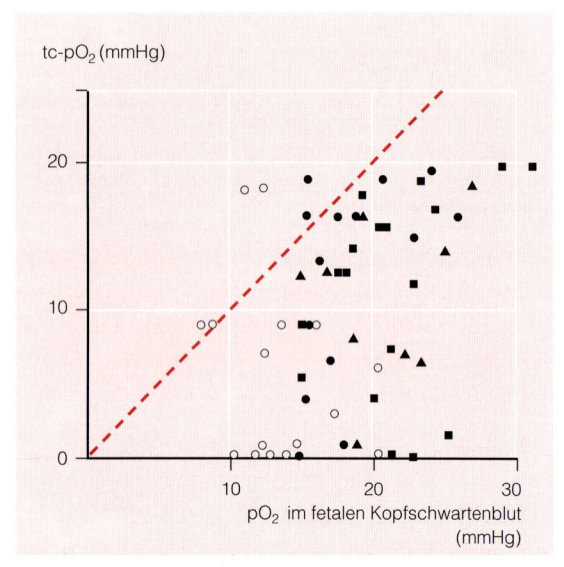

Abb. 8-27 Beziehung von tc-pO_2 zu pO_2 im mit Finalgon® arterialisierten Kapillarblut der fetalen Kopfschwarte (●, ■, ▲) und Blut aus der A. umbilicalis (○) menschlicher Feten. Die verschiedenen schwarzen Symbole bezeichnen die verschiedenen Zeitabstände der jeweiligen Blutentnahme vor dem Partus (■ 2 h; ▲ 2 bis 4 h; ● > 4 h). Die gestrichelte Linie (y = x) bezeichnet die Identitätslinie, die die theoretische Beziehung zwischen den beiden Parametern bei gleichen Werten von tc-pO_2 und pO_2 im Kopfschwartenblut darstellt. Die tc-pO_2-Werte korrelieren weder mit dem arteriellen Kopfschwartenblut-pO_2 noch mit dem pO_2 des Nabelschnurbluts. Bei einem tc-pO_2 von 0 mmHg wurden pO_2-Werte im Kopfschwartenblut zwischen 14,5 und 22,5 mmHg, und im Blut aus der A. umbilicalis zwischen 10 und 20,5 mmHg gefunden (nach Jensen und Künzel [78]).

eine Zeit von maximal 90 Minuten ein transkutaner pO_2 von nahezu Null. Die Länge der transkutanen pO_2-Nullinie korreliert zu einem relativ ungenauen Parameter, dem Apgar-Score bei der Geburt. Beim Apgar-Score von 8 bis 10 betug die tc-pO_2-Nullinie weniger als 10 bis 15 Minuten, während bei einer Dauer der tc-pO_2-Nullinie von 40 Minuten und mehr der Apgar-Score 7 und weniger betrug. Mir dem Apgar-Score wird neben der Atmung und dem Tonus der Extremitäten auch die Farbe, d.h. die Durchblutung der Haut, beurteilt. Die Reduktion der Durchblutung der Haut als Folge des sich wiederholenden O_2-Mangels während der Geburt führt zu einem stärkeren Abfall des tc-pO_2 als des arteriellen pO_2. So scheint die Dauer der tc-pO_2-Nullinie ein sehr empfindlicher Parameter für den Zustand des Feten bei Geburt zu sein. Die Vergrößerung der Differenz zwischen dem tc-pO_2 und dem pO_2 im arteriellen Blut ist offenbar ein sehr frühes Zeichen für die Ausbildung eines *fetalen Schocksyndroms*.

Dieses Konzept wurde in tierexperimentellen Untersuchungen am Schaf überprüft (Abb. 8-28) [81].

In 15 Experimenten wurde innerhalb von 30 Minuten die maternale Aorta über einen aufblasbaren Ballon elfmal für eine Dauer von 30, 60 bzw. 90 Sekunden reduziert. Der Blutdruck, die O_2-Sättigung, die relative lokale Perfusion der Haut und der tc-pO_2 des Feten wurden kontinuierlich aufgezeichnet. Die Katecholaminkonzentration im Plasma wurde radioenzymatisch bestimmt. Die Reduktion der uterinen Durchblutung für 60 Sekunden führte zu einem Abfall der O_2-Sättigung und des tc-pO_2, wobei die relative lokale Perfusion der Haut mit jeder Hypoxie rasch absank. Während des Versuchs stieg die Noradrenalinkonzentration von 0,04 auf 2,54 ng/ml und die Adrenalinkonzentration von 0,05 auf 0,86 ng/ml an. Die Verlängerung der Hypoxie auf 90 Sekunden war von einer stärkeren Änderung der Herzfrequenz begleitet, wobei während des Versuchs eine extreme Azidose auftrat. Der Abfall der relativen lokalen Perfusion war zur Katecholaminkonzentration im fetalen Plasma der 33. Minute korreliert, und die reduzierte Perfusion der Haut manifestierte sich in einer Vergrößerung der transkutan-arteriellen pO_2-Differenz, die ebenfalls mit den vasoaktiven Hormonen Adrenalin und Noradrenalin korreliert war.

In einer weiteren Versuchsreihe wurde unter Anwendung des gleichen Protokolls die Uterusdurchblutung für 90 Sekunden in acht Experimenten vollständig reduziert und die Verteilung der Durchblutung in verschiedenen Organen des Schaffeten mit der Injektion von Mikrosphären gemessen [82]. Die relative Organdurchblutung als Prozent des Kontrollwerts zeigte im hypoxischen Streß eine relative Zunahme der Durchblutung von Herz und Stammhirn, während die Milz, die Niere, die Leber und insbesondere die Haut von einer relativen Abnahme der Durchblutung von mehr als 50% betroffen waren.

Auch im Tierexperiment erfolgte also während der Hypoxie des Feten eine Abnahme der Durchblutung der Haut, um andere Organsysteme, vorzugsweise das Herz und das Stammhirn, besser zu perfundieren (Abb. 8-29). Der Abfall des transkutanen pO_2 gegen Null zeigt offenbar sehr früh die beginnende Zentralisation

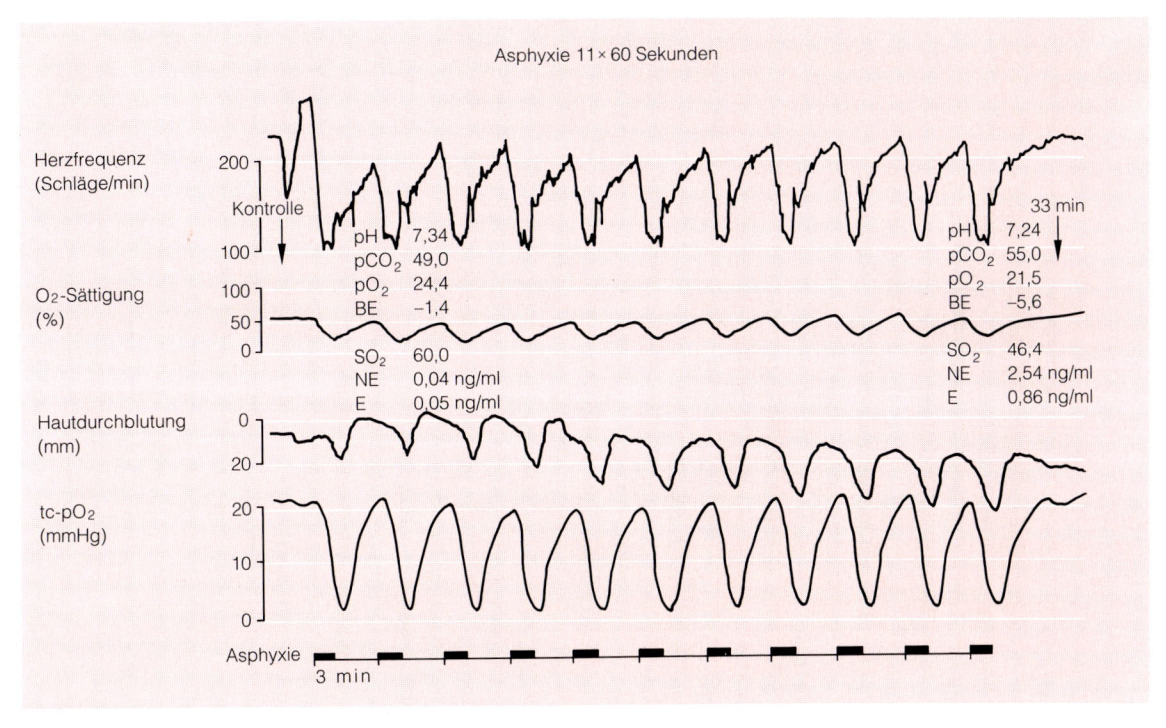

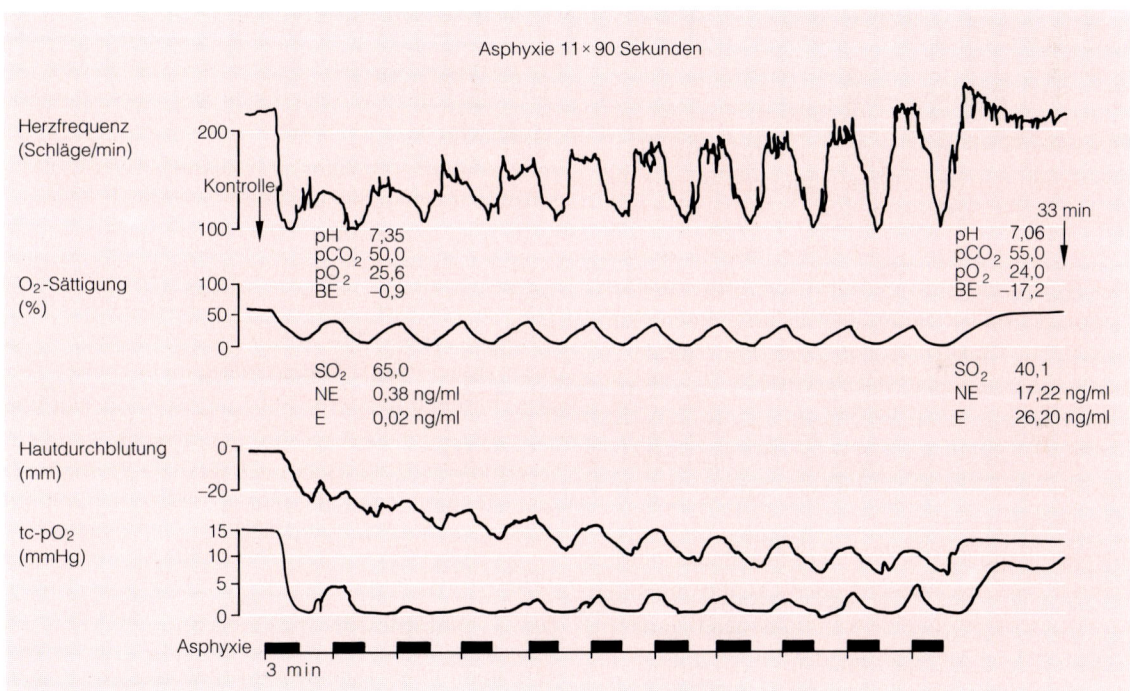

Abb. 8-28 Verlauf von Herzfrequenz, arterieller O$_2$-Sättigung, Hautdurchblutung und transkutanem pO$_2$ bei einem geburtsreifen Schaffeten. Durch Unterbrechung der uterinen Durchblutung werden elf Asphyxieepisoden innerhalb von 33 Minuten von 60 (a) bis 90 (b) Sekunden Dauer produziert. In (b) fallen bei ausgeprägten Dezelerationen der Herzfrequenz und extremen Katecholaminkonzentrationen die Hautdurchblutung und der tc-pO$_2$ bis auf minimale Werte ab, so daß eine arteriotranskutane pO$_2$-Differenz entsteht (nach Jensen [77]).

des fetalen Kreislaufs während der Geburt an, noch bevor irreversible Schäden durch die Hypoxämie beim Feten auftreten. Bislang ist es jedoch noch nicht gelungen, diese Methode unter diesem speziellen Gesichtspunkt zur Serienreife für den klinischen Einsatz zu entwickeln.

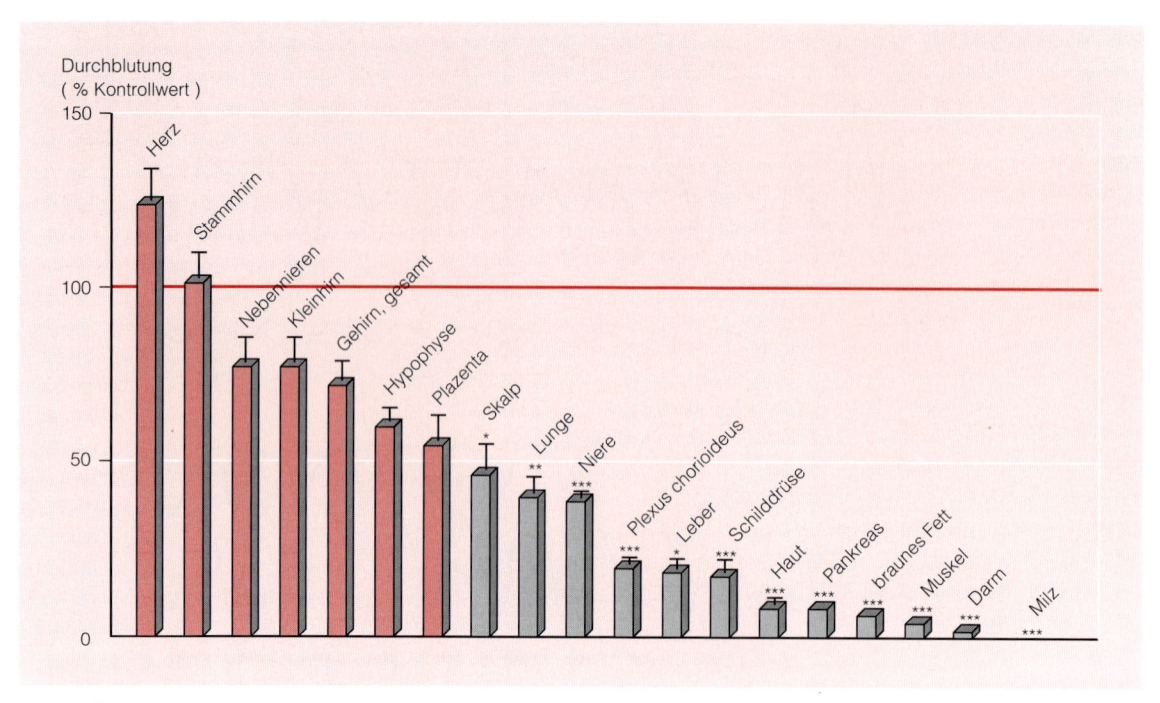

Abb. 8-29 Änderung der Organdurchblutung nach einminütiger Asphyxie bei acht nichtanästhesierten Schafföten am Ende der Tragzeit (nach Jensen [77]).

6.1.2 Fetale Pulsoxymetrie

Die Pulsoxymetrie macht sich die unterschiedlichen Absorptionen des oxygenierten und reduzierten Hämoglobins bei zwei Wellenlängen des Lichtes (660 und 940 nm) im roten und infraroten Spektrum zunutze, um die O_2-Sättigung (sO_2) zu messen. Dabei wird das Verhältnis der pulsatilen und der nichtpulsatilen Komponenten des Signals, das von einer Photodiode gemessen wird, berechnet [39]. Das Ziel ist, die Absorption der Haut und des Bindegewebes des Feten auszuschließen und die Pulsationskurven mit dem EKG zu synchronisieren, um die maximalen Effekte der sO_2-Messung zu erreichen.

In experimentellen Studien an Schafföten besteht eine gute Korrelation zwischen der sO_2, die mit einem Co-Oxymeter und mit einem Pulsoxymeter gemessen wurde [42]. Die Anwendung der Pulsoxymetrie für Messungen während der Geburt hat jedoch ihre Grenzen. Veränderungen am vorangehenden Teil, dem Kopf, z. B. die Ausbildung eines Caput succedaneum, mögen die Registrierung beeinflussen. Ferner kann die Photodiode nur als Reflexionssonde und nicht als Transmissionssonde, wie am Finger oder Ohr, verwendet werden. Das aber hat einen wesentlichen Einfluß auf die Meßgenauigkeit [40]. In Messungen am fetalen Skalp konnte bei richtiger Plazierung der Photodiode eine konstante Sättigung registriert werden [41]. In 42% der Fälle war jedoch kein Signal zu erhalten. Die Unterschiede in der Messung oder die Zunahme der sO_2 während der Wehe sind möglicherweise auf einen unzureichenden Sitz der Diode zurückzuführen.

In einer umfassenden Übersicht haben Johnson et al. [85] die derzeitigen Probleme im Einsatz der Methode am Feten analysiert und dargestellt. Sie kamen zur Auffassung, daß dies eine ergänzende Methode zum CTG darstelle und das CTG zukünftig nicht ablösen werde, aber hilfreich bei der CTG-Interpretation sein könne. Zur Zeit wird die sO_2-Messung in vielen Kliniken angewandt [15, 100]. Bevor jedoch diese Methode einen Eingang in die klinische Routine finden kann, muß sie einer kritischen Prüfung unterzogen werden [8].

6.1.3 Nahinfrarot-Spektroskopie

Die Nahinfrarot-Spektroskopie (NIRS) ist eine Methode, mit der versucht wird, die Oxygenation und Hämodynamik des fetalen Gehirns zu messen. Das Prinzip der Messung hängt von zwei wesentlichen physikalischen Eigenschaften ab:

– der relativen Transparenz biologischen Gewebes für Licht im Bereich der infraroten Region des Spektrums
– der Existenz von farbtragenden Teilen innerhalb des Gewebes (Chromatophoren), die in unter-

schiedlicher Konzentration im Gewebe vorliegen und deren lichtabsorbierende Eigenschaften sich mit der Oxygenation ändern.

Diese Chromatophoren im Gehirn sind Oxyhämoglobin, Desoxyhämoglobin und die oxidierte Cytochromoxidase, das terminale Glied der mitochondrialen Atmungskette. Änderungen der Konzentration im Hirngewebe werden durch die Absorption von Photonen, die durch das Gehirn dringen, reflektiert. Eine eingehende Darstellung des Meßgeräts und der physikalischen Prinzipien erfolgte von Wyatt und Peebles [202] und von Rolfe et al. [163]. Erste Ergebnisse von Messungen während der Geburt zeigen, daß in Fällen ohne Dezelerationen der fetalen Herzfrequenz während einer Kontraktion das Oxyhämoglobin und das Desoxyhämoglobin sowie das gesamte Hämoglobin abnehmen (Abb. 8-30). Es ist denkbar, daß das Blutvolumen in den venösen Speichern durch die Kompression des Kopfes reduziert wird und dadurch dieser Effekt auftritt.

Bei Dezelerationen der fetalen Herzfrequenz ist ein starker Anstieg des desoxygenierten Hämoglobins nachzuweisen. Interessant ist die Beobachtung, daß ein signifikanter Zusammenhang zwischen dem Intervall der Kontraktionen der Uterusmuskulatur und der Oxygenation des fetalen Gehirns besteht. Bei längeren Kontraktionsintervallen von vier bis fünf Minuten ist die Oxygenation des Gehirns gegenüber kürzeren Intervallen von nur ein bis zwei Minuten deutlich erhöht (Abb. 8-30 und 8-31).

Die NIRS läßt hoffnungsvolle, richtungweisende Aspekte der fetalen Oxygenation, hier insbesondere

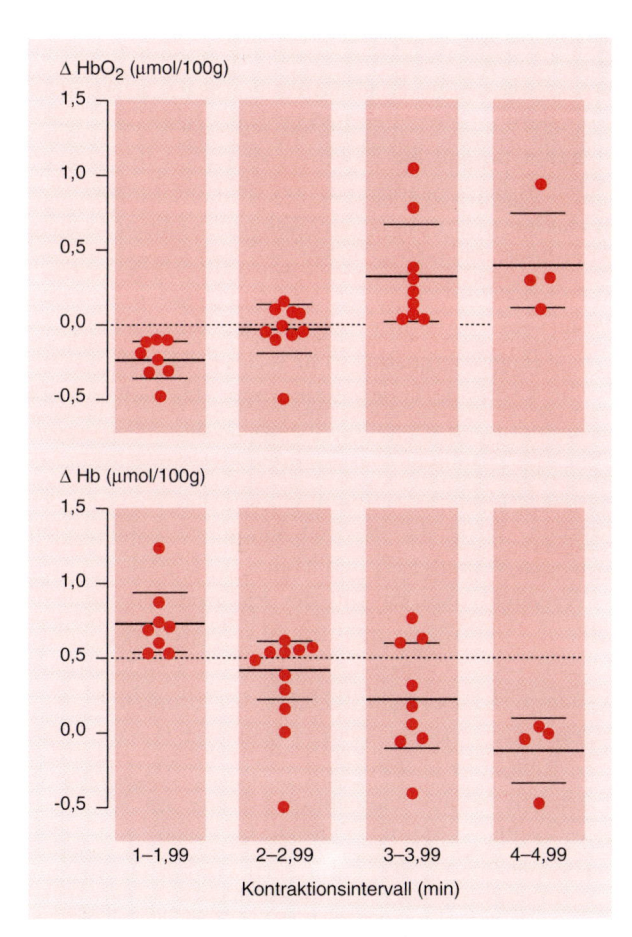

Abb. 8-30 Die Beziehung zwischen dem Kontraktionsintervall und Veränderungen von der Basislinie des zerebralen Oxyhämoglobins (HbO_2) und Desoxyhämoglobins (Hb) bei zehn Feten während der Geburt. Jeder Punkt gibt den Mittelwert für einen Feten wieder. Der Mittelwert ± SD ist für jedes Kontraktionsintervall angegeben (nach Wyatt und Peebles [202]).

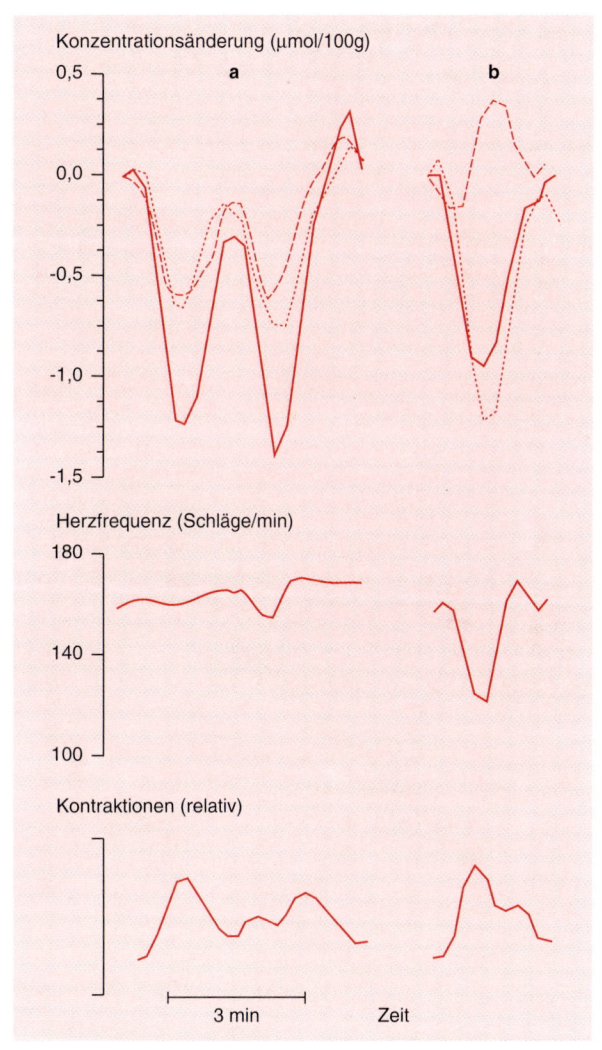

Abb. 8-31 Die Veränderung von einer angenommenen Basislinie der zerebralen Konzentration des Oxyhämoglobins (...), Desoxyhämoglobins (---) und der gesamten Hämoglobinkonzentration (a) bei einem Feten mit zwei normalen Kontraktionen und (b) während einer Kontraktion, die mit einer Dezeleration der fetalen Herzfrequenz einhergeht (nach Peebles et al. [155]).

des Gehirns, während der Geburt erkennen. Es werden jedoch noch umfangreiche klinische Untersuchungen notwendig sein, um diese Methode für die allgemeine Anwendung verfügbar zu machen.

6.2 Kontinuierliche Messung des pH-Werts während der Geburt

Die kontinuierliche Kontrolle des fetalen pH-Werts während der Geburt wäre neben der ständigen Registrierung der fetalen Herzfrequenz geeignet, die Entscheidung der Frage, wann in einem gegebenen Fall operativ zu entbinden ist oder ob die Spontangeburt abgewartet werden kann, wesentlich zu erleichtern. Durch die Entwicklung einer kleinen pH-Elektrode [185] war es möglich geworden, den pH-Wert im fetalen Gewebe an der Kopfschwarte kontinuierlich zu messen.

Das *Meßprinzip* der pH-Elektrode besteht in einer ionenempfindlichen Glasspitze aus einem speziellen Glas von geringem spezifischem Widerstand, die zu einem Bezugssystem aus einer Ag/AgCl-Referenzelektrode in gesättigter Kaliumchloridlösung in Beziehung steht und in die Kopfhaut des Feten eingestochen wird. Als Referenzpuffer dient Kaliumchlorid, das an der kapillären Elektrolytüberführungsstelle (liquid junction) austritt.

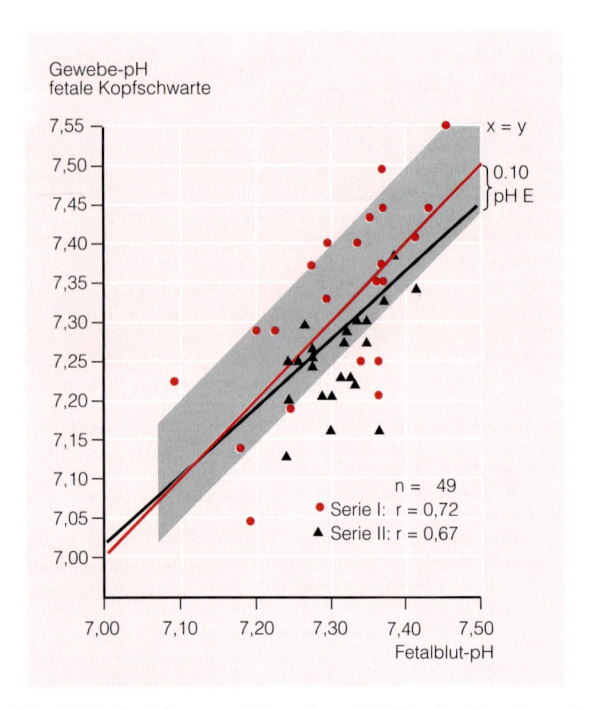

Abb. 8-32 Beziehung zwischen dem pH-Wert im Gewebe und den kapillaren pH-Werten beim Feten. Es sind die Ergebnisse aus zwei Untersuchungsserien aufgetragen. Serie I wurde mit der ersten kommerziellen pH-Elektrode durchgeführt, Serie II mit der verbesserten Button-Elektrode und zusätzlich mit thermostatischer Eichlösung geeicht. Die Ergebnisse sind für beide Serien signifikant (nach Boos et al. [10]).

Die wichtigsten Größen, die den subkutanen Gewebe-pH-Wert verändern können, sind die lokale Blutzirkulation, die unterschiedlichen Puffersysteme im Interstitialraum, die Hautdicke und die Temperatur am Meßort. Unter normalen Bedingungen scheint eine gute Übereinstimmung zwischen subkutanem Gewebe-pH und Blut-pH vorzuliegen (Abb. 8-32) [128]. Der Gewebe-pH liegt zwischen 0,03 und 0,07 Einheiten tiefer als der Blut-pH-Wert [61]. Über tierexperimentelle und klinische Ergebnisse mit der subkutanen Gewebe-pH-Messung mit einer sog. tpH-Elektrode [10, 11, 61] wurde erstmals 1978 berichtet [101]. Darauf folgten mehrere Arbeiten über die ersten klinischen Erfahrungen und Ergebnisse der Gewebe-pH-Messung am Neugeborenen und am Feten [169, 185, 186].

Die Befestigung der pH-Meßsonde an der fetalen Kopfschwarte erfolgt mit einer Spiralelektrode, über die das fetale EKG zur Herzfrequenzregistrierung abgeleitet wird. Diese Spiralelektrode wird durch das Amnioskop am fetalen Skalp fixiert. Durch eine Zentralbohrung der Elektrode wird eine Stichinzision von etwa 2 bis 6 mm Tiefe am fetalen Skalp gesetzt. Die pH-Meßsonde wird in die Hohlspiralelektrode eingeschraubt, so daß die Elektrodenspitze im Bereich der Subkutis liegt. Saling berichtet über die Fixation der tpH-Elektrode mittels einer Vakuumhohlkappe [172]. Hierdurch sollen Verschiebungen der Elektrodenspitze vermieden und eine konstante Eindringtiefe gewährleistet sein. Flynn und Kelly [36] fanden eine befriedigende Registrierqualität in 87% der Fälle.

Die kontinuierliche Bestimmung des Gewebe-pH ist immer noch wegen der komplizierten Applikation, aber auch wegen der variierenden Ergebnisse bis heute keine klinische Routineüberwachungsmethode geworden. Über die größten klinischen Erfahrungen verfügen Weber [191] und Young [203, 204].

Vergleicht man die mit der Elektrode gemessenen Gewebe-pH-Werte mit den pH-Werten von Fetalblutanalysen, fanden Sturbois [186], Young [204] und Lauersen [129] einen um 0,02 bis 0,12 Einheiten niedrigeren Gewebe-pH-Wert. Fischl und Reinold [35] und Kellner et al. [98] fanden dagegen 0,01 bis 0,02 Einheiten höhere Gewebe-pH-Werte im Vergleich zum kapillären pH-Wert. Auch der Vergleich der Gewebe-pH-Werte, die unmittelbar vor der Geburt gemessen wurden, mit den Nabelschnurarterien-pH-Werten ergab keine gute Beziehung zwischen beiden Meßgrößen [169]. Im Vergleich dazu ergab die Korrelation zwischen dem pH-Wert bei Fetalblutanalysen in den letzten 15 Minuten vor der Geburt mit dem Nabelarterien-pH-Wert eine gute Korrelation.

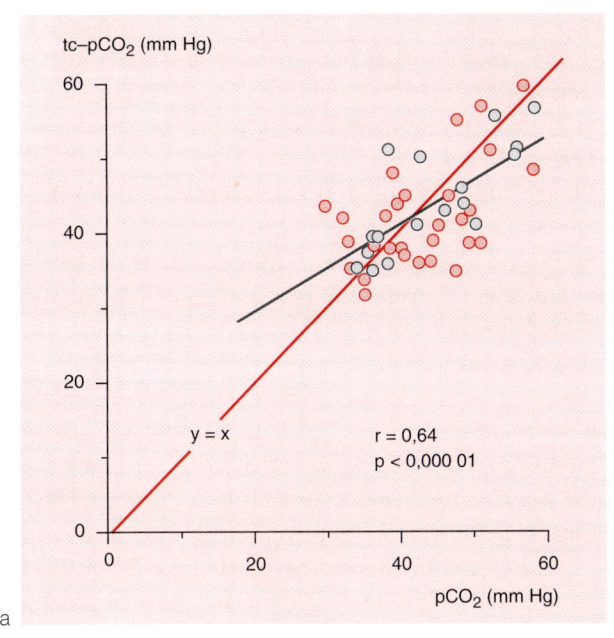

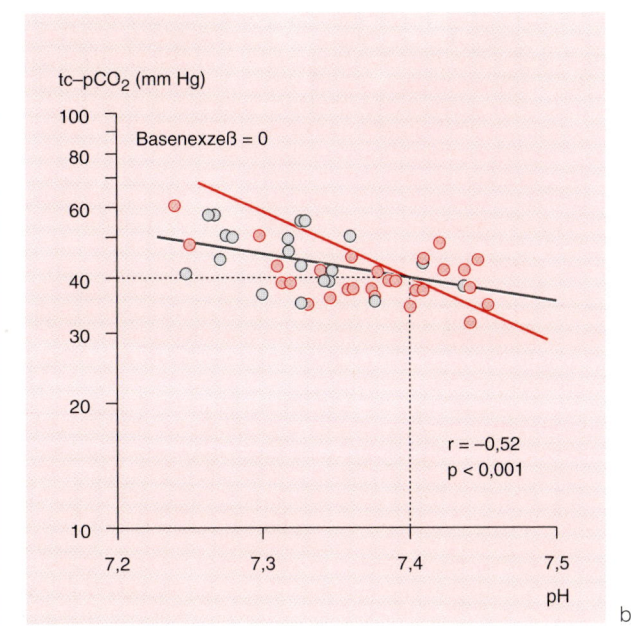

Abb. 8-33 Die Korrelation zwischen dem pCO_2 (a), dem pH (b) aus dem arterialisierten Gebiet der Kopfhaut (rote Punkte) und dem Nabelarterienblut (graue Punkte) und dem transkutanen pCO_2. Die Meßwerte sind in (a) gleichmäßig mit einer relativ großen Streuung um x = y verteilt. In (b) weicht die errechnete Regression zwischen pH und tc-pCO_2 von der Linie des Basenexzeß = 0 ab und zeigt damit auf, daß der Abfall des pH-Werts beim Anstieg des tc-pCO_2 auch durch eine Zunahme des Basenexzesses verursacht wird (nach Braems et al. [13]).

Andere Autoren berichten über bessere Beziehungen zwischen dem Gewebe-pH innerhalb der letzten zehn Minuten vor der Geburt und dem Nabelschnurarterien-pH [36, 98, 191, 192].

Die *fetale Infektionsrate* ist offenbar durch die kontinuierliche tpH-Messung nicht erhöht. Am häufigsten wurden Kopfhautentzündungen und Abszesse gefunden.

Aus den bisherigen Untersuchungen sind die folgenden *Schlußfolgerungen* möglich:

– Unter normoxämischen Bedingungen besteht eine gute Korrelation zwischen dem arteriellen und dem Gewebe-pH-Wert.
– Der Gewebe-pH-Wert wird von verschiedenen Faktoren, wie z. B. Sitz der Elektrode, lokaler Perfusion und interstitiellem Puffer beeinflußt.
– Bei akuten Änderungen des systemischen pH-Werts reagiert der Gewebe-pH-Wert mit einer zeitlichen Verzögerung von 5 bis 15 Minuten.
– Bei langsamer Änderung des Blut-pH-Werts besteht eine bessere Anpassung an den Gewebe-pH.

Aufgrund der invasiven Technik der Methode hat sich dieses Verfahren in der Überwachung des Feten bisher nicht durchsetzen können. Weitere Untersuchungen sind seit 1989 [184] nicht erfolgt. Versuche werden derzeit mit einer Elektrode aus Polyvinylchlorid (PVC) durchgeführt [191]. Es bleibt abzuwarten, ob mit dieser Meßtechnik zukünftig der Durchbruch gelingt.

6.3 Transkutan gemessener Kohlensäurepartialdruck

O_2-Mangel führt beim Feten zu einer kombinierten respiratorischen und metabolischen Azidose, d. h. der pH sinkt durch die Bildung von Milchsäure ab, und der pCO_2 steigt an. Während die Veränderung des pH-Werts beim Feten aufgrund methodischer Schwierigkeiten schwer zu messen ist, kann mit der Bestimmung des pCO_2 eine Information über einen Teilaspekt der Störungen im Säure-Basen-Haushalt, dem Anstieg des pCO_2, im Verlauf einer Geburt erlangt werden. Das Prinzip der Messung besteht in der Bestimmung des pH-Werts in einer Bicarbonatlösung mit einer pH-sensitiven Glaselektrode nach Gertz und Loeschke (zitiert bei [68], modifiziert für die transkutane Messung (tc-pO_2) von Huch und Lübbers [71, 137].

Wie bereits punktuelle Messungen des pCO_2 im Skalpblut des Feten zeigen konnten, steigt der pCO_2 während der Geburt an [198]. Dies konnte durch die kontinuierliche Messung des tc-pCO_2 bestätigt werden [13, 135, 175, 176, 177]. Dabei zeigt sich eine gute Korrelation zwischen dem pCO_2 in beiden Nabelschnurgefäßen und dem unmittelbar vor der Geburt

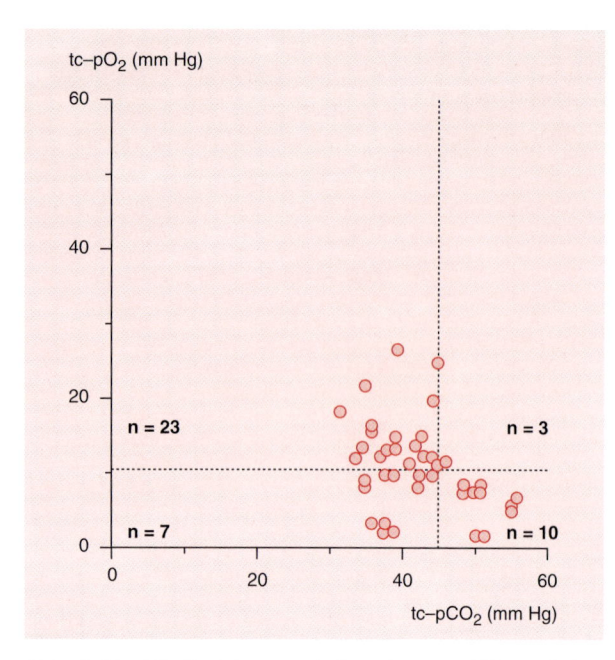

Abb. 8-34 Die Beziehung zwischen dem tc-pCO_2 und dem tc-pO_2. Es besteht im Chi-Quadrat-Test ein signifikanter Zusammenhang zwischen beiden Parametern. Die Korrelation zeigt aber auch, daß bei normalem tc-pCO_2 von 40 mmHg der tc-pO_2 5 bis 25 mmHg betragen kann und beim Anstieg des tc-pCO_2 über 45 mmHg immer unter 10 mmHg liegt (nach Braems et al. [13]).

am Kopf gemessenen tc-pCO_2 (Abb. 8-33a). Zum pH-Wert im Skalpblut des Feten besteht ebenfalls eine gute Korrelation, jedoch mit einer beträchtlichen Streuung der Meßwerte (Abb. 8-33b) [13, 52, 113, 133, 139, 178].

Es wäre denkbar, daß die simultane Messung von Herzfrequenz, tc-pO_2 und tc-pO_2 bei kritischen Geburtsverläufen in Zukunft eine bessere Information über den Zustand des Feten liefert [9], da der tc-pCO_2 weniger dem Einfluß der Vasokonstriktion der Haut unterliegt als der tc-pO_2. Die Abbildung 8-34 zeigt, daß die simultan gemessenen arteriellen und transkutanen pO_2- und pCO_2-Werte nur schwach miteinander korreliert sind. Bei normalem tc-pCO_2 kann der pO_2 5 bis 25 mmHg betragen. Bei Anstieg des tc-pCO_2 über 45 mmHg ist der tc-pO_2 immer unter 10 mmHg, ein Effekt, der hauptsächlich durch die Vasokonstriktion der Haut zu erklären ist.

6.4 Hautdurchblutung als Indikator der Zentralisation des fetalen Kreislaufs

Heizstrom

Eine Information über die Durchblutung der fetalen Kopfhaut wird durch die Bestimmung des tc-pO_2 erhalten. Bei Hypoxie des Feten erfolgt durch die Freisetzung von Adrenalin und Noradrenalin eine Vasokonstriktion des Kapillarbetts der Haut. Damit nimmt die transkutan-arterielle pO_2-Differenz zu (siehe auch Abschnitt 6.1).

Die relative *lokale Perfusion der Haut* kann durch Applikation von Wärme unter Kennis der aufzubringenden Heizleistung bestimmt werden [154]. Schlecht perfundiertes Gewebe transportiert weniger Wärme als die gut durchblutete Haut. So fällt denn auch bei Ausbildung eines fetalen Schocksyndroms die relative lokale Perfusion der Haut ab [78, 82]. Die Schwierigkeit dieser Methode besteht derzeit noch im Mangel, einen „normalen" Wert für die Heizleistung zu ermitteln, so daß zur Zeit nur relative Änderungen der Durchblutung ermittelt werden können.

Es wäre zu wünschen, wenn der Entwicklung dieser Methode zukünftig mehr Aufmerksamkeit geschenkt würde, da damit die Zentralisation des fetalen Kreislaufs während der Geburt sehr früh erfaßt werden könnte.

Wärmeabgabe

Die Bestimmung der Wärmeabgabe scheint wesentlich geeigneter, den Zustand des Feten während der Geburt zu beschreiben [165, 166, 167]. Der Meßfühler besteht aus einem Thermoelement, dessen Stromfluß (W/m^2) proportional dem Wärmefluß pro Flächeneinheit und Zeit ist. Bei Entwicklung einer Azidose nimmt der Wärmefluß (heat flux) linear in engen Grenzen ab (Abb. 8-35). Ob jedoch die Abnahme des Wärmeflusses Ausdruck einer reduzierten Wärmeproduktion des Feten [168] oder Zeichen einer Vasokonstriktion der fetalen Haut oder von beidem ist, ist bisher nicht beantwortet.

Neuere Ergebnisse zeigen, daß offenbar während der Geburt eine gute Diskriminierung zwischen azidotischem Feten zu einer Kontrollgruppe in oben beschriebenem Sinne besteht [183]. Es wird aber auch deutlich, daß die Meßmethode aufgrund der großen Streuung der Einzelwerte einen Einsatz in der Routine noch nicht finden kann.

Laser-Doppler-Flußmessung

Für die Laser-Doppler-Flußmessung (LDF) findet ein Helium-Neon-Laser Anwendung. Das durch die Doppler-Verschiebung veränderte reflektierte Licht wird über eine Photodiode gemessen und analysiert. In tierexperimentellen Untersuchungen konnte der Einfluß der Hypoxämie auf den Blutfluß der Haut nachgewiesen werden. Die Anwendung während der Ge-

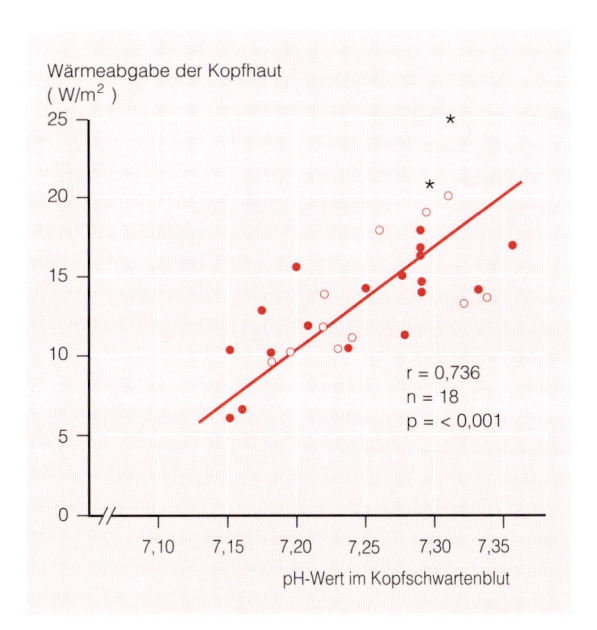

Abb. 8-35 Die Wärmeabgabe der fetalen Haut (vor der Blutabnahme) in Beziehung zum pH-Wert im Kopfschwartenblut des Feten. Die Wärmeabgabe beträgt bei normalem pH-Wert (7,30 bis 7,35) etwa 15 bis 20 W/m². Bei Ausbildung einer Azidose fällt die Wärmeabgabe über die Haut des Feten ab. Die einzelnen roten Punkte (nah), Kreise (weit) und Sterne (*, sehr weit) geben den Zeitpunkt der Messung in Beziehung zur Geburt wieder (nach Rudelstorfer et al. [167]).

burt wurde ebenfalls simultan mit dem tc-pO_2 vorgenommen. Dabei zeigte sich, daß mit dem Abfall des Laser-Doppler-Flusses auch der tc-pO_2 abfiel [1]. Zur Zeit ist nicht erkennbar, daß die LDF eine breite Anwendung in der Klinik haben wird.

6.5 Das EKG-Signal zur Diagnose der fetalen Hypoxämie

Bei der Registrierung der fetalen Herzfrequenz liefert die R-Zacke des fetalen EKG den Triggerimpuls. Der Verlauf des QRS-Komplexes fand bis Mitte der 80er Jahre jedoch keine Beachtung. Erste Untersuchungen wurden 1985 mit der Frage durchgeführt, ob eine zusätzliche Information aus den Veränderungen des QRS-Komplexes in Relation zur T-Welle für die Ausbildung einer fetalen Hypoxämie während der Geburt zu erhalten ist [132]. Von 46 Fällen hatten 26% ein normales CTG und 67% keine Veränderungen der ST-Strecke. Bei einem normalen CTG betrug der T/QRS-Quotient 0,20 (SD 0,11). Das Verhältnis stieg auf 0,27 (SD 0,17) an, wenn CTG-Veränderungen auftraten. Es bestand eine lineare Korrelation zwischen dem T/QRS-Quotienten und der Lactatkonzentration im Nabelschnurblut.

Diese Beobachtungen wurden durch tierexperimentelle Untersuchungen an Schaf- und Meerschweinchenfeten untermauert. Der durch Beta-Adrenorezeptoren stimulierte Abbau des myokardialen Glykogens und der Anstieg des Adrenalins korrelierte mit dem Anstieg der T-Amplitude [46, 164]. In späteren Untersuchungen konnte dieselbe Arbeitsgruppe zeigen, daß bei völlig unauffälligen Feten der T/QRS-Quotient 0,148 mit einer Standardabweichung von 0,048 betrug [131]. Damit steht eine Methode zur Verfügung, die zusätzlich zum CTG den myokardialen Erregungsablauf des Feten unter dem Einfluß der Hypoxämie reflektiert [5]. In einer umfangreichen randomisierten Untersuchung wurde an 2400 Fällen belegt, daß unter dem Einsatz der kombinierten CTG und T/QRS-Messung die Häufigkeit der Kaiserschnittoperation signifikant zurückging: 1,2% gegenüber 2,4% [193]. Die Häufigkeit der Azidosen (pH < 7,15 : 8,3%; pH < 7,05 : 2,1%) war in beiden Gruppen jedoch nicht signifikant voneinander unterschieden. Es wäre nach den bisher vorliegenden Daten sinnvoll, diese Methode an mehreren geburtshilflichen Zentren einer eingehenden klinischen Analyse und Bewertung zu unterziehen.

7 Einflußnahme auf kardiovaskuläre und metabolische Parameter des Feten durch Therapie der Mutter

7.1 Tokolyse in der Eröffnungsperiode und in der Austreibungsperiode

7.1.1 Dosis-Wirkungs-Beziehungen von Fenoterol

Bei orientierenden Untersuchungen zur tokolytischen Wirksamkeit verschiedener Dosen des Tokolytikums Fenoterol (Partusisten®) während der Geburt zeigte sich, daß die Ansprechbarkeit der Uterusmuskulatur variiert [123]. Eine kontinuierliche Infusion von 0,01 µg/kg KG Fenoterol pro Minute führte bereits nach zehn Minuten zu einer deutlichen Kontraktionshemmung (um 20 %). Diese Hemmung der uterinen Kontraktion war stärker ausgeprägt nach 20 Minuten (50 %). Mit Steigerung der Dosis war auch die Hemmung der uterinen Kontraktionen zu erhöhen, jedoch war mit weiterer Zunahme der Dosis die Wehentätigkeit nicht vollständig zu unterdrücken. Selbst bei hohen Infusionsmengen (0,06 µg/kg KG × min) betrug der Bereich der Wehenhemmung 60 bis 95 % des Kontrollwerts (Abb. 8-36). Dies war von den Kontraktionen abhängig, die vor der Infusion bestanden [123, 124]. Nach Absetzen der Infusion war bei niedriger Dosierung 20 Minuten nach der Beendigung der Infusion die Wehentätigkeit vor Infusion wieder erreicht, während bei hoher Dosierung zu dieser Zeit die vorher bestehende Wehentätigkeit noch nicht wieder normalisiert war. Die gute Steuerbarkeit der Wehentätigkeit durch Infusion eines Tokolytikums lassen diese Substanzen in besonderem Maße geeignet erscheinen, fetale Hypoxien, kurzfristig oder auf Dauer, z. B. als vorbereitende Maßnahme für eine operative Therapie, zu beseitigen. Es ergeben sich somit drei Indikationsbereiche für den Einsatz eines Tokolytikums während der Geburt (Tab. 8-10) [122].

7.1.2 Regulierung pathologischer Wehentätigkeit

Der wehenregulierende Effekt tokolytischer Substanzen wurde am Beispiel des Buphenin-HCl (Dilatol®, Nylidrin®) untersucht [160]. Nach Injektion von 5 mg nahm die Häufigkeit der Wehen und der Grundtonus der Uterusmuskulatur ab, es erfolgte aber auch eine signifikante Abnahme des Intervallverhältnisses; das bedeutet, daß unter dem Einfluß des Tokolytikums die Wehentätigkeit reguliert wurde.

Die Indikation für die *Tokolyse in der Eröffnungsperiode* ist gegeben, wenn die Kontraktionen mit Zeichen der fetalen Hypoxämie, d. h. mit Dezelerationen einhergehen. Dabei ist es nicht von Bedeutung, ob diese Dezelerationen in ihrer Form spät oder variabel sind. Unabhängig vom Muster der Dezeleration spielt beim Einsatz eines Tokolytikums in der Eröffnungsperiode die Frage eine Rolle, ob diese Dezelerationen durch eine pathologische Wehentätigkeit, d. h. durch Polysystolie, Hypersystolie, unkoordinierte Wehentätigkeit oder Steigerung des basalen uterinen Tonus ausgelöst werden, schon bei geringer Wehentätigkeit vorkommen oder lageabhängig sind. Nur bei pathologischer Wehentätigkeit ist der Einsatz eines Tokolytikums in der Eröffnungsperiode als Langzeittherapie sinnvoll und vertretbar. Mit Normalisierung des basalen uterinen Tonus, Regulierung von Wehentätigkeit, Wehen-

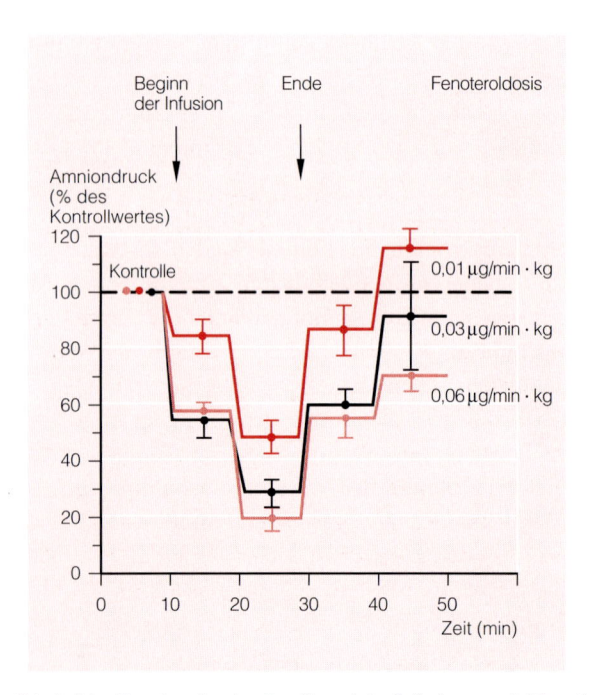

Abb. 8-36 Der Amniondruck während der Infusion von 0,01 µg/kg × min, 0,03 µg/kg × min und 0,06 µg/kg × min Fenoterol. Der Amniondruck wurde planimetrisch für eine Dauer von zehn Minuten bestimmt. Die Änderungen während und nach der Infusion von Fenoterol sind in Prozent des Kontrollwerts angegeben (nach Künzel und Reinecke [123]).

Tabelle 8-10 Indikationen zur intrapartalen Tokolyse (nach Künzel [107])

1. Regulierung pathologischer Wehentätigkeit
bei:
- Polysystolie
- Hypersystolie
- Diskoordination
- Hypertonus

Anwendung von Fenoterol:
0,005 bis 0,02 µg/kg KG × min als Dauerinfusion
Beachte: Die Infusion ist auf die tokolytische Wirkung im Einzelfall abzustimmen. Zu Beginn kann eine einmalige Injektion von 10 bis 20 µg/min notwendig werden.

2. Notfalltokolyse – intrauterine Reanimation
bei:
- Dauerkontraktion des Uterus und Polysystolie begleitet vom Abfall der fetalen Herzfrequenz
- Nabelschnurvorfall

Anwendung von Fenoterol:
Einmalige langsame Injektion von 20 µg/min intravenös. Die Injektion kann nach 3 Minuten wiederholt werden. Eventuell im Anschluß an die Injektion 2 bis 3 µg/min als Dauerinfusion.
Beachte: Die Injektion ist in Seitenlage der Patientin durchzuführen, um einen weiteren Blutdruckabfall durch Ausbildung eines V.-cava-Okklusionssyndroms vorzubeugen.

3. Vorbereitung und Durchführung operativer Eingriffe
bei:
- Sectio caesarea:
  während der operativen Vorbereitung
  während der Entwicklung des Kindes
- Querlage: s. Sectio caesarea
- Vakuumextraktion, Forzepsentbindung:
  während der operativen Vorbereitung, z. B. nach länger dauernder Bradykardie
- Placenta praevia: s. Sectio caesarea
- partielle vorzeitige Ablösung: s. Sectio caesarea
- EPH-Syndrom: s. Sectio caesarea
- Nabelschnurvorfall: s. Sectio caesarea
- Wendung des 2. Zwillings aus Querlage

Anwendung von Fenoterol:
- während der operativen Vorbereitung
  2,5 µg/min als Dauerinfusion
- vor Entwicklung des Kindes bei Sectio caesarea oder Querlage
  20 µg/min als Bolusinjektion

Beachte: Nach Entwicklung des Kindes ist der relaxierte Uterus mit Oxytocin-Methergin® (1 Amp. Syntometrin® i.v.) zur Kontraktion zu bringen. Dem Blutdruckabfall ist durch Infusion von Plasmaersatzlösungen vorzubeugen.

stärke und Wehendauer ist in vielen Fällen nicht nur eine Normalisierung der uterinen Perfusion zu erzielen, sondern es werden auch die Störungen der umbilikalen Zirkulation beseitigt oder zumindest gemildert. *Treten dagegen Zeichen der fetalen Hypoxie bereits bei geringen Kontraktionen des Uterus auf, ist eine Tokolyse in der Eröffnungsperiode nur dann indiziert, wenn damit gleichzeitig auch die Vorbereitungen für eine operative Entbindung getroffen werden.*

7.1.3 Einfluß der Tokolyse auf die Mutter und den Fetus in utero

Notfalltokolyse – intrauterine Reanimation

Bei einem geburtshilflichen Notfall ist gewöhnlich das ungeborene Kind in hoher Lebensgefahr. Die gleichzeitige maternale Gefährdung, z. B. durch Blutung bei Placenta praevia, septischem Schock oder Eklampsie, tritt im Zusammenhang mit der fetalen Gefährdung nur selten auf.. Uterine Hyperaktivität findet man in 17% der Geburten [174]. Sie äußert sich in verstärkten und verlängerten Kontraktionen des Uterus bis zur Dauerkontraktion. Der Abfall der fetalen Herzfrequenz, der dabei gewöhnlich auftritt, ist das sichtbare Zeichen der fetalen Gefährdung durch Hypoxämie.

Die Injektion eines Tokolytikums normalisiert in der Regel die fetale Oxygenation durch Verbesserung der uterinen bzw. umbilikalen Zirkulation wiederum sichtbar am Anstieg der fetalen Herzfrequenz.

Maternale Reaktionen

Jede tokolytische Therapie geht mit Nebenwirkungen bei der Mutter einher [86]. Es sollte deshalb sichergestellt sein, daß für den Einsatz des Tokolytikums keine Kontraindikationen vorliegen. Zu den *Kontraindikationen* gehören:

- Herzerkrankungen
- Thyreotoxikose
- Augenwinkelglaukom
- Unverträglichkeit von Beta-Sympathomimetika
- starke Blutung bei Placenta praevia
- totale vorzeitige Plazentaablösung bei totem Feten

Es sind metabolische und kardiovaskuläre Veränderungen, die im Rahmen einer Tokolyse auftreten. Die wesentlichen kardiovaskulären Auswirkungen dieser Therapie bestehen im Anstieg der maternalen Herzfrequenz und im Abfall des maternalen Blutdrucks. Der Abfall des Blutdrucks ist von der infundierten bzw. injizierten Menge des Tokolytikums abhängig (Abb. 8-37). Bei Kurzzeitinjektion eines „tokolytischen Bolus" ist danach auch mit stärkeren kardiovaskulären Reaktionen zu rechnen. Dennoch erfolgt trotz Abfall des maternalen Blutdrucks eine Verbesserung der fetalen Oxygenation, wenn damit die uterine Kontraktion beseitigt und die Ursache für die Reduktion der uterinen Perfusion behoben werden kann. Obgleich mit Injektion eines Tokolytikums der arterielle Mitteldruck abfällt, bleibt der Perfusionsdruck zunächst konstant, da durch den Abfall des Amniondrucks und des

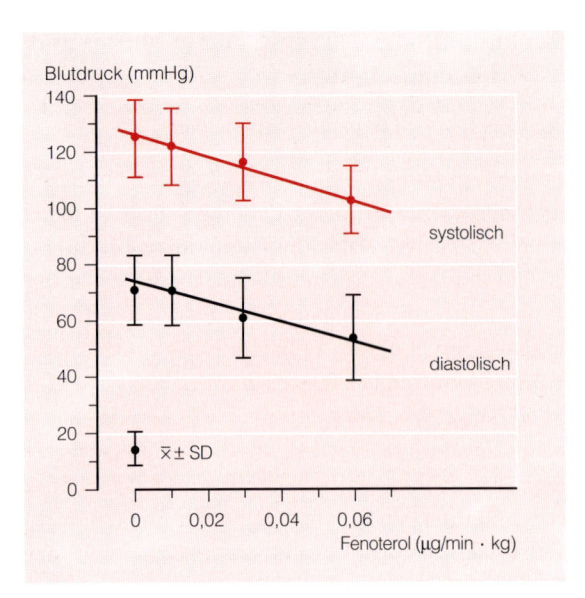

Abb. 8-37 Systolischer und diastolischer Blutdruck vor und während der Infusion von 0,01 µg/kg × min, 0,03 µg/kg × min und 0,06 µg/kg × min Fenoterol (n = 8 in jeder Gruppe; x ± Standardabweichung). Es erfolgt ein dosisabhängiger Abfall des systolischen und diastolischen Blutdrucks (nach Künzel und Reinecke [123]).

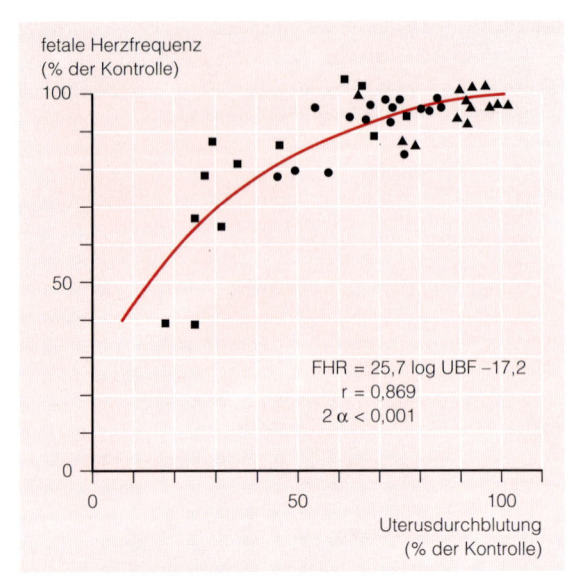

Abb. 8-38 Änderung der fetalen Herzfrequenz in Abhängigkeit von der Änderung der Uterusdurchblutung. Die fetale Herzfrequenz fällt stärker ab, wenn die Durchblutung um mehr als 40 % reduziert wird (nach Künzel und Kastendieck [114]).
● Reaktion auf 1,5 IE Oxytocin, ▲ 4 min nach Fenoterolinjektion, ■ V.-cava-Okklusion.

intervillösen Blutdrucks dieser Blutdruckabfall kompensiert wird. Die Normalisierung der uterinen Durchblutung wird somit in erster Linie durch eine Reduktion des uterinen Gefäßwiderstands eingeleitet und damit die fetale Oxygenation verbessert.

Auswirkungen auf den Fetus

Die Wirksamkeit einer tokolytischen Therapie im Hinblick auf die fetale Oxygenation ist am Verlauf der fetalen Herzfrequenz ablesbar. Gewöhnlich fällt mit der Dauerkontraktion des Uterus, wie sie gelegentlich am Ende der Austreibungsperiode auftritt, die fetale Herzfrequenz ab. Klinische Beobachtungen und tierexperimentelle Studien weisen darauf hin, daß dem Abfall der Herzfrequenz der Anstieg des Amniondrucks und – daraus resultierend – der Abfall der uterinen Durchblutung mit Einschränkung der fetalen Oxygenation zugrunde liegt [17]; Übersicht bei [115] (Abb. 8-38). Geringe Kontraktionen des Uterus führen in der Regel nicht zur Einschränkung der fetalen O_2-Versorgung, sondern erst die stärkeren, kräftigeren Kontraktionen der Austreibungsperiode bewirken diese Abnahme. In nahezu allen Situationen von hyperaktiver Wehentätigkeit ist durch die Infusion eines Tokolytikums in der frühen Austreibungsperiode eine Verbesserung der fetalen Oxygenation zu erzielen [94, 124]. Mit einer Bolusinjektion von 50 µg Fenoterol und Dauerinfusion von 2,5 µg/min Fenoterol

konnte eine deutliche Zunahme des pH-Werts und Abnahme des Basendefizits erreicht werden. Das Ausmaß der Änderung beider Parameter war vom pH-Wert vor Infusion und vom Basenexzeßwert vor Infusion abhängig (Abb. 8-39). Bei normalem pH-Wert erfolgten erwartungsgemäß nur geringe Änderungen durch die Tokolyse; sie betrugen jedoch etwa 0,10 Einheiten, wenn der pH-Wert vor Infusion 7,20 betrug. Gleiche Änderungen waren auch für den Basenexzeßwert nachweisbar.

Bei Untersuchungen an einem großen klinischen Krankengut konnte der positive Effekt der Notfalltokolyse gesichert werden [92] (Tab. 8-11; siehe auch Bd. 7, 3. Aufl., Kap. 2).

Bei Durchsicht der Kardiogramme von 930 Geburten war in 81 Fällen (9 %) eine Notfalltokolyse indiziert, aber nur in 42 Fällen durchgeführt worden. Der Vergleich der pH-Werte im Nabelarterienblut, des Basenexzesses, des pO_2 und und des Apgar-Scores zeigte eindrucksvoll die Unterschiede zwischen beiden Gruppen. Sogar die vaginal-operative Entbindungsfrequenz war mit 33 % gegenüber 49 % geringfügig reduziert.

Versager dieser Notfalltokolyse sind selten. Sie werden möglicherweise durch einen zu starken Blutdruckabfall der Mutter oder aber auch durch Kompression der Nabelschnur bei schon tiefstehendem Kopf verursacht. Durch den Versuch, den Kopf im Becken hochzuschieben, läßt sich in einigen Fällen eine mögliche Kompression beheben. Dies sollte versucht werden, während die Vorbereitungen für die operative Entbindung getroffen werden.

In einer umfangreichen Literaturübersicht konnte bestätigt werden, daß nachteilige Effekte der tokolytischen Therapie auf den Feten nicht nachzuweisen sind [91].

7.2 Volumenersatzlösungen zur Verbesserung der uteroplazentaren Perfusion

Der Uterus gehört im Schock *nicht* zu den bevorzugt perfundierten Organen wie Herz und Gehirn, sondern er ist – da er keine Autoregulation besitzt [47] – an der Zentralisation des Kreislaufs ebenso beteiligt wie die Haut oder die Muskulatur [104]. Bei starker Blutung, im operativen Streß, bei anderen traumatischen Einwirkungen auf den maternalen Organismus (z. B. bei Unfällen, möglicherweise aber auch beim protrahierten Geburtsverlauf) ist mit einem Abfall der uterinen Durchblutung durch eine Zunahme des Strömungswiderstands in den Uterusgefäßen zu rechnen. Dies ist um so mehr anzunehmen, wenn gleichzeitig auch der arterielle Blutdruck erniedrigt ist.

Wie tierexperimentelle Untersuchungen zeigen [107], konnte durch die rasche Infusion von niedermolekularem Dextran die uterine Perfusion nicht nur durch die Anhebung des arteriellen Blutdrucks, son-

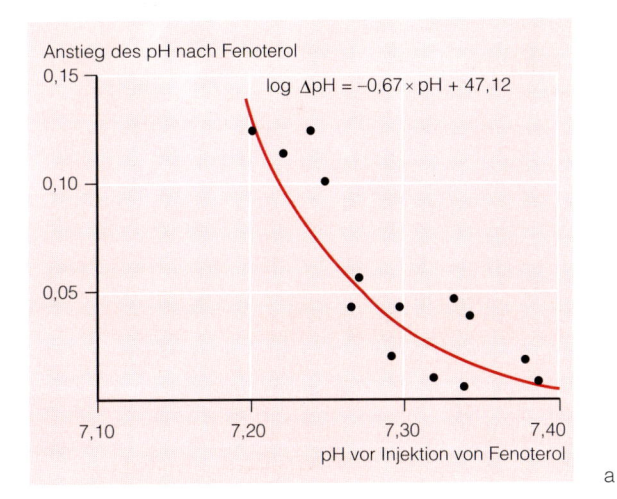

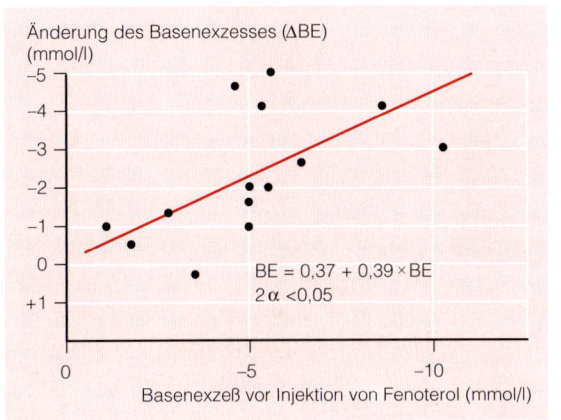

Abb. 8-39 Nach Injektion von 30 µg Fenoterol steigt der pH-Wert (a) an, und der Basenexzeßwert (b) fällt ab. Mit dieser Therapie ist somit die metabolische Situation des Feten durch einen Anstieg der fetalen Oxygenation zu verbessern (nach Kastendieck [94]).

Tabelle 8-11 Intrauterine Reanimation während der Geburt im Vergleich zu Neugeborenen, bei denen eine intrauterine Reanimation notwendig gewesen wäre, aber nicht erfolgte. Neugeborene mit intrauteriner Reanimation haben einen besseren Säure-Basen-Status und einen besseren Apgar-Score bei Geburt als ohne intrauterine Reanimation (nach Kastendieck et al. [92])

		Intrauterine Reanimation (n = 42)	Keine intrauterine Reanimation (n = 39)	Fehlerwahrscheinlichkeit
pH	UA*	7,28 ± 0,05	7,20 ± 0,06	< 0,001
	UV**	7,37 ± 0,06	7,29 ± 0,06	< 0,001
pCO_2 (mmHg)	UA	48,1 ± 11,4	53,0 ± 11,6	< 0,05
	UV	38,1 ± 7,5	42,2 ± 9,0	< 0,05
BE (mmol/l)	UA	8,2 ± 3,6	−11,6 ± 3,9	< 0,001
	UV	5,4 ± 3,4	− 8,9 ± 3,6	< 0,001
pO_2 (mmHg)	UA	14,5 ± 4,6	12,7 ± 3,7	< 0,05
	UV	25,8 ± 9,0	20,2 ± 7,2	< 0,01
Apgar 8–10	(%)	83	54	
(nach 1 min) ≤ 7	(%)	17	46	< 0,01
Terminale Bradykardie	(min)	1,50 ± 1,5	4,50 ± 3,3	< 0,01
Spontangeburt	(%)	67	51	
Operative Entbindung	(%)	33	49	

* Umbilikalarterie; ** Umbilikalvene

dern insbesondere durch die Erniedrigung des uterinen Gefäßwiderstands gesteigert werden. Eine Verbesserung der fetalen Oxygenation ist auch beim Feten sub partu zu erreichen, wenn der pO_2 vor der Infusion von Dextran 40 erniedrigt ist. Ein zuverlässiges Maß für die Zentralisation des maternalen Kreislaufs gibt es jedoch bisher nicht. Mit der Volumentherapie wird man sich deshalb an die bisher üblichen objektiven Kriterien der Schockdiagnostik, wie Blutdruck, Blutdruckamplitude, Herzfrequenz, zentraler Venendruck sowie Harnausscheidung pro Stunde und an subjektive Kriterien, wie Beurteilung der Hautdurchblutung, Hauttemperatur und Perfusion der Fingernägel halten müssen. In welchem Maß der Uterus in die Zentralisation einbezogen ist, läßt sich ebenfalls mit den derzeit verfügbaren Methoden nicht feststellen. Nur von der Auswirkung der reduzierten Uterusdurchblutung auf die fetale Herzfrequenz sind Rückschlüsse auf die fetale Oxygenation möglich. Die Volumensubstitution wird in den vorgegebenen Situationen jedoch nicht die einzige Therapie sein, sondern eine die übliche Therapie begleitende Maßnahme darstellen.

7.3 Sauerstoffgabe an die Mutter bei fetaler Hypoxämie

Die Inhalation von reinem Sauerstoff war für lange Zeit eine Therapieform, die angewandt wurde, um die Oxygenation des Feten während der Geburt zu verbessern [197, 201]. Beim Abfall der fetalen Herztöne wurde der Mutter 100%iger Sauerstoff über eine Maske bis zur Normalisierung der fetalen Herzfrequenz verabreicht oder so lange gegeben, bis die Geburt beendet war.

Die Wirksamkeit dieser Therapie in fetalen Notsituationen muß aber aufgrund neuerer Erkenntnisse in der Pathophysiologie der fetalen O_2-Versorgung überdacht werden.

Wird reiner Sauerstoff mit der Maske am Ende einer Geburt verabreicht, dann ist nicht immer der maternale pO_2, wohl aufgrund einer ungleichmäßigen Verteilung zwischen Perfusion und Belüftung der maternalen Lunge, auf den maximal möglichen Druck von etwa 700 mmHg zu erhöhen (Tab. 8-12). Da das maternale Blut nahezu schon zu 100% mit Sauerstoff gesättigt ist, würde die Steigerung des pO_2 um 600 mmHg auch nur eine Zunahme des im Blut gelösten Sauerstoffs bedeuten und im vorgegebenen Fall 1,9 ml/100 ml betragen; das entspricht etwa 10% der im Blut vorhandenen Menge.

Die O_2-Inhalation der Mutter führt unter den physiologischen Bedingungen einer Geburt im Mittel nur zu einer geringen Zunahme des pO_2 in den Nabelschnurgefäßen [14, 201] (Abb. 8-40). Auch im Blut der hyperämisierten Kopfschwarte steigt der pO_2 unter O_2-Inhalation der Mutter nur geringfügig an [126, 161] (Abb. 8-41). Dies konnte durch die transkutane Messung des O_2-Drucks bestätigt werden [70, 194]. Auch hier sind die Änderungen des fetalen pO_2 bei O_2-Gabe an die Mutter nur gering. Der S-förmige Verlauf der Bindungskurve des Hämoglobins ist die Ursache dieses Verhaltens. Nur im hyperbaren O_2-Angebot werden im maternalen Blut Partialdrücke erreicht, die beim Feten den pO_2 über den für die volle Sättigung erforderlichen Druck ansteigen lassen. Für

Tabelle 8-12   Einfluß des maternalen CO_2-Drucks auf den Transport von Sauerstoff zum Feten (Mittelwerte ± Standardabweichungen; nach Wulf et al. [201])

	„normale" Luftatmung	Hyperventilation mit Luft	„normale" Atmung von Sauerstoff	Hyperventilation mit Sauerstoff	forcierte Atmung mit Carbogen (5% CO_2 + 95% O_2)
Maternales Kapillarblut					
pO_2 (mmHg)	90,8 ± 11,6	99,7 ± 17,9	293 ± 82	266 ± 85	269 ± 87
pCO_2 (mmHg)	22,0 ± 2,3	13,6 ± 2,6	22,2 ± 3,5	15,5 ± 1,4	32,5 ± 3,1
pH	7,53 ± 0,06	7,64 ± 0,04	7,55 ± 0,08	7,60 ± 0,06	7,38 ± 0,05
Basenexzeß (mmol/l)	−1,3 ± 3,7	−1,4 ± 2,0	−1,0 ± 3,3	−1,9 ± 2,0	−4,3 ± 3,1
Fetales Kopfschwartenblut					
pO_2 (mmHg)	24,8 ± 3,2	19,3 ± 4,4	28,5 ± 4,4	25,3 ± 5,1	26,4 ± 4,9
pCO_2 (mmHg)	38,9 ± 4,7	32,5 ± 4,9	39,3 ± 2,2	35,3 ± 4,4	43,4 ± 4,7
pH	7,40 ± 0,07	7,45 ± 0,06	7,41 ± 0,07	7,41 ± 0,03	7,34 ± 0,05
Basenexzeß (mmol/l)	−2,0 ± 4,2	−1,2 ± 3,0	−1,1 ± 4,1	−1,8 ± 1,2	−3,4 ± 3,2
Anzahl der Fälle	13	20	11	10	10

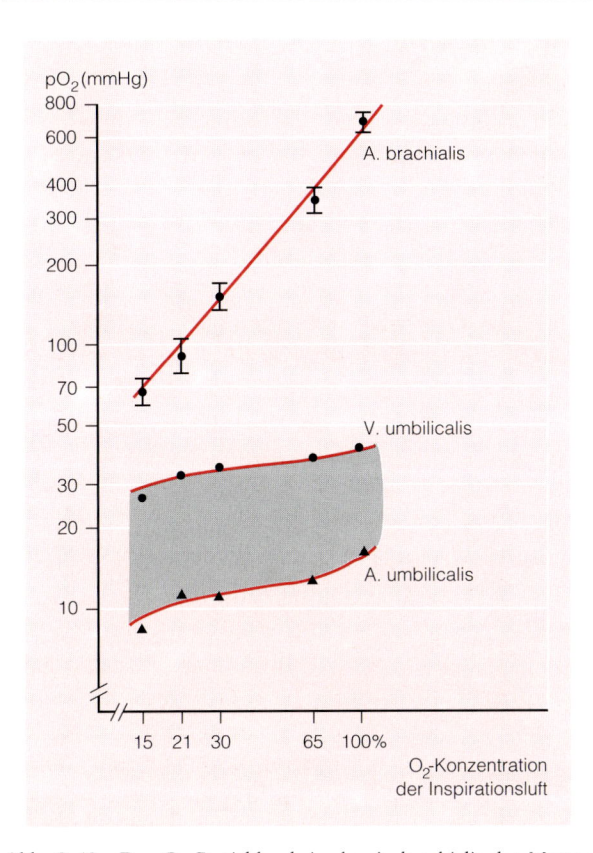

Abb. 8-40 Der O$_2$-Partialdruck in der A. brachialis der Mutter und in der V. und A. umbilicalis des Kindes bei Geburt in Abhängigkeit von der O$_2$-Ventilation der Mutter. Ordinate und Abszisse sind im logarithmischen Maßstab. Die Ventilation von Gasen mit hoher O$_2$-Konzentration führt wohl zu einem proportionalen Anstieg des pO$_2$ im maternalen Blut, die Auswirkung auf die Gaspartialdrücke beim Feten sind jedoch gering (nach Wulf et al. [201]).

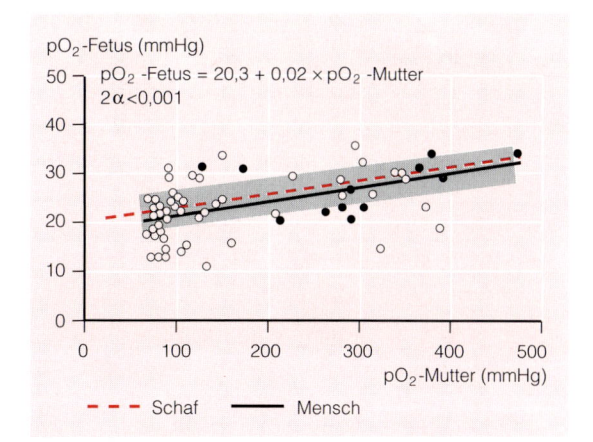

Abb. 8-41 Der O$_2$-Partialdruck im Kopfschwartenblut des Feten (pO$_2$-Fetus) in Beziehung zum O$_2$-Partialdruck des hyperämisierten Kapillarbluts der Mutter (pO$_2$-Mutter) während der Eröffnungsperiode. Der pO$_2$ des Feten steigt nur geringfügig an, wenn der pO$_2$ der Mutter durch Verabreichung von reinem Sauerstoff mit der Maske erhöht wird (nach Rivard et al. [161]).
Grauer Bereich: Streuung um die Regressionsgerade (schwarz; nach Künzel und Wulf [126]); gestrichelte Linie: Regressionsgerade für die gleiche Beziehung beim Schaf.

den Übertritt von Sauerstoff aus dem maternalen in den fetalen Kreislauf sind aber nicht nur die Partialdruckdifferenzen für Sauerstoff zwischen beiden Blutphasen wichtig, sondern auch die maternale und fetale Durchströmung der Plazenta. So führt die Reduktion der uterinen Perfusion während einer Dauerkontraktion des Uterus oder während eines V.-cava-Okklusionssyndroms trotz Anstieg der materno-fetalen pO$_2$-Differenz zum Abfall des O$_2$-Transfers, was am Abfall der fetalen Herzfrequenz zu erkennen ist. Von der O$_2$-Ventilation der Mutter kann in solchen Situationen deshalb nur eine geringe Wirkung auf die fetale Oxygenation erwartet werden, da der im Plasma gelöste Anteil an Sauerstoff gering ist, und bei reduzierter Perfusion, gleich ob diese auf maternaler oder fetaler Seite erfolgt, nicht vollständig übertreten kann. Die Inhalation von reinem Sauerstoff bei fetaler Hypoxie ist daher nicht befriedigend. In der Praxis ist diese Therapie in Notsituationen auch nicht überprüfbar, da nebenher eine Reihe anderer Maßnahmen, wie Seitenlagerung, tokolytische Therapie und operative Therapie gleichzeitig zur Beseitigung der fetalen Notsituation eingesetzt werden. Sinnvoll ist sicher die Anwendung der O$_2$-Inhalation in Fällen von kardiopulmonalen Erkrankungen, gleich welcher Ursache, die mit einem erniedrigten arteriellen pO$_2$ der Mutter einhergehen.

Die Hyperventilation mit reinem Sauerstoff kann für den Feten zusätzliche Gefahren in sich bergen. Bei extremer Hyperventilation der Mutter während der Anästhesie tritt eine Verschlechterung der fetalen O$_2$-Versorgung mit Abfall des pH-Werts auf [138, 147]. In einer kontrollierten Studie an Schwangeren während der Geburt konnte dieser Zusammenhang bestätigt werden [126, 198] (Tab. 8-12). Bei Hyperventilation mit Raumluft fiel der pO$_2$ im Skalpblut des Feten von 24,8 auf 19,3 mmHg ab, wenn der maternale pCO$_2$ von 22,0 auf 13,6 mmHg zurückging. Gleiche Veränderungen des fetalen pO$_2$ erfolgten unter Hyperventilation auch bei O$_2$-Gabe an die Mutter, nur auf einem höheren Niveau. Der Abfall des pO$_2$ wird durch eine Abnahme des Blutdrucks und Verminderung der uterinen Perfusion hervorgerufen [19].

7.4 Glucoseinfusion

Die Infusion von Glucose bei der Mutter vermag während der Geburt die Glucosekonzentration beim Feten zu erhöhen. Zwischen der Glucosekonzentration der Mutter und der des Feten besteht dann eine

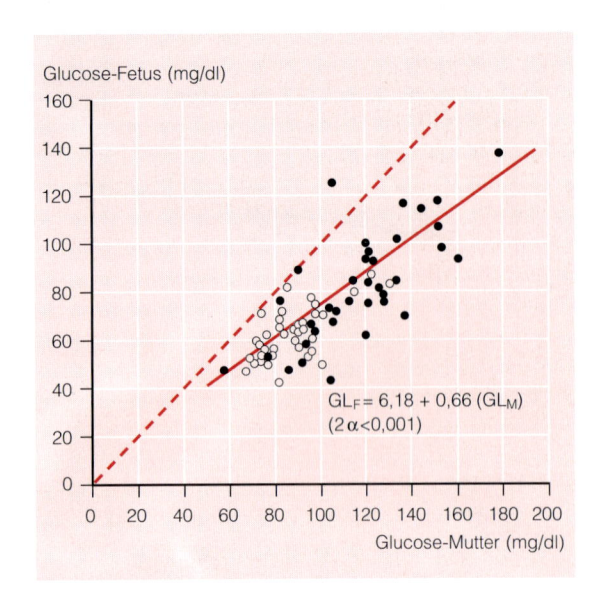

8 Überwachung, Diagnostik und Therapie des Feten während der Geburt

Abb. 8-42 Die Beziehung zwischen der Glucosekonzentration des Feten und der Mutter zu Beginn der Eröffnungsperiode (○) und am Ende der Austreibungsperiode (●). Die Glucosekonzentration steigt sowohl im fetalen Blut als auch im maternalen Blut während der Geburt an, wobei der Anstieg bei der Mutter stärker ausgeprägt ist (nach Feige et al. [29]).

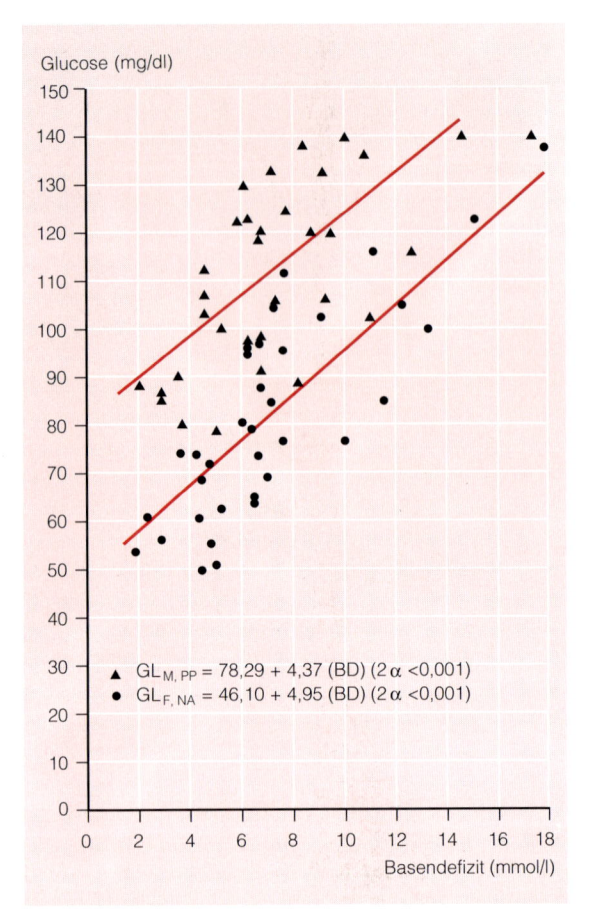

Abb. 8-43 Die Beziehung zwischen der Glucosekonzentration und dem Basendefizit im maternalen (▲) und fetalen (●) Blut während der Geburt. Besteht kein Basendefizit, dann beträgt die maternale Glucosekonzentration etwa 80 mg/dl und die fetale Glucosekonzentration etwa 50 mg/dl. Mit Ausbildung einer Azidose steigt sowohl im Feten als auch bei der Mutter die Glucosekonzentration an (nach Feige et al. [29]).

enge Korrelation [30] (Abb. 8-42). Es sprechen jedoch drei Gründe gegen die Glucoseinfusion während der Geburt, wenn damit beabsichtigt wird, die fetale Glucoseversorgung zu verbessern:

- Während der Geburt steigt die Glucosekonzentration sowohl im maternalen als auch im fetalen Blut an [29, 63]. Dieser Anstieg ist eng zum Anstieg des fetalen Basendefizits korreliert, wobei hohe Glucosekonzentrationen mit einem hohen Basendefizit einhergehen und umgekehrt (Abb. 8-43). Unter der Entwicklung einer extremen Azidose ist die Freisetzung von fetalem Insulin gehemmt [28]. Somit wird die Einschleusung von Glucose in die Zelle und folglich die weitere Verwertung verhindert.
- Die Metabolisierung von Glucose ist ein energiekonsumierender Prozeß. Die metabolischen Prozesse im fetalen Organismus sind an die Anwesenheit von Sauerstoff gebunden. Da bei fetaler Hypoxie das wesentliche Substrat der aeroben Reaktionen, der Sauerstoff, nur begrenzt vorhanden ist, ist die Metabolisierung von Glucose auch nur begrenzt möglich.
- Als Folge der Glucoseinfusion kann eine Azidose entstehen. Experimentelle Untersuchungen beim Schaffeten zeigen, daß bei kontinuierlicher Infusion von Glucose der pO_2 abfällt [21] und sich eine Azidose ausbildet [38, 182]. Dieser Mechanismus

konnte beim Menschen während der Eröffnungsperiode nicht beobachtet werden [29], obgleich kürzlich wieder darauf hingewiesen wurde [157]. Diese Veränderungen sind jedoch gering.

Die Infusion von Glucose ist daher nicht geeignet, die fetale Situation während der Geburt wirksam zu verbessern.

7.5 Bicarbonatinfusion

Auch während einer normalen Geburt nimmt durch die Bildung von Milchsäure im maternalen und fetalen Organismus der Pufferbasenbestand ab [199]. Die Ursache für den maternalen Basenverlust besteht einerseits im verlängerten Verlauf einer Geburt, wobei der vermehrte Lactatanfall wohl einerseits durch die stän-

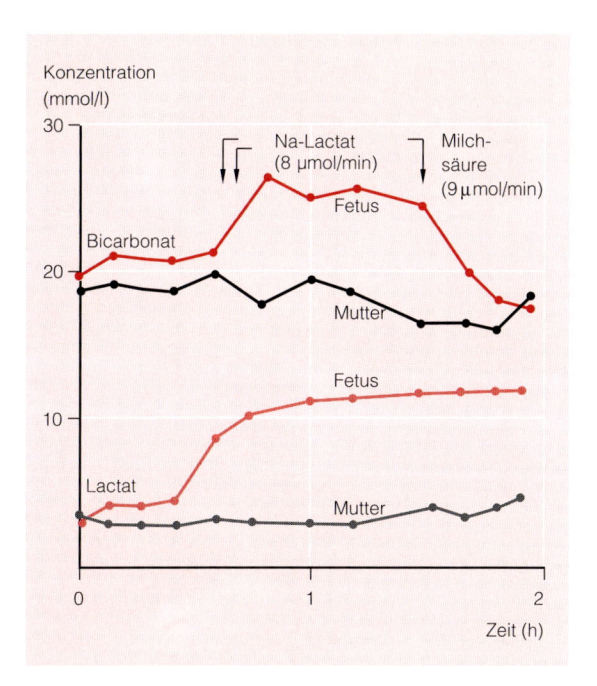

Abb. 8-44 Infusion von Natriumlactat (8 µmol/min) in den fetalen Kreislauf. Nach etwa 30 Minuten erreichte die fetale Lactatkonzentration ein Plateau, so daß die infundierte Menge der diaplazentar übertretenden Menge proportional ist. Während der Infusion entstand ein Gradient in der Bicarbonatkonzentration zwischen dem maternalen und fetalen Blut, der verschwand, wenn Milchsäure infundiert wurde (nach Moll et al. [146]).

digen Kontraktionen des Uterus erfolgt. Aber auch die aktive Phase der Austreibungsperiode ist von einem vermehrten Anfall von Milchsäure begleitet, einer sportlichen Kurzzeitbelastung vergleichbar. Die anfallende Milchsäure kann in dieser Zeit nicht wieder vollständig metabolisiert werden.

Zu gleicher Zeit treten beim Feten in der Austreibungsperiode aufgrund der stärkeren Kontraktionen der Uterusmuskulatur kurzfristige Hypoxien als Folge einer stärkeren Reduktion der Uterusdurchblutung auf. Diese kurzdauernden Hypoxieperioden führen auch beim Feten zum Anstieg der Lactatkonzentration und zum Abfall des Pufferbasenbestands [16]. In beiden Kompartimenten (Mutter und Fetus) nimmt somit der Pufferbasenbestand ab. Unkompensiert kann dies zu einer Verschlechterung der fetalen Situation führen. Durch Lactatabbau und fetomaternalen Lactattransfer ist jedoch eine Verbesserung des fetalen Milieus zu erreichen. Der Übertritt von Lactat über die Plazenta von der maternalen zur fetalen Seite und umgekehrt ist aber nur dann möglich, wenn ein Konzentrationsgefälle in einer der beiden Richtungen besteht. Eine Diffusion von Milchsäure vom Feten über die Plazenta zur Mutter wäre dann möglich, wenn die Lactatkonzentration und somit die Wasserstoffionen-Konzentration im Feten gegenüber dem maternalen Kompartiment höher wäre.

Unter der Vorstellung, daß alle enzymatischen Prozesse im Organismus an ein optimales pH-Milieu gebunden sind, wäre die Erhöhung der HCO_3^--Ionenkonzentration durch Gabe von Bicarbonat an die Mutter eine sinnvolle Maßnahme, um den Fetus vor einer Zunahme der Azidose zu schützen. Es ist jedoch zu bedenken, daß diese Therapie bei akuter fetaler Hypoxie

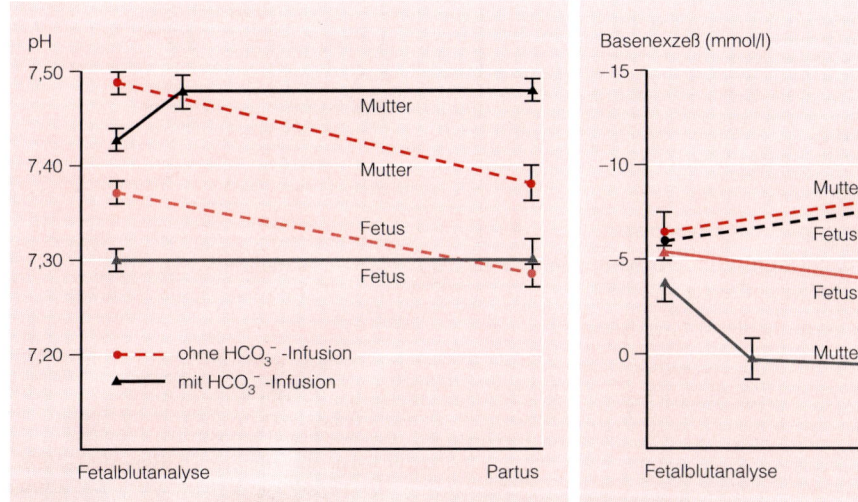

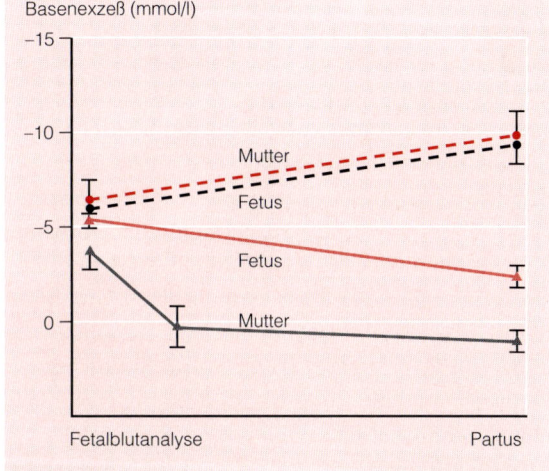

Abb. 8-45 Der pH-Wert und der Basenexzeßwert im maternalen und fetalen Blut während der Geburt vor und nach Infusion von Natriumbicarbonat (n = 10, ▲). Dieses Kollektiv wurde mit einer nicht behandelten Gruppe verglichen (n = 10, ●). Es wurden initial in Abhängigkeit vom Säure-Basen-Status der Mutter 10 mmol/min für fünf Minuten einer 8,4%igen $NaHCO_3$-Lösung intravenös verabreicht und die Infusion mit 1 bis 5 mmol/min 8,4%igem $NaHCO_3$ bis zur Geburt fortgeführt. Der im Kontrollkollektiv erfolgte Abfall des maternalen und fetalen pH-Werts blieb unter der Bicarbonatinfusion aus (nach Kastendieck und Künzel [93]).

nur eine begleitende Therapie sein kann, da damit die Ursache der fetalen Hypoxie nicht behoben wird. Dennoch kann die Infusion von Bicarbonat eine wirksame Therapie in jenen Fällen sein, in denen die fetale Azidose zusätzliche durch Übertritt von Lactat von der Mutter auf den Feten, z. B. bei protrahierten Geburtsverläufen, verstärkt wird.

Mechanismus des Lactat- und Bicarbonattransfers: Der Mechanismus des Bicarbonattransfers ist ein komplexer Vorgang, der nicht nur durch Diffusion erklärt werden kann, sondern auch eng an das Vorhandensein von Milchsäure gekoppelt ist. Gezielte Untersuchungen zu diesen Transportvorgängen an der hämochorialen Plazenta sind in den letzten Jahren durchgeführt worden [146]. In einem geschlossenen Perfusionssystem, in dem die maternale Seite der Plazenta mit maternalem Blut perfundiert und auf der fetalen Seite mit einem Perfusat durchströmt wurde, war die Konzentration von Lactat und Bicarbonat in beiden Systemen etwa gleich (Abb. 8-44). Bei Infusionen von 8 µmol/min Lactat in den fetalen Kreislauf stieg die Lactatkonzentration erwartungsgemäß an und erreichte nach ca. 30 Minuten ein Plateau. Dies zeigt, daß zu diesem Zeitpunkt die in den fetalen Kreislauf infundierte Menge von Lactat der über die Plazenta in den maternalen Kreislauf diffundierenden Menge proportional ist. Es erfolgte aber auch ein dem Konzentrationsgefälle entgegengesetzter Anstieg von Bicarbonat. Dieser Vorgang setzt die Gegenwart eines spezifischen Transportsystems für Lactat voraus. Die Plazenta besitzt demnach zwei Mechanismen, die den Übertritt von Bicarbonat ermöglichen. Ein Mechanismus beruht auf der freien Diffusion des Bicarbonat-Ions, möglicherweise durch hydrophile Poren. Der andere Mechanismus ist an ein spezifisches Transportsystem gekoppelt, wobei CO_2 und Wasser gegen Milchsäure ausgetauscht werden.

Klinische Bedeutung: Beim Nachweis einer fetalen Azidose ist zwischen der maternal entstandenen, sog. Infusionsazidose [199] und der durch Hypoxie des Feten hervorgerufenen Azidose zu unterscheiden. Fehlentscheidungen im Hinblick auf eine operative Entbindung durch Sectio sind vermeidbar, wenn an diese beiden Möglichkeiten der Azidoseentstehung gedacht und der maternale Säure-Basen-Status kontrolliert wird [92, 93]. Durch Ausgleich der maternalen Azidose mittels Bicarbonatinfusion läßt sich in einigen Fällen die fetale Azidose wirksam verbessern (Abb. 8-45) und eine Entbindung auf normalem Wege erreichen.

8 Austausch von Wärme zwischen Mutter und Fetus

Dem Temperaturanstieg der Mutter während der Geburt und seinem Einfluß auf den Feten ist bisher wenig Beachtung geschenkt worden. Gefürchtet ist die Ausbildung eines Amnioninfektionssyndroms mit den daraus resultierenden Komplikationen für die Mutter und den Feten im weiteren Verlauf der Geburt. Welche Auswirkungen vom Temperaturanstieg auf die maternale und fetale Hämodynamik zu erwarten waren, wurde wenig beachtet. Es ist seit langem durch Messung der Rektaltemperatur bei Steißlagen bekannt, daß die Temperatur des Feten bei verschiedenen Spezies um ca. 0,5 °C höher liegt als die der Mutter [2, 3, 148]. Zwischen Fetus und Mutter besteht ein Temperaturgradient, aufgrund dessen der Fetus seine Wärme zu 84,5 % über die Plazenta zur Mutter abgeben kann [45]. Zwischen beiden Nabelschnurgefäßen besteht im akuten Experiment bei einer umbilikalen Durchblutung von 125 bis 150 ml/kg × min eine Temperaturdifferenz von 0,15 °C [18] (Abb. 8-46). Sie ist höher bei niedriger Durchblutung der Nabelschnur: 0,3 °C bei einer umbilikalen Durchblutung von 50 ml/kg × min. Ob bei dieser geringen Durchblutung der fetale Metabolismus noch ausreichend gesichert ist, ist fraglich, da beim Abfall der umbilikalen Durchblutung unter 80 bis 100 ml/kg × min auch die O_2-Aufnahme des Feten abfällt [121]. Interessant ist auch der Einfluß

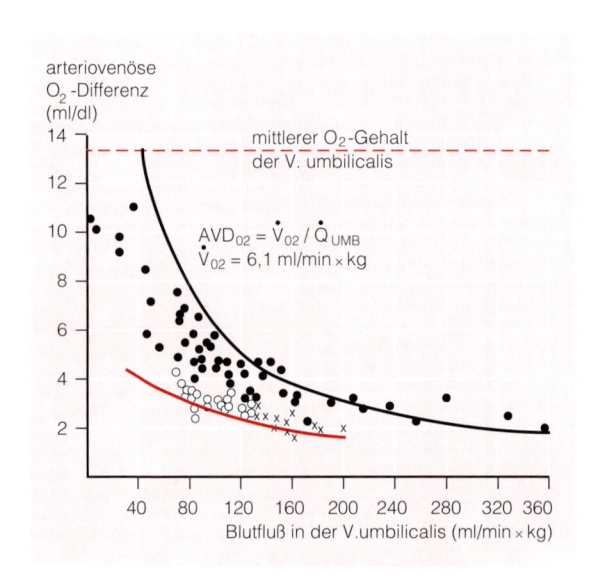

Abb. 8-46 Die Beziehung zwischen der arterio-venösen Differenz für Sauerstoff (O_2) und dem Blutfluß in der Nabelvene. Die durchgezogene schwarze Linie stellt die theoretische Beziehung zwischen der Differenz der arterio-venösen O_2-Konzentration und dem Blutfluß in der Umbilikalvene für einen gleichmäßigen O_2-Verbrauch des Feten von 6,1 ml/kg × min dar (± 1,1, n = 15). Die gestrichelte Linie bezeichnet den mittleren O_2-Gehalt in der V. umbilicalis (13,4 mg/dl, ± 1,5, n = 52). Die gemessenen Werte weichen von den theoretisch zu erwartenden Werten ab, wenn ein kritischer umbilikaler Blutfluß von ca. 80 bis 120 ml/kg × min erreicht wird (nach Künzel und Kastendieck [121]; nach Cefalo und Hellegers [18] vor [○] und nach [×] Temperaturerhöhung des Tieres.

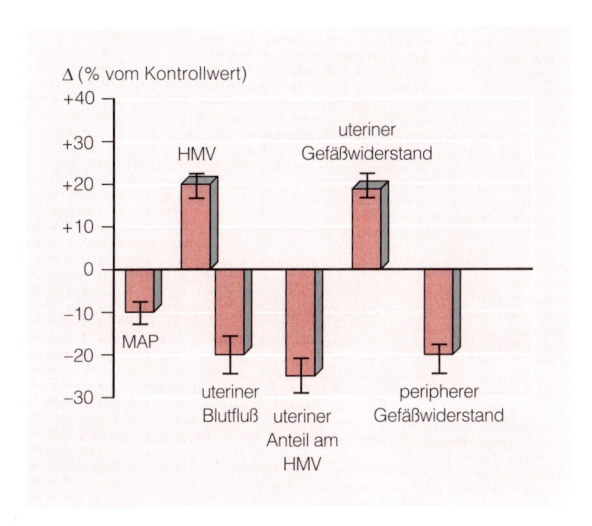

Abb. 8-47 Die Veränderung maternaler hämodynamischer Parameter bei einem maternalen Temperaturanstieg um 1,5 bis 2,5 °C. Der mittlere arterielle Blutdruck (MAP) fällt ab, obwohl das Herzminutenvolumen (HMV) ansteigt. Der systemische Gefäßwiderstand fällt ab, offenbar durch eine Umverteilung der Durchblutung, denn die uterine Durchblutung und der Anteil der Uterusdurchblutung am Herzminutenvolumen sinken, bedingt durch den Anstieg des arteriellen Gefäßwiderstands in der uterinen Strombahn (nach Cefalo und Hellegers [18]).

der Hyperthermie der Mutter auf die maternale Hämodynamik, insbesondere auf die uterine Durchblutung (Abb. 8-47). Nimmt die Temperatur der Mutter um 1 °C zu, erfolgen keine Auswirkungen auf die Durchblutung von Plazenta und Uterus. Eine weitere Steigerung der Körpertemperatur geht jedoch mit einem linearen Abfall der uterinen Durchblutung und einem Anstieg der Herzfrequenz einher. Dem während der Geburt bei Temperaturanstieg der Mutter häufig zu beobachtenden Anstieg der Herzfrequenz des Feten liegen wohl somit zwei Mechanismen zugrunde:

– durch Anstieg der Herzfrequenz die umbilikale Durchblutung zu erhöhen und somit die Wärmeabgabe über die Plazenta zu steigern

– das verminderte O_2-Angebot an den Fetus aufgrund der Reduktion der uterinen Perfusion und der nach rechts verschobenen O_2-Bindungskurve [44] durch eine vermehrte Gewebeperfusion zu verbessern [97].

Literatur

1. Aarnoudse, J. G.: Fetal scalp circulation as recorded by laser Doppler flowmetry. In: Geijn, H. P. van, F. J. A. Copray (eds.): A Critical Appraisal of Fetal Surveillance, pp. 587–582. Elsevier Science – Excerpta Medica, Amsterdam–London–New York 1994.
2. Abrams, R., D. Caton, L. B. Curet, G. Crenshaw, L. Mann, D. H. Barron: Fetal brain-maternal aorta temperature differences in sheep. Amer. J. Physiol. 217 (1969) 1619–1622.
3. Adamson, K., jr.: The role of thermal factors in fetal and neonatal life. Pediatr. Clin. North Amer. 13 (1966) 599–619.
4. Anyaegbunam, A. M., A. Ditchik, R. Stoessel, M. S. Mikhail: Vibroacoustic stimulation of the fetus entering the second stage of labor. Obstet. and Gynec. 83 (1994) 963–966.
5. Arulkumaran, S., H. Lilja, K. Lindecrantz, S. S. Ratnam, A. S. Thavarasah, K. G. Rosen: Fetal ECG waveform analysis should improve fetal surveillance in labour. J. perinat. Med. 18 (1990) 13–22.
6. Beard, R. W.: Fetal blood sampling. Brit. J. hosp. Med. 3 (1970) 523.
7. Berg, D., K. Hammacher, K. Gärtner et al.: Untersuchungen zur Genese der Herzfrequenzalterationen am ausgetragenen Schaf-Feten. Arch. Gynäk. 211 (1971) 270.
8. Berg, P. P. van den, G. A. Dildy, A. Luttkus et al.: The validity of monitoring fetal arterial oxygen saturation with pulse oximetry during labor (abstract). J. Soc. gynec. Invest. 2 (1995) 213.
9. Bergmans, M. G. M., H. P. van Geijn, T. Weber, C. Nickelsen, S. Schmidt, P. P. van den Berg: Fetal transcutaneous pCO_2 measurements during labor. Europ. J. Obstet. Gynec. 51 (1993) 1–7.
10. Boos, R., D. Heinrich, D. Muliawan, H. Rüttgers, U. Mittmann, F. Kubli: In vivo performance of the pH tissue electrode during acute acid-base changes in the dog. Arch. Gynec. 226 (1978) 45.
11. Boos, R., H. Rüttgers, D. Muliawan, D. Heinrich, F. Kubli: Continuous measurement of tissue pH in the human fetus. Obstet. Gynec. Surv. 35 (1980) 14.
12. Bowe, E. T., R. T. Beard, M. Finster et al.: Reliability of fetal blood sampling. Amer. J. Obstet. Gynec. 107 (1970) 279.
13. Braems, G., W. Künzel, U. Lang: Transcutaneous pCO_2 during labor: a comparison with fetal blood gas analysis and transcutaneous pO_2. Europ. J. Obstet. Gynec. 52 (1993) 81–88.
14. Bretscher, J., E. Saling: Der Einfluß einer Sauerstoffatmung der Mutter auf den Feten. Anaesthesist 15 (1966) 136–137.
15. Buschmann, J.: Oxycardiotokographie (OCTG): Die Anwendung der Transmissionspulsoximetrie in der Geburtshilfe, eine Einführung. Arch. Gynec. 254 (1993) 1516–1518.
16. Caffier, H., K.-H. Wulf: Zur Frage einer Anaerobiose und einer Azidose des Feten unter der Geburt. Z. Geburtsh. Gynäk. 166 (1967) 124.
17. Caldeyro-Barcia, R., C. Casacuberta, R. Bustos, G. Guissi, L. Escarcena, C. Mendez-Bauer: Correlation of intrapartum changes in fetal heart rate with fetal blood oxygen and acid-base state. In: Adamsons, K. (ed.): Diagnosis and Treatment of Fetal Disorders, p. 205. Springer, Berlin–Heidelberg–New York 1967.
18. Cefalo, R. G., A. E. Hellegers: The effects of maternal hyperthermia on uterine and placental blood flow. In: Moawad, A. H., M. D. Lindheimer (eds.): Uterine and Placental Blood Flow, p. 185. Masson, New York–Paris 1982.
19. Chelius, H. H., W. Künzel: Der Einfluß der maternen Ventilation auf die Blutgase und den Säure-Basen-Status des Feten unter Streßbedingungen. Tierexperimentelle Untersuchungen. Z. Geburtsh. Perinat. 176 (1972) 444–452.
20. Clark, S. L., M. L. Gimovsky, F. C. Miller: Fetal heart rate response to scalp blood sampling. Amer. J. Obstet. Gynec. 144 (1982) 706.

21. Cohn, H. E., W. R. Cohen, G. J. Piasecki, B. T. Jackson: The effect of hyperglycemia on acid-base and sympathoadrenal responses in the hypoxemic fetal monkey. J. devel. Physiol. 17 (1992) 299–304.
22. Dawes, G. S.: Computerized Measurement of Fetal Heart Rate Variation Antenatally and in Labour. Vol. 17, Recent Advances in Obstetrics and Gynecology (series ed.: J. Bonnar). Churchill Livingstone, Edinburgh–London–Melbourne 1992.
23. Dawes, G. S., M. Lobb, M. Moulden, C. W. G. Redman, T. Wheeler: Antenatal cardiotocogram quality and interpretation using computers. Brit. J. Obstet. Gynaec. 99 (1992) 791–797.
24. Dawes, G. S., M. Moulden, C. W. G. Redman: Short-term fetal heart rate variation, decelerations, and umbilical flow velocity waveforms before labor. Obstet. and Gynec. 80 (1992) 673–678.
25. Dawes, G. S., M. Moulden, O. Sheil, C. W. G. Redman: Approximate entropy, a statistic of regularity, applied to fetal heart rate data before and during labor. Obstet. and Gynec. 80 (1992) 763–768.
26. Dudenhausen, J. W.: Fetalblutanalyse zur subpartualen Überwachung des Feten. In: Dudenhausen; J. W. (Hrsg.): Praxis der Perinatalmedizin, S. 297–307. Thieme, Stuttgart–New York 1984.
27. Fauter, W.: Geburtsschäden aus der Sicht eines Haftpflichtversicherers: kaufmännische und versicherungstechnische Aspekte des Haftpflichtrisikos Gynäkologie. Frauenarzt 33 (1992) 153.
28. Feige, A., W. Künzel, M. Cornely, H. J. Mitzkat: Die Beziehung von Glucosestoffwechsel und Säure-Basen-Status des Feten während der Geburt. In: Dudenhausen, J. W., E. Saling, E. Schmidt (Hrsg.): Perinatale Medizin Bd. 6. Thieme, Stuttgart–New York 1974.
29. Feige, A., W. Künzel, M. Cornely, H. J. Mitzkat: Die Beziehung zwischen Glukosekonzentration und Säure-Basen-Status im maternen und fetalen Blut während der Geburt. Z. Geburtsh. Perinat. 180 (1976) 106.
30. Feige, A., W. Künzel, H. J. Mitzkat: Fetal and maternal blood glucose, insulin and acid-base observations following maternal glucose infusion. J. perinat. Med. 5 (1977) 84.
31. FIGO – International Federation of Gynaecology and Obstetrics: Guidelines for the use of fetal monitoring. Int. J. Gynaec. Obstet. 25 (1987) 159–167.
32. FIGO – International Federation of Gynaecology and Obstetrics: Richtlinien für die Anwendung der Kardiotokographie. Zbl. Gynäk. 110 (1988) 193–202.
33. Fischer, D. J., M. A. Heymann, A. M. Rudolph: Fetal myocardial oxygen and carbohydrate consumption during acutely induced hypoxemia. Amer. J. Physiol. 242 (1982) H657–H661.
34. Fischer, W. M. (Hrsg.): Kardiotokographie. Diagnostische Methoden in der Perinatologie, 3. Aufl. Thieme, Stuttgart–New York 1981.
35. Fischl, F., E. Reinold: Klinischer Einsatz der kontinuierlichen pH-Messung sub partu am Feten. Geburtsh. u. Frauenheilk. 40 (1980) 282.
36. Flynn, A. M., J. Kelly: The continuous measurement of tissue pH in the human fetus during labour using a new application technique. Brit. J. Obstet. Gynaec. 87 (1980) 666.
37. Fouron, J. C., Y. Korcaz, B. Leduc: Cardiovascular changes associated with fetal breathing. Amer. J. Obstet. Gynec. 123 (1975) 868.
38. Gardmark, S., G. Gennser, L. Jacobson, G. Rooth, J. Thorell: Influence on fetal carbohydrate and fat metabolism and on acid-base balance of glucose administration to the mother during labour. Biol. Neonate 26 (1975) 129.
39. Gardosi, J. O., M. Carter, T. Becket: Continuous intrapartum monitoring of fetal oxygen saturation. Lancet II (1989) 692–693.
40. Gardosi, J. O., D. Daminanou, C. M. H. Schram: Inappropriate sensor application in pulse oximetry. Lancet 340 (1992) 920.
41. Gardosi, J. O., C. M. H. Schram: Fetal pulse oximetry. In: Geijn, H. P. van, F. J. A. Copray (eds.): A Critical Appraisal of Fetal Surveillance, pp. 567–576. Elsevier Science – Excerpta Medica, Amsterdam–London–New York 1994.
42. Gardosi, J. O., C. M. H. Schram, E. M. Symonds: Adaptation of pulse oximetry for fetal monitoring during labour. Lancet 337 (1991) 1265–1267.
43. Gibbs, R. S., H. M. Listwa, J. A. Read: The effect of internal fetal monitoring on maternal infection following cesarian section. Obstet. Gynec. 48 (1976) 653.
44. Gilbert, R. D., L. Lis, L. D. Longo: Temperature effects on oxygen affinity of human fetal blood. J. Development Physiol. 7 (1985) 299–304.
45. Gilbert, R. D., H. Schröder, T. Kawamura, P. S. Dale, G. G. Power: Heat transfer pathways between fetal lamb and ewe. J. Appl. Physiol. 59 (1985) 634–638.
46. Greene, K. R., K. G. Rosen: Lond term ST waveform changes in the ovine fetal electrocardiogram: the relationship to spontaneous labour and intrauterine death. Clin. Phys. Physiol. Meas. Suppl. B (1989) 33–40.
47. Greiss, F. C. jr.: Uterine vascular response to hemorrhage during pregnancy. Obstet. Gynec. 27 (1966) 549.
48. Gruenwald, P.: Stillbirth and early neonatal death. In: Butler, N. R., E. D. Alberman (eds.): Perinatal Problems – British Perinatal Mortality Survey. Livingstone, Edinburgh–London–Melbourne–New York 1969.
49. Hahn, A.: Quantitative Analyse der fetalen Herzfrequenz während der Geburt. Inauguraldissertation, Universität Gießen 1992.
50. Hammacher, K.: Neue Methoden zur selektiven Registrierung der fetalen Herzschlagfrequenz. Geburtsh. u. Frauenheilk. 22 (1962) 1542.
51. Hammacher, K.: Die kontinuierliche elektronische Überwachung der fetalen Herztätigkeit vor und während der Geburt. In: Käser, O., V. Friedberg, K. G. Ober, K. Thomsen, J. Zander (Hrsg.): Gynäkologie und Geburtshilfe, 1. Aufl., Bd. II, S. 793. Thieme, Stuttgart 1967.
52. Hansen, P. P., G. Thomsen, N. J. Secher, T. Weber: Transcutaneous carbon dioxide measurement in the fetus during labour. Amer. J. Obstet. Gynec. 150 (1984) 43–48.
53. Harris, J. L., T. R. Krueger, J. T. Parer: Mechanisms of the late decelerations of the fetal heart rate during hypoxia. Amer. J. Obstet. Gynec. 142 (1982) 410–415.
54. Haverkamp, A., W. A. Bowes: Uterine perforation. A complication of continuous fetal monitoring. Amer. J. Obstet. Gynec. 110 (1971) 667.
55. Haverkamp, A. D., M. Orleans, S. Langendoerfer, J. McFee, J. Murphy, H. E. Thompson: A controlled trial of the differential effects of intrapartum fetal monitoring. Amer. J. Obstet. Gynec. 142 (1979) 399–408.
56. Heinrich, J.: Elective fetal monitoring and obstetrical operative frequency. Europ. J. Obstet. Gynaec. 14 (1982) 143.
57. Heinrich, J., G. Seidenschnur, H. Hopp, E. Koepcke, M. Rißmann: Kardiotokographie, geburtsmedizinische Entscheidung und perinatologische Ergebnisse. Zbl. Gynäk. 97 (1975) 257–270.
58. Hessische Perinatalerhebung 1987. Kassenärztliche Vereinigung Hessen. Unveröffentlichte Daten.
59. Hessische Perinatalerhebung 1992/93. Kassenärztliche Vereinigung Hessen. Unveröffentlichte Daten.
60. Hiett, A. K., L. D. Devoe, A. Youssef, P. Gardner, M. Black: A comparison of visual and automated methods of analyzing fetal heart rate tests. Amer. J. Obstet. Gynec. (1993) 1517–1521.
61. Hochberg, H. M., N. H. Lauersen, M. E. D. George, A. van Poznak: A study of the pH monitor in cats. Arch. Gynec. 226 (1978) 39.

62. Hohmann, M., W. Künzel: die Normalisierung der fetalen Herzfrequenz und des fetalen Blutdrucks nach Reduktion der uterinen Durchblutung. Z. Geburtsh. Perinat. 190 (1986) 1–8.
63. Holst, N., G. Jenssen, G. Burhol, R. Jorde, J. M. Maltau: Plasma vasoactive intestinal polypeptide, insulin, gastric inhibitory polypeptide, and blood glucose in later pregnancy and during and after delivery. Amer. J. Obstet. Gynec. 155 (1986) 126–131.
64. Hon, E. H.: An Atlas of Fetal Heart Rate Pattern. Harty Press, New Haven 1968.
65. Huch, A.: Fetal $tcPO_2$ and $tcPCO_2$ monitoring. In: Geijn, H. P. van, F. J. A. Copray (eds.): A Critical Appraisal of Fetal Surveillance, pp. 555–561. Elsevier Science – Excerpta Medica, Amsterdam–London–New York 1994.
66. Huch, A., R. Huch, J. F. Lucey (eds.): Continuous Transcutaneous Blood Gas Monitoring. Birth Defects 15 (1979).
67. Huch, A., R. Huch, G. Rooth: Guidelines for blood sampling and measurement of pH and blood gas values in obstetrics. Europ. J. Obstet. Gynec. 54 (1994) 165–175.
68. Huch, R., F. Fallenstein, D. Seiler, D. W. Lübbers, A. Huch: $tc-pCO_2$-state of development. Birth Defects 15/4 (1979) 413.
69. Huch, R., A. Huch: Maternal and fetal acid-base balance blood gas measurement. In: Beard, R. W., P. W. Nathanielsz (eds.): Fetal Physiology and Medicine. The Basis of Perinatology, 2nd ed., p. 713. Dekker, New York–Basel–London 1984.
70. Huch, R., A. Huch, D. W. Lübbers: Transcutaneous pO_2. Thieme, Stuttgart 1981.
71. Huch, R., A. Lysikiewicz, K. Vetter, A. Huch: Fetal transcutaneous carbon dioxide tension: promising experiences. J. perinat. Med. 10 (1982) 104.
72. Ikenoue, T., C. B. Martin jr., Y. Murata, B. B. Ettinger, P. S. Lu: Effect of acute hypoxemia and respiratory acidosis on the fetal heart rate in monkeys. Amer. J. Obstet. Gynec. 141 (1981) 797.
73. Itskovitz, J., B. W. Goetzmann, A. M. Rudolph: The mechanism of late deceleration of the heart rate and its relationship to oxygenation in normoxemic and chronically hypoxemic fetal lambs. Amer. J. Obstet. Gynec. 142 (1982) 66.
74. Jaisle, F.: Die Geburtsüberwachung in der Diskussion. Frauenarzt 36 (1995) 901.
75. James, D., O. Morishima, D. Daniel, T. Bowe, H. Cohen, W. Niemann: Mechanism of late deceleration of the fetal heart rate. Amer. J. Obstet. Gynec. 113 (1972) 578.
76. James, L. S., M. N. Yeh, H. O. Morishima et al.: Umbilical vein occlusion and transient acceleration of the fetal heart rate. Amer. J. Obstet. Gynec. 126 (1976) 276.
77. Jensen, A.: Das Schocksyndrom des Feten. Med. Welt 38 (1987) 1072.
78. Jensen, A., W. Künzel: The difference between fetal and transcutaneous pO_2 during labour. Gynec. Obstet. Invest. 11 (1980) 249.
79. Jensen, A., W. Künzel, M. Hohmann: Fetal organ blood flow (FOBF) and its redistribution after repetitive hypoxic stress. Pflügers Arch./Europ. J. Physiol., Suppl. 394 (1982) R 20.
80. Jensen, A., W. Künzel, M. Hohmann: Fetal heart rate and fetal deterioration – clinical and experimental observations. In: Künzel, W. (ed.): Fetal Heart Rate Monitoring. Clinical Practice and Pathophysiology. Springer, Heidelberg 1985.
81. Jensen, A., W. Künzel: Catecholamine release and transcutaneous pO_2 in the sheep fetus following hypoxic stress. In: 28th Annual Meeting of the Society for Gynecologic Investigation, March 1981 in St. Louis. Scientific Abstracts, No. 42.
82. Jensen, A., W. Künzel, E. Kastendieck: Transcutaneous pO_2 and norepinephrine release in the fetal sheep after repetitive reduction of uterine blood flow. In: Huch, R., A. Huch (eds.): Continuous transcutaneous blood gas monitoring. Reproductive Medicine Series, Vol. 8, No. 8. pp. 591–602. Dekker, New York 1983.
83. Jensen, A., R. Schumacher: Intrakranielle Blutungen: Ursache, Diagnostik und Bedeutung. Gynäkologe 20 (1987) 52.
84. Jensen, O. H. R., G. Narverud: Fetal heart rate decelerations and umbilical cord blood gas values. Europ. J. Obstet. Gynec. 53 (1994) 103–106.
85. Johnson, N., J. Gupta, V. A. Johnson, H. McNamara, I. A. Montague, E. D. van Oudgaarden: Fetal monitoring in labour with pulse oximetry. In: Spencer, J. A. D., R. H. T. Ward (eds.): Intrapartum Fetal Surveillance, pp. 317–327. RCOG Press, London 1993.
86. Jung, H., P. Abramowski, F. K. Klöck, W. Schwenzel: Zur Wirkung von α- und β-adrenergen Substanzen am menschlichen Uterus und Nebenwirkungen auf Mutter und Kind. Geburtsh. und Frauenheilk. 31 (1971) 11.
87. Junge, H. D.: Die Wirkung von Atropin auf die Herzfrequenz des Feten sub partu. In: Saling, E. (Hrsg.): Fortschritte der perinatalen Medizin. Thieme, Stuttgart 1971.
88. Junge, H. D.: Behavioural states and state-related heart rate and motor activity patterns in the newborn infant and the fetus ante partum. Europ. J. Obstet. Gynaec. 10 (1980) 239–246.
89. Junge, H. D.: Present and future technical advances in fetal heart rate monitoring. In: Künzel, W. (ed.): Fetal Heart Rate Monitoring, p. 53. Springer, Berlin–Heidelberg–New York 1985.
90. Junge, H. D., W. Künzel, F. K. Klöck: Acute reduction of uterine blood flow and fetal heart rate changes in pregnant sheep near term. J. perinat. Med. 5 (1977) 39–55.
91. Kast, A., M. Hermer: Beta-adrenoceptor tocolysis and effects on the heart of fetus and neonate: a review. J. perinat. Med. 21 (1993) 97–106.
92. Kastendieck, E., A. Jensen, W. Künzel: Intrauterine reanimation of fetal distress using Partusisten during the second stage of labor. In: Jung, H., G. Lamberti (eds.): Beta-Mimetic Drugs in Obstetrics and Perinatology, p. 186. Thieme, Stuttgart–New York 1982.
93. Kastendieck, E., W. Künzel: Der Einfluß des diaplazentaren Bicarbonattransfers auf die metabolische Azidose des Feten. Experimentelle Ergebnisse und klinische Bedeutung für Diagnose und Therapie der fetalen Azidose. Z. Geburtsh. Perinat. 183 (1979) 35–44.
94. Kastendieck, E., W. Künzel, J. Kirchhoff: Der Einfluß von Th 1165a auf die metabolische Azidose des Feten während der Austreibungsperiode: ein Beitrag zur Frage der intrauterinen Reanimation. Z. Geburtsh. Perinat. 178 (1974) 439–443.
95. Kastendieck, E., W. Moll: The placental transfer of lactate and bicarbonate in the guinea-pig. Pflügers Arch. 370 (1977) 165–171.
96. Kastendieck, E., G. Yilmar, A. Jensen, G. Horner: Die fetomaternale Blutanalyse (FMBA) zur Diagnose der Hypoxie des Feten sub partu. Z. Geburtsh. Perinat. 190 (1986) 14–23.
97. Kawamura, T., R. D. Gilbert, G. G. Power: Effect of cooling and heating on the regional distribution of blood flow in fetal sheep. J. develop. Physiol. 8 (1986) 11–21.
98. Kellner, K. R., T. C. Key, A. C. Cruz, W. N. Spellacy: Evaluation of a continuous tissue pH monitor in the human fetus during labor. Obstet. and Gynec. 55 (1980) 523.
99. Klöck, F. K.: Überwachung und Leitung der Austreibungsperiode unter neuzeitlichen Gesichtspunkten. In: Dudenhausen, J. W., E. Saling (Hrsg.): Perinatale Medizin, Bd. 5. Thieme, Stuttgart 1974.
100. Knitza, R., G. Rall, J. Buschmann: Ein neues Verfahren zur Messung der Sauerstoffsättigung des Feten sub partu. Arch. Gynec. 254 (1993) 1515–1516.
101. Kubli, F., H. Rüttgers, K. Wernicke: Proceedings of the first international workshop on continuous tissue pH measurements in obstetrics. Arch. Gynec. 226 (1978) 1.

102. Künzel, W.: Die Beziehung zwischen der Herzfrequenz des Feten und dem pO_2, pCO_2 und pH im fetalen Blut während der Eröffnungsperiode und am Ende der Austreibungsperiode. Z. Geburtsh. Perinat. 176 (1972) 275.
103. Künzel, W.: Die plazentare Transfusion. Med. Mschr. 2 (1972) 57.
104. Künzel, W.: Der Zusammenhang zwischen Durchblutung und Gefäßwiderstand des Uterus. In: Saling, E., J. W. Dudenhausen (Hrsg.): Perinatale Medizin Bd. 3, S. 668. Thieme, Stuttgart–New York 1972.
105. Künzel, W.: Die Beziehung zwischen fetaler Herzfrequenz und Base Excess am Ende der Austreibungsperiode. In: Dudenhausen, J. W., E. Saling (Hrsg.): Perinatale Medizin, Bd. 5, S. 236. Thieme, Stuttgart 1974.
106. Künzel, W.: Umbilical circulation: physiology and pathology. J. perinat. Med. 9, Suppl. 1 (1981) 68–71.
107. Künzel, W.: Geburtsleitung: Therapeutische Konsequenzen in fetaler Hypoxämie und Azidose. In: Dudenhausen, J. W. (Hrsg.): Praxis der Perinatalmedizin, S. 335. Thieme, Stuttgart–New York 1984.
108. Künzel, W.: Die biochemische Kontrolle als Alternative zur Überwachung des Feten während der Austreibungsperiode? Gynäk. Rdsch. 25, Suppl. 2 (1985) 65–80.
109. Künzel, W.: Vorzeitiger Blasensprung und fetale Oxygenation. Arch. Gynec. 238 (1985) 226–234.
110. Künzel, W.: Das fetale Schocksyndrom. Z. Geburtsh. Perinat. 190 (1986) 177.
111. Künzel, W.: Überwachung des Feten während der Geburt. In: Künzel, W., K.-H. Wulf (Hrsg.): Physiologie und Pathologie der Geburt I. Klinik der Frauenheilkunde und Geburtshilfe, 2. Aufl., Bd. 7/I. Urban & Schwarzenberg, München–Wien–Baltimore 1990.
112. Künzel, W., M. Cornely: Dip area of fetal heart rate and its relationship to acid-base-observations of fetus and mother during labor. J. perinat. Med. 4 (1976) 271.
113. Künzel, W., A. Jensen, G. Braems, U. Lang, V. Jovanovic: Advantages of biophysical fetal monitoring during labor. In: Belfort, P., J. A. Pinotti, T. K. A. B. Eskes (eds.): Pregnancy and Labour. Proceedings of the 12th World Congress of Obstetrics and Gynecology in Rio de Janeiro, 1988, pp. 169–177. Parthenon, Carnforth/Lancs. 1989.
114. Künzel, W., E. Kastendieck: Uterine blood flow, fetal oxygenation and betamimetic drugs (Partusisten). In: Weidinger, H. (ed.): Labour Inhibition. Betamimetic Drugs in Obstetrics, p. 87. Fischer, Stuttgart 1977.
115. Künzel, W., E. Kastendieck, M. Hohmann: Heart rate and blood pressure response and metabolic changes in the sheep fetus following reduction of uterine blood flow. Gynec. obstet. Invest. 15 (1983) 300.
116. Künzel, W., E. Kastendieck, C. S. Kurz, R. Paulik: Transcutaneous pO_2 and cardiovascular observations in the sheep fetus following the reduction of uterine blood flow. J. perinat. Med. 8 (1980) 85.
117. Künzel, W., F. K. Klöck, H. D. Junge, W. Moll: Uterine blood flow, oxygen uptake and vascular resistance of pregnant sheep near term. J. perinat. Med. 2 (1974) 101.
118. Künzel, W., C. S. Kurz, E. Kastendieck: Die Variabilität der fetalen Herzfrequenzreaktion auf die Reduktion der uterinen Durchblutung. Z. Geburtsh. Perinat. 185 (1981) 343.
119. Künzel, W., L. I. Mann, A. Bhaktavathsalan, J. Airomlooi: Cardiovascular, metabolic and fetal brain function observation following total cord occlusion. J. perinat. Med. 8 (1980) 73.
120. Künzel, W., L. I. Mann, A. Bhaktavathsalan, J. Airomlooi: Der Einfluß der reduzierten uterinen und umbilikalen Durchblutung auf die O_2-Versorgung, die Herzfrequenz, den arteriellen Blutdruck und das Elektroenzephalogramm des Feten. In: Husslein, H. (Hrsg.): Gynäkologie und Geburtshilfe. S. 123. Egermann, Wien 1977.
121. Künzel, W., L. I. Mann, A. Bhaktavathsalan, J. Airomlooi, M. Liu: The effect of umbilical vein occlusion on fetal oxygenation, cardiovascular parameters and fetal electroencephalogram. Amer. J. Obstet. Gynec. 128 (1977) 201.
122. Künzel, W., W. Mestwerdt: Die Anwendung von Tokolytika während der Geburt. Niedersächs. Ärztebl. 22 (1973) 716.
123. Künzel, W., J. Reinecke: Der Einfluß von Th 1165a auf die Gaspartialdrücke und auf kardiovaskuläre Parameter von Mutter und Fetus. Zugleich eine quantitative Analyse der Wehentätigkeit. Z. Geburtsh. Perinat. 177 (1973) 81.
124. Künzel, W., J. Reinecke: Wirkung von Th 1165a auf den pO_2, pCO_2, und pH-Wert des fetalen Blutes und die Herzfrequenz des Feten unter der Geburt. Arch. Gynäk. 214 (1973) 189.
125. Künzel, W., I. Vogel: Die routinemäßige Bestimmung der Gaspartialdrücke und des Säure-Basen-Status im Nabelschnurblut. In: AutoAnalyzer-Innovationen, Bd. I. Sektion Medizin. Technicon Symposium. Technicon GmbH, Bad Vilbel 1979.
126. Künzel, W., H. Wulf: Der Einfluß der maternen Ventilation auf die aktuellen Blutgase und den Säure-Basen-Status des Feten. Z. Geburtsh. Gynäk. 172 (1970) 1–24.
127. Kurz, C. S., W. Künzel: Fetale Herzfrequenz, Dezelerationsfläche und Säure-Basen-Status bei Entbindung aus Beckenendlage und Schädellage. Z. Geburtsh. Perinat. 181 (1977) 9.
128. La Gamma, E. F., A. N. Krauss, P. A. M. Auld: Tissue surface pH monitoring during reduced blood flow: metabolic implications and sources of error. J. perinat. Med. 10 (1982) 174.
129. Lauersen, N. H., F. C. Miller, R. H. Paul: Continuous intrapartum monitoring of fetal scalp pH. Amer. J. Obstet. Gynec. 134 (1979) 44.
130. Ledger, W. J.: Complications associated with invasive monitoring. Semin. Perinatol. 2 (1978) 187.
131. Lilja, H., S. Arulkumaran, K. Lindecrantz, S. S. Ratnam, K. G. Rosen: Fetal ECG during labour: a presentation of a microprocessor. J. biomed. Eng. 10 (1988) 348–350.
132. Lilja, H., K. R. Greene, K. Karlsson, K. G. Rosen: ST waveform changes of the fetal electrocardiogram during labour: a clinical study. Brit. J. Obstet. Gynaec. 92 (1985) 611–617.
133. Löfgren, O.: Continuous transcutaneous carbon dioxide monitoring of the fetus during labor. Crit. Care Med. 9 (1981) 750.
134. Löfgren, O.: Continuous transcutaneous oxygen monitoring in fetal surveillance during labor. Amer. J. Obstet. Gynec. 141 (1981) 729.
135. Löfgren, O.: Continuous transcutaneous carbon dioxide monitoring in fetal surveillance during labor. In: Huch, R., A. Huch (eds.): Continuous Transcutaneous Blood Gas Monitoring, p. 629. Dekker, New York–Basel 1983.
136. Low, J. A., M. J. Cox, E. J. Karchmar et al.: The prediction of intrapartum fetal metabolic acidosis by fetal heart rate monitoring. Amer. J. Obstet. Gynec. 139 (1981) 299.
137. Lübbers, D. W., U. Grossmann: Gas exchange through the human epidermis as a basis of tc-pO_2 and tc-pCO_2 measurements. In: Huch, R., A. Huch (eds.): Continuous Transcutaneous Blood Gas Monitoring, p. 1. Dekker, New York–Basel 1983.
138. Lumley, J., P. Renou, P. Newman, C. Wood: Hyperventilation in obstetrics. Amer. J. Obstet. Gynec. 103 (1969) 847.
139. Lysikiewicz, A., K. Vetter, R. Huch, A. Huch: Fetal transcutaneous pCO_2 during labor. In: Huch, R., A. Huch (eds.): Continuous Transcutaneous Blood Gas Monitoring. p. 641. Dekker, New York–Basel 1983.
140. MacDonald, D., A. Grant, M. Sheridan-Pereira, P. Boylan, I. Chalmers: The Dublin randomized controlled trial of intrapartum fetal heart rate monitoring. Amer. J. Obstet. Gynec. 152 (1985) 524–539.
141. Mahomed, K., R. Nyoni, T. Mulambo, J. Kasule, E. Jacobus: Randomised controlled trial of intrapartum fetal heart rate monitoring. Brit. med. J. 308 (6927) (1994) 497–500.

142. Mann, L.: Fetal brain metabolism and function. In: Mann, L., M. A. Friedrich (eds.): Clinical Obstetrics and Gynecology, p. 638. Harper & Row, Hagerstown/Md.–New York–San Francisco 1970.
143. Martin, C. B.: Physiology and clinical use of fetal heart rate variability. Clin. Perinat. 9 (1982) 339.
144. Mendez-Bauer, C., A. Ruiz Canseco, M. Andujar Ruiz et al.: Early decelerations of the fetal heart rate from occlusion of the umbilical cord. J. perinat. Med. 6 (1978) 69–79.
145. Moll, W., E. Kastendieck: Accumulation and disappearance of lactate in a fetus with a hemochorial placenta: the role of placental transfer and fetal metabolism. J. perinat. Med. 6 (1978) 246–254.
146. Moll, W., W. Kastendieck, G. Girard: Transfer of bicarbonate in a hemochorial placenta. In: Bauer, C., G. Gros, H. Bartels (eds.): Biophysics and Physiology of Carbon Dioxide, pp. 390–398. Springer, Berlin–Heidelberg–New York 1980.
147. Morishima, H. O., S. S. Daniel, K. Adamsons, L. S. James: Effects of positive pressure ventilation of the mother upon the acid-base state of the fetus. Amer. J. Obstet. Gynec. 93 (1965) 269.
148. Morishima, H. O., B. Glaser, D. V. M. Neimann, L. S. James: Increased uterine activity and fetal deterioration during maternal hyperthermia. Amer. J. Obstet. Gynec. 121 (1975) 531–538.
149. Mueller-Heubach, E.: Fetal heart rate response to hypoxia in the subhuman primate. In: Künzel, W. (ed.): Fetal Heart Rate Monitoring, p. 114. Springer, Berlin–Heidelberg–New York 1985.
150. Murata, Y., E. J. Quilligan, Y. Ninomiya et al.: Variable fetal heart rate decelerations and electrocortical activities. Amer. J. Obstet. Gynec. 170 (1994) 689–692.
151. Parer, J. T.: Handbook of Fetal Heart Rate Monitoring. Saunders, Philadelphia 1983.
152. Patrick, J., J. Challis: Measurement of human fetal breathing movements in healthy pregnancies using a real-time scanner. Semin. Perinatol. 4 (1980) 275.
153. Paul, R. H.: Clinical fetal monitoring: experiences on an large clinical service. Amer. J. Obstet. Gynec. 113 (1972) 573.
154. Peabody, J. L., M. M. Willis, G. A. Gregory, J. W. Severinghaus: Reliability of skin (tc) pO_2 electrode heating power as a continuous noninvasive indicator of mean arterial pressure in sick newborns. In: Huch, A., R. Huch, J. F. Lucey (eds.): Continuous Transcutaneous Blood Gas Monitoring. Birth Defects Vol. 15, 4/1979.
155. Peebles, D. M., A. D. Edwards, J. S. Wyatt et al.: Changes in human fetal cerebral hemoglobin concentration and oxygenation during labor measured by near infrared spectroscopy. Amer. J. Obstet. Gynec. 166 (1992) 1369–1373.
156. Pello, L. C., S. K. Rosevear, G. S. Dawes, M. Moulden, C. W. G. Redman: Computerized fetal heart rate analysis in labor. Obstet. and Gynec. 78 (1991) 602–610.
157. Philipson, E. H., S. C. Kalhan, M. M. Riha, R. Pimentel: Effects of maternal glucose infusion on fetal acid-base status in human pregnancy. Amer. J. Obstet. Gynec. 4 (1987) 866–873.
158. Renou, P., W. Newman, C. Wood: Autonomic control of fetal heart rate. Amer. J. Obstet. Gynec. 105 (1969) 949.
159. Richardson, B. S., L. Carmichael, J. Homan, J. E. Patrick: Electrocortical activity, electroocular activity, and breathing movements in fetal sheep with prolonged and graded hypoxemia. Amer. J. Obstet. Gynec. 167 (1992) 553–558.
160. Rippert, C. H., J. Hüter, F. Kubli, C. Meyer: Medikamentöse Therapie der hyperaktiven und diskoordinierten Wehentätigkeit sub partu. In: Saling, E., J. W. Dudenhausen (Hrsg.): Perinatale Medizin Bd. 3, p. 278. Thieme, Stuttgart–New York 1972.
161. Rivard, G., E. K. Motoyama, F. M. Acheson, C. D. Cook, E. O. R. Reynolds: The relation between maternal and fetal oxygen tensions in sheep. Amer. J. Obstet. Gynec. 97 (1967) 925–930.
162. Roemer, V. M., D. G. Kieback, K. Bühler: Zur Frage der fetalen Überwachung sub partu in der Bundesrepublik Deutschland. II. Mitteilung: Einfluß von Klinikgröße und Klinikart auf die Überwachungspraxis. Geburtsh. u. Frauenheilk. 46 (1986) 340.
163. Rolfe, P., Y. Wickramasinghe, F. Faris et al.: Development and use of near infra-red spectroscopy (NIRS) for perinatal applications. In: Geijn, H. P. van, F. J. A. Copray (eds.): A Critical Appraisal of Fetal Surveillance, pp. 615–621. Elsevier Science – Excerpta Medica, Amsterdam–London–New York 1994.
164. Rosen, K. G.: Alterations in the fetal electrocardiogram as a sign of fetal asphyxia: experimental data with a clinical implementation. J. perinat. Med. 14 (1986) 355–363.
165. Rudelstorfer, R., G. Simbruner: Heat flux from the fetal scalp during labor and fetal outcome. Arch. Gynec. 233 (1983) 85–91.
166. Rudelstorfer, R., G. Simbruner, W. Neunteufel, S. Nanz: Wärmeflußmessung vom fetalen Skalp und Kardiotokographie zur Vorhersage von Azidosezuständen sub partu: ein Vergleich zweier Methoden. Geburtsh. u. Frauenheilk. 50 (1990) 278–285.
167. Rudelstorfer, R., G. Simbruner, V. Sharma, H. Janisch: Scalp heat flux and its relationship to scalp blood pH of the fetus. Amer. J. Obstet. Gynec. 157 (1987) 372–377.
168. Rudelstorfer, R., K. Tabsh, A. Khoury et al.: Heat flux and oxygen consumption of the pregnant uterus. Amer. J. Obstet. Gynec. 154 (1986) 462–470.
169. Rüttgers, H., R. Boos: Kontinuierliche Gewebe-pH-Messung unter der Geburt: In: Dudenhausen, J. W. (Hrsg.): Praxis der Perinatalmedizin, S. 308. Thieme, Stuttgart 1984.
170. Rüttgers, H., D. Muliawan, R. Boos, F. Kubli: Influence of sterilization and temperature changes on the in vitro characteristics of the pH electrode. Arch. Gynec. 226 (1978) 25.
171. Saling, E.: The measurement of fetal heart-rate and acid-base balance. In: Huntingford, P. J., R. W. Beard, F. E. Hytten, J. W. Scopes (eds.): Perinatal Medicine, p. 13. Karger, Basel 1971.
172. Saling, E.: Continuous pH-measurement during labor. In: Thalhammer, O., K. Baumgarten, A. Pollak (eds.): Perinatal Medicine, 6th European Congress, p. 91. Thieme, Stuttgart–New York 1979.
173. Samueloff, A., O. Langer, M. Berkus, N. Field, E. Xenakis, L. Ridgway: Is fetal heart rate variability a good predictor of fetal outcome? Acta obstet. gynaec. scand. 73 (1994) 39–44.
174. Schenk, D., H. Rüttgers, F. Kubli: Intrapartale Tokolyse zur Vermeidung der geburtshilflichen Notoperation. Gynäkologe 8 (1975) 28–32.
175. Schmidt, S., K. Langner, J. W. Dudenhausen, E. Saling: Kombinierte Messung von transkutanem pCO_2 und pO_2 des Feten sub partu. Arch. Gynec. 235 (1983) 657.
176. Schmidt, S., K. Langner, J. W. Dudenhausen, E. Saling: Measurement of transcutaneous pCO_2 and pO_2 in the fetus during labor. Arch. Gynec. (1985) 145–155.
177. Schmidt, S., K. Langner, J. Gesche, J. W. Dudenhausen, E. Saling: Der transkutane gemessene Kohlendioxidpartialdruck beim nichthypoxischen Feten während der Geburt. Geburtsh. u. Frauenheilk. 43 (1983) 538–545.
178. Schmidt, S., K. Langner, J. Gesche, J. W. Dudenhausen, E. Saling: Correlation between transcutaneous pCO_2 and the corresponding values of fetal blood: a study at a measuring temperature of 39 °C. Europ. J. Obstet. Gynaec. 17 (1984) 387–395.
179. Schneider, H.: Bedeutung der intrapartalen Asphyxie für die Entstehung von kindlichen Hirnschäden. Geburtsh. u. Frauenheilk. 53 (1993) 369–378.
180. Schulte, F. J.: Prä- vs. intra- vs. postnatale Hirnschädigung

auch unter forensischen Gesichtspunkten. Frauenarzt 32 (1991) 11–20.
181. Schwarcz, R., G. Strada Saenz, O. Althabe, J. Fernandez-Funes, L. Alvarez, R. Caldeyro-Barcia: Compression received by the head of the human fetus during labor. In: Angle, C. (ed.): Physical Trauma as an Etiological Agent in Mental Retardation. Fourth Multidisciplinary Conference on the Etiology of Mental Retardation, Omaha 1968. Natl. Inst. of Neurol. Diseases and Stroke. US Govt. Printing Office, Bethesda/Md. 1970.
182. Shelley, H. J., J. M. Bassett: Control of carbohydrate metabolism in the foetus and newborn. Brit. med. Bull. 31 (1975) 37.
183. Simbruner, G., R. Rudelstorfer, O. Ipsiroglu: Monitoring fetal scalp heat. In: Geijn, H. P. van, F. J. A. Copray (eds.): A Critical Appraisal of Fetal Surveillance, p. 583. Elsevier Science – Excerpta Medica, Amsterdam–London–New York 1994.
184. Small, M. L., M. Beall, L. M. Platt, D. Dirks, H. Hochberg: Continuous tissue pH monitoring in the term fetus. Amer. J. Obstet. Gynec. 161 (1989) 323–329.
185. Stamm, O., U. Latscha, P. Janecek, A. Campana: Kontinuierliche pH-Messung am kindlichen Kopf post partum und sub partu. Z. Geburtsh. Perinat. 178 (1974) 368.
186. Sturbois, G., S. Uzan, D. Rotten, G. Breart, C. Sureau: Continuous subcutaneous measurement in human fetuses. Amer. J. Obstet. Gynec. 128 (1977) 901.
187. Timor-Tritsch, L. E., J. Dierker, I. Zador, R. H. Hertz, M. G. Rosen: Fetal movements associated with fetal heart rate accelerations and decelerations. Amer. J. Obstet. Gynec. 131 (1978) 276.
188. Vintzileos, A. M., A. Antsaklis, I. Varvarigos, C. Papas, I. Sofatzis, J. T. Montgomery: A randomized trial of intrapartum electronic fetal heart rate monitoring versus intermittent ausculation. Obstet. and Gynec. 81 (1993) 899–907.
189. Wakatsuki, A., Y. Murata, Y. Ninomiya, N. Masaoka, J. G. Tyner, K. K. Kutty: Autonomic nervous system regulation of baseline heart rate in the fetal lamb. Amer. J. Obstet. Gynec. 167 (1992) 519–523.
190. Walker, D., A. Walker, C. Wood: Temperature of the human fetus. J. Obstet. Gynaec. Brit. Cwlth. 76 (1969) 503.
191. Weber, T., C. Nickelsen: Techniques for the future: pH measurements. In: Spencer, J. A. D., R. H. T. Ward (eds.): Intrapartum Fetal Surveillance, p. 301. RCOG Press, London 1993.
192. Weber, T., C. Nickelsen: Continuous pO$_2$ and pH. In: Geijn, H. P. van, F. J. A. Copray (eds.): A Critical Appraisal of Fetal Surveillance, pp. 562–566. Elsevier Science–Excerpta Medica, Amsterdam–London–New York 1994.
193. Westgate, J., H. Maureen, J. S. H. Curnow, R. K. Greene: Plymouth randomized trial of cardiotocogram only versus ST waveform plus cardiotocogram for intrapartum monitoring in 2400 cases. Amer. J. Obstet. Gynec. 169 (1993) 1151–1160.
194. Willcourt, R. J., J. C. King, J. T. Queenan: Maternal oxygenation administration and the fetal transcutaneous pO$_2$. Amer. J. Obstet. Gynec. 146 (1983) 754.
195. Wood, C.: Use of fetal blood sampling and fetal heart rate monitoring. In: Adamsons, K. (ed.): Diagnosis and Treatment of Fetal Disorders. pp. 163–174. Springer, New York 1967.
196. Wood, C.: Fetal monitoring: physiologic factors influencing FHR. In: International Federation for Medical and Biological Engineering (ed.): Proceedings of the 9th International Conference on Medical and Biological Engineering. Melbourne/Australia 1971.
197. Wulf, H.: The oxygen and carbon dioxide tension gradients in the human placenta at term. Amer. J. Obstet. Gynec. 88 (1964) 38–44.
198. Wulf, H., W. Künzel, V. Lehmann: Vergleichende Untersuchungen der aktuellen Blutgase und des Säure-Basen-Status im fetalen und maternen Kapillarblut während der Geburt. Z. Geburtsh. Gynäk. 167 (1967) 113–155.
199. Wulf, H., H. Manzke: Das Säure-Basen-Gleichgewicht zwischen Mutter und Frucht. Z. Geburtsh. Gynäk. 162 (1964) 225.
200. Wulf, K.-H.: History of fetal heart rate monitoring. In: Künzel, W. (ed.): Fetal Heart Rate Monitoring. Clinical Practice and Pathophysiology, p. 3. Springer, Berlin–Heidelberg–New York 1985.
201. Wulf, K.-H., W. Künzel, V. Lehmann: Clinical aspects of placental exchange. In: Longo, L., H. Bartels (eds.): Respiratory Gas Exchange and Blood Flow in the Placenta. DHEW Publ. (NIH) (1972) 73–361.
202. Wyatt, J. S., D. M. Peebles: Near infrared spectroscopy and intrapartum fetal surveillance. In: Spencer, J. A. D., R. H. T. Ward (eds.): Intrapartum Fetal Surveillance, pp. 329–346. RCOG Press, London 1993.
203. Young, B. K., M. Katz, S. A. Klein: The relationship of heart rate patterns and tissue pH in the humand fetus. Amer. J. Obstet. Gynec. 134 (1979) 685.
204. Young, B. K., J. Noumoff, S. A. Klein, M. Katz: Continuous fetal tissue pH measurement in labor. Obstet. and Gynec 52 (1978) 533.

9 Überwachung und Leitung der Geburt aus Schädellage

W. Künzel, G. Link

Inhalt

1	Dokumentation des Geburtsverlaufs: das Partogramm 166		3.2	Verzögerter Deszensus des Kopfes 177	
			3.2.1	Ursachen 177	
			3.2.2	Behandlung 179	
2	Eröffnungsphase 166				
2.1	Normale Eröffnung des Muttermunds 166		4	Austreibungsphase (Preßperiode) 181	
2.2	Verzögerte Eröffnung des Muttermunds 169		4.1	Normale Austreibungsphase bei Schädellage 181	
2.2.1	Ursachen und Diagnostik 169		4.2	Verlängerte Preßperiode bei Schädellage 183	
2.2.2	Behandlung 173		4.2.1	Ursachen und Diagnostik 183	
3	Deszensusphase 174		4.2.2	Behandlung 186	
3.1	Normaler Deszensus des Kopfes 174				

1 Dokumentation des Geburtsverlaufs: das Partogramm

Die Bedeutung der Befunddokumentation des Geburtsverlaufs in einem Partogramm liegt durchaus nicht allein in der Erfüllung ärztlicher Sorgfaltspflicht, sondern ermöglicht den Vergleich eines individuellen Geburtsvorgangs mit einer von der Natur vorgegebenen Norm, durch den Störungen im Ablauf der Geburt erkennbar oder Prognosen zum Zeitverlauf einer Entbindung abgeleitet werden können.

Wenn auch der Schwerpunkt der Geburtsüberwachung in der kardiotokographischen Registrierung liegt, so bringt doch deren alleinige Anwendung die Gefahr mit sich, den Überblick über den gesamten Ablauf der verschiedenen Geburtsphasen zu vernachlässigen, da die Kenntnis des fetalen Augenblickzustands eine ausreichende Information vortäuscht. Anhand einer übersichtlichen graphischen Darstellung auf einem Blatt ist dagegen der geburtsmechanische Effekt der Wehentätigkeit viel zuverlässiger zu ersehen und stellt daher das der Geburtsleitung eigentlich zugrundeliegende Dokument dar, in sinnvoller Ergänzung zur Akutintervention bei einem kardiotokographisch signalisierten fetalen Gefahrenzustand.

Seit der Beschreibung der Muttermundseröffnung im Weg-Zeit-Diagramm im Jahre 1951 sind verschiedenartige Partogramme in die geburtshilfliche Praxis eingeführt worden. Besonders weite Verbreitung haben die von Philpott [79] und Cretius [17] entworfenen Dokumentationsbögen gefunden, die in detaillierter graphischer Form Angaben über fetale Herzfrequenz, Wehentätigkeit, Zervixweite, Höhenstand und Konfiguration des vorangehenden Teiles, Blasensprung, Fruchtwasser sowie Blutdruck, Pulsfrequenz, Temperatur, Urinbefunde und Medikamente der Mutter beinhalten. Während nähere Angaben zum Herzfrequenzverhalten im Partogramm aufgrund der heute üblichen kontinuierlichen CTG-Registrierung an Bedeutung verloren haben, sind in Abhängigkeit vom Kenntnisstand der Geburtsphysiologie und der technologischen Entwicklung der Überwachungsmöglichkeiten neue Elemente hinzugekommen. So werden z.B. im Partogramm der Universitäts-Frauenklinik Gießen die Anwendung der Telemetrie, Vermerke über erfolgte intrauterine Reanimation oder Ergebnisse von Mikroblutanalysen berücksichtigt. Ungeachtet der vielen unterschiedlichen Konzeptionen in der Verlaufsdokumentation der Geburt ist das Kernstück eines jeden Partogramms die Darstellung der Muttermundsweite gegen die Zeit sowie die Änderung des Höhenstands am vorangehenden Teil.

Zur praktischen Erläuterung ist in Abbildung 9-1 ein typischer Geburtsverlauf wiedergegeben. Abgesehen von dem Vorteil der Übersichtlichkeit des Geburtsvorgangs vermittelt das Partogramm durch die so einfache Korrelation der Zervixweite mit der Zeit einen Einblick in die Physiologie der Muttermundseröffnung, die nachfolgend noch ausführlicher dargestellt werden soll.

2 Eröffnungsphase

2.1 Normale Eröffnung des Muttermunds

Ausführlichen Untersuchungen zufolge wird die Beziehung zwischen der Zeit und der Muttermundsweite durch eine S-förmige Kurve wiedergegeben [27] (Abb. 9-2). Schon aus dem einfachen Kurvenverlauf ist zu ersehen, daß die Eröffnung des Muttermunds in unterschiedlichem Tempo abläuft. Eine nähere Analyse erlaubt die Abgrenzung von vier Phasen innerhalb der Eröffnungsperiode, wobei sich Angaben zur Gesamtdauer der Muttermundsdilatation schwierig gestalten, da die durch den Geburtsbeginn in die vollständige Eröffnung gegebenen Endpunkte der Kurve nur approximativ ermittelt werden können.

Die *1. Phase* umfaßt den Zeitraum vom Beginn regelmäßiger Wehentätigkeit bis zu einer Muttermundsweite von 2 bis 3 cm. Da in dieser Zeitspanne, die bei Erstgebärenden immerhin eine mittlere Dauer von gut sieben Stunden in Anspruch nimmt, kaum ein bedeutender Eröffnungsfortschritt erfolgt, wird sie auch als *Latenzperiode* bezeichnet.

Die biologischen Vorgänge in diesem Abschnitt betreffen in erster Linie die Reifung der Zervix, die überwiegend aus Bindegewebe besteht. Infolge einer Stimulation der Kollagenasen wird der Kollagenanteil im Gewebe vermindert; die Stabilisierung der kollagenen Fasern durch Dermatansulfat nimmt ab, während der Hyaluronat- und Wasseranteile zunehmen [52]. Die hierdurch erzielte Auflockerung des zervikalen Bindegewebes führt zu einer weichen, dehnbaren Zervix. Parallel zu diesen biochemischen Vorgängen setzen gerichtete myometriale Kontraktionen ein. Im Hinblick auf die große individuelle Schwankung der Latenzperiodenlänge ist in den ersten Stunden der Wehentätigkeit die Feststellung einer Wehenschwäche in Abhängigkeit vom Portiobefund nicht möglich. Andererseits besteht auch keine Beziehung zwischen der Länge der Latenzphase und der Dauer der anderen Eröffnungsphasen.

Während der *2. Phase* der Eröffnungswehen ändert sich die Geschwindigkeit der Muttermundsdilatation.

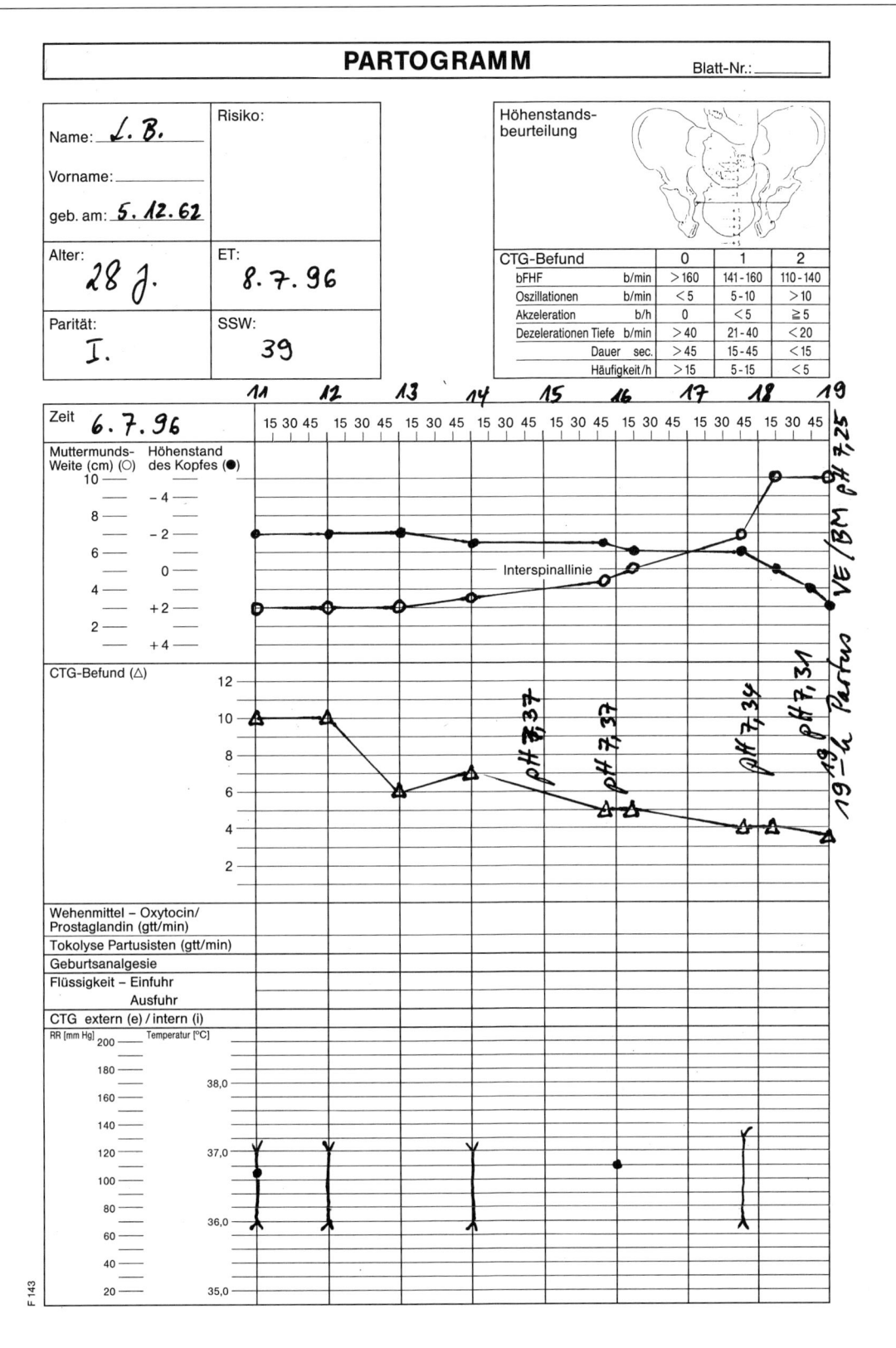

Abb. 9-1 Partogramm mit regelrechtem Geburtsverlauf. In den beiden oberen Blöcken sind Patientendaten sowie eine Anleitung zur Höhenstandsbeurteilung des vorangehenden Teiles und zur Auswertung des CTG-Befunds in einem Punktesystem wiedergegeben. Auf der Rückseite des Partogramms werden die unter der Geburt erhobenen Befunde schriftlich dokumentiert. Die graphische Darstellung des Geburtsverlaufs zeigt die unterschiedliche Geschwindigkeit der Muttermunderöffnung bei parallelem Deszensus des Kopfes (oberes Feld), die Abnahme des CTG-Scores mit fortschreitender Geburt (Mittelfeld) und die Pharmakotherapie sowie den Verlauf des maternalen Blutdrucks (unteres Feld).

Der entsprechende Abschnitt der Sigmakurve ist kurz (Abb. 9-2). Er zeichnet sich durch eine kontinuierliche Zunahme der Steigung aus und verbindet den langsamen mit dem schnellen Teil der linear verlaufenden Zervixdilatation.

In der *3. Phase* wird bei maximaler Eröffnungsgeschwindigkeit der größte Zuwachs der Muttermundsweite erreicht: von 3 auf 8 bis 9 cm.

Die *4. Phase* ähnelt formal der 2. Phase und führt mit wieder verminderter Geschwindigkeit zur vollständigen Eröffnung des Muttermunds. Der abgeflachte Kurvenverlauf in diesem Abschnitt ist Ausdruck der zephalopelvinen Wechselwirkung und spiegelt den Eintritt des Kopfes ins kleine Becken wider, währenddessen der vorangehende Teil unter Retraktion der Zervix deutlich tiefer tritt. Damit ist die Eröffnung der Zervix abgeschlossen.

Formal deskriptiv durchläuft der zervikale Dilatationsprozeß erst eine Vorbereitungsphase mit geringer Weitenänderung pro Zeiteinheit (Latenzperiode = 1. Phase), bevor er in die Aktivperiode mit großer Änderung der Muttermundsweite pro Zeiteinheit einmündet (Phasen 2, 3 und 4).

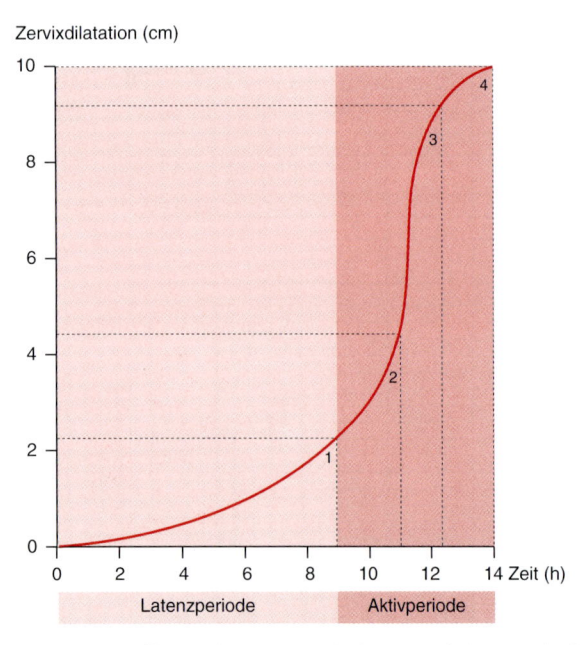

Abb. 9-2 Eröffnung des Muttermunds im zeitlichen Verlauf. Während der Latenzperiode (Phase 1) erfolgt ein Kollagenabbau in der Zervix. Nach abgeschlossener Konsistenzminderung ändert sich die Dilatationsgeschwindigkeit (Phase 2) und führt zu einer relativ zügigen Eröffnung (Phase 3). Im letzten Abschnitt der Muttermundsdilatation tritt der Kopf bereits ins Becken ein; dadurch nimmt das Eröffnungstempo wieder ab (Phase 4) (nach Friedman [28]).

Unter dem Gesichtspunkt von *Geburtskraft und Widerstand* der Geburtswege beschreibt die besprochene Dilatationskurve eine Resultante aus beiden Komponenten. Im Gegensatz zu den schon während der Schwangerschaft auftretenden physiologischen Kontraktionen des Uterus [97] muß die Wehentätigkeit unter der Geburt einen intraamnialen Mindestdruck von 25 mm Hg pro Wehenakme erzeugen, damit eine Eröffnung der Zervix erfolgen kann [61].

Die zweite Voraussetzung betrifft die *Wehenfrequenz*. Die Eröffnung läuft am wirksamsten ab, wenn etwa drei Wehen in zehn Minuten auftreten. Im Verlauf der Eröffnungsperiode entwickelt sich über Reizbildungszentren am Uterus selbst aus dem initialen Rhythmus der Wehentätigkeit eine nerval und humoral vermittelte Zunahme der uterinen Kontraktionen. Es kommt zu einer Verstärkung aller drei Wehenqualitäten. Die Frequenz erhöht sich auf ungefähr fünf Kontraktionen in zehn Minuten, der Amniondruck steigt bis auf 50 mm Hg an und die Wehendauer verlängert sich als Ausdruck eines normalen Geburtsverlaufs von 19 auf 50 Sekunden [17]. Darüber hinaus entfaltet die durch die Wehe hervorgerufene Kraft eine Aktionsrichtung vom Fundus zur Zervix hin. Dieses als „fundale Dominanz der Wehe" bezeichnete Phänomen ist durch den dreifach absteigenden Druckgradienten der uterinen Kontraktion charakterisiert [6].

Für die *klinische Erfassung der Wehentätigkeit* stehen externe und interne Tokographie zweifellos im Vordergrund; die palpatorische Ermittlung der uterinen Aktivität sollte dessen ungeachtet aber nicht vernachlässigt werden, zumal sie unter geburtsmechanischem Aspekt ein durchaus hinreichendes Kriterium für den normalen Verlauf abgibt. Wenn auch die Abweichung der palpatorisch bestimmten Wehendauer bis zu 30 Sekunden von der tokographisch registrierten Länge betragen kann, so kann doch die viel relevantere *Änderung der Wehenqualität* im zeitlichen Verlauf auch rein klinisch verifiziert werden [17]. Schließlich wird die Wehentätigkeit durch die *Körperlage der Schwangeren* beeinflußt. In Rückenlage treten die Wehen häufiger aber schwächer auf, während Stehen und Seitenlage zu intensiveren aber selteneren Kontraktionen führen.

Die letztlich zur Eröffnung führende mechanische Wirkung der Wehenkräfte erfolgt durch eine *Überwindung des Weichteilwiderstands*. Die Kraftübertragung auf den inneren Zerfixumfang wird über den vorangehenden Teil des Kindes vermittelt, wobei der Kopf den besten Wirkungsgrad aufbringt. Der vom Kopf auf die Zervix ausgeübte Druck kann ein Vielfaches des Am-

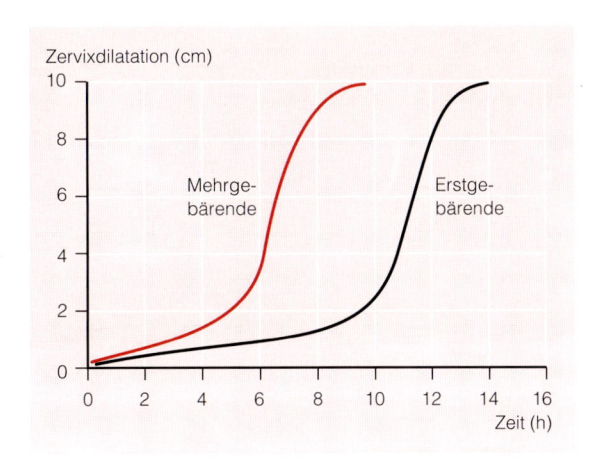

Abb. 9-3 Muttermundsdilatation in Abhängigkeit von der Parität. Die kürzere Eröffnungsdauer der Mehrgebärenden resultiert aus der verkürzten Latenzperiode, die wegen des geringeren Kollagengehalts der Zervix schneller abgeschlossen ist (nach Friedman [28]).

niondrucks erreichen und an der Stelle seines größten Umfangs auf über 300 mm Hg ansteigen [59].

Der *Zervixwiderstand* ist eine sehr unterschiedliche Größe, auf die eine Vielzahl konstitutioneller und anamnestischer Faktoren Einfluß nehmen kann. Klinisch am bedeutungsvollsten ist die Parität, zu der sich der Widerstand der Geburtswege umgekehrt proportional verhält. Bei gleicher Wehenkraft resultiert so infolge der geringeren Rigidität der Zervix eine kürzere Eröffnungsdauer der Mehrgebärenden gegenüber der Erstgebärenden (Abb. 9-3). Darüber hinaus vermögen all jene Ereignisse den Gewebewiderstand herabzusetzen, die während der Schwangerschaft als Dispositionsfaktoren der Zervixinsuffizienz in Erscheinung treten können, wie z. B. stattgehabte Aborte oder Kürettagen aus anderen Gründen [62].

Im Zusammenspiel von Wehentätigkeit und Herabsetzung des Zervixwiderstands kann das *funktionelle Verhalten des Uterus* unter der Geburt in einen aktiven oberen Abschnitt und einen passiven unteren Abschnitt unterteilt werden. Die Grenze zwischen dem druckerzeugenden Corpus uteri und dem aus unterem Uterinsegment und Zervix bestehenden Dehnungsschlauch bildet die *Bandl-Furche*. Die unter Einbeziehung des vorangehenden Teiles hieraus resultierende Gesamtmechanik der Muttermundseröffnung setzt sich aus zwei Vorgängen mit gegenläufiger Richtung zusammen, die einander synergistisch unterstützen: Über die Distraktion des unteren Uterinsegments wirkt auf die Zervix ein Zug nach kranial, während der Kopf gleichzeitig einen Schub nach kaudal erfährt [82]. Wenn auch zwangsläufig die dargelegten Mechanismen ohne Dämpfung durch die Vorblase besonders effektiv zur Entfaltung kommen, so wird doch die Gesamteröffnungsdauer durch den Zeitpunkt des Blasensprungs nicht wesentlich beeinflußt.

Der *rechtzeitige Blasensprung* ist ein Ereignis der späten oder abgeschlossenen Eröffnungsperiode. Für seine Auslösung sind mehrere Faktoren maßgebend: Begünstigt durch die während der Zervixdilatation zunehmende Exposition des unteren Eipols führt der wehenabhängige wechselnde Spannungszustand der Eihäute zu einem Verschleiß der hydrophilen Intermediärschicht zwischen Dezidua, Chorion und Amnion mit Mikroläsionen des Epithels. Hieraus resultiert eine verminderte Flächenverschieblichkeit der Grenzschichten, deren mechanische Schwächung sich physikalisch in einer Abnahme der Bruchspannung erfassen läßt. Dieser fortschreitenden wehenindzuierten Degeneration der Eihäute ist es zuzuschreiben, daß der zu ihrer Ruptur erforderliche intraamniale Druck im Verlauf der Eröffnung des Muttermunds abnimmt.

Während die Fruchtblase in ca. 70 % aller Geburten erst nach Eintreten regelmäßiger Wehentätigkeit springt, bestehen bezüglich der Muttermundsweite, bei der dieses Ereignis erfolgt, Unterschiede in Abhängigkeit von der Parität. Der Blasensprung findet bei Erstgebärenden häufiger schon vor der vollständigen Eröffnung des Muttermunds statt als bei Mehrgebärenden. Dies mag mit dem insgesamt geringeren Gewebewiderstand nach vorausgegangener Geburt in Zusammenhang stehen, ist klinisch aber kaum von Belang.

2.2 Verzögerte Eröffnung des Muttermunds

2.2.1 Ursachen und Diagnostik

Große praktische Bedeutung hat die Frage, ob der zeitliche Gesamtverlauf der Eröffnung regelrecht oder regelwidrig abläuft, bzw. die Frage nach den Kriterien der verzögerten Muttermundsdilatation. Die Angabe von klaren Zeitgrenzen gestaltet sich wegen der großen Variabilität schwierig, so daß zur Erfassung des normalen Zeitablaufs Häufigkeitsverteilungen herangezogen werden müssen. Die Eröffnung von 2 auf 10 cm Muttermundsweite nimmt bei Erstgebärenden in 80 % der Fälle weniger als zehn Stunden in Anspruch und bei Mehrgebärenden weniger als sechs Stunden [23].

Als weiteres Hilfsmittel zur Diagnose einer Störung der physiologischen Eröffnungsperiode kann wiederum das Partogramm wertvolle Dienste leisten. So wird z. B. eine *primäre Wehenschwäche* im Weg-Zeit-

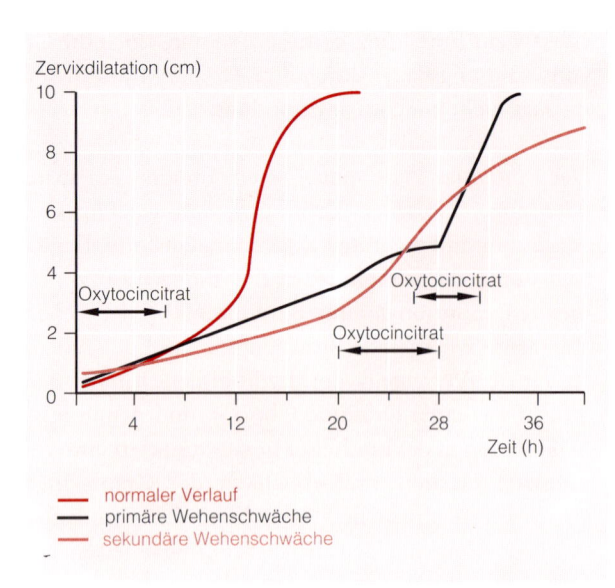

Abb. 9-4 Zervixdilatation bei Störungen der Wehentätigkeit. Bei primärer Wehenschwäche ist die Änderung der Eröffnungsgeschwindigkeit nach der Latenzperiode nur mäßig ausgeprägt. Die sekundäre Wehenschwäche ist am vorzeitigen Ende der Aktivperiode erkennbar (nach Friedman [27]).

Diagramm daran erkennbar, daß der Steigungszugewinn in Phase 2 nicht vorhanden oder nur schwach ausgeprägt ist und die gesamte Sigmakurve hierdurch abgeflacht wird (Abb. 9-4). Da bei einer Muttermundsweite von 5 cm in etwa 90 % der Fälle die Wehentätigkeit in die Aktivperiode der Eröffnung, d. h. in den steilen Abschnitt der Sigmakurve, übergegangen ist, wird eine Wehendystokie immer wahrscheinlicher, wenn die Änderung der Steigung zu diesem Zeitpunkt noch nicht eingetreten ist [78]. Gerade der sich normalerweise frühzeitig bei geringerer Muttermundsweite vollziehende Übergang von Latenzphase in die aktive Dilatation stellt ein hinsichtlich der Geburtsleitung bedeutsames Kriterium mit großer prädiktiver Aussagekraft für die gesamte Eröffnungsperiode dar [14].

Wenn andererseits die Phase des steilen Kurvenverlaufs (Phase 3, siehe auch Abb. 9-2) schon vor Erreichen der fast vollständigen Muttermundsweite endet und zu einer geringeren Eröffnungsgeschwindigkeit abfällt, liegt eine *sekundäre Störung* der Wehentätigkeit vor [27] (Abb. 9-4).

Generell gilt eine Geburt als *verzögert*, wenn das Kind nach 18- bis 24stündiger Wehendauer noch nicht geboren ist. Werden die Mittelwerte mit doppelter Standardabweichung zugrunde gelegt, so ergibt sich eine Zeitgrenze von 17 Stunden für die Erstgebärende und elf bis zwölf Stunden für die Mehrgebärende, bezogen auf die gesamte Geburtsdauer. Unter Berücksichtigung der Austreibungsperiode mit maximal zwei Stunden verbleiben somit für die Eröffnungsperiode 15 Stunden bei Primiparae bzw. etwa zehn Stunden bei Multiparae als obere Normgrenze. Eine protrahierte Muttermundseröffnung besteht in 6 bis 7 % aller Geburten [41], wobei Erstgebärende deutlich die Mehrgebärenden überwiegen. Ursächlich handelt es sich in vielen Fällen um eine kombinierte Störung des Geburtsvorgangs aus mechanischem Hindernis und hierfür unzureichender Wehenkraft.

Die Verzögerung der Zervixdilatation kann sowohl in der Latenzperiode als auch in der aktiven Phase auftreten und in extremer Form zum *Geburtsstillstand in der Eröffnungsperiode* führen. Ein solcher liegt vor, wenn nach fortgeschrittener Muttermundseröffnung (3 bis 5 cm) eine weitere Dilatation in einem Beobachtungszeitraum von zwei Stunden unterbleibt [48]. Die alleinige Verzögerung der Latenzphase steht häufig in Zusammenhang mit einer Unreife der Zervix und hat eine gute Prognose bezüglich des weiteren Geburtsverlaufs [77]. Wenn sie sich aber in einer abnormen Aktivperiode fortsetzt, ist eine echte Wehendystokie mit ungewisser Prognose eingetreten. Um diese Differenzierung vom subjektiven Eindruck der inneren Untersuchung unabhängig zu machen, wurden in den vergangenen Jahren Geräte zur kontinuierlichen Messung der Muttermundsweite entwickelt [39, 98].

Wehendystokie

Die in der Eröffnungsperiode relevanten Dystokieformen haben ihre Ursache in funktionellen Störungen des kontraktilen Myometriums und in praktisch seltener auftretenden anatomischen Besonderheiten des Uterus.

Zu den anatomischen Besonderheiten gehört z. B. die *extreme Hyperanteflexion* des Uterus, die die Achseneinstellung des Geburtsobjekts in Richtung des Beckeneingangs beeinträchtigen und dadurch zu einer wirkungslosen Wehentätigkeit Anlaß geben kann. Als weiterer Sonderfall kann sich bei *Retro- oder Antefixation* des Uterus das untere Uterussegment mit dem vorangehenden Teil an der Zervix vorbei nach vorn oder hinten taschenartig ausweiten, so daß die Kraft der Wehentätigkeit nicht auf den seitlich gelegenen Muttermund wirken kann (Abb. 9-5). Diese seltene Variation der Anatomie wird als *Sakkulation* bezeichnet und bedarf zu ihrer Behandlung der abdominalen Schnittentbindung, da bei Fortbestand der Wehen eine Uterusruptur zu befürchten ist.

Klinisch größere Bedeutung kommt dem *myomatös veränderten Uterus* zu. Entgegen der vielfach hervorgehobenen Raumbeengung im kleinen Becken durch tiefsitzende Myome ist ihre Auswirkung als Geburtshindernis eher ein seltenes Ereignis, da sie im Vollzug der Entwicklung des unteren Uterussegments am Ende der Schwangerschaft häufig nach oben in die Bauchhöhle

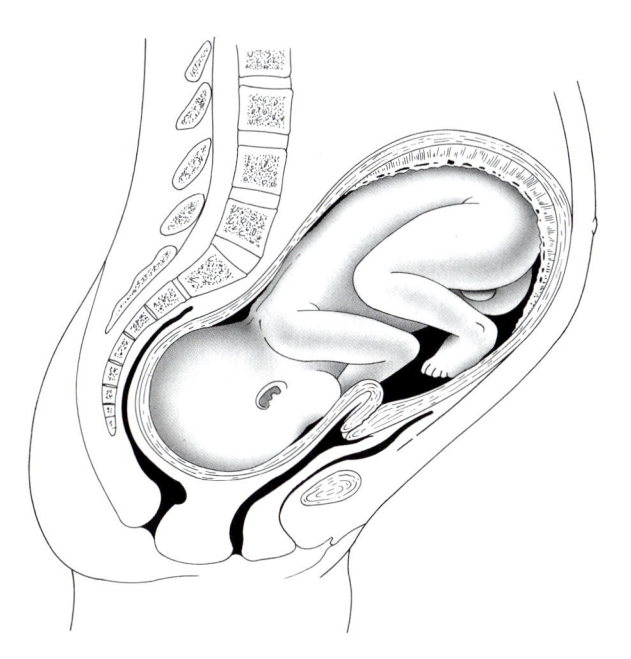

Abb. 9-5 Hintere Sakkulation (nach Greenhill [35]).

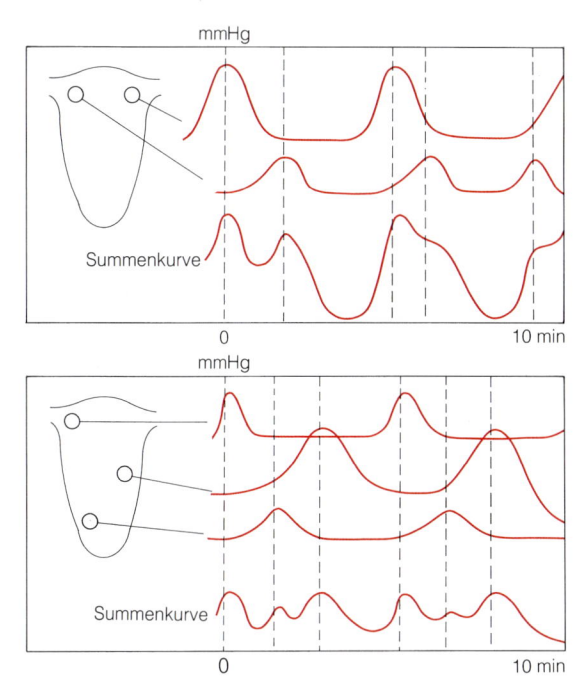

Abb. 9-6 Koordinationsstörung der Wehentätigkeit. Es haben sich mehrere Zentren der Uterusmotilität entwickelt, die zu phasenverschobener Kontraktionsausbreitung in begrenzten Abschnitten des Myometriums führen. Der Synergismus der lokalen Wehenproduktion ist geburtsmechanisch wenig effektiv und verlangsamt den Geburtsfortschritt (nach Fischer [25]).

wandern. Geburtshilflich bedeutsamer ist dagegen die Beeinträchtigung geordneter Kontraktionsabläufe der von Myomknoten diffus durchsetzten Muskulatur des Corpus uteri.

Die *Störungen der Wehentätigkeit im engeren Sinn* umfassen die Wehenschwäche, die hypertone Wehentätigkeit, Koordinationsstörungen der Wehenausbreitung und den Spasmus des unteren Uterinsegments. Die klinisch als zu schwach und zu kurz in Erscheinung tretende Wehentätigkeit ist durch Kontraktionsamplituden von 25 bis 30 mm Hg bei einer Frequenz von weniger als drei Kontraktionen pro zehn Minuten charakterisiert [46]. Ihr kann zunächst einmal eine mechanische Adaptationsstörung des vorangehenden Teiles an das kleine Becken zugrunde liegen. So werden häufig symptomatische Anomalien der Wehentätigkeit angetroffen, wenn beim großen Kind der Kopf keine feste Beziehung zum Becken aufnimmt und infolgedessen die zervikal vermittelten Mechanismen der Wehenverstärkung nur unzureichend ausgelöst werden. Für die essentielle Wehenschwäche werden neben einer verminderten endogenen Oxytocinausschüttung Störungen des Zellstoffwechsels als Ursache angenommen, wobei der Elektrolyttransport eine besondere Rolle spielt [45]. Hinzu kommt, daß der genuine Pathomechanismus durch die Erschöpfung der intrazellulären Energiezufuhr bei protrahierter Eröffnung sekundär verstärkt werden kann.

Die *hypertone Wehenstörung* zeichnet sich in ihrer primären Form durch eine Erhöhung des Basaltonus über 12 mm Hg aus. Die mangelhafte Relaxation in der Wehenpause behindert die Retraktion der Zervix. Darüber hinaus kann über die kontinuierliche Verminderung der Uterusdurchblutung eine hypoxische Gefährdung des Kindes eintreten. Ätiologisch liegt eine vermehrte Wandspannung des Myometriums – z. B. bei Mehrlingsschwangerschaften und Hydramnion – vor, neben einem essentiellen Hypertonus, der auf eine vegetative Fehlsteuerung bzw. eine Enthemmung des Ferguson-Reflexes (Kopf-Zervix-Reflex) mit erhöhter Oxytocinausschüttung zurückzuführen ist.

Der Verlust der Hierarchie bezüglich Dauer und Richtungsausbreitung der Wehenkraft in den einzelnen funktionellen Fruchthalterabschnitten wird als *Koordinationsstörung der Wehentätigkeit* bezeichnet. Infolge lokaler Erregbarkeitsunterschiede entwickeln sich – möglicherweise begünstigt durch Kindsbewegungen – verschiedene Erregungszentren, die jeweils begrenzte Kontraktionsareale steuern und mit ihrer Rhythmik in Konkurrenz zur Schrittmacherfunktion des Fundus treten [25]. Diagnostizierbar wird diese Wehenanomalie anhand des Tokogramms, auf dem eine aus der kontraktilen Aktivität der Epizentren zusammengesetzte Summenkurve registriert wird (Abb. 9-6). Da bilanziell eine sehr frequente Wehen-

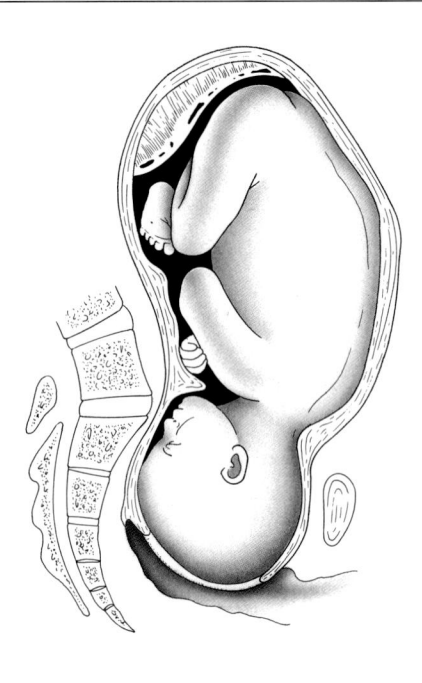

Abb. 9-7   Constriction-ring-Dystokie (nach Greenhill [35]).

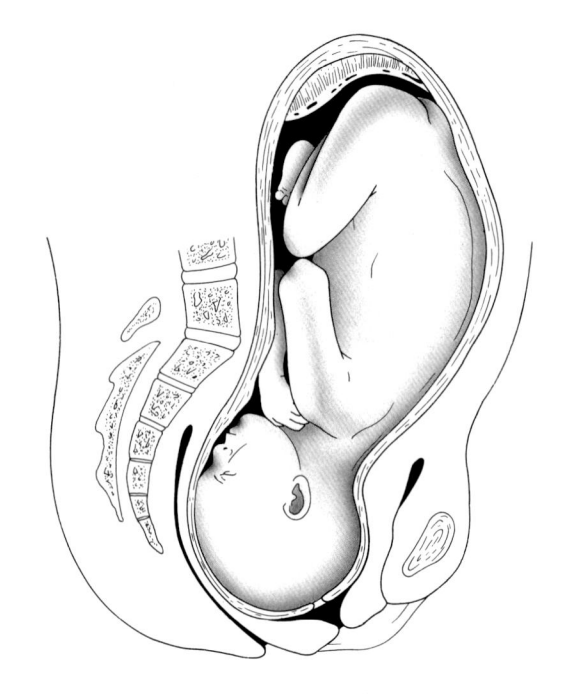

Abb. 9-8   Conglutinatio orificii externi (nach Greenhill [35]).

folge ohne physiologische Refraktärphasen resultiert, wird diese Dystokieform auch Uterusflimmern genannt [46].

Als Zwischenform der Koordinationsstörung und der hypertonen Wehentätigkeit hat der *Spasmus des unteren Uterinsegments* zu gelten, bei dem die zirkulären Muskelfasern des Isthmus eine pathologische Autonomie gewinnen und ihren Kontraktionszustand auch in der Refraktärperiode des Funduszentrums beibehalten. Entsprechend diesem Mechanismus ist das klinische Bild durch einen auch in der Wehenpause fortbestehenden Schmerz gekennzeichnet. Bei extremer, sehr seltener Ausprägung kann ein solcher Spasmus in eine sog. Constriction-ring-Dystokie übergehen, die bei Schädellagen häufig den kindlichen Hals umschnürt und den Kopf bei erschlafftem Muttermund fest fixiert [19] (Abb. 9-7).

Schließlich vermögen geburtserleichternde Maßnahmen die Wehentätigkeit zu modifizieren. Im Vordergrund der Schmerzlinderung steht heute die Periduralanästhesie (siehe auch Kap. 12). Nach einmaliger Schmerzblockade kann vorübergehend eine Abschwächung der Uterusaktivität eintreten, die nach einer guten Stunde wieder zum Ausgangsniveau zurückkehrt [8]. Bezüglich der Gesamtdauer führt die Periduralanästhesie trotz guter Steuerbarkeit der Dosierung zu einer Verlängerung der Geburtszeit. Der Unterschied zu einem Kollektiv ohne Periduralanästhesie ist aber nicht sehr groß und liegt in der Größenordnung von etwa zwei Stunden [5]. Ätiologisch wurde dieser Effekt einer Zunahme der Oxytocinaseaktivität zugeschrieben, die in Korrelation zur Dauer der Eröffnungsperiode steht [96].

Zervikale Dystokie

Die allein von der Zervix ausgehenden Dystokieformen sind meist organischer Natur und erklären sich häufig aus der Anamnese. Zu den wichtigen *Ursachen* zählen vorausgegangene Operationen wie Konisationen, Portioamputationen, Emmet-Plastiken und entzündlich bedingte Vernarbungen, aber auch kongenitale Veränderungen, wie z.B. partielle Okklusionen der Zervix. Ebenfalls sind in diese Gruppe Cerclageoperationen in der Frühschwangerschaft einzuordnen und in jüngerer Zeit der totale Muttermundsverschluß zur Prophylaxe von intrauterinen Infektionen [42, 55]. Als extreme Variante der organisch bedingten zervikalen Dystokie ist die seltene Conglutinatio orificii externi bekannt, bei der unteres Uterinsegment und Zervix unter dem Einfluß der Wehentätigkeit papierdünn ausgezogen werden, während sich der Muttermund nicht öffnet (Abb. 9-8).

Die *Behandlung* all jener Fälle hat zwangsläufig eine mechanische Überwindung der fibrotischen Strikturen zum Ziel, damit die pathologische Widerstandserhöhung der Zervix beseitigt wird. Nach dieser Maßnahme, die allerdings mitunter auch ein instrumentelles Eingreifen erfordert, erfolgt zumeist ein zügiger weiterer Ablauf der Muttermundseröffnung.

Wenn bei klinischen Zeichen der Zervixdystokie anamnestische Ereignisse zu ihrer Erklärung fehlen, handelt es sich um eine Beeinträchtigung der physiologischen Vorgänge, die erst unter der Geburt in Gang kommen. Diese als „idiopathisch" oder „funktionell" bezeichnete Störung ist praktisch gleichbedeutend mit einer *ungenügenden Zervixreifung*. Zwar erinnert der Begriff Dystokie an die Kontraktionen der glatten Zervixmuskulatur [59], ihre Bedeutung für die Genese der behinderten Muttermundsdilatation tritt aber gegenüber den zur Konsistenzminderung führenden biochemischen Vorgängen des Kollagenabbaus weit in den Hintergrund, wie die vielen Berichte zur Therapie der unreifen Zervix mit Prostaglandinen eindrucksvoll belegen [24, 34, 40, 44, 56, 89]. Folgerichtig wird die funktionelle Form der Zervixdystokie auch gehäuft bei Erstgebärenden angetroffen, bei denen die Zervix einen höheren Kollagengehalt als bei Mehrgebärenden aufweist [48].

Die *Diagnose* der Zervixdystokie kann allein anhand des Portiobefunds gestellt werden, wenn im Verlauf der Eröffnungsperiode andere Ursachen der verzögerten Muttermundsdilatation ausgeschlossen sind. Tokographisch kommt der erhöhte Zervixwiderstand in einem schnellen, abrupten intraamnialen Druckanstieg zum Ausdruck, da die uterine Druckwelle durch die rigide Portio kaum gedämpft wird [31].

Die Zervix kann sich auch indirekt dystok verhalten, wenn die vordere Muttermundslippe infolge unzureichender Retraktion bei fortgeschrittener Eröffnung zwischen dem vorangehenden Teil und der Symphyse eingeklemmt wird [88]. Auf diese Weise kann ein umschriebenes Ödem entstehen, das zusammen mit der Fixation der Muttermundslippe eine weitere Dilatation behindert.

Therapeutisch ermöglicht eine kurzfristige Tokolyse vielfach, den eingeklemmten Muttermundsaum über den kindlichen Kopf zurückzudrängen. Während der folgenden Kontraktionen muß der Muttermund in dieser Position gehalten werden, damit das zervikale Hindernis vom vorangehenden Teil vollständig überwunden werden kann.

2.2.2 Behandlung

Der Vielfalt der der verzögerten Eröffnung zugrundeliegenden Ursachen steht eine begrenzte Anzahl therapeutischer Möglichkeiten gegenüber. Dystokien im Sinne von Wehenschwäche und Koordinationsstörungen stellen wohl etablierte Indikationen der *intravenösen Oxytocinzufuhr* dar. Der korrigierende Effekt beruht auf einer Verstärkung der einzelnen Kontraktionen, wie auch auf einer geordneten Rhythmisierung der Wehenfolge. Da der Stimulationserfolg von der Zervixreife abhängig ist, bestehen große Unterschiede in der individuellen Wirkung. Um die Dehnungsbereitschaft des Muttermunds zu erhöhen, werden häufig parallel *Spasmolytika* verabreicht, deren physiologische Grundlage allerdings auf den geringen Anteil glatter Zervixmuskulatur begrenzt ist.

Ein besonders günstiger Einfluß auf den Fortgang der Muttermundseröffnung wird durch Beseitigung oder wenigstens Linderung des Dehnungsschmerzes der Zervix erzielt. So vermag die Periduralanästhesie den infolge des Schmerzerlebens gesteigerten Sympathikotonus abzuschwächen und bewirkt auf diese Weise indirekt eine bessere und effektivere Koordination der Wehentätigkeit [2]. Auch mit Hilfe zentral wirksamer Analgetika, wie z. B. Nalbuphin (20 mg als Kurzinfusion in 100 ml NaCl), kann eine dystoke Phase der Eröffnungsperiode überwunden werden. Zunehmende Verbreitung als erfolgreiche Schmerzbekämpfung bei zervikaler Dystokie findet in den letzten Jahren schließlich die Akupunktur [6a].

Eine vielfach genutzte Alternative zur klassischen Oxytocintherapie steht in der Unterstützung der Wehentätigkeit durch *Prostaglandine* zur Verfügung, deren nicht allein auf die intravenöse Zufuhr beschränkte Anwendungsmöglichkeiten einen Vorteil gegenüber der ans Bett fesselnden Infusionsbehandlung beinhalten, da der kontraktionsfördernde Effekt nach lokaler intravaginaler oder zervikaler Applikation durch Ausnutzung der wehenbegünstigenden aufrechten Körperhaltung z. B. beim Umherlaufen, noch unterstützt wird [43, 95]. Zusätzlich wird die Dystokie bei Verwendung von Prostaglandinen in zweifacher Richtung angegangen, weil über die Förderung der Zervixreife [32] zugleich die Voraussetzungen für die uterine Stimulation verbessert werden. Hinsichtlich der Zunahme des Bishop-Scores (siehe auch Bd. 4, Kap. 6, Abschnitt 3.2.1) erwies sich eine höher dosierte intravaginale Applikation von Prostaglandingel der niedriger dosierten intrazervikalen Instillation als überlegen [37].

Die *Amniotomie* als physikalische Maßnahme der Geburtsbeschleunigung sollte erst bei einer hinreichenden Muttermundsweite in Erwägung gezogen werden. Abgesehen von ihrer Wirkungslosigkeit hinsichtlich der Geburtsdauer bei zu frühem Einsatz nimmt die Anzahl der Komplikationen zu [71]. Zum rechten Zeitpunkt (Erstgebärende ca. 7 cm, Mehrgebärende ca. 4 cm Muttermundsweite) vermag die Blasensprengung jedoch die Eröffnungsgeschwindigkeit deutlich zu beschleunigen. Der Mechanismus, der zur Verkürzung der Dilatationsperiode führt, beruht neben dem engeren Kopf-Zervix-Kontakt wahrscheinlich ebenfalls auf einem Anstieg der Prostaglandinkonzentration im mütterlichen Plasma [91], wodurch der schnellere Geburtsfortschritt trotz kaum veränderter Uterusaktivität verständlich wird [93].

Die hypertone Wehenstörung in Form des erhöhten

Basaltonus und der Tachysystolie wie auch der Spasmus des unteren Uterinsegments lassen sich mit *Beta-Sympathomimetika* beheben, die je nach Effekt als Dauertropfinfusion oder Bolusinjektion zugeführt werden können. Auch bei Koordinationsstörungen, die trotz Wehenstimulation anhalten, hat sich die Intervalltokolyse bewährt [84].

Hinsichtlich der praktischen Verhaltensweise bei der Überwachung und Leitung der Geburt ist der *Zeitverlauf der Muttermundsdilatation* das entscheidende Kriterium, das Hinweise auf eine Normabweichung von der Eröffnungsphysiologie gibt. Anhand der äußeren und inneren klinischen Untersuchung sowie anhand der tokographischen Registrierung kann die Verzögerung der Eröffnungsperiode nach ihrer Ursache differenziert werden. Die daraufhin einzuleitenden Therapiemaßnahmen haben zunächst den Rang eines Experiments, in dessen Verlauf sich erweisen wird, ob ein weiterer Geburtsfortschritt eintritt. Unter der Voraussetzung eines regelrechten Zustands des Feten ist im Hinblick auf die großen Zeitschwankungen der Muttermundsdilatation eine geduldig zuwartende Geburtsleitung sinnvoll, da bei Störungen der Eröffnungsperiode der erfolgreiche Ausgang das häufige Ereignis darstellt [73], während der trotz therapeutischer Maßnahmen zur operativen Entbindung zwingende irreversible Geburtsstillstand in dieser Phase selten auftritt, wie in einer Studie zum Anteil der Dystokie am Indikationsspektrum zur Sectio bestätigt wurde [65].

3 Deszensusphase

3.1 Normaler Deszensus des Kopfes

Die Deszensusphase ist der Abschnitt der Geburt, der in der späten Eröffnungsperiode beginnt und zu der Preßperiode überleitet. So ist diese Geburtsphase sowohl Bestandteil der Eröffnungs- als auch der Austreibungsperiode. Die zeitliche Festlegung ihres Anfangs gelingt nur unscharf gegenüber der klaren Definition des durch die vollständige Eröffnung der Zervix gekennzeichneten Beginns der Austreibungsperiode bzw. des „2. Wehenstadiums" im anglo-amerikanischen Sprachgebrauch.

So eindeutig die Orientierung an der vollständigen Muttermundsweite auch ist, erscheint uns die Beschreibung der Geburt *nach dem vorherrschenden Ereignis* sinnvoller, weil eine solche Betrachtung trotz Einbuße einer zeitlich ganz exakten Zuordnung die Phänomenologie des gesamten Geburtsablaufs realistischer erfaßt. So stellt sich die Eröffnungsperiode als Phase der Geburt dar, in der bei nur geringer Änderung des Höhenstands vor allem eine Dilatation der Zervix erfolgt, während umgekehrt die Deszensusphase durch eine ausgeprägte Höhenstandsänderung des Kopfes bei nur unwesentlicher Zunahme der Muttermundsweite gekennzeichnet ist. Charakteristisches Zeichen der Preßperiode sind die Verstärkung der Wehenkraft durch die Bauchpresse und eine Richtungsänderung in der Bewegung des vorangehenden Teils nach oben.

Die zeitliche Verschiebung von maximaler Muttermundseröffnung und maximaler Höhenänderung pro Zeiteinheit ist in Abbildung 9-9 dargestellt (siehe auch Abb. 9-1). Während des Durchtritts durch die Beckenhöhle legt der kindliche Kopf vom Beckeneingang zum Beckenboden eine Höhenänderung von 8 cm zurück. Da der Geburtskanal in den verschiedenen Höhenebenen eine unterschiedliche Form aufweist, sind Anpassungsmechanismen des vorangehenden Teiles an das jeweils vorhandene Raumangebot notwendig, damit der Deszensus erfolgen kann. Die sich nach kaudal verengende Beckenhöhle mit größter Distanz im geraden Durchmesser vermittelt Änderungsimpulse bezüglich Haltung und Stellung des Kopfes. Das Zusammenspiel zwischen Flexion und Rotation führt zu einer Schraubenbewegung des vorangehenden Teiles. Auf diese Weise wird das anfangs wirksame große Planum occipitale um 2 cm verkleinert, da durch die Beugung die Circumferentia suboccipitobregmatica mit einem Umfang von nur 32 cm das Durchtrittsplanum begrenzt.

Im einzelnen erfolgt der *Eintritt des Kopfes in den Beckeneingang* über eine asynklitische Phase, in der das hintere Scheitelbein stärker in die Beckenhöhle hineinragt [22]. Die synklitische Kompensation wird anschließend erreicht, indem die Wehenkraft das vordere Scheitelbein hinter die Symphyse treibt. Im Vollzug des weiteren Deszensus steht dann in der Spinalebene das vordere Scheitelbein tiefer als das hintere, so daß der Kopf insgesamt nach Art einer Schaukelbewegung mit alternierendem vorderem und hinterem Asynklitismus tiefer tritt (Abb. 9-10). Bei Eintritt des

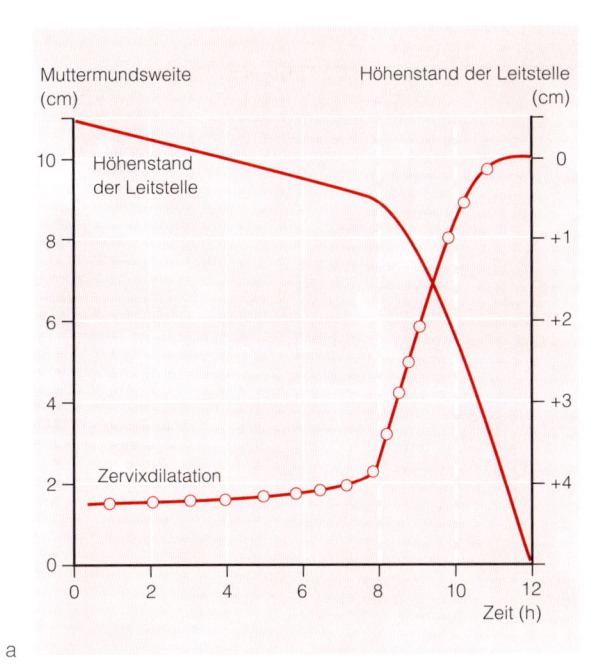

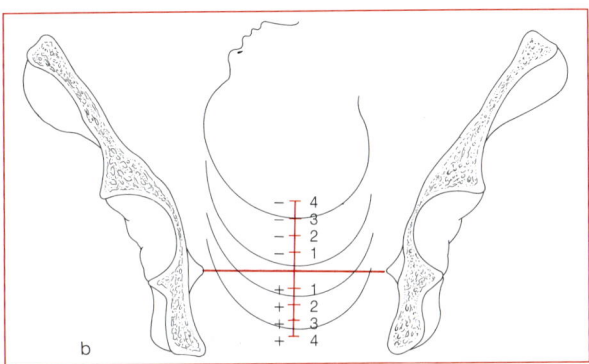

Abb. 9-9 Muttermundseröffnung (a) und Tiefertreten des kindlichen Kopfes (b) unter der Geburt (basierend auf über 100 Geburten bei Erstgebärenden aus vorderer Hinterhauptslage; nach Friedman und Sachtleben [30]).

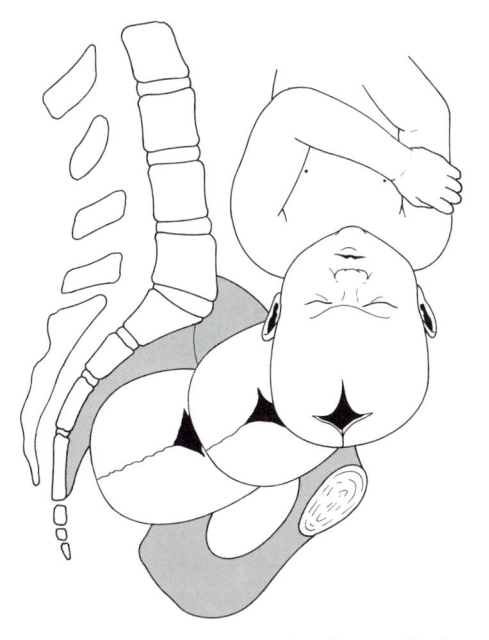

Abb. 9-10 Die Einstellung des Kindeskopfs in verschiedenen Teilen des Geburtskanals. Im Beckeneingang liegt oft ein hinterer Asynklitismus und weiter unten im Geburtskanal nicht selten ein vorderer Asynklitismus vor.

Kopfes in den Beckeneingang verläuft die Pfeilnaht meist quer; in etwa einem Drittel der Fälle besteht eine leichte Rotation, wobei das Hinterhaupt doppelt so oft nach vorn wie nach hinten rotiert. Nur in sehr wenigen Fällen passiert der Kopf den Beckeneingang im geraden Durchmesser (Abb. 9-11).

Das eigentliche *Tiefertreten des Kopfes* wird erst durch dessen Haltungsänderung möglich, indem sich der mentookzipitale Durchmesser durch zunehmende Flexion parallel zu der Achse der Beckenhöhle ausrichtet (1. Rotation [85]). Zu diesem Zeitpunkt hat sich der Muttermund in der Regel ganz über dem vorangehenden Teil retrahiert. Für die geburtshilfliche Untersuchung stellt dieser Vorgang eine Übergangsphase dar, in welcher der Kopf über der Symphyse nicht mehr tastbar ist und während der folgenden Wehen vom Hinterdamm aus allmählich palpierbar wird. Bevor der Kopf die Interspinalebene passiert und durch das Knie des Geburtskanals nach ventral abbiegt, erfolgt mit der 2. Rotation eine Stellungsänderung. Der Drehungsimpuls in den geraden Durchmesser wird durch den in der Interspinalebene beginnenden Levatorspalt vermittelt, der in der Beckentiefe einen längsgestellten Durchlaß begrenzt [11]. Dem knöchernen Becken selbst kommt als letztlich die Rotation auslösendem Moment keine Bedeutung zu, da auch kleine kindliche Köpfe diese Drehung vollziehen, obwohl sie sich in nachweisbarem Abstand zur knöchernen Beckenwand befinden. Daß bei der Stellungsänderung die vordere Hinterhauptseinstellung bevorzugt wird, kann nach dem Gesetz des geringsten Zwanges durch die Bestrebung nach Formübereinstimmung von ventral schmalerer Levatoröffnung und dem geringsten Querdurchmesser der Nackenregion am kindlichen Kopf begründet werden. Die klinische Beobachtung der weiter distal erfolgenden Rotation bei Mehrgebärenden wird als Folge der mechanischen Schädigung der Levatoren bei der ersten Entbindung verständlich, wodurch die Elastizität des Weichteilspalts vermindert ist. In jenen Fällen, in denen sich die Zervix zum Zeitpunkt der Rotation noch nicht vollständig über dem Kopf zurückgezogen hat, wird der Muttermundssaum häufig zuerst auf der Seite des Geburtskanals hinter den

Häufigkeit (%)	Pfeilnaht			Pfeilnaht
okzipito-transverse Einstellungen 63,4	I. querer Durchmesser 39,9%			II. querer Durchmesser 23,5%
okzipito-anteriore Einstellungen 22,8	I. schräger Durchmesser 13,2%			II. schräger Durchmesser 9,6%
okzipito-posteriore Einstellungen 10,3	II. schräger Durchmesser 3,0%			I. schräger Durchmesser 7,3%
gerade Einstellungen 1,6	gerader Durchmesser Okziput vorn 1,0%			gerader Durchmesser Okziput hinten 0,6%

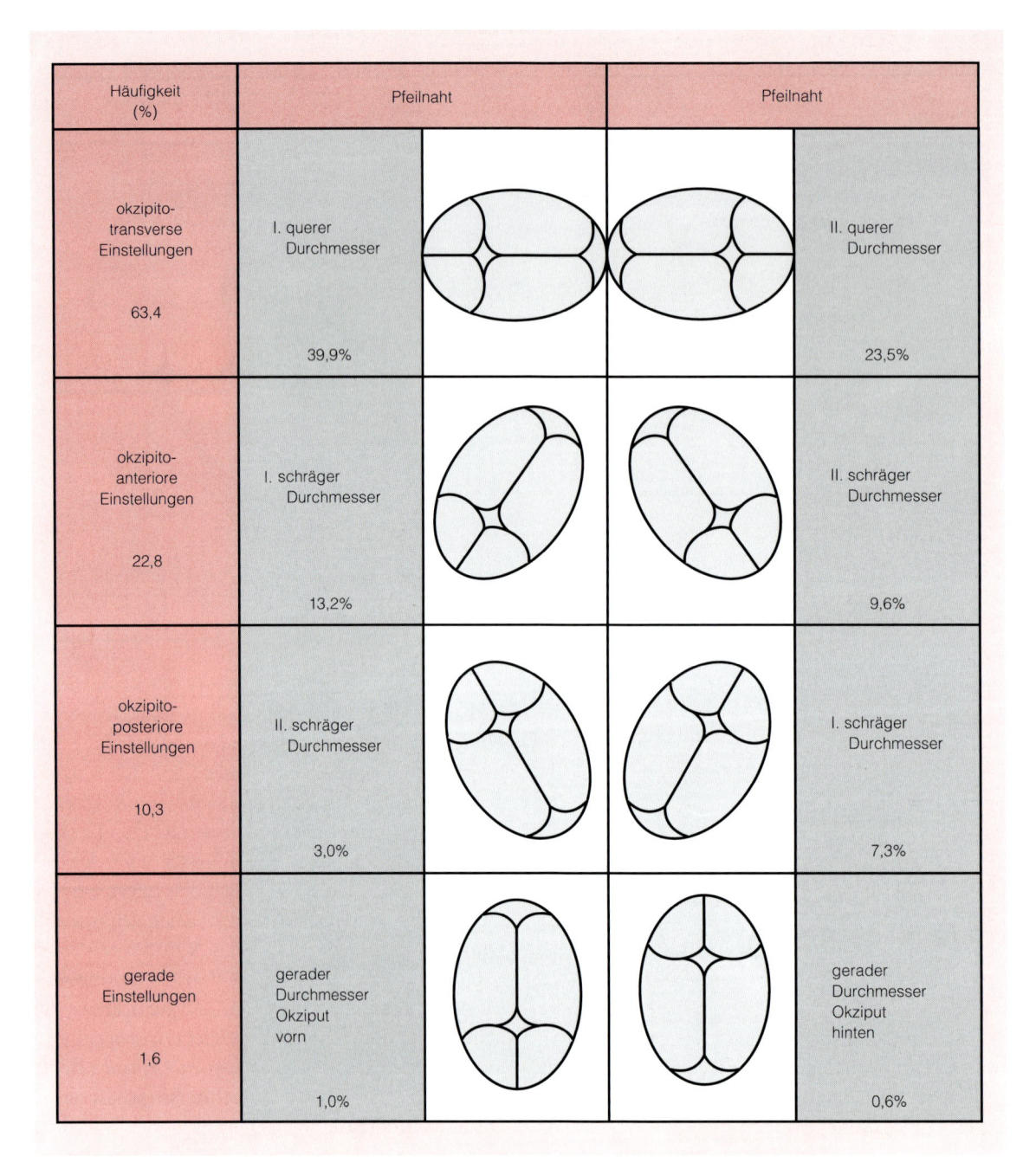

Abb. 9-11 Schädellage: Häufigkeitsverteilung der Stellung der Pfeilnaht im Beckeneingang (basierend auf 1040 Fällen).

Kopf gedrängt, von der aus die Leitstelle nach vorne kommt.

Für die Deszensusphase existieren keine klaren *Zeitangaben,* da Beginn und Ende dieses Geburtsabschnitts nur approximativ zu ermitteln sind. Wenn man die Länge der Deszensusphase als Differenz der Austreibungsperiode und einer im Mittel zehn Minuten langen Preßperiode betrachtet, ergeben sich folgende Näherungswerte: Bis zu 20 Minuten nehmen 77% der Fälle für den Deszensus in Anspruch; in 15% vergehen zwischen 20 und 50 Minuten und in 4% der Fälle beträgt die Dauer des Tiefertretens zwischen 50 und 80 Minuten [85]. Unter Berücksichtigung der Parität benötigt der Deszensusvorgang in 20% der Erstgebärenden, aber nur in 2% der Mehrgebärenden einen größeren Zeitraum als 50 Minuten [23].

3.2 Verzögerter Deszensus des Kopfes

3.2.1 Ursachen

Das Tiefertreten des kindlichen Kopfes kann durch eine Vielzahl von Faktoren verzögert werden. Alle bereits dargestellten Störungen im Kräftespiel der Wehentätigkeit und des Zervixwiderstands behindern natürlich auch den Eintritt des vorangehenden Teiles ins Becken, wenn sie zu diesem Zeitpunkt der Geburt in Erscheinung treten. Umgekehrt gibt es aber eine Reihe von regelwidrigen Umständen, die sich im allgemeinen erst dann im Sinne einer Verzögerung auf den Geburtsverlauf auswirken, wenn der Kopf durch die Wehenkraft gezwungen wird, sich im Geburtskanal zu bewegen. Diese für die Deszensusphase typischen Regelwidrigkeiten betreffen Verengungen des Beckens sowie Anomalien in Haltung und Stellung des Kopfes.

Ausgeprägte Beckenverengungen werden heute nur noch bei weniger als 1 % aller Gebärenden angetroffen [51]. Klinisch bedeutungsvoller als die Betrachtung der Beckenverhältnisse allein ist die Beobachtung der *zephalopelvinen Wechselwirkung* im Verlauf der Deszensusphase. Bei regelrechter Beckenanatomie, aber großen kindlichen Dimensionen kann durchaus eine Verzögerung beim Tiefertreten des Kopfes eintreten, während andererseits ein kleiner kindlicher Kopf sehr wohl in normalem Zeitverlauf ein verengtes Becken passieren kann.

Da der zu erwartende Geburtsfortschritt aufgrund der Beckenmaße allein nicht zuverlässig abgeschätzt werden kann, wurden durchaus erfolgreiche Versuche unternommen, sonographische fetale Größenparameter mit den Beckenmaßen in Beziehung zu setzen, um so die individuelle Prognose der Geburtsmöglichkeit zu verbessern [69]. Trotzdem ist aber nur im Ausnahmefall einer sehr schweren fetopelvinen Disproportionalität eine primäre Schnittentbindung vertretbar [63, 80], auch wenn in dem Indikationsspektrum zur Sectio das relative Mißverhältnis – zumindest in der älteren Literatur – am häufigsten vertreten ist [76].

Nach neueren Statistiken stellen Becken-, Rotations- und Flexionsanomalien (gleich hinter Frühgeburten) etwa ein Fünftel der Sectioindikationen dar [36]. Die Häufigkeit eines Mißverhältnisses von Kopf und Becken liegt heute bei gut 3 % der Geburten, hiervon ist in fast 97 % eine operative Geburtsbeendigung erforderlich [41].

Für das *Ausmaß der Deszensusverzögerung* sind Haltung, Einstellung und Konfigurabilität des Kopfes sowie der Weichteilwiderstand und die Wehenkraft maßgebliche Faktoren, deren Zusammenwirken bei der Leitung der Deszensusphase abgewartet werden sollte, wenn keine anderen Gründe zu einem aktiven Vorgehen zwingen. Hinsichtlich der praktischen Verhaltensweise muß umgekehrt bei der Feststellung einer verzögerten Deszensusphase auch an eine architektonische Regelwidrigkeit des Beckens gedacht werden. Besonders verdächtig auf ein mechanisches Hindernis ist die Kombination von hochstehendem Kopf, ausgeprägter Geburtsgeschwulst bei deutlicher Konfiguration und ödematöser vorderer Muttermundslippe.

Beckenverengungen

Für die *Beckenmessung* stehen heute neben der klinischen und radiologischen Bestimmung [26] auch *sonographische* Methoden zur Verfügung, wobei vaginal anwendbare Panorama-Scanner durch die Bestimmungsmöglichkeit des queren Beckendurchmessers dem Compound-Scanner noch überlegen sind [21]. Die wertvollste Darstellung des maternalen Beckens in Beziehung zur Größe des vorangehenden Teils wird jedoch zweifellos mit Hilfe der *Kernspintomographie* erzielt [92]. Der herkömmlichen Methoden überlegene Vorteil besteht in der hohen Auflösung und Meßgenauigkeit ohne jede Strahlenbelastung. Aufgrund der hierbei gewonnenen Informationen ist vielfach eine funktionelle Beckendiagnostik zur Frage des Entbindungsmodus bei Vorliegen eines zephalopelvinen Mißverhältnisses möglich [53]. Als besonders hilfreich hat sich der Einsatz der Kernspintomographie bei der Selektionierung von Patientinnen mit Beckenendlage erwiesen, die vaginal entbunden werden können [10]. Die Pathologie der Beckenformen betrifft einmal Verengungen im Sinne von Verkürzungen einzelner oder aller Durchmesser und zum anderen eine Zunahme der gesamten Beckenlänge (siehe auch Kap. 2).

Die Behinderung des Deszensus beim *langen Becken* ergibt sich aus dem zu hoch stehenden Promontorium, so daß der zur senkrechten Einstellung der Schädelachse auf die Beckeneingangsebene erforderliche Kippimpuls unterbleibt. Die Abbremsung der Deszensusbewegung des Kopfes an der Symphyse führt häufig zu einer hinteren Scheitelbeineinstellung oder zu einem hohen Geradstand, ohne daß Anzeichen eines verengten Beckens vorliegen. Wenn der Kopf dennoch trotz des gestörten Einfangmechanismus ins Becken eintritt, kann ein weiterer Verzug im Deszensus durch den kanalförmigen Verlauf des knöchernen Geburtswegs verursacht werden, da die verminderte Kreuzbeinhöhlung für die physiologische Drehung in den geraden Durchmesser nur ein unzureichendes Raumangebot bereitstellt und der Kopf infolgedessen zu einem Deszensus bei querer Pfeilnaht in maximaler Flexion gezwungen wird. Aufgrund der im unteren Becken häufiger als im Beckeneingang auftretenden Verengung ergibt die sonographisch mögliche Bestimmung der Kreuzbeinhöhle eine besonders relevante Zusatzinformation bei der Pelvimetrie, damit im Falle des tiefen Querstands mit Geburtsstillstand rechtzeitig die Indikation zur Sectio gestellt und langdauerndes erfolgloses Gebären vermieden werden kann [7]. Mit einer Spontangeburt ist beim langen Becken nur in der Hälfte der Fälle zu rechnen [82].

Kann der Deszensus beim Kanalbecken durch die zu hohe Position des Promontoriums gänzlich unterbleiben, so erfolgt die Verzögerung bei Verengungen im Beckeneingang durch zeitaufwendige Anpassungsformen an das verminderte Raumangebot. Bei *allgemein verengtem Becken* besteht der Mechanismus in einer maximalen Beugehaltung des Kopfes (Roederer-Einstellung), bei der die Formübereinstimmung mit den nahezu kreisrunden Beckenebenen von vornherein durch den minimal möglichen Kopfumfang in schrägem Durchmesser hergestellt wird. Mit dieser Anpassung ist eine ausgeprägte Verformung des Kopfes verbunden, dessen Höhendurchmesser zugunsten einer Verkleinerung der seitlichen Durchmesser erheblich zunimmt. Im Gegensatz zum physiologischen Ablauf der Deszensusphase wird die Konfiguration des Kopfes nicht durch den Weichteiltonus des Geburtskanals hervorgerufen, sondern beruht auf einem ossären Preßdruck, der die Scheitelbeine im Sinne einer Niveauverschiebung kraniokaudal disloziert [11].

Betrifft die Verengung bevorzugt den Beckeneingang wie beim *platten Becken,* kann das Hindernis bei mäßiger Verkürzung der Conjugata vera (auf 8 bis 8,5 cm) allein durch Einsenkung der bitemporalen Vorderhauptregion in die Engstelle zwischen Promontorium und Symphysenhinterkante unter gleichzeitiger Ausnutzung eines der beiden weiträumigen Seitenteile im Beckenrahmen für den breiteren biparietalen Durchmesser überwunden werden. Dieser Anpassungsmechanismus erfordert keine besondere Kopfkonfiguration und führt kaum zur Verzögerung des Deszensus; der Unterschied zur physiologischen Geburtsmechanik besteht lediglich darin, daß die große Fontanelle vorübergehend zur Leitstelle im Beckeneingang wird und die erste Rotation etwas später einsetzt.

Bei *stärkergradigen Beckenverformungen* passiert der Kopf den Beckeneingang im queren Durchmesser. Da die kritische Beckenebene durch Einstellung des Vorderhaupts nicht mehr überwunden werden kann, andererseits in dieser Schädelregion aber anatomisch ungünstige Bedingungen für die Konfigurabilität bestehen, geht ein Scheitelbein in Führung. Dabei stößt entweder das vordere Scheitelbein gegen die Symphyse oder das hintere gegen das Promontorium. Die anschließende Verformung des Kopfes durch die ausgeprägte Niveauverschiebung in der Pfeilnaht bedingt die Verzögerung des Deszensus, vermag aber den biparietalen Durchmesser um fast 1 cm zu verkleinern und dadurch den Eintritt des Kopfes zu ermöglichen – unter der Voraussetzung, daß sich das vordere Scheitelbein in die Führungslinie einstellt (Naegele-Obliquität). Der verstärkte vordere Asynklitismus gewährleistet im weiteren Verlauf des Deszensus ein ausreichendes Raumangebot durch Ausnutzung der Kreuzbeinhöhlung. In den seltenen Fällen der Hinterscheitelbeineinstellung (Litzmann-Obliquität) stößt dagegen der freie Rand des hinteren Scheitelbeins gegen die Hinterwand der Symphyse und verhindert ein weiteres Tiefertreten des Kopfes. In der Folge entwickelt sich ein Geburtsstillstand mit über der Symphyse stehendem Kopf.

Haltungs- und Stellungsanomalien des kindlichen Kopfes

Die Bedeutung des engen Beckens für die Verzögerung der Deszensusphase ergibt sich aber nicht nur aus dem beengten Raumangebot, sondern auch aus häufig parallel auftretenden Anomalien der Stellung und Haltung des kindlichen Kopfes, die das verminderte Platzangebot gleich zu Beginn der Deszensusphase verursachen. Die Pathologie der Schädellagen ist zunächst dadurch gekennzeichnet, daß der Kopf sich in *okzipitoposteriorer Position* einstellt.

Eine solche Fehlrotation wird z.B. durch ein enges vorderes Beckensegment begünstigt. Für die Prognose des weiteren Verlaufs der Deszensusphase ist entscheidend, ob es sich um eine vorübergehende okzipitoposteriore Einstellung handelt, oder ob die Fehlrotation im weiteren Verlauf der Geburt persistiert. So ist am Anfang der Geburt der Rücken in 37% nach hinten gewendet [94]; in 70 bis 90% ist aber noch eine Normalisierung der Stellung mit anteriorer Rotation des Hinterhaupts zu erwarten [47]. Im Hinblick auf die hohe Normalisierungsrate primär pathologisch beginnender Geburten ist es sinnvoll, eine passagere okzipitoposteriore Einstellung, die in einer Häufigkeit von 8 bis 16% aller Kopflagengeburten auftritt [19], von einer nur wesentlich selteneren definitiven okzipitoposterioren Lage abzugrenzen, deren Häufigkeit mit 1 bis 2% angegeben wird [82].

Für die Persistenz der Einstellungsanomalie ist eine kurze Interspinaldistanz von Bedeutung sowie als weitere seltenere Ursache ein tiefer Sitz der seitlich gelegenen Plazenta. Von seiten des Kindes begünstigt eine Deflexionshaltung, die häufig bei Nabelschnurumschlingungen um den Hals beobachtet wird, die Rotation des Hinterhaupts nach hinten und eine frühzeitige Konfiguration zwischen den Fontanellen bei noch indifferenter Kopfhaltung, die z. B. durch einen vorzeitigen Blasensprung ausgelöst werden kann. Im Einzelfall ist es schließlich auch möglich, daß ein großer Kopf das Raumangebot des Beckens in okzipitoposteriorer Einstellung am besten ausnutzen kann. Für die Prognose des weiteren Geburtsverlaufs ist daher entscheidend, ob die Einstellungsanomalie beibehalten wird. In den Fällen, in denen doch noch eine Rotation des Hinterhaupts nach vorn erfolgt, ist die Geburt im allgemeinen nicht verlängert und erfolgt spontan.

Wenn die okzipitoposteriore Einstellung zu einer endgültigen okzipitoposterioren Rotation nach hinten führt, kommt es in der Regel zu einer Verzögerung der Deszensusphase, da der Geburtskanal dem Kopf einen erhöhten Widerstand entgegensetzt. Während die Geburt in diesen Fällen – zumindest bei nicht sehr ausgeprägter Haltungsanomalie – noch in einem Drittel spontan verläuft, führt die seltene unvollkommene Rotation aus der okzipitoposterioren Einstellung in den queren Durchmesser meistens zum Geburtsstillstand in der Austreibungsperiode.

Die günstigste Darstellung der okzipitoposterioren Position wird in etwa 2% aller Geburten [41] durch die *hintere Hinterhauptslage* repräsentiert, bei der es sich wegen der noch unverminderten Flexion des Kopfes um eine reine Stellungsanomalie ohne zusätzliche Vergrößerung des Durchtrittsplanums handelt. Die Anpassung der Kopf-Hals-Achse an die Knieachse des Austrittskanals erfordert aber eine noch ausgeprägtere Beugung des Kopfes gegen die Brust als bei okzipitoanteriorer Position. Da die Halswirbelsäule hierbei in Richtung ihres Biegungsdiffizillimums abgebogen wird, erzeugt der Kopf eine Gegenkraft, die sich im Geburtskanal als erhöhter Reibungswiderstand auswirkt und dadurch die Verzögerung des Deszensus hervorruft. Zu den verzögernden geburtsmechanischen Faktoren der hinteren Hinterhauptslage tritt hier die größere Durchtrittsebene des 34 cm umfassenden Planum frontooccipitale als weitere Ursache für den sehr viel größeren Reibungswiderstand im Geburtskanal hinzu.

Ist die posteriore Rotation des Hinterhaupts mit einer leichten Streckhaltung des Kopfes verbunden, handelt es sich um eine *Vorderhauptslage,* bei der die Gegend der großen Fontanelle zur Leitstelle wird. Sie wird mit 0,8% des Geburtenguts wesentlich seltener beobachtet. Am häufigsten findet sie sich bei Frühgeburten und brachyzephaler Kopfform sowie beim engen Becken.

Zu den Deflexionen höheren Grades gehören die *Gesichtslage* und die *Stirnlage*. Diese Haltungsanomalien werden in einer Häufigkeit von 0,2% beobachtet [41]. Ihre Ursachen betreffen zum einen ein relatives oder absolutes Mißverhältnis sowie unreife Kinder und Feten mit Kopffehlbildungen; darüber hinaus werden Nabelschnurumschlingungen um den Hals, Prävialokalisationen der Plazenta und der vorzeitige Blasensprung bei noch hochstehendem Kopf als weitere prädisponierende Faktoren genannt [16]. In vielen Fällen kann aber die Ätiologie nicht eindeutig geklärt werden.

Die *Stirnlage* ist mit einer mittleren Inzidenz von 0,08% [68] die seltenste pathologische Schädellage. Infolge des mit 35 bis 36 cm größtmöglichen Durchtrittsplanums (Planum zygomaticoparietale) ist sie zugleich die ungünstigste gebärfähige Lage. Ein verzögerter Geburtsverlauf findet sich in 40% der Stirnlagegeburten, wobei die Verzögerung bevorzugt in der Deszensusphase eintritt. Die Ursache ergibt sich einmal aus dem erhöhten Reibungswiderstand im Geburtskanal, zum anderen aber auch durch infolge der atypischen Haltung häufig auftretende Wehendystokien.

Die *Gesichtslage* stellt den stärksten Grad der Deflexion des kindlichen Kopfes dar. Die Inzidenz liegt im Mittel bei 0,21% aller Geburten; abzüglich der Frühgeburten und der Fälle mit Anenzephalie verbleibt aber nur noch eine Frequenz von 0,12% [18]. Häufig tritt der Kopf in Stirneinstellung in das Becken ein; beim weiteren Tiefertreten erfolgt dann die maximale Deflexion zur Gesichtslage. Der geburtsmechanisch relevante Durchtrittsumfang ist durch das 34 cm messende Planum hyoparietale gegeben. Wie auch bei der Stirnlage ergibt sich die Verzögerung des Deszensus als Folge des erhöhten Reibungswiderstands bei gleichzeitiger sekundärer Wehenschwäche.

3.2.2 Behandlung

Bei der Behandlung der verzögerten Deszensusphase ist zunächst zu berücksichtigen, daß die dargestellten Anomalien der Beckenarchitektur sowie der Haltung und Stellung des Feten eine Wehendystokie auslösen können, zumal pathologische Schädellagen häufig durch Regelwidrigkeiten des Geburtskanals verursacht werden, und somit oft eine Kombination protrahierender Faktoren vorliegt.

Neben den vorher besprochenen funktionellen Dystokieursachen vermag der *dauerhaft erhöhte Widerstand,* gegen den die uterine Aktivität arbeitet, die

Wehenkraft zu erschöpfen und damit eine sekundäre Wehenschwäche auszulösen. Für den zeitlichen Ablauf charakteristisch ist hierbei das simultane Auftreten von Geburtsverzögerung und abnehmender Wehentätigkeit. Unter der Voraussetzung, daß keine geburtsunmögliche Situation vorliegt und der Zustand des Kindes keine schnelle Geburtsbeendigung erzwingt, ist therapeutisch in solchen Situationen die *intravenöse Oxytocinzufuhr* indiziert, gegebenenfalls nach kurzer Intervalltokolyse unter kardiotokographischer Überwachung.

Parallel zu dieser Maßnahme ist es sinnvoll, durch *Anwendung der Lagerungsregeln* bei hinterer Hinterhauptslage die Rotation des Hinterhaupts nach ventral zu begünstigen. Läßt sich die pathologische Lage auf diese Weise nicht korrigieren, sollte auf die kontralaterale Seite gelagert werden, um die Rotation in den geraden Durchmesser zu ermöglichen. Auch bei Stirnlagen wurden nach Diagnosestellung noch spontane Haltungsänderungen in 10 bis 50% der Fälle beobachtet [81], wobei in einem Drittel der Übergang in eine Gesichtslage, in zwei Dritteln in eine Hinterhauptslage erfolgt. Mit der Gesichtslage selbst ist ein irreversibler Endpunkt der Haltungsanomalie erreicht. Durch die Rotation des maximal deflektierten Kopfes im Geburtskanal sind bei dieser Lage lediglich noch Stellungsänderungen möglich, die in der Regel zu einer mentoanterioren, dorsoposterioren Gesichtslage führen und damit grundsätzlich den vaginalen Entbindungsweg offenhalten.

Die medikamentöse und physikalische Beeinflussung der verzögerten Deszensusphase hat wiederum den Charakter einer Probegeburt, wobei der auf die Behandlungsmaßnahmen eintretende Geburtsfortschritt zum Entscheidungskriterium für die weitere Geburtsleitung wird.

Der *hohe Geradstand* nimmt bei der Verzögerung des Deszensus insofern eine Sonderstellung ein, als er im typischen Fall zum Geburtsstillstand in der Eröffnungsperiode führt, ohne daß überhaupt ein Eintritt des Kopfes ins kleine Becken erfolgt. Der Impuls zu dieser Einstellung des Kopfes wird meist über ein längsovales bzw. quer verengtes Becken als wichtigsten Ursachefaktor vermittelt. Bezüglich der Stellung des Rückens wird ein dorsoanteriorer hoher Geradstand doppelt so häufig (in zwei Dritteln der Fälle) angetroffen wie der dorsoposteriore hohe Geradstand (in einem Drittel der Fälle), da die mütterliche Wirbelsäule die posteriore Einstellung des kindlichen Rückens erschwert. Die Inzidenz dieser Einstellungsanomalie am Gesamtgeburtengut wird mit 0,7 bis 1% angegeben [51].

Der Geburtsverlauf kann verschiedene Varianten zeigen. Bei persistierendem hohem Geradstand als Ausdruck eines Mißverhältnisses im Beckeneingang kommt häufig infolge mangelhaften Kopf-Zervix-Kontakts eine Wehenschwäche hinzu. Die Zervixeröffnung bleibt auch unter Oxytocinstimulation meist unvollständig, da der Kopf nicht in den Beckeneingang eintreten kann. Es resultiert ein Stillstand der Eröffnungsperiode, der – für den Fall des Blasensprungs – noch zudem durch die Gefahr des Nabelschnurvorfalls bedroht ist und zur abdominalen Schnittentbindung zwingt. Besonders in den Fällen mit okzipitoposteriorer Einstellung im Beckeneingang ist es aber auch möglich, daß sich der Kopf in tieferen Abschnitten des Geburtskanals doch noch mit dem Hinterhaupt nach vorn dreht. Die Geburt erfolgt dann aus vorderer Hinterhauptslage. Schließlich besteht auch die Möglichkeit, daß sich der Kopf durch maximale Flexion im Sinne der Roederer-Einstellung an das beengte Raumangebot des Beckeneingangs anpaßt. Wie schon dargestellt wurde, erzwingt dieser Mechanismus eine ausgeprägte Konfiguration des Kopfes und führt dadurch zu einer erheblichen Verzögerung des Tiefertretens.

Die Diagnose des hohen Geradstands durch den vaginal oder rektal erhobenen Befund der hochstehenden Pfeilnaht im geraden Durchmesser berechtigt zunächst noch nicht zu einer operativen Geburtsbeendigung, solange noch ein Geburtsfortschritt zu verzeichnen ist. Bleibt der geburtshilfliche Befund aber trotz suffizienter Wehentätigkeit über zwei Stunden konstant, so ist die Sectio indiziert. Manipulationen der Stellungskorrektur, wie z. B. der Kegelkugelhandgriff nach Liepmann, sind wenig erfolgversprechend. In 193 Fällen beim hohen Geradstand erfolgte die Geburt in 24% spontan, in 16% vaginal-operativ, in 60% wurde ein Kaiserschnitt notwendig [50].

4 Austreibungsphase (Preßperiode)

4.1 Normale Austreibungsphase bei Schädellage

Die Austreibungsperiode bezeichnet den Zeitraum von der vollständigen Eröffnung des Muttermunds bis zur Geburt des Kindes. Ein wesentlicher Teil dieses Geburtsabschnitts entfällt auf den Deszensus des Kopfes. Von der Dynamik des Geburtsvorgangs her, vom Verhalten der Kreißenden aus, wie auch im Hinblick auf die besondere Gefährdung des Kindes kommt aber der Preßperiode als Abschluß der Austreibungsphase die eigentliche Bedeutung zu, da durch das vorherrschende Ereignis der unwillkürlichen Betätigung der Bauchpresse der intrauterine Druck bis auf Werte über 100 mm Hg erheblich verstärkt wird.

Die Wehentätigkeit erreicht in dieser Phase mit über fünf Kontraktionen pro zehn Minuten ihr Maximum. Durch Druck des Kopfes auf das Rektum und auf den Plexus lumbosacralis wird der reflektorische Preßdrang ausgelöst, der den von der Wehe allein aufgebrachten Druck bis auf doppelte Werte steigern kann [13]. Die besondere Gefährdung des Feten während der Preßperiode ergibt sich aus der Tatsache, daß der uterine Perfusionsdruck während der einzelnen Preßwehe fast auf Null abfällt und dadurch die plazentare O_2-Aufnahme vorübergehend ausgeschaltet wird. Infolge des im Regelfall zu diesem Zeitpunkt stattgehabten Blasensprungs kommt noch die Druckauswirkung auf die umbilikale Zirkulation hinzu, die während der Wehenakme ebenfalls sistieren kann [54].

Wegen der rezidivierenden vorübergehenden Hypoxieepisoden des Feten sind zwischen den Preßwehen ausreichend lange *Pausen* erforderlich, damit eine hinreichende Reoxygenation des Feten erfolgen und eine zunehmende Azidose vermieden werden kann. Die Störanfälligkeit der fetalen O_2-Versorgung macht die *kontinuierliche kardiotokographische Registrierung* zu einer unabdingbaren Voraussetzung der Geburtsleitung in dieser Phase, damit das Kind vor einem hypoxischen Geburtsschaden bewahrt werden kann (siehe auch Kap. 8, Abschnitt 5.3).

Das geburtsmechanisch in der Preßperiode ablaufende Ereignis besteht in der Passage des Knies im Geburtskanal. Der Durchtritt durch das Knie wird durch leichte Dorsalflexion in der unteren Hals- und der oberen Brustwirbelsäule ermöglicht. Die Flexion des kindlichen Kopfes im Atlantookzipitalgelenk gegen den Brustkorb bleibt dabei erhalten, so daß das Kind unter kontinuierlicher Ausnutzung des vorteilhaften subokzipitobregmatischen Planums durch die maternalen Weichteile vorangeschoben wird. Diese Haltung wird bis zur Geburt des Kopfes und der Retraktion der Weichteile beibehalten. Dieser als „3. Rotation" bekannte Vorgang betrifft eine Haltungsänderung des Kopfes, die aber nicht einer Reversion der Beugung im Atlantookzipitalgelenk entspricht, sondern vielmehr eine eigenständige Dorsalflexion der zerviko-thorakalen Wirbelsäule darstellt [11].

Geburtsleitung in der Austreibungsperiode

Um einen möglichst günstigen Wirkungsgrad der für die Patientin kräfteverzehrenden Preßperiode zu gewährleisten, ist eine verständnisvolle, aber von einfacher Klarheit geprägte Anleitung ganz entscheidend.

Zunächst muß durch die innere Untersuchung geklärt werden, ob der *Höhenstand* des Kopfes in Form der auf dem Beckenboden stehenden Leitstelle die geburtsmechanische Voraussetzung zum sinnvollen Pressen erfüllt. Zur Beurteilung dieses Kriteriums eignet sich der rektale Zugang besser als der vaginale, weil die Einnahme der Kreuzbeinhöhlung durch den Kopf bei rektaler Exploration einen realistischeren Eindruck vermittelt. Als Hilfe zur Einschätzung des Höhenstands ist die Orientierung an der Spina ischiadica sinnvoll, da sie nicht mehr ertastet werden kann, wenn sich die größte Zirkumferenz des Kopfes in Beckenmitte und damit die Leitstelle auf dem Beckenboden befindet. Die kritische Überprüfung des in der Interspinalebene befindlichen größten Durchtrittsplanums ist in dieser Situation besonders wichtig, da hiervon die Durchführbarkeit einer eventuell notwendig werdenden vaginal-operativen Entbindung abhängt (siehe Kap. 13, Abschnitt 3).

Auch die *Position der Pfeilnaht* sollte vor Beginn des Mitpressens beachtet und gegebenenfalls erst durch entsprechende Lagerung korrigiert werden. Auf diese Weise kann die für Mutter und Fetus belastendste Phase der Geburt möglichst kurz gehalten werden.

Wenn die Voraussetzungen zum Austritt des Kopfes erfüllt sind, muß dafür Sorge getragen werden, daß die *Bauchpresse* nicht zu frühzeitig einsetzt, andererseits aber die gesamte Wehenakme ausgenutzt wird. Erfahrungsgemäß kann während einer Wehe nach Erreichen der Akme zwei- bis dreimal gepreßt werden, jeweils unterbrochen durch eine möglichst rasche Inspiration.

Während des *Kopfaustritts* ist die Rückenlage der Kreißenden für den Geburtshelfer von Vorteil, weil das Verhalten des Dammes bei der erheblichen Weichteilanspannung direkt beobachtet und gegebenenfalls eine Episiotomie geschnitten werden kann. Der Dammschutz hat neben einer Prophylaxe maternaler Weichteilverletzungen vor allem die Aufgabe, die Geschwindigkeit des Kopfdurchtritts zu regulieren und das geburtsmechanisch günstige Planum suboccipitobregmaticum zur vollständigen Entwicklung des Kopfes zu erhalten. Durch diese Maßnahmen können Druckgradienten beim Durchtritt des Kopfes vermieden werden, die ein Risiko der postpartalen Hirnblutung darstellen.

Nachdem der Kopf geboren ist, kann zur *Entwicklung der Schultern* bei gutem fetalem Zustand die nächste Wehe abgewartet werden. Nur bei Zeichen der fetalen Hypoxie wird unmittelbar nach Austritt des Kopfes mit der Schulterentwicklung begonnen [82]. Während der Beckenpassage des kindlichen Körpers erfolgt eine analoge Rotation der Schulterbreite in den geraden Durchmesser, die – erkennbar an der äußeren Drehung des Kopfes um 90 Grad – eine Stellungsänderung bewirkt (4. Rotation). Durch Absenken des mit beiden Händen flach über den Scheitelbeinen und Wangen gehaltenen Kopfes tritt die vordere Schulter unter der Symphyse aus dem Geburtskanal heraus. Läßt sich die Schulter durch diese Maßnahme nicht entwickeln, ist es hilfreich, mit einem Finger vom kindlichen Rücken her in die entsprechende Achselhöhle einzugehen und so die Schulter unter der Symphyse hervorzuluxieren. Dadurch wird die Gefahr der Plexusschädigung bzw. einer Klavikulafraktur infolge eines zu starken Zuges am Kopf mit Lateralflexion des Halses gemindert [48]. Durch vorsichtiges Anheben des Kopfes zur Symphyse hin kann die hintere Schulter über den Damm geboren werden. Der Rumpf des Kindes gleitet anschließend ohne Schwierigkeiten aus dem Geburtskanal heraus.

Unmittelbar *nach Entwicklung des Kindes* sollte der Inhalt des Oro- und Nasopharynx mit einem Mundabsauger entfernt werden, damit eine Fruchtwasseraspiration beim ersten Atemzug vermieden werden kann.

Auf dem Hintergrund historischer Geburtstraditionen ist in den letzten Jahren weltweit eine nicht immer frei von Emotionen geführte Diskussion um die *Geburtsposition* in Gang gekommen. Im Mittelpunkt der häufig an atmosphärischen Gesichtspunkten orientierten Auseinandersetzung steht die Frage nach der natürlichen Haltung bei der Geburt bzw. nach instinktivem Geburtsverhalten, wobei sich die widerstreitenden Überzeugungen zumeist auf die Alternative von Geburt im Sitzen (Hocken, Gebärstuhl, Gebärhocker, Geburtsrad) oder Liegen (Entbindungsbett) konzentrieren.

In den zu dieser Thematik vorliegenden Untersuchungen konnten für den Verlauf der Eröffnungs- und Austreibungsperiode sowie den Entbindungsmodus einschließlich eventueller, durch die Geburt entstandener Verletzungen keine Unterschiede zwischen liegender und sitzender Position nachgewiesen werden. Hinsichtlich der fetalen Herzfrequenz wurde sowohl für die Eröffnungs- als auch für die Austreibungsperiode ein geringfügig günstigerer CTG-Score bei sitzender Position ermittelt; die Bestimmung des pH-Werts im Nabelarterienblut unterschied sich dagegen bei Kindern, die im Sitzen geboren wurden, nicht von Neugeborenen, deren Mütter im Liegen entbunden wurden [90].

Im Gegensatz zu der aufgrund objektiver Befunde nicht zu begründenden Präferenz für die eine oder andere Geburtsposition steht der *subjektive Unterschied* zwischen Gebären im Sitzen und im Liegen, den die Kreißende empfindet. So belegen die Aussagen von Patientinnen mehrheitlich, daß der Geburtsschmerz im Sitzen geringer empfunden oder besser verarbeitet wird als im Liegen. Entsprechend dieser Einschätzung bevorzugen 89% der Frauen, die innerhalb eines randomisierten Kollektivs im Sitzen entbunden wurden, die gleiche Position für eine nachfolgende Geburt [90].

Dauer

Bezüglich der Dauer der Austreibungsperiode wird ein Zeitmittelwert von 41 bis 57 Minuten für die Erstgebärende und von 14 bis 20 Minuten für die Mehrgebärende angegeben [28, 29].

Die Tatsache, daß bei Asiatinnen und Negerinnen die Austreibungsperiode gegenüber weißen Frauen um 25% verkürzt ist, weist darauf hin, daß offenbar auch ethnische Faktoren einen Einfluß haben können. Für praktische Belange nützlicher sind prozentuale Häufigkeitsangaben der für die Austreibung benötigten Zeit. So wurde eine Gesamtaustreibungszeit bis 30 Minuten in 77%, bis 60 Minuten in 92% und bis 90 Minuten in 96% der Fälle beobachtet [85]. Gerade aber im Hinblick auf die im Abschnitt 3 geschilderten, mitunter sehr zeitaufwendigen Anpassungsmechanismen des Kopfes während der Deszensusphase ist es wenig sinnvoll, eine zulässige Höchstdauer der Austreibungsperiode festzulegen und gar vom Überschreiten dieser Zeitgrenze eine operative Entbindung abhängig zu machen. Für die Indikation zur operativen Geburtsbeendigung verbindlicher ist dagegen die Dauer der Preßperiode, die einen Zeitraum von einer halben Stunde nach Meinung vieler Autoren nicht überschreiten sollte [66].

Im Häufigkeitszeitraster nimmt die Preßperiode in gut der Hälfte aller Geburten nicht mehr als zehn Minuten ein, in knapp einem Drittel der Fälle liegt die Dauer zwischen 11 und 20 Minuten; in den verbleibenden Fällen umfaßt die Preßperiode einen längeren Zeitraum als 20 Minuten [41].

4.2 Verlängerte Preßperiode bei Schädellage

Gemäß der angegebenen Zeitgrenze ist von einer Verlängerung der Preßperiode auszugehen, wenn bei der Erstgebärenden 30 Minuten und bei der Zweitgebärenden etwa 20 Minuten verstrichen sind, ohne daß die Geburt stattgefunden hat. Die Dauer der Preßperiode und insbesondere ihr protrahierter Verlauf stellen zwar ein relevantes Indikationselement zur operativen Entbindung dar, sind andererseits aber nicht das alleinige Kriterium. Unter geburtsmechanischem Gesichtspunkt ist die Prognose einer angestrebten Spontangeburt anders einzuschätzen, wenn während des Pressens auch bei verlängerter Zeit ein Geburtsfortschritt von Wehe zu Wehe erzielt wird, als wenn das Pressen unter einem gleichlangen Zeitraum ohne jeden Erfolg verläuft. Wenn sich anhand der kardiotokographischen Registrierung keine Anhaltspunkte für eine schwerwiegende O_2-Mangelsituation des Feten ergeben, kann im ersten Fall durchaus ein längerer Zeitraum für die Preßperiode in Kauf genommen werden, während ein derartiges exspektatives Vorgehen im letzteren Fall nur zum unnötigen Kräfteverzehr der Patientin führen würde. Umgekehrt tritt jede Zeitbetrachtung der Preßperiode bezüglich der operativen Geburtsbeendigung weit in den Hintergrund, wenn erkennbar wird, daß die einzelne Preßwehe eine ausgeprägte hypoxische Periode beim Feten auslöst.

4.2.1 Ursachen und Diagnostik

Der Verlängerung der Preßperiode können verschiedene Ursachen zugrunde liegen. Die Verzögerung kann Folge eines ineffizienten Pressens der Kreißenden sein, zum anderen vermag eine ausgeprägte Geburts-

analgesie den Preßreflex abzuschwächen und schließlich kann auch ein besonders großes Geburtsobjekt eine längere Einwirkung des Kraft-Zeit-Produkts erfordern.

Ineffizientes Pressen

Von seiten der Patientin kann eine Verlängerung der Preßperiode schon allein dadurch resultieren, daß spontan oder gar durch fehlerhafte Anleitung zu früh mit der Betätigung der Bauchpresse begonnen wird.

Zur *Beurteilung des Raumangebots im kleinen Becken* mag ein einmaliger Preßversuch vertretbar sein, um zu überprüfen, ob die Geburtswege eine Druckübertragung vom Fundus uteri auf den vorangehenden Teil erlauben. Ansonsten sollte aber zu Beginn jener Preßphase, an deren Ende die Geburt des Kindes erwartet wird, die Pfeilnaht bei möglichst tiefstehendem Kopf in den geraden Durchmesser ausrotiert sein. Diese geburtsmechanischen Voraussetzungen sind indessen durchaus nicht immer schon dann gegeben, wenn die Patientin bereits subjektiven Preßdrang verspürt.

Die Anleitung der Patientin durch die Hebamme muß daher darauf abzielen, ein *zu frühes Pressen* zu verhindern, damit wichtige Kraftreserven der Schwangeren für den Zeitraum aufgespart werden, in dem die Geburtsmechanik einen optimalen Wirkungsgrad der aktiven intrauterinen Druckerhöhung ermöglicht. Ein zweiter Punkt der Anleitung betrifft den *richtigen Preßbeginn während der Wehe*. Auch unter diesem Gesichtspunkt kann das Pressen ineffizient werden, wenn die Betätigung der Bauchpresse im Ablauf der einzelnen Wehe zu früh erfolgt und die Erhöhung des intraabdominalen Drucks die uterine Wehenakme auf diese Weise verfehlt. Eine Korrektur des Preßzeitpunkts durch richtige Anleitung kann viel zur maximalen Ausnutzung der einzelnen Wehe beitragen.

Von großer Wichtigkeit ist es, daß gerade bei einer Verlängerung dieser für den Fetus am stärksten belastenden Geburtsphase zwischen den einzelnen Preßwehen hinreichend lange *Pausen* liegen, in denen die uterine und fetale Perfusion nicht beeinträchtigt werden. Wenn während der Preßwehe ausgeprägte Dezelerationen auftreten, ist die autogene Wehenpause für die Reoxygenierung des Feten häufig unzureichend, so daß eine kurzfristige Blockade der Uterusaktivität mit einem Beta-Sympathomimetikum im Sinne einer *intrauterinen Reanimation* erforderlich werden kann [49] (siehe auch Bd. 7, 3. Aufl., Kap. 2). Dieses Vorgehen trägt seinerseits natürlich zur Verlängerung der Preßperiode bei, vermeidet aber die Entwicklung einer progredienten kindlichen Hypoxie und ermöglicht trotz protrahierter Austreibung die Geburt eines Kindes in lebensfrischem Zustand. Anhand dieser Überlegung soll noch einmal deutlich gemacht werden, daß – entgegen der früher viel betonten Gefahr in der späten Austreibungsperiode – das Pressen bei sachgemäßer Leitung nicht zwangsläufig zur Hypoxie des Feten führen muß.

Analgesie

Eine weitere Ursache der Verlängerung der Preßperiode betrifft die Analgesie unter der Geburt. Bei Anwendung der *Pudendusanästhesie* werden über die Blockade des N. pudendus das untere Drittel der Scheide, die Vulva und das Dammgebiet schmerzunempfindlich (siehe auch Kap. 11). Wenn auch der M. levator ani durch den Pudendusblock primär nicht betroffen ist [67], so werden doch in der geburtshilflichen Praxis nach Anbringen dieser Leitungsanästhesie häufig eine leichte Verminderung der Wehentätigkeit sowie eine Abnahme des Preßdrangs beobachtet.

Die *Ursache* dieses manchmal in Abrede gestellten Phänomens [66] liegt darin, daß sich die Applikation des Lokalanästhetikums bei der individuellen Variabilität der Nervenbahnen des Plexus pudendalis nicht immer exakt auf den N. pudendus begrenzen läßt. Infolgedessen kann auch ein Sensibilitätsverlust der benachbarten Nervenfasern eintreten, die für den vom Beckenboden vermittelten Preßreflexbogen verantwortlich sind. Therapeutisch kann dieser Nebenwirkung der Pudendusanästhesie durch eine Unterstützung der Wehentätigkeit mit Oxytocin wirkungsvoll begegnet werden.

Auch die *Periduralanästhesie* kann zu einer Verlängerung der Geburtszeit insgesamt und speziell zu einer Verzögerung der Austreibungsperiode führen (siehe auch Kap. 12, Abschnitt 2.3.2). Die Zeitdifferenz der Austreibungsperiode mit Periduralanästhesie gegenüber der Austreibung ohne Analgesie beträgt maximal etwa eine Stunde [4].

Trotz guter Steuerbarkeit der Dosierung bei Verwendung eines lumbalen Periduralkatheters kann das Lokalanästhetikum eine vorübergehende Abschwächung der Uterusaktivität mit Abnahme der Beinmotorik und des Preßdrangs und damit eine Verlängerung der Preßperiode hervorrufen [5]. Vermieden werden kann dieser Effekt lediglich durch eine Dosierung, bei der die analgetische Wirkung bereits zu Beginn der Deszensusphase ausklingt, oder durch Gabe eines Lokalanästhetikums in geringerer Konzentration, wie es z. B. bei Periduralanästhesie nach vorausgegangenem Kaiserschnitt empfohlen wird.

Größe des Kindes

Die dritte Ursache der verlängerten Preßphase ergibt sich aus der Größe des Geburtsobjekts. Ein großes Geburtsobjekt kann, wie in Abschnitt 3.2 ausgeführt wurde, ein Mißverhältnis zwischen Kopf und Raumangebot des kleinen Beckens verursachen. Die Verzögerung der Geburt wirkt sich bei der absoluten Disproportion zwar meistens bereits während der Eröffnungsperiode aus, beim relativen Mißverhältnis betrifft der protrahierte Verlauf hingegen oft die Austreibungsperiode und führt zwangsläufig zu einer Verlängerung der Preßperiode [38]. Entsprechend liegt die Frequenz vaginaler und abdominaler operativer Geburtsbeendigungen bei Kindern über 4000 g im Vergleich zu leichteren Kindern um 50 % höher.

Für die Geburtsleitung bei fetaler Makrosomie sollte dennoch der spontane Eintritt der Wehentätigkeit mit vaginalem Entbindungsversuch abgewartet werden, da durch elektive Weheninduktion aufgrund einer sonographisch ermittelten Makrosomie des Feten die Sectiorate nicht gesenkt wird [15], andererseits aber das exspektative Vorgehen in rund 70 % der Fälle zur vaginalen Geburt führt [20]. Im Hinblick auf die mit dem Geburtsgewicht zunehmende Häufigkeit maternaler und fetaler Traumen bei vaginaler Entbindung sollte jedoch die Indikation zur sekundären Sectio großzügig gestellt werden [83, 87].

Schulterdystokie

Ein Sonderfall der verlängerten Preßperiode liegt bei der Schulterdystokie vor, wenn der Geburtsstillstand nach Austritt des Kopfes eintritt. Die Häufigkeit eines solchen Ereignisses wird mit 1,5 bis 2,0‰ angegeben [58]. Als prädisponierende Faktoren für eine derartige Geburtskomplikation kommen eine fetale Makrosomie, Beckendeformitäten, eine Überdrehung der okzipitoposterioren Position sowie Anenzephalie und Mikrozephalie in Frage. Differentialdiagnostisch muß an eine verkürzte Nabelschnur sowie an als Geburtshindernis wirksame Tumoren des Feten gedacht werden.

Grundsätzlich ist die Komplikation der Schulterdystokie trotz sonographischer Schätzung des mutmaßlichen fetalen Gewichts nicht vorhersagbar [57, 72]. Somit besteht mangels zuverlässiger Kriterien keine sinnvolle Möglichkeit, dem Eintritt dieser geburtshilflichen Notsituation durch einen prophylaktischen Kaiserschnitt vorzubeugen [70]. Umgekehrt sollte an die Möglichkeit der Schulterdystokie immer gedacht werden, wenn ein großes Kind erwartet wird, da die Häufigkeit eines im Verhältnis zum Weichteildurchlaß zu großen Schultergürtels bei Geburtsgewichten von mehr als 4000 g deutlich zunimmt [1, 72]. In Kenntnis dieser Zusammenhänge sollte bei makrosomen Kindern eine ausreichend große Episiotomie angelegt werden, deren Zielsetzung sich nicht allein auf die Entwicklung des Kopfes begrenzen darf.

Kann die Schulter dennoch nicht entwickelt werden, sollte zunächst eine maximale Flexion der Oberschenkel der Mutter gegen das Abdomen erfolgen (McRoberts-Manöver) [33]. Hierdurch werden eine Streckung des Os sacrum gegenüber den Vertebrae lumbares sowie eine Rotation der Symphyse erzielt, wodurch die Symphyse über die Schulter gehebelt wird [9]. Die gleichzeitige Stellungsänderung der Schulterbreite in den schrägen Durchmesser durch suprapubischen Druck auf die vordere Skapula ermöglicht häufig den Schulteraustritt [64]. Unterlassen werden sollten forcierte Extraktionsversuche, bei denen vielfach Plexuslähmungen auftreten. Bei tiefer Schulterdystokie kann versucht werden, die Schulter durch Druck hinter der posterioren Scapula in einer schraubenförmigen Bewegung nach aufwärts unter der Symphyse zu drehen und als vordere Schulter zu entwickeln (Handgriff nach Wood), wenn notwendig mit Fraktur der Klavikula [48].

Führen auch diese Maßnahmen nicht zum Erfolg, wird in den letzten Jahren als Ultima ratio empfohlen, den bereits geborenen Kopf nach intravenöser Applikation eines Beta-Sympathomimetikums in okzipitoanteriorer Position in den Geburtskanal zurückzudrücken und das Kind durch Sectio zu entwickeln (Zavanelli-Manöver) [74, 86], oder aber bei erfolglosem Zavanelli-Manöver die Stellungskorrektur der Schulterbreite in den schrägen Durchmesser über die Hysterotomie manuell herbeizuführen und die nachfolgende Entwicklung des hinteren Armes und des Kindes vaginal zu vollenden [75].

Pathologische Schädeleinstellungen

Sofern trotz Haltungs- und Stellungsanomalie des Kopfes überhaupt ein Deszensus erfolgt, bedarf es unter pathologischen geburtsmechanischen Bedingungen natürlich auch eines verlängerten Preßzeitraums zur definitiven Expulsion des Kindes. Häufig stellt sich ein Geburtsstillstand ein, der zur operativen Entbindung zwingt.

Deflexionslagen: Bei Deflexionslagen ist bemerkenswert, daß – möglicherweise infolge einer ausgeprägten Längsdehnung des unteren Uterinsegments – Preßdrang schon häufig eintritt, bevor der Beckenboden erreicht oder sogar der Muttermund vollständig eröffnet ist. Maßnahmen, die den Preßreflex abschwächen oder aufheben, wie z.B. die Periduralanästhesie, können den Versuch der Stellungskorrektur durch Anwendung der Lagerungsregeln sinnvoll unterstützen, weil bei Fortbestand des vorzeitigen Pressens die pathologische Lage irreversibel fixiert wird. Das Erfordernis des längeren Pressens setzt sich ursächlich aus größerem Durchtrittsplanum, erschwerter Flexion im Geburtsknie, erhöhtem Widerstand der maternalen Weichteile und sekundärer Wehenschwäche zusammen.

Tiefer Querstand: Analog zum hohen Geradstand, dessen geburtsmechanische Auswirkung sich bevorzugt in der Eröffnungsperiode abspielt, besteht im tiefen Querstand eine Einstellungsanomalie, die erst in der Austreibungsperiode zum geburtsverzögernden Faktor wird und aus diesem Grund vor allem die Preßperiode verlängern kann. Die Feststellung der geburtshilflichen Untersuchung, daß die Pfeilnaht bei Erreichen des Beckenbodens noch quer verläuft, ist nicht identisch mit der geburtshilflichen Regelwidrigkeit des tiefen Querstands, da – insbesondere bei schneller Deszensusphase – die Rotation des Okziputs nach ventral zu diesem Zeitpunkt noch nicht unbedingt erfolgt sein muß. Erbringt die dann folgende Wehentätigkeit aber keine Korrektur der Stellungsänderung im Sinne einer okzipitoanterioren Rotation, handelt es sich um einen persistierenden tiefen Querstand, der zwangsläufig zur Verlängerung der Preßphase führen muß und häufig eine operative Entbindung erfordert. Die Schwierigkeit bei der Definition des tiefen Querstands, die in einer sehr unterschiedlichen Häufigkeitsangabe zwischen 0,3 und 1,9 % [12] zum Ausdruck kommt, liegt daher darin, die physiologische Normvariante des mit quer verlaufender Pfeilnaht den Beckenboden erreichenden Kopfes von ihrer pathologischen Persistenz abzugrenzen. Entsprechend den oben aufgeführten Richtlinien zum Toleranzzeitraum bei verlängerter Preßperiode erscheint es uns bei Abwesenheit kardiotokographisch erkennbar fetaler Gefährdungen durchaus vertretbar, den Effekt der Seitenlagerung zur Stellungskorrektur etwa eine halbe Stunde lang zu beobachten. Durch ein exspektatives Verhalten kann nämlich die Inzidenz des tiefen Querstands noch gesenkt werden; im Geltungsbereich der Hessischen Perinatalerhebung liegt sie bei 0,2 % [41].

Hinsichtlich der *Ursache* des tiefen Querstands sind unter den mütterlichen Ursachen Beckenveränderungen zu benennen, die insbesondere bei vermindertem Raumangebot der Kreuzbeinhöhle durch eine Verkürzung des geraden Durchmessers die Rotation des Hinterhaupts nach vorn behindern können. Besteht eine Verengung des Beckeneingangs, wie z. B. beim plattrachitischen Becken, nimmt der Kopf häufig eine leichte Streckhaltung ein, weil das schmalere Vorderhaupt mit der großen Fontanelle in den Engpaß des Beckeneingangs hineingesenkt wird. Das in tiefen Abschnitten sonst übernormal geräumige Becken erlaubt dem Kopf, die Deflexionslage in querer Stellung auch während der Deszensusphase beizubehalten, die schließlich zum tiefen Querstand führt. Ohne pathologische Beckenveränderungen kann ein analoger Mechanismus bei kleinen rundlichen Köpfen dazu führen, daß keine okzipitoanteriore Rotation erfolgt.

Da, wie schon in Abschnitt 3.1 ausgeführt wurde, der Drehungsimpuls in den geraden Durchmesser durch den Levatorspalt vermittelt wird [11], ist verständlich, daß auch die Elastizität der maternalen Weichteile einen Dispositionsfaktor des tiefen Querstands darstellt. Allerdings vermag sowohl ein sehr straffer wie auch ein sehr schlaffer Beckenboden die Persistenz der geraden Pfeilnaht zu begünstigen. Im ersten Fall, der häufig bei Erstgebärenden angetroffen wird, kann die Drehung in den geraden Durchmesser unterbleiben, weil der Kopf infolge ausgeprägter Rigidität des Gewebes nicht in den Weichteilspalt eindringen kann; im zweiten Fall des Elastizitätsverlusts können vom Beckenboden keine Drehungsimpulse an den Kopf vermittelt werden. Besteht die Ursache der Stellungsanomalie in einer Widerstandserhöhung, liegt häufig auch eine sekundäre Wehenschwäche vor, die den Pathomechanismus verstärkt und zum Geburtsstillstand führt. Infolge der Beteiligung beider Faktoren – Widerstandserhöhung und Wehenschwäche – wird der tiefe Querstand bei Erstgebärenden häufiger beobachtet als bei Mehrgebärenden.

4.2.2 Behandlung

Als konservativer Therapieversuch ist lediglich die Behandlung der Wehenschwäche mit Oxytocin unter Anwendung der Lagerungsregeln sinnvoll.

Die *Wahl der Seite, auf die gelagert wird,* ist dabei wahrscheinlich weniger bedeutungsvoll als der Effekt der bevorzugt gegen eine Hälfte des kleinen Beckens gerichteten uterinen Drucktransmission beim Pressen in Seitenlage. Auf der kontralateralen Seite des kleinen Beckens wird hierdurch eine Druckentlastung bewirkt, die dem dort befindlichen Teil des Kopfes einen etwas größeren Bewegungsfreiraum und dadurch eine Stellungskorrektur ermöglicht [82]. Insofern hat der häufige Lagewechsel während der Preßperiode von einer Seite auf die andere die gleiche Berechtigung wie die alte geburtshilfliche Regel, nach der die Patientin auf die Seite des Hinterhaupts zu lagern ist [66]. Bleibt diese Maßnahme ohne Erfolg, so tritt in den meisten Fällen ein irreversibler Geburtsstillstand ein, der in 80% zur operativen Entbindung führt [41]. Nur in einem Fünftel der Fälle erfolgt die Geburt des Kopfes aus tiefem Querstand unter Lateralflexion des Halses.

Wiewohl der Geburtshelfer während jeder verlängerten Preßperiode zu prüfen hat, ob eine operative Entbindung erfolgen muß, ist unseres Erachtens doch vor der endgültigen Indikationsstellung eine mechanische Unterstützung der Wehenkraft vertretbar, wie sie z. B. durch den *Kristeller-Handgriff* ausgeübt werden kann. Entscheidend hierbei ist die sachgerechte Ausführung, die entsprechend dem Rhythmus des endogenen Kontraktionsablaufs den Druck auf den vorangehenden Teil während der Wehenakme wohldosiert zu unterstützen hat. Der Schub, den der Geburtshelfer dabei mit Händen oder Unterarm ausführt, wirkt nicht in der Medianlinie, sondern – exakt am Fundus ansetzend – in der Richtung der Uteruslängsachse. Unter der Voraussetzung, daß anhand der kardiotokographischen Zustandsdiagnostik des Feten eine Verlängerung der Preßperiode überhaupt hingenommen werden kann, erhöht der Versuch, die Austreibungsperiode auf diese Weise abzukürzen, nach unserer Erfahrung das Geburtsrisiko – im Gegensatz zu anderen Meinungen [48] – nicht. Wenn gleichzeitig eine ausreichend große Episiotomie zur Verkürzung des Geburtskanals angelegt wird, kann besonders bei Mehrgebärenden durch diese Maßnahme in vielen Fällen der Austritt des Kopfes erreicht und dadurch eine operative Entbindung vermieden werden.

Wird aber durch die externe Druckanwendung kein weiterer Geburtsfortschritt erzielt, sollte die Geburt nicht durch massive, ständig wiederholte Kristeller-Handgriffe erzwungen, sondern – gegebenenfalls nach Kurzzeittokolyse [49] – die operative Entbindung vorbereitet werden.

Literatur

1. Acker, D. B., B. P. Sachs, E. A. Friedman: Risk factors for shoulder dystocia. Obstet. and Gynec. 66 (1985) 762–768.
2. Albrecht, H.: Einfluß der lumbalen Katheterperiduralanästhesie auf den Geburtsverlauf. Gynäkologe 22 (1989) 15–20.
3. Albrecht, H.: Zur Beurteilung des Höhenstandes des kindlichen Schädels im weiblichen Becken zur Abschätzung des vaginal-operativen Risikos. Frauenarzt 35 (1994) 1053–1056.
4. Albrecht, H., J. Morgenstern, K. Strasser: Der Einfluß der Katheterperiduralanästhesie auf die Dauer der Austreibungsperiode, vaginal-operative Entbindungsfrequenz und den Neugeborenenzustand. In: Husslein, H. (Hrsg.): Gynäkologie und Geburtshilfe, S. 447–450. Egermann, Wien 1977.
5. Albrecht, H., K. Strasser: Lumbale und kaudale Peridural- und Spinalanästhesie. In: Käser, O., V. Friedberg, K. G. Ober, K. Thomsen, J. Zander (Hrsg.): Gynäkologie und Geburtshilfe, 2. Aufl., Bd. II/2. Thieme, Stuttgart–New York 1981.
6. Alvarez, H., R. Caldeyro-Barcia: The normal and abnormal contractile waves of the uterus during labour. Gynaecologia (Basel) 138 (1954) 190.
6a. Bahr, F. R.: Akupunktur in der Gynäkologie und Geburtshilfe. Gynäkologe 27 (1994) 369–374.
7. Bartl, W., G. Bernaschek, G. Wolf: Zur sonographischen Diagnose des Kanalbeckens. Wien. klin. Wschr. 96 (1984) 276.
8. Bates, R. G., C. W. Helm, A. Duncan, D. K. Edmonds: Uterine activity in the second stage of labour and the effect of epidural analgesia. Brit. J. Obstet. Gynec. 92 (1985) 1246.
9. Beller, K. F.: Schulterdystokie: Anmerkung zu der Arbeit von Carl. J. Pallerstein. Semin. Frauenarzt. 4 (1995) 18–21.
10. Berger, R., E. Sawodny, G. Bachmann, S. Hermann, W. Künzel: Kernspintomographie: prognostische Bedeutung bei Vorliegen einer Beckenendlage. In: Künzel, W., M. Kirschbaum (eds.): Gießener Gynäkologische Fortbildung 1993. 18. Fortbildungskurs für Ärzte der Frauenheilkunde und Geburtshilfe, S. 81–88. Springer, Berlin–Heidelberg–New York 1993.
11. Borell, U., J. Fernström: Der Geburtsmechanismus. In: Käser, O., V. Friedberg, K. G. Ober, K. Thomsen, J. Zander (Hrsg.): Gynäkologie und Geburtshilfe, 2. Aufl., Bd. II/2. Thieme, Stuttgart–New York 1981.
12. Burger, P.: Einiges über den tiefen Querstand. Gynaecologia (Basel) 157 (1964) 135.
13. Caldeyro-Barcia, R., J. Poseiro: Physiology of the uterine contraction. Clin. Obstet. Gynec. 3 (1960) 386.
14. Chen, H. F., K. K. Chu: Double-lined nomogram of cervical dilatation in Chinese primigravidas. Acta obstet. gynaec. scand. 65 (1986) 573–575.
15. Combs, C. A., N. B. Singh, J. C. Khoury: Elective induction versus spontaneous labor after sonographic diagnosis of fetal macrosomia. Obstet. and Gynec. 81 (1993) 492–496.
16. Cotton, D. B.: Pathologie der Geburt. In: Niswander, K. R. (Hrsg.): Manual der Geburtshilfe. Enke, Stuttgart 1985.
17. Cretius, K.: Die Geburt. In: Schwalm, H., G. Döderlein (Hrsg.): Klinik der Frauenheilkunde und Geburtshilfe, 1. Aufl., Bd. II. Urban & Schwarzenberg, München 1964.
18. Cucco, U. P.: Face presentation. Amer. J. Obstet. Gynec. 94 (1966) 1085.
19. Danforth, D. N.: Obstetrics and Gynecology, 3rd ed. Harper & Row, Hagerstown–New York–San Francisco 1977.
20. Delpapa, E. H., E. Mueller-Heubach: Pregnancy outcome following ultrasound diagnosis of macrosomia. Obstet. and Gynec. 78 (1991) 340–343.
21. Deutinger, J., G. Bernaschek: Die vaginosonographische Pelvimetrie als neue Methode zur sonographischen Bestimmung der inneren Beckenmaße. Geburtsh. u. Frauenheilk. 46 (1986) 345.
22. Dubois, J., O. Chervant-Breton, A. Ramee et al.: Ou se situe le detroit superieur? Quelle est sa forme et son role dans le mecanisme d'engagement? Rev. franç. Gynec. 75 (1980) 651.
23. Duignan, N. M., J. W. W. Studd, A. O. Hughes: Characteristics of normal labour in different racial groups. J. Obstet. Gynaec. Brit. Cwlth. 82 (1975) 593.
24. Ekman, G., N. Uldbjerg, A. Malmström et al.: Increased postpartum collagenolytic activity in cervical connective tissue from women treated with prostaglandin E_2. Gynec. obstet. Invest. 16 (1983) 292.
25. Fischer, W. M.: Grundlagen und klinische Wertigkeit der Kardiotokographie. In: Fischer, M. (Hrsg.): Kardiotokographie. Diagnostische Methoden in der Perinatologie. Thieme, Stuttgart–New York 1981.
26. Floberg, J., P. Belfrage, M. Carlsson, H. Ohlsen: The pelvic outlet. A comparison between clinical evaluation and radiologic pelvimetry. Acta obstet. gynaec. scand. 65 (1986) 321.
27. Friedman, W. A.: The graphic analysis of labor. Amer. J. Obstet. Gynec. 68 (1954) 1568.
28. Friedman, F. A.: Primigravid labor; graphostatistical analysis. Obstet. and Gynec. 6 (1955) 567.
29. Friedman, F. A., B. Kroll: Computer analysis of labour progression. J. Obstet. Gynec. Brit. Cwlth. 76 (1969) 1075.
30. Friedman, E. A., M. R. Sachtleben: Station of fetal presenting part. V. Protracted descent patterns. Obstet. and Gynec. 36 (1970) 558.
31. Gee, H.: The interaction between cervix and corpus uteri in the generation of intra-amniotic pressure in labour. Europ. J. Obstet. Gynec. 16 (1983) 246.
32. Goeschen, K., E. Saling: Induktion der Zervixreife mit Oxytocin- versus $PGF_{2\alpha}$-Infusion versus PGE_2-Gel intrazervikal bei Risikoschwangeren mit unreifer Zervix. Geburtsh. u. Frauenheilk. 42 (1982) 810.
33. Gonik, B., C. A. Stringer, B. Held: An alternate maneuver for management of shoulder dystocia. Amer. J. Obsetet. Gynec. 145 (1983) 882–885.
34. Graves, G. R., T. F. Baskett, J. H. Gray, E. R. Luther: Vaginale Verabreichung verschieden hoher Dosen eines Prostaglandin-E_2-haltigen Gels und die Wirkung auf die Cervixreifung und Wehenauslösung. Amer. J. Obstet. Gynec. 151 (1985) 178.
35. Greenhill, J. P.: Anatomy, anomalies, and prolapse of the umbilical cord. Clin. Obstet. Gynaec. 5 (1962) 982.
36. Halberstadt, E.: Wandlungen in der fetalen Indikation zur Sectio caesarea. In: Künzel, W. (Hrsg.): Gießener Gynäkologische Fortbildung 1985, XIV. Fortbildungskurs für Fachärzte der Frauenheilkunde und Geburtshilfe. Springer, Berlin–Heidelberg–New York 1985.
37. Hales, K. A., W. F. Rayburn, G. L. Turnbull, H. D. Christensen, E. Patatanian: Double-blind comparison of intracervical and intravaginal prostaglandin E_2 for ripening and induction of labor. Amer. J. Obstet. Gynec. 171 (1994) 1087–1091.
38. Hannah, W. J.: Management of relative fetopelvic disproportion. In: Langnickel, D. (ed.): Problems of the Pelvic Passageway. Springer, Berlin–Heidelberg–New York 1987.
39. Hashimoto, T., H. Furuya, M. Fujita et al.: Biodynamik der Cervixdilatation bei Geburtswehen. Acta obstet. gynaec. jap. 32 (1980) 1865.
40. Heinzl, S., M. S. Ramzin, M. Schneider et al.: Priming der Zervix mit Prostaglandin-Gel bei unreifer Geburtssituation am Termin. Z. Geburtsh. Perinat. 184 (1980) 395.
41. Hessische Perinatalerhebung 1986–1987. Kassenärztliche Vereinigung Hessen (unveröffentlichte Daten).
42. Hormel, K., W. Künzel: Der totale Muttermundsverschluß: Prävention von Spätaborten und Frühgeburten. Gynäkologe 28 (1995) 181–186.
43. Husslein, P., W. Grünberger, J. Huber: Lokale Prostaglandinapplikation mittels Portiokappe: eine neue Methode der Geburtseinleitung: Z. Geburtsh. Perinat. 184 (1980) 267.

44. Jackson, G. M., H. T. Sharp, M. W. Varner: Cervical ripening before induction of labor: a randomized trial of prostaglandin E_2 gel versus low-dose oxytocin. Amer. J. Obstet. Gynec. 171 (1994) 1092–1096.
45. Jung, H.: Pathologie der Wehentätigkeit: uterine Dystokie. Gynäkologe 7 (1974) 68.
46. Jung, H.: Physiologie und Pathologie der Wehentätigkeit. In: Käser, O., V. Friedberg, K. G. Ober, K. Thomsen, J. Zander (Hrsg.): Gynäkologie und Geburtshilfe, 2. Aufl., Bd. II/2. Thieme, Stuttgart–New York 1981.
47. Käser, O., M. Hohl: Die letzten Schwangerschaftswochen und der Geburtsbeginn. In: Käser, O., V. Friedberg, K. G. Ober, K. Thomsen, J. Zander (Hrsg.): Gynäkologie und Geburtshilfe, 2. Aufl., Bd. II/2: Thieme, Stuttgart–New York 1981.
48. Käser, O., R. Richter: Geburt aus Kopflage. In: Käser, O., V. Friedberg, K. G. Ober, K. Thomsen, J. Zander (Hrsg.): Gynäkologie und Geburtshilfe, 2. Aufl., Bd. II/2. Thieme, Stuttgart–New York 1981.
49. Kastendieck, E.: Vorbereitung operativer Entbindungen als Indikation zur Tokolyse. Künzel, W., S. Darda (Hrsg.): Tokolyse. Springer, Berlin–Heidelberg–New York 1984.
50. Kirchhoff, H.: Der Geburtsmechanismus beim „Langen Becken". Geburtsh. u. Frauenheilk. 34 (1974) 418.
51. Kirchhoff, H.: Das „Enge Becken": das Mißverhältnis als Ursache für Geburtsverlaufs-Komplikationen für Mutter und Kind. Z. Geburtsh. Perinat. 180 (1976) 95.
52. Klockenbusch, W.: Physiologie und Pharmakologie der Prostaglandine. In: Somville, T., W. Rath (eds.): Prostaglandine. Aktualisierte Anwendung in Geburtshilfe und Gynäkologie. Socio-Medico, Germering 1994.
53. Kühnert, M., E. Halberstadt: Beckenmessung mit der Kernspintomographie. Arch. Gynec. 254 (1993) 1521–1522.
54. Künzel, W.: Fetal Heart Rate Monitoring – Clinical Practice and Pathophysiology. Springer, Berlin–Heidelberg–New York 1983.
55. Künzel, W., M. Kirschbaum, G. Link, E. Wachholz: Der totale Muttermundverschluß: Prophylaxe von intrauterinen Infektionen während der Schwangerschaft. In: Künzel, W., H. Gips (Hrsg.): Gießener Gynäkologische Fortbildung 1987. Springer, Berlin–Heidelberg–New York 1987.
56. Kuzniar, B., S. Lembrych: Effect of cervix preparation for the course of labour induced with prostaglandin $F_{2\alpha}$. Gin. pol. 55 (1984) 497.
57. Landes, P.: Dystocie des epaules. Rev. franç. Gynéc. 77 (1982) 335–339.
58. Langnickel, D.: Shoulder dystocia. In: Langnickel, D. (Hrsg.): Problems of the Pelvic Passageway. Springer, Berlin–Heidelberg–New York 1987.
59. Lindgren, L.: The lower part of the uterus during the first stage of labour in occipito-anterior vertex presentation: studies by means of intrauterine tocography. Acta obstet. gynaec. scand. 34, Suppl. 2 (1955) 1.
60. Lindgren, L.: Der Biomechanismus der Cervixdilatation während der Geburt. Gynäk. Rdsch. 11 (1971) 237.
61. Lindgren, L., N. Fagerlund: Uterine motility and resistance of the lower parts of the uterus at the onset of labor. Acta obstet. gynaec. scand. 44 (1965) 265.
62. Link, G., W. Künzel: Die Behandlung und Überwachung von Patienten mit Frühgeburtszeichen bis zur 32. Woche der Schwangerschaft. Gynäkologe 20 (1987) 20–31.
63. Lundh, C., G. Lindmark, H. Wilbrand: Reliability of radiographic pelvimetry: a methodological study. Acta obstet. gynaec. scand. 65 (1986) 411.
64. Lurie, S., A. Ben-Arie, Z. Hagay: The ABC of shoulder dystocia management. Asia-Oceania J. Obstet. Gynaec. 20 (1994) 195–197.
65. Macara, L. M., K. W. Murphy: The contribution of dystocia to the cesarean section rate. Amer. J. Obstet. Gynec. 171 (1994) 71–77.
66. Martius, G.: Lehrbuch der Geburtshilfe, 12. Aufl. Thieme, Stuttgart–New York 1988.
67. Matthiessen, V. H., L. Beck: Transvaginale Leitungsanästhesien. In: Käser, O., V. Friedberg, K. G. Ober, K. Thomsen, J. Zander (Hrsg.): Gynäkologie und Geburtshilfe, 2. Aufl., Band II/2. Thieme, Stuttgart–New York 1981.
68. Meltzer, R. M., M. R. Sachtleben, E. A. Friedman: Brow presentation. Amer. J. Obstet. Gynec. 100 (1968) 255.
69. Morgan, M. A., G. R. Thurnau, J. I. Fishburne: The fetal-pelvic index as an indicator of fetal-pelvic disproportion: a preliminary report. Amer. J. Obstet. Gynec. 155 (1986) 608.
70. Morrison, J. C., J. R. Sanders, E. F. Magann, W. L. Wiser: The diagnosis and management of dystocia of the shoulder. Surg. Gynec. Obstet. 175 (1992) 515–522.
71. Motter, W. J., P. A. M. Weiß: Der Zeitpunkt der Amniotomie: sein Einfluß auf Mutter und Kind. Wien. klin. Wschr. 96 (1984) 446.
72. Nocon, J. J., D. K. McKenzie, L. J. Thomas, R. S. Hansell: Shoulder dystocia, an analysis of risks and obstetric maneuvers. Amer. J. Obstet. Gynec. 168 (1993) 1732–1737.
73. O'Driscoll, K., M. Foley, D. MacDonald: Active management of labor as an alternative to cesarean section for dystocia. Obstet. and Gynec. 63 (1984) 485.
74. O'Leary, J. A.: Cephalic replacement for shoulder dystocia: present status and future role of the Zavanelli maneuver. Obstet. and Gynec. 82 (1993) 847–850.
75. O'Leary, J. A., A. Cuva: Abdominal rescue after failed cephalic replacement. Obstet. and Gynec. 80 (1992) 514–516.
76. Peel, J., G. V. P. Chamberlain: Cesarean section 1949–64. Obstet. Gynaec. Brit. Cwlth. 75 (1968) 1282.
77. Peisner, D. B., M. G. Rosen: Latent phase of labor in normal patients: a reassessment. Obstet. and Gynec. 66 (1985) 664.
78. Peisner, D. B., M. G. Rosen: Transition from latent to active labor. Obstet. and Gynec. 68 (1986) 448–451.
79. Philpott, R. H.: Graphic records in labour. Brit. med. J. 6 (1972) 163.
80. Pobedinsky, N. M., E. A. Chernukha, Z. V. Novikova et al.: The course and outcome of labour in a transverse contracted pelvis. Akus. i Gin. (Mosk.) 5 (1981) 39.
81. Posner, L. B., E. J. Rubin, A. C. Posner: Face and brow presentation. Obstet. and Gynec. 21 (1963) 745.
82. Pschyrembel, W., J. W. Dudenhausen: Praktische Geburtshilfe, 17. Aufl. De Gruyter, Berlin–New York 1991.
83. Rasmussen, B. R., K. E. Mosgaard: Macrosomia: diagnosis, delivery and complications. Ugeskr. Laeger. (Kbh.) 155 (1993) 3185–3190.
84. Rippert, C., J. Hüter, F. Kubli, C. Meyer: Medikamentöse Therapie der hyperaktiven, hypertonen und diskoordinierten Wehentätigkeit sub partu. Geburtsh. u. Frauenheilk. 32 (1972) 393).
85. Roemer, V. M., H. Buess, K. Harms: Zum Problem der Leitung der Austreibungs- und Preßperiode. Arch. Gynäk. 222 (1977) 29.
86. Sandberg, E. C.: The Zavanelli maneuver extended: progression of a revolutionary concept. Amer. J. Obstet. Gynec. 158 (1988) 1347–1353.
87. Sarno, A. P., W. N. Hinderstein, R. A. Staiano: Fetal macrosomia in a military hospital: incidence, risk factors, and outcome. Mil. Med. 156 (1991) 55–58.
88. Schander, K., K. Schumann: Die cervikale Dystokie. Gynäkologe 7 (1974) 102.
89. Schmidt, W., G. Widmaier, B. Arabin et al.: Die Zervix-Reifung am Termin, ein Vergleich von drei Methoden: Oxytocin-Infusion, Prostaglandin-$F_{2\alpha}$-Gel intracervikal. Geburtsh. u. Frauenheilk. 42 (1981) 6.
90. Schneider-Affeld, F.: Geburtspositionen. Frauenarzt 34 (1993) 267–273.
91. Sellers, S. M., M. D. Mitchell, A. B. Anderson, A. C. Turnbull: The relation between release of prostaglandins at amniotomy

and subsequent onset of labour. Brit. J. Obstet. Gynaec. 88 (1981) 1211.
92. Stark, D. D., S. M. McCarthy, P. A. Filly, J. T. Parer, H. Hricak, P. W. Callen: Pelvimetry by magnetic resonance imaging. Amer. J. Roentgenol. 144 (1985) 947.
93. Steer, P. J., D. J. Little, N. L. Lewis, M. C. M. E. Kelly, R. W. Beard: Uterine activity in induced labour. J. Obstet. Gynaec. Brit. Cwlth. 82 (1975) 433.
94. Thiessen, P.: Geburtshilfliche Untersuchungsmethoden und Geburtsmechanismus. Zbl. Gynäk. 81 (1959) 1899.
95. Ulmsten, U., L. Wingerup, P. Belfrage et al.: Intracervical application of prostaglandin gel for induction of term labor. Obstet. and Gynec. 59 (1982) 336.
96. Wieczorek, E., K. A. Sobiech: Oxytocinase-Aktivität unter der Geburt mit Epiduralanästhesie. Acta obstet. gynaec. scand. 59 (1980) 421.
97. Zahn, V.: Uterine contractions during pregnancy. J. perinat. Med. 12 (1984) 107.
98. Zahn, V., B. Ostarek: Cerviport: ein Gerät zur kontinuierlichen Messung der Muttermundsweite unter der Geburt. Z. Geburtsh. u. Perinat. 189 (1985) 125.

10 Beckenendlage, Quer- und Schräglage

M. Kirschbaum, M. Hermsteiner, W. Künzel

Inhalt

1	Beckenendlage	192
1.1	Einleitung	192
1.2	Häufigkeit der Beckenendlage	193
1.3	Ätiologie der Beckenendlage	193
1.4	Einteilung der Beckenendlagen	195
1.5	Präpartale Betreuung und Überwachung der Schwangeren bei Beckenendlage	195
1.5.1	Diagnose und Klinik der Beckenendlage	195
1.5.2	Schwangerenberatung bei Beckenendlage	196
1.5.3	Beckenmessung bei Beckenendlage	196
1.5.4	Äußere Wendung bei Beckenendlage	198
1.5.5	Unkonventionelle Methoden zur Behandlung der Beckenendlage	200
1.6	Geburtsleitung bei Beckenendlage: Wahl des Geburtsmodus	200
1.6.1	Indikationen zur abdominalen Schnittentbindung vor Geburtsbeginn	200
1.6.1.1	Fetale Fehlbildungen	201
1.6.1.2	Frühgeburtlichkeit	201
1.6.1.3	Pathologisches Kardiotokogramm	201
1.6.1.4	Placenta praevia	201
1.6.1.5	Relatives fetomaternales Mißverhältnis	201
1.6.1.6	Deflektierter fetaler Kopf	202
1.6.2	Exspektative Geburtsleitung: Indikationen zur abdominalen Schnittentbindung während der Geburt	203
1.6.2.1	Eröffnungsperiode	203
1.6.2.2	Deszensusperiode	204
1.6.2.3	Austreibungsperiode	204
1.7	Kindliche Morbidität nach Beckenendlage	208
2	Quer- und Schräglagen	209
2.1	Einleitung	209
2.2	Häufigkeit der Quer-/Schräglage	209
2.3	Ätiologie der Quer-/Schräglage	209
2.4	Einteilung der Quer-/Schräglagen	209
2.5	Präpartale Beurteilung der Quer-/Schräglage	209
2.5.1	Diagnose und Klinik	209
2.5.2	Schwangerenberatung	210
2.5.3	Äußere Wendung	210
2.6	Geburtsleitung bei Quer-/Schräglage	211

1 Beckenendlage

1.1 Einleitung

Beckenendlagen sind mit 3 bis 5 % aller Geburten die häufigsten regelwidrigen Poleinstellungen. Alle Einstellungen, bei denen sich der Kopf im Fundus uteri befindet und die Längsachse der Frucht mit der Achse des Geburtskanals zusammenfällt, werden zu den Beckenendlagen gerechnet. Seit der Antike gilt die Geburt aus Beckenendlage als atypisch. Schon Hippokrates weist auf die besondere Gefährdung der Frucht im Vergleich zu der regelmäßig „glücklich" verlaufenden Geburt aus Schädellage hin.

Durch das bessere Verständnis der spezifischen Geburtsmechanismen gehören Komplikationen wie das Abreißen des nachfolgenden Kopfes in das blutige Gruselkabinett der Geschichte der Geburtshilfe. Mit der Einführung der operativen und insbesondere der abdominalen Schnittentbindung konnte das Geburtsrisiko für das Kind in Beckenendlage deutlich gesenkt werden, allerdings zu Lasten der operationsbedingten Mortalität bzw. Morbidität der Mutter. So bleibt bei der Beckenendlage wie bei keiner anderen Einstellung der Frucht bis heute dem Geburtshelfer die verantwortungsvolle Aufgabe der Abwägung fetaler und maternaler Geburtsrisiken bei der Entscheidung über das geburtshilfliche Handeln.

Die Beckenendlage hat ihre Problematik in der modernen Geburtshilfe nicht verloren, und die Kontroversen über die optimale Geburtsleitung bei Beckenendlage halten an. Empfehlungen gehen von dem strikt konservativen Vorgehen mit extrem niedriger Frequenz abdominaler Schnittentbindungen hin bis zum obligatorischen Kaiserschnitt bei Diagnosestellung zu Beginn der Geburt. Nach älteren Statistiken liegt die kindliche Mortalität bei vaginaler Entbindung der Beckenendlage insgesamt 5,5mal höher als nach Entbindung aus Schädellage und immer noch 3,5mal höher, wenn man lediglich reif geborene Kinder aus Beckenendlage betrachtet [86]. Der Hauptteil der perinatalen Sterblichkeit bei reifen Kindern aus Beckenendlage geht zu Lasten von Nabelschnurkomplikationen sowie Tentoriumeinrissen und zerebralen Blutungen bei der Entwicklung des nachfolgenden Kopfes [28]. Kraniale und zerebrale Strukturen haben bei der Schädellage über Stunden Zeit, sich im mütterlichen Becken den anatomischen Strukturen optimal anzupassen, während bei Beckenendlage der Kopf den Geburtskanal innerhalb weniger Sekunden passiert. Bei Frühgeburten kommt noch die Tatsache zum Tragen, daß das Durchtrittsplanum des Kopfes größer ist als das des vorangehenden Steißes; damit besteht die Gefahr, daß der Kopf durch mangelnde Dilatation von Zervix und unterem Uterinsegment steckenbleibt.

Weltweit zeigt sich bei Beckenendlagen ein Anstieg der Kaiserschnittfrequenz bis über 50 % [43, 49]. In Europa schwankt die Sectiofrequenz bei Beckenendlage zwischen 5 und 95 % [63, 104].

Tabelle 10-1 spiegelt das geburtshilfliche Vorgehen bei Beckenendlage in einer Auswahl deutscher Bundesländer wider (Daten der Perinatalerhebung der Bundesländer 1993). Im Mittel liegt die primäre Sectiorate bei 72,5 %. Betrachtet man ausschließlich Erstgebärende mit Beckenendlage, so liegt die Sectiorate hier über 90 % [58].

Begünstigt wurde die Tendenz zum Kaiserschnitt durch leistungsfähige Blutbanken, hochwirksame Antibiotika und sichere Narkosetechniken, die das maternale Risiko abdominaler Schnittentbindungen deutlich senkten. Die gestiegene Sectiorate bei Beckenendlage führte jedoch zu einer mütterlichen Morbidität und Mortalität, die um das Fünf- bis Achtfache höher liegt als nach Schädellagengeburt [63, 82a]. Eine weitere Steigerung der Sectiofrequenz geht bei reifen Kindern nicht mit einer Senkung der perinatalen Mortalität einher [1, 34, 35, 98, 105]; einige Autoren behaupten dies mittlerweile sogar von den Frühgeburten [10, 59, 73].

Tabelle 10-1 Sectiorate bei Beckenendlagen in ausgewählten Bundesländern, Reihenfolge nach der Rate primärer Sectiones bei Beckenendlage (Zusammenstellung von Daten der Perinatalerhebungen der Bundesländer 1993)

Bundesland	Sectiorate bei Schädellage (%)	Sectiorate bei Beckenendlage (%)	primäre Sectio (%)	sekundäre Sectio (%)
Schleswig-Holstein	12,4	91,0	77,8	13,2
Rheinland-Pfalz	14,7	87,9	77,1	10,8
Hessen	15,0	88,6	74,5	14,1
Baden-Württembg.	12,7	88,9	73,6	15,3
Bayern	13,1	85,8	73,3	12,5
Saarland	15,8	84,5	72,5	12,0
Nordrhein	14,2	83,7	70,8	12,9
Westfalen-Lippe	14,2	83,3	70,1	13,2
Niedersachsen	12,7	81,6	68,1	13,5
Berlin	10,6	76,6	56,9	19,7
Sachsen	9,1	70,3	56,2	14,1

Das Vorliegen einer Beckenendlage erfordert deshalb ein sorgfältiges Abwägen mütterlicher und kindlicher Risiken bei der Planung der Entbindung. Nicht zuletzt vor dem Hintergrund zunehmender Regreßansprüche nach fetalen oder maternalen Geburtstraumata [96] braucht heute der Geburtshelfer klare Richtlinien für ein differenziertes Management bei Vorliegen einer Beckenendlage.

Dieses differenzierte geburtshilfliche Vorgehen, das der Sonderstellung der Beckenendlagengeburt Rechnung trägt, hat Eingang in ein Konsenspapier des „FIGO-Committee on Perinatal Health" über Leitlinien bei Vorliegen einer Beckenendlage gefunden [66].

1.2 Häufigkeit der Beckenendlage

Insgesamt 3 bis 5% aller Einlingsschwangerschaften werden aus Beckenendlage geboren. Generell gilt: Je kleiner das Kind und je früher die Geburt, desto häufiger ist die Beckenendlage [106] (Abb. 10-1). Dies ist ein Grund für Beckenendlagenhäufungen bei Frühgeburten, wiewohl die Beckenendlage selbstverständlich kein Risikofaktor für eine Frühgeburt darstellt [79]. Unabhängig vom Gestationsalter findet sich auch in niedrigen Gewichtsklassen eine höhere Inzidenz an Beckenendlagen.

Die Häufigkeit der spontanen Wendung in Schädellage nimmt in Abhängigkeit vom Schwangerschaftsalter ab [12, 110] (Abb. 10-2). Über die Hälfte aller Kinder (57%), die in der 32. Schwangerschaftswoche noch in Beckenendlage liegen, drehen sich bis zur Ge-

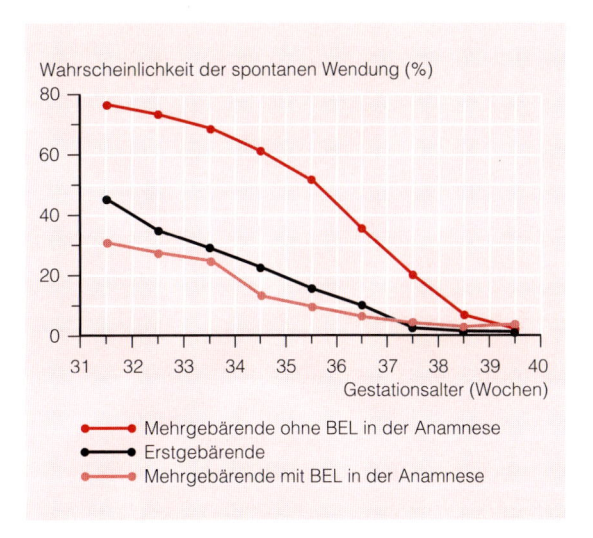

Abb. 10-2 Wahrscheinlichkeit einer spontanen Wendung von Beckenendlage in Schädellage im letzten Trimenon, unterteilt nach Parität und Anamnese (nach Westgren et al. [110]).

burt spontan in Schädellage, wohingegen nur 1 bis 5% der Kinder, die in der 32. Schwangerschaftswoche in Schädellage liegen, aus Beckenendlage heraus geboren werden. Die Wahrscheinlichkeit einer spontanen Wendung sinkt im letzten Drittel der Schwangerschaft kontinuierlich bis zum Termin ab. In der 32. Schwangerschaftswoche liegt sie für Mehrgebärende ohne Beckenendlagenentbindungen in der Anamnese noch bei 78%. Die Wahrscheinlichkeit einer spontanen Wendung bei Mehrgebärenden mit Beckenendlagengeburten in der Anamnese beträgt dagegen nur 32%. Für Erstgebärende mit Beckenendlageneinstellung in der 32. Woche sind die Aussichten auf eine Entbindung aus Schädellage noch ungefähr 1 zu 1 (46%) [11, 110]. Nach der 37. Schwangerschaftswoche ist hier mit einer Wendung in Schädellage nicht mehr zu rechnen [36].

1.3 Ätiologie der Beckenendlage

In einem Fünftel der Fälle von Beckenendlage lassen sich einer oder mehrere Faktoren nachweisen, die mit der Beckenendlage assoziiert sind [97, 99, 106, 107] (Tab. 10-2). Auf das gleichzeitige Vorkommen von Frühgeburtlichkeit und Beckenendlage sowie von niedrigem Geburtsgewicht und Beckenendlage wurde in Abschnitt 1.2 bereits eingegangen.

Mit Bestimmtheit ursächlich beteiligt sind das verengte maternale Becken, kindliche Fehlbildungen, Placenta praevia, Genitaltumoren und Uterusfehlbildungen. Nachdem das alimentär bedingte rachitisch

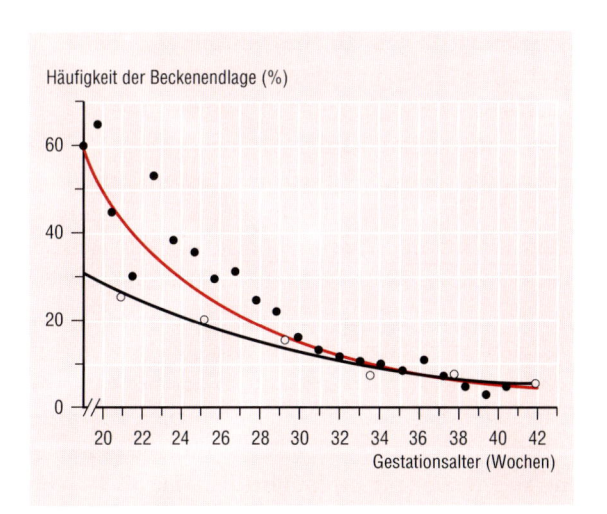

Abb. 10-1 Relative Häufigkeit der Beckenendlage in den einzelnen Schwangerschaftswochen (Daten ○ nach Hughey [50] und ● nach Henner et al. [41]).

Tabelle 10-2 Geburtsrisiken, die häufiger zusammen mit Beckenendlage vorkommen (Daten der Hessischen Perinatalerhebungen 1983 bis 1985; p < 0,001)

Risiko für:	Beckenendlage (n = 3200) (%)	übrige Lagen (n = 58293) (%)
Frühgeburtlichkeit	12,6	5,0
Plazentainsuffizienz	4,7	2,6
Fehlbildungen/ intrauteriner Fruchttod	1,3	0,5
Placenta praevia	0,8	0,4
vorzeitige Plazentalösung	1,1	0,7
Nabelschnurvorfall	1,1	0,2

Tabelle 10-3 Ursachen für die Beckenendlage (geändert nach Martius [74])

1. Behinderung der Fruchtdrehung durch Oligohydramnion
   - straffer Fruchthalter (z. B. bei alten Erstgebärenden)
   - fehlgestaltetes Cavum uteri (Myome, Septierungen)
   - Streckhaltung der Beine
   - großes Kind
   - kongenitale Fehlbildungen

2. Abnorme Beweglichkeit der Frucht durch Hydramnion
   - schlaffer Fruchthalter (schnell aufeinanderfolgende Geburten)
   - Frühgeburtlichkeit
   - Wachstumsretardierung
   - kongenitale Fehlbildungen

3. Nicht erfolgte Drehung der Frucht durch Frühgeburtlichkeit
   - intrauteriner Fruchttod
   - kongenitale Fehlbildungen (Spina bifida)

4. Störungen der Arretierung des Kopfes im Becken durch Mißverhältnis zwischen Kopf und Becken
   - abnorme Kopfgröße (Hydrozephalus, Anenzephalus, Mikrozephalus)
   - abnorme Kopfform (Hyperdolichozephalus)
   - Placenta praevia
   - tiefsitzende Tumoren (Myome)

Tabelle 10-4 Kongenitale Fehlbildungen, die häufiger zur Beckenendlagen-Einstellung führen (geändert nach Brenner et al. [15])

Zentrales Nervensystem	– Hydrozephalus – Anenzephalus – Meningomyelozele – familiäre Dysautonomie
Urogenitalsystem	– Potter-Syndrom
Kardiovaskuläres System	– (im Rahmen multipler Fehlbildungen, siehe unten)
Gastrointestinales System	– Atresien (Hydramnion) – Inguinalhernie
Skelettsystem	– Myotonie – Hüftdysplasie
Multiple Fehlbildungen	– Prader-Willi-Syndrom – Trisomie 13, 18 oder 21 – deLange-Syndrom – Werdnig-Hoffmann-Syndrom – Zollinger-Ellison-Syndrom – Smith-Lemli-Opitz-Syndrom – Alkoholembryopathie

enge Becken an pathogenetischer Bedeutung verloren hat, stellen die Störungen der Fruchtdrehung zur regelrechten Schädellage den wichtigsten kausalen Faktor der Beckenendlage dar. Eine Einschränkung der Beweglichkeit der Frucht, wie z. B. bei Oligohydramnie, bei straffem Fruchthalter, bei alten Erstgebärenden [40] oder bei atypisch gestaltetem Cavum uteri kann ebenso die Beckenendlage begünstigen wie eine abnorme Beweglichkeit der Frucht, z. B. bei Vorliegen eines Hydramnions. Der Fetus kann schließlich in Beckenendlage gewissermaßen von dem Wehenbeginn überrascht werden, ehe er sich – wie bei Frühgeburt oder intrauterinem Fruchttod – in die Schädellage gedreht hat.

Die Streckhaltung eines oder beider Beine selbst soll die Beweglichkeit der Frucht einschränken und somit die Beibehaltung der Beckenendlage begünstigen [106, 107]; das gleiche soll für eine abnorm kurze Nabelschnur gelten [101].

Die Arretierung des Kopfes im mütterlichen Becken wird weiterhin durch tiefen Sitz der Plazenta bzw. Placenta praevia sowie durch tiefsitzende Myome behindert. Ebenso wird die bei der Beckenendlage häufig anzutreffende Kopfform im Sinne einer Hyperdolichozephalie mit sog. fliehendem Hinterhaupt für die Ausbildung einer Beckenendlage angeschuldigt. Inwieweit die fetale Kopfform allerdings Ursache oder Wirkung der Einpassung in den Fundus uteri ist, bleibt offen [69]. Die habituellen Beckenendlagen in einzelnen Familien durch die typische Kopfkonfiguration [71] seien in diesem Zusammenhang der Vollständigkeit halber miterwähnt. Eine Übersicht über die Ursachen der Beckenendlage liefert Tabelle 10-3.

Trotz Berücksichtigung der bekannten Ursachen bleiben über 80% der Beckenendlagen kausal ungeklärt [40, 97, 106, 107]. Die Beckenendlage ist ein Phänomen mit multifaktorieller Genese, das nach heutigem Stand des Wissens in der überwiegenden Zahl der Fälle als „idiopathisch" angesehen werden muß. Die Kenntnis überzufälliger Häufungen anatomischer Anomalien im Bereich des maternalen Beckens sowie die häufiger diagnostizierten kongenitalen Anomalien des Feten (Tab. 10-4) sollen Anlaß für eine gründliche Schwangerenvorsorge einschließlich der Sonographie sein und gegebenenfalls als prognostisches Kriterium für den Ausgang einer Schwangerschaft aus Beckenendlage dienen.

		Häufigkeit	geburts-mechanisch wirksamer Umfang
reine Steißlage	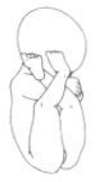	60–70%	28 cm
unvollkommene Steißfußlage	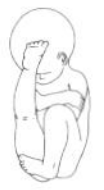	10%	30 cm
vollkommene Steißfußlage	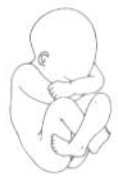	4%	33 cm
unvollkommene Knielage	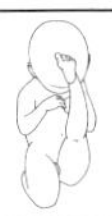	1%	27 cm
vollkommene Knielage	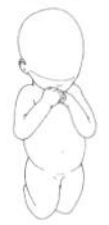	0,1%	25 cm
unvollkommene Fußlage	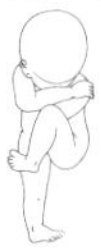 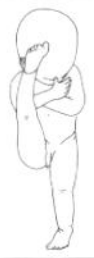	10–14%	27 cm
vollkommene Fußlage	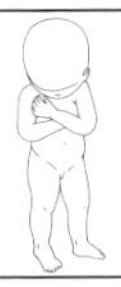	15–20%	25 cm

Abb. 10-3 Einteilung der Beckenendlage nach Haltung der Beine mit Angabe der relativen Häufigkeit und des geburtsmechanisch wirksamen Umfangs der Frucht (Zusammenstellung von Daten aus Martius [74] und Gimovsky und Paul [33]).

1.4 Einteilung der Beckenendlagen

„Beckenendlage" bezeichnet nur die Regelwidrigkeit der Poleinstellung. Wichtig für die Beurteilung des Geburtsrisikos ist allerdings die Berücksichtigung der *Haltung der Beine*. Je größer der geburtsmechanisch wirksame Umfang, desto besser ist die Vordehnung für den nachfolgenden Kopf. Die vollkommene Steißfußlage, mit einem Umfang von ungefähr 32 cm, liefert die günstigsten Haltungsbedingungen für eine problemlose Geburt des nachfolgenden Kopfes. Die vollkommene Fußlage ist die geburtsmechanisch ungünstigste Haltungsanomalie der Beine (Abb. 10-3). Somit stellen die Beckenendlagen ein heterogenes Kollektiv an Lagen dar, die geburtsprognostisch differenziert zu betrachten sind.

1.5 Präpartale Betreuung und Überwachung der Schwangeren bei Beckenendlage

1.5.1 Diagnose und Klinik der Beckenendlage

Den ersten Verdacht auf das Vorliegen einer Beckenendlage im Rahmen der Mutterschaftsvorsorge erhält der Geburtshelfer aus der *Anamnese*. Bei der Frage nach dem Ort der häufigsten Kindsbewegungen wird bei Beckenendlage eher das untere Uterinsegment angegeben. Bei der Beckenendlage werden außerdem die Kindsbewegungen oft als schmerzhaft empfunden [89] und in die Blasengegend projiziert.

Meistens läßt sich die Diagnose durch Anwendung der *Leopold-Handgriffe* sichern. Mitunter bereitet dies bei adipösen Patientinnen, bei festen Bauchdecken oder bei Vorliegen eines Hydramnions Schwierigkeiten. In der Regel tastet man jedoch bei Ausführung des 3. und 4. Leopold-Handgriffs über Beckeneingang einen vorangehenden Teil, dem das typische Ballottement des Kopfes fehlt.

Das *Aufsuchen der Herztöne* kann die Diagnose einer Beckenendlage erhärten. Bei der I. Beckenendlage findet man sie z. B. links oberhalb, bei der II. Beckenendlage rechts oberhalb des Nabels.

Ist der vorangehende Teil bereits ins Becken eingetreten, so bietet die *vaginale Tastuntersuchung* weitere Kriterien für das Vorliegen einer Beckenendlage. Auch bei noch geschlossenem Muttermund tastet sich der Steiß unregelmäßig und weicher. Es fehlt die gleichmäßige Härte des vorangehenden Teils; Fontanellen und Schädelnähte lassen sich nicht tasten. Ist der vorangehende Teil bereits fest vom unteren Uterinsegment umschlossen und in das kleine Becken eingetreten, so kann sich durch Kompressionseffekte der Steiß prall und die Analfalte einer Schädelnaht ähnlich anfühlen. Differentialdiagnostisch läßt sich dann die Beckenendlage durch den palpatorischen Nachweis der fetalen Steißbeinspitze und der Crista sacralis mediana über dem fetalen Kreuzbein abgrenzen [76].

Sicherung der Diagnose

Je näher der errechnete Geburtstermin rückt, um so sicherer muß die Diagnose Beckenendlage gestellt sein. Zur Sicherung der Diagnose ist die klinische Untersuchung durch die *Sonographie* zu ergänzen.

In der Regel wird die Diagnose Beckenendlage im Rahmen des Ultraschall-Screenings zwischen der 28. und 32. Schwangerschaftswoche gesichert. Frühere Auskünfte an die Mutter sollten wegen der fehlenden Relevanz am besten unterbleiben. Wird die Diagnose in der 32. Schwangerschaftswoche gestellt, so soll ein besonderes Augenmerk auf das Vorliegen von Fehlbildungen bei der sonographischen Untersuchung gelegt werden. Ebenfalls führt die Diagnose Beckenendlage gelegentlich zum Aufdecken einer Placenta praevia, was spätestens dann die Hospitalisierung nach sich zieht [12].

Nicht selten wird bei der *sonographischen Gewichtsschätzung* zu Unrecht der Verdacht auf eine fetale Wachstumsretardierung gestellt, wenn man lediglich den biparietalen Schädeldurchmesser als Parameter heranzieht. Durch die Plastizität des fetalen Schädels paßt sich dieser dem Fundus uteri an, so daß insbesondere in Terminnähe auch der frontookzipitale Schädeldurchmesser und somit der Kopfumfang berücksichtigt werden soll [52]. Andere Geburtshelfer finden gar keinen Zuwachs an Schätzgenauigkeit bei Verwendung der Schädelmaße und schätzen das Geburtsgewicht bei Beckenendlage nur aus dem Thorax-Quer- und -Längsdurchmesser [56].

Die gleiche Wichtigkeit kommt der exakten Diagnose der *Haltung der unteren Extremitäten* zu. Zum einen macht der Nachweis eines oder beider hochgeschlagener Füße neben dem Rumpf die Drehung in die Schädellage sehr unwahrscheinlich, zum anderen muß bei mehr oder weniger gestrecktem Hüftgelenk eine Knie- oder Fußlage miterwogen werden.

Spätestens bei Beginn der Wehentätigkeit muß eine *Hyperextension des kindlichen Kopfes* sonographisch ausgeschlossen sein. Der Nachweis ist jedoch schwierig. Das Vorliegen einer Hyperextension geht mit einer deutlichen Steigerung der kindlichen Morbidität einher, so daß von einigen Autoren die abdominale Schnittentbindung gefordert wird [3].

1.5.2 Schwangerenberatung bei Beckenendlage

Stellt der Geburtshelfer während des letzten Trimenons wiederholt die Diagnose einer Beckenendlage, so sollen die spezifischen Risiken bei der Beratung der Schwangeren Erwähnung finden. Wegen der fehlenden Abdichtung des Fruchtwasserraums gegen den Muttermund durch den vorangehenden Teil ist die Beckenendlage bei Blasensprung nicht selten durch die Komplikation des *Nabelschnurvorfalls* belastet. Zwar wird die vorgefallene Nabelschnur nicht zwingend durch den Steiß komprimiert, jedoch wird durch den Nabelschnurvorfall die vaginale Entbindung ohne fetale Gefährdung unmöglich (siehe auch Bd. 7, 3. Aufl., Kap. 7).

Das Hauptaugenmerk muß im letzten Trimenon bei Beckenendlage auf die Vermeidung der *Frühgeburtlichkeit* gelegt werden, bei Vorliegen vorzeitiger Wehentätigkeit und Zervixinsuffizienz notfalls durch Anordnung häuslicher Ruhe bzw. großzügige Hospitalisierung.

Häufig hat die Patientin nach der Diagnosestellung Beckenendlage schon eine vage Vorstellung der möglicherweise auftretenden Probleme. Die meisten Frauen wissen, daß mit der Beckenendlage ein deutlich höheres Risiko für das Kind besteht. Die von den Medien gezogenen Schlüsse beeinflussen Millionen von Frauen in der Regel mehr, als der behandelnde Arzt ahnt. Hier hat der Geburtshelfer die kontinuierliche Aufgabe der verständnisvollen Aufklärung, daß auch die vaginale Entbindung unter den erforderlichen Kautelen die Geburt eines gesunden Kindes gewährleistet.

In einer Zeit abnehmender Familiengröße und steigender Erwartungen auf eine perfekte Geburt und ein gesundes Kind sieht sich der Geburtshelfer dem Druck gut aufgeklärter Patientinnen mit bestimmten Vorstellungen, nicht zuletzt auch den Folgen langwieriger Arzthaftungsprozesse bei suboptimalem Geburtsausgang, ausgesetzt. Schon bei der Beratung der Patientin vor Einsetzen der Wehen muß deshalb der Geburtshelfer die Patientin durch verständliche Aufklärung motivieren, die ärztliche Entscheidung mitzutragen. Hierbei können die der abdominalen Schnittentbindung inhärenten Risiken der Laparotomie, einschließlich der eventuell nötigen Hysterektomie, der Lungenembolie, der Möglichkeit von Resectiones bei den nächsten Schwangerschaften, dem Risiko der Bluttransfusion und der postoperativen Wundheilungsstörungen neben dem Risiko der Beckenendlage mit erwähnt werden. Im Gespräch soll ein vertrauensvolles Verhältnis zwischen dem Geburtshelfer und der Patientin entstehen, das dem Arzt unter der Geburt die Möglichkeit der Entscheidung aufgrund medizinischer Gegebenheiten läßt.

Am errechneten Entbindungstermin soll der Patientin zur stationären Aufnahme geraten werden.

1.5.3 Beckenmessung bei Beckenendlage

Die älteste quantitative Methode der geburtshilflichen Beckenmessung ist die *äußere Beckenuntersuchung* mit dem Beckenzirkel. Bestimmt werden die Distantia spinarum (Norm 25–26 cm), die Distantia cristarum (Norm 28–29 cm), die Conjugata externa (Norm 20 cm) und wahlweise auch die Distantia trochanterica

(Norm 31–32 cm) [89]. In Zeiten bzw. Regionen, in denen rachitische Veränderungen des mütterlichen Skeletts keine Seltenheit waren oder heute noch häufig anzutreffen sind, hat(te) die Methode in Kombination mit der *vaginalen Austastung des Beckens* noch einen berechtigten Platz in der geburtshilflichen Diagnostik. In den sog. entwickelten Ländern dominieren heute *bildgebende Verfahren,* die hinsichtlich ihrer prognostischen Zuverlässigkeit der traditionellen Pelvimetrie deutlich überlegen sind. Eine Bestimmung der Conjugata vera obstetrica mittels *Vaginalsonographie* ist mit aktueller Ultraschalltechnik zwar möglich, wenig zeitaufwendig und preiswert [21]. Sie besitzt jedoch für den Geburtshelfer einen wesentlich geringeren Informationsgehalt als die im folgenden beschriebenen Techniken (siehe auch Kap. 6, Abschnitt 5.2).

Ein schon seit Jahrzehnten in der Pelvimetrie gebräuchliches bildgebendes Verfahren ist die Anfertigung einer, meist jedoch mehrerer *Röntgenaufnahmen* des mütterlichen Beckens. Es war noch zu Beginn der 80er Jahre insbesondere im anglo-amerikanischen Sprachraum und in Skandinavien verbreitet und stellte die Quelle der größten Strahlenbelastung für den Fetus dar [103]. Die Hauptindikation war der Status nach Sectio caesarea aufgrund eines Geburtsstillstands. In ca. 12% der Fälle wurde die Röntgen-Pelvimetrie wegen Beckenendlage des Kindes in der aktuellen Schwangerschaft durchgeführt [85]. Nachdem mehrere Studien belegen konnten, daß ihr Vorhersagewert im Hinblick auf den Verlauf von Geburten aus Schädellage gering ist [17], entwickelte sich die Beckenendlage zur vordringlichen Indikation.

Die gebräuchlichsten *Parameter der Beckenmessung im Röntgenverfahren* sind sagittaler und transversaler Durchmesser des Beckeneingangs und die Distanz zwischen den Spinae ischiadicae. Zusätzlich werden – je nach Protokoll – der Abstand zwischen den Tubera ischiadica und unterschiedliche Beckenausgangsmaße bestimmt [13, 14]. Werden allein die so ermittelten mütterlichen Beckenmaße zur Beantwortung der Frage herangezogen, ob eine Beckenendlage problemlos vaginal entbunden werden kann bzw. einer elektiven Sectio caesarea zugeführt werden sollte, so läßt sich die Sectiorate im gesamten Beckenendlagenkollektiv nicht senken [9]. Als Ergänzung der Röntgen-Pelvimetrie wurden mehrere Beurteilungsschemata eingeführt, die zusätzlich die Form der Beckenendlage (z. B. Fußlage, reine Steißlage), den vaginalen geburtshilflichen Untersuchungsbefund und das sonographisch ermittelte fetale Schätzgewicht in die Entscheidung über den geeigneten Entbindungsmodus einbeziehen [4, 80].

Seit Mitte der 80er Jahre lösten an Zentren, wo diese Verfahren verfügbar sind, *computertomographische (CT-) und Magnetresonanz-(MR-)Pelvimetrie* die konventionelle Röntgenaufnahmetechnik ab. Die relevanten Ebenen des mütterlichen Beckens können durch beide Methoden mit geringerem Aufwand genauer und reproduzierbarer dargestellt werden [32, 111]. Der Meßfehler der CT-Pelvimetrie beträgt bis zu 10%. Die Strahlenbelastung wird um ca. 65% gesenkt [70]; da aber ionisierende Strahlung hinsichtlich ihrer biologischen Wirkungen keinen Schwellenwert besitzt, ist weiterhin ein Risiko für die Entstehung kindlicher Malignome vorhanden. Der an Phantomen ermittelte Meßfehler der MR-Pelvimetrie liegt bei nur 1% [103]. Vergrößerungseffekte spielen bei diesem Verfahren keine Rolle mehr. Gerade bei adipösen Patientinnen scheint die MR-Technik überlegen zu sein [111]. Außerdem ließen sich für die MR-Pelvimetrie bisher keine unerwünschten Effekte auf Mutter und Kind nachweisen. Somit dürfte der Trend an großen geburtshilflichen Abteilungen in Richtung dieses Verfahrens gehen.

Die in der Mehrzahl der publizierten Studien zur CT- und MR-Pelvimetrie benutzten *Indikatoren* – Beckeneingangsmaße, Abstand der Spinae ischiadicae usw. – sind eng an die Röntgen-Beckenmessung angelehnt [32, 111]. Ob sich zwei weitere Vorteile der modernen Verfahren, gleichzeitige Vermessung des Feten und Beurteilbarkeit der mütterlichen Weichteilstrukturen, für geburtshilfliche Zwecke nutzen lassen, ist Gegenstand aktueller Untersuchungen. Eine Studie über den Vorhersagewert der MR-Pelvimetrie bei Beckenendlage konnte anhand der Korrelation der Maße des fetalen Steißes (Summe aus sagittalem und querem Durchmesser) zu den Maßen des mütterlichen Beckeneingangs (Summe aus Conjugata vera und transversalem Durchmesser) sowohl eine Gruppe von Schwangeren definieren, die ohne Ausnahme durch Sectio entbunden wurden, als auch eine Gruppe, in der die Geburt zu 100% auf vaginalem Wege erfolgte. Dabei kannten die entbindenden Ärzte die Ergebnisse der präpartalen MR-Pelvimetrie nicht [8]. Inzwischen stehen auch computergestützte Expertenprogramme zur Verfügung, die nicht nur die Maße des knöchernen Beckens, sondern auch die Volumina der Weichteile in die Interpretation der MR-Befunde einbeziehen. Bereits zum gegenwärtigen Zeitpunkt läßt sich feststellen, daß geburtshilfliche Strategien, die die modernen Pel-

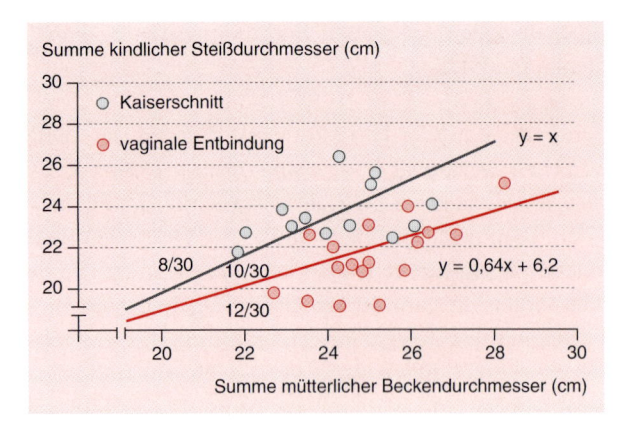

Abb. 10-4 Präpartale Magnetresonanz-Pelvimetrieergebnisse und Entbindungsmodus bei Beckenendlage. Die Summe aus Conjugata vera und transversalem Beckeneingangsdurchmesser (Abszisse) versus die Summe von sagittalem und querem Durchmesser des geburtshilflich wirksamen Steißes scheint nach diesen Daten einen prädiktiven Wert zu haben im Hinblick auf eine vaginale Geburt oder die Notwendigkeit Entbindung per sectionem (nach Berger et al. [8]).

Tabelle 10-5 Die äußere Wendung: Ein- und Ausschlußkriterien

Einschlußkriterien
- Schwangerschaft ≥ 38/1 SSW
- reine Steißlage
- Steißfußlagen
- Quer- und Schräglagen

Ausschlußkriterien
- bekannte Uterusfehlbildungen
- Uterusmyome
- mütterliche Entzündungszeichen, z.B. febrile Temperaturen, CRP > 5 mg/l
- Placenta praevia partialis
- Placenta praevia totalis
- Oligohydramnion (Fruchtwasserdepots ≤ 4 × 4 cm)
- Ahydramnion
- Blasensprung
- kindliche Fehlbildungen
- Hyperextension des kindlichen Kopfes
- dopplersonographischer Nachweis einer Nabelschnurumschlingung
- Wehentätigkeit trotz Tokolyse
- Belastungs-CTG mit Zeichen der drohenden Asphyxie

vimetrietechniken für das Management der Beckenendlage am Termin nutzen, vaginale Entbindungsraten von bis zu 71 % [32] erzielen. Kosten-Nutzen-Analysen sollten diese Tatsache berücksichtigen (Abb. 10-4).

1.5.4 Äußere Wendung bei Beckenendlage

Der Grund für die äußere Wendung eines Kindes aus Beckenendlage in Schädellage besteht in dem höheren Risiko für Mutter und Kind bei Vorliegen einer Beckenendlage.

Bei der Einführung einer solchen Methode muß der Erfolg und das *Risiko* des Eingriffs gegen das Risiko der Beckenendlage abgewogen werden. Auch die Sectiorate mit und ohne Wendung muß berücksichtigt werden. Bei einer zunehmend entscheidungsrelevanten Kostenanalyse [30] sind in die Behandlungskosten auch die Personalkosten für die Sectiobereitschaft während des Wendungsversuches einzurechnen.

Nach der Einführung der äußeren Wendung an verschiedenen Zentren hat sich ein *Indikations- und Kontraindikationskatalog* herausgebildet, der allgemein akzeptiert ist (Tab. 10-5).

Indikationen

Das Kind soll reif sein [53]. Die äußere Wendung hat zwar in früheren Schwangerschaftswochen eine höhere Erfolgsrate [61]; induziert der Wendungsversuch jedoch z.B. eine fetale Dauerbradykardie, so muß trotz Unreife des Kindes eine abdominale Schnittentbindung erfolgen. Die untere Grenze für die äußere Wendung liegt deshalb bei der 37. Schwangerschaftswoche. Aber selbst bei reifen Kindern (ab der 37. Schwangerschaftswoche) ist der Wendungsversuch um so erfolgreicher, je früher in der Schwangerschaft er erfolgt [81].

Kontraindikationen

Von der äußeren Wendung sind Schwangere mit Placenta praevia, Uterusfehlbildungen und relevanten Uterusmyomen auszuschließen. Kinder mit sonographisch nachgewiesenen Fehlbildungen sollten ebenfalls nicht gewendet werden. Die Hyperextension des Kopfes gilt auch als Kontraindikation gegen die äußere Wendung. Bei Oligo- oder Ahydramnie mit und ohne Blasensprung ist mit einem erfolgreichen Wendungsversuch nicht zu rechnen. Bei Wehentätigkeit trotz Tokolyse sowie Entzündungszeichen der Mutter soll der Wendungsversuch ebenfalls unterbleiben. Das gleiche gilt für den dopplersonographischen Nachweis einer kindlichen Nabelschnurumschlingung. Finden sich Zeichen der drohenden Asphyxie im Kardiotokogramm oder Zeichen der Zentralisation des fetalen Kreislaufs bei der dopplersonographischen Untersuchung, ist ohnehin die abdominale Schnittentbindung indiziert und der Wendungsversuch zu unterlassen.

Der Nachweis einer Vorderwandplazenta wird von einigen Autoren als relative Kontraindikation gegen die äußere Wendung angesehen [60], weil eine Plazentaablösung befürchtet wird. Möglicherweise ist die Rate erfolgloser Wendungen bei Vorderwandplazenta höher [26, 55, 81]; die Rate an Komplikationen soll jedoch nicht erhöht sein [51].

Ablauf

Jeder äußeren Wendung (Tab. 10-6) geht die Ultraschalluntersuchung und die dopplersonographische Untersuchung nach obigen Kriterien voraus. Spätestens dann wird die Patientin über den Ablauf der äußeren Wendung und das Vorgehen bei eventuellen Komplikationen bis hin zur abdominalen Schnittentbindung aufgeklärt. Sind Patientin und geburtshilfliches Team in Operationsbereitschaft (Patientin nüchtern, Operationsteam in Sectiobereitschaft, Anästhesie verfügbar), so kann das Procedere gestartet werden: Unter Tokolyse (z. B. mit 4,5 µg/min Fenoterol) und kardiotokographischer Kontrolle wird die Patientin für ca. 30 Minuten ruhig gelagert. Ein pathologisches Kardiotokogramm führt zum Abbruch der Maßnahme. Liegt ein normales Kardiotokogramm vor, kann synchron zu einer zusätzlichen Bolustokolyse (z. B. 0,025 mg Fenoterol) mit einer Hand der Steiß aus dem Becken geleitet werden, während die andere Hand im Sinne einer Rolle oder eines Purzelbaums den Kopf aus dem Fundus uteri über die Flanke in Richtung auf den Beckeneingang drängt; gleichzeitig wird der Steiß aus dem Becken funduswärts geführt. Uneinheitlich wird die günstigste Drehrichtung angegeben: Martius empfiehlt eine Rolle vorwärts, während Saling zuerst die Rolle rückwärts empfiehlt [29]. Nach zwei bis drei erfolglosen Manövern wird der Wendungsversuch abgebrochen.

Sowohl nach erfolgreicher Wendung als auch nach erfolglosem Wendungsversuch wird die Patientin für sechs bis zwölf Stunden klinisch und wiederholt kardiotokographisch überwacht. Blutungen und persistierende fetale Bradykardien führen unmittelbar zur abdominalen Schnittentbindung [29, 94].

Bei Rhesus-Konstellation erfolgt in jedem Fall eine Rhesusprophylaxe (z. B. mit 1500 IE Anti-D-Immunglobulin).

In Allgemeinnarkose birgt die äußere Wendung ein Mortalitätsrisiko von 1 % für das Ungeborene [46], so daß diese Variante der Wendung weitgehend verlassen wurde [29].

Ergebnisse

Den Vorteilen, wie Senkung der Sectiofrequenz und verbessertes neonatales Befinden, werden fetale und mütterliche Komplikationen gegenübergestellt. Eine Übersicht über 13 amerikanische Studien zwischen 1980 und 1991 weist eine Erfolgsrate von durchschnittlich 64,5 % auf. Die Sectiorate im Kollektiv gewendeter Kinder lag bei 36,7 %, die Rate an kindlichen Komplikationen bei 1,4 %. Die gleiche Arbeit stellt sechs europäische Studien zusammen: Hier liegt der durchschnittliche Wendungserfolg bei 55,8 % bei einer Sectiorate im Wendungskollektiv von 28,0 % und einer fetalen Komplikationsrate von 0,2 % [113]. Die Zahl erfolgloser „Wendungen" legt nahe, bei dem beschriebenen Vorgehen gegenüber der Patientin besser vom Wendungsversuch zu sprechen. Die Rate an abdominalen Schnittentbindungen läßt sich durch die äußere Wendung je nach der ursprünglichen Sectiorate bei Beckenendlage unterschiedlich stark senken [22, 25, 46, 54, 60, 81, 88, 90, 92]. Die Sectiofrequenz in der Gruppe der in Schädellage gewendeten Kinder liegt deutlich über der Sectiofrequenz der übrigen Schädellagen [68]. Das belegt indirekt, daß sich das Schädellagenkollektiv und das Beckenendlagenkollektiv nicht nur hinsichtlich der kindlichen Poleinstellung unterscheidet.

Dem Erfolg der Wendung und der komplikationslosen Geburt aus Schädellage stehen die der Wendung eigenen Komplikationen gegenüber. Bei Wendungsversuchen treten in bis zu 39 % der Fälle passagere Veränderungen wie Dezelerationen bzw. Bradykardien im Kardiotokogramm auf [88, 90]. Die gefürchtetste Komplikation ist die vorzeitige Lösung der Plazenta, die sich an kardiotokographischen Veränderungen mit

Tabelle 10-6 Ablauf der äußeren Wendung

Anamnese
Aufklärung der Patientin
OP-Einverständnis zur Sectio caesarea
Anästhesie-Einverständnis
Sonographie:
– Biometrie des Feten
– Fruchtwassermenge
– Plazentalokalisation
Doppler-Sonographie:
– Nabelschnurlokalisation
– Ausschluß von fetalen Nabelschnurumschlingungen
Intravenöse Tokolyse
Kontinuierliche CTG-Überwachung vor, während und nach dem Eingriff
Sectiobereitschaft:
– Blutabnahme
– OP-Team
– Anästhesie
– Blasenentleerung
Wendungsmanöver:
– Rolle vorwärts bzw. Rolle rückwärts
Bei schlaffen Bauchdecken Schienung des Uterus nach der Wendung
Rhesus-Prophylaxe bei Rhesus-Konstellation
Entlassung nach 6 bis 12 Stunden

oder ohne vaginalen Blutungen zeigt. Weiterhin zu nennen ist die fetomaternale Transfusion. Daher müssen die Kontraindikationen und die Sicherheitsvorkehrungen streng beachtet werden.

Die Ablehnung der äußeren Wendung wird unter anderem damit begründet, daß das Risiko der hypoxischen und traumatischen Gefährdung des Kindes nicht zu vernachlässigen sei, und daß bei reifen Kindern die Letalität infolge der äußeren Wendung nicht niedriger zu veranschlagen sei als die geburtshilflichen Kinderverluste [91].

1.5.5 Unkonventionelle Methoden zur Behandlung der Beckenendlage

„Passive Brücke" oder die „indische Wendung": Angeregt durch eine mütterliche Lagerungsübung soll sich der Fetus bevorzugt von Beckenendlage in Schädellage drehen [5]. Hierbei soll die Schwangere im letzten Trimenon zweimal täglich das Becken hochlagern bei gleichzeitiger Hyperlordose der Lendenwirbelsäule. Bei 61 Patientinnen finden Bung et al. [16] einen Trend zu häufigeren Spontanwendungen in der Trainingsgruppe. Eine strenge wissenschaftlich begründete Empfehlung für diese Maßnahme läßt sich hieraus noch nicht herleiten; jedoch scheint die Beckenhochlagerung in Verbindung mit einer entspannten Bauchatmung zu einer Lockerung des Beckenrings und einer Veränderung der abdominalen Raumverhältnisse zu führen, die eine Wendung des Feten in Schädellage begünstigen mag. Bemerkenswert sind in diesem Zusammenhang „äußere Wendungen", die allein durch Hypnose erzielt worden seien [78].

Aus dem Bereich der Naturmedizin, Akupunktur bzw. Ganzheitsmedizin stammen Methoden zur Wendung in eine Schädellage wie die Moxibustion oder die Zilgrei-Methode. Wissenschaftliche Begründungen für eine Empfehlung dieser Methoden – trotz ihrer gefahrlosen Anwendung – stehen aus [57].

1.6 Geburtsleitung bei Beckenendlage: Wahl des Geburtsmodus

Wie in Abschnitt 1 angeführt, liegt die *perinatale Mortalität* bei vaginaler Beckenendlagengeburt drei- bis sechsfach höher als bei vaginaler Geburt aus Schädellage. Diese Mortalität gründet sich zum Teil auf Ereignisse, die nicht im Geburtsverlauf zu suchen sind, z. B. erhöhte Frequenz von Fehlbildungen, Placenta praevia, vorzeitige Plazentalösung und Frühgeburtlichkeit.

Beschränkt man sich bei der Betrachtung der *Ursachen* für die erhöhte fetale Gefährdung bei Beckenendlage auf die Pathologie und Pathophysiologie der Geburt, so geht die Erhöhung fetaler Mortalität insbesondere zu Lasten der erhöhten perinatalen Asphyxie (fünf- bis zehnmal häufiger als bei Schädellagengeburten) [18, 24, 31, 102] sowie häufiger fetaler Traumatisierung bei der Geburt des nachfolgenden Kopfes.

Entscheidet man sich allerdings aufgrund der Diagnose Beckenendlage immer für den *Kaiserschnitt,* so bleibt sowohl das Risiko für das Kind als auch das Risiko für die Mutter höher als bei Vorliegen einer Schädellage [66, 109]: Das kindliche Risiko wird zwar durch die abdominale Schnittentbindung minimiert, kann allerdings nicht gänzlich ausgeschaltet werden [35], denn auch die Entwicklung des Kindes aus Beckenendlage bei abdominaler Schnittentbindung erfordert oft eine ganze Extraktion, die mit einem fetalen Risiko behaftet sein kann, das dem der vaginalen Entbindung gleicht [33]. Schwierige Extraktionen aus Beckenendlage bei Kaiserschnittentbindungen führen zu Verletzungen, wie sie auch bei vaginalen Entbindungen vorkommen: Verletzungen des Plexus brachialis, Knochenfrakturen, Rückenmarkverletzungen und Eingeweideverletzungen [33]. Die Mutter wird durch die Operation mit einer erhöhten Rate an Infektionen und Thrombosen und dem höheren Blutverlust belastet.

Die hohe Aufgabe bei der Leitung einer Geburt aus Beckenendlage besteht deshalb darin, zum Teil vor Geburtsbeginn, zum Teil unter der Geburt die Fälle zu *selektieren,* die von einer abdominalen Schnittentbindung profitieren [25, 77, 84]. Die übrigen Geburten können mit minimalem Risiko für Mutter und Kind vaginal geleitet werden [65, 67].

1.6.1 Indikationen zur abdominalen Schnittentbindung vor Geburtsbeginn

Ein Teil der Indikationen zur abdominalen Schnittentbindung ergibt sich aus einem Befund mit einem determinierten Geburtsrisiko (z. B. schwangerschaftsinduzierte Hypertonie, Präklampsie). Das geburtshilfliche Vorgehen, die Entscheidung zur abdominalen Schnittentbindung aufgrund einer präexistenten Risikosituation vor Geburtsbeginn zu treffen, wird auch als „prospektive Geburtsleitung der Beckenendlage" bezeichnet. Die meist lageunabhängigen Risiken, die jedoch gehäuft im Zusammenhang mit Beckenendlagen die Indikation zur abdominalen Schnittentbindung liefern, werden nachfolgend dargestellt.

1.6.1.1 Fetale Fehlbildungen

Das Vorgehen nach Diagnose einer fetalen Fehlbildung hängt in erster Linie von Art, Ausmaß und Prognose der Fehlbildung ab. Hier muß aufgrund der pränatalen Diagnostik einschließlich der Ultraschalldiagnostik und gegebenenfalls der Chromosomenanalyse entschieden werden, ob es sinnvoll ist, eine abdominale Schnittentbindung durchzuführen. Die Würdigung des Einzelfalls hat Vorrang vor den allgemeinen Empfehlungen zum Management der Beckenendlage.

1.6.1.2 Frühgeburtlichkeit

Die Inzidenz der Beckenendlage steigt, wie im Abschnitt 1.2 ausgeführt, mit sinkendem Schwangerschaftsalter. Im Kollektiv „Beckenendlage und Frühgeburtlichkeit" prägt eine Kombination verschiedener Risiken das klinische Bild: erhöhte Asphyxierate, häufigere Traumatisierung des nachfolgenden Kopfes, große Vulnerabilität der zerebralen Gefäße, Unreife der Gefäßregulation, Unreife der fetalen Lunge, hohe Infektionsanfälligkeit. „Das Risiko der Beckenendlage vermindern" heißt daher auch die Frühgeburtenrate senken, und die besondere Problematik der Beckenendlage sollte ihrerseits ein Grund mehr sein, Schwangere mit Beckenendlage und eindeutigen Frühgeburtsbestrebungen an ein Perinatalzentrum zu überweisen.

Mehrere Faktoren tragen interferierend zu der Assoziation zwischen Beckenendlage und Frühgeburt bei. Im Kollektiv der Schwangerschaften mit Frühgeburtsbestrebungen findet sich eine überproportionale Häufung von uterinen Anomalien, z. B. Uterus duplex und Myomen (siehe auch Bd. 7, 3. Aufl., Kap. 15) sowie von Kindern mit Fehlbildungen und für das Gestationsalter zu niedrigem Gewicht [42]. Sämtliche genannten Merkmale sind auch unabhängig vom Schwangerschaftsalter mit einer erhöhten Frequenz der Beckenendlage vergesellschaftet.

Noch in den 70er Jahren war es keineswegs üblich, Kinder in Beckenendlage unterhalb der 30. Schwangerschaftswoche per Sectio zu entbinden. Die hohe Morbidität und Mortalität wurde überwiegend auf die Unreife der Neugeborenen zurückgeführt. Bedingt durch erhebliche Fortschritte in der Neonatologie und verstärkt durch die Ergebnisse einiger Studien, die Mortalität und Folgeschäden der vaginal und durch Sectio caesarea entbundenen unreifen Beckenendlagen verglichen [10], stellte sich immer dringlicher die Frage, ob nicht gerade diese Kinder von einer generellen Schnittentbindung profitieren. Die zu diesem Thema publizierten Untersuchungen differenzieren teils nicht ausreichend hinsichtlich der unterschiedlichen prognostischen Wertigkeit von Geburtsgewicht und Gestationsalter, teils trennen sie Einlings- nicht von Mehrlingsentbindungen. Häufig fehlen auch genauere Angaben über die offensichtliche Heterogenität der miteinander verglichenen Kollektive bezüglich des Schwangerschaftsalters, der Geburtsrisiken und präexistenter fetaler oder kindlicher Erkrankungen. Trotz dieser Einschränkungen läßt sich zusammenfassend sagen, daß vaginal entbundene unreife Kinder in Beckenendlage eine höhere perinatale Mortalität aufweisen als im gleichen Schwangerschaftsalter mittels Kaiserschnitt entwickelte [6]. Zusätzlich findet sich bei vaginal aus Beckenendlage entbundenen Frühgeborenen auch eine höhere Inzidenz von schweren Hirnblutungen [67]. Somit erscheint die Sectio caesarea bei Frühgeburten (vor der 36. Schwangerschaftswoche) in Beckenendlage nicht nur gerechtfertigt, sondern nach dem Ausschluß schwerer fetaler Fehlbildungen dringend geboten [58].

1.6.1.3 Pathologisches Kardiotokogramm

Im Regelfall, mit Ausnahme des V.-cava-Okklusionssyndroms, zeigt das präpartale Kardiotokogramm mit Einschränkung der Oszillationsfrequenz und wehenabhängigen Dezelerationen bei spontanen oder induzierten Wehen eine Plazentainsuffizienz an, die eine akute Gefährdung des Kindes signalisiert. Hier ist nicht das Vorliegen der Beckenendlage entscheidend zur Indikation einer abdominalen Schnittentbindung, sondern die Notsituation des Feten (siehe auch Kap. 8, Abschnitt 5.6).

1.6.1.4 Placenta praevia

Unabhängig von der Poleinstellung des Kindes zwingt die Placenta praevia stets zur abdominalen Schnittentbindung. Zumeist ist die Diagnose schon rechtzeitig gestellt, und die Patientin ist hospitalisiert. Nach Erreichen der fetalen Lungenreife soll die abdominale Schnittentbindung in der 37. Schwangerschaftswoche erfolgen. Seltener ist die starke vaginale Blutung bei sich retrahierender Zervix der erste Hinweis auf den pathologischen Sitz der Plazenta; dies führt dann akut zur abdominalen Schnittentbindung.

1.6.1.5 Relatives fetomaternales Mißverhältnis

Ein relatives Mißverhältnis zwischen den Geburtswegen und dem Geburtsobjekt kann bei großem Kind

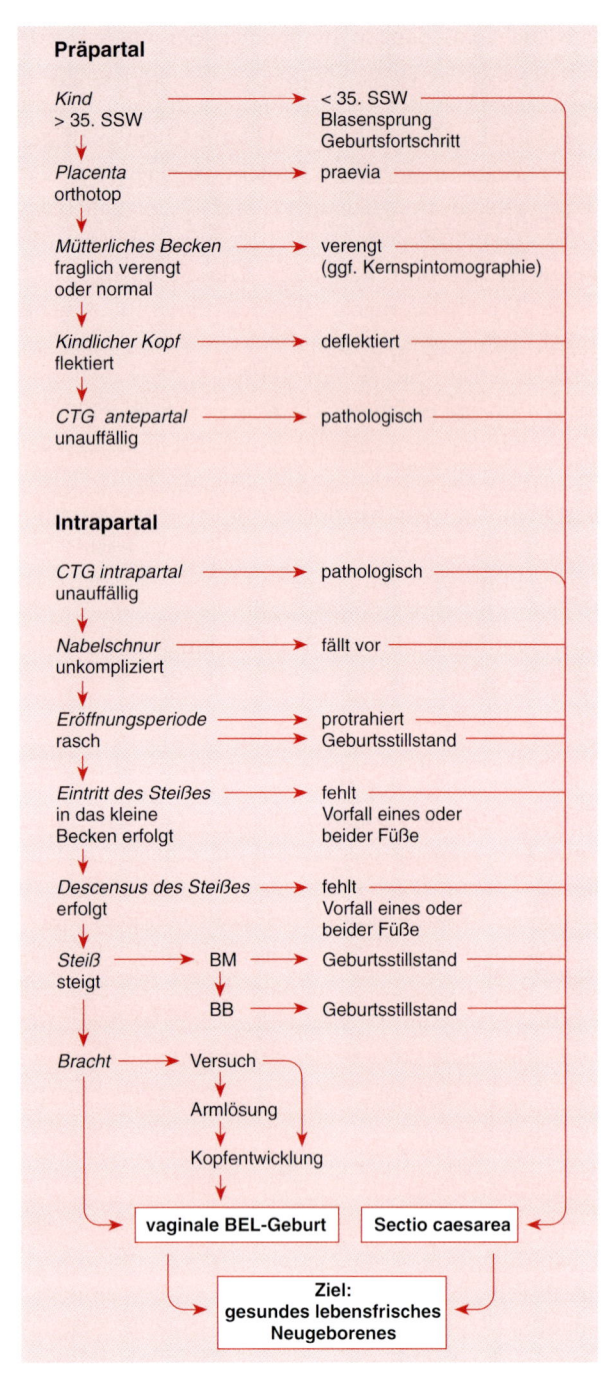

Abb. 10-5 Flußdiagramm zur exspektativen Geburtsleitung bei Beckenendlage.

und im Verhältnis hierzu engem mütterlichem Becken bestehen.

Läßt die sonographische Gewichtsschätzung [37] ein *fetales Gewicht von über 4000 g* vermuten, so ist der Versuch einer vaginalen Entbindung deutlich weniger erfolgreich. Auf die grundsätzlichen Probleme bei der sonographischen Gewichtsschätzung wurde bereits in Abschnitt 1.5.1 eingegangen [56]. Besteht eine Makrosomie bei einer prädiabetischen oder diabetischen Stoffwechsellage, wird die Indikation zur Sectio (Abb. 10-5) wegen der Kombination dieser beiden Risiken gestellt.

Ähnlich wie das große Kind kann das *enge bzw. verengte mütterliche Becken* ein relatives Mißverhältnis bedingen. Die Diagnose „enges bzw. verengtes mütterliches Becken" läßt sich abgesehen von Folgezuständen schwerer Beckentraumata vor Geburtsbeginn jedoch nicht sicher stellen. Handelt es sich bei der Schwangeren um eine Mehrgebärende, die bereits vaginale Entbindungen am Termin mit normalgewichtigen Kindern erlebt hat, so ist diese Diagnose nicht haltbar. Gibt es hingegen in der Anamnese Schwangerschaften, die wegen Geburtsstillstands in der Eröffnungs- oder Austreibungsperiode abdominal beendet wurden, so kann die Indikation zur Resectio großzügiger gestellt werden. Trotzdem bleibt die Beurteilung des mütterlichen Beckens hinsichtlich der Prognose einer vaginalen Entbindung problematisch. Die Frage, ob die vorausgegangene Geburt eines ausgetragenen Kindes die vaginale Geburt aus Beckenendlage mit ausreichender Sicherheit voraussagen läßt, wird kontrovers diskutiert [7]. Die kernspintomographische Messung des mütterlichen Beckens synchron mit der Messung des geburtshilflich relevanten Umfangs des kindlichen Steißes selektiert zumindest einen Teil der Fälle mit relativem fetomaternalem Mißverhältnis [8].

Zwingende Hinweise für ein relatives Mißverhältnis zwischen kindlichem Steiß und mütterlichem Becken ergeben sich klinisch unter der Geburt aus dem Untersuchungsbefund: Der Steiß ist trotz ausreichender Wehentätigkeit nicht in das Becken eingetreten, sondern befindet sich mit der Leitstelle auf dem Beckeneingang oder darüber.

1.6.1.6 Deflektierter fetaler Kopf

Steht der fetale Kopf bei der präpartalen sonographischen Untersuchung mit der Stirn bzw. dem Gesicht im Fundus uteri, so besteht eine extreme Deflexion oder auch Hyperextension des kindlichen Kopfes. Diese Haltungsanomalie des nachfolgenden Kopfes kommt bei 5 % aller Beckenendlagen vor und ist mit einer deutlich höheren Morbidität bzw. Mortalität bei vaginaler Beckenendlagenentbindung verknüpft [3]. Beträgt der sonographisch zu ermittelnde Winkel zwischen Brust- und Halswirbelsäule mehr als 90 Grad, so sollte ebenfalls die Indikation zum Kaiserschnitt gestellt werden.

1.6.2 Exspektative Geburtsleitung: Indikationen zur abdominalen Schnittentbindung während der Geburt

Durch die in Abschnitt 1.6.1 angeführten Selektionskriterien sind bis zum Beginn der Geburt eine Reihe von Risiken ausgeschaltet, die die Beckenendlagen sehr wesentlich belasteten. Die verbleibenden Beckenendlagen tragen nun ein minimiertes Risiko für einen vaginalen Entbindungsversuch. Das geburtshilfliche Vorgehen wird als „exspektative Geburtsleitung der Beckenendlage" bezeichnet.

1.6.2.1 Eröffnungsperiode

Im Gegensatz zur Schädellage steht bei der Beckenendlage vor Geburtsbeginn der Steiß meist noch beweglich auf dem Beckeneingang (Abb. 10-6a). Dies erklärt sich daraus, daß die untere Wirbelsäulenpartie nicht in gleicher Weise abbiegbar ist wie die Halswirbelsäule und infolgedessen der Steiß erst mit der Aufrichtung des Uterus durch die Wehen ins Becken hineingeleitet wird. Während dieser Zeit eröffnet sich der Muttermund vollständig. Die Eröffnungsphase wird von der beginnenden Deszensusphase des Steißes überlappt.

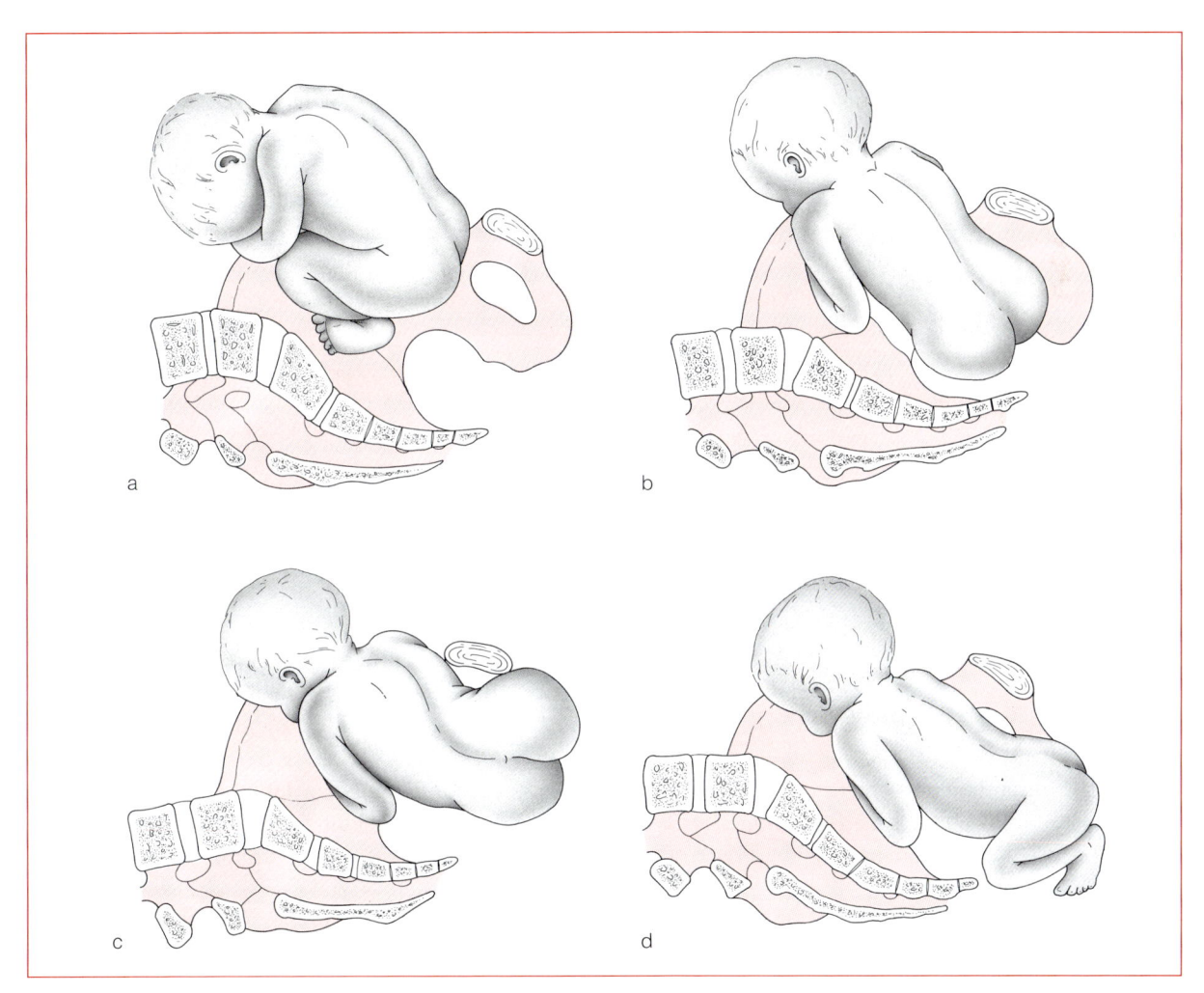

Abb. 10-6 Geburt aus Beckenendlage.
a) Die Hüftbreite tritt quer oder – häufiger – schräg in das Becken ein; hierbei ist der Rücken nach vorn gerichtet.
b) Bis zum Beckenboden bleibt die Hüftbreite im schrägen Durchmesser; dort dreht sie sich in den geraden Durchmesser.
c) Nur im geraden Durchmesser kann ein weiterer Geburtsfortschritt durch Lateralflexion der Lendenwirbelsäule erfolgen; das Hypomochlion unter der Symphyse ist die vordere Hüfte.
d) Nach Geburt der Beine dreht sich der Rücken nach vorn unter die Symphyse, damit die Schulterbreite im queren Durchmesser in das Becken eintreten kann. Die Manualhilfe muß den Steiß in Richtung des ansteigenden Teils des Geburtskanals führen.

Während der Eröffnungsphase ist das geburtshilfliche Vorgehen streng abwartend. Zur schnelleren Behandlung von Komplikationen soll stets ein venöser Zugang geschaffen und Anästhesie- und Sectiobereitschaft obligatorisch sein. Während der gesamten Dilatationsphase des Muttermunds ist die kontinuierliche und sorgfältige Überwachung des Feten durch die Kardiotokographie essentiell. Eine Blasensprengung soll in der Eröffnungsphase unterbleiben, deshalb muß die Überwachung mittels Kardiosonographie so lange wie möglich extern erfolgen.

Wird die Wehentätigkeit regelmäßig und kräftig, so sollte eine Leitungsanästhesie, in der Regel eine Katheter-Periduralanästhesie, durchgeführt werden (siehe auch Kap. 12). Die Vorteile bestehen in der vollständigen Entspannung der Patientin durch steuerbare Analgesie während des gesamten Geburtsverlaufs und in der Fähigkeit der Patientin, in der Austreibungsphase aktiv mitzuwirken durch Entspannung des Beckenbodens und somit Erleichterung der Manualhilfe. Sie ist gleichzeitig Vorbereitung für eine eventuell durchzuführende Sectio, ermöglicht sofortige Notoperationen und dient der Vermeidung von Nachteilen durch Notfall-Allgemeinanästhesie (z. B. durch Aspiration) [7]. Die Leitungsanästhesie sollte deshalb für den Versuch der vaginalen Beckenendlagenentbindung obligatorisch sein.

Während der Eröffnungsperiode entscheidet sich das Vorgehen bei dem Verdacht auf Fuß- bzw. Steißfußlagen. Tastet man während der Eröffnungsperiode einen oder beide Füße und den Steiß neben den Füßen, so sind durch das große Durchtrittsplanum die Bedingungen für die Entwicklung des nachfolgenden Kopfes gut.

Bleibt allerdings der Steiß in der Eröffnungsperiode über dem Beckeneingang bei gleichzeitigem Tiefertreten eines oder beider Füße, so besteht eine Fußlage, die die abdominale Schnittentbindung erforderlich macht.

Ist die Wehentätigkeit kräftig und frequent, so bedarf es in der Eröffnungsperiode nicht der Verabreichung von Wehenmitteln. Diese sollen nur eingesetzt werden, wenn die Wehenfrequenz oder die Wehenstärke zu niedrig ist.

1.6.2.2 Deszensusperiode

In der späten Eröffnungsperiode beginnt der Steiß in das kleine Becken einzutreten (Abb. 10-6b). Die beste Anpassung zwischen Beckeneingang und kindlichem Steiß ist bei quergestelltem kindlichem Becken gegeben. Allerdings ist die quere Stellung des Steißes im Beckeneingang selten vollständig, so daß im Beckeneingang meistens der Steiß mit der Beckenbreite im I. oder im II. schrägen Durchmesser zu finden ist. Der kindliche Rücken findet sich somit bei der I. Lage links vorne, bei der II. Lage rechts vorne. Bis zum Beckenboden behält der Fetus mit der Längsachse die Eintrittsrichtung in das Becken bei, so daß der Steiß im schrägen Durchmesser bis auf den Beckenboden deszendiert.

Während der Deszensusperiode wird ein großer Teil der Indikationen zur sekundären Sectio gestellt. Tritt der Steiß trotz guter Wehentätigkeit bei vollständigem Muttermund nicht tiefer in das Becken ein, oder fehlt die vollständige Eröffnung des Muttermunds bei protrahiertem Geburtsverlauf, so sollte von dem Versuch einer vaginalen Entbindung abgesehen werden. Ebenso wird der Versuch der vaginalen Entbindung abgebrochen, wenn in der Deszensusperiode bereits regelmäßige wehenabhängige Dezelerationen im CTG erscheinen und eine Beendigung der Geburt nicht absehbar ist. Auf keinen Fall soll in dieser Phase der Geburt die vaginale Entbindung durch Anwendung einer ganzen Extraktion erzwungen werden.

Steht der Steiß mit der hinteren Hüfte auf Beckenboden, so zeigt sich bereits die vordere Hüfte in der Vulva. Zur Überwindung des Geburtsknies muß sich die Frucht nun in der Längsachse um die Symphyse nach vorn abbiegen. Der Drehpunkt liegt im Bereich der kindlichen Lendenwirbelsäule. Gemäß dem Biegungsfazillimum (Sellheim [100]) und dem längsovalen Beckenausgang dreht sich der Steiß dazu in den geraden Durchmesser. Steht der Rücken rechts (II. Lage), so dreht sich der Steiß im Sinne eines Rechtsgewindes in den geraden Durchmesser; steht der Rücken links (I. Lage), so dreht sich der Steiß im Sinne eines Linksgewindes in den geraden Durchmesser.

1.6.2.3 Austreibungsperiode

Mit dem Eintreten der Beckenbreite in den geraden Durchmesser und der Lateralflexion der kindlichen Lendenwirbelsäule (Abb. 10-6c) beginnt die Austreibungsphase und die Geburt des Steißes, bei Steißfußlage zusammen mit den Füßen. Die Beckenbreite verläßt den geraden Durchmesser nicht, solange die Beine nicht geboren sind. Bei reiner Steißlage ist die Anpassung an den aufsteigenden Schenkel des Geburtsknies wegen der Schienung durch die im Kniegelenk gestreckten Beine im geraden Durchmesser am besten. Trotzdem ist die Haltungsspannung des Rumpfes durch die Schienung der Beine größer als bei Geburt aus Schädellage. So kommt es nicht selten dazu, daß zwar durch den Wehendruck die Haltungsspannung überwunden wird und der Steiß in der Führungslinie weiter vorrückt; läßt jedoch der Wehendruck nach, so wird die Haltungsspannung durch Zurückweichen des Steißes wieder ausgeglichen. Hierdurch resultiert gelegentlich ein protrahierter Geburtsverlauf, manchmal ein Geburtsstillstand am Ende der Deszensusperiode. Ist bei in Beckenmitte stehendem Steiß kein Geburtsfortschritt mehr zu erzielen und bestehen zusätzlich pathologische Herzfrequenzmuster im Kardiotokogramm, so ist es ratsam, den Versuch der vaginalen Entbindung abzubrechen und die abdominale Schnittentbindung durchzuführen.

Ist die Abbiegung des Steißes nach ventral möglich, so wird zuerst die vordere Gesäßhälfte, dann die hintere Gesäßhälfte in der Vulva sichtbar und der Steiß wird geboren. In dieser Situation steigt bei geburtsverzögernden Ereignissen die Gefährdung des Kindes deutlich an. Zum einen hat sich das intrauterine Volumen bereits deutlich vermindert und damit das Risiko perfusionsbedingter Hypoxien und beginnender Plazentalösungen erhöht, zum anderen beträgt der Abstand des Nabelschnuransatzes zum vorangehenden Teil bei Beckenendlage nur knapp 10 cm gegenüber 28 cm bei Schädellage; damit wächst beim Eintreten des Nabelschnuransatzes in das kleine Becken die Gefahr kompressionsbedingter fetaler Hypoxien (siehe auch Kap. 8, Abschnitt 5.6).

Die Phase der Nabelschnurkompression zeigt sich im Kardiotokogramm durch die für die Kompression typischen spitzen, wehensynchronen Dezelerationen mit schneller Erholung der Frequenz (Abb. 10-7). „Nabelschnurmuster im Kardiotokogramm" haben eine andere Pathogenese, aber die gleichen Auswirkungen auf den Säure-Basen-Status des Feten wie die durch Plazentainsuffizienz bedingten fetalen Dezelerationen. Die nun eingetretenen geburtsmechanischen und pathophysiologischen Bedingungen fordern von diesem Zeitpunkt an das rasche Beendigen der Beckenendlagengeburt zur Vermeidung fetaler Hypoxien [45]. Das Maß des geburtshilflichen Handelns ist hier das Kardiotokogramm. Die pathologischen Veränderungen führen zu dem kontinuierlichen Abfall des pH-Werts bei der Geburt. [64].

Häufig läßt sich durch das auch wiederholte Hochschieben des Steißes nach der Wehe die Dezelerationstiefe und -dauer verringern, so daß mit einigen Wehen der Geburtskanal genügend für den nachfolgenden Kopf vorgedehnt ist.

Während der Austreibungsperiode versagt gelegentlich die interne Ableitung der fetalen Herzfrequenz über die Steißelektrode. Hier erscheint es manchmal ratsam, erneut auf die externe Ableitung der fetalen Herzfrequenz umzuschalten. Hilfreich kann auch zur Verbesserung der Ableitungsqualität das Anbringen einer 2. Elektrode am kindlichen Steiß in einem Abstand von der 1. Elektrode sein. Die höhere Potentialdifferenz führt hier zur besseren Ableitungsqualität.

Zur kunstgerechten und schonenden Entwicklung des Kindes stehen dem Geburtshelfer Handgriffe und Maßnahmen zur Verfügung, die ein gut eingespieltes geburtshilfliches Team erfordern. Das geburtshilfliche Team soll aus mindestens zwei, besser aus drei Personen bestehen: ein in der vaginalen Beckenendlagenentwicklung erfahrener Geburtshelfer, ein Assistent und die Hebamme mit jeweils wohlverteilten Aufgaben.

Die Wehentätigkeit in der Austreibungsperiode wird durch sorgfältig dosierte Infusionen von Oxytocin unterstützt, die eine regelmäßige kräftige Wehentätigkeit bewirken, um eine Geburtsverzögerung in diesem Stadium zu verhindern. Das Ziel des geburtshilflichen Vorgehens besteht darin, das Kind möglichst in einer Wehe zu entwickeln. Bis zu dieser Entscheidung soll das Durchschneiden des Steißes durch die Vulva (Geburt des Steißes) verhindert werden [7].

„Steigt" der Steiß, bleibt er in der Vulva stehen und retrahiert sich nicht mehr, so beginnt das Manöver mit der definitiven Entscheidung zur Geburtsbeendigung in der nächsten Wehe. Mit der sich ankündigenden nächsten Wehe wird die uterine Kontraktionskraft durch Gabe von 3 IE Oxytocin erhöht. Der Steiß wird nunmehr nicht mehr am Durchschneiden gehindert,

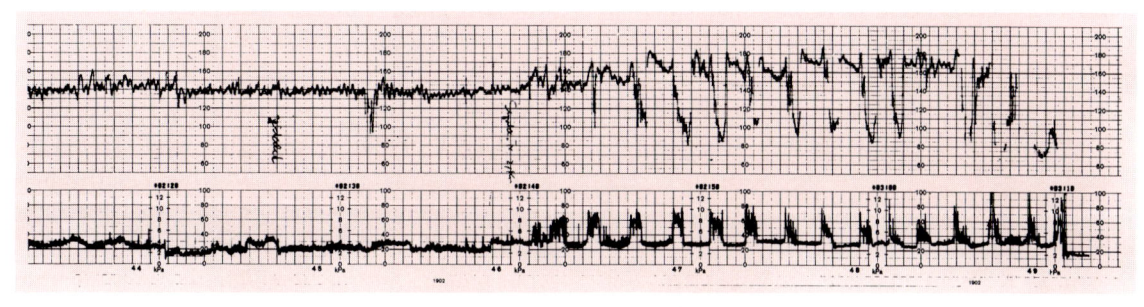

Abb. 10-7 Kardiotokogramm der Austreibungsperiode bei vaginaler Beckenendlagengeburt. Entwicklung nach Bracht; Kind: weiblich, Geburtsgewicht 3000 g, Länge 50 cm, Kopfumfang 34 cm, Apgar 9–9–10, pH 7,27.

sondern erhält durch eine obligatorische große mediolaterale Episiotomie genügend Platz zum Austreten aus dem Geburtskanal.

Handgriff nach Bracht

In der anflutenden Wehe wird bei Wahl des richtigen Zeitpunkts bereits der Steiß so weit geboren, daß bei reiner Steißlage die Beine rechts hinten bzw. links hinten aus der Scheide herausfallen. Fehlt in diesem Moment die regelrechte Manualhilfe, so senkt sich der Steiß der Schwerkraft folgend nach unten aus der Richtung des ansteigenden Schenkels des Geburtskanals heraus, und es resultiert ein Geburtsstillstand. Das Halten des Steißes mit der Vakuumglocke [2] verfolgt das gleiche Prinzip, die Frucht während der gesamten Austreibung in der bogenförmigen Linie um die Symphyse zu sichern. Dieses Vorgehen ist durch die Anwendung des Bracht-Handgriffs in einer Wehe entbehrlich. Der Bracht-Handgriff bewirkt, daß die „Fruchtwalze" die Richtung des Geburtskanals beibehält. Der Rücken des Kindes hat sich nach dem Herausfallen der Füße meist spontan nach vorn unter die Symphyse gedreht (siehe Abb. 10-6d), so daß die Schulterbreite den querovalen Beckeneingangsraum jetzt passieren kann.

Unter der Manualhilfe (Abb. 10-8a und b) stellt sich (meist nicht ganz vollständig) die Schulterbreite auf dem Beckenboden in einen geraden Durchmesser ein, um so den Beckenausgang passieren zu können. Zuerst wird nun die vordere Schulter unter der Symphyse, unmittelbar darauf die hintere Schulter über den Damm geboren. Die über der Brust liegenden Arme gleiten dabei ohne besondere Hilfe über den Damm aus der Scheide. Wird die Frucht weiterhin bogenförmig um die Symphyse auf den mütterlichen Bauch herumgeführt, so dient dem Feten die Nackenhaargrenze als Drehpunkt, und der Kopf rotiert – beginnend mit dem Kinn und endet mit der Stirn und dem Hinterhaupt – über den Damm aus der Scheide (Abb. 10-8c). *Der Erfolg des Bracht-Handgriffs ist davon abhängig, daß in keinem Moment des Manövers Zugkräfte von außen auf das Kind einwirken.* Sie würden zur Streckstellung des noch nicht entwickelten Teils der Brust- und der Halswirbelsäule führen. Hierdurch käme es dann sehr leicht zum Hochschlagen der noch nicht entwickelten Arme, und der Handgriff nach Bracht müßte abgebrochen werden.

Die gleiche Komplikation kann auch bei dem Versuch der Kopfentwicklung durch Zug an dem schon geborenen Teil des Kindes geschehen. Zur Vermeidung der Zugkräfte muß die gesamte Propulsionskraft von seiten des Uterus, also von oben kommen. *Die Kontraktionskraft des Uterus wird während des gesamten Bracht-Handgriffs durch einen Fundushandgriff ergänzt.* Auf die Wichtigkeit dieser Maßnahme soll besonders hingewiesen werden. Er wird vom Assistenten oder der Hebamme ausgeführt. Mit diesem Handgriff wird der Kopf in das kleine Becken hineingeschoben, während der Operateur die Fruchtwalze nach ventral lenkt.

Der gesamte Handgriff braucht lediglich die Zeit einer Wehe. Hast ist allerdings fehl am Platz, denn Schulterbreite und Kopf sollen genügend Zeit haben, die durch das mütterliche Becken vorgegebene Rotation aus dem queren in den geraden Durchmesser vollständig durchzuführen.

Besonders wichtig ist die richtige Geschwindigkeit bei der Entwicklung des nachfolgenden Kopfes: Ein zu schnelles Entwickeln gefährdet das kindliche Gehirn und zusätzlich noch den mütterlichen Damm.

Armlösungen

Wenn die Manualhilfe nach Bracht versagt, dann gleiten entweder die Schultern und Arme oder der nachfolgende Kopf nicht spontan aus der Scheide. Dies hat seine Ursache darin, daß die Arme während des Tiefertretens von Rumpf und Kopf neben den Kopf zu liegen kommen und damit die Geburt der Arme neben dem Kopf nicht erfolgen kann.

Zur raschen und schonenden Geburtsbeendigung muß nun vor der Entwicklung des Kopfes die Armlösung erfolgen. Zur Verfügung stehen die externen Methoden (Müller, Lövset), bei denen Zug und Rotation des Rumpfs die Lösung bewirken soll, und die interne Methode (klassische Armlösung), bei der die Geburtshelferhand in der Kreuzbeinhöhle in die Scheide eingeht und die Lösung bewirkt (Tab. 10-7).

Die Lösungsmethode nach Bickenbach kombiniert die externe und interne Lösung.

Meist gelangt man mit einer externen Methode (meistens nach Lövset), notfalls mit der internen Methode (klassische Armlösung) zum Erfolg. Komplizierte Armlösungen gehören heute zu den Ausnahmefällen, da nur ein selektiertes Patientengut der vaginalen Entbindung zugeführt wird. Trotzdem soll der Geburtshelfer auch die übrigen Handgriffe beherrschen, da unvorhersehbare Ereignisse gelegentlich ihre gekonnte Anwendung erfordern.

Das gleiche gilt für die Technik der Lösung des in den Nacken geschlagenen Armes oder die Lösung eines Armes hinter der Symphyse. Einzelheiten des

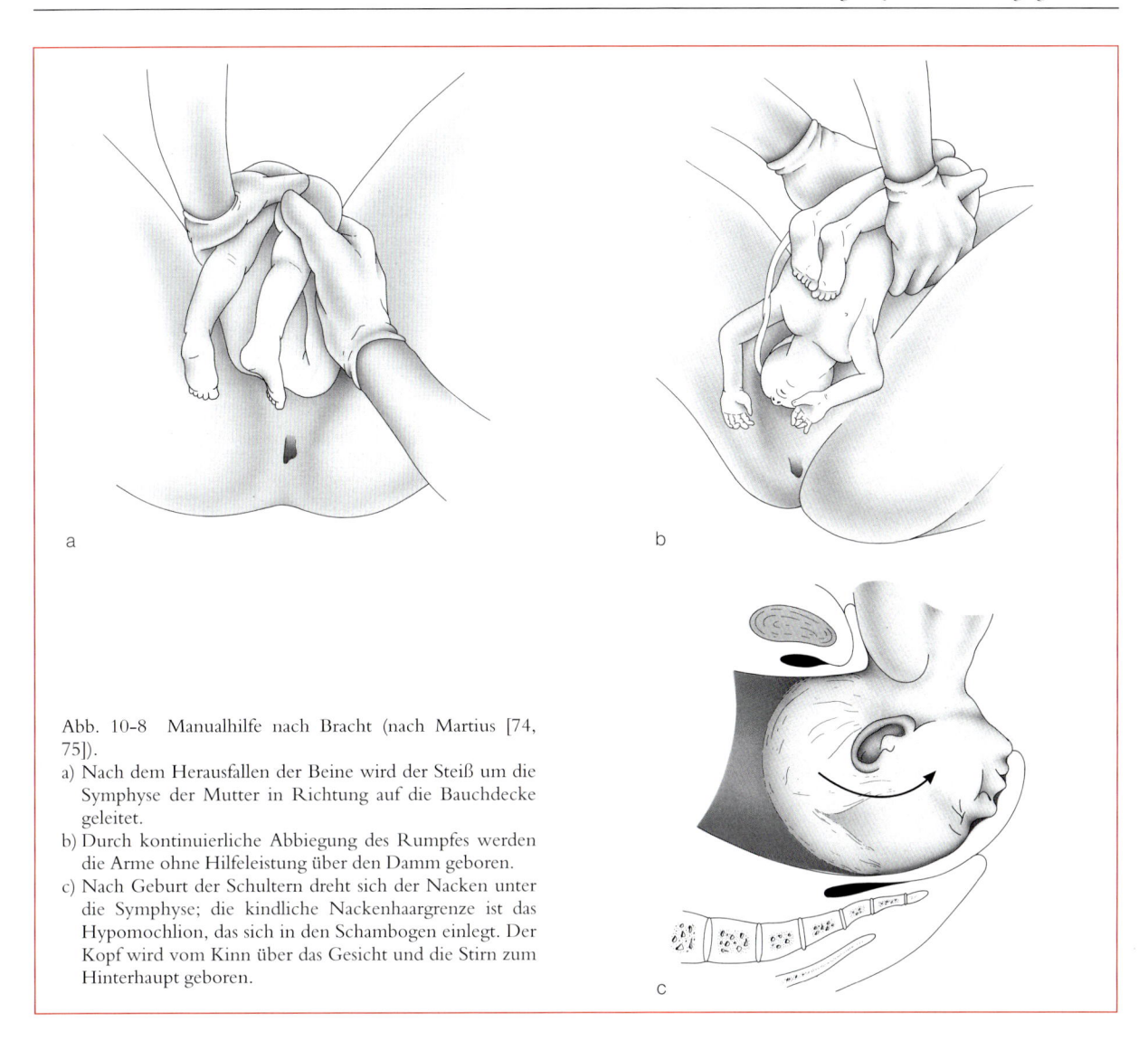

Abb. 10-8 Manualhilfe nach Bracht (nach Martius [74, 75]).
a) Nach dem Herausfallen der Beine wird der Steiß um die Symphyse der Mutter in Richtung auf die Bauchdecke geleitet.
b) Durch kontinuierliche Abbiegung des Rumpfes werden die Arme ohne Hilfeleistung über den Damm geboren.
c) Nach Geburt der Schultern dreht sich der Nacken unter die Symphyse; die kindliche Nackenhaargrenze ist das Hypomochlion, das sich in den Schambogen einlegt. Der Kopf wird vom Kinn über das Gesicht und die Stirn zum Hinterhaupt geboren.

operativen Vorgehens erläutern die Lehrbücher geburtshilflicher Operationen.

Entwicklung des Kopfes

Nach erfolgter Armlösung muß sich zur raschen Beendigung der Beckenendlagengeburt unmittelbar die Entwicklung des Kopfes anschließen. Wenn die Manualhilfe nach Bracht zusammen mit dem Kristeller-Handgriff in einer Wehe erfolgt, dann ist gewährleistet, daß der nachfolgende Kopf stets in der Flexionslage verbleibt. Zug am Rumpf oder das erforderliche Lösen der Arme kann den Kopf aus seiner Beugehaltung herausbringen; dadurch vergrößert sich das geburtshilflich relevante Durchtrittsplanum, die Geburt des Kopfes wird erschwert oder unmöglich.

Der *Handgriff nach Veit-Smellie* hat zum Prinzip, die Beugehaltung des kindlichen Kopfes wiederherzustellen bzw. während der Kopfentwicklung aufrechtzuerhalten. Hierbei liegt der Körper des Kindes mit dem Abdomen nach unten auf dem „inneren" Arm des Geburtshelfers, wobei der Zeigefinger tief in den Mund des Kindes eingeht, während Daumen und Mittelfinger der Maxilla des Kindes aufliegen. Die äußere Hand umgreift mit Zeigefinger und Mittelfinger gabelförmig den kindlichen Nacken und liegt den Schultern auf (Abb. 10-9).

Myers [83] modifiziert den Veit-Smellie-Handgriff insofern, daß die äußere Hand nach Art einer „Schwurhand" gehalten wird: Der 4. und 5. Finger liegt der Schulter auf, während Zeigefinger und Mittelfinger durch Druck auf das Hinterhaupt die Beugung des Kopfes fördern; der Daumen liegt in der Achsel. Der Kopf wird nun mit der äußeren Hand nach unten gezogen, während die innere Hand die Beugehaltung des Kopfes herbeiführt bzw. sichert.

Der Kristeller-Handgriff knapp oberhalb der Symphyse begleitet das Manöver. Wird unter der Symphyse die Nackenhaargrenze des Kindes sichtbar, wird

Tabelle 10-7 Methoden der Armlösung

Armlösung nach Müller
Prinzip: Durch Zug des Rumpfes nach unten und hinten bzw. nach vorn und oben wird der jeweilige Arm befreit
- vorderer Arm wird unter der Symphyse entwickelt
- hinterer Arm wird aus der Kreuzbeinhöhle entwickelt

Armlösung nach Lövset
Prinzip: Durch Rotation der hintenstehenden Schulter unter die Symphyse wird der Arm befreit. Entwicklung des Armes jeweils unter der Symphyse
- Drehung der hinteren Schulter rückwärts unter die Symphyse
- Entwicklung des nun vornliegenden Armes
- Drehung der nun hintenliegenden Schulter rückwärts unter die Symphyse
- Entwicklung des nun vornliegenden Armes

Klassische Armlösung
Prinzip: Der zu lösende Arm wird durch „Stopfen" in die Kreuzbeinhöhle gebracht, um dort direkt von der Geburtshelferhand gelöst zu werden.
- Elevation des Rumpfes und Lösung des hinteren Armes durch manuelles Eingehen in die Scheide und Herausstreifen des Armes vom Rücken über den Bauch des Kindes
- Stopfen und Drehen des Kindes mit dem Rücken unter der Symphyse her, bis die primär vordere Schulter hinten steht
- Lösen des nun hinteren Armes aus der Kreuzbeinhöhle (wie bei der Elevation des Rumpfes)

Kombinierte Armlösung nach Bickenbach
Prinzip: Ohne Rotation des Rumpfes wird der kreuzbeinwärts gerichtete Arm „klassisch", der vordere Arm nach Senkung des Rumpfes unter der Symphyse gelöst (ähnlich wie Schritt 1 bei der Armlösung nach Müller)

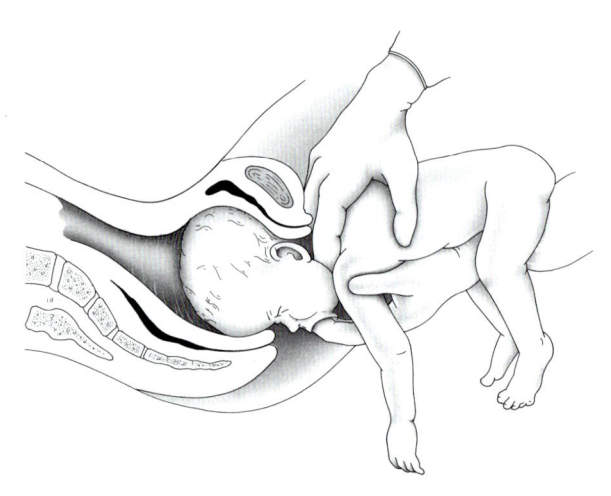

Abb. 10-9 Entwicklung des Kopfes nach Veit-Smellie. Die äußere Hand umgreift die Schultern gabelförmig, die innere Hand geht in den kindlichen Mund ein. Das Kind „reitet" auf dem inneren Arm. Nach Sichtbarwerden der Nackenhaargrenze unter der Symphyse wird das Gesicht unter Beugung der Halswirbelsäule langsam über den Damm herausgedreht.

der Zug nach unten beendet. Die innere Hand arretiert gewissermaßen den Kopf in der Beugestellung. Die Nackenhaargrenze des Kindes dient als Hypomochlion. Während der Rumpf des Kindes durch die äußere Hand auf den Bauch der Mutter geführt wird, dreht sich der Kopf in seiner Beugehaltung zuerst mit dem Kinn, Gesicht, Stirn und schließlich dem Hinterhaupt über den Damm aus der Scheide.

Modifikationen wie der Wigand-Martin-Winckel-Handgriff und der Naujoks-Handgriff sind speziellen Indikationen vorbehalten; der umgekehrte Veit-Smellie-Handgriff und der umgekehrte Prager-Handgriff finden bei der sehr seltenen dorsoposterioren Kopfeinstellung Anwendung. Sie sind heutzutage geburtshilfliche Raritäten. Einzelheiten des operativ-manuellen Vorgehens erläutern die Lehrbücher der geburtshilflichen Operationen.

1.7 Kindliche Morbidität nach Beckenendlage

Ein Hauptaugenmerk liegt postpartal auf der Diagnostik der Hüftgelenkdysplasie; 10 % aller Hüftdysplasien waren mit Beckenendlage vergesellschaftet. Der statistische Zusammenhang ist gesichert, der kausale läßt sich schwer nachweisen. Zumindest der Geburtsmodus ist ohne Einfluß auf die neonatale Instabilität der Hüfte [19, 44]. Eine frühe sonographische Hüftuntersuchung zusammen mit der U2-Untersuchung ermöglicht in den ersten Lebenstagen bereits die Diagnose „Hüftreifungsstörung", so daß diese Kinder früh der geeigneten Therapie zugeführt werden können [39] (siehe auch Kap. 19, Abschnitt 2.3).

Die Angaben zur Gesamtmortalität und Morbidität reifgeborener Beckenendlagenkinder sind uneinheitlich. In Metaanalysen finden sich aufgrund der heterogenen geburtshilflichen Kollektive und Vorgehensweisen bis heute deutliche Unterschiede zwischen dem abdominalen und vaginalen Geburtsmodus [31, 62]; nur in Untersuchungen nach Selektion der Risiken und differenziertem geburtshilflichem Vorgehen verschwinden diese Unterschiede [47, 72, 108].

Aus den retrospektiven psychologischen, psychomotorischen und neurologischen Folgeuntersuchungen nach Beckenendlagenentwicklung muß allerdings auch gefolgert werden, daß die vaginale Entbindung nicht nur für das unreife [82], sondern auch für das reife Beckenendlagenkind eine belastende Entbindungsmethode darstellen kann [27], aber nicht muß [93]. Zwar ist die Indikation zur generellen abdominalen Schnittentbindung abzulehnen, soll allerdings, wie im Abschnitt 1.6.1 ausgeführt, auch bei geringeren Störungen des physiologischen Geburtsablaufs großzügig gestellt werden.

2 Quer- und Schräglagen

2.1 Einleitung

Kindliche Lageanomalien mit einem Winkel zwischen mütterlicher und kindlicher Wirbelsäule werden als Querlagen bzw. Schräglagen bezeichnet. Die Querlage ist eine Sonderform der Schräglage, bei der der bezeichnete Winkel 90 Grad beträgt.

Die den Schräglagen inhärente Gefahr für Mutter und Kind bildet die Grundlage für das überwiegend operative geburtshilfliche Vorgehen. Der Versuch der vaginalen Entbindung schließt die externen und die überaus riskanten inneren Wendungen mit ein und bedingt vor der großzügigen Anwendung des Kaiserschnitts eine kindliche Letalität von 33% [38]! Nicht selten mußte die Geburt durch zerstückelnde Operationen des Kindes beendet werden, die – rechtzeitig angewandt – wenigstens das Leben der Mutter zu retten vermochten.

Die Lehre dieser Operationen hat allerdings nicht nur historischen, sondern auch praktischen Wert für die (seltenen) Fälle von intrauterinem Fruchttod und Schräglage. Die Schräglage fordert heute eher die präpartale Diagnostik als ein differenziertes Vorgehen sub partu.

Das gesamte ärztliche Handeln zielt auf die Vermeidung der Spontangeburt und mündet im rechtzeitigen Kaiserschnitt. Bei Zwillingsgeburten allerdings ist die vaginale Entbindung aus primärer oder sekundärer Schräglage des 2. Zwillings heute noch indiziert und erfordert das sichere manuelle Vorgehen.

2.2 Häufigkeit der Quer-/Schräglage

Die Schräglage kommt je nach Rasse in einer Häufigkeit von 0,1 bis 1% aller Geburten vor [20, 95]. Hierbei spielt wohl weniger die ethnische Herkunft als mehr die sozioökonomisch bedingte unterschiedliche Parität die Hauptrolle (siehe Abschnitt 2.3). In der 32. Schwangerschaftswoche trifft man noch ca. 2% Schräglagen an, die bis zum Entbindungstermin kontinuierlich an Häufigkeit abnehmen. Dies ist der Grund dafür, daß auch die Schräglagen bei Frühgeburten gehäuft vorkommen.

2.3 Ätiologie der Quer-/Schräglage

Die ätiologischen Faktoren, die zu einer Quer- oder Schräglage führen, sind grundsätzlich die gleichen wie die, die gehäuft zu Beckenendlagen führen (siehe die Tab. 10-3 und 10-4). Besonders häufig trifft man die Quer- oder Schräglage bei vielgebärenden Frauen an. Auch der abnorme Plazentasitz induziert häufiger diese Lageanomalie. Andere Ursachen für die Schräglage, wie das enge Becken, tiefsitzende Myome, aber auch die Fundusplazenta ähneln denen der Beckenendlage.

2.4 Einteilung der Quer-/Schräglagen

Die Taxonomie der Schräg- und Querlagen berücksichtigt die Lage des Kopfes und die Lage des Rückens bezogen auf die mütterliche Wirbelsäule (Abb. 10-10).

– I. Quer-/Schräglage: Kopf links
– II. Quer-/Schräglage: Kopf rechts

Je nach Lage des Rückens kann man eine dorsosuperiore, dorsoanteriore, dorsoinferiore und dorsoposteriore Quer-/Schräglage unterscheiden.

2.5 Präpartale Betreuung bei Quer-/Schräglage

Noch in der 32. Schwangerschaftswoche sind ca. 2% Quer- bzw. Schräglagen physiologisch. Persistiert allerdings die Quer- oder Schräglage bis zur Reife des Kindes in der 36. bis 37. Schwangerschaftswoche, so muß die Patientin einer intensiven Diagnostik und Überwachung zugeleitet werden.

2.5.1 Diagnose und Klinik

Die Diagnose beginnt mit der Inspektion der liegenden Patientin und nicht mit dem sonographischen Nachweis. Der Fundus uteri imponiert als auffallend breit. Die Anwendung des 3. Leopold-Handgriffs kann keinen vorangehenden Teil über der Symphyse nachweisen. Die vaginale bzw. rektale Untersuchung erhärtet die Diagnose durch Nachweis eines leeren Beckens oder nur kleiner Teile. Die sonographische Untersuchung sichert den Verdacht.

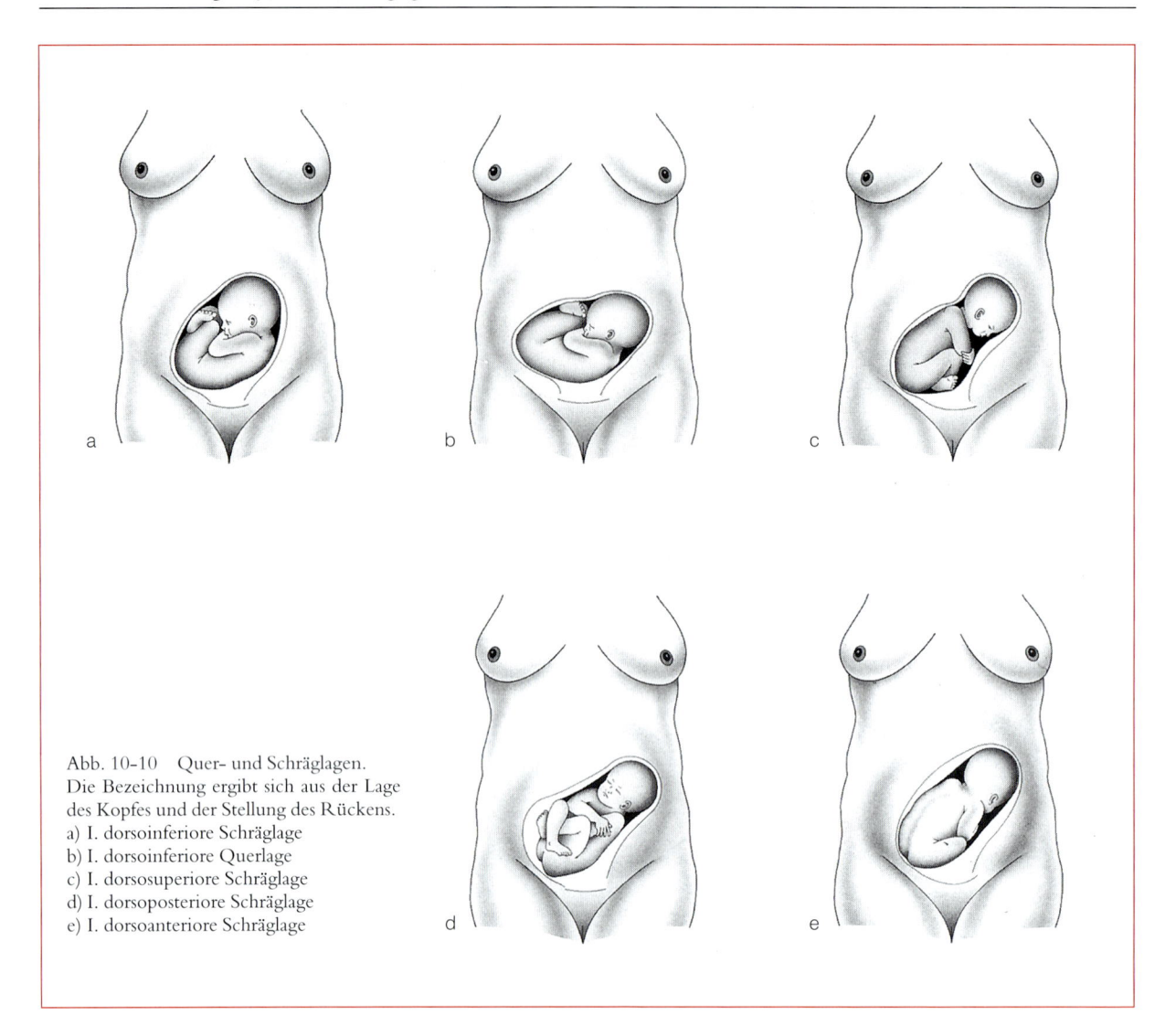

Abb. 10-10 Quer- und Schräglagen.
Die Bezeichnung ergibt sich aus der Lage des Kopfes und der Stellung des Rückens.
a) I. dorsoinferiore Schräglage
b) I. dorsoinferiore Querlage
c) I. dorsosuperiore Schräglage
d) I. dorsoposteriore Schräglage
e) I. dorsoanteriore Schräglage

Die rechtzeitige Diagnose hat insofern eine große Bedeutung, da die späte Erkennung der Querlage gegenüber der frühen mit einer dreifach höheren kindlichen Mortalität einhergeht [20]. Die fetale Mortalität bei Vorliegen einer Quer- oder Schräglage liegt nach älteren Angaben zwischen 4 und 25 % [48, 112].

Der unerwartete Blasensprung und Geburtsbeginn bei Querlage birgt die hohe Gefahr des Nabelschnurvorfalls in sich sowie die fetale intrauterine Asphyxie und die hohe mütterliche Morbidität, wenn nicht unverzüglich eingegriffen wird. Deshalb wird von manchen Klinikern die stationäre Aufnahme nach Diagnosestellung im letzten Trimenon gefordert [23].

2.5.2 Schwangerenberatung

Bei der ambulanten Führung einer Patientin mit Quer- oder Schräglage sollen Arzt und Patientin ein besonderes Augenmerk auf Zeichen der Frühgeburtlichkeit legen. Tritt vorzeitige Wehentätigkeit, Zervixinsuffizienz oder gar ein Blasensprung auf, ist die Patientin auf die quoad vitam erforderliche stationäre Aufnahme hinzuweisen. Bei der geringen Hoffnung auf spontane Wendung in Schädellage muß die Patientin auf die Notwendigkeit einer abdominalen Schnittentbindung hingewiesen werden.

2.5.3 Äußere Wendung

Die Indikationen zur äußeren Wendung sind die gleichen wie bei Vorliegen einer Beckenendlage (siehe Abschnitt 1.5.4). Es gelten auch die gleichen Kontraindikationen wie dort. Das Vorgehen gleicht ebenfalls dem bei Beckenendlage. Möglicherweise ist in einigen Fällen die äußere Wendung bei Quer- bzw. Schräglage eher erfolgreich, weil der aufzubringende Rotationswinkel kleiner ist. Zur Stabilisierung der durch Kunstgriffe hergestellten Schädellage empfehlen manche Autoren im Anschluß an die äußere Wendung bei reifem Kind eine Blasensprengung, gegebenenfalls zusammen mit Oxytocininfusion [23]. Aufgrund der Imponderabilien kann die Indikation zur abdominalen Schnittentbindung großzügig gestellt werden.

2.6 Geburtsleitung bei Quer-/Schräglage

Das gesamte geburtshilfliche Vorgehen hat die rechtzeitige Schnittentbindung zum Ziel.

Wird die Quer- oder Schräglage während der Schwangerschaft übersehen, so sieht man auch heute noch in seltenen Fällen Patientinnen mit Querlagen unter der Geburt. Fehlendes geburtshilfliches Handeln führt in diesen Fällen zum Armvorfall und zur verschleppten Querlage mit häufig letalen Folgen für das Kind und lebensbedrohlichen Folgen für die Mutter durch Uterusruptur, Blutung und Kreislaufschock.

In jedem Stadium der Geburt ist der Kaiserschnitt das Vorgehen der Wahl. Bei ungefähr jedem 4. Kaiserschnitt wegen Quer- bzw. Schräglage muß die Querinzision im unteren Uterinsegment wegen problematischer Entwicklung des Kindes vertikal erweitert werden [7]. Dieses Verfahren ist sicherlich in vielen Fällen zu vermeiden, wenn die Kontraktion des Uterus vor der Inzision durch Injektion von 20 µg Fenoterol verhindert wird.

In diesen Fällen von Quer- oder Schräglage bei wenig ausgezogenem unterem Uterinsegment ist anzuraten, primär eine vertikale Uterotomie zu wählen. Eine Alternative zu diesem Vorgehen stellt die intraperitoneale Wendung nach Laparotomie und vor Uterotomie dar [7]. Dieses Manöver ist allerdings nur vor Blasensprung erfolgversprechend. Die äußere Wendung bei Quer- oder Schräglage *unter der Geburt* ist heute bis auf zwei Ausnahmen obsolet:

– Quer- oder schrägliegender 2. Zwilling
– intrauteriner Fruchttod und Quer- oder Schräglage

Literatur

1. Acién, P.: Breech presentation in Spain, 1992: a collaborative study. Europ. J. Obstet. Gynaec. 62 (1995) 19–24.
2. Bailer, P.: Die geburtshilflichen Operationen. In: Schwalm, H., G. Döderlein, K.-H. Wulf (Hrsg.): Klinik der Frauenheilkunde u. Geburtshilfe, Bd. 1, 1. Aufl. Urban & Schwarzenberg, München–Wien–Baltimore 1984.
3. Ballas, S., R. Toaff, A. Jaffa: Deflexion of the fetal head in breech presentation: incidence, management and outcome. Obstet. and Gynec. 52 (1978) 653.
4. Barlöv, K., G. Larsson: Results of a five-year prospective study using a feto-pelvic scoring system for term singleton breech delivery after uncomplicated pregnancy. Acta obstet. gynaec. scand. 65 (1986) 315.
5. Bayer, R.: Eine schonende und erfolgreiche Maßnahme zur Wendung von Beckenendlagen in Schädellagen: die passive Brücke. Geburtsh. u. Frauenheilk. 40 (1980) 692.
6. Bennebroek Gravenhorst, J., A. M. Schreuder, S. Veen et al.: Breech delivery in very preterm and very low birthweight infants in the Netherlands. Brit. J. Obstet. Gynaec. 100 (1993) 411–415.
7. Berg, D., H. Albrecht, J. W. Dudenhausen et al.: Bericht der Standardkommission „Beckenendlage". Z. Geburtsh. u. Perinat. 188 (1984) 100.
8. Berger, R., E. Sawodny, G. Bachmann, S. Herrmann, W. Künzel: The prognostic value of magnetic resonance imaging for the management of breech delivery. Europ. J. Obstet. Gynaec. 55 (1994) 97.
9. Biswas, A., M. J. Johnstone: Term breech delivery: does X-ray pelvimetry help? Aust. N. Z. J. Obstet. Gynaec. 33 (1993) 150.
10. Bodmer, B., A. Benjamin, F. H. McLean, R. H. Usher: Has use of cesarean section reduced the risks of delivery in the preterm breech presentation? Amer. J. Obstet. Gynec. 154 (1986) 244.
11. Boos, R., J. H. Hendrik, W. Schmidt: Das fetale Lageverhalten in der zweiten Schwangerschaftshälfte bei Geburten aus Beckenendlage und Schädellage. Geburtsh. u. Frauenheilk. 47 (1987) 341.
12. Boos, R., D. Rabe, H. J. Hendrik, W. Schmidt: Geburten aus Beckenendlage – geburtshilfliche und antepartale ultrasonographische Befunde. Z. Geburtsh. u. Perinat. 189 (1985) 130.
13. Borell, U., I. Fernström: Radiologic pelvimetry. Acta radiol. (Stockh.) Suppl. 191 (1960) 3–97.
14. Borell, U., C. Radberg: Orthodiagraphic pelvimetry with special reference to capacity of distal part of pelvis and pelvic outlet. Acta radiol. Diagn. (Stockh.) 2 (1964) 273–282.
15. Brenner, W. E. et al.: The characteristics and perils of breech presentation. Amer. J. Obstet. Gynec. 118 (1974) 700–712.
16. Bung, P., R. Huch, A. Huch: Ist die „Indische Wendung" eine erfolgreiche Methode zur Senkung der Beckenendlagefrequenz? Geburtsh. u. Frauenheilk. 47 (1987) 202.
17. Campbell, J. A.: X-ray pelvimetry: useful procedure or medical nonsense? J. natl. med. Assoc. 68 (1976) 514.
18. Cheng, M., M. Hannah: Breech delivery at term: a review of the literature. Obstet. and Gynec. 82 (1993) 605–618.
19. Clausen, I., K. T. Nielsen: Breech position, delivery route and congenital hip dislocation. Acta obstet. gynaec. scand. 67 (1988) 595–597.
20. Cockburn, K. G., R. F. Drake: Transverse and oblique lie of the foetus. Aust. N. Z. J. Obstet. Gynaec. 8 (1968) 211.
21. Degenhardt, F.: Endosonographie in Gynäkologie und Geburtshilfe. Wissenschaftliche Verlagsgesellschaft, Stuttgart 1994.
22. Dorsten, J. P. van, B. S. Schifrin, R. L. Wallace: Randomized control trial of external cephalic version with tocolysis in late pregnancy. Amer. J. Obstet. Gynec. 141 (1981) 417.
23. Edwards, R. L., H. O. Nicholson: The management of the unstable lie in late pregnancy. J. Obstet. Gynaec. Brit. Cwlth. 76 (1969) 713.
24. Eller, D. P., J. P. Van Dorsten: Breech presentation. Curr. Opin. Obstet. Gynec. 5 (1993) 664–668.

25. Flanagan, T. A., K. M. Mulchahey, C. C. Korenbrot, J. R. Green, R. K. Laros: Management of term breech presentation. Amer. J. Obstet. Gynec. 156 (1987) 1492.
26. Fortunato, S. J., L. J. Mercer, D. S. Guzick: External cephalic version with tocolysis factors associated with success. Obstet. and Gynec. 72 (1988) 59–61.
27. Gatterer, G., K. D. Kubinger: Die intellektuelle und psychische Beeinträchtigung infolge Beckenendlage-Entbindung. Z. exp. angew. Psychol. 32 (1985) 384.
28. Geirsson, R. T., R. Namunkangula, A. A. Calder, C. B. Lunan: Preterm singleton breech presentation: The impact of traumatic intracranial haemorrhage on neonatal mortality. J. Obstet. Gynec. 2 (1982) 219.
29. Giffei, J. M.: Beckenendlage – äußere Wendung. In: Dudenhausen, J. W. (Hrsg.): Praxis der Perinatalmedizin. Thieme, Stuttgart–New York 1984.
30. Gifford, D. S., E. Keeler, K. L. Kahn: Reductions in cost and cesarean rate by routine use of external cephalic version: a decision analysis. Obstet. and Gynec. 85 (1995) 930–936.
31. Gifford, D. S., S. C. Morton, K. Fiske, K. L. Kahn: A meta-analysis of infant outcomes after breech delivery. Obstet. and Gynec. 85 (1995) 1047–1054.
32. Gimovsky, M. L., J. P. O'Grady, B. Morris: Assessment of computed tomographic pelvimetry within a selective breech presentation management protocol. J. reprod. Med. 39 (1994) 489.
33. Gimovsky, M. L., R. H. Paul: Breech presentation. In: C. J. Pauerstein (ed.): Clinical Obstetrics. Wiley Medical, New York–Chichester–Brisbane 1987.
34. Gimovsky, M. L., R. H. Petrie, W. D. Todd: Neonatal performance of the selected term vaginal breech delivery. Obstet. and Gynec. 56 (1980) 687.
35. Gimovsky, M. L., R. L. Wallace, B. S. Schifrin: Randomized management of the nonfrank breech presentation at term: a preliminary report. Amer. J. Obstet. Gynec. 146 (1983) 34.
36. Göttlicher, S., J. Madjaric: Die Lage der menschlichen Frucht im Verlauf der Schwangerschaft und die Wahrscheinlichkeit einer spontanen Drehung in die Kopflage bei Erst- und Mehrgebärenden. Geburtsh. u. Frauenheilk. 45 (1985) 534.
37. Hansmann, M., B. J. Hackelöer, A. Staudach: Ultraschalldiagnostik in Geburtshilfe und Gynäkologie. Springer, Berlin–Heidelberg–New York 1985.
38. Harris, B. A., J. W. Epperson: An analysis of 131 cases of transverse presentation. Amer. J. Obstet. Gynec. 59 (1950) 1105.
39. Hatzmann, W., B. Skowronek, M. Krämer, V. Köter: Sonographie der Säuglingshüfte bei Geburt aus Beckenendlage – ein einfaches und aussagefähiges Screening-Verfahren im Wochenbett. In: Dudenhausen, J. W., E. Saling (Hrsg.): Perinatale Medizin, Bd. 12. Thieme, Stuttgart–New York 1988.
40. Hecklinger, P.: Die Ursachen der Beckenendlage unter besonderer Berücksichtigung der alten Erstgebärenden. Z. Geburtsh. Gynäk. 155 (1960) 300.
41. Henner, H., O. Wolf-Zimper, H. Rüttgers, U. Haller, F. Kubli: Häufigkeit und Verteilung von Beckenendlagen in der Schwangerschaft und bei Geburt. Z. Geburtsh. Perinat. 179 (1975) 17.
42. Hermsteiner, M., M. Kirschbaum: Vorzeitige Wehentätigkeit bei Wachstumsretardierung und Oligohydramnie. Gynäkologe 28 (1995) 153–162.
43. Hielscher, K., K. Renziehausen, K. Müller: Der Einfluß des Entbindungsverfahrens auf die perinatale Mortalität und neonatale Morbidität untergewichtiger Beckenendlagen. Zbl. Gynäk. 108 (1986) 1456–1472.
44. Hinderaker, T., A. K. Daltveit, L. M. Irgens, A. Uden, O. Reikeras: The impact of intrauterine factors on neonatal hip instability: an analysis of 1,059,479 children in Norway. Acta orthop. scand. 65 (1995) 239–242.
45. Hochuli, E., O. Dubler, E. Bronhauser, E. Schoop: Die kindliche Entwicklung nach vaginaler und abdominaler Entwicklung bei Beckenendlage. Geburtsh. u. Frauenheilk. 37 (1977) 4.
46. Hofmeyr, G. J.: Effect of external cephalic version in late pregnancy on breech presentation and caesarean section rate: a controlled trial. Brit. J. Obstet. Gynaec. 90 (1983) 392.
47. Hohlweg-Majert, P., M. Willard: Nachuntersuchungen der aus BEL geborenen Kinder im Lebensalter von 3–7 Jahren auf ihre geistige und motorische Entwicklung. Z. Geburtsh. u. Perinat. 179 (1975) 441.
48. Hourihane, M. J.: Etiology and management of oblique lie. Obstet. and Gynec. 32 (1968) 512.
49. Hrgovic, Z., H. Langer, E. Barsic: Perinatale Morbidität und Mortalität bei der Beckenendlage. Gynäk. Rdsch. 23 (1983) 11.
50. Hughey, M. J.: Fetal position during pregnancy. Amer. J. Obstet. Gynec. 153 (1985) 885.
51. Kainer, F., B. Pertl, C. Netzbandt, C. Fast: Der Einfluß der Ultraschalluntersuchung bei der äußeren Wendung der Beckenendlage. Geburtsh. u. Frauenheilk. 54 (1994) 108–110.
52. Kasby, C. B., V. Poll: The breech head and its ultrasound significance. Brit. J. Obstet. Gynaec. 89 (1982) 106.
53. Kasule, J., T. H. Chimbira, M. Brown: Controlled trial of external cephalic version. Brit. J. Obstet. Gynaec. 92 (1985) 14.
54. Ketscher, K. D., U. Retzke, J. Kindt: Die äußere Wendung aus Beckenendlage in Schädellage in Terminnähe. Zbl. Gynäk. 109 (1987) 173.
55. Kirkinen, P., P. Ylöstalo: Ultraschalluntersuchung vor äußerer Wendung bei Beckenendlage. Gynec. Obstet. Invest. 13 (1982) 90.
56. Kirschbaum, M., R. H. Bödeker, K. Münstedt, W. Künzel: Der Stellenwert der präpartualen sonographischen Gewichtsschätzung bei Beckenendlagen. Geburtsh. u. Frauenheilk. 52 (1992) 264–269.
57. Kirschbaum, M., W. Künzel: Unkonventionelle Methoden bei der Leitung der Beckenendlage. Gynäkologe 27 (1994) 391–395.
58. Kirschbaum, M., K. Münstedt, W. Künzel: Die Indikation zur Sectio bei Geburt aus Beckenendlage. In: Künzel, W., M. Kirschbaum (Hrsg.): Gießener Gynäkologische Fortbildung 1991, S. 86–97. Springer, Berlin–Heidelberg–New York 1991.
59. Kitchen, W., G. W. Ford, L. W. Doyle: Cesarean section or vaginal delivery at 24 to 28 weeks gestation: Comparison of survival and neonatal and two year morbidity. Obstet. and Gynec. 66 (1985) 149.
60. Köppel, R., J. Benz: Äußere Wendung der Beckenendlage – eine Möglichkeit zur Senkung der Sectiorate und der kindlichen Morbidität. Geburtsh. u. Frauenheilk. 46 (1986) 710.
61. Kornman, M. T., K. T. Kimball, K. O. Reeves: Preterm external cephalic version in an outpatient environment. Amer. J. Obstet. Gynec. 172 (1995) 1734–1741.
62. Krebs, L., J. Langhoff-Roos, T. Weber: Breech at term: mode of delivery? A register-based study. Acta obstet. gynaec. scand. 74 (1995) 702–706.
63. Kubli, F.: Geburtsleitung bei Beckenendlagen. Gynäkologe 8 (1975) 48.
64. Künzel, W.: Mortalität und Morbidität bei Geburt aus Beckenendlage. In: Schmidt, E., J. W. Dudenhausen, E. Saling: Perinatale Medizin, Bd. 8. Thieme, Stuttgart–New York 1981.
65. Künzel, W.: Sectio bei Beckenendlage – aus Sicherheit oder aus Furcht vor Komplikationen? Gynäkologe 22 (1989) 205–210.
66. Künzel, W.: Recommendations of the FIGO commitee on perinatal health on guidelines for the management of breech delivery. Europ. J. Obstet. Gynaec. 58 (1995) 89–92.
67. Künzel, W., A. Hahn, M. Kirschbaum: Die Entbindung aus Beckenendlage: Ist die generelle Sectio gerechtfertigt? In: Künzel, W., M. Kirschbaum (Hrsg.): Gießener Gynäkologische Fortbildung 1989, S. 50–64. Springer, Berlin–Heidelberg–New York 1989.
68. Laros, R. K., T. A. Flanagan, S. J. Kilpatrick: Management of term breech presentation: a protocol of external cephalic version and selective trial of labor. Amer. J. Obstet. Gynec. 172 (1995) 1916–1925.

69. Lippmann, V.: zitiert nach Martius, G.: Lehrbuch der Geburtshilfe, 8. Aufl., S. 280. Thieme, Stuttgart–New York 1974.
70. Loon, A. J. van, A. Mantingh, C. J. P. Thijn, E. L. Mooyaart: Pelvimetry by magnetic resonance imaging in breech presentation. Amer. J. Obstet. Gynec. 163 (1990) 1256.
71. Lundlam: zitiert nach Martius, G.: Lehrbuch der Geburtshilfe, 8. Aufl. Thieme, Stuttgart–New York 1974.
72. Luterkort, M., K. Marsal: Umbilical cord acid-base state and Apgar score in term breech neonates. Acta obstet. gynaec. scand. 66 (1987) 57–60.
73. Main, D. M., E. K. Main, M. M. Mauerer: Cesarean section versus vaginal delivery for the breech fetus weighing less than 1,500 grams. Amer. J. Obstet. Gynec. 146 (1983) 580.
74. Martius, G.: Lehrbuch der Geburtshilfe. Thieme, Stuttgart–New York 1974.
75. Martius, G.: Geburtshilfliche Operationen. Thieme, Stuttgart–New York 1978.
76. Martius, G.: Differentialdiagnose in Geburtshilfe und Gynäkologie, Bd. I (Geburtshilfe). Thieme, Stuttgart–New York 1987.
77. Mecke, H., H. H. Riedel, D. Weisner: Die Entbindung des reifen Kindes aus BEL, Sectio oder vaginale Entbindung? In: Dudenhausen, J. W., E. Saling (Hrsg.): Perinatale Medizin, Bd. XII. Thieme, Stuttgart–New York 1988.
78. Mehl, L. E.: Hypnosis and conversion of the breech to the vertex presentation. Arch. fam. Med. 3 (1994) 881–887.
79. Miller, E.-C., L. Kouam: Zur Häufigkeit von Beckenendlagen im Verlauf der Schwangerschaft und zum Zeitpunkt der Geburt. Zbl. Gynäk. 103 (1981) 105.
80. Morgan, M. A., G. R. Thurnau, J. I. Fishburne: The fetalpelvic index as an indicator of fetal-pelvic disproportion: a preliminary report. Amer. J. Obstet. Gynec. 155 (1986) 608.
81. Morrison, J. C., R. E. Myatt, J. H. Martin et al.: External cephalic version of the breech presentation under tocolysis. Amer. J. Obstet. Gynec. 154 (1986) 900–903.
82. Muth, H.: Zur Frage der erweiterten Indikation der Schnittentbindung bei untergewichtigen Kindern. Geburtsh. u. Frauenheilk. 44 (1984) 252–255.
82a. Muth, H., H. Lehmann: Klinische Geburtshilfe und perinatale Sterblichkeit. Bericht über einen Zeitraum von 13 Jahren. Zbl. Gynäk. 103 (1981) 334–342.
83. Myers, S. A.: A new technique for flexion of the aftercoming head during breech delivery. Amer. J. Obstet. Gynec. 155 (1986) 33.
84. Myers, S. A., N. Gleicher: Breech delivery: Why the dilemma? Amer. J. Obstet. Gynec. 156 (1987) 6.
85. Ogedengbe, O. K., O. Okikiolu, R. I. Macrae, O. F. Giwa-Osagie: Erect lateral pelvimetry and the outcome of labor in Lagos. J. nat. med. Assoc. 85 (1993) 41.
86. Parmeggiani, A., E. Guerresi, S. di Ciommo: Die Beckenendlagengeburt. Untersuchung einer Patientengruppe unter besonderer Berücksichtigung der perinatalen Mortalität. Pat. clin. ostet. gin. 10 (1982) 436.
87. Pelosi, M. A., J. Apuzzio, D. Fricchione, V. V. Gowda: The „intraabdominal version technique" for delivery of transverse lie by low-segment cesarean section. Amer. J. Obstet. Gynec. 89 (1962) 124.
88. Phelan, J. P., L. E. Stine, E. Mueller, D. McCart, S. Yeh: Observations of fetal heartrate characteristics related to external cephalic version and tocolysis. Amer. J. Obstet. Gynec. 149 (1984) 658.
89. Pschyrembel, W., J. W. Dudenhausen: Praktische Geburtshilfe mit geburtshilflichen Operationen. De Gruyter, Berlin–New York 1986.
90. Rabinovici, J., C. Barkai, J. Shalev, D. M. Serr, S. Mashiach: Impact of a protocol for external cephalic version under tocolysis at term. Isr. J. med. Sci. 22 (1986) 34–40.
91. Ramzin, M. S., H. Stamm: Beckenendlage. In: Käser, O., V. Friedberg, K. G. Ober, K. Thomsen, J. Zander (Hrsg.): Gynäkologie und Geburtshilfe, 2. Aufl., Bd. II/2. Thieme, Stuttgart–New York 1981.
92. Ranney, B.: The gentle art of external cephalic version. Amer. J. Obstet. Gynec. 116 (1973) 239.
93. Rosen, M. G., S. Debanne, K. Thompson, R. M. Bilenker: Long-term neurological morbidity in breech and vertex births. Amer. J. Obstet. Gynec. 151 (1985) 718–720.
94. Saling, E., W. Müller-Holve: External cephalic version under tocolysis. J. perinat. Med. 3 (1975) 115.
95. Sandhu, S. K.: Transverse lie. J. Indian med. Ass. 68 (1977) 205.
96. Schlund, G. H.: Zur Frage, unter welchen Umständen der Arzt bei Feststellung einer Steißlage des Kindes zu einer Schnittgeburt raten muß. Geburtsh. u. Frauenheilk. 43 (1983) 769.
97. Schrage, R.: Zur Ätiologie der Beckenendlage. Z. Geburtsh. u. Perinat. 177 (1973) 431.
98. Schutte, M. F., O. J. S. van Hemel, C. van de Berg, A. van de Pol: Perinatal mortality in breech presentations as compared to vertex presentations in singleton pregnancies: an analysis based upon 57,819 computer-registered pregnancies in the Netherlands. Europ. J. Obstet. Gynaec. 19 (1985) 391.
99. Seeds, S., R. Cefalo: Breech delivery. Clin. Obstet. Gynec. 25 (1985) 145.
100. Sellheim. K.: Zitiert nach Pschyrembel, W., J. W. Dudenhausen: Praktische Geburtshilfe, 15. Auflage, S. 334. De Gruyter, Berlin–New York 1986.
101. Soerens, T., T. Bakke: The length of the human umbilical cord in vertex and breech presentations. Amer. J. Obstet. Gynec. 154 (1986) 1086.
102. Songane, F. F., S. Thobani, H. Malik, P. Bingham, R. J. Lilford: Balancing the risks of planned cesarean section and trial of vaginal delivery for the mature, selected, singleton breech presentation. J. perinat. Med. 15 (1987) 531–543.
103. Stark, D. D., S. M. McCarthy, R. A. Filly, J. T. Parer, H. Hricak, P. W. Callen: Pelvimetry by magnetic resonance imaging. Amer. J. Roentgenol. 144 (1985) 947.
104. Staudach, A.: zitiert nach Berg, D., et al.: Bericht der Standardkommission „Beckenendlage". Z. Geburtsh. Perinat. 188 (1984) 100.
105. Svenningsen, N. W., M. Westgren, I. Ingemarsson: Modern strategy for the term breech delivery: a study with a 4-year follow-up of the infants. Perinat. Med. 13 (1985) 117.
106. Tompkins, P.: An inquiry into the causes of breech presentation. Amer. J. Obstet. Gynec. 51 (1946) 595.
107. Vartan, C. K.: The behaviour of the fetus in utero with special reference to the incidence of breech presentation. J. Obstet. Gynaec. Brit. Emp. 52 (1945) 417.
108. Weissman, A., Z. J. Hagay: Management of breech presentation: the 1993 Israeli census. Europ. J. Obstet. Gynaec. 60 (1995) 21–28.
109. Westgren, L. M., I. Ingemarsson: Breech delivery and mental handicap. Baillière's Clin. Obstet. Gynaec. 2 (1988) 187–194.
110. Westgren, M., H. Edvall, L. Nordström, E. Svalenius: Spontaneous cephalic version of breech presentation in the last trimester. Brit. J. Obstet. Gynaec. 92 (1985) 19.
111. Wright, A. R., P. T. English, H. M. Cameron, J. B. Wilsdon: MR pelvimetry: a practical alternative. Acta radiol. (Stockh.) 33 (1992) 582.
112. Yates, M. J.: Transverse foetal lie in labour. J. Obstet. Gynaec. Brit. Cwlth. 71 (1964) 245.
113. Zhang, J., W. A. Bowes, J. A. Fortney: Efficacy of external cephalic version: a review. Obstet. and Gynec. 82 (1993) 306–312.

11 Anästhesieverfahren durch den Geburtshelfer

R. Knitza, H. Hepp

Inhalt

1	Systemisch-medikamentöse Maßnahmen 216		3.4	Kontraindikationen und Komplikationen bei der Pudendusanästhesie 220
1.1	Analgetika 216			
1.2	Opioidantagonisten 217		4	Parazervikalblockade 220
1.3	Sedativa 217		4.1	Topographie und Technik der Parazervikalblockade 220
2	Infiltration des Dammes 217		4.2	Indikationen für die Parazervikalblockade 221
3	Pudendusanästhesie 218			
3.1	Topographie und Zugangswege für die Pudendusanästhesie 218		4.3	Fetale und neonatale Komplikationen der Parazervikalblockade 221
3.2	Indikationen für die Pudendusanästhesie	219	4.4	Kontraindikationen für die Parazervikalblockade 223
3.3	Zeitpunkt der Pudendusanästhesie und Wahl des Lokalanästhetikums 219			

1 Systemisch-medikamentöse Maßnahmen

In der Behandlung des Wehen- und Geburtsschmerzes ist die systemische Gabe von Analgetika vom Opioidtyp oder Sedativa häufig die erste Therapiemaßnahme. Wenngleich die Gabe von Opioiden zur Minderung des Wehenschmerzes sehr wirksam ist, bedingen die Nebenwirkungen dieser Medikamentengruppe eine Dosislimitierung. Der guten Reduktion des Wehenschmerzes stehen die unerwünschten mütterlichen und neonatalen Nebenwirkungen, insbesondere die Atemdepression, gegenüber. Neben der Atemdepression stören auch bereits in niedriger Dosierung vor allem Übelkeit, Erbrechen und Hypotension.

Die Anwendung von Sedativa während der Geburt basiert auf der Überlegung, daß Angst den natürlichen Geburtsablauf durch gesteigerte muskuläre Verspannung mit nachfolgend zunehmender Schmerzhaftigkeit erheblich stören kann. Nur wenn trotz intensiver Zuwendung keine emotionale Stabilisierung der Gebärenden erreicht werden kann, ist die Anwendung von Sedativa unter der Geburt vertretbar. (Siehe auch Kap. 6 und Kap. 12, Abschnitt 2.1)

1.1 Analgetika

Pethidin ist das am häufigsten unter der Geburt eingesetzte Opioid. Es hat gegenüber Morphin den Vorzug, weniger emetisch zu wirken und die unreife fetale Blut-Hirn-Schranke in geringerem Ausmaß als Morphin zu passieren. Die Applikation kann intravenös oder intramuskulär erfolgen. Die übliche intravenöse Dosierung ist die Gabe von 25 bis 50 mg. Die Hauptwirkung ist bei intramuskulärer Injektion nach etwa 40 bis 50 Minuten zu erwarten, bei intravenöser Injektion nach ca. fünf bis zehn Minuten. Die analgetische Wirkung dauert etwa drei bis vier Stunden an. Der plazentare Transfer von Pethidin erfolgt nach maternaler intravenöser Injektion innerhalb von 90 Sekunden [8]. Die maximale Depression des Neugeborenen tritt dann ein, wenn die Mutter das Medikament zwei bis vier Stunden vor der Geburt erhielt. Erfolgt die Geburt des Kindes innerhalb einer Stunde nach Applikation von Pethidin, so ist das Neugeborene deutlich weniger deprimiert, was im Zusammenhang mit dem aus Pethidin entstehenden Metaboliten Norpethidin gesehen wird [26]. Die mittlere Eliminationshalbwertszeit beträgt beim Neugeborenen für Pethidin etwa 22 Stunden, die für Norpethidin 62 Stunden. Vereinzelt wird Pethidin als kontinuierliche intravenöse Infusion während der Geburt angewandt oder aber auch als patientenkontrollierte „on-demand" Analgesie mittels einer Infusionspumpe, die es der Gebärenden gestattet, minimale Dosen des Medikamentes auf Knopfdruck abzurufen. Eine entsprechende Zeitsteuerung verhindert hierbei einen zu häufigen Dosisablauf, so daß auf diese Weise eine Überdosierung verhindert werden kann.

Morphin ist pharmakologisch 10mal potenter als Pethidin. Die Hauptwirkung tritt nach ca. 20 Minuten bei intravenöser Injektion und nach ca. ein bis zwei Stunden bei intramuskulärer Injektion auf. Wegen der ausgeprägten Atemdepression, welche als Folge der guten Penetrationsfähigkeit durch die unreife Blut-Hirn-Schranke angesehen wird, findet Morphin in der Geburtshilfe wenig Anwendung.

Fentanyl ist ein potentes synthetisches Opioid mit einer 100mal stärkeren analgetischen Wirksamkeit als Morphin. Sein Wirkungsbeginn ist rasch, die Wirkdauer mit ein bis zwei Stunden nach intramuskulärer Gabe und 30 bis 60 Minuten nach intravenöser Gabe kurz. Fentanyl wird stark an Eiweiß gebunden, was möglicherweise den plazentaren Transfer limitiert. Der fetomaternale Blutkonzentrationsquotient beträgt durchschnittlich 0,31 nach zehn Minuten. Fentanyl erzeugt Analgesie und leichte Sedierung. Nach Gabe dieses Opioids läßt sich nicht selten eine Veränderung im fetalen Herzfrequenzmuster im Sinne einer verminderten Variabilität erkennen. Übliche Dosierungen sind 50 bis 100 µg intramuskulär oder 25 bis 50 µg intravenös.

Pentazocin ist ein synthetisches Opioid, welches in Dosen von 15 bis 30 mg intramuskulär oder 10 bis 20 mg intravenös appliziert wird. Es hat mit drei Minuten nach intravenöser Gabe und 10 bis 20 Minuten nach intramuskulärer Gabe einen raschen Wirkungseintritt. Als Vorteil von Pentazocin gegenüber Pethidin wird das geringere Auftreten von Übelkeit und Erbrechen angesehen. Bei äquianalgetischer Dosis mit Pethidin wird dieser Vorteil jedoch ebensowenig gesehen, wie eine Reduktion der neonatalen Atemdepression [36].

1.2 Opioidantagonisten

Ältere Opioidantagonisten, wie *Levallorphan*, werden heute in der Geburtshilfe zur Antagonisierung praktisch nicht mehr eingesetzt, da sie den Nachteil aufweisen, in höherer Dosierung oder bei Abwesenheit eines Opioids selbst atemdepressiv zu wirken. *Naloxon* (Narcanti®) beseitigt die opioidinduzierte respiratorische Depression, ohne selbst entsprechende Nebenwirkungen hervorzurufen. Üblicherweise wird Naloxon bei gegebener Indikation als Bolus intravenös in einer Dosis von 0,4 mg zur Behandlung einer mütterlichen respiratorischen Depression eingesetzt. Die Dosis für das Neugeborene beträgt 0,01 mg/kg Körpergewicht entweder intravenös in die Nabelvene nach der Geburt oder intramuskulär. Der Wirkungseffekt tritt innerhalb weniger Minuten ein und hält je nach Applikationsweise mindestens zwei Stunden an.

1.3 Sedativa

Diazepam ist ein Benzodiazepin, welches die Plazenta rasch passiert und in der fetalen Zirkulation akkumuliert. Fetale und neonatale Blutspiegel können daher über dem mütterlichen Blutspiegel liegen. Geringe Dosen (5–10 mg), unter der Geburt der Mutter appliziert, haben praktisch keine fetalen bzw. neonatalen Nebenwirkungen bis auf eine gelegentlich reduzierte Beat-to-beat-Variabilität der fetalen Herzfrequenz. In hohen Dosierungen kann Diazepam die Elimination von Bilirubin beim Neugeborenen behindern. Zur Therapie bzw. Prophylaxe von Krampfanfällen gilt Diazepam vielerorts als Mittel der ersten Wahl, während es zur Angst- und damit indirekt zur Schmerzbekämpfung unter der Geburt eher ungebräuchlich ist.

Barbiturate wurden in früherer Zeit großzügig zur Geburt angewandt. Wegen der raschen Plazentapassage und der ausgeprägten neonatalen Effekte im Sinne einer Depression des Neugeborenen ist die Anwendung heute trotz guter Sedierung und Angstreduktion weitgehend unüblich. Barbiturate haben keinerlei analgetische Wirkung, so daß bei vorhandener starker Schmerzwahrnehmung Unruhe und Desorientiertheit der Kreißenden gesteigert sein können.

2 Infiltration des Dammes

Die ausreichende Infiltration des Dammes mit einem Lokalanästhetikum ermöglicht eine schmerzfreie Durchführung der Episiotomie. Dieses Verfahren kommt in Deutschland bei 27 % aller vaginalen Geburten zur Anwendung [25].

Etwa 15 ml des Lokalanästhetikums werden mit einer handelsüblichen Nadel nach Aspiration zum Ausschluß einer intravasalen Lokalisation direkt in das Gewebsareal der geplanten Episiotomie injiziert. Üblicherweise erfolgt die Infiltrationsanästhesie kurz vor der Geburt des vorangehenden Teiles, zu einem Zeitpunkt, zu dem sich kein anderes transvaginales oder rückenmarksnahes Lokalanästhesieverfahren mehr durchführen läßt. Um eine kindliche Verletzung durch die Injektion zu vermeiden, sollte ein zwischen dem vorangehenden Teil und dem Beckenboden eingeführter Finger die Position der Nadel kontrollieren.

In Infiltrationsanästhesie läßt sich sowohl eine Episiotomie als auch ein Dammriß I. und II. Grades schmerzlos versorgen. Das Verfahren ist wegen mangelnder Analgesie und Relaxation nicht geeignet für vaginal-operative Entbindungen.

Schwerwiegende mütterliche oder fetale Komplikationen sind bei korrekter Applikationsweise nicht zu erwarten. Wird eine Infiltrationsanästhesie ergänzend zu einem anderen Analgesieverfahren durchgeführt, z.B. bei unzureichender Schmerzminderung nach Pudendusblock und vorausgegangener Parazervikalanästhesie, muß die Gesamtdosis der bereits verabreichten Lokalanästhetika beachtet werden, da es sonst infolge einer Überdosierung zur Intoxikation mit Krampfanfällen und Atemstillstand kommen kann [5]. Ergibt sich die klinische Notwendigkeit zu einer zusätzlichen lokalen Infiltrationsanästhesie nach kurz zuvor durchgeführter Leitungsanästhesie, so ist ein Lokalanästhetikum mit geringer Toxizität zu wählen. In diesen Fällen erscheinen Lokalanästhetika vom Estertyp wie Chloroprocain geeignet, da durch die im Plasma vorhandene Pseudocholinesterase eine rasche Inaktivierung des Pharmakons durch hydrolytische Spaltung erfolgt.

3 Pudendusanästhesie

Der Pudendusblock ist das in Deutschland am häufigsten angewandte Leitungsanalgesieverfahren. Er wird bei großen Schwankungen der Anwendungsfrequenz durchschnittlich bei 39% aller vaginalen Geburten durchgeführt [25].

Durch Blockade des N. pudendus kommt es zu einer Analgesie im unteren Scheidendrittel, im Vulvabereich und Dammgebiet. Eine Ausschaltung des M. levator ani erfolgt dabei nicht, da die Levatorfasern wie der M. coccygeus von direkten Ästen des Plexus sacralis (S3, S4) versorgt werden. Da auch sensible Äste des N. ilioinguinalis und des N. genitofemoralis und Endäste des N. cutaneus femoris posterior die Vulva und den Damm mitversorgen, kann gelegentlich eine zusätzliche Infiltrationsanästhesie, vor allem beim Versorgen einer großen Episiotomie, notwendig werden.

3.1 Topographie und Zugangswege für die Pudendusanästhesie

Der N. pudendus entsteht aus Anteilen des 3. und 4. Sakralnerven und zieht mit gleichnamiger Arterie und Vene durch das Foramen infrapiriforme dorsal um die Spina ischiadica durch das Foramen ischiadicum minus zwischen zwei Blättern der Fascia obturatorii zum Damm. Bereits im Faszienkanal (Alcock) gehen die Nn. rectalis inferiores (anales) ab und ziehen zur Haut des Anus und zum M. sphincter ani externus. Der Stamm teilt sich in die beiden Endäste Nn. perinei und N. dorsalis clitoridis, welche unter der Symphyse bis zur dorsalen Seite der Klitoris ziehen.

Das Lokalanästhetikum kann über einen transperinealen oder einen transvaginalen Zugang an die Spina ischiadica appliziert werden.

Transperinealer Zugang: Nach Desinfektion der Haut wird am Übergang des lateralen zum medialen Drittel einer gedachten Linie vom Tuber ischiadicum zur Analrosette mit einer feinen Kanüle zunächst eine Hautquaddel gesetzt. Danach wird eine 10 bis 15 cm lange Injektionsnadel in Richtung Spina ischiadica geführt. Das Vorschieben der Nadel erfolgt unter Kontrolle des in die Vagina eingelegten Fingers. Unmittelbar vor Erreichen der Spina ischiadica werden nach Aspiration zum Ausschluß einer intravasalen Injektion 10 bis 15 ml des Lokalanästhetikums injiziert. Während der Injektion sollte die Position der Nadel nicht mehr verändert werden. Anschließend erfolgt die Injektion in entsprechender Weise auf der Gegenseite.

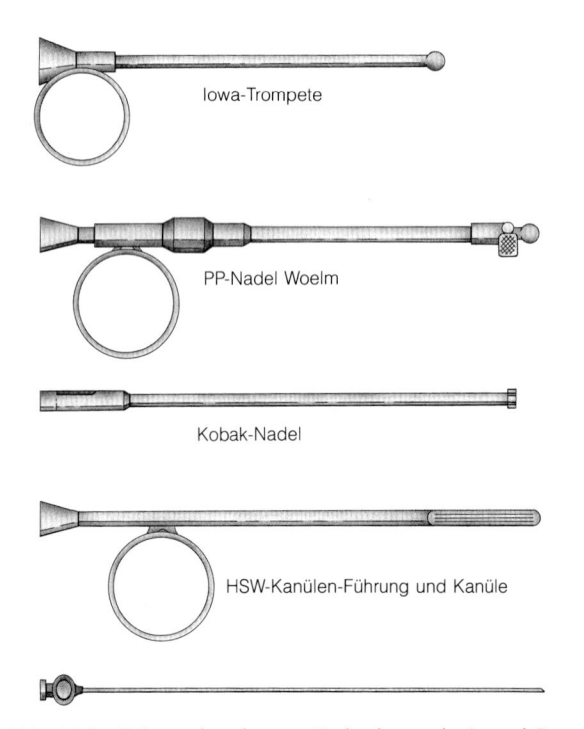

Abb. 11-1 Führungskanülen zur Pudendusanästhesie und Parazervikalblockade.

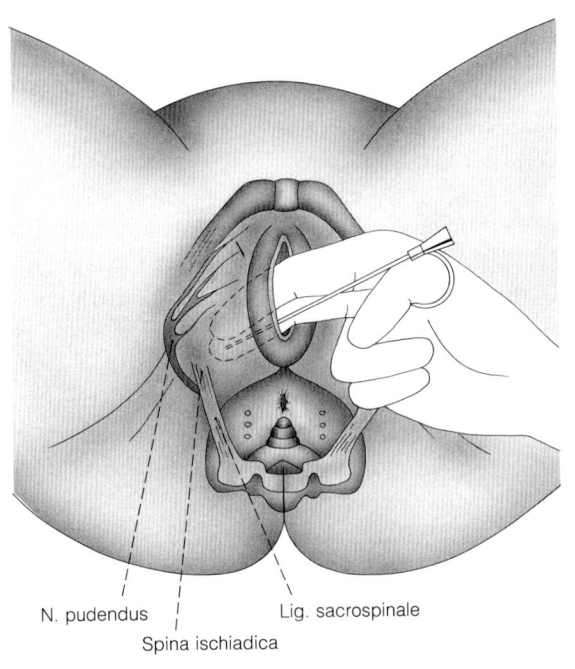

Abb. 11-2 Technik der transvaginalen Pudendusanästhesie.

Transvaginaler Zugang: Eine an der Spitze meist abgerundete Führungskanüle, z. B. Iowa-Trompete, Kobak-Nadel, PP-Nadel Woelm (Abb. 11-1), meist mit einer Daumenschlaufe versehen, wird den Fingerkuppen von Zeige- und Mittelfinger dicht anliegend unmittelbar mediodorsal von der Spina ischiadica plaziert (Abb. 11-2). Nach Lokalisation der Injektionsstelle wird die in der Führungshülse befindliche Injektionsnadel vorgeschoben. Ganz eingeführt ragt die Nadel 1 cm über die Führungshülse hinaus und durchstößt beim Vorschieben die Scheidenhaut und das Lig. sacrospinale in laterodorsaler Richtung. Damit kommt die Nadelspitze in unmittelbare Nähe des N. pudendus zu liegen. Nach Aspiration zum Ausschluß einer intravasalen Injektion werden 8 bis 10 ml eines Lokalanästhetikums in das Gewebe injiziert. Vorgegeben durch die Führungshülse beträgt die durchstochene Gewebsstrecke nur ca. 1 cm und ist damit erheblich kürzer als bei transperinealem Zugang.

Die Vorteile des transvaginalen Zugangs, wie niedrige Versagerrate, kürzere Wegstrecke, geringe Schmerzhaftigkeit und kleine Lokalanästhesiemengen, haben dazu geführt, daß trotz einer höheren Infektionsgefahr dieser Zugang wesentlich gebräuchlicher als der transperineale Weg geworden ist.

3.2 Indikationen für die Pudendusanästhesie

Der Pudendusblock gilt als Standardanästhesiemethode zur Spontangeburt bei starker Schmerzhaftigkeit in der Austreibungsperiode infolge Dehnung der Weichteile im mütterlichen Geburtskanal. Diese Analgesietechnik eignet sich gut zur vaginal-operativen Geburtsbeendigung durch Vakuumextraktion. Eine Forzepsentbindung ist mit dem Pudendusblock allenfalls vom Beckenausgang möglich, da bei höherstehendem Kopf (Beckenboden oder Beckenmitte) das Einführen der Zangenlöffel sowie der Zug als so außerordentlich schmerzhaft empfunden werden können, daß eine koordinierte Mitarbeit von seiten der Patientin nicht mehr gewährleistet ist. Auch für die Frühgeburt bietet die Pudendusanästhesie neben anderen Verfahren den Vorteil, daß durch eine große Episiotomie eine schonende Entwicklung des kindlichen Köpfchens möglich wird. Bei vaginaler Entbindung aus Beckenendlage und Geminientbindung sollte die Pudendusanästhesie eher eine Ausnahme darstellen. Da gerade bei den verschiedenen Verfahren der Armlösung oder einer Wendung und Extraktion des zweiten Zwillings eine möglichst vollständige Analgesie mit Relaxation des Beckenbodens gegeben sein sollte, muß bei alleiniger Pudendusanästhesie stets die Möglichkeit zur sofortigen Durchführung einer Vollnarkose gewährleistet sein.

3.3 Zeitpunkt der Pudendusanästhesie und Wahl des Lokalanästhetikums

Der Pudendusblock kann im Längsbett durchgeführt werden. Als Zeitpunkt der Anästhesie gilt der Beginn der Preßperiode. Der bereits in der Vulva gut sichtbare kindliche Kopf bietet kein Hindernis für die Durchführung der Analgesie, da es in der Wehenpause meist möglich ist, mit zwei Fingern und der Führungshülse neben dem kindlichen Kopf in die Scheide einzugehen und die Spina ischiadica zu palpieren.

Während die Wirkung weitgehend unabhängig vom angewandten Lokalanästhetikum bereits kurz (1–3 Minuten) nach der Injektion eintritt, wird die Wirkdauer wesentlich von der Art des Lokalanästhetikums und möglicher Zusätze, wie z. B. Adrenalin, bestimmt. Für die Pudendusanästhesie sind mittellang wirkende Lokalanästhetika ohne Adrenalinzusatz wie Prilocain, Lidocain und Mepivacain mit einer mittleren Wirkdauer von ein bis zwei Stunden ausreichend. Um eine Gefährdung von Mutter und Kind zu vermeiden, sollten unnötige hohe Konzentrationen und große Volumina vermieden und die Höchstdosen der jeweiligen Lokalanästhetika berücksichtigt werden (Tab. 11-1). Bei Beachtung dieser Kriterien kann der Pudendusblock als ein zuverlässiges, risikoarmes und leicht erlernbares Verfahren zur schmerzfreien Geburtsbeendigung angesehen werden.

Tabelle 11-1 Relative Toxizität, Maximaldosis und Plazentagängigkeit von drei häufig angewandten Lokalanästhetika (nach Angaben des Herstellers Astra GmbH)

	Prilocain	Lidocain	Mepivacain
relative Toxizität (Procain = 1)			
– subkutan	0,5	1,9	1,4
– intravenös	1,3	2,1	2,3
Maximaldosis (mg ohne Adrenalin)	400	200	300
Plazentagängigkeit (Verhältnis in V. umbilicalis/mütterliche Vene)	1,0–1,13	0,52–0,6	0,69–0,71

3.4 Kontraindiaktionen und Komplikationen bei der Pudendusanästhesie

Abgesehen von den bereits erwähnten eingeschränkten Indikationen zum Pudendusblock als alleinigem Analgesieverfahren bei Forzeps-, Beckenendlagen- und Geminientbindungen gibt es keine „klassischen" Kontraindikationen für dieses Analgesieverfahren. Eine gewisse Zurückhaltung ist geboten bei Gerinnungsstörungen der Mutter oder PTT-wirksamer Heparinisierung.

Als allgemeine anästhesiologische Kontraindikation gilt eine Allergie gegenüber Lokalanästhetika. Läßt sich hierbei eruieren, ob es sich um eine Überempfindlichkeitsreaktion gegenüber einer Präparategruppe wie Lokalanästhetika vom Estertyp (Procain, Tetracain) oder Amidtyp (Lidocain, Prilocain, Etidocain, Mepivacain, Bupivacain) handelt, so können Präparate der jeweils anderen chemischen Grundstruktur in aller Regel Anwendung finden, da Kreuzallergien selten vorkommen. Fetale und mütterliche Komplikationen infolge toxischer Blutspiegel sind bei richtiger Technik und Beachtung der zulässigen Maximaldosen der jeweiligen Lokalanästhetika nicht zu erwarten. Hinweise für ungünstige Auswirkungen auf perinatale Mortalität und Morbidität, „fetal outcome" und Säure-Basen-Parameter fehlen [23].

Von ca. einem Drittel der Kreißenden wird bei gut sitzendem Pudendusblock der Verlust des Preßreflexes als störend empfunden [1]. Selten kann daraus eine Verlängerung der Geburtsdauer, ein vermehrter Einsatz von Wehenmittel und eine Steigerung vaginal-operativer Entbindungen resultieren. Es gibt Hinweise dafür, daß diese ungünstigen Auswirkungen von dem verwandten Lokalanästhetikum abhängig sind [27]. An mütterlichen Komplikationen tritt in ca. 5% eine teilweise oder komplette Ausschaltung des N. ischiadicus mit sensorischen und motorischen Ausfällen im Bereich der unteren Extremität ein [3]. Diese Ausfälle bilden sich ausnahmslos schnell zurück.

Lokale Infektionen, meist als Abszeßbildungen in der Fossa ischiorectalis, werden bei ca. 0,08% aller Anwendungen beschrieben und beruhen überwiegend auf einer versehentlichen Rektumpunktion [3, 35] bzw. auf vorangegangenen entzündlichen Veränderungen im Infiltrationsgebiet [40].

Scheidenhämatome können durch Punktionsverletzungen der A. oder V. pudenda nach Pudendusblock auftreten, entstehen jedoch auch geburtstraumatisch und bilden sich im allgemeinen schnell zurück.

4 Parazervikalblockade

Das vor 70 Jahren erstmals beschriebene Verfahren [15] führt durch Injektion des Lokalanästhetikums über das seitliche Scheidengewölbe links und rechts in das parazervikale Gewebe zu einer Schmerzausschaltung in der Eröffnungsperiode. Bis auf Ausnahmen [31] wird übereinstimmend über eine gute analgetische Wirkung und hohe Zuverlässigkeit der Methode berichtet [10, 20]. Dennoch wird dieses Analgesieverfahren in Deutschland kaum noch praktiziert. Der Grund für diesen starken Rückgang in der Anwendung ist in erster Linie in Berichten zu sehen, in denen schwere fetale Zwischenfälle wie fetale Bradykardien [7, 21], eine Azidosesteigerung [22] und sogar vereinzelt kindliche Todesfälle unter der Geburt oder in der Neonatalperiode mitgeteilt wurden [4, 13, 21, 24].

4.1 Topographie und Technik der Parazervikalblockade

Schmerzen durch uterine Kontraktionen und eine zunehmende Dilatation der Zervix während der Eröffnungsperiode werden von dem parazervikalen Nervenplexus (Plexus hypogastricus inf. et sup.) an den lumbalen und unteren thorakalen Grenzstrang des Sympathikus fortgeleitet. Über die Rr. communicantes und die dorsalen Wurzeln von Th11 und Th12 treten sie in das Rückenmark ein.

Bei regelmäßiger und schmerzhafter Wehentätigkeit und einer Muttermundsweite von 3 bis 5 cm bei Mehrgebärenden bzw. 4 bis 6 cm bei Erstgebärenden wird nach Rückenlagerung oder Steinschnittlagerung der Kreißenden die Parazervikalblockade durchgeführt. Zeige- und Mittelfinger einer Hand dirigieren die meist in einer Schutzhülse (Abb. 11-3, siehe auch Abb. 11-1) steckende und arretierbare Nadel bis zum lateralen Fornix vaginae. Bei 4 Uhr und 8 Uhr oder

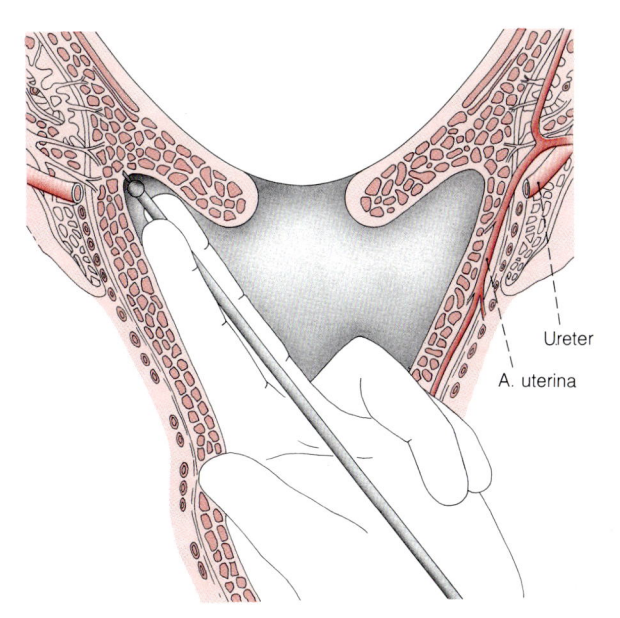

Abb. 11-3 Technik der Parazervikalblockade.

Tabelle 11-2 Häufigkeit mütterlicher Komplikationen bei Parazervikalblockade [1, 30]

– leichte toxische Reaktionen	0,17%
– schwere toxische Reaktionen	0,03%
– Verletzungen der Scheide	0,1%
– Blutungen im Bereich der Injektion	1%
– parametranes Hämatom	0,03%

auch an vier Stellen (4, 5, 7 und 8 Uhr) [1] wird die Kanüle nach kranial-lateral-dorsal gerichtet und ca. 2 bis 3 mm durch die Mukosa in die Tiefe vorgeschoben. Nach Aspiration und Ausschluß einer intravasalen Injektion werden ca. 5 ml eines Lokalanästhetikums injiziert bzw. 10 ml in vier kleineren Fraktionen verteilt. Die sehr geringe Injektionstiefe wird weniger wegen einer möglichen Verletzungsgefahr der in der Nähe liegenden Uteringefäße und des Ureters gewählt, als vielmehr wegen der günstigeren Verteilung und langsameren Resorption des Lokalanästhetikums zur Vermeidung kindlicher Komplikationen. Vor Blokkade der anderen Seite sollten mindestens fünf bis zehn Minuten vergangen und im CTG keine Bradykardien als Folge der Lokalanästhetikuminjektion aufgetreten sein [38]. Dennoch lassen sich auch bei dieser Vorgehensweise fetale Bradykardien nicht mit Sicherheit vermeiden [12].

Weder parazervikal applizierbare Katheter mit kontinuierlicher Zufuhr des Lokalanästhetikums noch Jet-Injektionen mittels Spritzpistolen haben die Eignung dieser Methode für die Geburtshilfe erhöhen können [17].

4.2 Indikationen für die Parazervikalblockade

Die Indikation zur Parazervikalblockade in der Geburtshilfe muß heute in Anbetracht der Gefährdung des Feten durch diese Anästhesiemethode und effektiver alternativer Verfahren wie der Periduralanästhesie sehr kritisch gestellt werden. Besteht keine Möglichkeit zur Durchführung einer rückenmarksnahen Leitungsanästhesie oder ist ein derartiges Verfahren kontraindiziert, erscheint nach vorherigem Ausschluß maternaler und fetaler Risiken die Durchführung einer Parazervikalblockade vertretbar (siehe auch Tab. 11-4). Da auch bei niedriger Dosierung des Lokalanästhetikums und korrekter Applikationstechnik sowie größtmöglichem Ausschluß mütterlicher und kindlicher Risikofaktoren ein gewisses Restrisiko bestehen bleibt, sollte dieses Anästhesieverfahren nur noch von erfahrenen und mit der Technik bestens vertrauten Geburtshelfern nach Abwägung von Risiken und Vorteilen durchgeführt werden.

Schwere mütterliche Komplikationen sind nach Parazervikalblockade selten. Es handelt sich überwiegend um systemisch-toxische Reaktionen infolge unvermeidbarer intravasaler Injektionen trotz negativer Blutaspiration. Neben Benommenheit, Tinnitus, Übelkeitsgefühl und Schüttelfrost kann es in schweren Fällen zu Konvulsionen, Atemstillstand und in extrem seltenen Fällen auch zu mütterlichen Todesfällen kommen [6]. Verletzungen der Scheide, Blutungen aus der Injektionsstelle, parametrane Hämatome sowie transitorische neurologische Ausfälle sind sehr selten und lassen sich bei erfahrenen Anwendern weitgehend vermeiden. Die Häufigkeiten mütterlicher Komplikationen sind in Tabelle 11-2 zusammengefaßt. Die mütterliche Komplikationsrate ist gering und vergleichbar mit der bei Pudendusanästhesie.

4.3 Fetale und neonatale Komplikationen der Parazervikalblockade

Die häufigste Komplikation nach Parazervikalblockade ist eine *fetale Bradykardie*. Angaben über die Inzidenz schwanken zwischen 0,5 und 70 % [29, 39]. Diese große Streubreite läßt sich aus den folgenden Faktoren erklären:

- kontinuierliches CTG-Monitoring oder intermittierende Auskultation
- Definition der Bradykardie
- Art, Konzentration und Volumen des Lokalanästhetikums
- Technik und Erfahrung des Anwenders
- Ausschlußkriterien von präexistenten fetalen und maternalen Risiken

Die fetalen Bradykardien treten im Mittel sechs Minuten (1–15 min) nach der Injektion auf. Naturgemäß kann im Einzelfall keine Voraussage über die Dauer dieser meist reversiblen Herztonalterationen getroffen werden. Die Zeitspanne kann zwischen 1,5 und 32 Minuten betragen [29] und in gravierenden Fällen auch über eine zunehmende fetale Azidose zum intrauterinen Fruchttod führen.

Zwischen der Dosis des applizierten Lokalanästhetikums, der Höhe der fetalen Blutkonzentration und der Inzidenz fetaler Bradykardien besteht eine enge Korrelation. Dennoch wurden nach Parazervikalblockaden mit niedriger Gesamtdosis von Lokalanästhetika bei Kindern mit Bradykardien höhere Blutspiegel als bei der Mutter gefunden [2]. Es erscheint unwahrscheinlich, daß es sich hierbei stets um eine mangelhafte Technik mit Fehlinjektion in den Fetus, in eine tiefsitzende Plazenta, in das untere Uterinsegment, in eine uterine Arterie oder in eine uterine Vene mit retrogradem Fluß handelte [9, 11].

Neben individuellen mütterlichen Faktoren, welche die Aufnahme in die fetale Blutbahn mitbestimmen (wie Blutdruck, Herzminutenvolumen, Körpergewicht und Plazentafunktion), ist eine erhöhte fetale Empfindlichkeit bei somatischer Unreife erwiesen [37].

Eine rein mechanische Kompression uteriner Blutgefäße durch das injizierte Volumen des Lokalanästhetikums mit nachfolgender Minderdurchblutung der Plazenta und sekundärer Herztonalteration [34] wurde durch vergleichbare Untersuchungen mit physiologischer Kochsalzlösung widerlegt. In-vitro- und In-vivo-Studien zeigten jedoch, daß Lokalanästhetika wie Lidocain und Bupivacain einen vasokonstriktiven Effekt haben [14, 16] und zu einer uterinen Tonussteigerung mit Verminderung des O_2-Verbrauchs durch den schwangeren Uterus führen können [18, 28]. Als Folge einer derartigen Verminderung des uterinen Blutflusses und O_2-Angebots bei Steigerung des uterinen Tonus bildet sich eine hypoxiebedingte fetale Azidose aus. Diese Verschiebung des pH-Werts begünstigt die Entstehung der protonischen Form des Lokalanästhetikums und erleichtert den Übertritt der freien Base auf den asphyktischen Fetus [32, 33]. Hohe Lokalanästhetikakonzentrationen im Feten und Azidose können dann für unvorhersehbare Zeit über negative Inotropie, Chronotropie und Bathmotropie den Circulus vitiosus unterhalten. Eine Erklärung der gerade bei azidotischen Feten gefundenen hohen Lokalanästhetikaspiegel ist somit allein aufgrund der physikochemischen und pharmakokinetischen Eigenschaften der Lokalanästhetika gegeben. Fetale Präazidose vor Durchführung der Anästhesie, vasokonstriktive Effekte, uterine Tonussteigerung und nicht ausschließlich fehlerhafte Injektionstechniken können somit lokalanästhetikumbedingte, toxisch-hypoxische fetale Bradykardien bedingen (Tab. 11-3).

Zur *Vorgehensweise* beim Auftreten fetaler Bradykardien nach erfolgter Parazervikalblockade gibt es uneinheitliche Mitteilungen. Einige Untersucher warnen davor, in der akuten Bradykardiephase zu entbinden und raten, die Geburt frühestens nach 30 Minuten zu beenden. Diese Empfehlung resultiert aus der Überlegung, daß es während dieser Zeitspanne meist zu einer Normalisierung der kindlichen Herzfrequenz kommt und via Plazenta und Mutter eine Detoxifikation erfolgen kann [2, 19]. Andere Autoren weisen jedoch darauf hin, daß auch Kinder, die in der bradykarden Phase kurz nach erfolgter Parazervikalblockade geboren wurden, keine Zeichen einer neonatalen Depression aufweisen [7]. Der Nutzen einer Tokolyse mit dem Ziel einer intrauterinen Reanimation und uterinen Relaxation wird ebenfalls kontrovers bewertet. Berichte über Erfolge nach Gabe von Betamimetika stehen Mitteilungen gegenüber, in denen sich mit einer Therapie keine Verbesserung der fetalen Herzfre-

Tabelle 11-3 Mögliche Ursachen fetaler Bradykardien nach Parazervikalblockade

- Fehlinjektionen des Lokalanästhetikums in den Fetus, die Plazenta, den Uterus oder uterine Gefäße
- rasche Diffusion des Lokalanästhetikums in die *A. uterina* durch individuelle mütterliche Faktoren
- erhöhte fetale Empfindlichkeit gegenüber Lokalanästhetika bei unreifen, dystrophen oder übertragenen Kindern
- mechanische Kompression uteriner Gefäße durch das injizierte Volumen
- Reflexbradykardie infolge des erhöhten Gewebsdrucks nach Injektion des Lokalanästhetikums
- erhöhter Ionentransfer des Lokalanästhetikums bei Präazidose des Fetus mit nachfolgender negativer Chronotropie, Inotropie und Bathmotropie
- lokal vasokonstringierende Effekte
- uterine Tonussteigerung

quenzalterationen erzielen ließ [24]. Eine Notfallsectio nach frustranem Reanimationsversuch bietet andererseits auch keine Gewähr für eine erfolgreiche Therapie [13]. Allgemeine Maßnahmen wie Linksseitenlagerung der Schwangeren und O$_2$-Zufuhr werden von allen Untersuchern befürwortet, wenngleich diese Behandlung offenbar nur bei leichten fetalen Bradykardien ausreicht.

4.4 Kontraindikationen für die Parazervikalblockade

Aus den angeführten Komplikationen ist zu ersehen, daß die Parazervikalanästhesie zwar für die Mutter in der Eröffnungsperiode ein relativ zuverlässiges Analgesieverfahren darstellt, jedoch mit erheblichen Komplikationen für den Fetus verbunden ist. Die Anwendung dieses Anästhesieverfahrens sollte sich daher auf diejenigen Fälle beschränken, in denen alternative adäquate Analgesieverfahren nicht durchgeführt werden können. Die absoluten Kontraindikationen für eine Parazervikalblockade sind in Tabelle 11-4 zusammengefaßt.

Tabelle 11-4   Kontraindikationen für die Parazervikalblockade [5]

- Frühgeburtlichkeit, Übertragung oder Retardierung
- fetale Präazidose oder Anzeichen für „fetal distress"
- mütterliche Risikofaktoren wie Plazentainsuffizienz, Gestose oder Diabetes mellitus
- Geburtsbeendigung in voraussichtlich weniger als einer Stunde
- Unerfahrenheit des die Anästhesie Durchführenden

Literatur

1. Abouleish, E.: Paracervical block. In: Abouleish, E. (ed.): Pain Control in Obstetrics. Harper & Row, Hagerstown–New York–San Francisco 1977.
2. Asling, J. H., S. M. Shnider, A. J. Morgolis, G. L. Wilkinson, E. L. Way: Paracervical block anesthesia in obstetrics. II. Etiology of fetal bradycardia following paracervical block anesthesia. Amer. J. Obstet. Gynec. 107 (1970) 626.
3. Beck, L., H. Albrecht: Analgesie und Anästhesie in der Geburtshilfe. Thieme, Stuttgart 1982.
4. Beck, L., K. Martin: Hazards associated with paracervical block in obstetrics. Germ. med. Monthly 15 (1969) 81.
5. Beck, L., K. Martin: Über das Risiko beim parazervikalen Block in der Geburtshilfe. Geburtsh. u. Frauenheilk. 29 (1969) 961.
6. Berger, G. S., C. W. Tyler, E. K. Harrod: Maternal deaths associated with paracervical block anesthesia. Amer. J. Obstet. Gynec. 118 (1974) 1142.
7. Cibils, L. A., J. J. Santonja-Lucas: Clinical significance of fetal heart rate patterns during labor. III. Effect of paracervical block anesthesia. Amer. J. Obstet. Gynec. 130 (1978) 73.
8. Crawford, J. S., S. Rudofsky: The placental transmission of pethidine. Brit. J. Anaesth. 37 (1965) 929.
9. Dodson, W. E., R. E. Hillmann, L. S. Hillmann: Brain tissue levels in a fatal case of neonatal mepivacaine (Carbocaine) poisoning. J. Pediat. 86 (1975) 624.
10. Dolff, C., R. Franke, U. Freiberger, H. Tillmanns: Technische Verbesserung der Parazervicalblockade und kritische Stellungnahme auf Grund unserer Erfahrungen. Geburtsh. u. Frauenheilk. 30 (1970) 427.
11. Dorsten, J. P. van, F. C. Miller: Fetal heart rate changes after accidental intrauterine lidocaine. Obstet. and Gynec. 57 (1981) 257.
12. Dorsten, J. P. van, F. C. Miller, S.-Y. Yeh: Spacing the injection interval with paracervical block: a randomized study. Obstet. and Gynec. 58 (1981) 696.
13. Eisenberg, W.: Kindliche Todesfälle im Zusammenhang mit Parazervikal-Anästhesie. Geburtsh. u. Perinat. 179 (1975) 396.
14. Fishburne, J. I., F. C. Greiss, R. Hopkinson, A. L. Rhyne: Responses of the gravid uterine vasculature to arterial levels of local anesthetic agents. Amer. J. Obstet. Gynec. 133 (1979) 753.
15. Gellert, P.: Aufhebung der Wehenschmerzen und Wehenüberdruck. Mschr. Geburtsh. Gynäk. 73 (1926) 143.
16. Gibbs, C. P., S. C. Noel: Human uterine artery response to lidocaine. Amer. J. Obstet. Gynec. 126 (1976) 313.
17. Glosemeyer, H., W. Mendling, H. Stockhausen: Die transvaginale Pudendus-Anästhesie mit dem Jet-Injektor. Geburtsh. u. Frauenheilk. 39 (1979) 954.
18. Greiss, F. C., J. G. Still, S. G. Anderson: Effects of local anesthetic agents on the uterine vasculatures and myometrium. Amer. J. Obstet. Gynec. 124 (1976) 889.
19. Hamilton, L. A., W. Gottschalk: Paracervical block: advantages and disadvantages. Clin. Obstet. Gynec. 17 (1974) 199.
20. Jensen, F., J. Quist, V. Brocks, N. J. Secher, L. G. Westergaard: Submucous paracervical blockade compared with intramuscular meperidine as analgesia during labor: a double-blind study. Obstet. and Gynec. 64 (1984) 724.
21. Jung, H., P. Kopecky, F. K. Klöck: Die fetale Gefährdung durch die „Parazervikalblockaden". Geburtsh. u. Frauenheilk. 29 (1969) 519.
22. Jung, J., P. Kopecky, F. K. Klöck; Erfahrungen bei der Paracervical-Blockade mittels Säure-Basen-Untersuchungen, Tokographie und kontinuierlicher Herzaktivitätsüberwachung. Arch. Gynäk. 207 (1969) 217.
23. Klöck, F. K., G. Lamberty, C. Sticherling: Zur Frage einer eventuellen Gefährdung des Kindes durch die Pudendusanästhesie. In: Jung, H. (Hrsg.): Methoden der pharmakologischen Geburtserleichterung und Uterusrelaxation. Internationales Symposium Bad Aachen, Juni 1970. Thieme, Stuttgart–New York 1972.
24. Knitza, R., E. Knitza, M. Bitsch: Kindlicher Todesfall infolge Parazervikalblockade. Gynäk. Prax. 6 (1982) 37.
25. Knitza, R., U. Sans-Scherer, J. Wisser, H. Hepp: Analgesieverfahren bei der Risikogeburt: Ergebnisse einer bundesweiten Befragung. Arch. Gynec. 238 (1985) 355.
26. Kuhnert, B. R., P. L. Linn, M. J. Kennard, P. M. Kuhnert: Effects of low doses of meperidine on neonatal behavior. Anesth. Analg. 64 (1985) 335.
27. Langhoff-Roos, J., G. Lindmark: Analgesia and maternal side effects of pudendal block at delivery. Acta obstet. gynaec. scand. 64 (1985) 269.
28. Lanz, E., D. Caton, H. Schlereth, D. H. Barron: Die Wirkung von Lokalanästhetika auf Durchblutung und O$_2$-Verbrauch des Uterus von schwangeren Schafen. Anaesthesist 26 (1977) 403.

29. LeFevre, M. L.: Fetal heart rate pattern and postparacervical fetal bradycardia. Obstet. and Gynec. 64 (1984) 343.
30. Meinrenken, H., K. Rüther, H. Stockhausen: Transvaginale Leitungsanästhesien in ihrer praktischen Anwendung. Gynäkologe 9 (1976) 193.
31. Meis, P. J., F. L. S. Reisner, T. F. Payne, C. J. Hobel: Bupivacaine paracervical block: Effects on the fetus and neonate. Obstet. and Gynec. 52 (1978) 545.
32. Peterson, H.: Uptake and effects of local anesthetics in mother and fetus. Int. Anesth. Clin. 16 (4) (1978) 73.
33. Pickering, B., D. Biehl, R. Meatherall: The effect of foetal acidosis on bupivacaine levels in utero. Canad. Anesth. Soc. J. 28 (1981) 544.
34. Pitkin, R. M., W. B. Goddard: Paracervical and uterosacral block in obstetrics: a controlled, double-blind study. Obstet. and Gynec. 21 (1963) 737.
35. Qvigstad, E., F. Jerve: Severe infection following pudendal anesthesia. Int. J. Gynec. Obstet. 18 (1980) 385.
36. Refstad, S. O., E. Lindbaek: Ventilatory depression of the newborn of women receiving pethidine or pentazocin. Brit. J. Anaesth. 52 (1980) 265.
37. Shnider, S. M., J. Gildea: Paracervical block anesthesia in obstetrics. III. Choice of drugs: fetal bradycardia following administration of lidocaine, mepivacaine and prilocaine. Amer. J. Obstet. Gynec. 116 (1973) 320.
38. Shnider, S. M., G. Levinson (eds.): Anesthesia for Obstetrics, 3. Aufl. Williams & Wilkins, Baltimore 1993.
39. Stockhausen, H.: Ist die Parazervikalblockade noch vertretbar? Gynäk. Praxis 8 (1984) 38.
40. Wittig, R.: Parametraner Abszeß und Sepsis nach Pudendusblockade. Zbl. Gynäk. 103 (1981) 583.

12 Allgemeinanästhesie, Spinalanästhesie und Periduralanästhesie sub partu

G. Hempelmann, F. Salomon

Inhalt

1	Geschichte der geburtshilflichen Analgesie/Anästhesie 226	3.1	Einflüsse auf den uteroplazentaren Kreislauf 237
2	Technik der geburtshilflichen Analgesie/Anästhesie 226	3.2	Einflüsse auf die Uterusaktivität 239
		3.3	Einflüsse auf das Kind 239
2.1	Systemische Medikation für Wehen und Entbindung 227	4	Anästhesiologische Komplikationen in der Geburtshilfe 240
2.1.1	Analgetika 228	4.1	Pulmonale Aspiration 240
2.1.2	Anxiolytika 228	4.2	Hypotension 241
2.1.3	Neuroleptika 228	4.3	Neurologische Komplikationen bei Regionalanästhesien 241
2.1.4	Sedativa 228		
2.1.5	Ketamin 229	5	Analgesie/Anästhesie bei geburtshilflichen Komplikationen 242
2.1.6	Inhalationsanästhetika 229		
2.2	Allgemeinanästhesie bei Sectio caesarea 230	5.1	Frühgeburten 242
		5.2	Fehllagen, Mehrlingsschwangerschaft . 242
2.3	Regionalanästhesien zur Schmerzdämpfung bei Wehen und Entbindung (zentrale Blockaden) 231	5.3	EPH-Gestose/Eklampsie 242
		5.4	Drohende Uterusruptur 243
		5.5	Blutungen unter der Geburt 243
2.3.1	Spinalanästhesie 232	5.6	Probleme bei schwangerschaftsunabhängigen Erkrankungen 243
2.3.2	Periduralanästhesie 234		
2.4	Regionalanästhesie bei Sectio caesarea (zentrale Blockaden) 235	5.6.1	Herzerkrankungen 243
		5.6.2	Asthma bronchiale 244
2.4.1	Spinalanästhesie 236	5.6.3	Nierenerkrankungen 244
2.4.2	Periduralanästhesie 236		
3	Einflüsse von Analgesie/Anästhesie auf die geburtshilfliche Physiologie . . . 237	6	Geburtshilfliche Analgesie/Anästhesie und juristische Haftung 244

1 Geschichte der geburtshilflichen Analgesie/Anästhesie*

Versuche zur Schmerzlinderung sind aus vielen Kulturkreisen und historischen Epochen bekannt. Zur Entwicklung der Anästhesie, wie sie sich heute darstellt, kam es jedoch erst in der Mitte des 19. Jahrhunderts. Viele schon früher bekannte Substanzen fanden erst zu dieser Zeit ihre gezielte Anwendung. Im Bewußtsein der Generationen vorher war kein breiter Raum für die Notwendigkeit, Schmerzen zu vermeiden. Solche Bestrebungen wurden im Gegenteil sogar als Teufelswerk verurteilt. Gerade für den Geburtsschmerz war diese Einstellung weit verbreitet.

1591 wurde die Edle MacAlyane von Edinburgh lebend verbrannt, weil sie die Schmerzen bei der Geburt ihrer zwei Söhne zu lindern versuchte. Die Geburtsschmerzen wurden unter Berufung auf den Satz „und unter Schmerzen sollst du deine Kinder gebären!" (1. Buch Mose 3,16) als gottgewollte Strafe bei der Vertreibung aus dem Paradies verstanden und der Versuch, sie zu beseitigen, dementsprechend als Aufbegehren gegen den göttlichen Willen.

Andererseits gab es zur gleichen Zeit schon veröffentlichte Methoden zur Erleichterung der Geburt. So beschreibt der Apotheker und Arzt Eucharius Rößlin in seinem 1513 herausgegebenen und in mehrere Sprachen übersetzten Buch verschiedene Mixturen zum Einlegen in die Scheide, zum Erhitzen über einer Glut, so daß der Rauch in den Geburtskanal steigt, oder zum Einnehmen (Abb. 12-1).

Im 19. Jahrhundert kamen *Inhalationsanästhetika* in Gebrauch, Lachgas, Äther und Chloroform. Die zunächst auf Jahrmärkten zur Volksbelustigung eingesetzten Substanzen hielten Einzug in die Geburtshilfe. Wegbereitend für die weitere Verbreitung trotz aller Kritik war die von James Young Simpson am 7. April 1853 erfolgreich durchgeführte Chloroformanästhesie an Königin Victoria von England bei der Geburt ihres 8. Kindes.

Nach Propagierung des Kokains als Lokalanästhetikum und für die Spinalanästhesie fanden die *lokalen und regionalen Betäubungsverfahren* zunehmende Bedeutung in der Geburtshilfe. Nach der ersten Spinalanästhesie zu einer operativen vaginalen Entbindung 1901 konzentrierte sich in der folgenden Zeit die Aufmerksamkeit auf peridurale Verfahren, zunächst in Form der sakralen oder kaudalen Anästhesie. Durch Einlegen einer flexiblen Nadel oder eines Ureterenkatheters in den Sakralkanal eröffneten Hingson und Edwards 1942 und Touhy 1944 die Möglichkeiten für eine Nachinjektion. Mit dieser kontinuierlichen Regionalanästhesie war ein wichtiger Schritt zu heute praktizierten geburtshilflichen Anästhesieverfahren getan.

Gerade die kontinuierliche Periduralanästhesie, heute in der Regel als lumbale Form im Gebrauch, gilt als steuerbare und nebenwirkungsarme Methode zur Verminderung oder Ausschaltung des Geburtsschmerzes und ist auch für die Kaiserschnittentbindung gut geeignet. Ist organisatorisch 24 Stunden eine kompetente anästhesiologische Betreuung für den geburtshilflichen Bereich gewährleistet, so kommt es zu rund 50% Entbindungen unter Periduralanästhesie. Auch bei Kaiserschnittentbindungen kann der Anteil der Leitungsanästhesien in dieser Größenordnung liegen.

Neben der Entwicklung von Techniken zur Schmerzminderung bei der Geburt wurden auch die *Einflüsse der verschiedenen Verfahren und Pharmaka auf Mutter und Kind* studiert. Im geburtshilflich-neonatologischen Bereich besonders bekannt ist die Anästhesistin Virginia Apgar, die in den 50er Jahren dieses Jahrhunderts einen einfachen Index zur Beurteilung des Neugeborenen erarbeitete (siehe auch Kap. 18, Tab. 18-1). Mit dessen Hilfe wurden unter anderem vergleichende Beobachtungen von Auswirkungen verschiedener Anästhesiemaßnahmen möglich.

Die Kenntnisse über die *Plazentagängigkeit* der zur Allgemein- wie zur Regionalanästhesie eingesetzten Pharmaka und damit deren unmittelbare Wirkung auf den kindlichen Organismus nahmen ebenso zu wie das Wissen über die Auswirkungen der Narkotika auf die Mutter und ihren Kreislauf und damit die indirekten Einflüsse auf das Kind. Angesichts der Weiterentwicklung der anästhesiologischen Möglichkeiten sind jedoch gerade an diesem Punkt stetige selbstkritische Beobachtungen und Untersuchungen zur weiteren Verbesserung und Risikominderung in der geburtshilflichen Anästhesie notwendig.

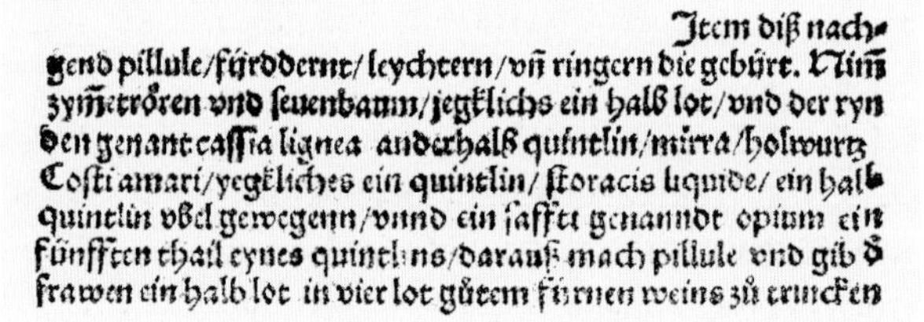
Item diß nachgend pillule/fürdernt/leychtern/vñ ringern die gebürt. Nim zymetrören vnd sevenbaum/jegklichs ein halb lot/vnd der ryn den genant cassia lignea anderhalb quintlin/mirra/holwurtz Costi amari/yegklichs ein quintlin/storacis liquide/ein halb quintlin vbel gewegenn/vnnd ein safft genanndt opium ein fünfften thail eynes quintlins/darauß mach pillule vnd gib d frawen ein halb lot in vier lot gütem firnen weins zü trincken

Abb. 12-1 Rezept zur Geburtserleichterung von E. Rößlin, 1513 [10].

2 Technik der geburtshilflichen Analgesie/Anästhesie*

Schmerzen werden ganz unterschiedlich erlebt. Die individuelle Schmerzschwelle unter der Geburt wird durch viele soziale und psychische Umstände beeinflußt, z. B. Einstellung zum Kind und Verhältnis zum Partner. Durch die Gestaltung der äußeren Atmosphäre einer geburtshilflichen Abteilung und durch die Art des persönlichen Umgangs mit der Schwangeren und dem werdenden Vater während der gesamten Schwangerschaft können viele Chancen genutzt oder verspielt werden, um die Geburt zu erleichtern.

* Übersicht bei [11].

Allgemeinanästhesie, Spinalanästhesie und Periduralanästhesie sub partu 12

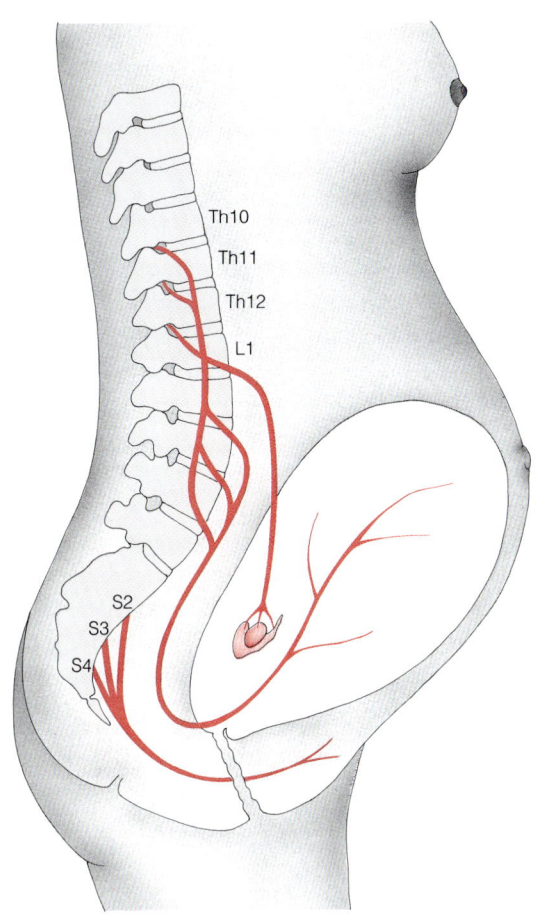

Abb. 12-2 Innervation für den Geburtsschmerz.

Selbst bei optimalen Bedingungen kann der Schmerz dennoch erhebliche Ausmaße mit negativem Einfluß auf Mutter und Kind annehmen. Hier ist eine gezielt ausgewählte Analgesie zum Nutzen aller angezeigt. Die Kenntnis der schmerzauslösenden Mechanismen sowie der Schmerzleitung und -verarbeitung ist eine wichtige Voraussetzung für die Schmerzbehandlung [2].

Im Geburtsverlauf entstehen die Schmerzen an verschiedenen Stellen (Abb. 12-2). Während der Eröffnungsphase verursachen die Kontraktionen des Corpus uteri sowie die Dehnung des unteren Uterinsegments und der Cervix uteri Schmerzen, die über viszerale Afferenzen und sympathische Nervenbahnen das Rückenmark bei Th10 bis L1 erreichen. In der Austreibungsphase bleiben die Uteruskontraktionen weiterhin schmerzauslösend, zusätzlich kommen durch Aufdehnung der Scheide und des Beckengewebes sowie durch Druck auf den Plexus lumbosacralis Schmerzen hinzu, die über S2 bis S4 das Rückenmark erreichen. Schmerzen infolge einer Blasenüberdehnung werden über S2 bis S4 geleitet, Schmerzen als Zeichen einer vorzeitigen Plazentalösung sowie einer Uterusruptur über Th10 bis L1. Wichtig in diesem Zusammenhang, weil über dieselben Segmente S2 bis S4 vermittelt, ist der *Ferguson-Reflex,* der durch die Dehnung des Beckenbodens ausgelöst wird und über die Anspannung der Bauchmuskulatur und des Zwerchfells sowie den Verschluß der Stimmritze ein Mitpressen beim Austritt des Kindes bewirkt.

Die Schmerzausschaltung kann systemisch oder – heute meist bevorzugt – durch regionale Nervenblockaden erfolgen.

2.1 Systemische Medikation für Wehen und Entbindung

Jede systemische Medikation hat die Wirkung auf den Fetus zu bedenken, denn die Plazenta stellt keine bedeutsame Schranke dar [4]. Die Pharmaka sind meist nur im Tierversuch getestet, dessen Aussagekraft für den Menschen beschränkt ist. Das wesentliche Problem für das Kind besteht in der Atemdepression, welche die meisten in Frage kommenden Substanzen bewirken. Durch verzögerte Metabolisierung und geringere renale Ausscheidung beim Neugeborenen kann sich dieses Problem verstärken. Daher ist eine vorsichtige Zurückhaltung bei der systemischen Gabe von Analgetika, Anxiolytika, Sedativa oder Anästhetika zu empfehlen (Tab. 12-1).

Tabelle 12-1 Faktoren, welche die Aufnahme von Pharmaka aus dem mütterlichen Blut in den fetalen Kreislauf begünstigen

- kleines Molekulargewicht der Substanz (< 450 d)
- gute Lipidlöslichkeit
- geringer Ionisationsgrad
- großes Konzentrationsgefälle zwischen Mutter und Kind
- hohe Plazentadurchblutung
- niedrige Eiweißbindung im mütterlichen Blut
- geringe Dicke der Plazentamembran
- große Diffusionsoberfläche der Plazenta
- geringer plazentarer Abbau der Substanz

Mathematische Beziehung:

$$\frac{Q}{t} = K \frac{A(C_m - C_f)}{D}$$

$\frac{Q}{t}$: Diffusionsgröße

K   Diffusionskonstante
A   Diffusionsoberfläche
Cm Konzentration im mütterlichen Blut
Cf Konzentration im fetalen Blut
D   Membrandicke

2.1.1 Analgetika

In Frage kommen zentral wirksame Analgetika, von denen das Pethidin aus historischen Gründen in der Geburtshilfe die weiteste Verbreitung gefunden hat. Neben Pethidin kommen von den Opioiden noch Pentazocin, Tramadol, Piritramid und Buprenorphin in Betracht.

Opioide wirken über spezifische Rezeptoren im Zentralnervensystem. Alle Rezeptortypen finden sich auch in der Substantia gelatinosa des Rückenmarks, eine wichtige anatomische Voraussetzung für die lokale rückenmarksnahe Opiatanalgesie.

Opioide, i.m. oder i.v. verabreicht, bewirken eine Analgesie, eine Schläfrigkeit und eine Aufhellung der Stimmungslage. Atemwegswiderstands-Erhöhungen über eine Tonussteigerung der Bronchialmuskulatur können bei vorbelasteten Personen zu einem Asthmaanfall führen. Zentral bedingte Atemdepressionen stellen die Hauptgefahr, auch für das Kind, dar. Opioide haben geringe Wirkungen auf das Herz-Kreislauf-System: Herzfrequenzabnahme über eine Vagusaktivierung und Sympathikusblockade, negative Inotropie. Der Tonus des Magen-Darm-Trakts wird leicht gesteigert, die Passage stark verzögert. Opioide werden in der Leber durch Desalkylierung und Glukuronidierung abgebaut. Die Wirkdauer bei Leberinsuffizienz ist daher verlängert. Dieser Faktor ist für die Nachwirkungen im Neugeborenen mit noch nicht voll ausgebildeter Leberfunktion zu beachten.

Pethidin und Pentazocin gehören zu den schwächeren Vertretern dieser Stoffklasse. Die therapeutische Breite ist bei beiden sehr gering. Die diaplazentare Passage erfolgt rasch und wird durch eine fetale Azidose begünstigt, durch die es zu Konzentrationserhöhungen von schwachen Basen im kindlichen Organismus kommen kann. Für die Beurteilung der Wirkung auf den Fetus ist der Zeitpunkt des maximalen Blutspiegels bei der Mutter wichtig, der nach i.v. Gabe sehr schnell, nach i.m. Gabe erst nach zwei bis drei Stunden erreicht wird.

2.1.2 Anxiolytika

Die Indikation zu einer medikamentösen Anxiolyse unter der Geburt ist sehr eng zu stellen. Die geeignete Stoffklasse ist die der Benzodiazepine, z.B. Diazepam oder Midazolam. Sie wirken anxiolytisch, sedierend, antikonvulsiv und muskelrelaxierend. Die Substanzen passieren rasch die Plazenta. Die Elimination durch Demethylierung und aliphatische Hydroxylierung in der Leber ist beim Neugeborenen verlangsamt, weshalb noch über viele Tage die Substanz und wirksame Metabolite im Kind nachweisbar sind. Als unerwünschte Wirkungen beim Kind sind Hypothermie, Müdigkeit, erniedrigter Muskeltonus, Atemdepression, Schwierigkeiten bei der Nahrungsaufnahme und ein Kernikterus durch das Konservierungsmittel Natriumbenzoat bekannt, welches Bilirubin aus seiner Albuminbindung verdrängt. Wenn Benzodiazepine überhaupt indiziert sind, sollten Substanzen mit kürzerer Halbwertszeit und ohne aktive Metabolite zur Anwendung kommen (z.B. Lormetazepam, Midazolam).

2.1.3 Neuroleptika

Die typisch neuroleptische Wirkung ist für den Geburtsablauf nicht angezeigt. Die antiemetische Wirkung, die bei einigen Vertretern dieser Klasse im Vordergrund steht (Metoclopramid, Domperidon), macht deren Einsatz bei Übelkeit möglich. Sie passieren rasch die Plazenta.

2.1.4 Sedativa

Als vorrangige Stoffklasse sind hier die *Barbiturate* zu nennen. Sie wirken sedierend, hypnotisch und antikonvulsiv. Der Übertritt in den fetalen Kreislauf erfolgt wegen der hohen Fettlöslichkeit rasch (wenige Sekunden). Der maximale Blutspiegel beim Kind ist innerhalb der ersten zwei Minuten erreicht. Abhängig von der Dosis kommt es zu einer Beeinträchtigung des Neugeborenen, die sich in einer verlängerten Atemdepression und einer Hypotonie ausdrückt. Barbiturate werden sowohl zur Sedierung der Kreißenden als auch besonders zur Einleitung einer Allgemeinanästhesie für operative geburtshilfliche Maßnahmen eingesetzt. Sie wirken bronchokonstringierend und können bei vorbelasteten Patientinnen einen akuten Asthmaanfall auslösen. Nach i.v. Gabe sind Husten, Schluckauf und Muskelzittern möglich. Eine Kardiodepression äußert sich durch Blutdruckabfall und Anstieg der Herzfrequenz bei gesteigertem myokardialem O_2-Verbrauch.

Der Abbau der Barbiturate findet in der Leber durch Oxidation, Desalkylierung und Ringspaltung statt. Die Eliminationshalbwertszeit ist bei der Mutter im Vergleich zu nichtschwangeren Frauen deutlich verlängert, ebenso beim Neugeborenen.

Beim *Etomidat* führt die Hemmung der 11-β-Hydroxylase in der Nebennierenrinde zu einer Blockierung der Steroidbiosynthese. Schon nach einmaliger

Gabe ist damit eine adäquate Streßantwort für sechs bis acht Stunden nicht mehr möglich.

Als neueres, barbituratfreies Hypnotikum ist *Propofol* im Handel. Die Substanz hat mit 98 % eine hohe Plasmaeiweißbindung. Sie liegt in einer Öl-in-Wasser-Emulsion vor. Propofol ist wegen der kurzen Halbwertszeit (α-Phase < 4 min, β-Phase < 50 min) gut steuerbar. Tierexperimentelle Erkenntnisse und einzelne klinische Erfahrungen sprechen dafür, daß Propofol auch für die Geburtshilfe geeignet sein könnte. Zur Zeit ist die Substanz aber für Schwangerschaft und Stillzeit noch nicht ausgiebig genug untersucht, so daß diese Gegebenheiten derzeit als Kontraindikationen für den Einsatz gelten.

2.1.5 Ketamin

Ketamin ist in verschiedenen Dosierungen für unterschiedliche Zwecke in der geburtshilflichen Anästhesie einsetzbar. In niedriger Dosierung (< 0,25 mg/kg KG) kann es beim Durchtritt des Kindes analgetisch und amnesiefördernd wirken. In höherer Dosierung (ca. 1 mg/kg KG) ist es zur Einleitung einer Allgemeinanästhesie für geburtshilfliche Operationen zu verwenden.

Der Plazentaübertritt erfolgt schnell. Dosierungen bis zu 1 mg/kg KG der Mutter sollen keine Beeinträchtigung des Kindes bewirken. Ketamin führt zu einer dissoziativen Anästhesie, bei der die typischen Narkosezeichen fehlen. Die Reflexe bleiben erhalten, Augenbewegungen sowie Speichel- und Bronchialsekretbildung fallen auf. Der Bronchialwiderstand sinkt, weshalb die Substanz bei Asthmatikern gut angewandt werden kann.

Die alleinige Gabe von Ketamin kann Orientierungsstörungen und Angstträume auslösen. Beim Einsatz als Einleitungssubstanz entfällt wegen der Kombination mit anderen Anästhetika diese unangenehme Eigenschaft. Ketamin wird seit 1965 als Razemat eingesetzt. Neuerdings steht das optische Isomer S-(+)-Ketamin isoliert zur Verfügung. Ob damit die unerwünschten Wirkungen geringer sind, bleibt abzuwarten.

2.1.6 Inhalationsanästhetika

Lachgas

Der Durchbruch für den Einsatz schmerzlindernder Maßnahmen bei der Geburt gelang durch die Erfolge mit Inhalationsanästhetika im vorigen Jahrhundert. Äther und Chloroform wurden auf ein Tuch gegossen und intermittierend bei den Wehen geatmet. Auch Lachgas half, die Wehenschmerzen abzuschwächen, indem die Frau zum Teil selbst bestimmte, wann sie während der Geburt dieses Gas für einige Atemzüge inhalieren wollte.

Subanästhetische Konzentrationen des auch heute noch so eingesetzten Lachgases bewirken für das Kind keine Probleme. Als Bestandteil einer Allgemeinanästhesie sind jedoch unter kontinuierlicher Zufuhr von Inhalationsanästhetika Einflüsse auf das Kind zu beachten; diese sind zeit- und konzentrationsabhängig. Lachgas (N_2O) diffundiert sehr schnell in den fetalen Kreislauf und die fetalen Gewebe. Mit zunehmender Expositionsdauer nimmt die Beeinträchtigung des Neugeborenen zu. Neben der narkotischen Wirkung auf das Kind ist beim Lachgas der Effekt der Diffusionshypoxie zu berücksichtigen. Dabei handelt es sich um eine Verminderung des alveolären und damit auch arteriellen O_2-Anteils durch das Lachgas. Die geringe Blutlöslichkeit des Gases führt rasch zu einer Diffusion aus dem Blut in jeden luftgefüllten Hohlraum im Körper. Entfalten sich beim gerade geborenen Kind die Lungen, diffundiert das im kindlichen Kreislauf vorhandene Lachgas sofort in die Alveolen. Der O_2-Anteil in der eingeatmeten Raumluft wird dadurch in kritische Bereiche verdünnt, wodurch es zur Hypoxie kommt. Dieser für jede Anästhesie mit Lachgas bedeutsame Effekt ist in der Geburtshilfe durch einige Maßnahmen in seiner Wirkung auf das Kind zu vermindern:

- Der Anteil von Lachgas sollte 50 % nicht übersteigen.
- Der O_2-Anteil sollte 50 % nicht unterschreiten, um das Ausgangs-pO_2 beim Kind zu erhöhen.
- Zwei bis drei Minuten vor Abnabelung sollte der Lachgasanteil ganz herausgenommen werden, um die Lachgaskonzentration durch Rückdiffusion in den mütterlichen Kreislauf beim Kind vor dem ersten Atemzug deutlich zu senken.
- Das Kind sollte nach Abnabelung in jedem Falle für drei bis fünf Minuten eine erhöhte inspiratorische O_2-Konzentration angeboten bekommen.

Andere Inhalationsnarkotika

Halothan ($C_2HClBrF_3$), Enfluran ($C_3H_2OClF_5$) und dessen Isomer Isofluran unterscheiden sich hinsichtlich ihrer geburtshilflichen Gesichtspunkte kaum voneinander. Alle sind sehr schnell nach Narkosebeginn im kindlichen Kreislauf nachweisbar. Sie wirken negativ inotrop, senken den arteriellen Druck, sensibilisieren

Tabelle 12-2 Konzentrationen von Inhalationsanästhetika in der Einatemluft, die bei Entbindungen nicht überschritten werden sollten

Halothan	0,5 Vol.%
Enfluran	1 Vol.%
Isofluran	0,75 Vol.%
Lachgas	50 Vol.%

den Herzmuskel gegen Katecholamine und führen so zu einer verstärkten Neigung zu Arrhythmien. Die Uteruskontraktion wird gehemmt, so daß die Gefahr atonischer Nachblutungen besonders bei höheren Konzentrationen der Anästhetika gegeben ist. An der quergestreiften Muskulatur kommt es zu einer leichten neuromuskulären Blockade, am geringsten beim Halothan. Eine dilatierende Wirkung auf die Atemwege macht die Substanzen für den Einsatz bei Patientinnen mit Asthma bronchiale geeignet. Die fetale Depression ist bei niedrigen inspiratorischen Konzentrationen der Inhalationsanästhetika geringer (Tab. 12-2).

Die neueren Inhalationsanästhetika Sevofluran ($C_4H_3OF_7$) und Desfluran ($C_3H_2OF_6$) können wegen begrenzter Erfahrungen in der Geburtshilfe zur Zeit für diesen Einsatzbereich noch nicht empfohlen werden.

2.2 Allgemeinanästhesie bei Sectio caesarea

Anästhesien bei Kaiserschnittentbindungen bringen auch den erfahrenen Anästhesisten in eine besondere Anspannung: Es geht um die Sicherheit von zwei in der Regel gesunden Menschen. Aufgrund der physiologischen Gegebenheiten am Ende der Schwangerschaft kann die zu narkotisierende Frau nie als nüchtern gelten. Oft genug stehen die operativen und anästhesiologischen Maßnahmen unter einem erheblichen Zeitdruck.

Regionalanästhesie und Vollnarkose sind gleichermaßen zur Kaiserschnittentbindung geeignet. Ist die Sectio nicht geplant oder wurde nicht bereits zur Analgesie ein Periduralkatheter gelegt, so reicht bei einer schnell erforderlichen Schnittentbindung die Zeit für ein regionales Betäubungsverfahren in der Regel nicht mehr aus. Die Spinalanästhesie ist eventuell auch bei drängender Zeit zu erwägen. Bei Kontraindikation für eine rückenmarksnahe Leitungsanästhesie und bei Wunsch der Frau bleibt die Allgemeinanästhesie die einzige angemessene Narkoseform [1, 2, 13].

Lokale Infiltrationen gehören der Vergangenheit an oder können noch in medizinisch unzureichend versorgten Gebieten zum Einsatz kommen.

Für die Allgemeinanästhesie sind einige Zielvorstellungen zu berücksichtigen:

- Die Narkose vor der Abnabelung des Kindes soll so kurz wie möglich gehalten werden.
- Die Dosierung der Anästhetika vor der Abnabelung sollte so gering wie möglich sein, um eine Beeinträchtigung des Kindes zu vermeiden, und so hoch wie nötig, um der Mutter eine ausreichende Narkose zu gewährleisten.
- Die Gefahr der Aspiration muß auf ein Minimum gesenkt werden.
- Eine Verschlechterung der Uterusdurchblutung infolge von Blutdruckabfällen und Vasokonstriktion muß vermieden werden.

Aus diesen Forderungen lassen sich praktische Konsequenzen für die Durchführung der Narkose ableiten:

- Die Patientin in einer der Situation angemessenen Form über die Narkose informieren.
- Vorbereitungen treffen für eine „Ileus-Narkoseeinleitung", d. h., Narkose bei nicht nüchterner Patientin; besonders laufenden Absauger mit dickem Saugansatz griffbereit herrichten.
- EKG-Monitorüberwachung und Blutdruckgerät anlegen.
- Großlumigen venösen Zugang legen.
- Infusion anlegen.
- Mehrere Minuten lang Sauerstoff (10 l/min) spontan über eine Maske atmen lassen.
- Operateure und Operationsfeld an der wachen Patientin so vorbereiten, daß die Operation sofort beginnen kann, wenn der Anästhesist das Startzeichen dazu gibt.
- Nichtdepolarisierendes Muskelrelaxans in der Dosierung injizieren, die zur Vermeidung der Muskelkontraktionen nach Succinylcholingabe erforderlich ist (Pancuronium 1 mg, Vecuronium 1 mg, Atracurium 5 mg); eventuell Atropingabe (0,25 bis 0,5 mg i.v.).
- Barbituratgabe bis zum Schlaf der Patientin (Thiopental 3–5 mg/kg; Methohexital, 0,8–1 mg/kg KG).
- Sofort anschließend Succinylcholingabe (1–1,5 mg/kg KG).
- Keine Maskenbeatmung.
- Endotracheale Intubation schnell und schonend, eventuell unter Krikoiddruck.
- Sobald der Tubus endotracheal liegt: Operationsbeginn.

- Ventilation mit Lachgas–Sauerstoff (je 50%). Nur geringe Hyperventilation, um eine Gefäßengstellung am Uterus durch niedriges p_aCO_2 zu vermeiden.
- Bei Bedarf Inhalationsanästhetika in der in Tabelle 12-2 genannten Dosierung hinzugeben.
- Bei Bedarf Succinylcholin 0,5 mg/kg KG nachinjizieren; Gesamtmengen über 3 mg/kg KG vermeiden (Phase-II-Block!).
- Magensonde zur Entlastung des Magens legen.
- Bei Präparationsbeginn am Uterus (spätestens 2–3 min vor Abnabelung) Lachgas abstellen (reine O_2-Beatmung).
- Nach Abnabelung Lachgas-O_2-Beatmung (2:1) und Vertiefung der Narkose mit Inhalationsanästhetika bis zur Dosierung in Tabelle 12-2 oder mit Opioiden; Relaxierung mit einem nichtdepolarisierenden Muskelrelaxans.
- Nach Plazentalösung Injektion von Oxytocin (3 IE) und eventuell Zufuhr von 10–20 IE über eine Infusion.
- Narkoseausleitung bei Operationsende: Absaugen des Mageninhalts, Ziehen der Magensonde; Rachen absaugen; Extubation nach Wiederkehr der Schutzreflexe; Antagonisierung des nichtdepolarisierenden Muskelrelaxans bei Bedarf mit Atropin 0,25 mg und Pyridostigmin 5 bis 10 mg.

Die Vorbereitung zur Operation an der wachen Patientin und der Operationsbeginn unmittelbar nach erfolgter Intubation sollen die Zeit der Narkoseeinwirkung auf den Fetus verkürzen. Ein möglicherweise bedeutsamerer, narkoseunabhängiger Zeitraum ist der vom Beginn der Inzision des Uterus bis zur Abnabelung. Ist diese Zeit länger als 90 Sekunden, kommt es wohl über reaktive Durchblutungsänderungen des irritierten Uterus zu deutlich schlechteren Apgar-Werten des Kindes.

Das sicherste derzeit zur Verfügung stehende Einleitungshypnotikum ist das Barbiturat, das bei längerdauernder Entwicklung des Kindes auch nochmals nachinjiziert werden kann. Bei einer Gesamtmenge ab 8 mg/kg KG wird die Wahrscheinlichkeit einer Beeinträchtigung des Kindes größer.

Ganz entscheidende Bedeutung kommt der *Aspirationsprophylaxe* zu. Bei Rückgang der mütterlichen Todesfälle unter der Geburt aus anderen Ursachen tritt die Aspiration als Komplikation mit tödlichem Ausgang stärker in den Vordergrund. Vorbeugende orale Gaben von Antazida zur Anhebung des Magensaft-pH sind sehr zweifelhaft, da oft die Zeit dazu nicht reicht, die orale Zufuhr ein Erbrechen provozieren kann und die Atemwege bei Aspiration der Antazida auch schwer geschädigt werden können. Intravenös verabreichte H_2-Rezeptorenblocker sind wegen der Kürze der Zeit und des fehlenden Einflusses auf bereits gebildeten Magensaft auch nicht geeignet. Der Schwerpunkt der Aspirationsverhinderung liegt in der Narkoseeinleitung und -führung. Allgemeinanästhesien bei Schwangeren in der zweiten Schwangerschaftshälfte und damit auch bei der Geburt sollten nicht als Maskennarkose durchgeführt werden. Die Atemwege sind immer durch eine Intubation zu sichern. Auch die Kehlkopfmaske ist für den Regelfall kontraindiziert, weil sie keinen Aspirationsschutz darstellt.

Fatal kann die Situation werden, wenn sich bei dringender Sectioindikation während der Narkoseeinleitung herausstellt, daß die Frau aus anatomischen Gründen nicht in üblicher Weise zu intubieren ist. Folgendes Vorgehen kann die gefährliche Situation meistern helfen:

- ösophageale Intubation und Blocken des Tubus, so daß der Mageninhalt nach außen abgeleitet wird und nicht in den Rachen läuft
- Maskenbeatmung so gut es geht und schnellstmögliche fiberoptische Intubation
- Entfernung des ösophagealen Tubus

Eine zu flache Narkose, die wegen des Kindes angestrebt wird, kann dazu führen, daß die Mutter während der ersten Phase der Operation in nicht ausreichender Narkosetiefe ist. Deswegen wird das kürzer wirksame Methohexital von manchen für die Einleitung einer Sectionarkose abgelehnt. Der mütterliche Streß bei zu flacher Narkose kann über eine Katecholaminausschüttung und Vasokonstriktion zu einer Minderversorgung des Kindes führen.

2.3 Regionalanästhesien zur Schmerzdämpfung bei Wehen und Entbindung (zentrale Blockaden)

Wegen der bekannten Einflüsse der systemischen Medikation auf den Fetus konnten Lokal- und Regionalanästhesieverfahren in der Geburtshilfe zunehmend an Bedeutung gewinnen. Differenzierte Techniken und gut handhabbare Lokalanästhetika trugen ihren Teil zu dieser Entwicklung bei [5, 12, 15]. Von den möglichen Verfahren werden der Pudendusblock und die Parazervikalblockade vom Geburtshelfer durchgeführt (siehe auch Kap. 11), während die rückenmarksnahen Leitungsanästhesien (Kaudalanästhesie, Spinalanästhesie, lumbale Periduralanästhesie) Sache des Anästhesisten sind [6]. Da die Kaudalanästhesie in der Geburtshilfe an Bedeutung verliert, seien hier nur die Spinal- und lumbale Periduralanästhesie dargestellt.

2.3.1 Spinalanästhesie

Bei der Spinalanästhesie wird eine geringe Menge (2–4 ml) eines Lokalanästhetikums durch eine möglichst dünne spezielle Nadel in den Subarachnoidalraum injiziert. Unter sterilen Bedingungen erfolgt die Punktion typischerweise zwischen den Lendenwirbelkörpern L3/L4 oder L2/L3 in ausreichendem Abstand zum Rückenmark. Das Betäubungsmittel kann injiziert werden, wenn der aus der Nadel heraustropfende Liquor klar ist. Nach Applikation wird die Nadel entfernt. Die Spinalanästhesie ist somit kein kontinuierliches Verfahren. Die Wirkung klingt entsprechend der Pharmakokinetik des benutzten Lokalanästhetikums ab. Die prinzipiell mögliche Kathetereinlage in den Liquorraum und die darüber wiederholbare Injektion sollten wegen der Infektionsgefahr, der Größe des Duradefekts nach Entfernen des Katheters und der denkbaren gefährlichen Verwechslung mit Periduralkathetern in der Regel nicht vorgenommen werden.

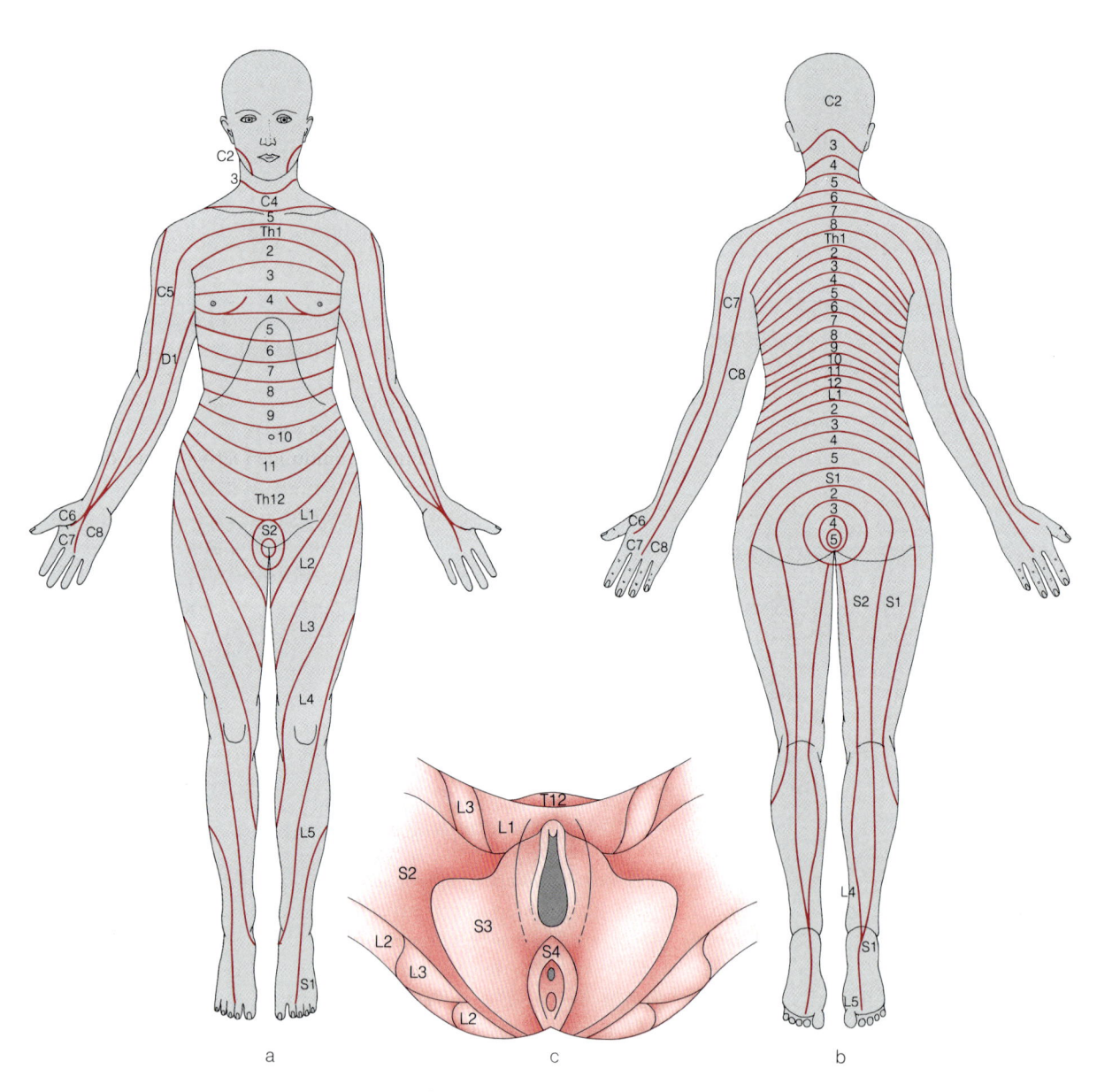

Abb. 12-3 Segmentale Gliederung der Körperoberfläche entsprechend der Rückenmarksegmentierung.
a) vorn, b) hinten, c) Damm-, Unterbauch- und Gesäßbereich

Die Spinalanästhesie führt zu einer schnell eintretenden Blockierung der Nervenleitung von und nach distal der betroffenen Rückenmarkssegmente (Abb. 12-3). Der Eintritt der Blockade der verschiedenen Nerven ist von deren Dicke abhängig. Die Reihenfolge des Funktionsausfalls ist:

- sympathische Nerven (es kommt zur Gefäßweitstellung)
- Temperaturempfindung
- Schmerzempfindung
- Motorik
- Oberflächensensibilität

Beim Abklingen der Wirkung ist der Verlauf umgekehrt. Die Ausdehnung der Blockade nach kranial ist von verschiedenen Einflußgrößen abhängig und dadurch in gewissem Umfang steuerbar. Es kommt zu einer höheren Ausbreitung bei:

- größerem Injektionsvolumen
- größerer Substratmenge
- schneller Injektionsgeschwindigkeit
- Barbotage (wiederholtes Durchmischen bei der Injektion mit aspiriertem Liquor)
- Kopftieflagerung nach Applikation eines hyperbaren Lokalanästhetikums
- Kopfhochlagerung nach Applikation eines hypobaren Lokalanästhetikums
- höherem Punktionsort

Das Verhältnis der Dichte des Lokalanästhetikums zur Dichte des Liquors wird mit den Begriffen *hyperbar* (das Lokalanästhetikum hat eine größere Dichte und sinkt im Liquor der Schwerkraft folgend nach unten), *isobar* (gleiche Dichte, keine gravitationsbedingte Verteilung) und *hypobar* (das Lokalanästhetikum hat eine geringere Dichte und steigt entgegen der Schwerkraft im Liquor auf) beschrieben. Die Dichteverhältnisse sind von den Eigenschaften des Liquors abhängig und insofern nicht beeinflußbar, ebenso von der Eigenschaft des Lokalanästhetikums und insofern pharmakologisch festzulegen. Durch die in Abhängigkeit von der Körpertemperatur bedingte Aufwärmung des Lokalanästhetikums kommt es zu einer Volumenzunahme desselben und somit zur Herabsetzung der Dichte. Isobare Lösungen können so z. B. im Subarachnoidalraum ein hypobares Verhalten zeigen.

Der rasche Wirkungseintritt der sympathischen Blockade kann bei unzureichendem intravasalem Volumen zu einem rasch eintretenden Blutdruckabfall führen, der mit steigender Höhe der Blockierung größere Ausmaße annimmt. Die Wirkungsdauer der Spinalanästhesie ist abhängig von den physikochemischen Eigenschaften des Lokalanästhetikums auf höchstens drei bis vier Stunden begrenzt. Zusätze von Vasokonstriktoren verlängern die Wirkdauer. Längere Analgesiezeiten erzielt man durch Hinzufügen von Morphin oder dessen alleinige Gabe. Wird nur Morphin intrathekal gegeben, reicht die Schmerzausschaltung jedoch nicht für operative Maßnahmen. Die Gefahr einer Atemdepression der so behandelten Patientin macht eine lückenlose Überwachung über 24 Stunden erforderlich.

In seinen pathophysiologischen Zusammenhängen nur unzureichend geklärt ist der *postspinale Kopfschmerz*. Die folgenden Faktoren sind vermehrt mit dem Auftreten postspinaler Kopfschmerzen verknüpft:

- dicke Spinalanästhesienadel
- jüngeres Lebensalter
- weibliches Geschlecht
- frühes postoperatives Aufsetzen oder Aufstehen

Einen bis wenige Tage nach der Anästhesie kann es zu heftigen, meist okzipital angegebenen Kopfschmerzen kommen, die besonders bei aufgerichtetem Oberkörper auftreten. Flachlagerung, Flüssigkeitszufuhr und bei schweren Fällen die epidurale Applikation eines bis zu 10 ml großen Eigenblutpatches an der Spinalpunktionsstelle können die Beschwerden abklingen lassen.

Die Eignung der Spinalanästhesie für die Analgesie bei Wehen und Entbindungen läßt sich aus diesen allgemein geltenden Ausführungen ableiten.

Die einmalige Gabe des Lokalanästhetikums erfordert eine gute *zeitliche Koordination* mit dem zu erwartenden Schmerzmaximum. Bei Beeinflussung der Wirkdauer durch Vasokonstringenzien muß die Wirkung dieser Zusätze auf den Uterus beachtet werden. Bei Verlängerung der Analgesiedauer durch Zugabe von Morphin sind die Nebenwirkungen des Morphins (Übelkeit, Erbrechen, Juckreiz, Harnverhaltung, Atemdepression) gegenüber dem Nutzen abzuwägen.

Eine *langfristige Überwachung* muß organisatorisch möglich sein. Die rasche Sympathikusblockade mit dem dadurch bedingten Blutdruckabfall bei relativem Volumenmangel erfordert zum Schutz des Kindes eine *ausreichende Volumengabe* (rund 1000 ml einer Elektrolytlösung) und eventuell die systemische Gabe eines Sympathomimetikums (Ephedrin, Etilefrin, Ameziniummetilsulfat oder Akrinor®). Der mögliche postspinale Kopfschmerz, der in der Altersgruppe der Gebärenden besonders häufig zu erwarten ist, kann bei schwerer Ausprägung eine Versorgung des Neugeborenen durch die Mutter deutlich behindern.

Durch die geringe Menge an Lokalanästhetikum ist eine bedeutsame direkte pharmakologische Beeinflussung des Feten nicht zu erwarten. Die für die Blockade einer schwangeren Frau ausreichende Menge liegt noch unter der für eine Nichtschwangere. Der schnelle Wirkungseintritt der Spinalanästhesie macht es auch bei dringlicher Indikation dem erfahrenen Anästhesisten möglich, zugunsten eines Regionalanästhesieverfahrens auf eine Vollnarkose zu verzichten. Dabei muß die klinikübliche, operationsbedingte Lagerung wegen der damit verbundenen Ausbreitung des schon wirkenden, aber noch nicht fixierten Lokalanästhetikums bedacht werden.

Für vaginale operative Entbindungen und Dammversorgungen reicht ein *Sattelblock* mit Nervenblockade der Sakralsegmente (siehe auch die Abb. 12-2 und 12-3). Bei Zangenextraktionen und manueller Plazentalösung ist wegen der Schmerzauslösung im Uterus eine Leitungsunterbrechung bis zum Rückenmarkssegment Th10 notwendig.

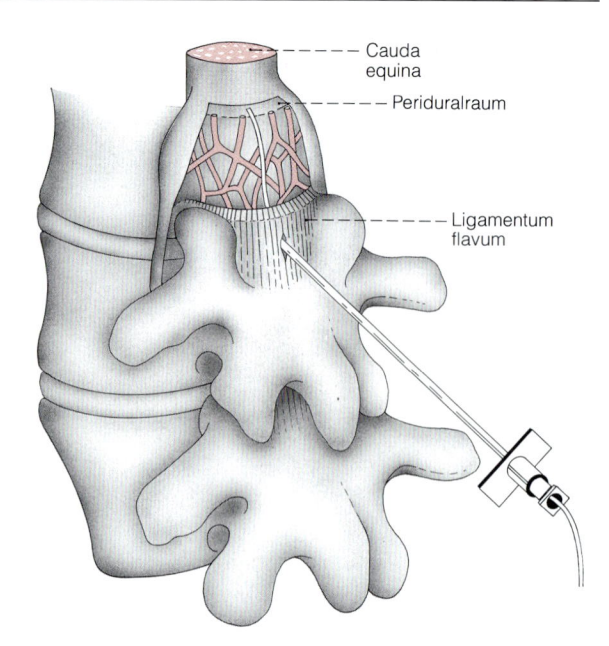

Abb. 12-4 Katheter im Periduralraum.

2.3.2 Periduralanästhesie

Bei der Epi- oder Periduralanästhesie wird das Lokalanästhetikum in den von Binde- und Fettgewebe ausgekleideten und von zahlreichen Gefäßen durchzogenen Periduralraum injiziert. Die Punktion des Periduralraums ist schwieriger als die des Subarachnoidalraums. Das gilt besonders bei Frauen unter der Geburt, da durch die schwangerschaftsbedingte Gewebsauflockerung das Auffinden des Periduralraums einiger Erfahrung bedarf. Die Nadel zur Punktion ist dicker, so daß bei unbeabsichtigter Duraperforation die Wahrscheinlichkeit des Auftretens postspinaler Kopfschmerzen groß ist. Ein entscheidender Vorteil dieser Methode ist die Möglichkeit, einen dünnen Katheter durch die Punktionsnadel in den Periduralraum einzulegen (Abb. 12-4). Darüber kann durch wiederholte Nachinjektionen eine kontinuierliche Analgesie für längere Zeit erfolgen.

Das Lokalanästhetikum wirkt an den Nervenwurzeln und nach Diffusion in den Liquor auch am Rückenmark. Primär kommt es zu einer segmentalen Blockade (siehe Abb. 12-3), sekundär dann auch zu einer der Spinalanästhesie entsprechenden Unterbrechung der Erregungsleitung von allen kaudal gelegenen Bezirken. Die Zahl der beeinflußten Segmente und damit die Ausbreitung ist vom injizierten Volumen (1 bis 1,5 ml pro Segment), abhängig, die Ausprägung der Blockade von der Konzentration. Durch Lagerungsänderung ist nur ein geringer Einfluß auf die Ausbreitung möglich. Bei Schwangeren ist eine verminderte Dosis gegenüber vergleichbaren Nichtschwangeren ausreichend (0,5–1 ml/Segment), da durch einen Stau des periduralen Venenplexus der zur Verfügung stehende Raum eingeengt ist.

Zur Analgesie durch eine Periduralanästhesie ist eine größere Menge des Lokalanästhetikums als bei der Spinalanästhesie erforderlich. Infolge des Gefäßreichtums im Periduralraum wird ein beträchtlicher Teil der Substanz resorbiert und systemisch wirksam, wodurch sich die Toxizität für Mutter und Kind erhöht.

Der Wirkungseintritt der Periduralanästhesie ist gegenüber der Spinalanästhesie verzögert. Durch die größere Latenzzeit können körpereigene Kompensationsmechanismen den Blutdruckabfall infolge der Sympathikusblockade teilweise abfangen. Die Kreislaufreaktionen sind demnach milder.

Technik: Der Periduralraum kann bei Beachtung der anatomischen Besonderheiten zwar in jeder Höhe der Wirbelsäule punktiert werden, doch ist die häufigste Punktionshöhe im Lendenwirbelbereich. Zwischen den Wirbelkörpern (L2/L3 oder L3/L4) kann unter sterilen Bedingungen im Sitzen oder in Seitenlage nach Infiltration der Haut die Punktionsnadel vorgeschoben werden. Eine mit Kochsalzlösung gefüllte Spritze ist auf die Nadel aufgesetzt. Beim Vorschieben der Nadel wird ein dauernder Druck auf die Spritze ausgeübt. Der spürbare Widerstand schwindet plötzlich beim Durchtritt der Nadelspitze durch das Lig. flavum. Die Kochsalzlösung ergießt sich in den Periduralraum. Durch die Nadel wird dann der Katheter ca. 5 cm in den Periduralraum nach kranial vorgeschoben. Die Nadel wird zurückgezogen, und wenn durch den Katheter weder Blut noch Liquor aspiriert werden können, wird dieser fixiert.

Zunächst wird eine Testdosis gegeben und abgewartet, ob eintretende Zeichen einer Spinalanästhesie auf eine Duraperforation hinweisen. Ist das nicht der Fall, kann die beabsichtigte Wirkdosis (6–8 ml Bupivacain 0,25%ig) injiziert werden. Vor jeder Nachinjektion ist eine erneute Aspiration erforderlich, um eine zwischenzeitlich durch die Spitze des liegenden Katheters mögliche Dura- oder Gefäßperforation zu erkennen.

Vor- und Nachteile: Die Katheterperiduralanästhesie ist in der Hand des Erfahrenen die Methode der Wahl zur Minderung des Geburtsschmerzes. Durch die Möglichkeit der Nachinjektion ist eine längerdauernde Schmerzbehandlung möglich. Mit niedrig konzentriertem Lokalanästhetikum (0,25%iges Bupivacain) kann der Schmerz beseitigt werden, das Gefühl für die Wehe, die Motorik und die Möglichkeit zum Pressen aber erhalten bleiben. Wiederholte Injektionen bis zu 200 mg/12 h ergeben bei Nachinjektionsintervallen von ein bis zwei Stunden keine gefährdenden Plasmaspiegel [12].

Nach Einsatz der Katheterperiduralanästhesie sind vielfach Verlängerungen der Geburtsverläufe, vornehmlich der Austreibungsphase, beschrieben und auf die verminderte Preßtätigkeit der Frau zurückgeführt worden [15]. Wird die Periduralanästhesie nicht zu früh, sondern erst bei Muttermundsweiten zwischen 3 und 5 cm eingesetzt, und dosiert man das Lokalanästhetikum so, daß gerade der störende Schmerz genommen, die Motorik aber noch nicht wesentlich beeinträchtigt wird, so kann dieser Effekt sehr klein gehalten werden. Damit wird die beobachtete Zunahme operativer vaginaler Entbindungen als Anästhesiefolge auch rückläufig. Andererseits zeigt sich die Tendenz, bei absehbar kritischen Geburtsverläufen die Periduralanästhesie zu wählen, so daß die Ursache der vielerorts hohen Korrelation zwischen Zangengeburten und Regionalanästhesie in der entgegengesetzten Richtung zu sehen ist. Durch Entspannung der Beckenmuskulatur infolge der Periduralanästhesie kann in vielen Fällen auch eine Beschleunigung des Geburtsablaufs, besonders der Eröffnungsphase, eintreten.

Durch höher konzentriertes Lokalanästhetikum (0,5%iges Bupivacain) und Steigerung des Injektionsvolumens kann die Periduralanästhesie so erweitert werden, daß auch eine *Sectio* möglich wird. Die nicht so rasch eintretende und bei niedriger Dosierung auch nicht sehr ausgeprägte Blutdrucksenkung ist durch eine rechtzeitige Infusion kompensierbar. Sympathomimetika sind erforderlichenfalls zusätzlich einzusetzen. Wegen der fehlenden Durapunktion können Kopfschmerzen nur als Folge der sehr seltenen unbeabsichtigten Duraperforation auftreten.

Bei wenigen Frauen ist die Analgesie über die Periduralanästhesie nicht ausreichend. Es sind Seitendifferenzen in der Qualität und vereinzelte weniger stark betäubte Segmente möglich. Ursachen dafür können Katheterfehllagen, unzureichendes Volumen oder Kammerungen im Periduralraum sein. Katheterfehllagen lassen sich durch Zurückziehen in einigen Fällen korrigieren. Eine Erhöhung des Injektionsvolumens bei Senkung der Lokalanästhetikum-Konzentration kann teilweise Ausfälle beseitigen.

2.4 Regionalanästhesie bei Sectio caesarea (zentrale Blockaden)

Die Nachteile einer Vollnarkose zur Kaiserschnittentbindung, Aspirationsgefahr und Beeinträchtigung der Neugeborenen, sind durch regionale Anästhesieverfahren weitgehend zu vermeiden. Eine für alle Beteiligten erfolgreiche Regionalanästhesie setzt jedoch die Bereitschaft dazu bei der Mutter voraus, der ein solches Betäubungsmittelverfahren nicht aufgedrängt werden sollte. Auch unter der Geburt kann unter einfühlsamer Beachtung der auftretenden Wehen ein offenes, informatives Aufklärungsgespräch durchgeführt werden.

In dringenden Notfällen muß man auf regionale Anästhesien verzichten, da die Zeit bis zur kompletten Analgesie nicht ausreicht. Das kann wegen des verzögerten Wirkungseintritts einer Periduralanästhesie selbst bei schon liegendem Katheter gelegentlich der Fall sein. Nachteilig bei den rückenmarksnahen Blockaden ist der durch den Sympathikusausfall bedingte Blutdruckabfall mit den Gefahren einer Minderperfusion der Plazenta und nachfolgender Hypoxie des Kindes. Bei der Lagerung zur Anlage der Regionalanästhesie ist ebenfalls darauf zu achten, daß während der anästhesiologischen Maßnahmen die Körperhaltung der Frau die Plazentadurchblutung nicht beeinträchtigt. Aus diesem Grund empfehlen manche Autoren die Punktion in bequemer Seitenlage. Bei Kontraindikationen für Spinal- und Periduralanästhesie bleibt als Alternative auch nur die Vollnarkose (Tab. 12-3).

Tabelle 12-3 Kontraindikationen für rückenmarksnahe Regionalanästhesieverfahren

- Infektion am Punktionsort
- Sepsis
- Allergie gegen Lokalanästhetika
- Multiple Sklerose
- Hypovolämie / Schock
- Gerinnungsstörungen
  (Quick < 60%, PTT > 60 s, Thrombozyten < 100000/mm^3, Low-dose-Heparin nicht kontraindiziert, niedermolekulares Heparin umstritten)
- Mutter nicht kooperationsfähig
- Mutter lehnt Regionalanästhesie ab

Eine *Prämedikation* sollte unterbleiben. Sie ist nur dann anzuraten, wenn die Mutter so ängstlich oder erregt ist, daß über die endogenen Streßhormone eine Minderperfusion der Plazenta und die Gefährdung des Kindes bewirkt werden. In solchen Fällen ist jedoch fraglich, ob eine Regionalanästhesie gewählt werden sollte. Nach Abnabelung des Kindes können Sedativa oder Anxiolytika verabreicht werden, wenn die Frau es dann noch wünscht und der Anästhesist sie durch seine persönliche Zuwendung nicht beruhigen kann. Trotz richtiger Technik gelingt nicht immer eine ausreichende Analgesie. In diesen Fällen muß man zusätzlich eine Intubationsnarkose beginnen.

2.4.1 Spinalanästhesie

Die Spinalanästhesie ist zur Sectio geeignet, wenn erreicht wird, daß die Anästhesie bis zu den Segmenten Th6 bis Th4 hinaufreicht (siehe auch Abb. 12-3). Die einfache Technik und der schnelle Wirkungseintritt machen selbst bei knapper Zeit den Einsatz dieses Verfahrens möglich. Die im Sitzen oder Liegen (wegen des V.-cava-Kompressionssyndroms am besten in linker Seitenlage) durchzuführende Punktion sollte mit einer dünnen Spinalnadel (25 gauge oder dünner) erfolgen. Als Lokalanästhetika sind Bupivacain 0,5%ig oder – zur Verkürzung der Latenzzeit bei dennoch ausreichender Wirkdauer – eine Mischung aus Bupivacain 0,5%ig mit Mepivacain 4%ig hyperbar (2:1) geeignet. Zuvor sind ein oder zwei großlumige venöse Zugänge zu schaffen. Um den durch die schnell eintretende Sympathikusblockade bedingten Blutdruckabfall zu vermeiden, sollten 1000 bis 1500 ml einer Elektrolytlösung oder einer Kombination von Hydroxyäthylstärke und Elektrolytlösung infundiert werden. Die regelmäßige Blutdruckkontrolle und die Überwachung der Herzaktion mittels eines EKG-Monitors sowie eine O_2-Gabe über eine Nasensonde (2–3 l/min) sind bei jeder rückenmarksnahen Leitungsanästhesie unabdingbar.

Bedacht werden müssen die Möglichkeiten des postspinalen Kopfschmerzes sowie die Ausbreitung des Lokalanästhetikums im Liquor bei den notwendigen Lagerungen. Beim Einsatz hyperbarer Zubereitungen darf eine Kopftieflagerung erst nach Fixierung des Lokalanästhetikums (frühestens 20–30 min nach Injektion) durchgeführt werden. Blockaden bis Th4 beeinträchtigen die Interkostalmuskulatur und können von manchen als Behinderung der Atmung empfunden werden. Durch Ausschaltung des Sympathikus bei nicht beeinflußtem Parasympathikus führen hochreichende zentrale Blockaden zu einem Überwiegen des Vagotonus auf die Herzaktionen und damit zu Bradykardien, die durch Atropin verhindert werden können.

2.4.2 Periduralanästhesie

Die aufwendigere Technik macht die Periduralanästhesie bei drängender Zeit für eine Sectio ungeeignet, wenn nicht schon vorher zur Beeinflussung der Wehenschmerzen ein Periduralkatheter gelegt wurde. Ist die Schnittentbindung rechtzeitig absehbar, so bietet der früh eingelegte Katheter die Möglichkeit einer Analgesie für die Wehen und erlaubt dann die Ausweitung der Blockade für die Operation. Bei angemessener Dosierung des Lokalanästhetikums ohne nennenswerten Einfluß auf die Motorik läßt sich in manchen Fällen durch die Entspannung der Beckenmuskulatur eine erwartete Sectio vermeiden. Nach erfolgter Sectio kann über den Katheter noch für zwei bis drei Tage eine Schmerztherapie, eventuell auch mit periduraler Opiatapplikation, erfolgen.

Die Analgesiehöhe Th6 bis Th4 bringt dieselben Kreislaufreaktionen wie bei der Spinalanästhesie mit sich, wenn auch etwas verzögert und abgeschwächt. Ein bis zwei großlumige venöse Zugänge und eine Flüssigkeitsgabe von 1000 bis 1500 ml vor der analgetischen Dosis sind ebenso erforderlich. Monitoring und O_2-Gabe gehören dazu. Bei der Überwachung sind wegen der hohen Dosis des Lokalanästhetikums systemische Wirkungen auf Herz-Kreislauf- und Zentralnervensystem zu beachten.

Bupivacain 0,5%ig gilt als besonders geeignetes Lokalanästhetikum zum Kaiserschnitt. Wegen der hohen Plasmaproteinbindung sind der Plazentaübertritt und damit die toxischen Wirkungen beim Kind gering. In der Regel führen 15 bis 20 ml der Lösung zu einer ausreichenden Analgesie. Dennoch können in manchen Phasen der Operation unangenehme Empfindungen auftauchen. Tiefe, manchmal als brennend angegebene Schmerzen sind Folge einer unzureichenden kaudalen Ausbreitung mit ungenügender Blockade im Sakralwurzelbereich. Übelkeit, Brechreiz und Erbrechen können die Reaktionen auf Irritationen im Oberbauch mit Druck auf den Magen und vagale Reizungen mit Manipulationen am viszeralen Peritoneum sein. Übelkeit und Erbrechen sind auch eine mögliche Folge der Gabe von Oxytocin und Methylergometrin (Methergin®), das daher nicht routinemäßig, sondern nur bei klarer Indikation verabreicht werden sollte.

3 Einflüsse von Analgesie/Anästhesie auf die geburtshilfliche Physiologie

Es besteht große Zurückhaltung für den Einsatz von Medikamenten während der Schwangerschaft. Dies ist Ausdruck der trotz aller pharmakologischen Forschung begrenzten Kenntnisse über die schwangerschaftsspezifischen Auswirkungen (siehe auch Bd. 4, Kap. 9). Tierexperimentelle Ergebnisse lassen sich nur bedingt auf den Menschen übertragen, und kontrollierte, prospektive Studien während der Schwangerschaft verbieten sich meist aus ethischen Gründen. Die begrenzten Kenntnisse müssen eine wohlbedachte Indikationsstellung für den Einsatz von Pharmaka nach sich ziehen und dürfen nicht zu dem mancherorts propagierten vollständigen Verzicht auf klinisch-medizinische Hilfe im Rahmen der Geburt führen. Die anzustrebenden Ziele für Mutter und Kind – Verhinderung einer Minderperfusion und Minderversorgung des Kindes, streßarme Geburt und Sicherheit für Mutter und Kind – können in vielen Fällen durch den Einsatz analgetisch-anästhesiologischer Maßnahmen eher erreicht werden als durch den Verzicht darauf. Aus tierexperimentellen Studien und klinischen Beobachtungen können einige Gesichtspunkte zusammengetragen werden, die bei der Anwendung von Analgesie und Anästhesie zu berücksichtigen sind. In Tabelle 12-4 sind die wichtigsten Punkte zusammengefaßt.

3.1 Einflüsse auf den uteroplazentaren Kreislauf

Vitale Bedeutung für den Fetus hat die Funktionstüchtigkeit des uteroplazentaren Kreislaufs. Daher muß auf alle direkten und indirekten Einflüsse durch eingesetzte Medikamente und durchgeführte Maßnahmen ein besonderes Augenmerk gerichtet sein. Während bei nichtschwangeren Frauen rund 1% des Herzzeitvolumens durch den Uterus fließt, sind es gegen Ende der Schwangerschaft rund 10%. Davon durchströmen 90% in der Wehenpause den intervillösen Raum der Plazenta, in dem der Stoffaustausch zwischen Mutter und Kind stattfindet. Die Perfusion ist direkt abhängig vom systemischen Blutdruck, dem venösen Druck und dem Uterustonus, so daß beim Absinken des arteriellen Drucks, bei Erhöhung des venösen Drucks und bei Tonuserhöhung des Uterus oder der uterinen Gefäße die Versorgung des Feten gefährdet sein kann.

Rückenmarksnahe Leitungsanästhesien führen über die Sympathikusblockade zur Blutdrucksenkung. Bei größeren Mengen von *Lokalanästhetika* vom Amidtyp, die nicht so rasch abgebaut werden wie Esterverbindungen, kommt es durch die direkte Wirkung zu einer Gefäßwiderstandserhöhung am Uterus. Dieser Effekt dürfte bei klinischer Dosierung noch keine Bedeutung haben.

Reicht eine Infusionstherapie zur Aufrechterhaltung des Blutdrucks nicht aus, sind *Vasokonstringenzien* erforderlich. Die geeignetste Substanz ist das vorwiegend betamimetische Ephedrin, das im Unterschied zum weniger geeigneten Etilefrin oder Akrinor® nicht zu einer Minderung der uteroplazentaren Durchblutung führt. Ameziniummetilsulfat scheint auch keinen negativen Einfluß auf den mütterlichen und kindlichen Geburtsverlauf zu haben. Adrenalin und Noradrenalin senken über eine Vasokonstriktion der Uterusgefäße dosisabhängig die Durchblutung und sollten daher vermieden werden.

Die *Inhalationsanästhetika* Halothan, Enfluran und Isofluran beeinflussen in niedriger Dosierung nicht nennenswert den uterinen Blutfluß. Die Verschlechterung der Uterusdurchblutung infolge der Blutdrucksenkung und der Minderung des Herzzeitvolumens wird durch die gleichzeitige Weitstellung der uterinen Gefäße weitgehend kompensiert. Erst bei höheren Konzentrationen sinkt die Plazentaperfusion ab. Die bei Schwangeren zur gleichen anästhetischen Wirkung wie bei Nichtschwangeren erforderliche Konzentration der Inhalationsanästhetika (MAC: minimale anästhetische Konzentration) ist um ca. 40% ernied-

Tabelle 12-4 Einflüsse von Analgesie/Anästhesie auf die geburtshilfliche Physiologie

Substanz	Wirkungen auf den uteroplazentaren Kreislauf	Wirkungen auf die Uterusaktivität	Wirkungen auf das Kind
Lokalanästhetika 1) Bupivacain 2) Lidocain 3) Mepivacain 4) Prilocain	– Blutdrucksenkung – Erhöhung des uterinen Gefäßwiderstands	fördernd, hemmend (umstritten)	1) – 2) 3) Reflexaktivität und Muskeltonus vermindert 4) Methämoglobinbildung
Vasokonstringenzien			
Adrenalin	– Durchblutungsminderung – Vasokonstriktion	Ruhetonus, Kontraktilität und Wehenfrequenz gesenkt	Hypoxämie
Noradrenalin	– Durchblutungsminderung – Vasokonstriktion	Ruhetonus, Kontraktilität und Wehenfrequenz gesteigert	Hypoxämie
Ephedrin	– Blutdrucksteigerung – Steigerung des Herzzeitvolumens		
Etilefrin	– Blutdrucksteigerung – Durchblutungsminderung	wehenhemmend	Depression
Akrinor®	– Blutdrucksteigerung – Durchblutungsminderung		Depression
Ameziniummetilsulfat	– Blutdrucksteigerung		
Inhalationsanästhetika			
Halothan, Enfluran, Isofluran	– Blutdrucksenkung – Senkung des Herzzeitvolumens – Gefäßweitstellung – Durchblutung bei höheren Konzentrationen vermindert	– Kontraktilität und Ruhetonus gesenkt – Atonie – verminderte Ansprechbarkeit auf Oxytocin	– Atemdepression – neuromuskuläre Blockade
Lachgas	Vasokonstriktion	–	– Depression – Diffusionshypoxie
Barbiturate	– Blutdrucksenkung – Durchblutungsminderung	in der Eröffnungsperiode Kontraktilität und Wehenfrequenz gesenkt	– Hypertonie – Atemdepression – Myokarddepression – Blutdrucksenkung
Opioide		in der Eröffnungsperiode Minderung der Uterusaktivität	– Atemdepression – Bewegung vermindert
Pentazocin		steigernd	Atemdepression
Benzodiazepine		–	– Hypotonie – Atemdepression – Störung der Temperaturregulation – Azidose – Ikterus – Herzfrequenzvariabilität vermindert
Neuroleptika			– sedierend – Depression
Ketamin	– Blutdrucksteigerung – Herzfrequenzsteigerung – Steigerung des Herzzeitvolumens	– I./II. Trimenon: Steigerung des Ruhetonus – im III. Trimenon weniger ausgeprägt	– Hypotonie – Depression
Relaxanzien			
Succinylcholin	–	–	bei Cholinesterasemangel: – Apnoe – Muskelerschlaffung
kompetitiv hemmende Relaxanzien	–	–	Relaxation (umstritten)
Atropin			– Tachykardie – verminderte Herzfrequenzvariabilität
Glycopyrronium			–
Blutgase			
Hyperkapnie	Durchblutungsminderung	– steigernd – tetanische Uteruskontraktion	Depression
Hypokapnie	Vasokonstriktion		Hypoxie
Hypoxie		Kontraktilität gesteigert	Hypoxie

rigt. Lachgas bewirkt bei Einatemkonzentrationen ab 70 % eine Konstriktion der Uterusgefäße.

Barbiturate senken den Blutdruck und damit deutlich die Plazentadurchblutung. Ketamin dagegen steigert den Blutdruck, die Herzfrequenz, das Herzzeitvolumen und ebenfalls die uterine Perfusion.

Muskelrelaxanzien haben – soweit bekannt – keinen Einfluß auf die uteroplazentare Durchblutung.

Zu berücksichtigen sind außerdem Einflüsse des *mütterlichen pCO$_2$* im Blut. Eine Steigerung der in der Schwangerschaft ohnehin bestehenden Hyperventilation mit einer weiteren Senkung des pCO$_2$ führt zu Gefäßengstellungen in verschiedenen Körperregionen und auch im uteroplazentaren Kreislauf. Eine Hyperkapnie bei unzureichender Narkosebeatmung oder als Medikamentenfolge bewirkt über eine Katecholaminausschüttung ebenfalls eine Durchblutungsminderung. Die für die Schwangerschaft normale Senkung des arteriellen pCO$_2$ auf rund 32 mm Hg erleichtert die CO$_2$-Diffusion vom Feten zur Mutter und bedeutet kein Problem für die Perfusion.

3.2 Einflüsse auf die Uterusaktivität

Die Wirkung der Lokalanästhetika auf die Uterusaktivität wird unterschiedlich beurteilt. Leitungsanästhesien können anfangs zu einer Aktivitätsminderung des Myometriums führen, was über die Blutdrucksenkung erklärbar ist. Andererseits werden auch Aktivitätssteigerungen beobachtet und als Folge der anästhesiebedingten Erniedrigung der endogenen Adrenalinausschüttung interpretiert. *Adrenalin*, unter anderem als Zusatz zum Lokalanästhetikum, führt zu einer Senkung des Ruhetonus und der Uterusaktivität. *Noradrenalin* steigert beides. *Etilefrin* hat eine tokolytische Wirkung.

Inhalationsanästhetika hemmen die Uterusaktivität. Dosisabhängig sinken Kontraktionskraft und Ruhetonus. Bei manueller Plazentalösung erweist sich das als positiv, jedoch kann die bis zur Atonie sich steigernde Wirkung der normalen Blutstillung entgegenstehen. Bei höheren Konzentrationen der Inhalationsanästhetika ist die Ansprechbarkeit des Uterus auf Oxytocin vermindert. Lachgas hat keinen Einfluß auf die Uterusaktivität.

Barbiturate bewirken in der Frühphase der Geburt eine Abnahme der Wehenfrequenz und der Kontraktilität. Während der Austreibungsphase ist kein Einfluß mehr nachweisbar. Ähnlich verhält es sich bei den *Opioiden*, die nur in der Eröffnungsperiode die Uterusaktivität dämpfen, später nicht mehr. Pentazocin soll die Uterusaktivität steigern. *Benzodiazepine* und *Neuroleptika* haben keinen Einfluß. *Ketamin* steigert den Ruhetonus des Uterus, besonders in den ersten zwei Schwangerschaftsdritteln; gegen Ende tritt das nur noch bei Dosierungen über 2 mg/kg KG auf. Depolarisierende und kompetitiv hemmende *Muskelrelaxanzien* verändern die Uterusaktivität nicht.

Bei unzureichender alveolärer Ventilation führt die *Hyperkapnie* zur Steigerung der Aktivität, so daß es im Extremfall zu einer tetanischen Uteruskontraktion mit erheblichen Perfusionsstörungen kommen kann. Auf *Hypoxie* im mütterlichen Blut reagiert der Uterus mit einer Steigerung der Kontraktilität bei unverändertem Ruhetonus.

3.3 Einflüsse auf das Kind

Neben der Sicherheit für die Frau ist der Grad der Beeinträchtigung des Kindes die Größe, an der sich alle anästhesiologisch-geburtshilflichen Maßnahmen messen lassen müssen. Zur Beurteilung können verschiedene Maßstäbe angelegt werden. Am weitesten verbreitet dürfte der *Apgar-Score* sein, der eine, fünf und zehn Minuten nach der Entbindung fünf physiologische Parameter in einer dreistufigen Skala erfaßt, welche die folgenden Befunde bewertet: Herzfrequenz, Atmung, Muskeltonus, Reflexaktivität beim Absaugen, Hautfarbe (siehe auch Kap. 18, Tab. 18-1).

Detailliertere Untersuchungen neurophysiologischer Verhaltensweisen über mehrere Tage können zusätzliche Informationen liefern. Sie sind wegen des Aufwands im wesentlichen auf wissenschaftliche Fragestellungen beschränkt. Der direkte Einfluß von Pharmaka auf das Kind durch Übertritt in den fetalen Kreislauf ist neben den in Tabelle 12-1 genannten Faktoren auch vom Grad und der Geschwindigkeit der Verstoffwechselung sowie vom Zeitpunkt der Injektion in bezug auf die Wehen abhängig. Eine schnell metabolisierte Substanz, die, bei einer Wehe injiziert, den kontrahierten Uterus kaum durchströmt, tritt in geringerem Maße in den kindlichen Kreislauf über als außerhalb der Wehe gegeben.

Lokalanästhetika haben bei der Spinalanästhesie wegen der geringen Mengen praktisch keine direkten systemischen Wirkungen bei der Mutter und erst recht nicht beim Kind. Hier kommen nur die über die Sympathikusblockade bewirkten Folgen zum Tragen.

Bei der Periduralanästhesie kommt es zum Übertritt von Lokalanästhetikum in den Fetus. Eine negative Beeinflussung ist mit dem Apgar-Index wohl kaum zu erfassen. In einer neuropädiatrischen Studie wurde nach Lidocain und Mepivacain eine Minderung der Muskelspannung, der Reflexaktivität und des allgemeinen Tonus nachgewiesen, während durch Bupivacain keine Veränderungen erhoben wurden. Prilocain führt dosisabhängig zur Methämoglobinbildung und ist deshalb in der Geburtshilfe nicht in Gebrauch.

Vasokonstringenzien (außer Ephedrin) bewirken über eine Minderung der uteroplazentaren Durchblutung eine Minderversorgung mit Sauerstoff und damit eine fetale Beeinträchtigung. Zur Leitungsanästhesie sollte ein Lokalanästhetikum ohne Adrenalinzusatz gewählt werden.

Halothan, Enfluran und Isofluran können beim Feten zu Atemdepressionen und durch ihren Einfluß auf die neuromuskuläre Überleitung zur Tonusminderung führen. Lachgas in höheren Konzentrationen senkt den Apgar-Index. Der Anteil der Diffusionshypoxie an diesem Effekt wird unterschiedlich beurteilt.

Hypotonie, Atemdepression und Myokarddepression mit erniedrigtem Blutdruck sind die fetalen Folgen nach *Barbituratgabe*. *Opioide* bewirken eine Atemdepression und Bewegungsminderung, die länger anhalten, weil der Opioidabbau im Neugeborenen noch verlangsamt ist. *Neuroleptika* wirken sedierend auf das Kind. *Benzodiazepine* können neben Hypotonie und Atmungsbeeinträchtigung die Temperaturregulation sowie die Variabilität der kindlichen Herzfrequenz beeinflussen. Ein Kernikterus kann eher auftreten. *Ketamin* senkt den Apgar-Index.

Muskelrelaxanzien in klinischer Dosierung haben offenbar keinen wesentlichen Einfluß auf das Neugeborene, obwohl depolarisierende wie kompetitiv hemmende Substanzen rasch die Plazenta passieren. Succinylcholin wird nur bei Cholinesterasemangel oder atypischer Cholinesterase (Homo- oder Heterozygotie bei rund 4% aller Patienten!) verlängert wirksam, wodurch Apnoe und Muskelerschlaffung möglich sind. Magnesiumzufuhr erhöht die Wirkung aller Muskelrelaxanzien.

Eine mütterliche *Hypoxämie* führt auch beim Kind zu dieser Störung. Eine *Hyperkapnie* der Mutter kann über Durchblutungsveränderungen das Kind ebenfalls beeinträchtigen. Hyperventiliert die Mutter sehr stark, kann es durch die entstehende respiratorische Alkalose zu einer Linksverschiebung der O_2-Bindungskurve mit einer schlechteren O_2-Abgabe an den Fetus und einer kindlichen Hypoxie kommen.

Atropin, eingesetzt zur Bradykardiebehandlung, Salivationshemmung oder als Vagolytikum für die Intubation, führt auch beim Feten zur Frequenzsteigerung und verminderter Variabilität der kindlichen Herzfrequenz. *Glycopyrroniumbromid* ist nur schlecht plazentagängig. Es hat daher die gewünschten vagolytischen Effekte bei der Mutter, ohne die Herzfrequenz des Kindes zu beeinflussen.

4 Anästhesiologische Komplikationen in der Geburtshilfe

Der größte Risikofaktor für eine Narkose ist der Anästhesist. Deshalb lassen sich durch Sachkenntnisse, Erfahrungen und Sorgfalt bei der Indikationsstellung zu einem Narkoseverfahren, der Patientenvorbereitung, der Anästhesiedurchführung und der postoperativen Betreuung bedrohliche Narkosekomplikationen weitgehend vermeiden. Es ist wichtig, die Risiken zu kennen, um sie so gering wie möglich wirksam werden zu lassen. Alle aus anderen Narkosebereichen bekannten Komplikationen müssen dem Anästhesisten auch in der Geburtshilfe gegenwärtig sein. Dennoch können einige als besonders beachtenswert hervorgehoben werden.

4.1 Pulmonale Aspiration

Das 1946 erstmals beschriebene und nach seinem Beschreiber G. L. Mendelson [8] benannte Krankheitsbild wurde nicht von ungefähr zuerst von einem Geburtshelfer wahrgenommen. Schwangere zur Zeit der Geburt sind wegen der Tonusminderung der Kardia, der verzögerten Magen-Darm-Passage sowie der Druckerhöhung im Abdomen besonders durch Regurgitation und Erbrechen aspirationsgefährdet. Bei einer Frau unter der Geburt muß man sich immer darauf einstellen, daß der Magen nicht leer ist, auch wenn eine längere Nahrungskarenz eingehalten wurde. Daher ist auch die Kehlkopfmaske zur Sicherung der Atemwege kontraindiziert.

Im Vordergrund steht die Aspiration von saurem Magensaft. Es kommt zunächst zu einem reflektorischen Bronchospasmus mit Hypoxie und Zyanose. Das Eindringen des Magensafts in periphere Lungenbezirke bewirkt Alveolarwandläsionen mit Surfactant-Störungen und Flüssigkeitsverschiebungen. Durch Ödem und Entzündung sinken die funktionelle Residualkapazität und die Compliance der Lungen. Der arterielle pO_2 fällt ab. Das Mendelson-Syndrom kann in ein akutes Lungenversagen mit tödlichem Ausgang münden.

Von allen anästhesiebedingten Todesursachen in der Geburtshilfe steht die pulmonale Aspiration an erster Stelle [14]. Deshalb ist die Vermeidung dieser Komplikation durch *gezielte Prophylaxe* oberstes Gebot.

Wegen des Erhalts der Schutzreflexe ist die Wahl einer Regionalanästhesie gerade auch unter diesem Gesichtspunkt zu treffen. Muß eine Allgemeinanästhesie durchgeführt werden, so sind folgende Regeln unbedingt zu beachten:

– Intubation nur durch einen erfahrenen Anästhesisten
– mehrere Minuten vor Narkosebeginn O_2-Atmung zur Präoxygenierung
– keine Maskenbeatmung
– ein laufender Sauger mit großem Saugeransatz griffbereit in der Nähe
– rasche Intubation (eventuell mit Krikoiddruck)
– Extubation erst, wenn die Schutzreflexe zurückgekehrt sind

Verschiedene zusätzliche Maßnahmen werden nicht einheitlich gehandhabt. So sind das nasale Einlegen einer Magensonde an der noch wachen Patientin, provoziertes Erbrechen mit Apomorphin, unterschiedliche Lagerungen (Kopf erhöht oder erniedrigt) sowie die präoperative Zufuhr von Antiemetika, Antazida oder H_2-Rezeptorenblockern umstritten.

Kommt es trotz allem zur Aspiration, muß sofort intubiert und über den Tubus abgesaugt werden, am besten bronchoskopisch. Beim Bronchospasmus sind Bronchospasmolytika erforderlich. Eine frühzeitige Beatmung mit PEEP (positivem endexspiratorischem Druck) kann die pathophysiologischen Mechanismen durchbrechen und Ödem, Surfactant-Störungen sowie Atelektasen vermeiden. Wegen der 12- bis 24stündigen, bei pathologischen Befunden auch längeren Beatmung muß die Patientin auf eine Intensivstation. Eine Antibiotikatherapie ist nicht zwangsläufig notwendig.

4.2 Hypotension

Blutdruckabfälle als Folge anästhesiologischer Maßnahmen sind bei systemischer Analgetikagabe ebenso möglich wie bei regionalen Anästhesien oder Vollnarkosen. Die Beseitigung des Schmerzes kann über eine Minderung der endogenen Katecholaminausschüttung zu einer Gefäßdilatation mit einem Druckabfall bei relativem Volumenmangel führen. Gefäßweitstellung als unmittelbare pharmakologische Wirkung durch Anästhetika, besonders die halogenierten Kohlenwasserstoffe, ist eine andere Ursache für eine Hypotension. Bei den rückenmarksnahen Leitungsanästhesien kommt es infolge der Sympathikusblockade und der Tonusminderung in den motorisch blockierten Muskelgruppen zu Druckabfällen. Dieses Phänomen fällt bei Patientinnen mit einer EPH-Gestose sehr deutlich aus, da das intravasale Volumen ohnehin schon erniedrigt ist.

Ein besonderes Problem bietet das V.-cava-Kompressionssyndrom, das bei der Lagerung der Patientin zu Anästhesiemaßnahmen beachtet werden muß. Vornehmlich wenn die Frau unter Sedierung oder in der Narkose keine Angaben über ihr Befinden mehr machen kann, muß bei der Lagerung an die Beeinträchtigung des venösen Rückflusses durch den Uterus gedacht werden (siehe auch Bd. 7, 3. Aufl., Kap. 1).

4.3 Neurologische Komplikationen bei Regionalanästhesien

Rückenmarksnahe Leitungsanästhesien führen sehr selten zu neurologischen Komplikationen. Beeinträchtigende, dauerhafte Schäden liegen im Promillebereich, wobei in vielen großen Statistiken keine derartigen Störungen beobachtet werden. Dennoch sind sie gefürchtet. Die bei Laien oft gebrauchten Begriffe der „Rückenmarksnarkose" oder „Rückenmarksspritze" fördert die Ablehnung einer Spinal- oder Periduralanästhesie, weil von dem „Stich ins Rückenmark" berechtigterweise Schäden bis hin zur Querschnittslähmung befürchtet werden. Auf die falsche Vorstellung, die durch solche Begriffe nahegelegt wird, muß im Aufklärungsgespräch eingegangen werden.

Neurologische Symptome nach Regionalanästhesien sind als unmittelbare Folge der Punktion und Injektion möglich, aber auch als Zeichen der Verschlechterung einer vorbestehenden, vielleicht noch nicht bekannt gewordenen neurologischen Erkrankung. So kann es bei multipler Sklerose, Rückenmarkstumoren oder

Tabelle 12-5 Anästhesiebedingte neurologische Komplikationen bei rückenmarksnahen Leitungsanästhesien

- mechanische Läsion von Rückenmark oder Nerven durch die Punktion
- Injektion von Lokalanästhetikum in Nervenstrukturen
- Hämatom mit Kompression von Nervenstrukturen
- Abszeßbildung durch Einbringen von Bakterien in den Spinalkanal
- chemische Reizung durch Desinfektionsmittel oder Sterilisationsrückstände
- Ischämie durch Vasokonstringenzien oder Gefäßläsion

Polyradikulitiden zur Exazerbation kommen. Differentialdiagnostisch sind Nervenläsionen infolge einer falschen Lagerung bei der Operation abzugrenzen.

Anästhesiebedingte neurologische Komplikationen lassen sich ursächlich unterteilen (Tab. 12-5). Die Schäden äußern sich durch Funktionsausfälle an den unteren Extremitäten und Störungen in der Blasen- und Darmfunktion, in Sensibilitätsstörungen und Zeichen einer meningealen Reizung bei Abszessen mit entsprechenden Infektzeichen. Äußerste Sorgfalt bei der Durchführung, Verzicht auf rückenmarksnahe Betäubungsverfahren bei Blutgerinnungsstörungen und Infektionen im Punktionsbereich, strenge Asepsis sowie Verzicht auf Vasokonstringenzienzusatz können dazu beitragen, die gefürchteten Komplikationen zu vermeiden.

Treten nach Regionalanästhesien irgendwelche neurologischen Symptome auf, sollte in jedem Falle eine Untersuchung durch einen Neurologen stattfinden. Bei Kompressionen durch Hämatome und bei Abszeßbildungen muß zur Verbesserung der Prognose rasch operativ entlastet werden.

5 Analgesie/Anästhesie bei geburtshilflichen Komplikationen

5.1 Frühgeburten

Unreife Kinder sind besonders empfindlich gegenüber den anästhesiologischen Maßnahmen. Die Periduralanästhesie ist deshalb zur Analgesie geeignet. Durch die Entspannung der Beckenbodenmuskulatur sind schonende vaginale Entbindungen möglich. Muß eine Sectio durchgeführt werden, ist die Regionalanästhesie ebenfalls vorzuziehen, weil dadurch eine zusätzliche Beeinträchtigung des unreifen Kindes durch die Anästhetika vermieden wird.

5.2 Fehllagen, Mehrlingsschwangerschaft

Beckenendlagen sind neben anderen Fehllagen für viele Geburtshelfer eine Indikation zur primären Kaiserschnittentbindung. Als Narkose sind Allgemein- und Regionalanästhesie gleichermaßen möglich. Dem Vorteil eines weniger tonisierten Uterus bei einer Vollnarkose müssen die typischen Risiken der Intubationsnarkose gegenübergestellt werden. Für eine vaginale Entbindung ist die gut dosierte Periduralanästhesie mit ihrer entspannenden Wirkung auf den Beckenboden das Mittel der Wahl. Das gilt auch für Mehrlingsschwangerschaften. Das zweitgeborene Kind wird bei Anwendung der Periduralanästhesie in einem wesentlich besseren Zustand geboren.

5.3 EPH-Gestose/Eklampsie

Die pathophysiologischen Mechanismen dieser Erkrankung – generalisierter Arteriolenspasmus, Mikrozirkulationsstörungen durch Thrombozyten-Fibrinaggregate, Hämokonzentration, Hypoproteinämie und Ödembildung bei Natrium- und Wasserretention sowie intravasaler Hypovolämie – bestimmen die anästhesiologischen Maßnahmen.

Die schon gestörte Plazentadurchblutung darf nicht noch zusätzlich durch Blutdruckabfälle verschlechtert werden, die wegen der Hypovolämie besonders ausgeprägt sein können, sowohl bei Regional- als auch bei Allgemeinanästhesien. Andererseits ist ein Anstieg des ohnehin erhöhten Blutdrucks mit den Risiken einer Herzinsuffizienz oder eines Apoplexes ebenso zu vermeiden. Die Gefahr eines Lungenödems aufgrund der Flüssigkeitsretention oder einer akuten Linksherzinsuffizienz muß für die Auswahl eines Narkoseverfahrens zur Entbindung mitbedacht werden.

Wird die antikonvulsive Therapie mit Magnesium durchgeführt, kann die Abschwächung des Patellarsehnenreflexes nicht mehr als Zeichen einer Magnesiumüberdosierung verwandt werden, wenn eine Periduralanästhesie gelegt worden ist. Muskelrelaxanzien werden durch Magnesium in ihrer Wirkung verstärkt.

Für die geburtshilfliche Analgesie sind sowohl eine Allgemein- als auch Regionalanästhesie geeignet. Eine *vaginale Entbindung* sollte zur Streßminderung und Verhinderung weiterer Blutdruckanstiege möglichst unter Periduralanästhesie erfolgen. Vor dem Anlegen muß eine vorsichtig dosierte Zufuhr von Elektrolyt- und onkotisch wirksamen Albuminlösungen erfolgen, um ausgeprägte Blutdruckabfälle zu verhindern. Die Abnahme der Vasokonstriktion durch die Sympathikusblockade greift sinnvoll in den Pathomechanismus ein. Vasokonstringenzien zur Vermeidung von Blutdruckabfällen sind hier ungeeignet.

Bei der Regionalanästhesie zur *Sectio* erfordert die Ausdehnung der Blockade meist eine größere Flüssigkeitszufuhr. Das damit verbundene Risiko für Herz und Lunge läßt vielfach die Allgemeinanästhesie empfehlenswerter erscheinen. Die Entscheidung muß individuell gefällt werden. In schweren Fällen mit Atemstörungen, Krämpfen oder Koma steht nur die Intubation zur Diskussion. Postoperativ ist eine Behandlung auf einer Intensivstation nötig.

5.4 Drohende Uterusruptur

Eine vorausgegangene Sectio oder andere Operationen an der Gebärmutter erhöht das Risiko einer Uterusruptur unter der Geburt (siehe auch Bd. 7, 3. Aufl., Kap. 9). Da der Schmerz als möglicherweise einziges Symptom dieser Komplikation bei einer Periduralanästhesie unbemerkt bleiben könnte, sehen viele Geburtshelfer und Anästhesisten in dieser Anamnese eine Kontraindikation für eine Leitungsanästhesie. Bei entsprechend vorsichtiger Dosierung des Lokalanästhetikums kann jedoch eine ausreichende Minderung des Geburtsschmerzes erreicht und die Uterusruptur dennoch an der andersartigen Schmerzqualität erkannt werden. Mutter und Kind müssen dabei lückenlos überwacht werden.

5.5 Blutungen unter der Geburt

Blutungen sind nicht zu unterschätzende Bedrohungen für Mutter und Kind (siehe auch Bd. 7, 3. Aufl., Kap. 3). Innerhalb kürzester Zeit kann es zum hämorrhagischen Schock kommen. Häufigste Ursachen für Blutungen *vor Einsetzen der Geburt* sind Placenta praevia und vorzeitige Plazentalösung. Neben einer sofortigen Schocktherapie muß die Geburt durch schnelle Sectio beendet werden. Wegen des Schocks ist eine Leitungsanästhesie kontraindiziert, auch wenn vorher eine Periduralanästhesie gelegt wurde.

Blutungen *nach erfolgter Geburt* können durch Verletzungen des Geburtskanals, Atonie des Uterus und in der Gebärmutter verbliebene Plazentareste bedingt sein. Hier sind zur Versorgung der Verletzung oder zur Nachtastung und Lösung des Plazentarests Regional- und Allgemeinanästhesie möglich. Auch wenn der Uterus wegen der erfolgten Geburt entlastet ist, gilt für die Narkoseeinleitung auch in der unmittelbar postpartalen Phase die Grundregel, daß der Magen nicht als leer angenommen werden darf. Die im Abschnitt 4.1 genannten Vorsichtsmaßnahmen gelten unverändert. Helfen bei Uterusatonie Kontraktionsmittel und der Verzicht auf eventuell eingesetzte Inhalationsanästhetika nicht, und muß der Uterus exstirpiert werden, ist eine Vollnarkose mit Opiaten wegen des bereits vorausgegangenen Blutverlusts angezeigt. Nach starkem Blutverlust und einem Transfusionsbedarf von mehr als sechs bis neun Einheiten Blut ist eine Intensivbehandlung mit Nachbeatmung zur Prophylaxe eines akuten Lungenversagens erforderlich.

5.6 Probleme bei schwangerschafts- unabhängigen Erkrankungen

Bei Schwangeren können nahezu alle Erkrankungen vorkommen, an denen nichtschwangere Frauen gleichen Alters leiden können. Dadurch kann sich die Aufgabe für den Anästhesisten erschweren. Aus der Fülle der Möglichkeiten seien einige Probleme herausgegriffen.

5.6.1 Herzerkrankungen

Die in der Schwangerschaft physiologisch gesteigerte Herzfrequenz und das vergrößerte Herzzeitvolumen belasten ein vorgeschädigtes Herz bereits. Während der Wehen und besonders während der Austreibungsphase sind der venöse Rückstrom zum Herzen und der periphere Widerstand erhöht. Das Herzzeitvolumen nimmt zum Teil um mehr als 50 % zu. Systolischer und diastolischer Blutdruck steigen unter den Wehen erheblich an. So kann ein Herz mit nur noch geringer Reserve akut dekompensieren. Die angemessene Betreuung herzkranker Gebärender setzt eine genaue Kenntnis der Pathophysiologie und Hämodynamik der jeweiligen Erkrankung voraus.

Bei Herzfehlern mit Rechts-links-Shunt, hypertropher obstruktiver Kardiomyopathie, pulmonalem Hochdruck oder auch bei der Aortenstenose muß der Abfall des peripheren Widerstands vermieden werden.

Die Periduralanästhesie ist hier nur sehr behutsam einzusetzen, denn eine Infusionstherapie zur Verhinderung des Blutdruckabfalls ist auch nicht ohne Gefahren.

Herzfehler, die eine Volumenbelastung des Herzens oder der Lungenstrombahn bewirken, wie Mitralinsuffizienz, Aorteninsuffizienz, Links-rechts-Shunt und Mitralstenose, dürfen durch zusätzliche Volumenbelastung nicht kompliziert werden. Alle Anstiege des Herzzeitvolumens sind so gering wie möglich zu halten. Hier bietet sich die Periduralanästhesie an. Wegen der rascher auftretenden Blutdruckschwankungen ist die Spinalanästhesie bei herzkranken Schwangeren weniger geeignet.

Steht die Frau unter einer Antikoagulanzientherapie wegen künstlicher Herzklappen, muß aufgrund des Blutungsrisikos auf rückenmarksnahe Anästhesien verzichtet werden. Negativ-inotrope Substanzen wie die Inhalationsanästhetika bei Vollnarkosen sind für Patientinnen mit Aortenstenose und ausgeprägter Aorten- oder Mitralinsuffizienz weniger geeignet.

5.6.2 Asthma bronchiale

Entscheidend ist es, alles zu vermeiden, was eine Bronchokonstriktion auslösen kann. Barbiturate, aber auch Opiate sind dazu in der Lage. Der Tubus als Fremdkörper kann ebenfalls einen Asthmaanfall auslösen. Bei Allgemeinanästhesien sind Ketamin und die halogenierten Kohlenwasserstoffe als Bronchodilatatoren geeignet. Besser ist eine Regionalanästhesie. Zu bedenken ist, daß auch Methylergometrin (Methergin®) einen Asthmaanfall auslösen kann.

5.6.3 Nierenerkrankungen

Die für viele Nierenerkrankungen typischen Symptome Hypertonie, Ödeme und Proteinurie machen eine Abgrenzung zur EPH-Gestose schwierig (siehe auch Bd. 7, 3. Aufl., Kap. 4). Das anästhesiologische Vorgehen ist wie dort zu wählen. Bei Dialysepatientinnen mit intermittierender Heparinisierung ist von einer Periduralanästhesie wegen der Blutungsrisiken Abstand zu nehmen. Für Frauen nach Nierentransplantation steht die Wahl zwischen den verschiedenen Betäubungsverfahren offen.

6 Geburtshilfliche Analgesie/Anästhesie und juristische Haftung

Der Anästhesist haftet straf- und zivilrechtlich für anästhesiebedingte Schäden, wenn der Schaden durch Vernachlässigung der ärztlichen Sorgfaltspflicht entstand oder die anästhesiologischen Maßnahmen ohne wirksame Einwilligung der Patientin erfolgten.

Die Vernachlässigung der gebotenen *Sorgfaltspflicht* bewirkt eine Schadenshaftung des Arztes wegen Fahrlässigkeit. In der Zusammenarbeit von Geburtshelfern und Anästhesisten kann von dem Grundsatz einer strikten Arbeitsteilung ausgegangen werden, wobei der Geburtshelfer für die Planung und Durchführung der geburtshilflichen Maßnahmen und der Anästhesist für die Planung und Durchführung des Betäubungsverfahrens sowie die Überwachung und Aufrechterhaltung der vitalen Funktionen verantwortlich ist [6].

Zur Sorgfaltspflicht des Anästhesisten gehört die Erhebung einer Anamnese und die Voruntersuchung der Patientin. Je dringlicher der Eingriff, desto knapper werden diese Vorbereitungen ausfallen. Weiterhin gehören zu den Anforderungen an den Anästhesisten die Beherrschung der in Frage kommenden Narkosemaßnahmen einschließlich der eingesetzten Geräte. Hier sind durch die Medizingeräteverordnung (MedGV) seit 1986 und durch das neue Medizinproduktegesetz (MPG) als Nachfolgeregelung neue Standards gesetzt worden, die von der Konstruktion bis zur Benutzung eine größere Sicherheit für die Patienten gewährleisten sollen.

Die rechtswirksame *Einwilligung der Patientin* setzt eine angemessene Aufklärung voraus. Der Umfang der Risikoaufklärung muß größer sein mit zunehmender Bedeutung des Risikos und abnehmender Dringlichkeit der geplanten Maßnahme. In Notfällen wird sich diese Information auf ein Minimum beschränken, das gilt z.B. für dringliche Kaiserschnittentbindungen. Die peridurale Analgesie zur Minderung des Wehenschmerzes ist meist eine Wahlmaßnahme, da in der Regel eine Geburt auch ohne diese Hilfe möglich ist. Das macht somit eine gründliche Aufklärung der Frau über Vorteile und Risiken erforderlich. Unter der Geburt ist jedoch häufig wegen der regelmäßigen Wehen ein solches Aufklärungsgespräch schwerer zu führen.

Eine frühzeitige Information der Frauen über diese Möglichkeit der Schmerzminderung während der regelmäßigen Schwangerenbetreuung durch ausgelegte Broschüren oder Handzettel kann bereits im Vorfeld viele Fragen klären. Eine gut durchgeführte anästhesiologische Betreuung während der Geburt spricht sich andererseits schnell herum.

Entscheidend neben der fachlichen Qualifikation ist die *Organisationsstruktur* im Umfeld der geburtshilflichen Anästhesie. Es empfiehlt sich, einen klaren Alarmierungsplan zwischen Anästhesisten, Geburtshelfern und Pädiatern aufzustellen. Ein Stufenschema, gegliedert nach Dringlichkeit, (z. B. Stufe 1–3: 1 = vital, 2 = dringlich, 3 = planbar) kann bei der Anmeldung einer Sectioentbindung helfen, längere Erläuterungen zu vermeiden und das benötigte Team so schnell wie möglich zusammenzurufen. In diesem Zusammenhang sei auf die jüngsten Vereinbarungen der Deutschen Gesellschaft für Gynäkologie und Geburtshilfe sowie der Deutschen Gesellschaft für Anästhesiologie und Intensivmedizin hingewiesen.

Zur guten Betreuung gehört die Garantie, daß 24 Stunden am Tag die anästhesiologischen Leistungen in annähernd gleicher Qualität angeboten werden. Da Kinder zu jeder Tageszeit geboren werden, müssen Krankenhausträger und Anästhesieabteilung die Voraussetzungen schaffen, daß jederzeit ein Anästhesist in der Geburtshilfe zur Verfügung steht. Nur so können die heute gegebenen Möglichkeiten sinnvoll genutzt werden.

Literatur

1. Bader, A. M., S. Datta. Anesthesia for obstetrics. In: Rogers, M. C., B. G. Covino, J. H. Tinker, D. E. Longnecker (eds.): Principles and Practice of Anesthesiology, pp. 2065–2103. Mosby, St. Louis–Baltimore–Boston 1993.
2. Bonica, J. J.: Obstetric Analgesia and Anesthesia. Springer, Berlin–Heidelberg–New York 1982.
3. Caton, D.: The Obstetric Patient. In: Kirby, R. R., N. Gravenstein (eds.): Clinical Anesthesia Practice, pp. 1082–1109. Saunders, Philadelphia–London–Toronto 1994.
4. Conklin, K. A.: Pharmakawirkungen auf Fetus und Neugeborenes. Klinische Anästhesie, Current Reviews 1/23. Akademische Druck- und Verlagsanstalt, Graz 1983.
5. Covino, B. G., H. G. Vassallo: Local Anesthetics, Mechanism of Action and Clinical Use. Grune & Stratton, New York–San Francisco–London 1976.
6. Deutsche Gesellschaft für Anästhesiologie und Intensivmedizin. Berufsverband Deutscher Anästhesisten (Hrsg.): Ein Beitrag zur Qualitätssicherung in der Anästhesiologie, 2. Aufl. perimed, Erlangen 1991.
7. Larsen, R.: Anästhesie, 4. Aufl. Urban & Schwarzenberg, München–Wien–Baltimore 1993.
8. Mendelson, G. L.: The aspiration of stomach contents into the lungs during obstetrical anaesthesia. Amer. J. Obstet. Gynec. 52 (1946) 19.
9. Nemes, C., M. Niemer, G. Noack: Datenbuch Anästhesiologie und Intensivmedizin. Grundlagen, Empfehlungen, Techniken, Übersichten, Grenzgebiete, Bd. 1, 3. Aufl. Fischer, Stuttgart–New York 1985.
10. Rößlin, E.: Der Schwanngren frawen und Hebammen Rosengarten. Worms 1513.
11. Rupreht, J., M. J. van Lieburg, J. A. Lee, W. Erdmann (eds.): Anaesthesia: Essays on Its History. Springer, Berlin–Heidelberg–New York 1985.
12. Schürg, R., J. Biscoping, B. Bachmann-Mennenga, V. Jovanovic, M. Kirschbaum, G. Hempelmann: Maternale und neonatale Bupivacain-Plasmakonzentrationen bei Periduralanästhesie zur Sectio caesarea. Reg.-Anaesth. 13 (1990) 133–137.
13. Shnider, S. M., G. Levinson: Anesthesia for Obstetrics, in: Miller, R. D. (ed.): Anesthesia, 4th ed., pp. 2031–2076. Churchill Livingstone, New York–Edinburgh–London 1994.
14. Schwender, D., B. Pollwein, K. Peter: Geburtshilfliche Anästhesie und mütterliche Mortalität, Anästh. Intensivmed. 31 (1990) 291–297.
15. Wurst, H., R. Knitza, U. Finsterer: Geburtshilfliche Periduralanästhesie und instrumentelle Entbindungsrate. Anästh. Intensivmed. 32 (1991)

Operative Entbindungsverfahren, Episiotomie und Verletzungen unter der Geburt

13 Operative Entbindungsverfahren: Indikationen und Vorbedingungen für die vaginal-operativen Entbindungsmethoden

W. Künzel

Inhalt

1	Einleitung	250	3.1.1.2	Anästhesie 255
2	Indikationen zur vaginal-operativen Entbindung	250	3.1.2	Wahl der vaginal-operativen Entbindungsmethode 255
2.1	Schwangerschaftsalter	250	3.1.3	Zangenentbindung 256
2.2	Anamnestische und befundete Risikofaktoren als Indikation	251	3.1.3.1	Zangenmodelle 256
			3.1.3.2	Technik der Zangenentbindung 259
2.3	Kindliche und mütterliche Indikationen	251	3.1.3.3	Differentialindikationen für die Zangenentbindung 260
3	Vaginal-operative Entbindungsmethoden	253	3.1.4	Vakuumextraktion 261
			3.1.4.1	Vakuumextraktormodelle 261
3.1	Vakuumextraktion und Zangenentbindung	253	3.1.4.2	Technik der Operation 261
			3.1.5	Morbidität und Mortalität nach operativer Entbindung 263
3.1.1	Vorbedingungen	253	3.1.5.1	Mütterliche Morbidität 263
3.1.1.1	Höhe des fetalen Schädels im Becken	253	3.1.5.2	Kindliche Morbidität und Mortalität 264
			3.1.6	Spekulumentbindung 265

1 Einleitung

Operative Entbindungsverfahren waren in den letzten Jahrhunderten hinsichtlich ihrer Bedeutung und Wertigkeit für das Leben von Mutter und Fetus einem ständigen Wandel unterworfen. Die Entbindung durch Kaiserschnitt war noch bis zum Ende des 19. Jahrhunderts mit einer hohen Mortalität für die Mutter belastet. Obgleich durch die Änderung der Operationstechnik durch Kehrer 1882 [16] und die Einführung aseptischer Operationsverfahren der Kaiserschnitt danach seinen Schrecken weitgehend verloren hatte, wurde den vaginalen Entbindungsverfahren noch bis in die 50er Jahre dieses Jahrhunderts der Vorzug gegeben. Das Kind wurde häufig dem Leben der Mutter geopfert. Die kindliche Mortalität und Morbidität waren hoch. Manuelle Extraktionen am Steiß, Wendungen aus Kopflage und Extraktionen sowie zerstückelnde Operationen hatten neben den artistischen Operationen mit der Zange lange Zeit einen festen Platz im operativen Repertoire der Geburtshilfe. Mit der Beherrschung der Infektionen und dem Einsatz neuer diagnostischer Methoden zur Überwachung des Kindes während der Geburt – Registrierung der fetalen Herzfrequenz, Mikroblutanalyse – vollzog sich bald ein Wandel in der Einstellung zu operativen Maßnahmen. Die Indikation zur Sectio wurde großzügiger gestellt. Beckenendlagen wurden vielerorts nur noch durch Sectio entbunden. Die Mutter war durch die abdominalen operativen Maßnahmen nicht mehr in der Weise gefährdet wie noch um die Jahrhundertwende, so daß jetzt dem Kind vermehrt Aufmerksamkeit geschenkt wurde.

Es reichte nicht mehr aus, ein Kind nur mit den Zeichen des Lebens durch operative Intervention zu entwickeln, sondern es war zunehmend das Ziel, den Geburtsverlauf so abzuschätzen und die Operationsart so zu wählen, daß ein Kind mit den Zeichen einer guten Vitalität (Apgar-Score) und mit physiologischen Werten im Säure-Basen-Status geboren wurde.

Das resultierte darin, daß vermehrt die vaginalen Entbindungsverfahren von dem abdominalen abgelöst wurden. Die Frage, ob eine vaginale Entbindung möglich sei, wird nun nicht nur vom mechanischen Aspekt her, sondern auch aus physiologischer Sicht beurteilt. Dies ist jedoch die schwierigste Entscheidung, die im Verlauf einer komplizierten Geburt zu treffen ist: *Die vaginale Geburtsmöglichkeit so abzuschätzen, daß bleibende Schäden für das Kind daraus nicht resultieren*. Die Unsicherheit, das fetale Risiko bei vaginaler Geburt zu beurteilen, ist allerdings vielerorts so groß, daß über Kaiserschnittshäufigkeiten bis zu 60% berichtet wird (siehe auch Kap. 14).

2 Indikationen zur vaginal-operativen Entbindung

Operative Entbindungen bedürfen einer strengen Indikation. Sie ergibt sich aus:

- dem Schwangerschaftsalter
- der Lage des Kindes (Schädellage, Querlage, Beckenendlage)
- dem Nachweis von Zeichen der fetalen Hypoxämie
- dem Geburtsverlauf unter Berücksichtigung der Muttermundsweite, dem Höhenstand des Kopfes, der regelwidrigen Kopfeinstellung, dem Höhenstand des Steißes und der Geburtsdauer

Diese Faktoren ergeben im Zusammenspiel die Indikation zur Wahl der Entbindungsmethode.

2.1 Schwangerschaftsalter

Die vaginale Entbindung mit dem Spekulum ist die Methode der Wahl vor der 25. vollendeten Schwangerschaftswoche. Denn es ist nicht sinnvoll, operative *abdominale* Entbindungsverfahren in der 24. vollendeten Woche der Gravidität und früher aufgrund der hohen Morbidität und Mortalität der Kinder anzuwenden [13]. Das mag sich in Zukunft ändern, wenn die Mortalität und Morbidität in dieser Altersgruppe weiterhin durch den Einsatz neonatologischer Intensivmaßnahmen zurückgeht. Derzeit scheint aber mit der 26. Woche der Gravidität (25. Schwangerschaftswoche plus 1 bis 7 Tage) nach unten hin eine Grenze erreicht zu sein, die schwer zu überschreiten ist und die nur langsam auf die 24. Schwangerschaftswoche verscho-

Tabelle 13-1   Frequenz der operativen Entbindungen durch Kaiserschnitt, Manualhilfe, Vakuumextraktion und Forzeps (nach den Daten der Hessischen Perinatalerhebung 1992/93)

	Schädellagen (n = 109 789) %	Beckenendlagen (n = 5953) %	Querlagen (n = 584) %	Mehrlinge (n = 3040) %
Spontan	77,7	12,6	2,2	37,4
Manualhilfe	0,0	2,0	2,2	2,2
Primäre Sectio	5,5 ⎫ 15,2	7,0 ⎫ 85,2	69,4 ⎫ 94,5	36,5 ⎫ 55,5
Sekundäre Sectio	9,7 ⎭	14,6 ⎭	25,2 ⎭	19,1 ⎭
Vakuumextraktion	4,7	0,1	0,0	2,8
Forzeps	2,4	0,0	0,5	1,9
Vakuum + Forzeps	0,0	0,0	0,0	0,1
Sonstiges	0,0	0,2	1,0	0,2

ben werden sollte. Die Kenntnis der Leistungsfähigkeit der neonatologischen Intensiveinheit, mit der die jeweilige Klinik zusammenarbeitet, ist in diesem Zusammenhang von großer Bedeutung.

Lage des Kindes

Die Indikation zur Sectio ist bei Querlagen generell gegeben. Sie erfolgt nach den Angaben der Hessischen Perinatalerhebung 1992/93 in 94,5 % der Fälle. Nur 4,4 % aller Querlagen, ausschließlich niedrigen Schwangerschaftsalters, werden spontan geboren. Hoch ist auch der Anteil der Kaiserschnitte bei Mehrlingsschwangerschaften (55,5 %) und bei den Beckenendlagen (86,2 %). In 15,2 % erfolgte die Sectio bei Schädellagen (Tab. 13-1).

2.2 Anamnestische und befundete Risikofaktoren als Indikation

Indikationen zur vaginalen operativen Entbindung ergeben sich durch anamnestische Befunde, im wesentlichen aber aus dem Verlauf der Geburt. So steht das pathologische Kardiotokogramm und die protrahierte Geburt in der Eröffnungsperiode, insbesondere aber in der Austreibungsperiode, sowie mangelnde Kooperation der Mutter an erster Stelle in der Entscheidung zur vaginal-operativen Entbindung [11, 37] (Tab. 13-2). Die Verlängerung der Geburtsdauer ist insbesondere mit dem Alter der Schwangerschaft assoziiert. Regelwidrige Einstellungen des Kopfes haben nur einen geringen Anteil an der Indikation zur vaginal-operativen Entbindung. Andere Indikationen, wie z. B. Nabelschnurvorfall, vorzeitige Ablösung der Plazenta oder Insertio velamentosa, sind selten Anlaß für vaginal-operatives Vorgehen. Die Tabelle zeigt ferner, daß nur

die protrahierte Austreibungsperiode und der tiefe Querstand häufiger die Indikation zur vaginal-operativen Entbindung darstellen. Alle anderen Geburtsrisiken finden sich sogar häufiger bei den Spontangeburten. Dagegen gibt es *typische Indikationen für die Sectio:*

– Placenta praevia
– vorzeitige Plazentalösung
– Zustand nach Sectio
– Nabelschnurvorfall
– protrahierte Eröffnungsperiode
– Mißverhältnis zwischen Kopf und Becken

Die Häufigkeit operativer Eingriffe zeigt auch eine deutliche Zuordnung zum Schwangerschaftsalter. So erfolgt vor der 28. Schwangerschaftswoche in 56,2 % und in der 28. bis 30. Woche in 72,1 % die Indikation zur Sectio. Vaginale Entbindungen werden in 43,8 bzw. 27,9 % der Fälle im entsprechenden Schwangerschaftsalter vorgenommen. Die Entbindung durch Vakuumextraktion und Forzeps hat zu dieser Zeit noch keine Bedeutung. In der 37. bis 42. Woche erfolgen 75,8 % Spontangeburten bzw. Geburten durch Vakuumextraktion, 7,1 durch Forzeps und 17,1 durch Kaiserschnitt.

2.3 Kindliche und mütterliche Indikationen

Eine strenge Trennung in sog. kindliche und mütterliche Indikationen zur operativen Geburtsbeendigung ist vielfach nicht möglich. Die *kindlichen Indikationen* ergeben sich immer dann, wenn eine Gefahr für das Kind aus der Registrierung der fetalen Herzfrequenz erkennbar ist, da dies heute das sicherste Zeichen ist, einen fetalen O_2-Mangel zu erkennen. Die akuten Störungen durch Nabelschnurvorfall, Dauerkontrak-

Tabelle 13-2 Häufigkeit von Geburtsrisiken bei Spontangeburten, bei Entbindung durch Forzeps bzw. Vakuumextraktion und bei Sectio (Hessische Perinatalerhebung 1992/93)
Erläuterungen im Text (n = Anzahl der Fälle in den Gruppen, % = Risiko, bezogen auf die Geburtenrate der Gruppe, n/ges. Ris. = Risiko der Gruppe pro Gesamtrisiko [%])

	Spontangeburt n = 86143 (74,1%)			Forzepsentbindung/ Vakuumextraktion n = 7897 (6,7%)			Sectio n = 22286 (19,2%)		
	n	%	n/gesamt Risiko %	n	%	n/gesamt Risiko %	n	%	n/gesamt Risiko %
Plazentainsuffizienz	1384	1,6	45,4	159	2,0	5,2	1509	6,8	49,4
Gestose/Eklampsie	1438	1,7	41,9	276	3,5	8,0	1720	7,7	50,1
Rh-Inkompatibilität	152	0,2	65,5	10	0,1	4,3	70	0,3	30,2
Diabetes mellitus	298	0,4	48,0	52	0,7	8,4	271	1,2	43,6
Placenta praevia	69	0,1	17,1	13	0,2	3,2	322	1,4	79,7
Vorzeitige Plazentalösung	59	0,1	8,6	24	0,3	3,5	606	2,7	88,0
Blutungen sub partu	173	0,2	37,9	23	0,3	5,0	260	1,2	57,0
Zustand nach Sectio	4025	4,7	41,6	544	6,9	5,6	5117	23,0	52,8
Mangelnde Kooperation der Mutter	548	0,6	40,4	614	7,8	45,3	195	0,9	14,4
Pathologisches CTG	5981	6,9	34,4	4264	54,0	24,5	7158	32,1	41,1
Nabelschnurvorfall	24	0,0	17,9	14	0,2	10,5	96	0,4	71,6
Sonstige Nabelschnurkomplikationen	2534	2,9	64,9	501	6,3	12,8	871	3,9	22,3
Protrahierte Geburt (Eröffnungsperiode)	1637	1,9	24,4	635	8,0	9,5	4438	19,9	66,1
Protrahierte Geburt (Austreibungsperiode)	2091	2,4	26,3	5042	63,9	63,4	818	3,7	10,3
Mißverhältnis Kopf/Becken	41	0,1	1,0	122	1,5	2,9	4089	18,4	96,2
Drohende Uterusruptur	5	0,0	1,3	9	0,1	2,3	374	1,7	96,4
Querlage/Schräglage	26	0,0	4,5	6	0,1	1,0	552	2,5	94,5
Hintere Hinterhauptslage	1184	1,4	52,5	669	8,5	29,7	403	1,8	17,9
Vorderhauptslage	414	0,5	48,5	237	3,0	27,8	202	0,9	23,7
Gesichts-/Stirnlage	64	0,1	25,5	20	0,3	8,0	167	0,8	66,5
Tiefer Querstand	0	0,0	0,0	0	0,0	0,0	0	0,0	0,0
Hoher Geradstand	47	0,1	25,7	125	1,6	68,3	11	0,1	6,0
Sonstige regelwidrige Schädellagen	10	0,0	0,9	3	0,0	0,3	1115	5,0	98,9

tionen des Uterus und Uterusruptur z. B. sind von chronischen Veränderungen, die im Rahmen einer protrahierten Geburt auftreten, zu differenzieren.

Im Falle der Uterusruptur ist jedoch auch die *mütterliche Indikation* zur Beendigung der Geburt gegeben. Hier vermischen sich mütterliche und kindliche Indikationen. Die *präventive Indikation* zur vaginalen oder abdominalen Entbindungsoperation ist gegeben, wenn damit eindeutig Gefahren von der Mutter abzuwenden sind. Hierzu gehören Herz-Kreislauf-Erkrankungen, die durch die intraabdominale Drucksteigerung beim Pressen zu kardiovaskulären Störungen führen können. Dazu zählen auch Lungenerkrankungen, Tumoren, Aneurismen des Gehirns, Glaukom und Ablatio retinae, also Erkrankungen, die eine aktive Mitarbeit der Gebärenden nicht sinnvoll erscheinen lassen. Die im anglo-amerikanischen Schrifttum verbreitete Ansicht, die Austreibungsperiode durch einen prophylaktischen Einsatz der Zange zu verkürzen [38] (prophylactic delivery outlet forceps), hat im deutschsprachigen Raum wenig Beachtung gefunden.

3 Vaginal-operative Entbindungsmethoden

3.1 Vakuumextraktion und Zangenentbindung

3.1.1 Vorbedingungen

Die operative Entbindung kann für den Fetus ein hohes Risiko darstellen, wenn die Vorbedingungen nicht beachtet werden. Durch sorgfältige Prüfung der Voraussetzungen für eine Vakuumextraktion oder eine Zangenentbindung kann die Gefahr für das Kind jedoch beträchtlich eingeschränkt werden. Für die vaginale Entbindung sind die gleichen personellen, technischen und organisatorischen Voraussetzungen erforderlich, wie sie im Prinzip für die Durchführung eines Kaiserschnitts gelten.

3.1.1.1 Höhe des fetalen Schädels im Becken

Die *Voraussetzungen für eine vaginal-operative Entbindung* sind die vollständige Eröffnung des Muttermunds nach gesprungener Fruchtblase und der zangengerechte oder vakuumgerechte Höhenstand des Kopfes im Becken.

Die Auffassungen über den *notwendigen Höhenstand des Kopfes* für die Anwendung der vaginal-operativen Verfahren sind nicht einheitlich [26]. Sie beinhalten den sog. Trial-Forzeps als Methode in Sectiobereitschaft und die unterschiedlichen Höhenstände der Leitstelle in Beziehung zur Interspinalebene (+1 bis +4). Von der richtigen Einschätzung des Höhenstands des Kopfes ist jedoch der Erfolg der vaginal-operativen Entbindung, unabhängig von der verwendeten Methode, abhängig; er variiert zwischen 80 und 99 % [35].

Eine vaginale Entbindung sollte *unterlassen* werden, wenn der tiefste Punkt des kindlichen Kopfes, die Leitstelle, nicht tiefer als die Interspinalebene tritt. Operationen, die bei diesem Höhenstand des kindlichen Schädels durchgeführt werden, stellen eine Gefahr für Mutter und Kind dar, die einzugehen heute nicht mehr zu rechtfertigen ist (Abb. 13-1). Die hohe Vakuumextraktion ist mit einer hohen kindlichen Morbidität belastet [18]. In diesen Fällen ist es besser, die vaginale Entbindung durch abdominales Vorgehen, d.h. durch die Sectio, zu ersetzen.

Bei sorgfältiger Selektion der Entbindungsmethode sind intrazerebrale Blutungen unterschiedlichen Grades nicht weniger häufig zu beobachten als bei Spontangeburten und abdominalen Entbindungen durch Sectio [14]. Das Hirnblutungsrisiko des Kindes ist damit nicht der Methode der operativen Entbindung anzulasten, sondern dem Operateur, der die Auswahl für das Entbindungsverfahren im gegebenen Fall trifft. Wenn eine höhere Rate von Hirnblutungen nach operativen Entbindungen auftritt, sollte die Indikationsstellung überdacht werden.

Sicherheit bei der Entscheidung für eine vaginale Entbindung ist zu erhalten, wenn man versucht, die Spinae ossis ischii bei *rektaler Untersuchung* während des Pressens zu tasten. Sind beim Preßversuch die Spinae nicht mehr zu tasten, kann man davon ausgehen, daß die größte Zirkumferenz des Kopfes die Beckenmitte erreicht hat. Die Leitstelle steht dann in der Regel auf dem Beckenboden. Sind jedoch die Spinae während des Preßversuchs eben noch oder weiterhin gut tastbar, sollte entweder durch weiteres Zuwarten der Zeitpunkt der operativen vaginalen Entbindung verschoben oder der Entschluß zur abdominalen Entbindung gefaßt werden. In diese Überlegung ist immer der Zustand des Kindes miteinzubeziehen.

Die *vollständige Erweiterung des Muttermunds* ist für alle vaginalen Operationsmethoden, auch für die Vakuumextraktion, eine Voraussetzung. Der Dauerzug mit der Vakuumglocke bei unvollständigem Muttermund gehört der Vergangenheit an, da er bei der Mutter zu Ödembildung, Abrissen des Muttermunds und Zerreißung der Zervix- und Scheidenwand führt und auch das Kind in hohem Maße gefährdet.

Das *Schwangerschaftsalter* ist als Vorbedingung für die Auswahl der operativen Entbindung kein Kriterium. Auch bei kleinen Köpfen läßt sich ein Vakuumextraktum mit kleiner Pelottengröße anlegen bzw. eine Forzepsentbindung zum Schutz des kindlichen Schädels durchführen. Die extra- und intrakranielle Vulnerabilität fetalen Gewebes muß daher in die Auswahl des operativen Verfahrens miteinbezogen werden.

Die operative Entbindung sollte nur beim lebenden Kind durchgeführt werden. Das gilt insbesondere für die Zangenoperationen. Die gelegentlich protrahierte Austreibungsperiode bei toten Kindern kann durch die Anwendung des Vakuumextraktors verkürzt werden. In ganz wenigen Fällen ist gelegentlich auch die Kopfschwartenzange bei toten Früchten notwendig.

13 Operative Entbindungen: Indikationen und Vorbedingungen für die vaginal-operativen Entbindungsmethoden

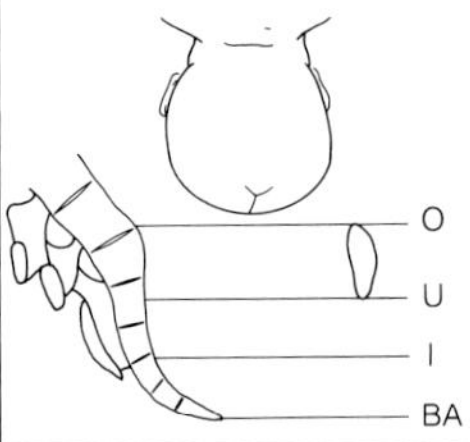

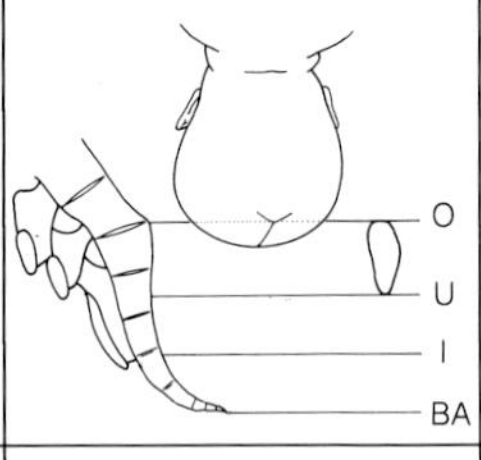

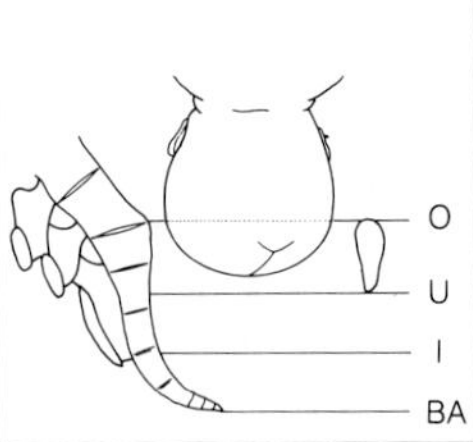

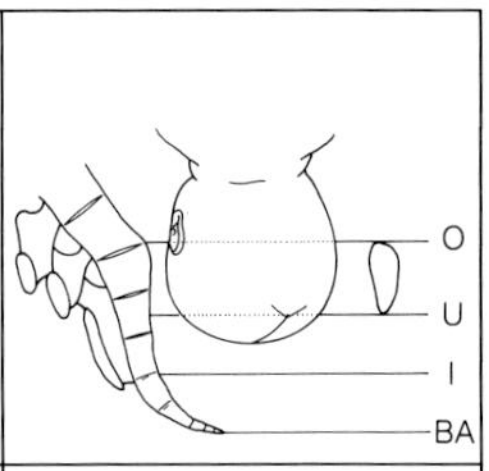

Höhenstand des kindlichen Kopfes				
bezogen auf:				
– knöcherne Leitstelle	frei beweglich über BE	dem Becken aufgesetzt	schwer beweglich	fest im BE
– Durchtrittsplanum	über BE	über BE	knapp BE	BE
– Bezug der Leitstelle zur Interspinalebene (cm)	> – 4	> – 4	– 4	– 2
– Beckenhöhle	leer	leer	leer	Kopf gut zu tasten
– Spinae ossis ischii	erreichbar	erreichbar	erreichbar	erreichbar
vaginale Extraktionsoperationen:				
– Schwierigkeitsgrad	überaus schwierig	überaus schwierig	sehr schwierig	sehr schwierig
– Operationsrisiko	sehr groß	sehr groß	sehr groß	sehr groß
Höhenstand des kindlichen Kopfes				
bezogen auf:				
– knöcherne Leitstelle	tief und fest im BE	in BM	auf BB	BA
– Durchtrittsplanum	gut BE	BE/BM	BM/BB	BB
– Bezug der Leitstelle zur Interspinalebene (cm)	0	+ 2	+ 4	> + 4
– Beckenhöhle	Kopf gut zu tasten	ausgefüllt	ausgefüllt	ausgefüllt
– Spinae ossis ischii	eben erreichbar	nicht zu erreichen	nicht zu erreichen	nicht zu erreichen
vaginale Extraktionsoperationen:				
– Schwierigkeitsgrad	schwierig	mäßig schwierig	meist leicht	sehr leicht
– Operationsrisiko	groß	mäßig	gering	sehr gering

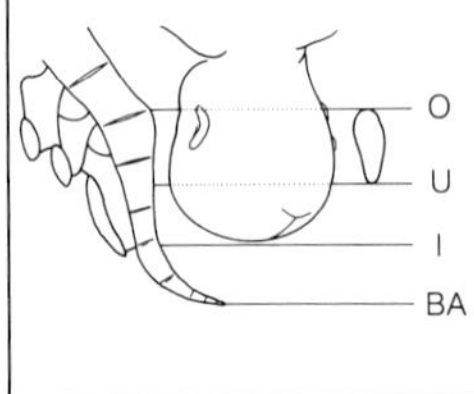

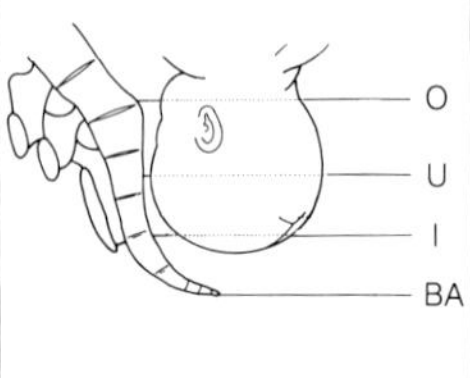

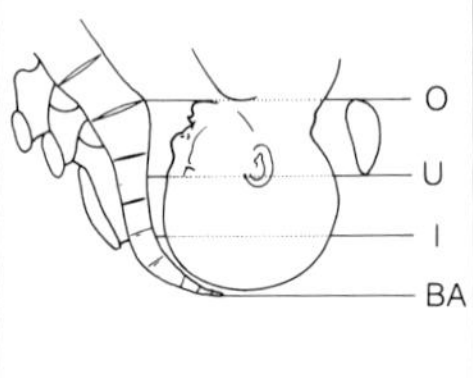

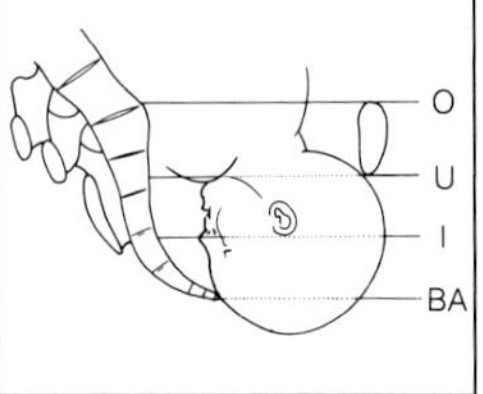

Abb. 13-1 Vaginale Extraktionsoperationen im Bezug zum Höhenstand des fetalen Kopfes im Becken. Als Bezugspunkt gilt die Interspinalebene (I) und die knöcherne Leitstelle des kindlichen Kopfes. O = obere Schoßfugenrandebene, U = untere Schoßfugenrandebene, BA = Beckenausgang

3.1.1.2 Anästhesie

Eine ausreichende Anästhesie ist bei allen operativen vaginalen Entbindungsverfahren nicht nur notwendig und wünschenswert, sondern eine wesentliche Vorbedingung. Dennoch wurden vaginale Operationen nach Angaben der Hessischen Perinatalerhebung 1992/93 in etwa 10% ohne Anästhesie vorgenommen (Tab. 13-3). Sie erleichtert das Anlegen der Pelotte bei der Vakuumextraktion und das Einführen der Zangenlöffel bei der Forzepsoperation. Als Anästhesieverfahren stehen heute die Periduralanästhesie bzw. die Pudendusanästhesie zur Verfügung (siehe auch die Kap. 11 und 12). In Vollnarkose werden vaginal-operative Entbindungen schon wegen der Gefahr für die Mutter heute selten vorgenommen (Tab. 13-3). Sie bedarf einer kritischen Indikationsstellung [33, 34].

Das Anlegen eines Scheiden-Damm-Schnitts ist nicht in allen Fällen bei der Vakuumextraktion und Zangenoperation erforderlich. In vielen Fällen führt jedoch das Schneiden einer mediolateralen Episiotomie zu einer beträchtlichen Verkürzung des Geburtswegs und erleichtert damit das Austreten des Kindes. Scheiden-, Labien-, Klitoris- und Dammrisse werden durch diese Maßnahmen weitgehend reduziert (siehe auch Kap. 15).

Gewagte vaginale Entbindungsoperationen haben in der modernen Geburtshilfe keinen Platz mehr, sie sollten durch die abdominale Schnittentbindung ersetzt werden. Auch für den erfahrenen Geburtshelfer, der den Umgang mit der Zange gewohnt ist, sollte die „hohe Zange" nunmehr nur noch ein historisches Interesse haben. Auch die sog. Probegeburt bei Beckenverengung und die Anwendung besonderer Zangenmodelle und Entbindungstechniken ist wegen der Gefahren für Mutter und Kind abzulehnen. Die Entscheidung in Grenzsituationen verlangt neben profundem Wissen der Geburtsmechanik, der Geburtsphysiologie noch einen Teil an Erfahrung, der mühsam erworben werden muß.

3.1.2 Wahl der vaginal-operativen Entbindungsmethode

In einer Analyse der Perinatalstatistik der Bundesländer Bayern, Baden-Württemberg, Rheinland-Pfalz, Niedersachsen, Hamburg, Schleswig-Holstein und Hessen aus dem Jahre 1993 wird belegt, daß in etwa 60 bis 80% der Vakuumextraktion gegenüber der Forzepsentbindung der Vorzug gegeben wird. Beide Entbindungsverfahren, Forzeps und Vakuumextraktion, haben ihre Vor- und Nachteile. Unter der Voraussetzung, daß der Kopf zwischen Beckenmitte und Beckenboden steht, lassen sich sowohl Glocke als auch Zangenlöffel gut am kindlichen Köpfchen anlegen. Das Anbringen der Zangenlöffel stellt jedoch eine zusätzliche Raumforderung im Becken mit der Folge möglicher Weichteil- und Nervenverletzungen bei der Extraktion dar [17, 32].

Im Vergleich zur Extraktion mit der starren Zange verlangt die Durchführung der Vakuumextration mehr Sensibilität gegenüber der Rotation des Kopfes im Geburtskanal. Das Lösen der Pelotte bei zu starkem Zug oder Traktion in die falsche Richtung sind Nachteile, die der Extraktion mit der Zange nicht anhaften.

Über die Vor- und Nachteile der Anwendung der Vakuumextraktion bzw. der Zange sind in den letzten Jahrzehnten zahlreiche Untersuchungen durchgeführt worden. Dazu existiert eine umfangreiche Literatur [3]. So wurden Untersuchungen zur perinatalen Morbidität und Mortalität, zu den Nebenverletzungen, zum Einfluß der Vakuumextraktion auf intrakranielle Druckschwankungen [5, 7] und zum Einfluß der Zange auf intrakranielle Drücke durchgeführt [22]. Als Resümee eines langjährigen Erkenntnisprozesses in der Geburtshilfe zeigt sich aber immer mehr, daß die falsche Indikation zur operativen Entbindung den Fetus stärker belastet als die Operation selbst [28, 30]. Ein Fetus, der bereits im Rahmen eines protrahierten Geburtsverlaufs eine manifeste Azidose entwickelt und dann noch durch ein riskantes geburtshilfliches Manöver geboren wird, wird den operativen Eingriff, der immer – ob Vakuumextraktion, Zange oder Kaiserschnitt – eine Belastung darstellt, schwerer überste-

Tabelle 13-3 Anästhesieformen bei Spontangeburten aus Schädellage und bei vaginaler operativer Entbindung durch Vakuumextraktion und Forzepsentbindung (Hessische Perinatalerhebung 1992/93)

Anästhesie	Spontangeburten aus Schädellage n = 85250 (%)	Vakuumextraktion n = 5170 (%)	Forzepsentbindung n = 2671 (%)
keine	48,0	9,4	10,3
Pudendusblock	6,2	19,3	19,2
Lokalinfiltration	17,4	37,0	24,4
Analgetika	27,3	42,3	40,3
Vollnarkose	0,5	1,4	4,1
Periduralanästhesie	10,2	31,4	38,4
Parazervikalanästhesie	0,0	0,0	0,1
Sonstige	5,0	3,6	3,3

Tabelle 13-4 Neonatale Mortalität bei Spontangeburten, Vakuum- oder Forzepsentbindungen und beim Kaiserschnitt in Abhängigkeit vom Schwangerschaftsalter. Die vaginal-operative Entbindung ist in der 37. bis 39. Woche und in der 40. bis 42. Woche nicht mit einer höheren neonatalen Mortalität gegenüber der Spontanentbindung belastet (Hessische Perinatalerhebung 1992/93)

Schwangerschaftswoche	Spontangeburt		Forzeps/VE		Sectio	
	n	% verstorben	n	% verstorben	n	% verstorben
< 28.	144	26,4	4	0,0	190	20,5
28.–30.	124	7,2	4	0,0	436	8,3
31.–33.	355	1,7	12	0,0	887	2,6
34.–36.	3013	0,3	211	0,0	2138	0,8
37.–39.	29814	0,1	2342	0,0	8512	0,2
40.–42.	52353	0,0	5273	0,1	10049	0,1
> 42.	209	0,0	27	0,0	52	0,0
Kinder gesamt	86012	0,1	7873	< 0,1	22264	0,6
lebend geborene Kinder	85916		7869		22122	

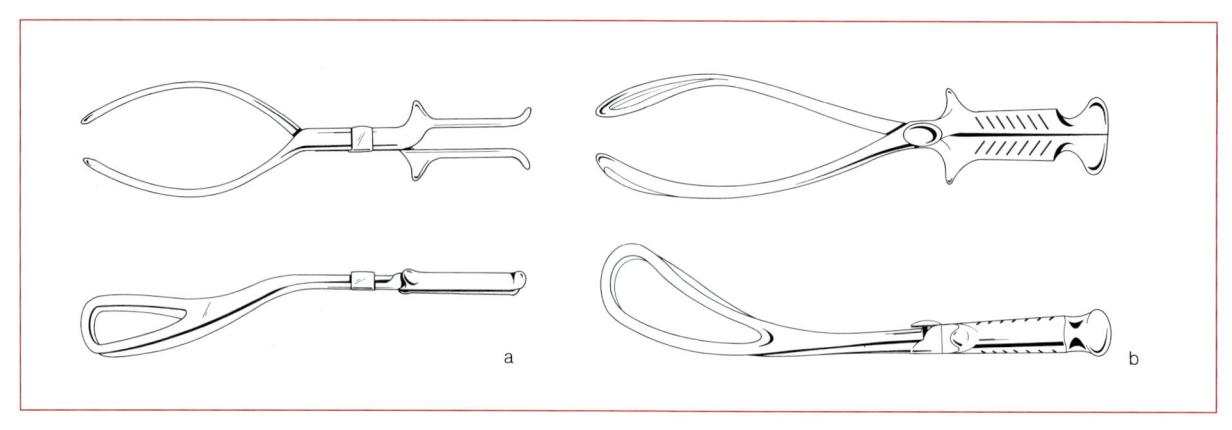

Abb. 13-2 Zangenmodelle a) Kjelland, b) Naegele

hen und schwerere Folgen davontragen, als ein Kind, das sich zum Zeitpunkt der operativen Entscheidung noch in einem guten Zustand befand, d. h. bei dem ein normaler Säure-Basen-Haushalt vorlag und die Zeichen des fetalen Schocks noch nicht existent waren.

Vor diesem Hintergrund muß heute die Beurteilung operativer Entbindungsverfahren generell gesehen werden. Die Daten der Hessischen Perinatalerhebung von 1992/93 zeigen, daß die neonatale Mortalität bei Entbindung durch Vakuumextraktion oder Forzeps niedriger war, als bei Kindern, die spontan geboren oder durch Sectio entwickelt wurden (Tab. 13-4).

3.1.3 Zangenentbindung

3.1.3.1 Zangenmodelle

Als Grundtypen der Zange können die englische Zange von Smellie, die französische Zange von Levré und die deutsche Zange von Naegele gelten. Insgesamt sind 200 Zangenmodelle beschrieben worden. Dies beweist, daß es offenbar eine ideale Zange nicht gibt.

Nach den technischen Merkmalen kann man zwischen *Kreuz-*, *Parallel-* und *Divergenzzangen* unterscheiden.

Die Bezeichnung parallel bzw. divergent bezieht sich auf den Halsteil der Zange. Eine Divergenzzange, mit der auch Zug ausgeübt werden kann, stellt die Bamberger Zange von Sipli und Krone dar, wobei ein Schiebemechanismus den Griffabstand veränderlich macht [31]. Bei diesen Modellen gibt es feste und gleitende Schlösser, eine Beckenkrümmung fehlt jedoch.

Bei den Kreuzzangen kreuzen sich die Blätter im Schloß. Das Schloß kann dabei gleitend sein, wie bei der Kjelland-Zange, aber auch fest wie bei der Naegele-Zange (Abb. 13-2). Die Naegele-Zange hat eine Beckenkrümmung, während die Kjelland-Zange diese nicht besitzt. Die Kreuzzangen üben eine größere Kompression auf den kindlichen Schädel aus als die Parallel- und Divergenzzangen. Bei diesen Typen kreuzen sich die Blätter nicht. Dadurch soll die Kompression des kindlichen Schädels geringer sein. Shute beschreibt die Vorteile der Zange mit einem Schutzhaubeneffekt für das Kind.

Operative Entbindungen: Indikationen und Vorbedingungen für die vaginal-operativen Entbindungsmethoden

Tabelle 13-5 Die Zangenextraktion bei tiefstehendem Kopf und gerader Pfeilnaht sowie höherstehendem Kopf und schrägverlaufender Pfeilnaht und bei regelwidrigen Schädellagen

Vorbedingungen
- Der Muttermund muß vollständig eröffnet sein.
- Der Beckenausgang darf nicht verengt sein.
- Die Fruchtblase muß gesprungen sein.
- Der Kopf muß zangengerecht stehen.
- Der Kopf darf nicht zu klein sein.
- Das Kind muß leben

Durchführung

1. Bei tiefstehendem Kopf und gerader Pfeilnaht
 a) Fassen und Einführen der Löffel:
   – Den *linken* Löffel mit der *linken* Hand in die *linke* Seite der Mutter als erstes einführen.
   – Den *rechten* Löffel mit der *rechten* Hand in die *rechte* Seite der Mutter über dem linken Löffel einführen.
 b) Hinhalten vor dem Einführen („Probehaltung"):
   Der Zangenquerdurchmesser liegt im rechten Winkel zur Pfeilnaht.
 c) Anlegen der Zange:
   Schutz der Weichteile durch die Finger 2–5 der Hand beim Einführen.
 d) Schließen der Zange und Nachtasten
 e) Extraktion:
   – Fassen der Zange: linke Hand von oben über die Griffe, rechte Hand über die Busch-Haken
   – Zugrichtung: Zug in Richtung der Griffe bis die Leitstelle in der Vulva erscheint
   – Stellungswechsel nach links und Handwechsel: rechte Hand faßt über die Busch-Haken und hebt die Zangengriffe nach oben (Rotation um die Symphyse)

2. Bei höherstehendem Kopf und schrägverlaufender Pfeilnaht
 Pfeilnaht im I. (II.) schrägen Durchmesser
 a) Fassen und Einführen der Löffel wie unter 1a
 b) Hinhalten der Zange vor dem Einführen:
   Der Zangendurchmesser verläuft im II. (I.) schrägen Durchmesser.
 c) Anlegen der Zange:
   Der *rechte* (linke) Löffel muß *wandern*, d.h. nach vorne kommen. Schutz wie unter 1c
 d) Schließen der Zange und Nachtasten
 e) Extraktion: Zug *und* Rotation wie 1e

3. Hintere Hinterhauptslage bei tiefstehendem Kopf und gerader Pfeilnaht
 a) Vorgehen a bis d wie bei 1
 b) Extraktion:
   – Zug in Richtung der Griffe bis das Hinterhaupt erscheint
   – Heben der Zangengriffe zur Entwicklung des Hinterhaupts
   – *Senken* der Zangengriffe zur Entwicklung von Stirn und Gesicht

4. Vorderhauptslage bei tiefstehendem Kopf und gerader Pfeilnaht
 a) Vorgehen a bis d wie bei 1
 b) Extraktion

5. Tiefer Querstand
 siehe Vakuumextraktion (Abschinitt 3.1.4)

6. Gesichtslage
 a) Vorgehen a bis c wie bei 1
   – Lüften der Griffe
   – Schließen der Zange
 b) Extraktion
   – Zug bis das Kinn in der Vulva erscheint
   – Heben der Zangengriffe zur Entwicklung von Kinn, Nase, Stirn usw.

7. Stirnlage
 keine vaginale Operation

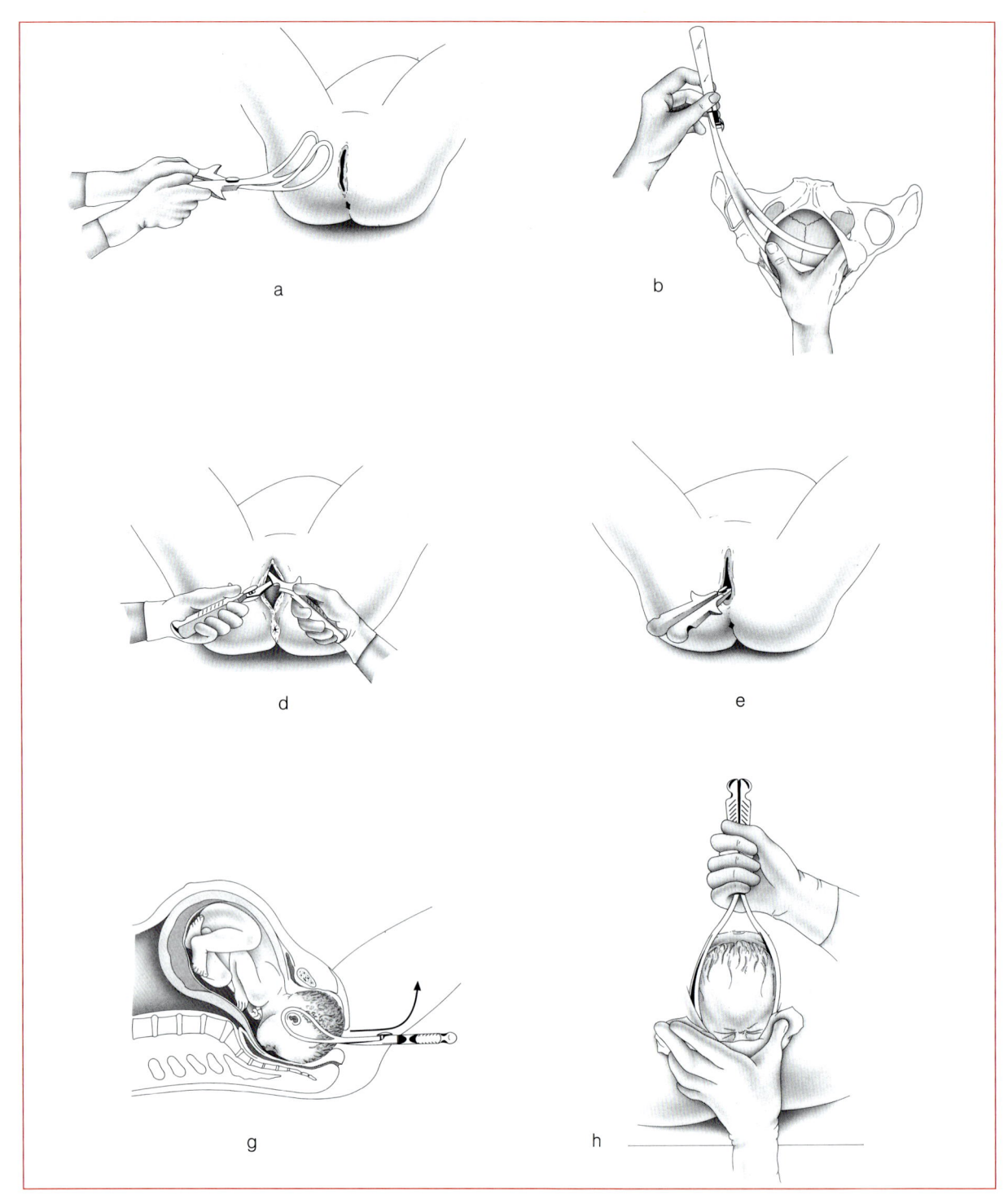

Abb. 13-3 Technik der Zangenentbindung.
a) Hinhalten der Zange, b) Einführen des linken Löffels, c) Einführen des rechten Löffels, d) Schließen der Zange, e) die angelegte Zange, f) Traktion der Zange, g) Heben der Zangengriffe, h) und i) Entwicklung des Kopfes

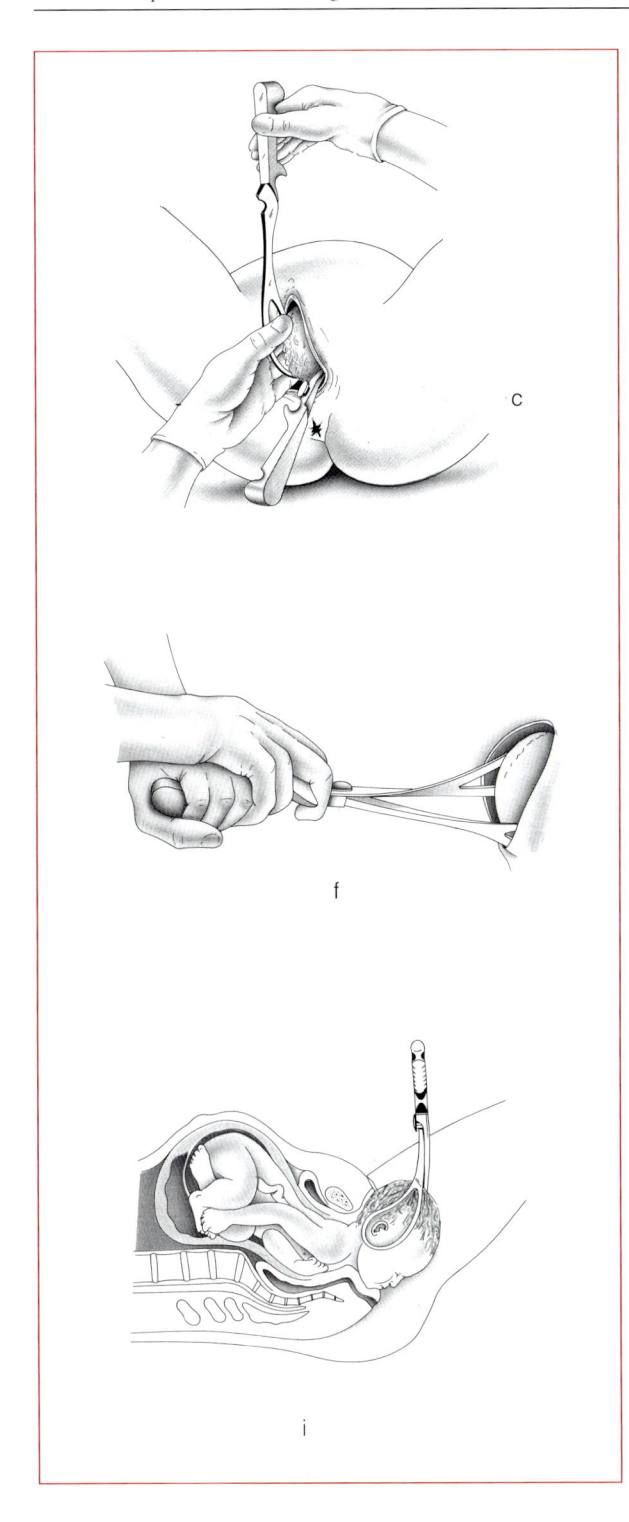

Parallelzangen eignen sich fast nur für Beckenausgangsextraktionen, da ihre Zugeigenschaften nicht gut sind. Wichtig scheint bei einem Zangenmodell das Vorhandensein einer Einstellschraube am Griff, die das Zusammendrücken der Griffe regulierbar macht und damit die maximale Kompression auf den kindlichen Schädel limitiert. Von der Funktion werden zudem noch Zug- und Rotationszangen sowie die Kombination von beiden unterschieden. Die Zugzange ist vornehmlich eine Kreuzzange. Ohne Beckenkrümmung ist auch gleichzeitig die Rotation möglich.

3.1.3.2 Technik der Zangenentbindung

Bevor die Zangenentbindung durchgeführt wird, muß die Patientin entsprechend gelagert werden. Die übliche Lagerung ist die Lithotomieposition. Desinfektion des Genitalbereichs und sterile Abdeckung reduziert das Infektionsrisiko für die Mutter. Die Blase sollte entleert werden. Eine Anästhesie ist erforderlich; zu bevorzugen ist die Periduralanästhesie bzw. die Pudendusanästhesie.

Vor dem Entschluß zur Zangenentbindung ist eine sorgfältige Untersuchung der Patientin notwendig, um die Vorbedingungen zu prüfen (Tab. 13-5). Eine exakte Kenntnis der Höhe des fetalen Kopfes und der Verlauf der Pfeilnaht ist für das Anlegen der Zange erforderlich. Vor Anlegen der Zange sollte der Operateur die Zange so in Position halten, wie er sie anzulegen gedenkt (Abb. 13-3a). Diese Phantomapplikation ist für die richtige Lage der Zange am kindlichen Kopf eine Hilfe.

Ansetzen der Zange

Zangenentbindung vom Beckenboden: Die Definition der Zangenentbindung vom Beckenboden setzt eine gerade verlaufende Pfeilnaht voraus, so daß keine Drehung der fetalen Pfeilnaht notwendig wird. Zunächst wird die Zange auseinandergenommen, so daß der *linke* Löffel mit der *linken* Hand des Operateurs und der *rechte* Löffel mit der *rechten* Hand des Operateurs gehalten wird. Der linke Löffel wird lose vor die Vagina gehalten, so daß der Löffel sich in einer vertikalen Position befindet (Abb. 13-3). Der *linke* Löffel wird mit der *linken* Hand entlang der *linken* Seite des mütterlichen Beckens entlang des *linken* Os parietale beim Feten unter Schutz der rechten Hand des Operateurs eingebracht. Nach Entfernung der Hand wird der rechte Löffel auf der rechten Seite der Patientin unter Schutz der linken Hand am rechten Os parietale des Feten eingeführt. Nach der Applikation der Zange im Becken werden beide Griffe zusammengebracht. Vor der Extraktion ist es wichtig, die richtige Lage der Zange zu überprüfen.

Zangenentbindung aus Beckenmitte: Die Anwendung der Zange für eine Entbindung aus Beckenmitte setzt besondere Erfahrungen in der Technik der Applikation voraus. Dies trifft insbesondere für jene Fälle zu, wo die Pfeilnaht nicht im geraden Durchmesser verläuft. Das ist beim Kopfstand in Beckenmitte oder wenn sich die große Fontanelle hinten befindet nahezu regelmäßig der Fall. Das Einsetzen der Zangenlöffel geschieht praktisch in der gleichen Weise wie bei gerade verlaufender Pfeilnaht mit der Ausnahme, daß der linke Löffel bei im 1. schrägen Durchmesser verlaufender Pfeilnaht nach rechts vorn und bei im 2. schrägen Durchmesser verlaufender Pfeilnaht nach links vorn wandern, d. h. bewegt werden muß (Abb. 13-4). Auch hier ist nach Anlegen der Zange die Position zu überprüfen. Die Traktion erfolgt dann unter gleichzeitiger Rotation der Zange.

Zangenentbindung bei tiefem Querstand: Die Applikation der Zange bei tiefem Querstand ist heute leichter durch die Anwendung der Vakuumextraktion zu ersetzen. Das Einlegen der Zange ist aufgrund des Wandernlassens der Löffel schwierig und die Vakuumextraktion in diesem Fall wesentlich einfacher.

Kontrolle der richtigen Lage der Zange

Die sichere Anwendung der Zange setzt eine korrekte Lage beim Feten voraus: Die Zangenlöffel liegen biparietal, mütterliche Weichteile befinden sich nicht im Zangenlöffel. Der unsachgemäße Sitz der Zange kann bei der Traktion zu Verletzungen des Schädels führen oder neurologische Schäden beim Neugeborenen verursachen. Der richtige Sitz der Zange muß durch drei wesentliche Punkte am fetalen Kopf überprüft werden:

- Die große Fontanelle sollte zwischen den beiden Blättern der Zange liegen. Die Sagittalnaht verläuft dabei im rechten Winkel zum Durchmesser der Zangenlöffel.
- Die Zange sollte am Os parietale einen sicheren Sitz haben. Nur etwa 1 bis 1,5 cm der Blätter sollten hinter dem fetalen Schädel palpierbar sein.
- Wenn die Blätter gefenstert sind, sollte nicht mehr als eine Fingerspitze am Ende des Fensters einlegbar sein.

Zugausübung bei der Zangenextraktion

Die wesentlichsten Vorgänge bei der Zangenentbindung sind in Tabelle 13-5 aufgelistet.

Der Zug der Zange sollte bei vorderer Hinterhauptslage sich der normalen Bewegung der Geburt anpassen. Durch Traktion ist der Kopf bis auf den Beckenboden zu bewegen und nach Erreichen des Beckenbodens die Deflektion des Kopfes mit Entwicklung von Stirn, Augen, Mund und Kinn einzuleiten.

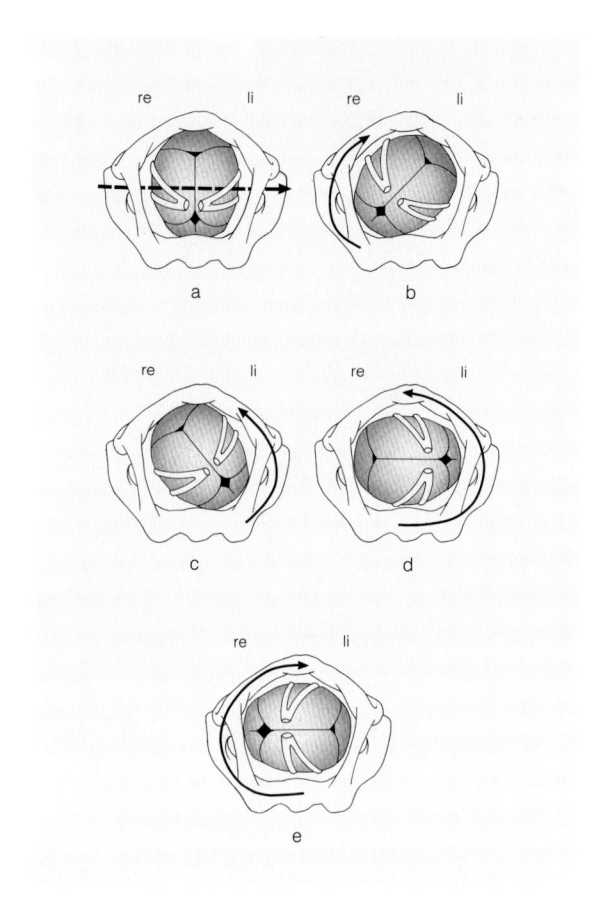

Abb. 13-4 Anlegen der Zange bei schrägverlaufender Pfeilnaht.
a) zum Vergleich: vordere Hinterhauptslage, Pfeilnaht gerade
b) vordere Hinterhauptslage, Pfeilnaht im I. schrägen Durchmesser: Der rechte Löffel muß wandern.
c) II. vordere Hinterhauptslage, Pfeilnaht im II. schrägen Durchmesser: Der linke Löffel muß wandern.
d) II. tiefer Querstand: Der linke Löffel muß wandern.
e) I. tiefer Querstand: Der rechte Löffel muß wandern.

3.1.3.3 Differentialindikationen für die Zangenentbindung

Die Haltungsanomalien des Schädels (hintere Hinterhauptslage, Vorderhauptslage, Gesichtslage, tiefer Querstand, hoher Geradstand) spielen für die operativen vaginalen Entbindungen eine besondere Rolle. Die hintere Hinterhauptslage wurde nach den Daten der Hessischen Perinatalerhebung 1994 in 20,0% und die Vorderhauptslage in 18,0% die Indikation zu einer vaginal-operativen Maßnahme [11a]. Die vaginal-operative Frequenz beim hohen Geradstand beträgt nur 0,5%, ist jedoch in 88,9% die Indikation zur Sectio.

Bei der hinteren Hinterhauptslage und der Vorderhauptslage ist die Anwendung der Zange sicher gegenüber der Vakuumextraktion aufgrund der besseren Traktionsfähigkeit im Vorteil. Aber auch hier sollte bedacht werden, daß bei diesen Lagen die Extraktion mit der Zange nicht ratsam erscheint, wenn der Kopf sich nicht zwischen Beckenmitte und Beckenboden und die Pfeilnaht sich nicht im geraden, sondern erst im schrägen Durchmesser befindet.

Die Zangenentbindung bei Gesichtslage oder Stirnlage stellt heute eine extreme Seltenheit dar und sollte nach Möglichkeit durch den Kaiserschnitt ersetzt werden.

3.1.4 Vakuumextraktion

3.1.4.1 Vakuumextraktormodelle

Die Vakuumextraktion wurde von Malmström in den 50er Jahren als eine brauchbare Methode entwickelt [21]. Sie hat sich seither in Europa weit verbreitet [12].

Die Saugglocken sind aus Metall und stehen in Größen von 30, 50 und 60 mm Durchmesser in zahlreichen Modellen zur Verfügung. Die Zugkette verlief bei den älteren Modellen im Vakuumschlauch. Bei den neueren Kappen ist sie getrennt vom Vakuumschlauch angebracht; das hat den Vorteil, daß sowohl der Saugvorgang als auch der Zug gut zu kontrollieren sind. Im Innern der Glocke verhindert ein Metallsieb das übermäßige Einsaugen der Kopfhaut in die Glocke. Die Vakuumkappe wird durch einen Unterdruck bis zu 0,8 kg/cm^2 am kindlichen Kopf festgesaugt (Abb. 13-5).

In letzter Zeit sind auch Vakuumextraktoren mit Silikon- oder Gummikappen erhältlich; Unterschiede im fetalen Zustand bei Geburt waren zwischen beiden Instrumenten nicht nachzuweisen [4, 19, 20].

Der Vakuumextraktor ist durch Evelbauer in Deutschland bekannt geworden und hat auch hier eine rasche Verbreitung gefunden. In zahlreichen Ländern, unter anderem in den USA, Großbritannien, Frankreich und Kanada [12, 24] wird dieser Methode immer noch mit Zurückhaltung begegnet.

3.1.4.2 Technik der Operation

Für die Vakuumextraktion sind die gleichen Voraussetzungen notwendig wie für die Zangenextraktion (siehe auch Tab. 13-5): Der Kopf muß vakuumgerecht stehen, die Blase muß gesprungen und der Muttermund vollständig geöffnet sein. Vakuumextraktionen bei unvollständigem Muttermund und/oder hochstehendem Kopf sind riskant und mit der modernen Geburtshilfe nicht mehr zu vereinbaren.

Geburtsstatistiken, die in früheren Untersuchungen ausgewiesen haben, daß die Vakuumextraktion vorwiegend im Interesse der Mutter, die Zangenoperation vorwiegend im Interesse des Kindes durchgeführt wurde, haben heute keine Gültigkeit mehr. Viele Kliniken wenden heute überwiegend oder ausschließlich die Vakuumextraktion an, und dies nicht nur aus mütterlicher, sondern auch aus fetaler Indikation. Einige operative Entbindungen sind ohnehin heute aufgrund der breiten Anwendung der Tokolytika, die auch in der Austreibungsperiode ihren Platz haben, zu einer Seltenheit geworden. Operative vaginale Entbindungen lassen sich in der Regel in Ruhe vorbereiten und durchführen. Die Vakuumextraktion ist gelegentlich bei den dorsoposterioren Lagen, der hinteren Hinterhauptslage und der Vorderhauptslage schwierig. Hier reicht häufig die Zugkraft bei straffen Weichteilen der Mutter nicht aus, um das Kind zu entwickeln.

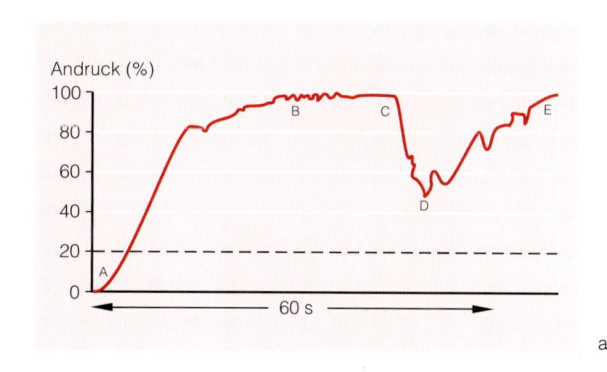

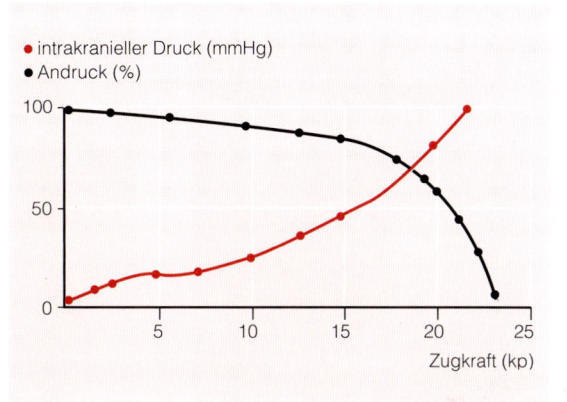

Abb. 13-5 Druckverhältnisse bei der Vakuumextraktion (nach Hein und Meyenburg [10]).
a) Graphisches Traktionsprotokoll einer Vakuumextraktion am Kopf vom Beckenboden. Von A nach B übt der Kopf zunehmend Druck auf den Boden der Saugglocke aus. Nach einer Ansaugzeit von ca. 50 Sekunden ist am Punkt B der maximale Andruck erreicht. Bei C beginnt die Extraktion und ist nach Erreichen einer minimalen Haftfestigkeit von 50% bei Punkt D bei E abgeschlossen. Die reine Extraktionszeit betrug 25 Sekunden. Beurteilung: leichte Vakuumextraktion.
b) Beziehung zwischen der aufgewendeten Zugkraft und der Haftfestigkeit der Saugglocke (schwarz) sowie die Beziehung zwischen Zugkraft und intrakraniellem Druck (rot), wenn der Extraktor am Kopf angelegt wurde. Die Meßdaten wurden unter experimentellen Bedingungen gewonnen.

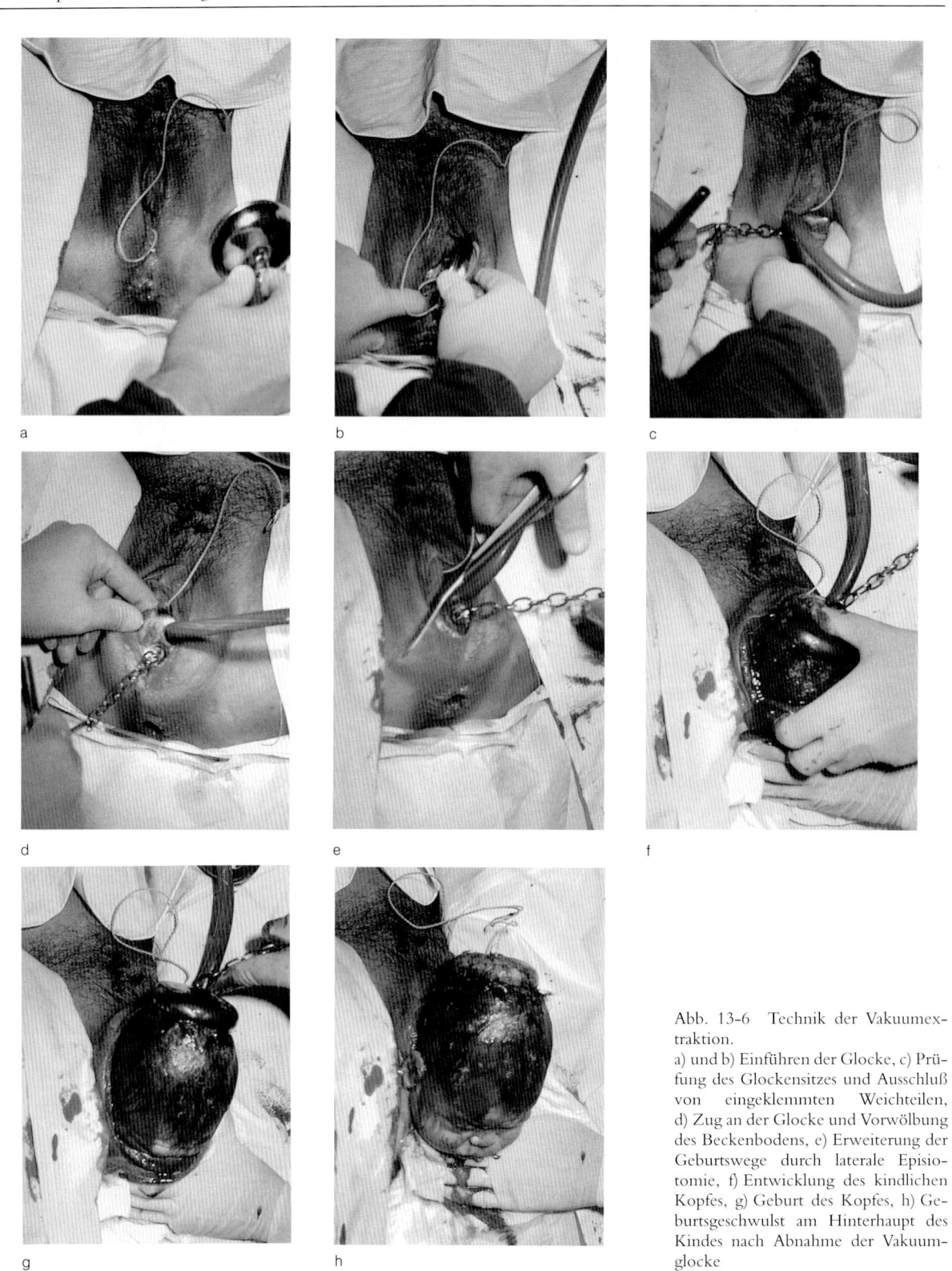

13 Operative Entbindungen: Indikationen und Vorbedingungen für die vaginal-operativen Entbindungsmethoden

Abb. 13-6 Technik der Vakuumextraktion.
a) und b) Einführen der Glocke, c) Prüfung des Glockensitzes und Ausschluß von eingeklemmten Weichteilen, d) Zug an der Glocke und Vorwölbung des Beckenbodens, e) Erweiterung der Geburtswege durch laterale Episiotomie, f) Entwicklung des kindlichen Kopfes, g) Geburt des Kopfes, h) Geburtsgeschwulst am Hinterhaupt des Kindes nach Abnahme der Vakuumglocke

Das *Einführen und das Anlegen der Saugglocke* geschieht an der Leitstelle des kindlichen Kopfes (Abb. 13-6). Es ist weniger umständlich als die Applikation der Zange. Die Saugglocke wird nach Spreizen der Labien unter Druck gegen die hintere Kommissur wie ein Schalenpessar in fast sagittaler Position durch den Introitus eingeführt. Beim tiefen Querstand ist die Glocke in Richtung der kleinen Fontanelle zu verschieben. Die Glocke wird fest an den Schädel gedrückt und bei gleichzeitigem Erzeugen eines Vakuums geprüft, ob mütterliche Weichteile eingeklemmt werden. Die Steigerung des Vakuums erfolgt über Schritte von 0,2 kg/cm^2 bis zum Erreichen eines optimalen Unterdrucks von 0,8 kg/cm^2. Bei eiliger Vakuumextraktion kann diese Ansaugzeit auf ein bis zwei Minuten verkürzt werden.

Bei einem Probezug ist nochmals der richtige Sitz der Pelotte zu überprüfen. Beim Auftreten einer Kontraktion folgt unter Mitpressen der Patientin zunächst der Zug in gerader Richtung, bis die Leitstelle, d.h. die Pelotte, in der Vulva erscheint. Mit langsamer Änderung der Zugrichtung nach oben erfolgt die Deflexion des Kopfes entsprechend dem natürlichen Geburtsmechanismus. Ein starres Weiterziehen in der gleichen Richtung würde das Abreißen der Pelotte bewirken. Hilfreich bei der Durchführung der vaginalen Operation mit einer Vakuumextraktion ist das Anlegen einer großen Episiotomie um den Geburtsweg zu verkürzen. Auch die Anwendung des Kristeller-Handgriffs ist mitunter notwendig, um die Preßarbeit der Patientin zu unterstützen.

Fehlerhafte Traktionen erschweren die Operation. Die häufigsten Fehler bestehen im zu langen Zug entgegen der physiologischen Entwicklung des Kopfes. Hier ist viel Sensibilität des Operateurs notwendig, um sich mit leichter Hand dem physiologischen Geburtsmechanismus anzupassen und die Bewegung des Kopfes in die Richtung des geringsten Widerstands zu leiten. Der Abriß der Vakuumglocke mit seinen möglicherweise negativen Auswirkungen aufgrund der entstehenden Druckschwankungen ist einer der Nachteile dieser Methode [36]. Reißt die Glocke ab, dann sollte die Geburt in der Regel mit der Zange beendet werden. Mißlingt jedoch auch die Zangenoperation, dann ist die abdominale Entbindung durch Kaiserschnitt durchzuführen.

Bei höherstehendem Kopf und noch schräg verlaufender Pfeilnaht erfolgt die Rotation des Kopfes mit dem Tiefertreten des Schädels auf physiologische Weise. Selbst bei hinterer Hinterhauptslage geschieht es gelegentlich, daß das Hinterhaupt bei entsprechender Plazierung der Pelotte sich nach vorn bewegt und das Kind aus vorderer Hinterhauptslage geboren wird.

3.1.5 Morbidität und Mortalität nach operativer Entbindung

Bei sachgerechter Vorbereitung der vaginal-operativen Entbindungsverfahren und bei klarer Indikationsstellung zur vaginalen Operation lassen sich die Gefahren der vaginalen Operationen für Mutter und Kind auf ein Minimum reduzieren.

3.1.5.1 Mütterliche Morbidität

Die mütterlichen Geburtswege werden durch die beschleunigte vaginale Entbindung besonders beansprucht. Bei unsachgemäßer Durchführung der vaginalen Operationen entstehen Dammrisse, Klitorisrisse und Scheidenwandrisse sowie Zervixrisse. Diese operationstechnischen Versager sind normalerweise vermeidbar. Eingeklemmtes Gewebe kann abreißen oder eine Drucknekrose zur Folge haben.

Darmverletzungen entstehen durch weiteres Reißen der Episiotomie. Drucknekrosen im Bereich der Urethra sind selten, obgleich bei länger im Becken verweilendem Kopf bei später durchgeführter Zystoskopie in Abhängigkeit von der Geburtsdauer Hyperämie, Ödeme und submuköse Petechien gesehen werden können. Diese Verletzungen im Urogenitalbereich treten insbesondere bei schwierigen vaginalen Entbindungen durch Zangen auf. Gefährliche Komplikationen der Weichteilzerreißungen sind Blutungen und Infektionen. Gefürchtet sind auch hochsitzende Risse in der Scheidenwand und der Zervix, die zu lebensbedrohlichen Blutungen führen können. Einige Autoren stellen auch Unterschiede in der Sphinkterfunktion zwischen der Vakuumektraktion und der Vorzepsentbindung fest. Die anale Sphinkterfunktion ist bei der Vakuumextraktion weniger gestört (11 bzw. 17 % [15]). Auch die Harninkontinenz wird nach operativen Entbindungen häufiger beobachtet [1, 23].

Die Häufigkeit von Infektionen nach vaginalen Entbindungsoperationen ist verständlich, da operative Entbindungsverfahren in der Regel mit protrahierten Geburtsverläufen eng verknüpft sind. Die hohe Nebenverletzungsrate bei operativ-vaginalen Entbindungen wird anhand der Daten der Hessischen Perinatalerhebung 1987 deutlich [11]. Bei Spontangeburten (n = 32379) aus Schädellage wurde in 74,3 % eine Episiotomie durchgeführt, und in 17,6 % kam es zu einem Damm- und Scheidenriß. Im Vergleich dazu kam es bei den vaginal-operativen Entbindungen (Vakuum bzw. Forzeps, n = 2708) trotz einer hohen Episiotomierate (98 %) bei der Vakuumextraktion in 24,1 % und bei der Forzepsentbindung in 37 % der Patientinnen zu Dammverletzungen. Bei der vaginalen Entwicklung der Beckenendlage war dieses Verhältnis wesentlich geringer. Bei 83,9 % von Episiotomien bestanden Scheiden- und Dammverletzungen in nur 7,7 %. Sie sind eng korreliert mit einem Blutverlust von mehr als 500 ml, der in 8,6 % bei der Vakuumentbindung und in 12,5 % bei der Forzepsentbindung bestand und nur in 3,3 % bei den Spontangeburten auftrat.

3.1.5.2 Kindliche Morbidität und Mortalität

Auf die Vorteile und Nachteile beider vaginaler Entbindungsverfahren haben bereits Gitsch und Reinold hingewiesen [7]. Sie favorisieren den Einsatz der Zange bei Deflexionslagen und empfehlen die Vakuumextraktion bei den Flexionslagen. Grundsätzlich besteht Einigkeit darüber, daß der riskante Einsatz beider vaginaler Entbindungsverfahren die Morbidität und Mortalität der Kinder erhöht [8, 9, 35]. So sind das Kephalhämatom und das Caput succedaneum typische Folgen der Vakuumextraktion, während Haut- und Weichteilverletzungen, Zangenmarken und Fazialisparese durch die Entbindung durch Forzeps verursacht werden. Retinale Blutungen werden dagegen häufiger bei fetalen Streßsituationen beobachtet [36]. In der Hessischen Perinatalerhebung 1992/93 waren Apgar-Score und die Häufigkeit von Krämpfen, intrakraniellen Blutungen und Verletzungen etwa gleich für beide Verfahren. Nur der Ikterus war bei der Vakuumextraktion häufiger nachzuweisen als bei Forzeps (3,5 bzw. 1,7%; Tab. 13-6); dies stimmt mit älteren Mitteilungen überein [2]. Eine finnische Gruppe hat dagegen eine höhere Erkrankungsrate der Kinder nach Vakuumextraktion beschrieben [27]. Dies mag auf die unterschiedliche Erfahrung des Geburtshelfers bei der Operation zurückzuführen sein, denn 66% der Zangenentbindungen und nur 16% der Vakuumextraktionen wurden von einem Facharzt durchgeführt. Eine prospektive Untersuchung an Kindern der Gießener Klinik zeigt, daß das Hirnblutungsrisiko bei operativen Entbindungen in der 38. bis 41. Schwangerschaftswoche gegenüber den Spontangeburten nicht erhöht ist (Abb. 13-7). Das mag zur strengen Indikation vaginal-operativer Entbindungen korreliert sein. Hirnblutungen, auch schwereren Grades, treten dagegen häufiger in den früheren Schwangerschaftswochen auf [14]. Neurologische Langzeiteffekte wurden nach diesen operativen Eingriffen nicht beobachtet [25, 29]. Auch die etwas höhere Mortalität nach Entbindung durch Vakuumextraktion (Vakuumextraktion: 0,10%, Forzepsentbindung 0,07%) könnte dadurch erklärt werden (Tab. 13-7).

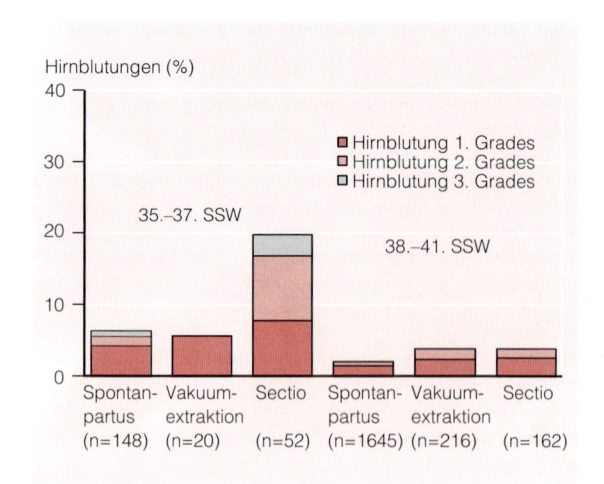

Abb. 13-7 Prospektive Untersuchung der Gießener Klinik von reifen und unreifen Kindern nach Spontanpartus, Vakuumextraktion und Sectio aus Schädellage (nach Daten von Jensen und Mitarbeitern [14]).

Tabelle 13-6 Die kindliche Morbidität nach Entbindung mit Vakuumextraktion und Forzepsentbindung im Vergleich mit Vakuumextraktion und Sectio. Die Morbidität ist in beiden Gruppen nicht signifikant unterschiedlich (Daten der Hessischen Perinatalerhebung 1992/93)

	Vakuum-extraktion (n = 5170) %	Forzeps-entbindung (n = 2671) %	Spontan-geburt (n = 86012) %	Sectio (n = 22264) %
Apgar-Score nach 1 Minute				
1–2	0,33	0,34	0,14	1,57
3–4	1,14	1,46	0,33	2,87
5–6	4,72	4,79	1,23	6,68
7–8	34,41	32,35	14,05	25,16
9–10	59,07	60,58	83,75	62,62
Komplikationen				
Krämpfe	0,25	0,22	0,08	0,22
Intrakranielle Blutung	0,02	0,04	0,01	0,03
Verletzungen (Fraktur/Parese)	0,19	0,26	0,04	0,06
Ikterus	3,46	1,72	1,47	0,83

Tabelle 13-7 Die kindliche Mortalität während und nach der Geburt in Abhängigkeit von der Entbindungsmethode (Angaben der Hessischen Perinatalerhebung 1992/93)
Von den vier neonatal verstorbenen Kindern wurden drei in der 40. bis 42. und eines in der 38. Schwangerschaftswoche geboren. Die Geburten der während der Geburt verstorbenen Kinder fanden in der 35., 38. und 41. Schwangerschaftswoche statt. Die kindliche Mortalität bei vaginalen operativen Entbindungen nahm bei Vakuumextraktion gegenüber 1987 von 0,31 auf 0,10% und beim Forzeps von 0,11 auf 0,07% ab.

	Vakuumextraktion (n = 5170)		Forzepsentbindung (n = 2671)	
	n	%	n	%
Tod während der Geburt	2	0,04	1	0,04
Tod nach der Geburt	3	0,06	1	0,04
Todesfälle insgesamt	5	0,10	2	0,07

3.1.6 Spekulumentbindung

Die Spekulumentbindung wird bei der Entwicklung von Frühgeburten eingesetzt, um die Kompression des Kopfes durch die straffen Weichteile – selbst nach Episiotomie – zu reduzieren. Inwieweit jedoch dieses Verfahren die Hirnblutungsrate bei Frühgeborenen vermindert hat, ist bisher nicht bewiesen. Zur Dehnung des Muttermunds sollte diese Methode jedoch nicht mehr eingesetzt werden.

Literatur

1. Allen, R. E., G. L. Hosker, A. R. Smith, D. W. Warrell: Pelvic floor damage und childbirth: a neurophysiological study. Brit. J. Obstet. Gynaec. 97 (1990) 770–779.
2. Berkus, M. D., R. S. Ramamurthy, P. S. O'Connor, K. Brown, R. H. Hayashi: Cohort study of silastic obstetric vacuum cup deliveries. I. Safety of the instrument. Obstet. and Gynec. 66 (1985) 503–509.
3. Brun del Re, R.: Die geburtshilflichen Operationen. In: Käser, O., V. Friedberg, K.-G. Ober, K. Thomsen, J. Zander (Hrsg.): Gynäkologie und Geburtshilfe, 2. Aufl., Bd. II/2, S. 18ff. Thieme, Stuttgart–New York 1981.
4. Chenoy, R., R. Johanson: A randomised prospective study comparing delivery with metal and silicone rubber vacuum extractor cups. Brit. J. Obstet. Gynaec. 99 (1992) 360–363.
5. Dell, D. L., S. E. Sightler, W. C. Plauché: Soft cup vacuum extraction: a comparison of outlet delivery. Obstet. and Gynec. 66 (1985) 624–628.
6. Evelbauer, K.: Vakuum-Extraktion. Arch. Gynäk. 198 (1963) 523.
7. Gitsch, E., E. Reinold: Indikation und Technik der operativen vaginalen Geburtsbeendigung bei Schädellagen. Zbl. Gynäk. 106 (1984) 653–659.
8. Govaert, P., P. Vanhaesebrouck, C. De Praeter, K. Moens, L. Leroy: Vacuum extraction, bone injury and neonatal subgaleal bleeding. Europ. J. Pediat. 151 (1992) 532–535.
9. Hanigan, W. C., A. M. Morgan, L. K. Stahlberg, J. L. Hiller: Tentorial hemorrhage associated with vacuum extraction. Pediatrics 85 (1990) 534–539.
10. Hein, H. W., M. Meyenburg: Die kontrollierte Vakuumextraktion. In: Dudenhausen, J. W., E. Saling (Hrsg.): Perinatale Medizin Bd. IX. Thieme, Stuttgart–New York 1982.
11. Hessische Perinatalerhebung 1987. Kassenärztliche Vereinigung Hessen (unveröffentlicht).
11a. Hessische Perinatalerhebung HEPE 1994. Qualitätssicherung in der Geburtshilfe und Neonatologie. Kassenärztliche Vereinigung Hessen, Georg-Voigt-Str. 15, 60325 Frankfurt/M.
12. Hillier, C. E. M., R. B. Johanson: Worldwide survey of assisted vaginal delivery. Int. J. Gynaec. Obstet. 47 (1994) 109–114.
13. Huch, A.: Frühgeburt. Die Grenze der operativen Intervention. In: Künzel, W., M. Kirschbaum (Hrsg.): Gießener Gynäkologische Fortbildung 1989. Springer, Berlin–Heidelberg–New York 1989.
14. Jensen, A., V. Klingmüller, S. Sefkow: Hirnblutungsrisiko in Früh- und Reifgeborenen: eine prospektive sonographische Untersuchung an 2781 Neugeborenen. Ber. Gynäk. Geburtsh. 125 (1988) 583.
15. Johanson, R. B., C. Rice, M. Doyle et al.: A randomised prospective study comparing the new vacuum extractor policy with forceps delivery. Brit. J. Obstet. Gynaec. 100 (1993) 524–530.
16. Kehrer, F. A.: Ueber ein modifiziertes Verfahren beim Kaiserschnitte. Arch. Gynäk. 19 (1882) 1–33.
17. Klyszejko, C., W. Ilnicki, D. Klyszejko, J. Kozma, S. Donotek: Urethral diverticulum developing after forceps delivery. Ginekologia Polska (Warszawa) 56 (1985) 769–771.
18. Krause, W., J. Frenzel, M. Raphael, W. Michels: Die Stellung der Trial-Vakuumextraktion im Rahmen der geburtshilflichen Operationen bei der Schädellage. Geburtsh. u. Frauenheilk. 45 (1985) 539–545.
19. Kuit, J. A., H. G. Eppinga, H. C. Wallenburg, F. J. Huikeshoven: A randomized comparison of vacuum extraction delivery with a rigid and a pliable cup. Obstet. and Gynec. 82 (1993) 280–284.
20. Loghis, C., E. Pyrgiotis, N. Panayotopoulos, L. Batalias, E. Salamalekis, P. A. Zourlas: Comparison between metal cup and silicone rubber cup vacuum extractor. Europ. J. Obstet. Gynaec. 45 (1992) 173–176.
21. Malmström, T.: Vacuum extractor: indications and results. Acta obstet. gynaec. scand. 43 (1964) 1.
22. Mann, L. I.: The effect of head compression on FHR, brain metabolism and function. Obstet. and Gynec. 39)1972) 721.
23. Mellier, G., M. A. Delille: Urinary disorders during pregnancy and post-partum. Rev. Franç. Gynéc. Obstét. 85 (1990) 525–528.
24. Notzon, F. C., P. Bergsjö, S. Cole, L. M. Irgens, A. K. Dalveit: Internaitonal collaborative effort (ICE) on birth weight, plurality, perinatal and infant mortality. IV. Differences in obstetrical

delivery practice: Norway, Scotland and the United States. Acta obstet. gynaec. scand. 70 (1991) 451–460.
25. Ngan, H. Y., P. Miu, L. Ko, H. K. Ma: Long-term neurological sequelae. Aust.-N.Z. J. Obstet. Gynaec. 30 (1990) 111–114.
26. Palaric, J. C., P. Bourgeois-Dujois, F. Jacquemard, P. Poulain, J. Y. Grall, J. R. Giraud: Management of persistent posterior occipital presentation: 253 extractions by forceps. J. Gynéc. Obstét. Biol. Reprod. 20 (1991) 723–728.
27. Punnonen, R., P. Aro, A. Kuukankorpi, P. Pystynen: Fetal and maternal effects of forceps and vacuum extraction. Brit. J. Obstet. Gynaec. 93 (1986) 1132–1135.
28. Robertson, P. A., R. K. Laros, R. L. Zhao: Neonatal and maternal outcome in low-pelvic and mid-pelvic operative deliveries. Amer. J. Obstet. Gynec. 162 (1990) 1436–1442.
29. Seidman, D. S., A. Laor, R. Gale, D. K. Stevenson, S. Mashiach, Y. L. Danon: Long-term effects of vacuum and forceps deliveries. Lancet 337 (1991) 1583–1585.
30. Shaver, D. C., H. S. Bada, S. B. Korones, G. D. Anderson, S. P. Wong, K. L. Arheart: Early and late intraventricular hemorrhage. Obstet. and Gynec. 80 (1992) 831–837.
31. Sipli, W., H. A. Krone: Ein neues Zangenmodell. Bamberger Divergenzzange. Geburtsh. u. Frauenheilk. 36 (1976) 592.
32. Warfield, C. A.: Obturator neuropathy after forceps delivery. Obstet. and Gynec. 64 (1984) 47–48.
33. Weisbach, W., K. Menzel, R. Laube, F. Wagner, W. Niedner, K. H. Jäger: Die Auswirkungen verschiedener zur Forcepsentbindung angewandter mütterlicher Anästhesieverfahren auf die kardiopulmonale Adaption des Neugeborenen, 1. Mitt.: Die Beeinflussung der pulmonalen Adaption. Zbl. Gynäk. 107 (1985) 545–549.
34. Weisbach, W., K. Menzel, R. Laube, F. Wagner, W. Niedner, K. H. Jäger: Die Auswirkungen verschiedener zur Forcepsentbindung angewandter mütterlicher Anästhesieverfahren auf die kardiopulmonale Adaption des Neugeborenen, 2. Mitt.: Die Beeinflussung der kardialen Adaption. Zbl. Gynäk. 107 (1985) 550–556.
35. Williams, M. C., R. A. Knuppel, W. F. O'Brien, A. Weiss, K. S. Kanarek: A randomized comparison of assisted vaginal delivery by obstetric forceps and polyethylene vacuum cup. Obstet. and Gynec. 81 (1993) 688–694.
36. Williams, M. C., R. A. Knuppel, W. F. O'Brien, A. Weiss, W. N. Spellacy, M. Pietrantoni: Obstetric correlates of neonatal retinal hemorrhage. Obstet. and Gynec. 81 (1993) 688–694.
37. Woyton, J., M. Geneja, A. Riess et al.: Comparative analysis of forceps and vacuum extractor procedures in own material. Ginekologia Polska (Warszawa) 56 (1985) 177–181.
38. Yancey, M. K., A. Herpolsheimer, G. D. Jordan, W. L. Benson, K. Brady: Maternal and neonatal effects of outlet forceps delivery compared with spontaneous vaginal delivery in term pregnancies. Obstet. and Gynec. 78 (1991) 646–650.

14 Operative Entbindungsverfahren: Abdominale Schnittentbindung

K.-H. Wulf

Inhalt

1 Einleitung 268

2 Häufigkeit und Indikationen 268

3 Möglichkeiten zur Senkung der Sectiofrequenz – optimale Sectiofrequenz 272

4 Risiko der Schnittentbindung 274
4.1 Gefährdung der Mutter 274
4.2 Gefährdung des Kindes 276

5 Organisatorische Vorbedingungen zum Kaiserschnitt – Operationstechnik 277
5.1 Narkose und Anästhesie bei Schnittentbindungen 277
5.2 Zur Operationstechnik 277

6 Zusatzoperationen nach Schnittentbindungen 281

1 Einleitung

Die Geschichte der größten geburtshilflichen Operation mit dem stolzen Namen „Kaiserschnitt" ist Triumph und Tragödie zugleich. Glorreichen Einzelmitteilungen über erfolgreiche Operationen stand lange Zeit die erschütternd hohe Gesamtletalität gegenüber. Noch Mitte vorigen Jahrhunderts betrug die Sterblichkeit selbst unter klinischen Bedingungen deutlich über 50%. Haupttodesursachen waren die Verblutung und die Sepsis. Die entscheidende Wende wurde 1881/1882 von Adolf Kehrer und Max Sänger eingeleitet [3]. Sie empfahlen die mehrschichtige Uterotomienaht nach Eröffnung des Uterus nicht durch Korpuslängsschnitt, sondern durch Querschnitt im Bereich des unteren Segments. Hinzu kam die Beachtung neuerer Erkenntnisse von Lister und Semmelweis zur Infektionsprophylaxe. Die Kaiserschnittprognose verbesserte sich schlagartig innerhalb eines Jahrzehnts, die Letalität ging auf 4 bis 5% zurück. Damit war die Schnittentbindung zum festen Bestandteil des geburtshilflich operativen Repertoires geworden. Der Indikationsbereich blieb dennoch begrenzt, die Frequenz lag zwischen 0,5 und 1% (Tab. 14-1). Aus heutiger Sicht ist die Geschichte des Kaiserschnitts mit der Jahrhundertwende praktisch abgeschlossen, die operative Technik war weitgehend standardisiert, was später folgte waren Modifikationen [3, 92, 98].

Grundsätzlich hat sich die klinische Geburtshilfe zunehmend polarisiert zu den Extremen entwickelt. Auf der einen Seite steht die möglichst schonend verlaufende Spontangeburt per vias naturales und gegenüber die primäre, elektive Schnittentbindung. Dazwischen verbleibt nur eine schmale Grenzzone für Zangen- oder Vakuumextraktionen aus Beckenmitte/Beckenboden bei Schädellagen und für Manualhilfen bei Beckenendlagen. Die Zeit gewagter geburtshilflich-operativer Manöver – hohe Zange, ganze Extraktion, Wendungen – ist passé.

Tabelle 14-1 Geburtenzahlen und Sectiofrequenz (Daten der Universitäts-Frauenklinik Würzburg)

Jahr	1890	1900	1925	1950	1965	1980	1985	1990	1995
Geburten insgesamt	372	547	805	1340	1666	1359	1142	1487	1139
davon Sectio caesarea (%)	0,5	1,1	3,5	3,1	3,8	9,0	13,4	15,2	17,1

2 Häufigkeit und Indikationen

Häufigkeit

Die Sectiofrequenz ist in den letzten Jahrzehnten weltweit ständig angestiegen (Abb. 14-1). Entscheidende Voraussetzung dafür war der Rückgang der Letalität für die Mutter. Erst dadurch wurde der Weg frei für großzügige Indikationen auch im Interesse des Kindes. Aus nordamerikanischen Klinken werden Operationsraten von 20 bis 25% und mehr berichtet und auch vertreten. Selbst die generelle prophylaktische Schnittentbindung am Geburtstermin wird dort in medizinischen Fachjournalen ernsthaft diskutiert, und das nicht nur unter forensischen Aspekten [2, 12, 14, 21, 24, 35, 38, 66, 67, 71, 78, 80, 85, 92, 98].

Im europäischen Raum lag die Sectiofrequenz in den 50er Jahren schätzungsweise zwischen 2 und 4%, in den 60er Jahren zwischen 4 und 6% und in den 70er Jahren zwischen 6 und 10% bei entsprechend großen Variationen. Ab 1980 wurde auch bei uns die 10%-Grenze vielfach überschritten. Heute beträgt die mittlere Sectiofrequenz in der Bundesrepublik nach Maßgabe der Perinatalerhebungen 15 bis 16% (Abb. 14-2). Extrapoliert man diese Zahlen auf die gesamte Bundesrepublik, so ist bei einer Geburtenfrequenz von knapp 800000 pro Jahr mit jährlich über 100000 Schnittentbindungen zu rechnen. Damit wird die Sectio caesarea zum häufigsten intraabdominalen Eingriff bei Frauen der betreffenden Altersklasse, was die enorme epidemiologische sowie die allgemein- und sozialmedizinische Bedeutung dieser Operation erkennen läßt.

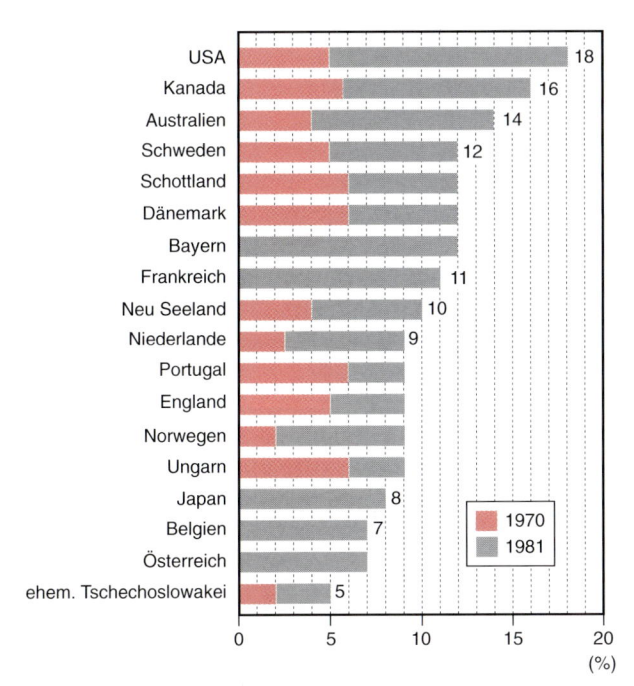

Abb. 14-1 Internationale Sectioraten 1970 und 1981 (nach Weiß [92]).

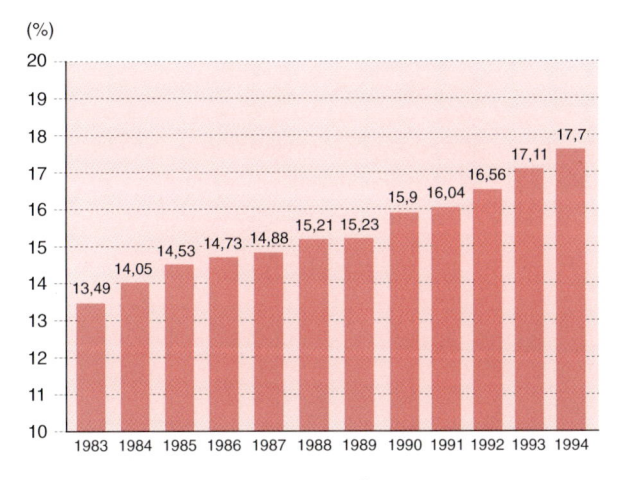

Abb. 14-2 Entwicklung der Sectiofrequenzen in Bayern von 1983 bis 1994 (Daten der Bayerischen Perinatalerhebungen).

Die *Gründe* für den weltweiten Anstieg der Sectiofrequenz sind mannigfach. Das Hauptmotiv war ohne Frage das Bemühen um eine Verbesserung der geburtshilflichen Leistungsziffern. Tatsächlich ist die Steigerung der Sectiorate zunächst auch mit einer Senkung der perinatalen Sterblichkeit einhergegangen, das war ihre Rechtfertigung. Die höheren Operationszahlen wurden zum Teil wohl erkauft mit einer größeren Gefährdung für die Schwangeren. Ob eine weitere Zunahme der Schnittentbindungen die Leistungsziffern noch verbessern kann, wird zunehmend fraglich. Möglicherweise ist aber ein weiterer Rückgang der einschlägigen Morbidität zu erzielen, insbesondere der frühkindlichen Hirnschäden. Das wäre ein starkes Argument für die Operation. Als *ursächliche Faktoren für den Anstieg der Sectiofrequenz* werden genannt:

- Früherkennung intrauteriner Notzustände des Feten (fetal distress) durch Einführung moderner Überwachungsverfahren
- primäre elektive Sectio caesarea bei atypischen Kindslagen, insbesondere Beckenendlagen, bei Frühgeburten und bei Mehrlingsschwangerschaften
- Häufung von anamnestischen und befundeten Schwangerschaftsrisiken (z. B. mehr Erstgebärende, höheres Gebäralter, größere Geburtenabstände)
- aktivere Geburtsleitung bei protrahiertem Verlauf, insbesondere nach Geburtseinleitungen
- mangelnde Routine der jüngeren Geburtshelfergeneration mit vaginal-operativen Verfahren
- häufigere Geburten bei Status nach Sectio caesarea
- paramedizinische Gründe, z. B. Zeitströmungen, Organisationsmängel, forensische Zwänge

Der Kaiserschnitt ermöglicht zu jedem Zeitpunkt während Schwangerschaft und Geburt unabhängig vom Geburtsfortschritt eine rasche Entbindung. Die Operation ist dann angezeigt, wenn die Notwendigkeit für eine baldige Geburt besteht und die Voraussetzungen für ein vaginales Vorgehen nicht erfüllt sind bzw. die Schnittentbindung voraussichtlich das geringere Risiko bedeuten würde. Kontraindikationen, d. h. Umstände, die eine medizinisch indizierte Sectio caesarea verbieten, gibt es kaum. Bei unzureichender Operabilität der Schwangeren können die fehlenden Voraussetzungen meistens unverzüglich geschaffen werden (Schock-, Blutungs-, Infektionsprophylaxe). Die Wahl des Operationswegs (abdominal oder vaginal) ist nicht nur ein methodisch-technisches Problem, sondern das Ergebnis der eingehenden Nutzen-Schadens-Abwägung. Der Unterschied zu anderen Operationen besteht darin, daß die Interessen von zwei Patienten – Mutter und Kind – berücksichtigt werden müssen. Nicht selten ergeben sich Kollisionen; Vor- und Nachteile können kompetitiv sein. Im Zweifelsfall gilt das Primat der Mutter.

Indikationen

Für die Indikationslehre zur Schnittentbindung gibt es zahlreiche Einteilungsklischees: maternale, fetale, kombinierte Indikationen – jeweils absolut oder relativ, primäre und sekundäre sowie vitale und präventive Indikationen. Keine dieser Gruppierungen kann ganz überzeugen; häufig sind die Übergänge fließend.

Mit der Zunahme der Sectiofrequenz hat sich auch das Indikationsspektrum verschoben (Tab. 14-2). Im wohlverstandenen Interesse einer prospektiven Geburtshilfe stehen präventive Indikationen für alle geburtshilflichen Operationen heute im Vordergrund. Absolute oder akut-vitale Indikationen sind selten geworden. Das gilt im Prinzip sowohl für die Mutter als auch für das Kind, doch überwiegen insgesamt die fetalen Indikationen mit fast 70 % eindeutig.

Unter Berücksichtigung der Gesamtsituation für Mutter und Kind mit ihren vielseitigen Verflechtungen hat sich für die praktische Geburtshilfe die Gliederung des Indikationskatalogs in *primäre* und *sekundäre Schnittentbindungen* bewährt. Auch dabei gibt es natürlich Wiederholungen, Überschneidungen und auch Definitionsprobleme.

Der Anteil der *primären Schnittentbindungen* an der gesamten Operationsfrequenz variiert zwischen 40 und 60 % mit zunehmender Tendenz. Das hat mehrere Gründe; es zeigt auch, daß die Geburtsprognose vielfach nicht zuverlässig gestellt werden kann. Komplikationen sub partu ergeben sich häufiger erst aus dem Geburtsverlauf und nicht nur als Folgerisiken aus Schwangerschaftsstörungen. Man wird auch nur dort den Geburtsfortschritt abwarten können, wo man organisatorische Voraussetzungen schaffen kann, um unverzüglich den operativen Weg einschlagen zu können. Schließlich wird man bei relativen Indikationen auch die Motive der Schwangeren (Erwartungsängste – Erfolgserlebnis) berücksichtigen können.

Tabelle 14-2 Indikationen zur Schnittentbindung an der Universitäts-Frauenklinik Würzburg

Sectiozahl	1992 n = 261	1993 n = 202	1994 n = 186
Sectiorate	20,2 %	16,4 %	15,2 %
Pathologisches CTG	19,2 %	26,2 %	29,6 %
Beckenendlage	22,6 %	12,9 %	10,8 %
Verdacht auf Mißverhältnis (Geburtsstillstand) bzw. Einstellungs- oder Haltungsanomalie	31,8 %	32,7 %	25,8 %
Mehrlinge	10,3 %	8,1 %	9,8 %
Zustand nach (Re-)Sectio	1,9 %	2,8 %	2,2 %
Sonstige Indikationen	14,2 %	17,3 %	21,8 %

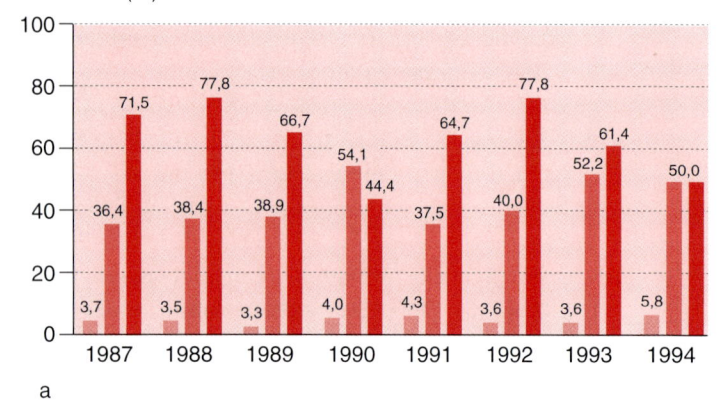

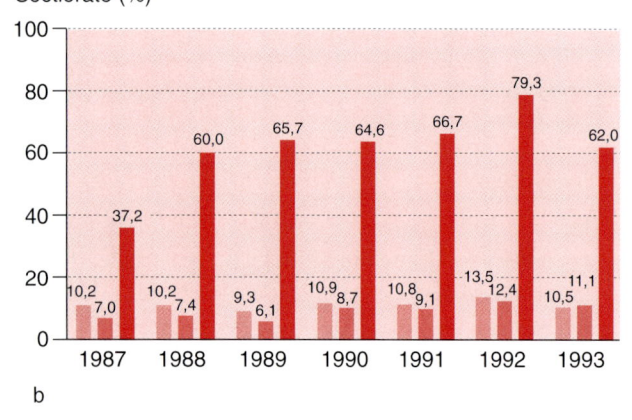

Abb. 14-3 Sectioraten bei Frühgeburten aus Schädellage bzw. Beckenendlage (Daten der Universitäts-Frauenklinik, Würzburg). a) bei Kindern unter 1500 g, b) bei Kindern über 1500 g

Die primäre, vor Geburtsbeginn elektiv durchgeführte Operation wird hauptsächlich in den folgenden Situationen diskutiert:

– bei Frühgeburten
– bei Beckenendlagen
– bei Mehrlingsschwangerschaften
– bei vorausgegangenen Eingriffen am Uterus (Metroplastik, ausgedehnte Myomenukleation, Sectio caesarea)
– bei drohender intrauteriner „Asphyxie" (fetal distress), z. B. pathologisches CTG

Die Abbildungen 14-3a und b zeigen die Sectiorate bei *Frühgeburten*. Für die generelle Schnittentbindung bei allen Frühgeburten sehen wir keinen zwingenden Grund. Die bisher vorliegenden Studien können nicht überzeugen. Prospektive, statistisch relevante Vergleichsuntersuchungen, die neben dem Schätzgewicht das Gestationsalter und zusätzliche Belastungen durch Schwangerschaftsrisiken berücksichtigen, fehlen. Bei Schädellagenkindern besteht allenfalls für ein Schätzgewicht unter 1200 g, bzw. einer Tragzeit von weniger als 30 bis 31 Wochen, eine Tendenz zur Überlegenheit der Schnittentbindung. Die endgültige Entscheidung sollte auch dann nur im Einzelfall unter Beachtung zusätzlicher Risikofaktoren getroffen werden. Im Zweifelsfall ist der abdominale Weg vorzuziehen, besonders nach vorzeitigem Blasensprung, bei ungünstigem Zervixbefund und mangelndem Geburtsfortschritt [56, 77, 96, 97].

Die Frage nach der *unteren Grenze* von Schätzgewicht bzw. Schwangerschaftsalter, unterhalb derer die geringen Überlebenschancen der Kinder das erhöhte Risiko für die Mutter nicht mehr rechtfertigen, wird noch heute mehrfach und häufig kontrovers diskutiert. Die Neonatalogen neigen unter dem Eindruck der beachtlichen Erfolge der Neugeborenenintensivtherapie zu einer Erweiterung des Indikationsbereichs ins II. Trimenon (24–26. Woche). Die Geburtshelfer sind im Hinblick auf die Spätergebnisse für die Kinder und die Gefährdung für die Schwangeren selbst durchweg zurückhaltender. Allgemein verbindliche Empfehlungen kann es nach dem derzeitigen Stand unseres Wissens nicht geben, die Entscheidung wird mitbestimmt von den Möglichkeiten der geburtshilflichen und perinatologischen Betreuung unter Berücksichtigung der Besonderheiten im Einzelfall (Alter, Parität, Schicksal vorausgegangener Schwangerschaften, Sterilitätsbehandlung, Anzahl vorhandener Kinder und noch bestehender Kinderwunsch, zu erwartendes Fehlbildungsrisiko). Unterhalb einer Tragzeit von vollendeten 26 Wochen, das entspricht etwa einem Geburtsgewicht von 750 g, ist eine Sectio caesarea allein aus fetaler Indikation nur selten gerechtfertigt.

Auch bei *Beckenendlagen* (Abb. 14-4) halten wir die primäre Sectio caesarea unabhängig vom Schwangerschaftsalter und Geburtsgewicht nicht in jedem Fall für erforderlich, auch nicht bei allen Erstgebärenden. Auswahlkriterien für eine Schnittentbindung bei Beckenendlage sind:

– Komplikationen bei vorausgegangenen Geburten, z. B. protrahierter Verlauf, operative vaginale Entbindungen
– alte Erstgebärende, besonders nach Sterilitätsbehandlung

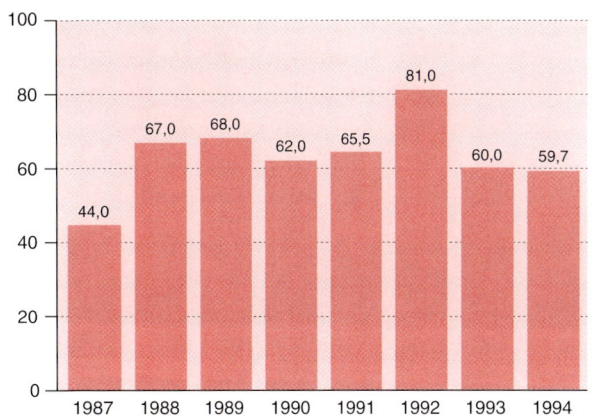

Abb. 14-4 Sectiofrequenz bei Beckenendlage, 1987–1994 (Daten der Universitäts-Frauenklinik Würzburg).

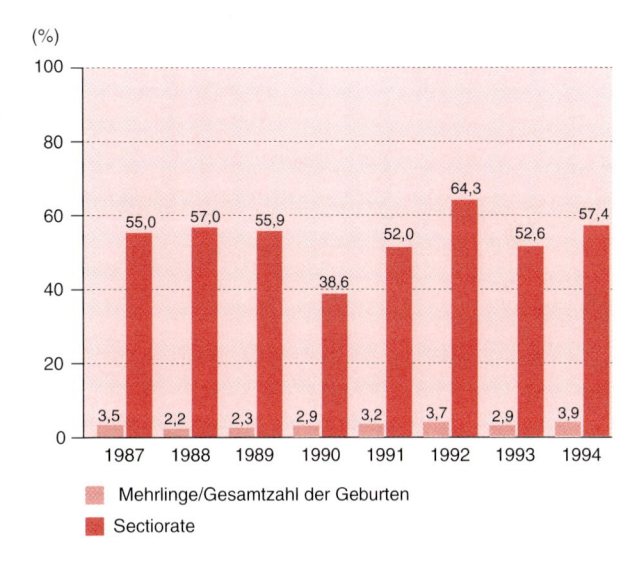

Abb. 14-5 Sectiorate bei Mehrlingen, verglichen mit dem Anteil der Mehrlingsgeburten an der Geburtenzahl, 1987–1994 (Daten der Universitäts-Frauenklinik Würzburg).

– relatives Mißverhältnis zwischen Geburtswegen und Geburtsobjekt (kleine Mutter – großes Kind)
– relevante Schwangerschaftsrisiken, z.B. Retardierung, schwere EPH-Gestose, Diabetes mellitus; kleine Frühgeborene (weniger als 1500 g, unter 32 Wochen) in Beckenendlage sollten bevorzugt durch elektive Sectio caesarea entbunden werden

Für *Mehrlingsgeburten* (Abb. 14-5) gelten im Prinzip die gleichen Indikationen zur Schnittentbindung wie für Einlingsgeburten. Nur bei Mehrlingsfrühgeborenen und bei Einstellung vor allem des ersten Zwillings in Beckenendlage sollte man in Abhängigkeit von der geburtshilflichen Gesamtsituation (Blasensprung, Geburtsfortschritt usw.) im Zweifelsfall abdominal vorgehen. Die Notwendigkeit zur Schnittentbindung des zweiten Zwillings nach Spontangeburt des ersten ist nur selten gegeben, etwa bei deutlich größerem zweitem Zwilling mit Lageanomalie (Beckenendlage, Querlage) und bei längerem Zeitintervall zwischen den Geburten. Bei Drillingen oder mehr Kindern bietet der abdominale Entbindungsweg entscheidende Vorteile [1, 92, 98].

Indikationen für eine *sekundäre Sectio caesarea* ergeben sich vor allem aus den typischen Verlaufsrisiken unter der Geburt. Im Vordergrund stehen Dystokien und drohende intrauterine Asphyxien, hinzu kommen vor allem Beckenendlagen- und Mehrlingsgeburten:

– relatives Mißverhältnis, protrahierte
  Geburt, Geburtsstillstand, Einstellungs-
  und Haltungsanomalien   45,0%
– pathologisches CTG   26,1%
– Beckenendlage   15,2%
– Mehrlinge   7,0%

(Daten der UFK Würzburg 1992–1994)

3 Möglichkeiten zur Senkung der Sectiofrequenz – optimale Sectiofrequenz

Der weitere Anstieg der Sectioraten in den letzten Jahren war, wie Klinikstatistiken zeigen, nicht mit einer entsprechenden Verbesserung der geburtshilflichen Leistungsziffern verbunden. Eine generelle Ausweitung des Indikationsbereichs scheint nicht gerechtfertigt, nach Möglichkeiten zur Reduzierung der Operationsquote sollte gesucht werden. Dabei sollte es auch Anhaltspunkte geben für eine adäquate Sectiofrequenz in Abhängigkeit vom jeweiligen Geburtengut. Die großen nationalen Statistiken lassen nur wenige Ansätze erkennen; aufschlußreicher scheint die Analyse der regionalen Perinatalstudien. Nach den Daten der Bayerischen Perinatalerhebung ist die Sectiofrequenz während der zehnjährigen Berichtszeit von 1983 bis 1994 um ca. 4% auf jetzt fast 18% angestiegen. Der Anstieg verteilt sich zu gleichen Teilen auf primäre und sekundäre Sectiofälle, wobei insgesamt die primären Operationen überwiegen. Überraschend groß ist die Variationsbreite (Abb. 14-6). Das läßt vermuten, daß es von der geburtshilflichen Situation unabhängige Erwägungen für die Entscheidung zur Schnittentbindung gibt. Grundsätzlich sollte ein Anstieg der Sectiofrequenz nur durch eine Zunahme des Risikopotentials und/oder durch eine Erweiterung der Indikationsbereiche zu erklären sein. Nach dem Risikokatalog der Bayerischen Perinatalerhebung besteht die höchste Sectiorate bei Anamneserisiken mit 28,2% gegenüber 7,7% bei Befundrisiken und 16,0% bei Geburtsrisiken (Tab. 14-3; siehe auch Bd. 4, Kap. 6, Abschnitt 4).

Betrachtet man den Verlauf der zahlenmäßig relevanten Einzelrisiken in den letzten fünf Jahren, so erkennt man einen kontinuierlichen Anstieg nur beim Status nach Sectio, dem Vorliegen eines pathologischen Kardiotokogramms und bei protrahierten Geburtsverläufen in der Eröffnungsperiode. Daraus ergibt sich eine Zunahme der Geburtsrisiken um ca. 5%. Das allein würde schon die Zunahme der Schnittentbindungen in dem genannten Zeitraum erklären. Darüber hinaus ist eine veränderte Indikationsstellung zu verzeichnen; die Sectiorate stieg bei Frühgeburten unter

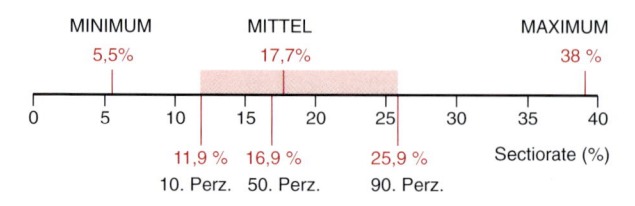

Abb. 14-6 Schnittentbindungen: Klinikprofile in Bayern (Daten der Bayerischen Perinatalerhebung 1994).

Tabelle 14-3 Risikofaktoren und Sectiofrequenz (Daten der Bayerischen Perinatalerhebung)

Risikoart	Sectiohäufigkeit %
Kein Risiko	3,7
Anamneserisiko (A-Risiko)	28,2
Befundrisiko (B-Risiko)	7,7
A- + B-Risiko	22,7
Geburtsrisiko (G-Risiko)	16,0
A- + G-Risiko	31,2
B- + G-Risiko	18,7
A- + B- + G-Risiko	28,4

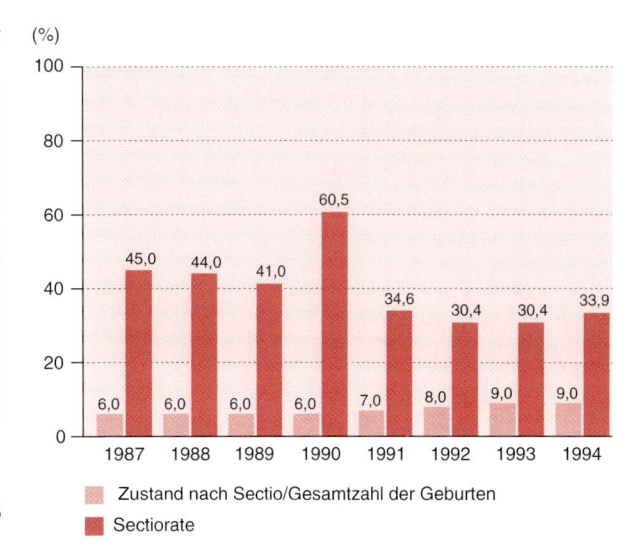

Abb. 14-7 Sectiorate (Anteil an der Geburtenzahl) bei Zustand nach Sectio, 1987–1994 (Daten der Universitäts-Frauenklinik Würzburg).

32 Wochen von fast 60% bei Schädellagen und 70% bei Beckenendlagen auf insgesamt 85,9%.

Ohne den erreichten Leistungsstandard in der Geburtshilfe zu gefährden, sollte durch folgende Maßnahmen eine Senkung der Sectiorate zu erreichen sein [15, 35, 92, 98]:

– Differenzierung pathologischer Kardiotokogramme durch zusätzliche Fetalblutanalyse und Oxymetrie
– strengere Indikationsstellungen zur Resectio caesarea
– strengere Indikationen bei Beckenendlagengeburten
– mehr Geduld bei protrahierten Geburtsverläufen

Die kontinuierliche kardiotokographische Überwachung unter der Geburt liefert in einem relativ hohen Prozentsatz *auffällige Herzfrequenzkurven*. Das kann zu einer Geburtsbeendigung veranlassen, vor allem dann, wenn ungenügende Kenntnisse in der Beurteilung von Kardiotokogrammen bestehen. Bei schwer zu interpretierenden CTG-Mustern sollte zusätzlich eine Fetalblutanalyse oder – besser noch – eine fortlaufende pulsoxymetrische Überwachung erfolgen; dadurch können unnötige Schnittentbindungen vermieden werden (siehe auch Kap. 8, Abschnitte 5 und 6).

Als zwangsläufige Folge der höheren Kaiserschnittfrequenz wird der Geburtshelfer heute immer häufiger mit der Situation *Zustand nach Sectio caesarea* konfrontiert. Bei etwa 4 bis 6% aller Geburten ist eine Schnittentbindung vorausgegangen, in größeren Kliniken beträgt der Anteil der Resectiones 20 bis 30% aller Kaiserschnitte (Abb. 14-7). Der ursprüngliche Grundsatz: „Einmal Sectio caesarea – immer Sectio caesarea" gilt heute nicht mehr. 40 bis 60% aller Geburten nach Schnittentbindungen verlaufen per vias naturales; auch nach wiederholter Sectio caesarea ist eine Spontangeburt möglich. Eine primäre Resectio caesarea ist nur dann erforderlich, wenn die für die erste Schnittentbindung entscheidende Indikation (z.B. relatives Mißverhältnis) fortbesteht, oder wenn erneut die Notwendigkeit für eine primäre abdominale Entbindung gegeben ist (z.B. Querlage). In allen anderen Fällen wird die Geburt prospektiv vaginal geleitet unter sorgfältiger Überwachung von Mutter und Kind bei ständiger Operationsbereitschaft. Die Indikationen zu einer sekundären Schnittentbindung ergeben sich dann im Prinzip wie bei allen anderen Geburten ohne vorausgegangene Operationen [6, 13, 18, 25, 29, 43, 49, 69, 70, 79, 84, 88, 90, 92, 98].

Eine Senkung der Sectiofrequenz ist auch durch ein konservatives Vorgehen bei *Beckenendlagengeburten* möglich. Die generelle Empfehlung zur primären elektiven Sectio caesarea bei allen Beckenendlagen ist durch medizinische Daten nicht ausreichend gestützt und zudem eine forensisch unglückliche Entscheidung. Bei sorgfältiger Selektion und intensiver Überwachung des Geburtsverlaufs sollte die Sectiofrequenz insgesamt um 60% liegen. Eine Konzentration der Beckenendlagengeburten ist anzustreben.

Mortalität und Morbidität von Mutter und Kind nehmen bei ausgesprochen *protrahiertem Geburtsverlauf* zu. Zwölf Stunden sind für die Eröffnungsperiode ein vernünftiger Grenzwert. Diese Feststellung ist nicht so zu verstehen, daß jede Geburt innerhalb dieser Zeitspanne beendet werden sollte; entscheidend ist, daß nach Ablauf von zwölf Stunden die Geburtsprognose erneut gestellt werden muß. Eine Periduralanästhesie kann ebenso hilfreich sein wie Wehenmittelgabe oder Erholungsphasen. Die Geduld aller Beteiligten ist dann gefragt, voreilige Entscheidungen führen zu unnötigen Schnittentbindungen.

Auch die *elektive Geburtseinleitung* (programmierte Geburt) kann die Sectioquote belasten, vor allem bei fehlender Wehenbereitschaft und unreifem Zervixbefund.

Die Frage nach einer *optimalen Sectiofrequenz* wurde häufig gestellt. Eine verbindliche Antwort für alle Kliniken kann es nicht geben, die bestimmenden Faktoren sind zu unterschiedlich. Trotzdem gibt es Richtzahlen in Abhängigkeit von der Zusammensetzung des Geburtenguts. Unter Berücksichtigung des jeweiligen Risikopotentials und der für die einzelnen Risikofaktoren ermittelten adäquaten Sectiofrequenz ergeben sich dann Anhaltspunkte für eine optimale Sectiorate. Ein Unsicherheitsfaktor wird auch in Zukunft die primäre elektive Schnittentbindung bei der „frühen Frühgeburt" sein.

4 Risiko der Schnittentbindung

4.1 Gefährdung der Mutter

Jede Geburt ist auch für die Mutter mit einem erhöhten Risiko verbunden, die Schnittentbindung bedeutet eine zusätzliche Gefährdung. Die *Sectiomortalität* liegt in großen überregionalen Statistiken heute mit 0,3 bis 0,9‰ etwa um den Faktor 6 bis 8 höher als die Gesamt-Müttersterblichkeit (Tab. 14-4). Verglichen nur mit den Spontangeburten wird das Risiko noch größer sein. Jeder 2. bis 3. Müttertodesfall steht im Zusammenhang mit einer Schnittentbindung. Dabei ist häufig nicht zu entscheiden, ob der Eingriff selbst oder Vorbelastungen und Begleitumstände für den letalen Ausgang verantwortlich sind. Unter den Todesursachen dominieren Schockzustände jeder Art, Infektionen, Blutungen, Thromboembolien und Narkosezwischenfälle.

Tabelle 14-4 Sectiomortalität im internationalen Vergleich (nach Welsch [93])

Autoren	Land	Zeitraum	Sect. caes.	Mortalität (‰)
Beck et al.	Österreich	1975–82	ca. 43000	0,63
Beck et al.	Österreich	1990	ca. 9000	0,3
Jaluvka et al.	West-Berlin	1975–84	17252	0,81
Remy et al.	West-Berlin	1985–89	11927	0,67
CEMD[1]	England + Wales	1982–84	185820	0,37
CEMD[1]	England + Wales	1988–90	228413	0,37
CEMD[1]	United Kingdom	1988–90	278500	0,33
Hochuli (ASF[2])	Schweiz	1983–86	12815	0,39
Hochuli (ASF[2])	Schweiz	1987–92	25700	0,31
Welsch (BGGF[3])	Bayern	1983–88	82897	0,53
Welsch (BGGF[3])	Bayern	1989–93	88428	0,31

[1] Confidential Enquiries into Maternal Deaths in England and Wales
[2] Arbeitsgemeinschaft Schweizerischer Frauenärzte
[3] Bayerische Gesellschaft für Geburtshilfe und Frauenheilkunde

Bekannt ist die geringere Gefährdung bei vorgeplanter primärer Sectio gegenüber der sekundären oder gar der Notsectio. Insgesamt sind wiederholte Schnittentbindungen stärker belastend als die Erstoperation [4, 11, 26, 27, 28, 34, 35, 39, 58, 73, 86, 87, 92, 98].

Für die Bundesrepublik Deutschland wird die *Sectioletalität* derzeit aufgrund der vorliegenden Einzelstudien auf ca. 1,0‰ geschätzt [35]. Das bedeutet einen Müttertodesfall auf 1000 Kaiserschnitte und insgesamt für eine Geburtenzahl von 800000 und eine Sectiofrequenz von 15% ca. 120 Todesfälle pro Jahr im Zusammenhang mit der Schnittentbindung.

Zur Analyse der Todesursachen können überregionale Statistiken nur wenig beitragen. Hier sind Einzelfallanalysen erforderlich, wie sie in den USA und in England schon seit längerer Zeit bestehen und auch bei uns 1983 angelaufen sind. Die Kommission „Müttersterblichkeit" der Bayerischen Gesellschaft für Geburtshilfe und Frauenheilkunde hat jetzt ihre Ergebnisse der Einzelfallanalyse von Sectiotodesfällen vorgelegt. Demnach ist die Sectioletalität in den letzten Jahren stark zurückgegangen, liegt aber immer noch um den Faktor 5 bis 7 höher gegenüber der Sterberate nach Spontangeburten.

Die Bayerische Studie umfaßt 190700 Kaiserschnitte aus den Jahren 1983 bis 1994 bei 1226715 dokumentierten Geburten; das entspricht eine Sectiofrequenz von ca. 15,5% (Tab. 14-5). Während der Berichtszeit wurden 174 „gestationsbedingte" Todesfälle registriert; daraus ergibt sich eine Müttersterblichkeit von ca. 12 auf 100000 Lebendgeborene. 122 Frauen starben unter der Geburt bzw. im Wochenbett, darunter 71 Frauen (ca. 60%) im Zusammenhang mit Schnittentbindungen. Die *Sectiomortalität* beträgt demnach 0,37‰, das entspricht einem Todesfall auf ca. 2500

Tabelle 14-5 Sectiosterblichkeit in Bayern, 1983 bis 1994 (Daten der Bayerischen Perinatalerhebung)

Geburten (n)	1 226 715	
Schnittentbindungen (n)	190 700	
Müttersterbefälle (n)		davon nach Sectio caesarea
– sub partu	11	7
– Wochenbett	111	64
	122	71
71 gestationsbedingte Todesfälle im Zusammenhang mit Sectio (36 indirekte, 35 direkte Todesfälle)		
Sectiomortalität (n = 71)		
0,37‰		1 auf 2445 Operationen
Sectioletalität (n = 35)		
0,18‰		1 auf 5449 Operationen
Vaginale Entbindungen		
– Mortalität	0,038‰	1 auf 26564 Geburten
– Letalität	0,026‰	1 auf 38371 Geburten

Tabelle 14-6 Sectiomorbidität der Mütter (relatives Risiko 3–10)

Frühkomplikationen
- Blutung
- Infektion
- Thromboembolie
- Darmatonie, Ileus
- Nebenverletzung

Spätkomplikationen
- mechanischer Ileus
- Narbenruptur
- herabgesetzte Fertilität
- psychosoziale Komplikationen

Tabelle 14-7 Materne Infektmorbidität (Literaturübersicht)

Komplikation	Entbindungsmodus	
	Sectio caesarea (%)	spontan (%)
Endometritis	16,1	1,4
Pyelonephritis	4,6	0,4
Wundinfektionen	3,2	0,1
Fieber	24,0	3,7
Sepsis	0,4	0,02
	relatives Risiko:	10–15

Operationen. Außerdem verstarben sieben Wöchnerinnen nach Kaiserschnitten „nicht gestationsbedingt" an den Folgen von Polytraumen nach Verkehrsunfällen oder von Malignomen.

Die sog. *gestationsbedingte Sectiomortalität* erfaßt alle Todesfälle in zeitlichem Zusammenhang mit den operativen Eingriffen; sie enthält demnach sowohl tödliche Folgen von Narkose- und Operationszwischenfällen (35 Frauen) als auch von präexistenten Grund- oder Begleitleiden (36 Frauen) zu gleichen Teilen. Bei den präexistenten Erkrankungen dominieren Gestosekomplikationen (HELLP-Syndrom, Eklampsie, vorzeitige Plazentalösung), hinzu kommen Blutungen und Infektionen. Die 35 Todesfälle in direktem Zusammenhang mit den Schnittentbindungen umfassen vorrangig Thromboembolien, septische und hämorrhagische Schockzustände sowie Narkosezwischenfälle (Asystolien; Intubationsprobleme; Aspirationen = Mendelson-Syndrom; Gefäßverletzungen). Im Einzelfall kann die Zuordnung schwierig sein; sicher gibt es auch Überschneidungen zwischen direkten Operationsfolgen und Begleitumständen.

Grundsätzlich wird man Komplikationen, die durch präexistente Leiden hervorgerufen sind, dem Operationsverfahren nicht direkt anlasten können. Zur Feststellung des immanenten Risikos der Schnittentbindung wurde die *Sectioletalität* mit 0,18‰ bestimmt; das entspricht einem Todesfall auf ca. 5500 Operationen. Aufschlußreich ist auch der Vergleich der Müttersterblichkeit zwischen abdominalen und vaginalen Entbindungen, wobei wiederum die *Mortalität* als zeitlicher Zusammenhang und die *Letalität* als ursächlicher Faktor berechnet werden kann: Die Müttermortalität betrug 0,038‰, die Mütterletalität 0,026‰ pro Tausend vaginalen Entbindungen. Demnach liegt das Sectiorisiko für die Mortalität um den Faktor 10 und für die Letalität um den Faktor 7 höher [17, 51, 93, 94, 95].

Die Einzelfallanalyse der Müttertodesfälle im Zusammenhang mit der Schnittentbindung zeigt schon jetzt die überragende Bedeutung umfassender präventiver Maßnahmen: Thromboembolieprophylaxe, Infektionsprophylaxe, Schockprophylaxe.

Auch die einschlägige *Sectiomorbidität* der Mütter liegt um den Faktor 3 bis 10 höher als nach vaginalen Geburten [19, 20, 61, 62, 63, 92, 98]. Wiederum ist die sekundäre Sectio stärker belastet als die primäre und die wiederholte Schnittentbindung stärker als die Erstoperation. Insgesamt wird die Morbiditätsrate heute etwa 50% betragen, wobei sie wohl weniger als die Letalität von Vorbelastungen abhängig ist als vielmehr vom Operationsverlauf selbst und von der perioperativen, auch prophylaktischen Betreuung.

Zu den *Frühkomplikationen* zählen Blutungen, Infektionen, Thromboembolien sowie Funktionsstörungen von Harnblase und Darm (Tab. 14-6). Zahlenmäßig überwiegt eindeutig die *Infektionsmorbidität* (puerperale Infektionen, Harnwegsinfektionen, Wundinfektionen) mit etwa 20% (Tab. 14-7). Das Infektionsrisiko ist deutlich abhängig von der Indikation und vom

Tabelle 14-8 Peripartale Thromboembolien (Zusammenfassung von Literaturdaten)

	Entbindungsmodus	
	Sectio caesarea	spontan
Bein- und Becken-venenthrombosen	2–7% (0,5–1%)	0,3–2,5%
Embolieletalität	1–2‰ (0,7‰)	0,1–0,25‰
	relatives Risiko:	5–10

Zeitpunkt der Schnittentbindung, vom Zustand der Fruchtblase, von der Zahl der vaginalen Untersuchungsmanöver und schließlich auch von der Erfahrung des Operateurs (Narkosedauer) [22, 23, 30, 31, 37, 38, 42, 44, 46, 50, 57, 74, 76, 82, 92, 98]. Die Infektmorbidität ist am niedrigsten bei primärer elektiver Sectio vor Wehenbeginn bei stehender Blase und glattem Operationsverlauf. Unter den *intraoperativen Komplikationen* überwiegen mit 4% schwere Blutungen (Lösungsstörungen der Plazenta, Atonie, Uterinablutung). Nebenverletzungen der Harnwege und des Darmes mit ihren Folgen und Narkosezwischenfälle (Aspirations- bzw. Mendelson-Syndrom) sind selten.

Die Frühmorbidität kann zu einer erheblichen Verlängerung des Krankenhausaufenthalts führen bei einer mittleren Verweildauer nach Schnittentbindung von zehn bis zwölf Tagen.

Zu den typischen *Spätkomplikationen* zählen der postoperative Ileus, wiederum thromboembolische Erkrankungen (Tab. 14-8), möglicherweise Fertilitätsstörungen und die heute selten gewordene Uterusnarbenruptur bei späteren Schwangerschaften; auch psychosoziale Komplikationen werden beobachtet (Angst vor weiteren Geburten) [38, 98].

4.2 Gefährdung des Kindes

Die Schnittentbindung gilt mit Recht als besonders schonendes Entbindungsverfahren für das Kind bei geringer mechanischer Belastung. Im Einzelfall kann aber auch die abdominale Entwicklung schwierig und somit traumatisierend sein; hinzu kommen operations- und narkoseabhängige Komplikationen [45, 64, 65, 68, 92, 98].

Sectiomortalität

Insgesamt bedeutet die Schnittentbindung auch für die Kinder zumindest ein potentiell erhöhtes Risiko. Al-

Tabelle 14-9 Perinatale Mortalität bei Kaiserschnitt (Zusammenfassung von Literaturdaten)

Sectio caesarea insgesamt	3,0%
primäre Sectio caesarea	0,5%
sekundäre Sectio caesarea	6,0%
relatives Risiko:	3–8

Tabelle 14-10 Perinatale Frühmorbidität für Kinder über 2500 g (Literaturübersicht)

	Entbindungsmodus	
	Sectio caesarea	spontan
pH < 7,10 (Nabelschnurarterie)	2,2%	0,4%
Apgar < 7 (1–5–10 min)	24%	1,8%
	relatives Risiko:	5–12

lerdings ist die Überlagerung durch Vorbelastungen noch größer als bei den Müttern; die meisten Schnittentbindungen werden heute ohnehin aus vorwiegend fetaler Indikation ausgeführt. Das erklärt auch, warum die perinatale Sectiomortalität etwa um den Faktor 3 bis 8 höher liegt als nach Spontangeburten; das gilt vor allem für Schädellagenkinder mit einem Geburtsgewicht über 2500 g bzw. einem Gestationsalter von mehr als 37 Wochen (Tab. 14-9).

Sectiomorbidität

Die Sectiomorbidität der Kinder ist eindeutig erhöht (Tab. 14-10), doch ist es noch schwieriger als bei der Mortalität zu differenzieren zwischen vorbestehenden Störungen und Operationsfolgen.

Frühmorbidität: Bekannt ist das sog. Postcaesarean-Syndrom, gekennzeichnet durch Depression von Atmung und Kreislauf mit Adaptationsstörungen und Zeichen der pulmonalen Insuffizienz. Hervorgerufen wird diese Symptomatik durch eine Reduktion der uteroplazentaren Durchblutung bei Hypotonie der Mutter (V.-cava-Kompressionssyndrom) oder durch die Eröffnung des Uterus und durch den diaplazentaren Übertritt der Narkotika auf den Fetus. Tatsächlich schneiden Sectiokinder bei der Zustandsdiagnostik unmittelbar post partum (Apgar-Score, Azidoseindex) vergleichsweise schlechter ab als Kinder nach Spontangeburten. Auch treten nach Schnittentbindungen gehäuft protrahierte Hypoxien und Zyanosen in der Neugeborenenzeit auf. Betroffen sind alle Schädellagenkinder, insbesondere die höherer Gewichts- oder Tragzeitklassen. Für Beckenendlagenkinder treffen diese Unterschiede bei der Zustandsdiagnostik weniger zu, da die vaginal entwickelten Kinder offenbar durch den Geburtsvorgang selbst stärker belastet sind und daher zu Atemdepressionen neigen. Diese typische Frühmorbidität nach Schnittentbindungen ist bei optimaler Betreuung der Neugeborenen offenbar beherrschbar, zumindest scheint sie die Mortalität nicht zu belasten.

Spätmorbidität: Über die Spätmorbidität der Kinder nach Schnittentbindungen im Vergleich zu Spontangeburten wissen wir wenig. Intrakranielle Blutungen mit nachfolgendem Zerebralschaden werden nach Schnittentbindungen gleich häufig gesehen als nach schonender vaginaler Geburt.

Die durchschnittlich höhere Gefährdung von Mutter und Kind durch die Schnittentbindung gegenüber Spontangeburten darf nicht darüber hinwegtäuschen, daß die Belastung durch schwierige vaginal-operative Eingriffe noch größer sein kann und daß es in vielen Fällen zur Schnittentbindung keine Alternative gibt. Das erhöhte Kaiserschnittrisiko sollte uns allerdings veranlassen, den Indikationsbereich kritisch abzustecken und optimale Voraussetzungen für den Operationsablauf zu sichern.

5 Organisatorische Vorbedingungen zum Kaiserschnitt – Operationstechnik

Optimale Ergebnisse bei Schnittentbindungen sind nur dort zu erwarten, wo eine Reihe von organisatorischen Voraussetzungen erfüllt ist. Dazu gehören die ständige Dienstbereitschaft eines eingespielten Operationsteams einschließlich Anästhesisten ebenso wie die Rufbereitschaft eines in der Intensivbetreuung von Neugeborenen erfahrenen Pädiaters. Fehlende Erfahrung und mangelnde Operationsbereitschaft sind durch nichts zu ersetzen. Die Zahl der Notoperationen hat zwar abgenommen, trotzdem werden Schnelleingriffe auch in Zukunft nicht ganz zu vermeiden sein.

Nach den Empfehlungen der Deutschen Gesellschaft für Gynäkologie und Geburtshilfe sollte die sog. *E.-E.-Zeit,* d.h. die Zeitspanne zwischen dem **E**ntschluß zur Operation und der **E**ntwicklung des Kindes, 10 bis maximal 20 Minuten betragen [16].

5.1 Narkose und Anästhesie bei Schnittentbindungen

Die Ergebnisse von Kaiserschnittstatistiken werden wesentlich mitbestimmt von der Leistungsfähigkei der Anästhesieabteilung [40, 47, 59, 83, 92, 98]. Nicht jeder Narkosearzt ist mit den Besonderheiten der geburtshilflichen Anästhesie und Analgesie vertraut. Von einer guten Sectionarkose erwarten wir eine große Sicherheit und Annehmbarkeit für die Mutter, eine möglichst geringe Beeinträchtigung des Kindes und gute Operationsbedingungen für den Geburtshelfer. Unter diesen Vorgaben bevorzugen wir heute die Periduralanästhesie. Nur bei Notoperationen zur schnelleren Narkoseeinleitung, bei Herz-Kreislauf-Instabilität, bei Atemstörungen und bei Kontraindikationen für eine Leitungsanästhesie (z.B. Blutungsneigung) wird eine Allgemeinnarkose mit endotrachealer Intubation vorgenommen (siehe auch Kap. 12, Abschnitt 2.4).

5.2 Zur Operationstechnik

Hinsichtlich detaillierter Angaben über das operative Vorgehen wird auf die ausführlichen monographischen Darstellungen verwiesen; hier soll nur das Grundsätzliche kurz erwähnt werden [98].

Lagerung und Vorbereitung

Die Lagerung der Patientin erfolgt während der Vorbereitungsmaßnahmen mit leicht erhöhtem Becken; zur Vermeidung eines sog. Rückenlageschocksyndroms (Vena-cava-Kompressionssyndroms) wird der Operationstisch um ca. 15 Grad nach links gekippt (tilted position). Zur Übernahme des Kindes stehen eine Hebamme und ein in der Betreuung von Neugeborenen geschulter Arzt bereit. Das Kind wird so lange wie möglich kardiotokographisch überwacht. Sind bereits regelmäßige Wehen vorhanden, so wird mit dem Entschluß zur Sectio caesarea eine Dauertokolyse eingeleitet.

Laparotomie

Zur Eröffnung der Bauchdecken wird schon aus kosmetischen Gründen der *Aponeurosenquerschnitt nach*

Pfannenstiel bevorzugt. Die richtige Wahl der Schnittführung ist für den weiteren Verlauf entscheidend. Wird die Faszie zu tief gespalten, so ist der Zugang unnötig erschwert; erfolgt die Inzision zu hoch, so ist ein fest im Becken stehender Kopf nur schwierig zu umfassen. Nach Trennung der Rektusmuskulatur in der Mittellinie einschließlich der Fascia transversalis wird das Peritoneum im oberen Wundwinkel angehoben und durchtrennt. Die Spaltung des Bauchfells muß um so höher erfolgen, je weiter der Muttermund eröffnet und der Kopf ins Becken eingetreten ist, um Harnblasenverletzungen zu vermeiden. Der Zugang zur Bauchhöhle darf nicht zu eng sein: Die geballte Faust muß sich in der Bauchwandöffnung gut drehen lassen, sonst sollte die Wunde erweitert werden.

Für ein *extraperitoneales Vorgehen* sehen wir heute keine Berechtigung mehr, auch nicht bei einem Amnioninfektionssyndrom. Der Eingriff ist auch für den Geübten technisch aufwendiger, er dauert länger, Nebenverletzungen sind häufig, der Zugang zum Kind ist erschwert [32, 91].

Einen *medianen Längsschnitt* bevorzugen wir nur in Ausnahmefällen, besonders bei:

- schon vorhandener breiter Längsschnittnarbe
- ausgeprägter Adipositas
- Noteingriffen (Zeitgewinn nur wenige Minuten)
- zu erwartenden Verwachsungen oder geplanten Zusatzeingriffen
- verstärkter Blutungsneigung (Koagulopathien, präoperative Antikoagulanziengabe)

Uterotomie

Vor Eröffnung des Uterus wird der Unterbauch ausgetastet und der Oberbauch, falls erforderlich, durch zwei seitlich eingelegte Tücher abgestopft. Nach Inzision der Plica vesicalis wird der obere Harnblasenpol vorsichtig nach kaudal und lateral teils scharf, teils stumpf gelöst. Das fest auf der Uterusvorderwand haftende Bauchfell wird nach kranial nicht mobilisiert.

Die Eröffnung des Uterus selbst erfolgt im Bereich des unteren Segments durch *isthmischen Querschnitt*. Dazu werden die einzelnen Wandschichten mit schräggeführtem Skalpell (keine Stichinzision) fächerförmig bis zum Amnion gespalten. Ein kräftiges Sauggerät sorgt für ein übersichtliches Operationsfeld. Nach Sprengung der Fruchtblase wird der Schnitt mit den Zeigefingern nach beiden Seiten stumpf erweitert, bis die ganze Hand in den Uterus eingeführt werden kann. Die Lokalisation der Inzisionslinie in der Uteruswand ist entscheidend für die nachfolgende Entwicklung des Kindes und für die spätere Versorgung der Wundränder. Der Schnitt sollte um so höher angelegt werden, je weiter ausgezogen das untere Uterinsegment und je vollständiger der Muttermund eröffnet ist. Liegt die Uterotomie zu tief, so ist der Zugang zum Kind unnötig erschwert, auch besteht die Gefahr des Weiterreißens in die seitlichen Gefäßbündel oder in die Blasenwand; bei zu hoher Schnittführung ist immer mit stärkeren venösen Blutungen zu rechnen, auch ist die exakte Adaptation der ungleich starken Wundränder dann schwieriger [9]. Vor allem bei Frühgeborenen kann die möglichst lange Erhaltung der Fruchtblase die Entwicklung der Kinder erleichtern (sog. Amnionsectio) [36].

Der klassische *Korpuslängsschnitt* ist heute wegen der erhöhten Gefahr der Narbenruptur bei späteren Schwangerschaften aufgegeben, er sollte allenfalls noch Anwendung finden bei geplanter Hysterektomie oder operativer Sterilisation. Diskutiert wird neuerdings verstärkt wieder der *isthmische Längsschnitt*, vor allem im Zusammenhang mit Frühgeburten. Tatsächlich kann die Uterotomie und die Entwicklung des Kindes bei wenig entfaltetem unterem Uterinsegment schwierig sein. Allerdings sind diese Komplikationen nicht vorauszusagen. Wir legen daher zunächst meistens einen Querschnitt an und erweitern die Wunde bei ungenügender Dehnbarkeit T-förmig nach oben. Der Raumgewinn und der Spannungsverlust ist bei dieser Schnittführung vergleichsweise größer [60, 81, 98].

Entwicklung des Kindes

Die Kinder werden grundsätzlich manuell entwickelt. Voraussetzungen für eine schonende Geburt sind erschlaffte Bauchdecken und ein wehenloser Uterus; zur Relaxierung der Uteruswand hat sich neben den Betamimetika vor allem Nitroglycerin (50–100 µm i.v.) bewährt [80]. Der Kopf wird mit der linken Hand des Operateurs in der Führungslinie aus dem Becken herausgehoben und in den Schnitt gebracht, erst dann erfolgt die weitere „Austreibung" unter gleichzeitigem Druck auf den Uterusfundus (Abb. 14-8). Bei großem und tief im Becken stehendem Kopf wird das Kind zunächst an der vorderen Schulter hochgeschoben, bis der Kopf umfahren werden kann (Abb. 14-9). Gelingt das ausnahmsweise nicht, so kann das Kind auch durch innere Wendung auf den Fuß mit anschließender Extraktion entwickelt werden. Die Notwendigkeit für ein vaginales Hochschieben des Kopfes haben wir unter konsequenter Tokolyse nicht mehr gesehen. Auch eine instrumentelle Entwicklung gehört zur Seltenheit [52, 98].

Leitung der Plazentaperiode

Mit der Entwicklung des Kindes wird Oxytocin intravenös (3 IE) zur Auslösung von Nachgeburtswehen

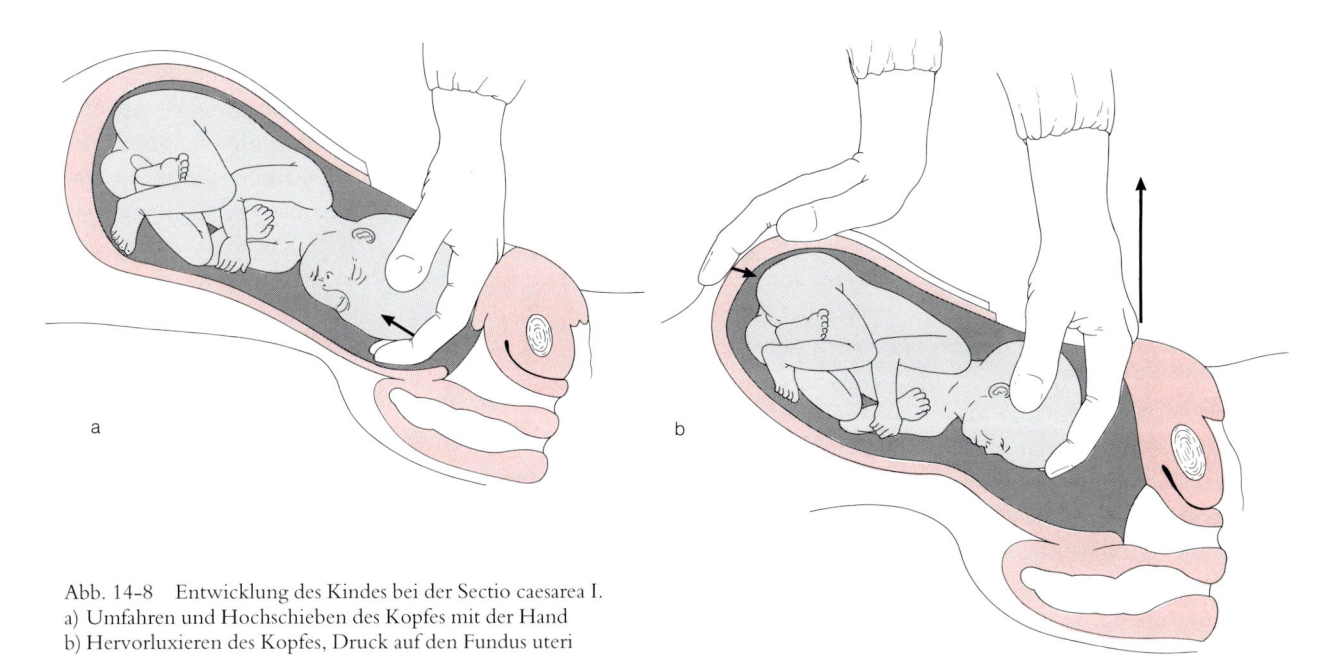

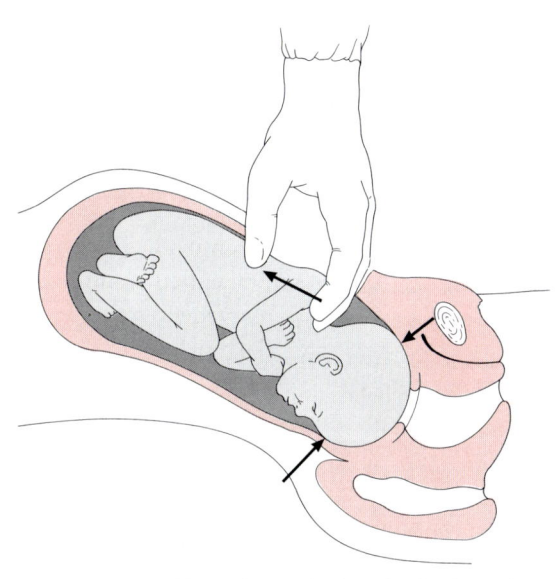

Abb. 14-8 Entwicklung des Kindes bei der Sectio caesarea I.
a) Umfahren und Hochschieben des Kopfes mit der Hand
b) Hervorluxieren des Kopfes, Druck auf den Fundus uteri

Abb. 14-9 Entwicklung des Kindes bei der Sectio caesarea II: Hochschieben des Kindes an der Schulter.

gegeben, zuvor wird die intravenöse Tokolyse gestoppt. Nach Lösung wird die Plazenta an der Nabelschnur extrahiert, nur bei starker Blutung wir die Plazenta sofort manuell gelöst. In jedem Fall wird auf Vollständigkeit nachgetastet. Auf eine generelle Kürettage und auch auf die Dilatation des Zervikalkanals von oben her wird verzichtet [54, 92, 98].

Wundversorgung

Die Diskussionen um die beste Versorgung der Uterotomiewunde ist bis heute nicht verstummt. Entscheidend ist der möglichst feste Verschluß zwischen Uterushöhle und Peritonealraum. Im allgemeinen wird der einschichtigen Muskelnaht heute der Vorzug gegeben, wozu wirklich vergleichbare prospektive Untersuchungsreihen allerdings fehlen. Wichtiger als die Fadenführung im einzelnen scheinen uns die Beachtung allgemeiner Grundregeln der chirurgischen Nahttechnik im Hinblick auf Nahtmaterial, Nahtabstand, Fadenstärke und Zugspannung [33, 46, 48, 89, 92, 98].

Wir verschließen die Uteruswunde nach wie vor zweischichtig und sehen darin einen Vorteil sowohl im Hinblick auf die Blutstillung als auch auf die Infektionsprophylaxe. Zunächst werden die beiden Wundwinkel mittels durchgreifender Einzelnähte versorgt, dann werden die dazwischenliegenden Wundränder durch eine fortlaufende Raffnaht adaptiert. Der Faden verläuft extramukös (extradezidual), das festsitzende Bauchfell in der Mitte der oberen Wundränder kann mitgefaßt werden. Darüber werden zur Sicherung der ersten Nahtreihe einstülpende Z-Nähte gelegt. Diese Nähte dienen auch der Blutstillung aus Wundrändern und Stichkanälen, mehr noch der Festigung der Infektionsbarriere zur Bauchhöhle. Anschließend wird das Wundgebiet mit Hilfe der Blasenfalte gedeckt. Dazu wird eine fortlaufende überwallende Raffnaht gewählt.

Besonderheiten

Blutungen: Bei seitlich weitergerissener Uterotomiewunde und stärkeren Blutungen, gleich welcher Genese, sowie vor geplanter Hysterektomie wird der Uterus auf ein feuchtes Tuch vor die Bauchdecken gelagert. Durch die Anspannung im Paragewebe werden die Blutungen deutlich geringer; das erleichtert die übersichtliche Versorgung. Das Wundgebiet wird auch aus dem Bereich der großen Gefäße und der Ureteren herausgezogen.

Atonische Blutungen, vor allem im Zusammenhang mit Implantationsstörungen der Plazenta, bessern sich oft nach sorgfältiger Kürettage; auch eine kurzfristige Tamponade kann helfen. Die Gabe von Uterotonika, insbesondere Prostaglandinen, intravenös oder direkt in das Myometrium appliziert, wirkt unterstüzend. Selbst für den erfahrenen Operateur kann es schwierig sein, das noch tolerierbare Maß an Nachblutung vor Verschluß der Uterotomie richtig einzuschätzen. Im Zweifelsfall sollte eine Hysterektomie erfolgen.

Vorausgegangene Sectio: Als Folge der höheren Kaiserschnittfrequenz wird der Geburtshelfer immer häufiger mit der Situation Zustand nach Sectio caesarea konfrontiert. Der Eingriff kann bei wiederholter Schnittentbindung durch intraabdominale Verwachsungen, breitflächige Narben und ausgedehnte Venenkonvolute im Operationsgebiet erschwert sein. Die Eröffnung der Bauchdecken erfolgt von dem vorhandenen Schnitt aus, nur bei zu erwartenden Zusatzoperationen wird ein Längsschnitt gewählt. Besonderer Sorgfalt bedarf die Spaltung des Peritoneums. Verletzungen der hochgezogenen Harnblase oder adhärenter Darmschlingen kommen vor. Sie werden zunächst abgedeckt und sollten erst nach der Geburt des Kindes versorgt werden. Die Mobilisierung der Blase sollte nicht erzwungen werden, notfalls kann die Eröffnung des Uterus auch ohne vorherige Spaltung des Bauchfells und Ablösung der Blase durch einen höher angelegten Schnitt erfolgen. Ist ohnehin eine Hysterektomie vorgesehen, so wird man den Uterus dort eröffnen, wo es sich am besten anbietet. Die generelle Uterusexstirpation nach einer bestimmten Anzahl von Kaiserschnitten halten wir nicht für erforderlich. Allerdings sollte vor der 3. und weiteren Schnittentbindungen auf die erhöhte Gefährdung durch erneute Schwangerschaften rechtzeitig hingewiesen und die postoperative Sterilisation ausdrücklich angeboten werden.

Narbenrupturen am Uterus nach Schnittentbindungen werden heute infolge Zunahme der Sectiofrequenz insgesamt häufiger beobachtet als früher; bezogen auf die Zahl der Kaiserschnitte ist ihr Anteil jedoch deutlich zurückgegangen (auf < 1%). Das ist im wesentlichen wohl auf eine verbesserte Operationstechnik und auf eine wirksamere Infektionsprophylaxe zurückzuführen. Narbenrupturen verlaufen gegenüber den klassischen violenten Rupturen weitgehend symptomlos oder gar klinisch stumm. Häufig liegt auch keine komplette Dehiszenz vor, sondern eine gedeckte Ruptur mit erhaltenem Amnion und Peritoneum (sog. Uterusfenster). Profuse Blutungen werden kaum beobachtet. Meistens wird die Narbendehiszenz unerwartet im Verlauf einer wiederholten Schnittentbindung entdeckt. Die Uterotomie erfolgt dann unter Einbeziehung des Defekts. Wenn stärkere arterielle Blutungen fehlen, können Narbenrupturen fast immer konservativ unter Erhaltung des Uterus versorgt werden.

Uterusexstirpationen post partum sind meistens Notfalleingriffe; jeder Geburtshelfer sollte daher die einschlägigen Operationstechniken beherrschen [5, 8, 10, 41, 53, 55, 72, 92, 98]. Im Zusammenhang mit der Schnittentbindung kann der Eingriff indiziert sein bei ausgedehnten Uterusrupturen, bei Gefäßzerreißungen, bei nicht beherrschbaren Blutungen aus der Plazentahaftstelle und bei bedrohlichem Amnioninfektionssyndrom mit zu erwartendem septischem Verlauf. Die Hysterektomie allein zum Zweck der Sterilisation lehnen wir als unangemessen ab. Das operative Vorgehen unterscheidet sich prinzipiell nicht von der Uterusexstirpation außerhalb der Schwangerschaft, doch sind einige Besonderheiten zu beachten: Die Präparation ist in den aufgelockerten Gewebeschichten meist erleichtert, der Blutverlust jedoch größer. Der Uterus wird stets vor die Bauchdecken gewälzt. Die Umstechung der Gefäßbündel innerhalb der fingerdick ödematös geschwollenen Ligamente muß behutsam erfolgen; die Fäden schneiden leicht durch, andererseits können sich zu locker geknüpfte Nähte nach Schwinden der Stauung wieder lösen, was zu Nachblutungen führen kann. Die Gefäßstümpfe sollten nach Absetzen des Präparats nochmals kontrolliert und im Zweifelsfall doppelt unterbunden werden. Auf den Verlauf der Ureteren ist besonders zu achten. Die Harnblase läßt sich meist mühelos mobilisieren, doch kann es zu stärkeren Blutungen kommen. Der Übergang von der Zervix zur Vaginalwand ist vor allem bei weit dilatiertem Muttermund von außen topographisch nur schwer zu bestimmen. Wir setzen zunächst dort ab, wo wir die Scheiden-Zervix-Grenze vermuten und resezieren dann, wenn es erforderlich wird, nach. Bei unübersichtlichem Operationssitus empfiehlt es sich ohnehin, den Uterus zunächst suprazervikal zu amputieren und den Zervixstumpf dann nachträglich herauszunehmen. Das gilt um so mehr, als die subtotale Hysterektomie für die meisten Indikationen genügt, mit Ausnahme der Gefäßverletzungen im Uterinastamm.

6 Zusatzoperationen nach Schnittentbindungen

Zusatzoperationen sind mit einer erhöhten Komplikationsrate verknüpft (Blutungen, Infektionen, Verwachsungen, Ileus). Sie sollten schon deshalb auf das Notwendigste beschränkt werden.

Tubensterilisation

Zur Tubensterilisation werden viele Verfahren angegeben [7, 75, 92, 98] (siehe auch Bd. 2, Kap. 10). Jeder Operateur sollte die Methode wählen, mit der er aufgrund langjähriger Erfahrungen vertraut ist. Wir bevorzugen nach wie vor die Tubenligatur nach Madlener und führen gelegentlich auch die Thermokoagulation durch. Spontane Refertilisierungen nach der Madlener-Technik sind uns nicht bekanntgeworden; ernsthafte Komplikationen traten nicht auf, gelegentlich jedoch Hämatome. Wichtig ist in dem ödematös aufgetriebenen Gewebe eine ausreichend lange Kompression der Tubenschleife und die Verwendung eines nichtresorbierbaren Fadens.

Adnexoperationen

Auch hier ist Zurückhaltung geboten. Gestielte Hydatiden werden abgetragen, Hydrosalpingen oder Konglomerattumoren (Tuboovarialzysten) exstirpiert. Das gleiche gilt für Ovarialtumoren, die aber selten sind. Längere Operationszeiten sollten vermieden werden, plastische Maßnahmen werden auf später verschoben. Auf sorgfältige Peritonealisierung ist zu achten.

Uterusoperationen

Hier ist wegen der erhöhten Blutungs- und Infektionsgefahr besondere Zurückhaltung geboten. Das gilt für die Abtragung von Uterussepten, mehr noch für die Myomenukleation. Subseröse gestielte Myome werden entfernt, intramurale Knoten im Schnittbereich enukleiert. Alle anderen Myome werden, soweit sie nicht „ernährungsgestört" sind, belassen. Die Voraussetzungen für eine organerhaltende Myomoperation sind am nicht puerperalen Uterus ungleich günstiger. Bei ausgeprägter Myomatosis sollte im Zweifelsfall, sofern mit der Patientin besprochen, die Hysterektomie durchgeführt werden. Neuere Einzelbeobachtungen stellen das konservative Vorgehen in Frage und empfehlen die komplette Myomenukleation im Anschluß an die Sectio caesarea [36].

Die Notwendigkeit zu einer gleichzeitigen Appendektomie oder Herniotomie haben wir niemals gesehen.

Sectio caesarea in moribunda und in mortua

Vor die Entscheidung, eine *Sectio in mortua* vorzunehmen, wurden wir in den letzten 20 Jahren nicht mehr gestellt.

Die *Sectio in moribunda* ist medizinisch und juristisch nicht unbedenklich. Die straf- und zivilrechtlichen Probleme sind komplex. Die Anforderungen an Aufklärung und rechtswirksame Einwilligung sind beträchtlich. Die Operation kann den Tod der Mutter beschleunigen, auch wird von längerem Überleben zum Teil mit Spätschäden berichtet. Wir entschließen uns gelegentlich nach ausführlichen Vorgesprächen mit allen Beteiligten zur Sectiobereitschaft bei geplanten und nicht aufschiebbaren gefährlichen Operationen, z. B. der Versorgung eines Aneurysmas der A. carotis interna.

Literatur

1. Adam, C., A. C. Allen, T. F. Baskett: Twin delivery: influence of the presentation and method of delivery on the second twin. Amer. J. Obstet. Gynec. 165 (1991) 23–27.
2. Amirikia, H., B. Zarewych, T. N. Evans: Caesarean section: a 15-year review of changing incidence, indications, and risks. Amer. J. Obstet. Gynec. 140 (1981) 81–90.
3. Bailer, P.: Aus der Geschichte des Kaiserschnitts. Geburtsh. u. Frauenheilk. 38 (1978) 334–341.
4. Beck, A., C. Vutuc: Die Mortalität und Letalität der Sectio caesarea. Geburtsh. u. Frauenheilk. 44 (1984) 421–424.
5. Beck, C. T., H. Klingemann, W. Dallacker, B. Dräger: Der notfallmäßige Kaiserschnitt: Analyse von 143 Notsectiones. Geburtsh. u. Frauenheilk. 52 (1992) 96–102.
6. Berchuck, A., R. J. Sokol: Previous cesarean section, placenta increta, and uterine rupture in second-trimester abortion. Amer. J. Obstet. Gynec. 145 (1983) 766–767.
7. Bukovsky, I., D. Schneider, Z. Weinraub, S. Arieli, P. Schreyer, E. Caspi: Sterilization at the time of cesarean section: tubal ligation or hysterectomy? Contraception 28 (1983) 349–356.
8. Chestnut, D. H., R. D. Eden, S. A. Gall, R. T. Parker: Peripartum hysterectomy: a review of cesarean and postpartum hysterectomy. Obstet. and Gynec. 65 (1985) 365–370.

9. Chmelik, V., K. Suk: Sectio caesarea spiralis: Hysterographie. Zbl. Gynäk. 104 (1982) 1537–1540.
10. Clark, S. L., S. Y. Yeh, J. P. Phelan, S. Bruce, R. H. Paul: Emergency hysterectomy for obstetric hemorrhage. Obstet. and Gynec. 64 (1984) 376–380.
11. Crawford, J. S.: Some maternal complications of epidural analgesia for labour. Anaesthesia 40 (1985) 1219–1225.
12. Danforth, D. N.: Cesarean section. J. Amer. med. Ass. 253 (1985) 811–818.
13. Demianczuk, N. N., D. J. Hunter, D. W. Taylor: Trial of labor after previous cesarean section: prognostic indicators of outcome. Amer. J. Obstet. Gynec. 142 (1982) 640–642.
14. DeMot, R. K., H. F. Sandmire: The Green Bay cesarean section study. I. The physician factor as a determinant of cesarean birth rates. Amer. J. Obstet. Gynec. 162 (1990) 1593–1602.
15. DeMot, R. K., H. F. Sandmire: The Green Bay cesarean section study. II. The physician factor as a determinant of cesarean birth rates for failed labor. Amer. J. Obstet. Gynec. 166 (1992) 1799–1810.
16. Deutsche Gesellschaft für Gynäkologie und Geburtshilfe: Zur Frage der erlaubten Zeit zwischen Indikationsstellung und Sectio (E-E-Zeit) bei einer Notlage. Gynäk. Geburtsh. 3 (1992) 261–262.
17. Dick, W., E. Traub: Anästhesiebedingte mütterliche Mortalität während der Geburt. Anästhesist 34 (1985) 481–488.
18. Eglinton, G. S., J. P. Phelan, S. Yeh, F. P. Diaz, T. M. Wallace, R. H. Paul: Outcome of a trial of labor after prior cesarean delivery. J. reprod. Med. 29 (1984) 3–8.
19. Eisenkop, S. M., R. Richman, L. D. Platt, R. H. Paul: Urinary tract injury during cesarean section. Obstet. and Gynec. 60 (1982) 591–596.
20. Evans, L. C., C. A. Combs: Increased maternal morbidity after cesarean delivery before 28 weeks of gestation. Int. J. Gynaec. Obstet. 40 (1993) 227–233.
21. Feldman, G. B., J. A. Freiman: Prophylactic cesarean section at term? New Engl. J. Med. 312 (1985) 1264–1267.
22. Fischbach, F., W. Loos, R. Thurmayr, A. Michelson, A. Bauerfeind, H. Graeff: Perioperative Antibiotikaprophylaxe mit Cefoxitin bei Kaiserschnitt: Handhabung und Nutzen. Geburtsh. u. Frauenheilk. 46 (1986) 706–707.
23. Gibbs, R. S., J. D. Blanco, P. J. St. Clair: A case-control study of wound abscess after cesarean delivery. Obstet. and Gynec. 62 (1983) 498–501.
24. Gleicher, N.: Cesarean section rates in the United States. J. Amer. med. Ass. 252 (1984) 3273–3276.
25. Goeschen, K., M. Pluta, G. Train, E. Saling: Geburtsleitung nach vorausgegangener Sectio: Wie gefährlich ist ein vaginaler Entbindungsversuch? Z. Geburtsh. Perinat. 186 (1982) 291–299.
26. Gordon, D., J. Milberg, J. Daling, D. Hickok: Advanced maternal age as a risk factor for cesarean delivery. Obstet. and Gynec. 77 (1991) 493–497.
27. Gould, D., B. Davey, R. Stafford: Socioeconomic differences in rates of cesarean section. Obstet. Gynec. Surv. 45 (1990) 54–56.
28. Gross, T. L.: Operative considerations in the obese pregnant patient. Clin. Perinat. 10 (1983) 411–421.
29. Guillemette, J., W. D. Fraser: Differences between obstetricians in caesarean section rates and the management of labor. Brit. J. Obstet. Gynaec. 99 (1992) 105–108.
30. Gummerus, M.: Das Toxic-Shock-Syndrom nach Schnittentbindung. Zbl. Gynäk. 105 (1983) 1413–1415.
31. Haegglund, L., K. K. Christensen, P. Christensen, C. Kamme: Risk factors in cesarean section infection. Obstet. and Gynec. 62 (1983) 145–150.
32. Hanson, H. B.: Current use of the extraperitoneal cesarean section: a decade of experience. Amer. J. Obstet. Gynec. 149 (1984) 31–34.
33. Hauth, J. C., J. Owen, R. O. Davis: Transverse uterine incision closure: one versus two layers. Amer. J. Obstet. Gynec 167 (1992) 1108–1111.
34. Henriksen, H. M.: Maternal complications after delivery by caesarean section. Z. Geburtsh. Perinat. 185 (1981) 351–353.
35. Hickl, E. J.: Der Kaiserschnitt im Spannungsfeld der Geburtshilfe. Gynäk. Geburtsh. Rundsch. 32, Suppl. 1 (1992) 35–46.
36. Hillemanns, H. G.: Zur Operationstechnik der Schnittentbindung. Geburtsh. u. Frauenheilk. 48 (1988) 20–28.
37. Hirsch, H. A., E. Neeser: Zur Wirksamkeit der perioperativen Antibiotikaprophylaxe bei Hysterektomien und abdominalen Schnittentbindungen. Geburtsh. u. Frauenheilk. 44 (1984) 8–13.
38. Hochuli, E., W. K. Marti: Der Kaiserschnitt: Indikationen, Frequenzen, perioperative und perinatale Morbidität/Mortalität. Ergebnisse aus einer schweizerischen Pilotstudie 1982 mit 41 teilnehmenden Kliniken (Arbeitsgemeinschaft schweizerischer Frauenkliniken). Gynäk. Rdsch. 23 (1983) 33–41.
39. Hochuli, E., H. P. Vogt: Kaiserschnitt und Infektrisiko. Geburtsh. u. Frauenheilk. 44 (1984) 767–771.
40. Hodgkinson, R., R. Glassenberg, T. H. Joyce, D. W. Coombs, G. W. Ostheimer, C. P. Gibbs: Comparison of cimetidine (Tagamet) with antacid for safety and effectiveness in reducing gastric acidity before elective cesarean section. Anesthesiology 59 (1983) 86–90.
41. Hohlweg-Majert, P., R. Geisbuesch: Sectio caesarea mit nachfolgender Hysterektomie. Geburtsh. u. Frauenheilk. 45 (1985) 167–169.
42. Hurry, D. J., B. Larsen, D. Charles: Effects of postcesarean section febrile morbidity on subsequent fertility. Obstet. and Gynec. 64 (1984) 256–260.
43. Jakobi, P., A. Weisman, E. Paldi: Reversing the upward trend in the cesarean section rate. Europ. J. Obstet. Gynaec. 25 (1987) 105–113.
44. Josephson, A.: An epidemiologic study of postcesarean infection. Amer. J. Infect. Control 12 (1984) 19–25.
45. Khoury, A. D., M. L. Moretti, J. R. Barton, D. C. Shaver, B. M. Sibai: Fetal blood sampling in patients undergoing elective cesarean section: a correlation with cord blood gas values obtained at delivery. Amer. J. Obstet. Gynaec. 165 (1991) 1026–1029.
46. Klug, P. W., H. G. K. Mayer, T. Hohweg: Die Bedeutung der Operationstechnik bei der Verhütung infektiöser Komplikationen nach Kaiserschnitt. Zbl. Gynäk. 108 (1986) 1046–1052.
47. Knoche, E., W. Dick, E. Traub, I. Maier: Untersuchungen zur Effektivität der geburtshilflichen Periduralanästhesie. II. Sectio caesarea. Reg. Anästh. 5 (1982) 73–77.
48. Koppel, E., B. Struzyk, J. Zbieszczyk: Kaiserschnitte mit Anwendung einschichtiger transisthmischer Uterusnaht. Zbl. Gynäk. 105 (1983) 1522–1525.
49. Lavin, J. P., R. J. Stephens, M. Miodovnik, T. P. Barden: Vaginal delivery in patients with a prior cesarean section. Obstet. and Gynec. 59 (1982) 134–148.
50. Levin, D. K., C. Gorchels, R. Andersen: Reduction of postcesarean section infectious morbidity by means of antibiotic irrigation. Amer. J. Obstet. Gynec. 147 (1983) 273–277.
51. Lilford, R. J., H. van Coeverden de Groot, P. Moore: The relative risk of cesarean section (intrapartum and elective) and vaginal delivery: a detailed analysis to exclude the effects of medical disorders and other acute preexisting physiological disturbances. Brit. J. Obstet. Gynaec. 97 (1990) 883–892.
52. Lippert, T. H.: Bimanual delivery of the fetal head at cesarean section with the head in midcavity. Arch. Gynec. 234 (1983) 59–60.
53. Lohe, K. J., B. Lampe, H. Graeff, K. Holzmann, J. Zander: Die Hysterektomie bei Sepsis nach Kaiserschnitt. Geburtsh. u. Frauenheilk. 43 (1983) 27–32.
54. McCurdy, C. M. jr., E. F. Magann, C. J. McCurdy, A. K. Saltzman: The effect of placental management at cesarean delivery

on operative blood loss. Amer. J. Obstet. Gynec. 167 (1992) 1363–1367.
55. McNulty, J. V.: Elective cesarean hysterectomy resvisited. Amer. J. Obstet. Gynec. 149 (1984) 29–30.
56. Mentzel, H.: Sectio bei Frühgeburt aus der Sicht des Neonatologen: Indikation und Grenzen. Gynäkologe 17 (1984) 243–249.
57. Miller, P. J., J. A. Searcy, D. L. Kaiser: The relationship between surgeon experience and endometritis after cesarean section. Surg. Gynec. Obstet. 165 (1987) 535–539.
58. Mor-Yosef, S., A. Samueloff, B. Modan, D. Navot, J. G. Schenker: Ranking the risk factors for cesarean: logistic regression analysis of a nationwide study. Obstet. and Gynec. 75 (1990) 944–947.
59. Morgan, B. M., J. M. Aulakh, J. P. Barker, P. W. Reginald, T. Goroszeniuk, A. Trojanowski: Anaesthetic morbidity following caesarean section under epidural or general anaesthesia. Lancet I (1984) 328–330.
60. Neeser, E., U. Niehues, H. A. Hirsch: Mütterliche Morbidität nach Sectio: Vergleich von isthmokorporalem Längsschnitt und isthmischem Querschnitt bei Frühgeburten. Geburtsh. u. Frauenheilk. 48 (1988) 8–12.
61. Nielsen, T. F., K. H. Hoekegard: Postoperative cesarean section morbidity: a prospective study. Amer. J. Obstet. Gynec. 146 (1983) 911–915.
62. Nielsen, T. F., K. H. Hoekegard: The course of subsequent pregnancies after previous cesarean section. Acta obstet. gynaec. scand. 63 (1984) 13–16.
63. Nielsen, T. F., K. H. Hoekegard: Caesarean section and intraoperative surgical complications. Acta obstet. gynaec. scand. 63 (1984) 103–108.
64. Nielsen, Th. F., K. H. Hoekegard: The incidence of acute neonatal respiratory disorders in relation to mode of delivery. Acta obstet. gynaec. scand. 63 (1984) 109–114.
65. NIH Consensus development task force statement on cesarean childbirth. Amer. J. Obstet. Gynec. 139 (1981) 902–909.
66. Notzon, F. C., P. J. Placek, S. M. Tafel: Comparisons of national cesarean-section rates. New Engl. J. Med. 316 (1987) 386–389.
67. Parazzini, F., N. Pirotta, C. Vecchia, L. Fedele: Determinants of cesarean section rates in Italy. Brit. J. Obstet. Gynaec. 99 (1992) 203–206.
68. Parilla, B. V., S. L. Dooley, R. D. Jansen, M. L. Socol: Iatrogenic respiratory distress syndrome following elective repeat cesarean delivery. Obstet. and Gynec. 81 (1993) 392–395.
69. Paul, R. H., J. P. Phelan, S. Yeh: Trial of labor in the patient with a prior cesarean birth. Amer. J. Obstet. Gynec. 151 (1985) 297–304.
70. Pickhardt, M. G., J. N. Martin jr., E. F. Meydrech: Vaginal birth after cesarean delivery: are there useful and valid predictors of success or failure? Amer. J. Obstet. Gynec. 166 (1992) 1811–1819.
71. Pridjian, G., J. U. Hibbard, A. H. Moawad: Cesarean: changing the trends. Obstet. and Gynec. 77 (1991) 195–200.
72. Punnonen, R., K. Teisala, P. K. Heinonen, R. Tuimala, P. Pystynen: Subtotal hysterectomy in emergency obstetrics. Ann. Chir. Gynaec. 73 (1984) 293–295.
73. Remy, N., V. Jaluvka, H. K. Weitzel: Mortalität und Letalität nach Schnittentbindung in West-Berlin 1975 bis 1989. Zbl. Gynäk. 115 (1993) 7–12.
74. Repke, J. T., M. R. Spence, S. Calhoun: Risk factors in the development of cesarean section infection. Surg. Gynec. Obstet. 158 (1984) 112–116.
75. Richter, K., W. Eiermann: Hysterektomiesectio oder Tubenkoagulation nach Kaiserschnitt: ein Vergleich. Geburtsh. u. Frauenheilk. 43 (1983) 209–212.
76. Roberts, S., M. Maccato, S. Faro, P. Pinell: The microbiology of post-cesarean wound morbidity. Obstet. and Gynec. 81 (1993) 383–386.
77. Rydhstrom, H., I. Ingemarsson, S. Ohrlander: Lack of correlation between a high cesarean section rate and improved prognosis for low birth weight twins (< 2000 g). Brit. J. Obstet. Gynec. 97 (1990) 229–232.
78. Schneider, H., W. Hänggi, L. Marques: Analyse der Sectiofrequenz von zwei Kliniken unter besonderer Berücksichtigung von Unterschieden im Patientenkollektiv. Geburtsh. u. Frauenheilk. 50 (1990) 710–716.
79. Scholtes, G., H. Milz: Geburtsleitung nach vorausgegangenem Kaiserschnitt. Z. Geburtsh. Perinat. 186 (1982) 285–290.
80. Schumacher, A., S. Locher, K. P. Lüscher: Sektiorate in der Schweiz: eine Frage der Geburtsphilosophie? Arch. Gynec. Obstet. 252, Suppl. (1992) 126.
81. Schutterman, E. B., D. A. Grimes: Comparative safety of the low transverse versus the low vertical uterine incision for cesarean delivery of breech infants. Obstet. and Gynec. 61 (1983) 593–597.
82. Schwind, S., J. Martius, H. Kaesemann: Toxic Shock Syndrom nach Sectio caesarea. Z. Geburtsh. Perinat. 194 (1990) 140–143.
83. Shnider, S. M., G. Levinson: Anästhesie in der Geburtshilfe. Fischer, Stuttgart 1984.
84. Singh, P. M., C. Rodrigues, A. N. Gupta: Placenta praevia and previous cesarean section. Acta obstet. gynaec. scand 60 (1981) 367–368.
85. Stafford, R. S., S. D. Sullivan, L. B. Gardner: Trends in cesarean section use in California, 1983 to 1990. Amer. J. Obstet. Gynec. 168 (1993) 1297–1302.
86. Stoll, W.: Gefahren des Kaiserschnittes für die Mutter. Gynäk. Rdsch. 23 (1983) 67–71.
87. Taffel, S. M., P. J. Placek: Complications in cesarean and noncesarean deliveries: United States, 1980. Amer. J. publ. Hlth 73 (1983) 856–860.
88. Tahilramaney, M. P., M. Boucher, G. S. Eglinton, M. Beall, J. P. Phelan: Previous cesarean section and trial of labor: factors related to uterine dehiscence. J. reprod. Med. 29 (1984) 17–21.
89. Tischendorf, D.: Die einschichtige Uterusnaht bei Sectio caesarea: eine vergleichende Studie. Geburtsh. u. Frauenheilk. 47 (1987) 117–120.
90. Vaclavinkova, V., B. Westin: Ultraschalldiagnostik von Narbendefekten nach Kaiserschnitt. Zbl. Gynäk. 106 (1984) 686–692.
91. Wallace, R. L., G. S. Eglinton, M. L. Vonekura, T. M. Wallace: Extraperitoneal cesarean section: a surgical form of infection prophylaxis? Amer. J. Obstet. Gynec. 148 (1984) 172–177.
92. Weiss, P. A. M.: Sectio caesarea und assoziierte Fragen. Springer, Berlin–Heidelberg–New York 1994.
93. Welsch, H.: Mütterliche Sectio-Sterblichkeit: eine kritische Bilanz. Arch. Gynec. 257 (1995) 206–215.
94. Welsch, H., H. A. Krone: Sectio-Mortalität und -Letalität in Bayern vom 1. 1. 1983–31. 12. 1986. Gynäk. Rdsch. 27 (1987) 127–132.
95. Welsch, H., H. A. Krone: Sectio-Mortalität und Sectio-Letalität in Bayern 1983–1986. Gynäk. Rdsch. 27 (1988) 127–132.
96. Wulf, K.-H.: Kommentar aus der Sicht des Geburtshelfers. Gynäkologe 17 (1984) 250–254.
97. Wulf, K.-H., E. Kastendieck, B. Seelbach-Göbel: Zum Geburtsmodus bei Frühgeborenen: abdominal oder vaginal? Z. Geburtsh. Perinat. 188 (1984) 249–255.
98. Wulf, K.-H., E. Kastendieck: Operative Eingriffe in der Schwangerschaft und post partum. In: Zander, J., H. Graeff (Hrsg.): Gynäkologische Operationen. Kirschnersche Operationslehre. Springer, Berlin–Heidelberg–New York 1991.

15 Episiotomie und Rißverletzungen der Geburtswege

M. Hermsteiner, W. Künzel

Inhalt

1	Einleitung	286
1.1	Geschichtliche Entwicklung	286
1.2	Zielvorstellungen	286
1.3	Dammschnitt und Einstellung zur Geburt	286
2	Häufigkeit der Episiotomie	287
3	Formen der Episiotomie	287
3.1	Mediane Episiotomie	287
3.2	Mediolaterale Episiotomie	287
3.3	Laterale Episiotomie	288
3.4	Komplette Perineotomie	288
3.5	Zeitpunkt der Durchführung	288
4	Indikationen für die Episiotomie	289
4.1	Materne Indikationen	289
4.2	Fetale Indikationen	290
5	Rißverletzungen der Geburtswege	291
5.1	Klassifikation	291
5.2	Häufigkeit	292
5.3	Risikofaktoren	292
6	Versorgung von Episiotomien und Rißverletzungen	292
6.1	Anästhesie	292
6.2	Nahttechnik	293
6.3	Nahtmaterial	294
6.4	Nachbehandlung	295
6.5	Sekundärversorgung	295
7	Komplikationen der Episiotomie und Rißverletzungen	296
7.1	Schwellungen und Schmerzen	296
7.2	Dyspareunie	296
7.3	Blutungen und Hämatome	296
7.4	Infektionen	297
7.5	Fistelbildung	297
7.6	Anorektale Inkontinenz	297

1 Einleitung

1.1 Geschichtliche Entwicklung

Ein Dammschnitt vom Introitus vaginae zum Anus wurde in einer wissenschaftlichen Publikation erstmals 1742 von Ould [21] beschrieben. Doch nicht nur die mediane Schnittführung fand im 18. und 19. Jahrhundert Befürworter, sondern ebenso die laterale und bilaterale Inzision des Perineums. Ritgen [24] entwickelte 1855 eine Methode zur Vermeidung von Dammrissen, die im Anlegen von bis zu 14 kleineren radiären Schnitten bestand. Obwohl bei Anwendung dieser Technik nur in 0,04 % der Entbindungen (n = 4875) eine zusätzliche Verletzung des Dammes zu verzeichnen war, verhinderte der als zu hoch eingestufte Blutverlust eine weitere Verbreitung.

Erst mit der Verlagerung von der Haus- zur Klinikgeburt in der ersten Hälfte dieses Jahrhunderts entwickelte sich die Episiotomie zu einem Standardverfahren in der Geburtshilfe. In Europa setzte sich dabei überwiegend die mediolaterale, in Nordamerika die mediane Schnittführung durch. In einigen Ländern, z.B. in Frankreich, wurde die Anwendung der Episiotomie weiterhin restriktiv gehandhabt, während in den USA und Kanada seit etwa 1950 zahlreiche Geburtshelfer sogar die komplette Perineotomie mit willkürlicher Durchtrennung des M. sphincter ani favorisierten [12, 13].

1.2 Zielvorstellungen

Die von den Befürwortern der routinemäßigen Episiotomie postulierten Vorteile einer operativen Erweiterung des Geburtskanals sind:

- die Vermeidung ausgedehnter Zerreißungen der Vagina, der Vulva und des Perineums
- eine saubere, glatt begrenzte und leicht zu versorgende Inzisionswunde
- die Prophylaxe von Senkungszuständen des weiblichen Genitales
- eine geringere Häufigkeit von Harn- und Stuhlinkontinenz
- eine verkürzte Austreibungsphase mit verminderter Azidosegefahr für das Kind
- die Druckentlastung des kindlichen Kopfes und Schutz vor Hirnblutungen (insbesondere bei Frühgeburten)

Inwieweit die einzelnen Punkte zutreffen bzw. belegt sind, wird in den Abschnitten 3, 4, 5 und 7 näher erläutert.

1.3 Dammschnitt und Einstellung zur Geburt

Trotz insgesamt geringer Komplikationsrate unterliegt die Episiotomie in den letzten Jahren einer zum Teil heftigen Kritik in der Laienpresse und ist unter Hebammen und Geburtshelfern längst nicht mehr unumstritten. Betroffene Frauen betrachten nicht selten den Dammschnitt als Zeichen einer vordringlich auf die Bedürfnisse des medizinischen Personals zugeschnittenen Betreuung während der Entbindung. Im Rahmen eines generellen Zweifels an der sog. Schulmedizin soll die Geburt als Inbegriff eines „natürlichen" Vorgangs wieder vom vermeintlichen ärztlichen Interventionismus befreit werden. Daraus entwickelt sich die Erwartungshaltung gegenüber Hebammen und Geburtshelfern, daß man nur auf die Episiotomie verzichten müsse, um den Damm weitgehend intakt zu erhalten. Mögliche kindliche Indikationen treten bei dieser Einstellung in den Hintergrund.

2 Häufigkeit der Episiotomie

Die Episiotomie ist weltweit die häufigste geburtshilfliche Operation. Die Frequenz des Dammschnitts liegt in Deutschland bei ca. 60 % aller vaginalen Entbindungen (60,8 % in Hessen laut Perinatalerhebung 1994 [2], n = 58 384), in den USA (1987) bei 61,9 % [27], in Frankreich (1976) dagegen nur bei 28 % [12]. Der Eingriff wird bei Erstgebärenden zwei- bis viermal häufiger durchgeführt (bis zu 99 %) als bei Mehrgebärenden. Diese Relation findet sich auch bei restriktiver Anwendung (Tab. 15-1). Bei insgesamt rückläufiger Tendenz in den westlichen Industrienationen (z. B. Universitäts-Frauenklinik Gießen: 81,3 % in 1985 versus 69,3 % in 1992) sind weiterhin deutliche Unterschiede zwischen Universitätskliniken, Kreiskrankenhäusern, Belegabteilungen und Entbindungshäusern zu verzeichnen. In den Vereinigten Staaten betrug 1979 die durchschnittliche Episiotomierate 62,5 %, bei Hausgeburten lag sie unter 20 %, in von Hebammen geführten sog. Birthing centers teilweise unter 10 % [12, 33].

Tabelle 15-1 Häufigkeit von Episiotomie und Rißverletzungen bei restriktiver und liberaler Handhabung des Dammschnitts (modifiziert nach Sleep et al. [28])

	restriktive Anwendung (n = 498)	liberale Anwendung (n = 502)
Episiotomie		
– Erstgebärende	17,9 %	67,1 %
– Mehrgebärende	5,1 %	39,2 %
Dammrisse bei Episiotomie		
– Erstgebärende	2,0 %	10,0 %
– Mehrgebärende	0,7 %	2,8 %
Dammrisse ohne Episiotomie		
– Erstgebärende	51,2 %	18,3 %
– Mehrgebärende	58,9 %	29,3 %
Labienrisse		
– Erstgebärende	32,8 %	22,4 %
– Mehrgebärende	21,9 %	13,4 %
Damm intakt		
– Erstgebärende	30,8 %	14,6 %
– Mehrgebärende	36,0 %	31,8 %

3 Formen der Episiotomie

3.1 Mediane Episiotomie

Bei der medianen Episiotomie wird die Schere an der hinteren Kommissur angesetzt, und der Damm wird in der Mittellinie bis zum M. sphincter ani externus durchtrennt, ohne diesen zu verletzen. Der Schnitt teilt das Centrum tendineum in der bindegewebigen Raphe, an der beidseits der paarige M. bulbospongiosus und der M. transversus perinei superficialis inserieren. Somit werden die muskulären Elemente und ebenso die wesentlichen Gefäß- und Nervenäste des Perineums geschont (Abb. 15-1).

Als *Vorteile* gelten die leichte Ausführung, das günstige Verhältnis von Schnittlänge zu erzielter Erweiterung des Scheideneingangs, die relativ große Zunahme des sagittalen Durchmessers, die eine maximale Schonung der Urethra ermöglichen soll, die symmetrische Druckentlastung, die technisch einfache Naht, die geringe Blutungstendenz, die postpartale Beschwerdearmut bei in der Regel gutem kosmetischem Resultat.

Der *Nachteil* liegt in der begrenzten Erweiterungsmöglichkeit. Gerade weil der Widerstand des Weichteilschlauchs nach Anlegen einer medianen Episiotomie rasch nachläßt, kann beim schnellen Durchtreten des kindlichen Kopfes oder bei schwieriger Schulterentwicklung der Sphinkter durch Weiterreißen geschädigt werden. Das Risiko für Dammrisse mit Beteiligung des Schließmuskels nimmt unter Anwendung der medianen Episiotomie um das 4,2 fache bei Erstgebärenden und um das 12,8 fache bei Mehrgebärenden zu [13, 27].

Die selten praktizierte *J-förmige Erweiterung des Schnitts* um den Sphinkter herum kann bei drohender Ruptur unter Umständen nicht mehr rechtzeitig durchgeführt werden, opfert durch Verlassen der Mittellinie die Vorteile der medianen Episiotomie und ist schwierig zu versorgen [12].

3.2 Mediolaterale Episiotomie

Auch die mediolaterale Episiotomie beginnt am tiefsten Punkt der hinteren Kommissur und richtet sich in

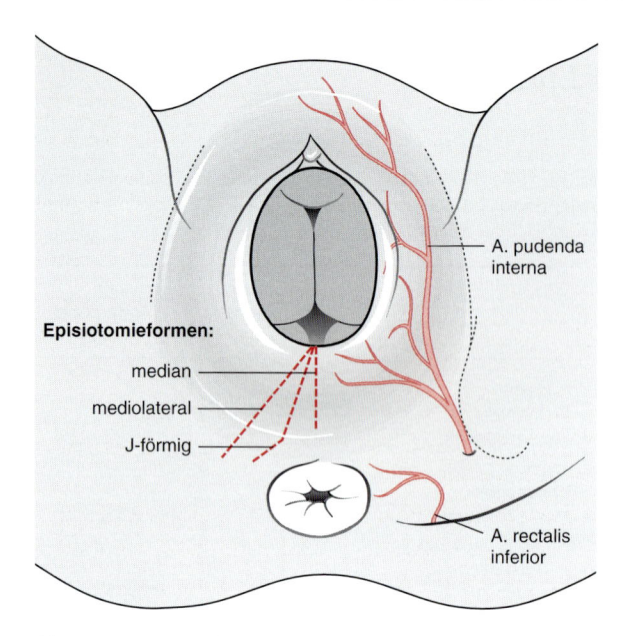

Abb. 15-1 Formen der Episiotomie. Angedeutet sind die wichtigsten perinealen Gefäß(nerven)straßen, die durch Dammschnitte verletzt werden können.

einem Winkel von knapp 45 Grad in gerader Linie nach lateral. Durchtrennt werden zwangsläufig der M. bulbospongiosus und der M. transversus perinei superficialis. Außerdem kommt es nicht selten zu einem Anschnitt des M. levator ani; die mit Fettgewebe ausgefüllte Fossa ischiorectalis kann ebenfalls einbezogen sein. Eine Variante besteht darin, den Eingriff in zwei Schritten vorzunehmen: zuerst die kurzstreckige Durchtrennung der hinteren Kommissur in der Mittellinie, danach den Schnitt zur Seite [12].

Der *Vorteil* der mediolateralen Episiotomie liegt in der starken Vergrößerung der Austrittsöffnung für das Geburtsobjekt und in der variablen Erweiterungsmöglichkeit zur Seite. Die Rate höhergradiger Dammrisse ist in Untersuchungen an großen Kollektiven (n >2000) nicht erhöht [1, 13, 18, 27]; bei Erstgebärenden zeigt sich nach Korrektur der Daten hinsichtlich assoziierter Risiken eine Senkung der Dammrißfrequenz mit Sphinkterbeteiligung um das 2,5fache (n = 24 114) [27].

Nachteile sind die technisch anspruchsvollere Naht, die schwierigen Wundverhältnisse bei zusätzlichen Rißverletzungen, ein gegenüber der medianen Episiotomie erhöhter Blutverlust, die schlechtere Wundheilung und eine höhere Rate kurz- und langfristiger Beschwerden [1, 12, 14, 23].

3.3 Laterale Episiotomie

Der Ausgangspunkt der lateralen Episiotomie liegt lateral und rostral der hinteren Kommissur, etwa bei 7 bis 8 Uhr oder bei 4 bis 5 Uhr (Steinschnittlage). Der Schnitt geht in Richtung des Tuber ischiadicum und involviert den M. bulbospongiosus, den M. transversus perinei superficialis und den M. levator ani. Verletzt werden kann außerdem die Bartholin-Drüse oder deren Ausführungsgang [12].

Aufgrund der wenig vorteilhaften Platzverhältnisse, der starken Traumatisierung, des hohen Blutverlusts und der schlechten Heilungsergebnisse sind die laterale Episiotomie und ihre Erweiterung unter Einbeziehung der tiefen Beckenbodenmuskulatur, der sog. Schuchardt-Schnitt, nur noch von historischem Interesse.

3.4 Komplette Perineotomie

Die komplette Perineotomie – in der Literatur auch als Perineoproktotomie bezeichnet – stellt lediglich eine Erweiterung der medianen Episiotomie (siehe Abschnitt 3.1) mit prophylaktischer Durchtrennung des Sphincter ani externus dar. Sinnvoll im Hinblick auf die spätere Versorgung ist es, auch die Vorderwand des Analkanals und einige Zentimeter der vorderen Rektumwand mit zu durchtrennen, da sie ansonsten regelmäßig einreißt und glatte Schnittränder die Naht technisch erleichtern.

Vorteile gegenüber allen Schnittführungen außerhalb der Mittellinie bestehen darin, daß bei maximalem Raumgewinn nur ein Muskel traumatisiert wird und keine weitere Verletzung des analen Kontinenzorgans zu befürchten ist. Wird die Naht von einem erfahrenen Operateur durchgeführt, unterscheiden sich Heilungs- und Komplikationsraten nicht wesentlich von den Zahlen bei medianer Episiotomie. Sind diese Voraussetzungen jedoch nicht erfüllt und treten *Komplikationen* auf, sind sie schwerwiegend, so daß Wind- und Stuhlinkontinenz sowie die Ausbildung rektovaginaler Fisteln nach Perineotomien häufiger anzutreffen sind als nach anderen Eingriffen am Damm [12].

3.5 Zeitpunkt der Durchführung

Der Zeitpunkt für die Durchführung jedweder Episiotomie ist abhängig von der Indikation. Immer erfolgt der Schnitt in der Wehenakme. Zur Vorbereitung vaginal-operativer Entbindungen und bei prophylaktischem Einsatz sollte er bereits angelegt werden, wenn die Leitstelle den Beckenboden erreicht hat. Nur so wird die Austreibungsperiode ausreichend verkürzt und ist eine vorbeugende Wirkung hinsichtlich der Druckschädigung nervaler Strukturen, der Harninkontinenz und späterer Senkungszustände denkbar [33].

Soll die Episiotomie ausschließlich den drohenden Dammriß verhindern, wird sie folgerichtig erst beim sog. Durchschneiden des kindlichen Kopfes durchgeführt [12].

4 Indikationen für die Episiotomie

4.1 Materne Indikationen

Mit der Ausnahme einer vorausgegangenen Kolpoperineoplastik und anderer, nicht geburtshilflicher operativer Eingriffe an Vagina, Damm und Analregion gibt es kaum zwingende mütterliche Indikationen zur Durchführung einer Episiotomie. Vergleichende Studien, in denen restriktive und routinemäßige Anwendung der Episiotomie gegenübergestellt wurden, belegen, daß bei eingeschränktem Gebrauch der Episiotomie überwiegend die Zahl der Eingriffe aus mütterlicher Indikation sinkt [28].

Für die meisten Geburtshelfer steht die Vermeidung von Zerreißungen der Geburtswege und des analen Kontinenzorgans im Vordergrund. Die Frage, ob nach Dammrissen mit Sphinkterbeteiligung bei einer weiteren Geburt immer eine Episiotomie anzulegen oder die abdominale Schnittentbindung zu bevorzugen ist, kann wegen zu kleiner Fallzahlen der wenigen Studien zu diesem Problem derzeit nicht abschließend beantwortet werden [13]. Eine möglicherweise besonders zu behandelnde Gruppe stellen Patientinnen mit Sphinkterläsion und transienter postpartaler Stuhlinkontinenz dar (siehe Abschnitt 7.6).

Mit steigender Episiotomiefrequenz nimmt die *Häufigkeit einfacher Dammrisse* ab (Abb. 15-2). Dies gilt für alle in den Abschnitten 3.1 bis 3.4 beschriebenen Formen der Episiotomie [12, 28, 29]. In einer neueren randomisierten Studie an einem Kollektiv von 2606 Entbindungen [1] konnte jedoch gezeigt werden, daß eine chirurgische Versorgung von perinealen Wunden in der Gruppe mit restriktiver Handhabung der Episiotomie seltener notwendig war als in der Gruppe mit routinemäßiger Durchführung eines Dammschnitts (63,1% bzw. 88,1%). Dieser Befund steht im Einklang mit älteren, retrospektiven Untersuchungen [12]. Deutlich wurde im Vergleich der obengenannten Gruppen allerdings ein Anstieg bei den Labienrissen und anderen anterioren Geburtsverletzungen von 8,1% auf 19,2% bei Episiotomieraten von 82,6% bzw. 30,1%.

Der Zusammenhang zwischen Episiotomiefrequenz und Häufigkeit von Dammrissen mit Sphinkterbeteiligung erfordert eine differenzierte Betrachtung. Viele Studien zu diesem Thema unterscheiden nicht zwischen den einzelnen Episiotomieformen und nehmen keine Stratifizierung hinsichtlich Parität, Alter, Größe und Gewicht der Mutter, Kindsgewicht, Kindslage und -haltung sowie Durchführung vaginal-operativer Entbindungen vor. Unter Berücksichtigung solcher Variablen bzw. nach statistischer Korrektur ergibt sich folgendes Bild:

Wie bereits im Abschnitt 3.1 dargestellt, nimmt die Inzidenz von Dammrissen mit Verletzung des

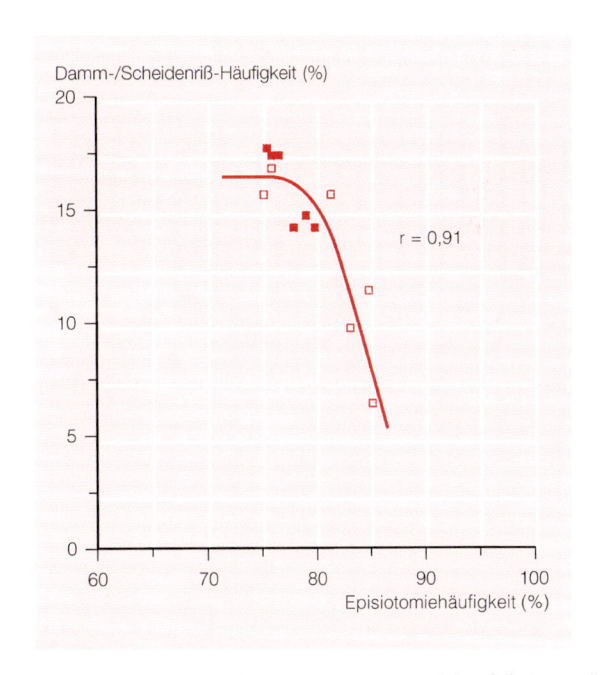

Abb. 15-2 Zusammenhang von Episiotomiehäufigkeit und Damm- bzw. Scheidenrissen anhand von Daten der Hessischen Perinatalerhebung (geschlossene Symbole) und der Universitäts-Frauenklinik Gießen (offene Symbole) 1982–1989.

Schließmuskels bei Anwendung der medianen Episiotomie stark zu, in besonderem Maße bei Mehrgebärenden. Wird die mediolaterale Form praktiziert und berücksichtigt man ausschließlich Studien mit hohen Fallzahlen, unterscheiden sich Kollektive mit restriktivem und mit liberalem Gebrauch der Episiotomie in der Häufigkeit von höhergradigen Dammrissen nicht signifikant [1, 3, 32]. Eine detaillierte Analyse von mehr als 20 000 Geburten zeigte einen protektiven Effekt der mediolateralen Episiotomie bei Erstgebärenden.

Ähnlich komplex ist die Datenlage zur Frage der Vermeidung von späteren Senkungszuständen des weiblichen Genitales durch Episiotomie, da wiederum zahlreiche interferierende Faktoren existieren. In bezug auf den Descensus uteri und begleitende Zysto- und Rektozelen läßt sich feststellen, daß sie nicht grundsätzlich durch Episiotomie zu verhindern sind und daß Parität, Gewicht sowie Art und Umfang körperlicher Tätigkeit den stärksten Einfluß auf ihre Häufigkeit haben [12, 32].

In einer umfangreichen Langzeitstudie an je 1000 Frauen, die über einen Zeitraum von zwei Monaten bis zu zehn Jahren post partum erfaßt wurden, waren hinsichtlich der Inzidenz von Senkungszuständen und Streßinkontinenz keine Unterschiede zwischen den Probandinnen, die bei der Entbindung nur „spät" und bei drohendem Einreißen des Dammes eine Episiotomie erhalten hatten, und denjenigen, die mittels Beckenausgangszange und obligater „früher" mediolateraler Episiotomie entbunden wurden, nachweisbar [6]. Neuere tonometrische Untersuchungen der Beckenbodenmuskulatur vor und nach der Geburt zeigen hingegen eine relativ ausgeprägte Abnahme der Muskelkraft im Episiotomiekollektiv im Vergleich zu Frauen mit einfachen Dammrissen, intaktem Damm bei vaginaler Entbindung und Sectio caesarea [26]. Ältere Daten weisen keine derartigen Unterschiede aus [8, 25, 29], belegen aber die regenerative Wirkung von gezielten Übungen und sportlicher Aktivität [8].

Welche geburtshilflichen Faktoren Mikrotraumata, z. B. auf der Ebene der Innervation von Weichteilstrukturen des Beckenbodens, hervorrufen (siehe auch Abschnitt 7.6) und inwieweit diese Läsionen Symptomenkomplexe wie die hypotone Urethra begünstigen, ist Gegenstand weiterführender Forschung.

4.2 Fetale Indikationen

Das Anlegen einer Episiotomie verkürzt nachweislich die Austreibungsperiode. Dieser Effekt wird bei drohender intrauteriner Asphyxie des Feten und allen vaginal-operativen Manövern genutzt. Dennoch sollten die Möglichkeiten der intrauterinen Reanimation durch Akuttokolyse stets ausgeschöpft und keine starren zeitlichen Grenzen für die Dauer der Austreibungsperiode gezogen werden. Eine zu starke Beschleunigung der II. Phase der Geburt durch intensives und langanhaltendes Pressen verursacht ein Absinken des O_2-Partialdrucks (pO_2) im kindlichen Kreislauf bei gleichzeitigem Anstieg des pCO_2. Resultierende fetale Bradykardien, aber ebenso die bereits erwähnten willkürlichen Zeitlimits, sind zu oft Anlaß für eine überstürzte vaginal-operative Geburtsbeendigung [12, 13].

Daß eine generelle Verkürzung der Austreibungsperiode durch obligate Episiotomie für den klinischen Zustand unmittelbar post partum und die weitere Entwicklung der Neugeborenen von Vorteil wäre, läßt sich mittels metaanalytischer Betrachtungen nicht beweisen [32]. In Untersuchungen an ausgewählten Kollektiven zeigt sich jedoch eine Tendenz zu niedrigeren Geburts-pH-Werten im arteriellen Nabelschnurblut, wenn auf einen Dammschnitt verzichtet wird (Tab. 15-2).

Vaginal-operative Entbindungen sollten nach wie vor durch eine Episiotomie vorbereitet werden. Meist erleichtert der erzielte Raumgewinn die Durchführung des jeweiligen Eingriffs erheblich, zudem läßt sich das Verletzungsrisiko für die gebärende Frau bei Forzepsentbindungen minimieren. Das Kind wird zügiger und

Tabelle 15-2 Nabelarterien-pH bei Kindern von Erst- und Mehrgebärenden mit und ohne Episiotomie (Daten der Universitäts-Frauenklinik Gießen 1986)

pH-Wert in der Nabelarterie	Erstgebärende (n = 63)		Mehrgebärende (n = 86)	
	ohne Episiotomie n = 15	mit Episiotomie n = 48	ohne Episiotomie n = 35	mit Episiotomie n = 51
< 7,26	10/15 (66,6%)	23/48 (48%)	15/35 (42,8%)	17/51 (33,3%)
> 7,26	5/15 (33,3%)	25/48 (52%)	20/35 (57,1%)	34/51 (66,7%)

schonender entwickelt [12, 13, 18, 27]. Dies gilt außer für die Zangenentbindung, wenn auch mit Einschränkungen, für die Vakuumextraktion, die Entwicklung von Kindern aus Beckenendlage und die vaginale Entbindung von Zwillingen.

Ob bei *vaginalen Frühgeburten aus Schädellage* eine obligate Episiotomie, gegebenenfalls mit Einsatz eines Geburtsspekulums, zur Verringerung der Hirnblutungsrate führt, ist umstritten. Obwohl theoretische Erwägungen eine Druckentlastung des kindlichen Kopfes sinnvoll erscheinen lassen, konnte zumindest bei sehr kleinen Frühgeborenen (<1500 g) kein Einfluß der Episiotomiefrequenz auf die Inzidenz periventrikulärer Hämorrhagien und auf die neonatale Mortalität nachgewiesen werden [15]. Solange in diesem Punkt Unklarheit herrscht, empfiehlt es sich, nicht zuletzt aus forensischen Gründen, unterhalb der vollendeten 34. Schwangerschaftswoche auch in Zukunft an der obligaten Episiotomie bei vaginalen Geburten aus Schädellage festzuhalten.

5 Rißverletzungen der Geburtswege

5.1 Klassifikation

Bei Labien- und Klitorisrissen, anderen sog. anterioren Geburtsverletzungen (im Gegensatz zu posterioren Läsionen, d.h. alle Dammrisse) sowie Zervix- und Scheidenrissen existiert eine weitgehend einheitliche Nomenklatur. Differenzen, vor allem zwischen deutschem und englischem Sprachraum, ergeben sich hinsichtlich der Einteilung von Dammrissen (korrekt müßte man von Scheiden-Damm-Rissen sprechen). Gebräuchlich sind die Klassifikationen nach Martius und nach Williams (Abb. 15-3).

Nach *Martius* werden drei Grade unterschieden [13]:

- *Grad I* umfaßt posteriore Zerreißungen der Vaginalhaut und Einrisse an der Haut des Dammes.
- *Grad II* schließt Verletzungen des M. bulbocavernosus und partielle Sphinkterrisse (sog. Anrisse) ein.
- Bei *Grad III* ist der M. sphincter ani vollständig durchtrennt, mit oder ohne Beteiligung der Rektumschleimhaut.

Williams unterteilt in vier Grade [13]:

- *Grad I* entspricht der Klassifikation von Martius.
- *Grad II* beschreibt weiterreichende Affektionen des Perineums ohne jegliche Beteiligung des Sphinkters.
- *Grad III* erfaßt alle Ausprägungen der Sphinkterverletzung mit Ausnahme von Grad IV.
- Bei *Grad IV* ist zusätzlich die Rektumschleimhaut betroffen.

Als *höhergradige Dammrisse* (severe lacerations) werden die Grade III und IV beider Klassifikationen bezeichnet. Keine der beiden Einteilungen berücksichtigt die seltenen Einrisse des Rektums unmittelbar kranial des Sphinkters, wobei dieser intakt bleibt (sog. Knopflochriß).

Lange wurde eine prognostische Relevanz der Beteiligung der Rektumschleimhaut bestritten. Inzwischen konnte jedoch gezeigt werden, daß Patientinnen mit einer solchen Verletzung auch nach adäquater, unmittelbar postpartaler chirurgischer Versorgung eine reduzierte Kraftentwicklung des Sphincter internus aufweisen [10]. Somit ist bei Dammrissen IV. Grades nach Williams das anale Kontinenzorgan stärker geschädigt als bei Läsionen III. Grades beider Systeme. Will man ähnlich geartete Unterschiede auch in Zukunft erfassen, so erscheint es sinnvoll, die Einteilungskriterien nach Williams zu verwenden.

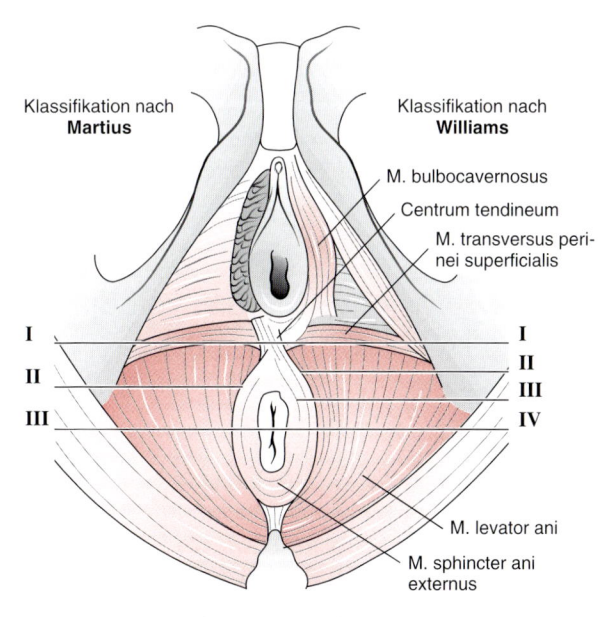

Abb. 15-3 Gebräuchliche Klassifikationen von Dammrissen. Schematisch dargestellt sind die wichtigsten muskulären Elemente von Damm und Beckenboden (nach Hordnes und Bergsjø [13]).

5.2 Häufigkeit

Die Inzidenz von *anterioren Geburtsverletzungen* und Dammrissen I. und II. Grades verhält sich umgekehrt proportional zur Episiotomiefrequenz. Eine solche Feststellung trifft nicht, oder nur mit Einschränkungen, für höhergradige Dammrisse und sonstige Geburtsverletzungen zu. Die Angaben zur Häufigkeit von anterioren Traumata schwanken zwischen 8 und 33% [1, 28]. Wird keine Episiotomie durchgeführt, liegt die Rate stets über 20%. Überwiegend handelt es sich bei anterioren Läsionen um Labienrisse, der Anteil von Verletzungen im Bereich der Klitoris und der Urethra beträgt weniger als 3% [12]. Bei allen Formen sind Erstgebärende am stärksten betroffen.

Interventionsbedürftige Zervixrisse mit *Verletzung eines Astes der A. uterina* entstehen selten spontan, sondern sind meist Folge von zu früh oder technisch unzureichend ausgeführten vaginal-operativen Entbindungen [22]. Sie sind bei knapp 1% aller Geburten zu finden [16] und können gemeinsam mit hohen Scheidenrissen, deren Häufigkeit mit 2 bis 3% angegeben wird [12], auftreten.

Die Frequenz von *Dammrissen I. und II. Grades* liegt in geburtshilflichen Einrichtungen mit routinemäßiger Durchführung einer Episiotomie zwischen 0,7 und 10% gegenüber 18 bis 59% bei restriktiver Anwendung [12, 28]. Mehrgebärende sind in beiden Fällen häufiger betroffen als Primiparae (siehe Tab. 15-1).

Angaben zur Rate *höhergradiger Dammrisse* schwanken zwischen Null und mehr als 20%. Berücksichtigt man ausschließlich Publikationen mit einer Fallzahl über 5000, reduziert sich die Schwankungsbreite auf 0,14 bis 13,0%. Werden zudem Kollektive mit medianer Episiotomie nicht einbezogen, ergibt sich für Dammrisse III. und IV. Grades eine Häufigkeit von 0,14 bis 1,8% [13, 32]. Ergänzend muß erwähnt werden, daß sich bei sorgfältiger Erfassung in 7% der Geburten mit mediolateraler Episiotomie eine partielle Sphinkterläsion nachweisen läßt [4]. Deren prognostische Relevanz ist fraglich.

5.3 Risikofaktoren

Vaginal-operative Entbindungen, in ganz besonderem Maße die Anwendung einer Geburtszange, ziehen eine erhöhte Rate schwerwiegender Geburtsverletzungen, d.h. von Zervixrissen, hohen Scheidenrissen und Dammrissen III. und IV. Grades, nach sich [12, 13, 18, 22, 27].

Besonders intensiv wurde die Assozation unterschiedlicher geburtshilflicher Faktoren mit dem Auftreten höhergradiger Dammrisse untersucht. Dabei ließ sich bei Entbindungen per Forzeps eine Erhöhung des Risikos für diese Art der Geburtsverletzung um das bis zu Achtfache feststellen [13, 27]. Höhere Raten fanden sich nur noch beim Vorliegen einer Schulterdystokie [13, 18].

Für den *Einfluß des kindlichen Geburtsgewichts* auf Sphinkterläsionen läßt sich kein sicherer Grenzwert angeben, doch ist bereits bei einem Kindsgewicht über 3600 g das Risiko signifikant erhöht [18]; noch deutlicher ist diese Korrelation bei Werten über 4000 g [13].

Andere Faktoren, z.B. die Form geburtshilflicher Anästhesie, die Dauer der Austreibungsperiode oder das Auftreten einer hinteren Hinterhauptslage, scheinen von geringer Bedeutung zu sein [13]. Mindestens um den Faktor 2 erhöht ist das allgemeine Risiko für Dammrisse III. und IV. Grades bei Erstgebärenden [13, 18, 27].

6 Versorgung von Episiotomien und Rißverletzungen

6.1 Anästhesie

Günstig für eine möglichst schmerzfreie Naht der Episiotomie und von Rißverletzungen jeder Art ist eine Leitungs- bzw. Regionalanästhesie, die in Form der *Pudendusblockade* oder der *Periduralanästhesie* bereits unter der Geburt angelegt wird. Beide Methoden bieten zudem den Vorteil, daß sie keine Veränderung der anatomischen Gegebenheiten zur Folge haben. Insbesondere die Periduralanästhesie erleichtert die Durchführung vaginal-operativer Entbindungen und die Versorgung von hohen Scheiden- und Zervixrissen.

Liegt keine dieser Anästhesieformen vor und ist eine Naht erforderlich, erfolgt nach Desinfektion die fächerförmige *Infiltration des Dammes* mit 10 bis 30 ml eines Lokalanästhetikums von der Wundfläche aus. Gerade bei „früher" Episiotomie (siehe Abschnitt 3.5) kann eine Lokalanästhesie vor Durchführung des

Schnittes von Vorteil sein. Sowohl bei diesem Vorgehen als auch bei der Pudendusanästhesie ist jedoch häufig eine nochmalige Applikation vor der endgültigen Naht erforderlich, um weitgehende Schmerzfreiheit zu erzielen.

6.2 Nahttechnik

Labienrisse oder -schürfungen lassen sich in der Regel durch wenige Situationsnähte ausreichend versorgen. Bei Rissen in der Umgebung der Urethra empfiehlt es sich, diese mit einem Katheter zu schienen.

Hohe Scheidenrisse und *blutende Zervixrisse* können nur dann zügig und effizient genäht werden, wenn eine ausreichende Darstellung des Wundgebiets gelingt. Zu diesem Zweck sind breite Plattenspekula, atraumatische Klemmen, mit denen der äußere Muttermund gefaßt wird, eine gute Anästhesie und geschulte Assistenz erforderlich. Während der Vorbereitungen kann durch Kompression mit größeren Tupfern der Blutverlust in Grenzen gehalten werden. Zwar ist es für die Blutstillung essentiell, den oberen Wundwinkel zu umstechen, doch sollte man bei weit nach kranial reichenden Rissen der Zervix die erste Naht an der höchsten bequem und ohne Zeitverlust erreichbaren Stelle legen. An dem geknüpften Faden läßt sich der noch höher gelegene Abschnitt des Risses vorsichtig vorziehen und versorgen. Bei Zervixrissen werden durchgreifende Einzelknopfnähte verwendet, bei hohen Scheidenrissen ist auch eine fortlaufende überwendliche Naht möglich.

Episiotomien und *Dammrisse* werden in drei Schritten mehrschichtig genäht: zunächst die Scheidenhaut, dann die tiefen Schichten des Dammes und zum Schluß die Subkutis und Haut (Abb. 15-4). Zur Anwendung kommen sowohl Einzelknopfnähte als auch die einfache fortlaufende überwendliche Naht. Je weniger Material benutzt wird, desto besser ist die Wundheilung. Bevorzugt werden für die Scheide und die tiefen Schichten Stiche, die viel Gewebe fassen, da so Material gespart und durch den Polstereffekt eine bessere Versorgung des Wundgebiets in der Heilungsphase gewährleistet wird. Die Entstehung von Wundtaschen durch zu oberflächliche Nähte ist zu vermeiden.

Nach Desinfektion der Vulva und des Dammes, sterilem Abdecken und ausreichender Anästhesie des Wundgebiets schiebt man einen sterilen Tampon hoch in die Scheide, um bessere Sichtverhältnisse zu haben. Spritzende Gefäße müssen gefaßt und umstochen werden. Dann sucht man den oberen Wundwinkel in der Vagina auf und beginnt dort die Naht. Der erste Stich mit Knoten muß oberhalb des Wundwinkels ausgeführt werden, um möglicherweise retrahierte Gefäße zu ligieren. Die folgenden Stiche sollten jeweils 1 bis 1,5 cm Vaginalhaut fassen und bis auf den Wundgrund reichen. Der Faden (bei fortlaufender Naht) oder die einzelnen Knoten dürfen nicht zu fest angezogen werden, damit die Durchblutung nicht beeinträchtigt wird. Die vaginale Nahtreihe wird nur wenig oberhalb des Hymenalsaums, der als Orientierung für die symmetrische Adaptation der Wundränder dient, abgeschlossen.

Die tiefen Schichten des Perineums werden mit drei bis fünf Stichen bzw. Einzelknöpfen versorgt. Insbesondere nach mediolateraler Episiotomie muß großer Wert auf die exakte Vereinigung korrespondierender Flächen der meist asymmetrisch klaffenden Wunde gelegt werden. Wie bei der anschließenden Hautnaht sind Hymenalsaum und der Übergang der Haut des Introitus zur äußeren Haut des Dammes hilfreiche Markierungspunkte.

Werden für die Hautnaht Einzelstiche verwendet, greifen diese Subkutis und Haut gemeinsam. Die Fäden dürfen auf keinen Fall unter Spannung stehen. Bei Verwendung einer fortlaufenden Naht empfiehlt es sich, zuerst das subkutane Gewebe vom Introitus ausgehend bis zum kaudalen Ende der Wunde zu vereinigen und den Faden dann streng intrakutan zurück zum Scheideneingang zu führen.

Bei der *kompletten Perineotomie* und bei *höhergradigen Dammrissen* erfolgt die Versorgung der Vagina, der tiefen Schichten des Dammes und der perinealen Haut in gleicher Weise wie bei der Episiotomie. Reicht der vaginale Anteil der Wunde weit nach kranial, empfiehlt es sich, diesen vor der Naht von Rektum und Sphinkter zum Teil oder ganz zu verschließen, um die Sphinkternaht nicht durch späteres Spreizen des Scheideneingangs zu gefährden.

Die gesamte Wunde muß sorgfältig von Stuhlresten und Blutkoageln gereinigt werden. Dann werden die unmittelbar unter der Analhaut gelegenen Sphinkterenden aufgesucht und mit Allis- oder Péan-Klemmen gehalten. Durch Anziehen der Klemmen nähern sich die Wundränder aneinander an. Nun wird die Vorderwand des Rektums einreihig auf Stoß verschlossen. Gefaßt werden dabei perirektales Bindegewebe, Muskularis und Submukosa, jedoch nicht die Darmschleimhaut selbst. Nach diesem Schritt erfolgt ein Handschuh- und Instrumentenwechsel.

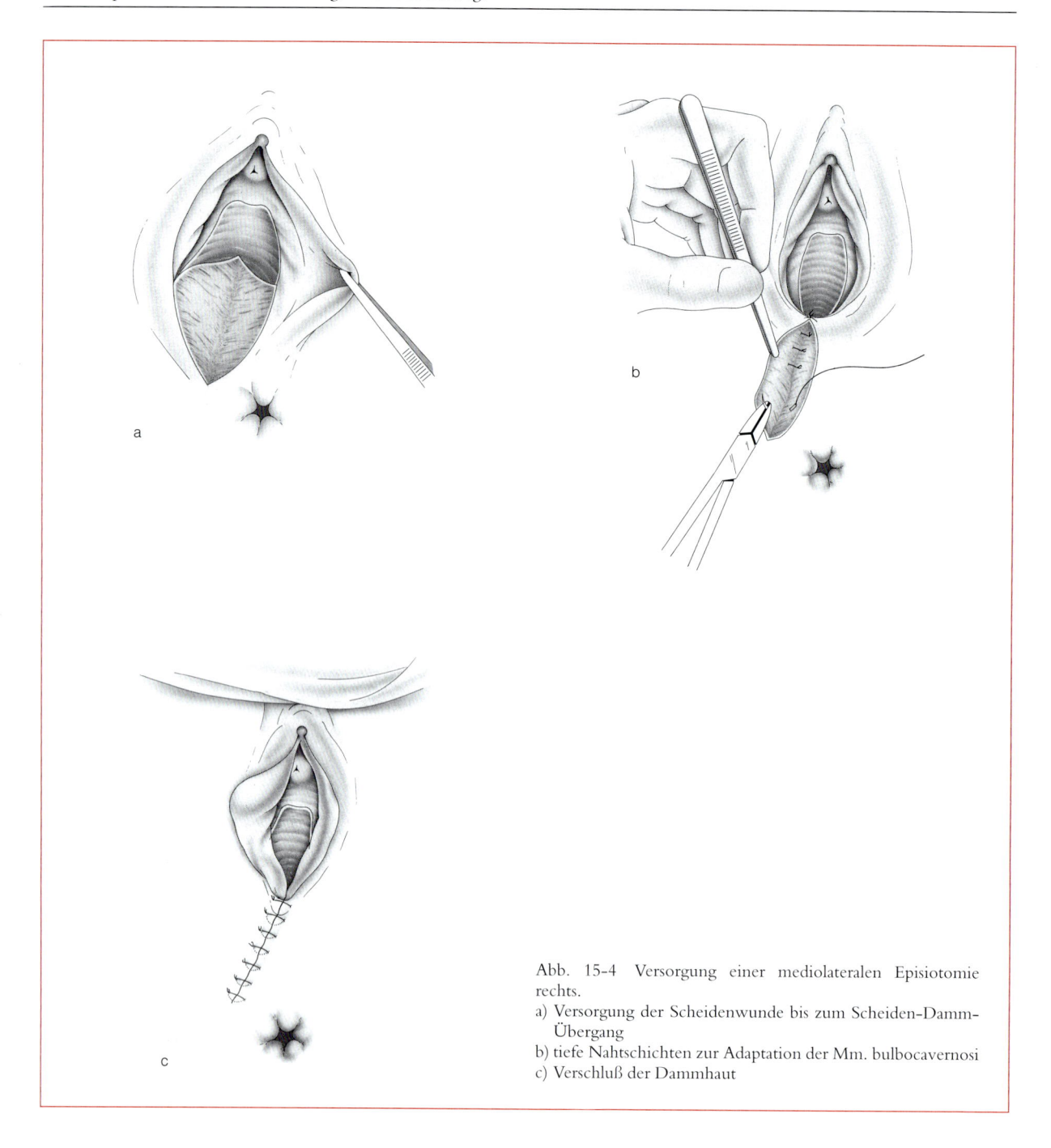

Abb. 15-4 Versorgung einer mediolateralen Episiotomie rechts.
a) Versorgung der Scheidenwunde bis zum Scheiden-Damm-Übergang
b) tiefe Nahtschichten zur Adaptation der Mm. bulbocavernosi
c) Verschluß der Dammhaut

Der M. sphincter ani externus wird zusammen mit dem Perimysium zirkulär vereinigt. Die bindegewebige Hüllschicht ist das stabilisierende Element. Die ersten Nähte kommen an der dorsalen, rektumnahen Seite zu liegen, die Knoten befinden sich auf der Schnittfläche des Muskels. Dann wird der ventrale Anteil des Sphinkters versorgt, indem wiederum die Hüllschicht und die unmittelbar darunterliegenden Muskelfasern gefaßt werden. Blutungen sind gegebenenfalls durch Elektrokoagulation zu stillen.

6.3 Nahtmaterial

Für *Labien- und klitorisnahe Risse* eignen sich geflochtene, synthetische resorbierbare Fäden aus Polyglykolsäure (Dexon®) oder Polyglaktin (Vicryl®), Stärke 3-0 bis 5-0.

Für *Zervixrisse* benötigt man kräftigeres Material: synthetische Fäden der Stärke 3-0 oder Katgut Nr. 0 und Nr. 1. Entsprechendes gilt für Scheidenrisse und den vaginalen Anteil von Episiotomien und Dammrissen.

Die *tiefen Schichten des Dammes* sollten mit Fäden aus Polyglykolsäure oder Polyglaktin der Stärke 2-0 bis 3-0 versorgt werden. Die gleichen Materialien finden sowohl für Rektum und Sphinkter als auch für die Haut des Dammes Verwendung.

Der Einsatz von runden, atraumatischen Nadeln empfiehlt sich für alle oben genannten chirurgischen Maßnahmen im geburtshilflichen Bereich.

6.4 Nachbehandlung

Die höchst unterschiedlichen Gepflogenheiten in der Nachbehandlung von geburtsbedingten Wunden, insbesondere von Sphinkterläsionen, sind bisher nicht auf wissenschaftlicher Basis vergleichend untersucht worden. Aus Umfragen läßt sich ein Trend zu liberalem Vorgehen erkennen [13]. Auf Maßnahmen wie mehrtägige Bettruhe, Vermeiden fester Nahrung über mehr als 72 Stunden post partum und längerfristige Antibiotikagaben wird inzwischen bei Dammrissen III. und IV. Grades vielerorts verzichtet, ohne daß bisher Berichte über schlechtere Heilungsergebnisse vorliegen. Nahezu einheitlich wird in diesen Fällen über ein bis zwei Wochen mit milden Laxanzien oder Quellmitteln für weichen Stuhlgang gesorgt.

Kontraindiziert sind nach Sphinkterverletzungen stets Einläufe und das Anlegen von Darmrohren. Filmerzeugende Wundsprays sind ebenfalls zu vermeiden, da sich sonst im Wundgebiet eine feuchte Kammer bildet.

Bei starker Traumatisierung oder Kontamination von Geburtsverletzungen und Episiotomien vor Durchführung der Naht sowie nach manueller Plazentalösung oder Austastung des Uterus kann im Sinne einer perioperativen Prophylaxe einmalig ein *Breitspektrumantibiotikum* (z.B. ein Cephalosporin der 2. Generation) verabreicht werden.

Während des *Wochenbetts* ist jede Naht im Bereich des Dammes möglichst trockenzuhalten. Die Reinigung sollte mit reichlich klarem Wasser erfolgen. Kurze Sitzbäder (ca. fünf Minuten) mit Kamillenzusatz oder stark verdünnter Kaliumpermanganatlösung werden allgemein als angenehm empfunden (siehe auch Kap. 17, Abschnitt 4.1.2). Bei stärkeren Schwellungen und Schmerzen sind gängige *Antiphlogistika* wie Diclofenac (per os oder als Suppositorium) wirksam.

6.5 Sekundärversorgung

Der *Zeitpunkt* einer Sekundärnaht hängt bei Episiotomien und Dammrissen II. Grades von Ursache und Umfang der Nahtdehiszenz ab.

Liegt eine *Infektion* vor, sollte zunächst eine Säuberung der Wunde angestrebt werden, indem sie täglich mit Wasserstoffperoxid gespült wird. Ergänzend nimmt die Patientin über fünf bis sieben Tage Sitzbäder mit antiseptischen Lösungen (z.B. PVP-Jod). Nach diesem Zeitintervall ist die Wunde gewöhnlich mit gesundem Granulationsgewebe bedeckt. Antibiotika sind nur bei phlegmonösen Infektionen erforderlich.

Ist bereits Epithel von den Hauträndern in die Wunde hineingewachsen, müssen die *Ränder angefrischt* werden. Die Wunde selbst wird mit dem Skalpell vom Grund bis nach außen abgeschabt, Nekrosen werden exzidiert. Im übrigen entspricht die Sekundärnaht der primären Versorgung. Gelegentlich ist eine Drainage notwendig. Eine perioperative antibiotische Therapie wird empfohlen.

Nach mechanischer Wundruptur oder der Ausräumung eines blanden Hämatoms spricht nichts gegen den sofortigen Wiederverschluß der Wunde.

Verheilen Dammrisse mit Sphinkterbeteiligung nicht primär und/oder liegt eine anale Inkontinenz vor, wird allgemein geraten, die Wunde zunächst *sekundär verheilen* zu lassen und nötigenfalls nach drei bis vier Monaten plastisch zu operieren [13]. Mehrere Studien demonstrierten jedoch vergleichbare Resultate bei Sekundärversorgung bereits nach einigen Tagen oder wenigen Wochen [12]. Entscheidend für den weiteren Verlauf dürfte in diesem Zusammenhang der Zustand des Gewebes und nicht allein der zeitliche Abstand zur Entbindung sein [13].

7 Komplikationen der Episiotomie und Rißverletzungen

7.1 Schwellungen und Schmerzen

Mehreren Erhebungen in England und Deutschland zufolge geben 10 bis 60% der befragten Frauen während des Wochenbetts Schmerzen im Bereich der Dammnaht an [12, 23], insbesondere beim Sitzen. Ähnlich wie die Rate der Schwellungen im Wundgebiet ist die Ausprägung der Schmerzsymptomatik im wesentlichen von vier Faktoren beeinflußt: der Fertigkeit des Operateurs, der Art der Schnittführung bzw. der Lokalisation der Rißwunde, der Nahttechnik und dem Nahtmaterial.

Wurden Dammwunden von erfahrenen Ärzten versorgt, halbierte sich die Zahl der Patientinnen mit postpartalen Schmerzen [12]. Mediane Episiotomien führen zu deutlich weniger Beschwerden als mediolaterale. Über Schmerzen beim Sitzen klagten 19% der Frauen mit medianer gegenüber 30% der Frauen mit mediolateraler Schnittführung [23]. Noch geringer ist die Schmerzfrequenz bei Dammrissen I. und II. Grades [1, 14, 23].

Die Verwendung einer fortlaufenden Intrakutannaht verringert gegenüber transkutanen Einzelknopfnähten die Inzidenz von Schwellungen und Schmerzen in der ersten Woche post partum. Synthetische resorbierbare Fäden aus Polyglykolsäure und Polyglaktin verursachen eindeutig weniger Beschwerden als Katgut oder Chromkatgut [9, 12, 13].

7.2 Dyspareunie

Zwei Monate nach Entbindung haben noch 15 bis 25% aller Frauen Beschwerden beim Geschlechtsverkehr. Erstgebärende sind häufiger (bis zu 47%) betroffen als Mehrgebärende, Frauen mit Episiotomie häufiger als Frauen mit Dammrissen I. und II. Grades [23]. Auch nach einem Jahr persistieren Schmerzen beim Koitus in bis zu 15% der Fälle [12]. Die Entwicklung einer Dyspareunie ist von ähnlichen Faktoren bestimmt wie die unmittelbar postpartalen Wundschmerzen. Besonders hartnäckige Beschwerden verursacht die Verwendung von glyzerinimprägniertem Katgut bei der Dammnaht [9]. Sie ist daher obsolet.

7.3 Blutungen und Hämatome

Der durchschnittliche Blutverlust aus einer mediolateralen Episiotomie beträgt 150 ml und ist damit höher als bei der medianen Episiotomie oder bei Dammrissen I. und II. Grades. Ein verstärkter Blutverlust (>300 ml) aus Schnitten und Rissen im Bereich der Geburtswege tritt bei ca. 10% der vaginalen Entbindungen auf [12]. In 4 bis 5% liegt er über 500 ml [7, 20]. In solchen Fällen muß umgehend für eine Stabilisierung des mütterlichen Kreislaufs durch adäquaten Volumenersatz gesorgt werden (siehe auch Kap. 16, Abschnitt 4.3). Eine frühzeitige und ausreichende Kompression der Wundfläche bis zur endgültigen Versorgung hilft, Blutungen in diesem Umfang zu vermeiden.

Oberflächliche Hämatome des Dammes werden nach 6 bis 19% der Geburten beobachtet [12], häufiger noch treten Suffusionen auf. Sie können in den ersten Tagen des Wochenbetts zu Beschwerden beim Sitzen beitragen, sind aber für den weiteren Heilungsverlauf von untergeordneter Bedeutung.

Ausgedehntere Blutergüsse im Bereich der Vulva, des Dammes und der Fossa ischiorectalis, sog. infralevatorielle Hämatome, entstehen bei 0,5% der vaginalen Entbindungen [16]. Leitsymptom sind zunehmende Schmerzen und eine in der Regel einseitige, livide Schwellung der Vulva. Risikofaktoren stellen neben Hypertonie und Gerinnungsstörungen vaginal-operative Manöver und eine Varikosis der Vulva dar. Im lockeren paravaginalen Gewebe können innerhalb kurzer Zeit so umfangreiche Blutverluste auftreten, daß sich ein posthämorrhagischer Schockzustand entwickelt.

Therapie: Größere oder schnell wachsende Blutergüsse müssen ausgeräumt und die Wundhöhle hinsichtlich der Blutungsquelle exploriert werden. Im Falle von diffusen Blutungen ist das Einlegen einer Tamponade ratsam, ansonsten kann nach erfolgter Blutstillung eine Saugdrainage verwendet werden.

Eine lebensbedrohliche Situation resultiert aus der zunächst meist unbemerkten Entstehung eines supralevatoriellen Hämatoms. Solche Blutungen in die Parametrien und im Retroperitonealraum finden sich nahezu ausschließlich nach abdominalen Schnittentbindungen und im Zusammenhang mit einer Uterusruptur. Der Kreislaufschock kann erstes und einziges klinisches Hinweiszeichen sein. Supralevatorielle Hämatome erfordern stets eine Laparotomie.

7.4 Infektionen

Die Inzidenz von Wundinfektionen bei Episiotomie oder Dammriß beträgt 0,3 bis 3% [12]. Infektionen führen in der Regel am 4. bis 7. postpartalen Tag zur Dehiszenz der Naht. Behandlungsbedürftige Wundheilungsstörungen sind nach Dammrissen nicht häufiger [23] oder sogar seltener [1, 14] als nach Episiotomien.

Die einfachste und auch häufigste *Verlaufsform* der Infektion erstreckt sich auf die originäre Wunde und ihre unmittelbare Umgebung. Die Therapie besteht in Eröffnung, Debridement und Spülung. Antibiotikagaben sind nur bei ausgeprägter entzündlicher Reaktion des umliegenden Gewebes oder Zeichen der Allgemeininfektion (z.B. Temperaturerhöhung, Leukozytose) sinnvoll.

Erfaßt die Infektion die Fascia superficialis, kann sie sich entlang dieser Leitschiene im Unterhautfettgewebe auf Gesäß, Oberschenkel und vordere Bauchwand ausdehnen. Intravenöse Gabe von Antibiotika, die das typische Keimspektrum (Streptokokken, Staphylokokken, Enterobakterien und Anaerobier) abdecken, sind therapeutisch ausreichend. In Frage kommen unter anderem Zephalosporine der 2. Generation in Kombination mit Metronidazol oder Clindamycin.

Bessert sich die klinische Symptomatik innerhalb von 24 Stunden nicht und treten Allgemeinreaktionen hinzu, muß an die Entstehung einer *nekrotisierenden Fasziitis* gedacht werden. Erreger dieses gefährlichen Krankheitsbilds sind toxinbildende Streptokokken der Gruppe A und Anaerobier. Zusätzlich zu einer intensivierten Antibiotikabehandlung (Breitspektrumpenizillin/Zephalosporin plus Aminoglykosid plus Anaerobiermittel) muß in solchen Fällen die operative Ausräumung bereits nekrotischen Gewebes erfolgen.

Außerhalb der industrialisierten Länder ist eine erhöhte Rate *tiefer Wundinfektionen* durch Clostridium perfringens (Gasbrand) zu beachten. Die Therapie besteht wiederum in chirurgischer Herdsanierung und hochdosierter Antibiotikagabe.

7.5 Fistelbildung

Rektovaginale Fisteln werden in einer Häufigkeit unter 0,6% der Geburten beobachtet [12]. Sie sind meist Folge unzureichend verheilter Dammrisse III. und IV. Grades, finden sich aber ebenso nach kompletter Perineotomie sowie nach Hämatomen und Infektionen im Bereich von Episiotomien und Geburtsverletzungen. Die Latenz zwischen Geburt und Auftreten einer Fistel schwankt zwischen wenigen Monaten und Jahren.

In der operativen Therapie werden zahlreiche unterschiedliche Verfahren eingesetzt. Ein Entlastungsstoma ist nur selten erforderlich. Details sind den einschlägigen Lehrbüchern und Atlanten zu entnehmen.

7.6 Anorektale Inkontinenz

Aufgrund definitorischer Probleme und einer gewissen Tabuisierung der Symptome liegen differierende Angaben zur Häufigkeit von Wind- und Stuhlinkontinenz nach vaginaler Entbindung vor. Zudem existieren nur wenige Langzeitstudien.

Gelegentlicher *unwillkürlicher Abgang von Winden* ist in den ersten drei Monaten post partum eine häufige Beschwerde und wird von 14 bis 22% der entbundenen Frauen berichtet. Unterschiede zwischen Kollektiven mit und ohne Episiotomie lassen sich nicht feststellen [23, 34]. Signifikant häufiger sind Frauen mit Dammrissen III. und IV. Grades betroffen [5].

Ebenfalls in den ersten drei Monaten nach vaginaler Entbindung wird von knapp 10% der Frauen mit Episiotomie eine gelegentliche *Stuhlinkontinenz* angegeben. In der Gruppe der Frauen ohne Episiotomie ist die Inzidenz geringer [23]. Eine Persistenz über diesen Zeitraum hinaus ist selten [13].

Wurde bei der Geburt jedoch der *Sphinkter verletzt* oder willkürlich durchtrennt, hält eine Stuhlinkontinenz geringeren Grades bei 42 bis 50% der betroffenen Frauen über einige Monate an [10, 17, 19], bei 7% ist sie dauerhaft. Nach einer weiteren vaginalen Entbindung bei Frauen mit Sphinkterriß und anschließender transienter anorektaler Inkontinenz steigt die Rate permanenter Beschwerden auf 17% an [19]. Die genauere Analyse zeigt, daß Patientinnen mit Dammrissen IV. Grades nach Williams, d.h. mit Beteiligung der Rektumschleimhaut (siehe Abschnitt 5.1), mehr als doppelt so häufig an einer Stuhlinkontinenz leiden als Patientinnen mit reiner Sphinkterläsion [10, 11].

Auch nach adäquater Sekundärversorgung einer geburtstraumatisch bedingten Analinkontinenz besteht ein beträchtliches *Rezidivrisiko*. Diese Tatsache und die primär hohe Rate für Stuhlinkontinenz nach Sphinkterverletzung lassen sich offensichtlich dadurch erklären, daß in vielen Fällen zusätzlich eine Schädigung des N. pudendus vorliegt [30]. Solche elektrophysiologisch nachweisbaren Defekte treten auch nach vaginalen Geburten ohne Sphinkterbeteiligung, insbesondere nach Forzepsentbindung, auf [31].

Literatur

1. Argentine Episiotomy Trial Collaborative Group: Routine vs. selective episiotomy: a randomised controlled trial. Lancet 342 (1993) 1517–1518.
2. Berle, P., R. Feldmann, K.-H. Vonderheit (Hrsg.): Hessische Perinatalerhebung 1994. Perinatologische und Neonatologische Arbeitsgemeinschaft in der Kassenärztlichen Vereinigung Hessen, Frankfurt 1995.
3. Blondel, B., M. Kaminski: Episiotomy and third degree tears. Brit. J. Obstet. Gynaec. 92 (1985) 1297–1298.
4. Coats, P. M., K. K. Chan, M. Wilkins, R. J. Beard: A comparison between midline and mediolateral episiotomies. Brit. J. Obstet. Gynaec. 87 (1980) 408–412.
5. Crawford, L. A., E. H. Quint, M. L. Pearl, J. O. DeLancey: Incontinence following rupture of the anal sphincter during delivery. Obstet. and Gynec. 82 (1993) 527–531.
6. Gainey, N. L.: Postpartum observation of pelvis tissue damage: further studies. Amer. J. Obstet. Gynec. 70 (1955) 800–807.
7. Göltner, E.: Blutvolumen und Gesamthämoglobin in Schwangerschaft und Wochenbett. Geburtsh. u. Frauenheilk. 22 (1962) 1226–1228.
8. Gordon, H., M. Logue: Perineal muscle function after childbirth. Lancet II (1985) 123–125.
9. Grant, A.: The choice of suture materials and techniques for repair of perineal trauma: an overview of the evidence from controlled trials. Brit. J. Obstet. Gynaec. 96 (1989) 1281–1289.
10. Haadem, K., J. A. Dahlstrom, L. Ling, S. Ohrlander: Anal sphincter function after delivery rupture. Obstet. and Gynec. 70 (1987) 53–56.
11. Haadem, K., S. Ohrlander, G. Lingman: Long term ailments due to anal sphincter rupture caused by delivery: a hidden problem. Europ. J. Obstet. Gynaec. 27 (1988) 27–32.
12. Hirsch, H. A.: Episiotomie und Dammriß. Thieme, Stuttgart – New York 1989.
13. Hordnes, K., P. Bergsjø: Severe lacerations after childbirth. Acta obstet. gynaec. scand. 72 (1993) 413–422.
14. Larsson, P. G., J. J. Platz-Christensen, B. Bergman, G. Wallstersson: Advantage or disadvantage of episiotomy compared with spontaneous perineal laceration. Gynec. obstet. Invest. 31 (1991) 213–216.
15. Lobb, M. O., S. J. Duthie, R. W. I. Cooke: The influence of episiotomy on the neonatal survival and incidence of periventricular haemorrhage in very low birthweight infants. Europ. J. Obstet. Gynaec. 22 (1986) 17–21.
16. Martius, G.: Pathologie der Geburt. In: Martius, G. (Hrsg.): Lehrbuch der Geburtshilfe, 12. Aufl., S. 365–442. Thieme, Stuttgart–New York 1988.
17. Mellerup Sørensen, S., H. Bondesen, O. Istre, P. Vilman: Perineal rupture following vaginal delivery: long term consequences. Acta obstet. gynaec. scand. 67 (1988) 315–318.
18. Møller Bek, K., S. Laurberg: Intervention during labor: risk factors associated with complete tear of the anal sphincter. Acta obstet. gynaec. scand. 71 (1992) 520–524.
19. Møller Bek, K., S. Laurberg: Risks of anal incontinence from subsequent vaginal delivery after a complete obstetric anal sphincter tear. Brit. J. Obstet. Gynaec. 99 (1992) 724–726.
20. Newton, M., L. M. Mosey, G. E. Egli, W. B. Gifford, C. T. Hull: Blood loss during and immediately after delivery. Obstet. and Gynec. 17 (1961) 9.
21. Ould, F.: Treatise of Midwifery. Nelson & Connor, Dublin 1742.
22. Pschyrembel, W., J. W. Dudenhausen: Praktische Geburtshilfe mit geburtshilflichen Operationen, 17. Aufl., S. 544–616. De Gruyter, Berlin–New York 1991.
23. Rageth, J. C., A. Buerklen, H. A. Hirsch: Spätkomplikationen nach Episiotomie. Z. Geburtsh. u. Perinat. 193 (1989) 233–237.
24. Ritgen, G.: (bezüglich seiner Methode des Dammschutzes). Monatsschr. Geburtskunde 6 (1855) 21 (zitiert nach [33]).
25. Røckner, G.: Urinary incontinence after perineal trauma at childbirth. Scand. J. Caring Sci. 4 (1990) 169–172.
26. Røckner, G., A. Jonasson, A. Olund: The effect of mediolateral episiotomy at delivery on pelvic floor muscle strength evaluated with vaginal cones. Acta obstet. gynaec. scand. 70 (1991) 51–54.
27. Shiono, P., M. A. Klebanoff, J. C. Carey: Midline episiotomies: more harm than good? Obstet. and Gynec. 75 (1990) 765–770.
28. Sleep, J., A. Grant, J. Garcia, D. Elbourne, J. Spencer, I. Chalmers: West Berkshire perineal management trial. Brit. med. J. 289 (1984) 587–590.
29. Sleep, J., A. Grant: West Berkshire perineal management trial: three year follow up. Brit. med. J. 295 (1987) 749–751.
30. Snooks, S. J., M. M. Henry, M. Swash: Faecal incontinence due to external sphincter division in childbirth is associated with damage to the innervation of the pelvic floor musculature: a double pathology. Brit. J. Obstet. Gynaec. 92 (1985) 824–828.
31. Snooks, S. J., M. Swash: Abnormalities of the innervation of the urethral striated sphincter muscle in incontinence. Brit. J. Urol. 56 (1984) 401–405.
32. Thacker, S. B., H. D. Banta: Benefits and risks of episiotomy: an interpretative review of the English language literature, 1860–1980. Obstet. Gynec. Surv. 38 (1983) 322–338.
33. Thorp, J. M., W. A. Bowes jr.: Episiotomy: can its routine use be defended? Amer. J. Obstet. Gynec. 160 (1989) 1027–1030.
34. Thranov, I., A. M. Kringelbach, E. Melchior, O. Olsen, M. T. Damsgaard: Postpartum symptoms: episiotomy or tear at vaginal delivery. Acta obstet. gynaec. scand. 69 (1990) 11–15.

Nachgeburtsperiode und Wochenbett

16 Nachgeburtsperiode

D. Kranzfelder

Inhalt

1	Abnabelung	302
1.1	Physiologische Grundlagen	302
1.2	Zeitpunkt der Abnabelung	302
1.3	Empfehlung zu Lagerung und Abnabelungszeitpunkt	303
1.4	Technik der Abnabelung	304
2	Lösung der Plazenta	304
2.1	Lösungsmechanismen	304
2.2	Lösungszeichen	305
2.3	Aktives Management der Plazentarperiode	306
2.3.1	Medikamentöse Prophylaxe	306
2.3.2	Abnabelung	307
2.3.3	Aktive Lösung der Plazenta	307
3	Inspektion der Plazenta	308
3.1	Größe und Gewicht der Plazenta	308
3.2	Form der Plazenta	308
3.3	Mütterliche Seite der Plazenta	309
3.4	Eihäute	309
3.5	Nabelschnur	310
4	Komplikationen in der Nachgeburtsperiode	311
4.1	Retention der Plazenta	311
4.2	Geburtsverletzungen	312
4.3	Blutungen	312
4.3.1	Allgemeine Gesichtspunkte	312
4.3.2	Ursachen postpartaler Blutungskomplikationen	312
4.3.3	Diagnostik und Therapie postpartaler Blutungskomplikationen	313

16 Nachgeburtsperiode

Die Faszination der Geburt eines Kindes, seine Versorgung und die immer umfangreicher werdende Geburtsdokumentation tragen dazu bei, daß der Nachgeburtsperiode häufig nicht die erforderliche Aufmerksamkeit zuteil wird. Die Vermeidung unnötiger Blutverluste der Mutter ist neben der Versorgung des Neugeborenen die wesentliche Aufgabe des Geburtshelfers und der Hebamme während der Nachgeburtsperiode. Trotz des erfolgreichen Einsatzes von Sekalepräparaten, Oxytocin und Prostaglandinen zur Verminderung des mütterlichen Blutverlusts bleibt die postpartale Blutung immer noch eine der häufigsten Ursachen der mütterlichen Morbidität und Mortalität in der Geburtshilfe.

Aufgrund des klinischen Ablaufs wird bei der Nachgeburtsperiode zwischen *Plazentarperiode* und *Postplazentarperiode* unterschieden. Die Plazentarperiode beginnt unmittelbar nach der Geburt des Kindes und endet mit der Ausstoßung der Plazenta. Die daran anschließende Postplazentarperiode hat keine natürliche Terminierung. Im klinischen Alltag hat sich eine zeitliche Begrenzung auf zwei Stunden nach der Geburt des Kindes bewährt. Die Voraussetzung dafür ist, daß das Cavum uteri leer und der Uterus selbst dauerhaft gut kontrahiert ist.

1 Abnabelung

1.1 Physiologische Grundlagen

Für die Diskussion um den richtigen Zeitpunkt der Abnabelung ist es erforderlich, einige Grundlagen der Beziehung zwischen Plazenta und Fetus zu kennen [8, 9, 11]. Bezogen auf das Körpergewicht des Feten beträgt das gesamte Blutvolumen am Ende der Schwangerschaft in der fetoplazentaren Einheit etwa 115 ml/kg. Davon befinden sich 45 ml/kg oder 40 % in der Plazenta und 70 ml/kg oder 60 % im Feten selbst. Bei maximaler Transfusion können 35 ml/kg aus der Plazenta an das Kind abgegeben werden. Daraus ergibt sich, daß das fetale Blutvolumen von 70 auf 105 ml/kg oder um 50 % ansteigen kann. Umgekehrt ist es möglich, daß Blut vom Feten in die Plazenta verlorengeht und ein akuter Volumenmangel eintritt. Der Blutfluß in den Nabelarterien vom Kind zur Plazenta versiegt nach 30 bis 60 Sekunden, während in der Nabelvene das Blut noch ca. drei Minuten von der Plazenta zum Kind fließen kann. Das Ausmaß der plazentaren Transfusion wird sehr stark von der Lage des Neugeborenen im Bezug zum Höhenstand der Plazenta beeinflußt [22].

Liegt das Neugeborene ca. 40 cm unterhalb der Plazentaebene, tritt der plazentare Blutanteil fast vollständig innerhalb von 30 Sekunden über. Liegt es nur ca. 10 cm tiefer, dann kann über den gesamten Zeitraum von ca. drei Minuten, solange die Nabelvene geöffnet ist, ein kontinuierliches Ansteigen des Blutvolumens beobachtet werden. Wird das Kind auf den Bauch der Mutter gelegt (Leboyer) d. h. ca. 20 bis 40 cm über das Plazentaniveau, so erhöht sich das Blutvolumen nur um ca. 20 ml/kg.

Eine *Zunahme der plazentaren Transfusion* ist zu beobachten bei:

– intrauteriner Asphyxie mit plazentarer Vasokonstriktion und fetaler Vasodilatation
– frühzeitigen Atembemühungen des Neugeborenen
– Lagerung des Kindes unterhalb der Plazenta
– später Abnabelung

Ursachen für eine *Abnahme* der fetalen Blutmenge sind:

– feste Nabelschnurkompression
– akute intrapartale Asphyxie mit fetaler Vasokonstriktion und plazentarer Vasodilatation
– verzögerter Atembeginn des Neugeborenen
– Uterusatonie

Während der Geburtshelfer intrapartale Belastungen für den Fetus durch die Wahl des Entbindungsmodus zu beeinflussen versucht, besteht für ihn postpartal die Möglichkeit, den Vitalitätszustand des Neugeborenen durch Änderung der Lagerung des Kindes zur Höhe der Plazenta und des Zeitpunkts der Abnabelung zu verbessern.

1.2 Zeitpunkt der Abnabelung

Unter *Frühabnabelung* versteht man ein Abklemmen der Nabelschnur nach der Erstversorgung des Neugeborenen, d.h. nach ca. 15 bis 30 Sekunden. Wird die Nabelschnur unmittelbar nach der Geburt des Kindes unterbunden, spricht man von einer *Sofortabnabelung*. Sofort- und Frühabnabelung führen zu einem relativen Volumenmangel; daraus resultiert eine Flüssigkeitsverschiebung in das Gefäßsystem mit Volumenexpansion und Hämodilution. Der Hämatokrit kann unter den optimalen Wert von 50 % fallen; eine meist nur mäßig ausgeprägte Anämie kann sich einstellen. Bei Frühgeburten kann die Abnahme des Hämatokrits auf Werte um 40 % eine Bluttransfusion erforderlich machen. Die Kreislaufparameter werden unmittelbar nach der Geburt sehr stark vom intravasalen Blutvolumen beeinflußt. Früh abgenabelte Kinder zeigen niedrigere Gefäßdrücke, die Mikrozirkulation von Haut und Nieren ist anfangs reduziert. Bei früh abgenabelten Frühgeburten findet man gehäuft ein Atemnotsyndrom. Ursächlich hierfür scheint ein Zusammenspiel von Hypovolämie und Surfactant-Verbrauch. Bei reifen Neugeborenen wird die Atmung durch die Frühabnabelung dagegen nicht beeinträchtigt.

Bei der *Spätabnabelung* wird mit dem Abklemmen der Nabelschnur solange gewartet, bis die Nabelschnurpulsation aufgehört hat. Der Übertritt des plazentaren Blutes kann durch Ausstreichen der Nabelschnur beschleunigt werden. Die Spätabnabelung führt zu einer Volumenexpansion mit einer reaktiven Plasmaelimination und folgendem Hämatokritanstieg. Für den fetalen Kreislauf bedeutet dies unter anderem eine Erhöhung der intravasalen Druckwerte, einen Anstieg des pulmonalen Druckes und Widerstands sowie eine erhöhte kardiale Belastung. Bereits nach einigen Stunden gleichen sich allerdings die Durchblutungswerte von früh und spät abgenabelten Kindern wieder an.

Im Vergleich zur Frühabnabelung treten Störungen der Atmung bei spät Abgenabelten häufiger auf. Tachypnoe, Einziehungen, Stöhnen und andere Zeichen von Atemnot werden beobachtet. Das Bild der „nassen Lunge" ist hier zu nennen, das infolge verzögerter pulmonaler Flüssigkeitselimination bei erhöhtem Blutgehalt in der Lunge entsteht. Auch eine zeitlich begrenzte Beeinträchtigung der Gehirnfunktion kann bei einem Teil der spät abgenabelten Kinder als Folge der Hypervolämie und Polyzythämie eintreten. Neurologische Symptome wie Schläfrigkeit, Trinkschwäche, Muskelhypotonie und Lethargie werden beobachtet. Für die Frühgeborenen bedeutet die Spätabnabelung eine Erhöhung ihrer Eisenvorräte. Dieser Vorteil wird allerdings gemindert durch die Gefahr des verstärkten Ikterus infolge einer vermehrten Bilirubinproduktion.

1.3 Empfehlung zu Lagerung und Abnabelungszeitpunkt

Die Diskussion der physiologischen Grundlagen sowie der genannten Vor- und Nachteile der Früh- bzw. Spätabnabelung machen deutlich, daß es eine generelle Empfehlung zu Lagerung und Abnabelungszeitpunkt nicht geben kann. Erschwerend kommt hinzu, daß der Geburtshelfer zum Zeitpunkt der Geburt nicht alle das Kind möglicherweise belastenden Faktoren kennt. Trotz dieser Einschränkungen wurden bereits 1984 von Linderkamp allgemeine Richtlinien zu Lagerung und Abnabelungszeitpunkt formuliert [8]. Sie haben sich im klinischen Alltag hervorragend bewährt und sind bis heute unverändert gültig. In Tabelle 16-1 sind die Empfehlungen für unterschiedliche geburtshilfliche Situationen zusammengefaßt.

Gesunde, vaginal geborene Kinder sollen 10 bis 20 cm unter der Plazentahöhe gelagert und 30 bis 60 Sekunden nach der Geburt abgenabelt werden. Wird das Kind nach Leboyer entbunden, ist darauf zu achten, daß es nicht mehr als 40 cm über dem Plazentasitz gelagert wird, um die plazentare Transfusion nicht zu blockieren. Bei der Hockerentbindung mit Lagerung des Kindes weit unterhalb der Plazenta ist die bereits nach 30 Sekunden erfolgte maximale Plazentatransfusion zu berücksichtigen.

Möchte der Geburtshelfer die Qualität des Abnabelungsmodus im Einzelfall überprüfen, eignet sich dazu

Tabelle 16-1 Abnabelungsmodus bei verschiedenen geburtshilflichen Situationen (nach Linderkamp [8])

Zeitpunkt der Abnabelung	Höhe des Kindes
Sofort abnabeln	Kind in Plazentahöhe
– nach intrauteriner Asphyxie bei Nabelschnurkompression	
– Mangelgeborene	
– Kinder diabetischer Mütter	
– übertragene Kinder	
– bei Blutgruppen- bzw. Rhesusunverträglichkeit	
Schnell abnabeln (Nabelschnur ausstreichen)	Kind 30–40 cm unter Plazentahöhe
– akute intrapartale Asphyxie	
– Frühgeborene < 1500 g	
Nach 30 Sekunden abnabeln	Kind in Plazentahöhe
Schnittentbindung	
Nach 30–60 Sekunden abnabeln	Kind 10–20 cm unter Plazentahöhe
– gesunde vaginal geborene Kinder	
– Frühgeborene > 1500 g	

die Hämatokritbestimmung beim Neugeborenen im Alter von 24 bis 48 Stunden. Der optimale Hämatokritwert liegt um 50%. Werte unter 45% und über 65% sind möglicherweise Ausdruck einer nicht optimalen Abnabelungstechnik.

1.4 Technik der Abnabelung

Für die primäre Abnabelung werden zwei Kocher-Klemmen und eine Schere benötigt. Um für einen postpartal auftretenden Notfall einen schnellen Zugang zum kindlichen Gefäßsystem zu erhalten, wird zunächst lang abgenabelt. Ungefähr 10 cm vom Hautnabel entfernt wird die Nabelschnur im Abstand von 2 cm mit zwei Kocher-Klemmen gefaßt. Eine weitere, dritte Klemme wird ca. 20 cm distal des Kindes gesetzt. Sie sichert Nabelschnurblut, das für die Bestimmung des arteriellen Säure-Basen-Status benötigt wird. Mit einer sterilen Schere wird anschließend die Nabelschnur zwischen den ersten beiden Klemmen durchtrennt. Die endgültige Versorgung des Nabels erfolgt nach der Erstuntersuchung des Kindes und einer unauffälligen Adaptierung an das extrauterine Leben mit einer Kunststoffklemme oder – besser – einem dicken Seidenfaden. Klemme oder Faden werden dicht am Hautnabel angesetzt und der überstehende Nabelschnurrest abgesetzt.

2 Lösung der Plazenta

2.1 Lösungsmechanismen

In Vorbereitung auf die Geburt wird die Plazentalösung geweblich präpariert [1]. Die Lösung erfolgt in der Spongiosa der Dezidua „in der Mutter". Die zwischen maternen Ausstülpungen und fetalen Zellen bestehenden sog. Septen werden durch eine Art Pseudozystenbildung erweicht und damit die breite Basis der sog. Septen filigranartig verdünnt. Bei der Geburt reißen die schmalen Schenkel, die Plazenta ist gelöst. Der Lösungszeitpunkt ist abhängig vom Geburtseintritt, die Lösung der Plazenta selbst ist eine Funktion der Uterusmechanik. Infolge der Kontraktion und Retraktion des Uterus bei der Geburt kommt es zu einer Verkleinerung der Innenfläche der Gebärmutter und damit zu einer Verschiebung der Grenzflächen im Bereich der Plazentahaftfläche. Da sich die Plazenta selbst nicht verkleinern kann, wird sie dadurch in der Uteruswand abgehoben. In einem Teil der Fälle beginnt die Ablösung der Plazenta schon gegen Ende der Austreibungsperiode. Nach Ablauf der ersten kräftigen Nachgeburtswehen ist die Plazenta im Normalfall vollständig gelöst. Gasanalysen und Messungen des Säure- und Basenhaushalts im Nabelarterien- und Nabelvenenblut weisen darauf hin, daß nach der Geburt kein weiterer Stoffaustausch über die Plazenta mehr erfolgt [7].

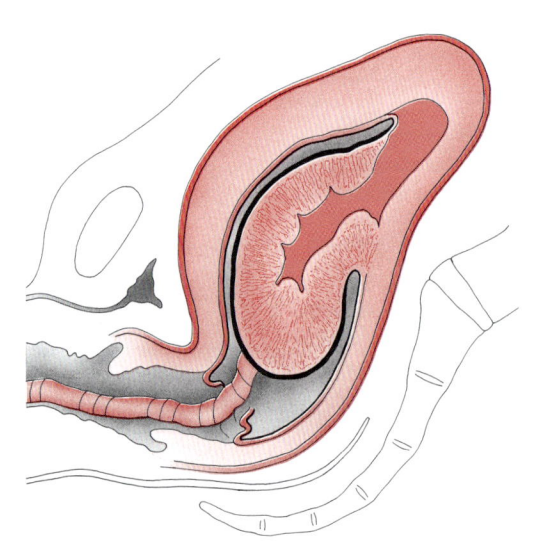

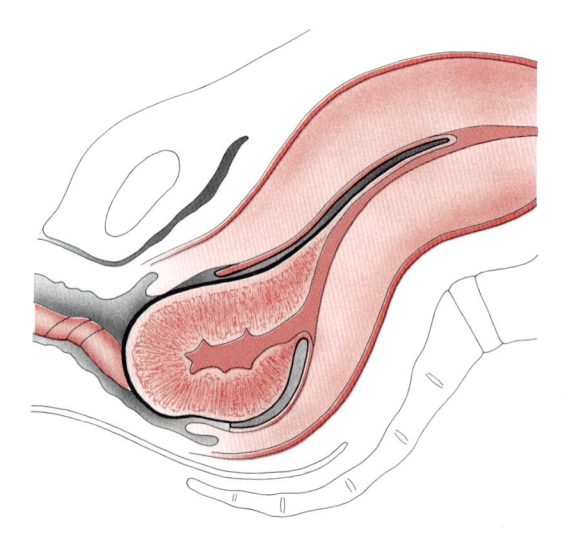

Abb. 16-1 Lösung der Plazenta nach Schultze.

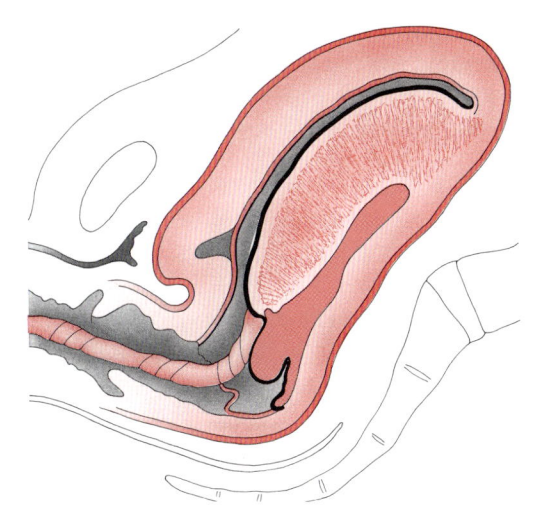

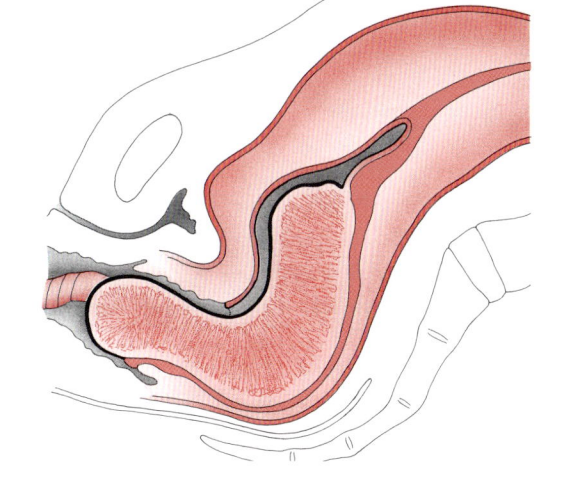

Abb. 16-2 Lösung der Plazenta nach Duncan.

Die *Art der Plazentaablösung* ist abhängig von ihrem Sitz und der Uteruskonfiguration. Am häufigsten kommt es zu einer zentralen Ablösung mit Ausbildung eines retroplazentaren Hämatoms. Eine Größenzunahme des Hämatoms durch nachfließendes Blut und die treibenden Kräfte der Nachgeburtswehen führen zu einer vollständigen Ablösung der Plazenta und zu einer Ausstoßung in den Geburtskanal (Modus Schultze, Abb. 16-1). Viel seltener zu beobachten ist die laterale Lösung der Plazenta (Modus Duncan, Abb. 16-2). Die Ablösung beginnt hierbei meist am unteren Rand und setzt sich nach oben fort. Bei fortschreitender Lösung wird die Plazenta mit dem kaudalen Rand zuerst geboren. Während es bei dem Lösungsmodus nach Duncan während des ganzen Verlaufs der Ablösung nach außen blutet, bleibt beim Modus nach Schultze der Blutverlust infolge der zentralen Lösung und der damit abgekapselten Blutung zunächst verborgen.

Die *Blutstillung im Plazentabett* erfolgt sowohl durch die Kontraktion des Uterus als auch durch das mütterliche Gerinnungssystem. Neben der unmittelbaren Wirkung der Uteruskontraktionen auf die Gefäße führt die Verschiebung der Schichten im Myometrium zusätzlich zur Abschnürung von Venen und Arterien. Eine schnelle Thrombosierung der eröffneten Gefäße wird durch große Mengen Thromboplastin beschleunigt, die bei der Lösung der Plazenta freigesetzt werden. Die übergroße Bedeutung einer intakten Blutgerinnung wird auch dadurch belegt, daß es während der physiologischen Erschlaffung des Uterus zwischen den Nachgeburtswehen normalerweise zu keiner wesentlichen zusätzlichen Blutung kommt.

2.2 Lösungszeichen

Uteruszeichen

Während der Nachgeburtsperiode erfährt der Uterus typische Änderungen in Form, Größe und Konsistenz. Unmittelbar nach der Geburt des Kindes steht der Fundus uteri etwa in Höhe des Nabels. Mit zunehmender Ablösung der Plazenta steigt der Uterus nach kranial-rechts. Die Plazenta liegt gelöst im unteren Uterinsegment. Der Fundusstand tastet sich bis zu handbreit über dem Nabel. Das Corpus uteri ist gut kontrahiert, kantig und schmal (Lösungszeichen nach Schröder, Abb. 16-3). Nachdem die Plazenta ausgestoßen ist, kontrahiert sich der Uterus erneut und bewegt sich zurück in die Mittellinie. Der Fundus wird zwischen Symphyse und Nabel getastet. Im Verlauf der

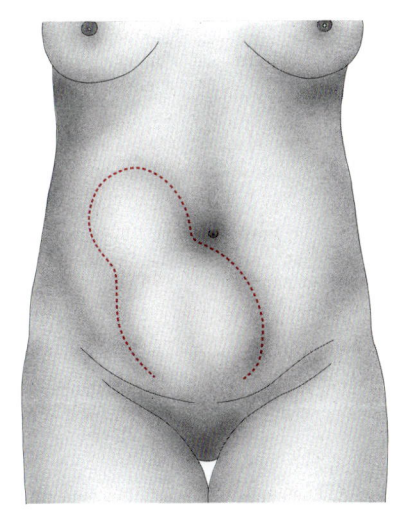

Abb. 16-3 Lösungszeichen nach Schröder.

folgenden Stunden steigt der Uterus dann wieder etwas höher auf ein bis zwei Querfinger unterhalb des Nabels.

Nabelschnurzeichen

Der Lösungszeitpunkt der Plazenta läßt sich auch aus dem Verhalten der Nabelschnur ableiten. Mit dem Handgriff nach Küstner (Abb. 16-4) wird die Bauchdecke oberhalb der Symphyse in Richtung auf das Promontorium eingedrückt. Ist die Lösung noch nicht erfolgt, so wird die Nabelschnur durch die Abdrängung des Uterus kranialwärts in die Vulva gezogen. Bei gelöster Plazenta verändert sie ihre Lage nicht. Fehlbeurteilungen können auftreten, wenn ein Zervixspasmus die gelöste Plazenta zurückhält. Dies gilt auch für das Ahlfeld-Zeichen. Zur Kontrolle dieses Zeichens befestigt man in der Höhe des Introitus ein Bändchen an der Nabelschnur. Mit Lösung der Plazenta tritt dieses tiefer und entfernt sich von der Vulva. Die Plazenta ist gelöst, wenn die Entfernung zwischen Vulva und Bändchen etwa 10 cm beträgt.

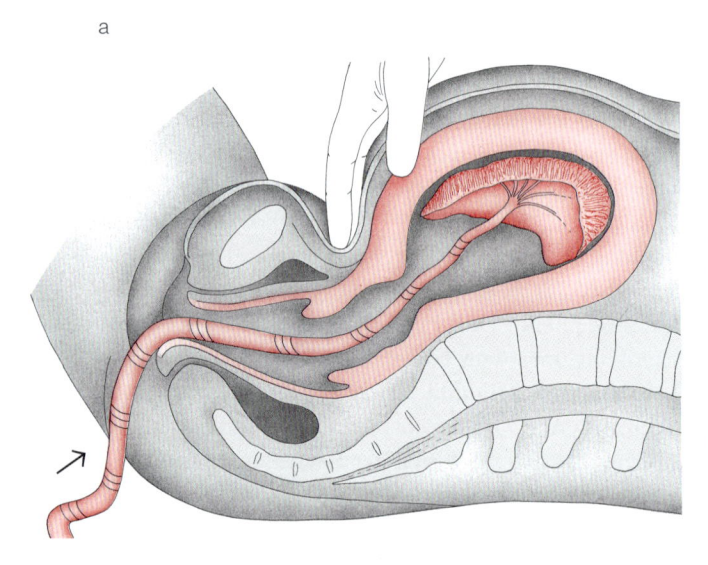

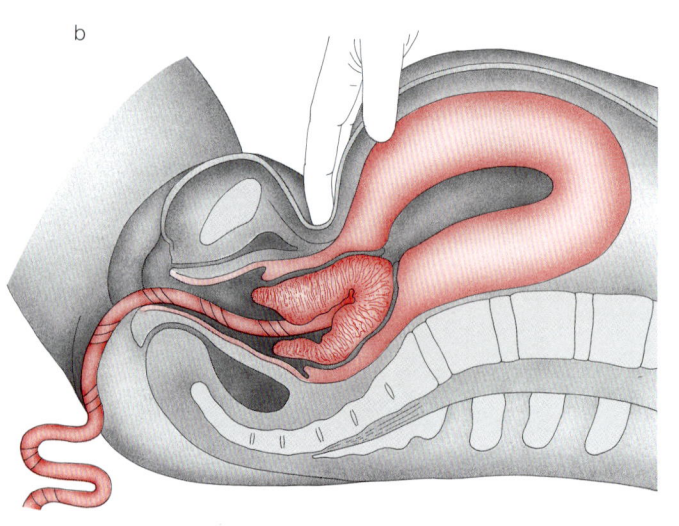

Probezug

Die sicherste Auskunft über den Lösungszustand der Plazenta ergibt ein Probezug an der Nabelschnur. Während die linke Hand Kontakt zum Fundus uteri hält, zieht die rechte Hand in der Führungslinie an der Nabelschnur. Eine gelöste Plazenta läßt sich problemlos damit extrahieren. Nur ein Zervixspasmus kann auch hierbei zu einer Fehlbeurteilung führen.

2.3 Aktives Management der Plazentarperiode

Das aktive Management der Plazentarperiode beinhaltet die prophylaktische Gabe von kontraktionsfördernden Substanzen, ein frühes Abnabeln und die aktive Lösung der Plazenta. Dieses Vorgehen wurde in der Vergangenheit mit dem Ziel, die postpartale Blutung zu verringern und eine Plazentaretention zu vermeiden, in den meisten Kliniken zu Routine. In den letzten Jahren finden sich immer mehr Mütter, aber auch Geburtshelfer, Hebammen und Kinderärzte, die diesem Vorgehen sehr kritisch gegenüberstehen. Sie stellen die Frage, ob hierbei der physiologische Geburtsablauf nicht nachhaltig gestört wird und daraus Nachteile für Mutter und Kind resultieren.

2.3.1 Medikamentöse Prophylaxe

Mit dem Ziel, die Rate der postpartalen Blutungen zu reduzieren und die Plazentarperiode insgesamt zu verkürzen, werden Oxytocin, Ergometrin, eine Kombination von beiden Substanzen und Prostaglandine $PGF_{2\alpha}$ therapeutisch eingesetzt [4, 10, 12, 13, 14, 15, 16, 20]. Die prophylaktische Medikamentengabe erfolgt in den meisten Kliniken unmittelbar nach der Geburt des Kindes. Einzelne Kliniken verabreichen die Prophylaxe bereits nach der Geburt des Kopfes bzw. bei Sichtbarwerden der vorderen Schulter. Hierbei ist auf die größere Gefahr einer Schulterdystokie und eines Dammrisses hinzuweisen.

◁
Abb. 16-4 Handgriff nach Küstner.
a) Küstner-Handgriff bei ungelöster Plazenta
b) Küstner-Handgriff bei gelöster Plazenta

Am besten bewährt hat sich für die Prophylaxe die intravenöse Gabe von *Oxytocin*. Eine Dosis von 5 bis 10 IE Oxytocin reduziert signifikant den Blutverlust und die Häufigkeit postpartaler Blutungsstörungen. Die Plazentarperiode wird signifikant verkürzt. Mit Ausnahme des Risikos einer geringen Blutdruckerhöhung werden keine relevanten Nebenwirkungen beobachtet. Eine zweite häufig angewandte Substanz ist *Methylergometrin*. Die Wirkung von Methylergometrin in einer Dosis von 0,5 mg ist der von Oxytocin vergleichbar, wobei Zervixspasmen etwas häufiger zu beobachten sind. Nebenwirkungen wie Kopfschmerzen, Übelkeit, Erbrechen sowie die Gefahr einer Blutdruckerhöhung sind stärker ausgeprägt. Die *Kombination* von Oxytocin und Methylergometrin (Syntometrin®) hat sich für die Prävention einer postpartalen Blutung gegenüber Oxytocin alleine als effektiver erwiesen. Da sich mit der Kombination aber auch die Nebenwirkungen und hier vor allem die Gefahr des Blutdruckanstiegs erhöhen, wird der Einsatz von Syntometrin® für die Routineprophylaxe nicht empfohlen. Das synthetische Prostaglandin $PGF_{2\alpha}$ (Sulproston®) in einer Dosis von 500 mg unmittelbar postpartal intramuskulär verabreicht, reduziert ebenfalls signifikant den postpartalen Blutverlust und verkürzt die Plazentarperiode [14]. Wegen der möglichen Nebenwirkungen von Sulproston und der relativ hohen Kosten kann der Einsatz zur alleinigen Routineprophylaxe nicht empfohlen werden.

2.3.2 Abnabelung

In den Abschnitten 1.2 und 1.3 wurde der richtige Zeitpunkt der Abnabelung aus fetaler Sicht erläutert [8]. Die Überlegungen zur aktiven Plazentalösung haben diese fetalen Gesichtspunkte mitzuberücksichtigen. Aus mütterlicher Sicht scheint die Frühabnabelung die Plazentarperiode zu verkürzen. Eine Reduktion der postpartalen Blutungsmenge läßt sich allerdings nicht nachweisen [21].

2.3.3 Aktive Lösung der Plazenta

Bei der aktiven Lösung der Plazenta werden die klassischen Lösungszeichen nicht abgewartet. Nach Verabreichung eines kontraktionsfördernden Medikaments und dem Abklemmen und Durchtrennen der Nabelschnur wird im dritten Schritt die Plazenta aktiv gelöst. Dies kann über die Betätigung der Bauchpresse, durch Expression mit der Hand des Geburtshelfers oder durch Zug an der Nabelschnur (cord traction) erfolgen [17].

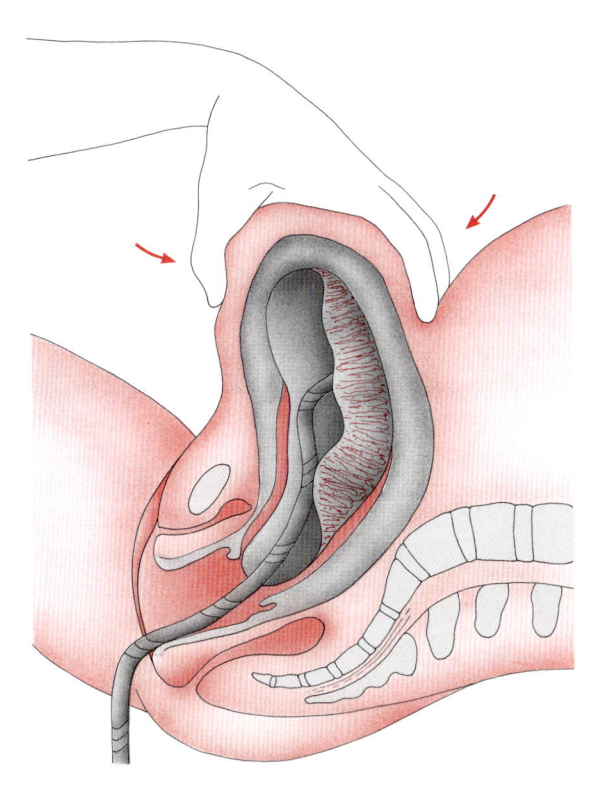

Abb. 16-5   Expression der Plazenta.

Bauchpresse: Der Versuch, die Plazenta aktiv durch die Patientin selbst mit Betätigung der Bauchpresse ausstoßen zu lassen, schlägt unmittelbar nach der Geburt in den meisten Fällen fehl.

Expression: Bei den ersten Anzeichen der Lösung wird durch Druck auf den Fundus uteri versucht, die Plazenta zu exprimieren. Die Harnblase sollte hierbei ausreichend leer sein.

Zur Expression wird zunächst eine Wehe angerieben und der Uterus dann mit einer Hand umfaßt. Die Finger liegen mit der Innenfläche an der Hinterwand der Gebärmutter und der Daumen auf der Vorderwand (Credé-Handgriff, Abb. 16-5). Der Uterus wird in die Mittellage gebracht und durch Druck nach kaudal und dorsal die Plazenta in der Führungslinie nach außen gedrückt. Folgen die Eihäute nicht spontan, wird die Plazenta solange gedreht, bis die zu einem Strang zusammengefügten Eihäute folgen. Reißen die Eihäute ab, können die Reste mit einer Klemme gefaßt und vorsichtig extrahiert werden. Ein großer Nachteil der Expression der Plazenta durch den Credé-Handgriff ist dessen Schmerzhaftigkeit. Ein mehrmaliger Anwendungsversuch wird von den meisten Frauen nur sehr schlecht toleriert.

Cord traction: Die Extraktion der Plazenta über den Zug an der Nabelschnur (cord traction) wird heute aus verschiedenen Gründen als die überlegene Methode angesehen. Bei der Extraktion setzt die Krafteinwirkung unmittelbar an der Plazenta an und wirkt nicht indirekt über den durch die Bauchdecken nach unten gepreßten Uterus. Die aufzuwendende Traktionskraft ist geringer und, was besonders erwähnt werden muß, der Zug an der Nabelschnur weitgehend schmerzfrei. Die Extraktion der Plazenta mittels Cord traction reduziert zusammen mit der medikamentösen Prophylaxe den mittleren Blutverlust und verkürzt die Plazentarperiode.

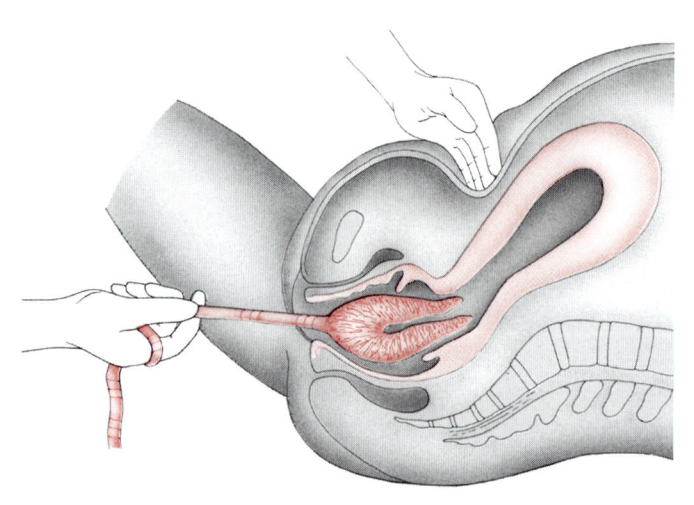

Unmittelbar nach der Geburt des Kindes legt der Geburtshelfer oder die Hebamme die linke Hand flach auf die Fundusgegend. Mit der ersten Kontraktion wandert die Hand leicht nach vorne und schiebt den Uterus mit leichtem Druck oberhalb der Symphyse in Richtung Nabel. Dadurch wird der Abknickung der Führungslinie im Bereich des Isthmus entgegengewirkt. Die rechte Hand zieht möglichst nahe der Vulva in der Führungslinie an der mehrmals um die Hand gewickelten Nabelschnur (Abb. 16-6). In den meisten Fällen folgt die Plazenta dem Zug der Nabelschnur sofort.

Wird mit der Extraktion der Plazenta länger als zwei bis drei Wehen gezögert, besteht die Gefahr, daß die Plazenta durch einen inzwischen aufgetretenen Zervixspasmus zurückgehalten wird. Das drohende Einreißen der Nabelschnur wird vom Geübten rechtzeitig bemerkt und kann in der Regel vermieden werden. Sollte es sich dennoch ereignen, dann sollten die klassischen Lösungszeichen abgewartet und die Plazenta anschließend mit dem Credé-Handgriff exprimiert werden. In gleicher Weise wird man vorgehen, wenn sich trotz zweimaligem Versuch im Abstand von zwei bis drei Wehen die Plazenta durch Zug an der Nabelschnur nicht exprimieren läßt. Die Gefahr einer Inversio uteri ist bei dem beschriebenen Vorgehen der aktiven Leitung der Plazentarperiode zu bedenken, ihr Eintritt ist allerdings extrem selten (siehe auch Bd. 7, 3. Aufl., Kap. 11).

Abb. 16-6 Extraktion der Plazenta.

3 Inspektion der Plazenta

Nach Extraktion wird die Plazenta in einer Schale aufgefangen oder noch auf dem Kreißbett für die Inspektion ausgebreitet. Die sorgfältige Kontrolle der Plazenta, der Eihäute und der Nabelschnur hat zum Ziel, deren Vollständigkeit, Form und Konsistenz sowie auffällige makroskopische Veränderungen zu überprüfen. Bei auffälliger Klinik soll die Plazenta vermessen, gewogen und gegebenenfalls histologisch untersucht werden [1].

3.1 Größe und Gewicht der Plazenta

Der mittlere Durchmesser der Plazenta variiert zwischen 15 und 20 cm, ihre Dicke zwischen 1,5 und 3,5 cm. Ihre Größe korreliert häufig zur Größe des Kindes, wobei größere Schwankungen möglich sind. Das Plazentagewicht beträgt im Mittel 550 g.

3.2 Form der Plazenta

Bedingt durch die Form des Cavum uteri, dem sich die Plazenta anpassen muß, ist die Grundfläche außerordentlich vielgestaltig und nur selten kreisrund. Abweichungen von der Kreisform stellen somit keine Besonderheit dar und sind ohne Bedeutung. Wenn die Plazenta in mehrere Lappen geteilt ist, spricht man von einer Placenta bi-, tri- oder multilobata bzw. -partita.

Die Lappen sind durch Gefäßbrücken verbunden. Die Gefahr beim Vorliegen solcher Besonderheiten besteht in der Retention eines Lappens im Uterus oder der Gefahr der Verblutung des Kindes, wenn beim Einreißen der Eihaut Gefäße verletzt werden. Eine seltene Anomalie stellt die Placenta fenestrata dar, bei der partiell das Zottengewebe atrophisch geworden und in den Gewebslücken nur noch Amnion und Chorion vorhanden sind. Bei der Placenta marginata und der Placenta circumvallata haben die Zotten die ursprünglich angelegte Chorionplatte überschritten. Die fetale Seite der Plazenta ist in diesen Fällen deutlich kleiner als die materne Seite (Placenta extrachorialis). Die Placenta membranacea hat eine auffallend große Oberfläche und ist besonders dünn. Sie kann Anlaß zu Lösungsstörungen geben. Bei besonders schweren Plazenten sollte nach Erkrankungen der Mutter und des Kindes gefahndet werden (Diabetes mellitus, Morbus haemolyticus neonatorum, Infektionen wie Lues und Zytomegalie). Eine untergewichtige Plazenta deutet auf eine chronische Plazentainsuffizienz hin.

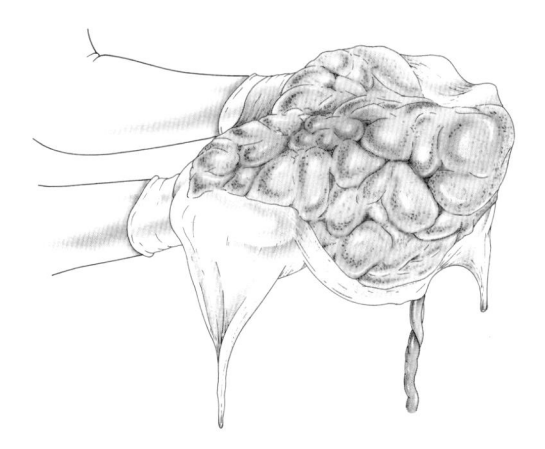

Abb. 16-7 Kontrolle der mütterlichen Seite der Plazenta.

3.3 Mütterliche Seite der Plazenta

Die Plazenta wird mit den Kotyledonen nach oben ausgebreitet. Oberflächliche Blutreste werden vorsichtig abgewischt. Die Oberfläche erscheint in einem perlmuttartigen Glanz, hervorgerufen durch Deziduareste.

Festsitzende Koagel weisen auf zurückliegende, mehr oder weniger alte *Blutungen* hin. Sie sind, abhängig von ihrer Lage und ihrem Umfang, Zeichen einer vorzeitigen Lösung oder, bei randständigem Sitz, Zeichen einer abgelaufenen Randsinusblutung. Ältere umschriebene Blutungen sind häufig nur noch als bindegewebig umgewandelte Narben zu erkennen. Nicht selten findet man besonders an der Basalplatte diffuse Kalkinkrustationen, die als körnige weiße Stippchen imponieren. Es handelt sich dabei um eine organeigentümliche Reaktion, die ätiologisch noch nicht endgültig geklärt ist und diagnostisch nicht überbewertet werden darf. Weiterhin sind Infarkte der Plazenta relativ oft zu beobachten. Sie haben eine sehr unterschiedliche Genese und sind nur von klinischer Bedeutung, wenn die Austauschfläche für die Versorgung des Kindes zu klein wird.

Geschwülste der Plazenta sind selten; Ausgangspunkt einer tumorösen Entwicklung können, neben dem Zytotrophoblasten, die Gefäße und das Bindegewebe sein (Chorionepitheliom, Chorionkarzinom, Chorioangiofibrom). Größere Tumoren sind häufig mit einem Hydramnion und kindlichen Fehlbildungen vergesellschaftet.

Klinisch wichtig ist der *Ausschluß von Verletzungen der Plazentaoberfläche,* die entweder durch Einrisse oder eine partielle Plazentaretention bedingt sein können. Für die Prüfung der Vollständigkeit werden eventuell aufgelagerte Koagel, auch die festsitzenden, vorsichtig unter fließendem Wasser abgewischt. Einrisse lassen sich dadurch erkennen, daß sich ihre Ränder zwanglos aneinanderfügen, wenn man den Plazentarand mit den Händen leicht anhebt (Abb. 16-7). Ein größerer Plazentadefekt wird hierbei sichtbar. Kleinere Plazentalücken können allerdings unentdeckt bleiben. Die früher häufiger geübte Milchprobe kann hierbei für die Differentialdiagnose hilfreich sein. Ist ein Plazentadefekt gesichert oder bestehen berechtigte Zweifel an der Vollständigkeit, dann muß eine Nachtastung oder eine Kürettage zur Vermeidung einer verstärkten postpartalen Blutung oder Infektion durchgeführt werden.

3.4 Eihäute

Bei der Prüfung der Eihäute gilt es, deren Vollständigkeit und eventuelle Gefäßabrisse am Rande und in den Eihäuten zu erkennen. Weiterhin ist auf ihre Farbe und Zeichen einer Amnioninfektion zu achten. Für die Inspektion reißt man den an der Geburtsstelle des Kindes eröffneten Eihautsack weiter auf und mustert die Eihäute der auf der mütterlichen Seite liegenden Plazenta im Gegenlicht abschnittsweise durch (Abb. 16-8). Erhebt sich der Verdacht, daß ein größeres Eihautstück fehlt, dann sollte im Geburtskanal danach gefahndet und es gegebenenfalls extrahiert werden. Eine instrumentelle Entleerung des Uterus wegen eines Eihautrests ist normalerweise nicht erforderlich.

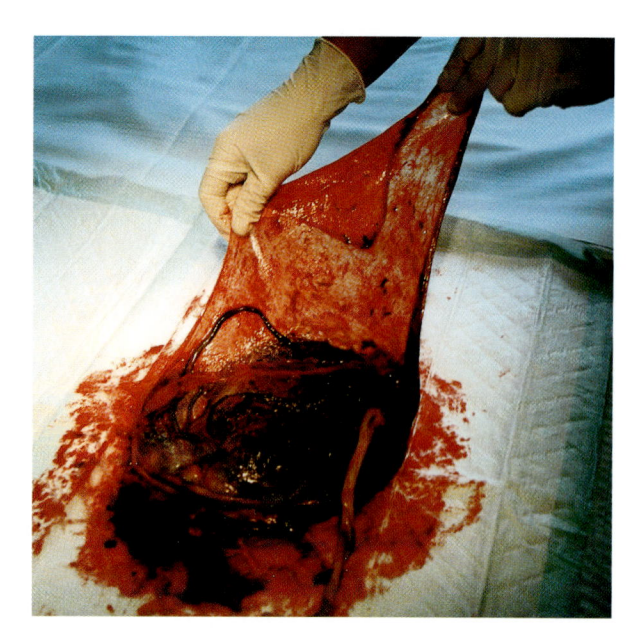

Abb. 16-8 Kontrolle der fetalen Seite der Plazenta bei Insertio velamentosa; im Gegenlicht sind die in der hochgehaltenen Eihaut verlaufenden Gefäße deutlich sichtbar.

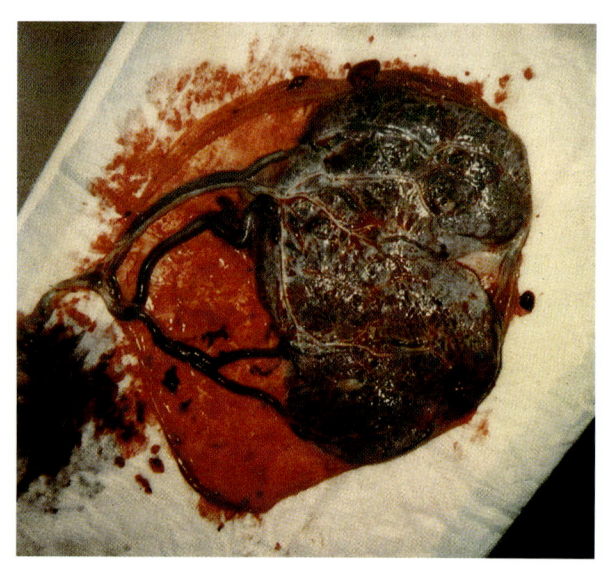

Abb. 16-9 Plazenta mit Insertio velamentosa.

Der nächste Blick gilt den *Gefäßen* und einem möglichen Gefäßabriß. In der Regel sind die Eihäute gefäßfrei. Eine Ausnahme ist die Insertio velamentosa (Abb. 16-9). Bei dieser gar nicht so selten zu beobachtenden Variante inseriert die Nabelschnur außerhalb der Plazenta in den Eihäuten. Findet sich unter der Geburt vor oder neben dem vorangehenden Teil eine Insertio velamentosa, kann es bei starker Wehentätigkeit oder nach Blasensprung durch Komprimierung der Gefäße oder einen Gefäßabriß zu einer akuten kindlichen Notsituation kommen. Postpartal liefert die Inspektion der Plazenta häufig erst die dafür nötige Erklärung. Weiterhin stößt man häufiger auf aberrierende Gefäße, die von der Plazenta kommend über Abschnitte der Eihäute verlaufen und zur Plazenta zurückkehren. Diese Gefäße sind nur dann von klinischer Bedeutung, wenn ihr Verlauf unterbrochen ist, z. B. am Rand der Plazenta oder in den Eihäuten. In diesen Fällen muß eine zurückgebliebene Nebenplazenta sicher ausgeschlossen werden. Auch an einen möglichen fetalen Blutverlust ist zu denken.

Normalerweise sind die Eihäute klar und transparent. Eine gelblich-grüne *Verfärbung des Amnions* kommt bei Mekoniumabgang und einer Hyperbilirubinämie vor. Ursächlich hierfür kann eine kindliche Asphyxie und ein Morbus haemolyticus neonatorum sein. Eine Amnioninfektion ist auszuschließen, wenn die Eihäute infolge von Leukozytenansammlungen milchig-trüb verfärbt sind. In schweren Fällen findet sich häufig zusätzlich ein fötider Geruch. Bei sicheren Hinweisen auf eine Amnioninfektion sollte eine histologische Untersuchung der Plazenta und ein bakteriologischer Abstrich veranlaßt werden.

3.5 Nabelschnur

Die Nabelschnur hat eine Länge im Mittel von 60 bis 70 cm mit erheblichen Abweichungen. Eine Korrelation der Nabelschnurlänge mit der Größe und dem Gewicht des Kindes und der Parität findet sich nicht. Die Dicke der Nabelschnur beträgt 1,2 bis 2 cm. Sie wird bestimmt durch den Gehalt an Wharton-Sulze, einer Mischung von Mukopolysacchariden. Diese umlagern die Nabelvene und die beiden Nabelarterien und erlauben bei ausreichender Menge als Verschiebepuffer Bewegungen, Torsionen und echte Knoten, ohne daß eine Kompression der Blutgefäße entstünde.

Echte Knoten und mehrfache *Nabelschnurumschlingungen* sind bei langer Nabelschnur häufiger. Fehlt die Wharton-Sulze oder ist sie nur mäßig ausgebildet, kann es infolge einer festen Anspannung und mehrfachen Torsion der Nabelschnur zu einer kritischen Unterversorgung des Kindes mit Blut bis zum Todesfall inklusive Sekundentod kommen. Ungefährlich dagegen ist der häufig zu beobachtende *unechte Nabelschnurknoten*. Man versteht darunter eine Aussackung einer oder mehrerer Gefäßwände. Bei weniger als 1% der geborenen Kinder findet sich nur eine Nabelschnurarterie. In diesen Fällen werden gehäuft Herz- und Gefäßfehlbildungen sowie Fehlbildungen im Urogenitalbereich beobachtet.

4 Komplikationen in der Nachgeburtsperiode

4.1 Retention der Plazenta

Die Retention der Plazenta, die eine manuelle Lösung erforderlich macht, ist ein relativ seltenes Ereignis.

Zwei *Ursachen* können dafür verantwortlich sein. Einmal kann ein Spasmus im Bereich des unteren Uterinsegments die gelöste Plazenta im Cavum uteri zurückhalten. Im anderen Fall löst sich die Plazenta nur teilweise oder überhaupt nicht von der Uteruswand. Ursache der spasmusbedingten Retention der Plazenta ist häufig ein zu langes Zögern bei der aktiven Gewinnung der Plazenta. Bei Durchführung einer aktiven Blutungsprophylaxe mit Sekalepräparaten oder Oxytocin verbleiben in der Regel nur die ersten beiden Kontraktionen nach der Geburt, um die Nachgeburt durch Zug an der Nabelschnur problemlos zu extrahieren. Danach hat sich meist bereits ein Zervixspasmus ausgebildet, der über 10 bis 20 Minuten anhält und die Plazenta zurückhält.

Bleibt die Lösung der Plazenta teilweise oder vollständig aus, können dafür verschiedene Ursachen verantwortlich sein. Einmal können unzureichende Nachwehen ein Abscheren der Plazentafläche verhindern (Placenta adhaerens). Zum anderen kann die Plazenta fehlerhaft angelegt sein [3]. So können Chorionzotten die Decidua spongiosa überschreiten und in die Decidua basalis einwachsen (Placenta accreta), in das Myometrium eindringen (Placenta increta) oder auch dieses durchwandern (Placenta percreta). Die Abbildung 16-10 zeigt die uteroplazentare Beziehung der beschriebenen Plazentainsertionen und ihre prozentuale Häufigkeit. Abnorm haftende Plazentainsertionen finden sich fast ausschließlich bei Mehrgebärenden. Anamnestisch sind oft uterine Entzündungen, eine oder mehrere Kürettagen oder eine Sectio caesarea vorausgegangen. Bei Vorliegen einer Placenta praevia ist vermehrt eine Koinzidenz mit einer Placenta accreta zu beobachten.

Die Unterscheidung, ob es sich um eine normal inserierte Placenta adhaerens oder um eine der drei genannten anatomisch fehlerhaft in tiefere Schichten infiltrierenden Formen handelt, ist für die Mutter von vitaler Bedeutung. Die Verdachtsdiagnose wird bei dem Versuch der manuellen Lösung gestellt. In der Klinik hat es sich bei fehlender bedrohlicher Blutung eingebürgert, bei einer Plazentaretention 30 Minuten abzuwarten. Hat sich bis dahin trotz Anwendung des Credé-Handgriffs und Zug an der Nabelschnur die Plazenta nicht lösen lassen, werden diese Eingriffe in Vollnarkose bzw. in Periduralanästhesie wiederholt. Bleibt auch dieser Versuch erfolglos, wird die manuelle Plazentalösung angeschlossen.

Technik der manuellen Plazentalösung

Unter aseptischen Bedingungen geht der Operator mit möglichst spitz gehaltener Hand in das Cavum uteri ein (Abb. 16-11). Er orientiert sich an der angespannten Nabelschnur. Während sich eine Hand im Uterus befindet, hält die freie Hand von außen den Fundus entgegen. Unter sorgfältiger Führung der äußeren Hand wird der Rand der Plazenta aufgesucht und mit den Fingerspitzen versucht, die Plazenta von der Uteruswand nach und nach zu trennen. Handelt es sich um einen persistierenden Zervixspasmus oder um eine Placenta adhaerens, läßt sich die Plazenta in aller Regel ohne größere Mühe gewinnen. Nach Entfernung der Plazenta überprüft die im Uterus verbleibende Hand noch einmal die Haftfläche auf Plazentareste. Stellt sich für den erfahrenen Geburtshelfer heraus, die Plazenta läßt sich nicht lösen, dann wird er wegen der Gefahr der Uterusruptur den manuellen

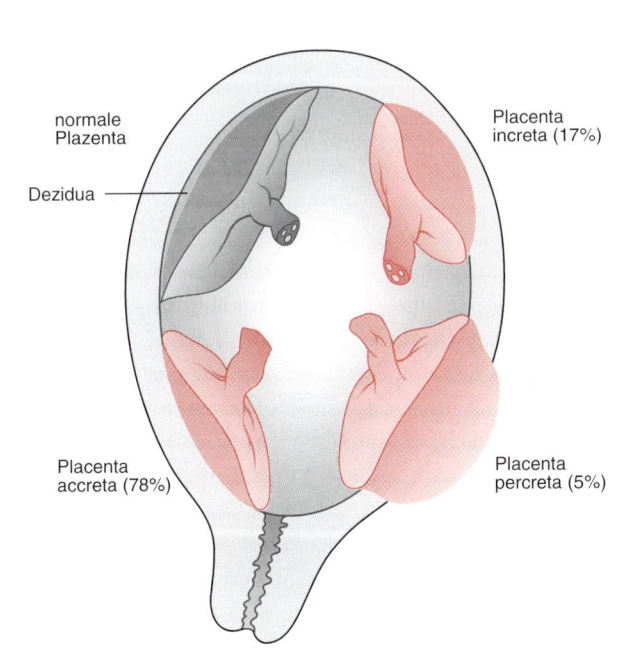

Abb. 16-10 Uteroplazentare Beziehungen bei abnormer Plazentainsertion.

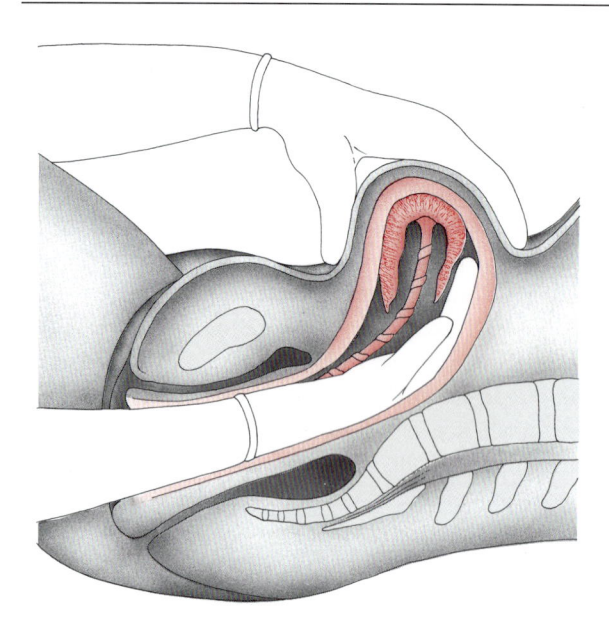

Abb. 16-11 Manuelle Lösung der Plazenta.

Lösungsversuch abbrechen und eine Uterusexstirpation anschließen. Zum Glück ist dies allerdings nur sehr selten erforderlich.

4.2 Geburtsverletzungen

Die verschiedenen Formen der Uterusruptur, ihre klinische Symptomatik und Therapie werden in Band 7 (3. Aufl.), Kapitel 9, besprochen. Ursache, Versorgung und Komplikationen von Verletzungen des Muttermunds, der Scheide, des Dammes und der Labien werden in Kapitel 15, Abschnitte 5 bis 7, abgehandelt.

4.3 Blutungen

4.3.1 Allgemeine Gesichtspunkte

Die vielerorts übliche postpartale Blutungsprophylaxe mit Uterotonika führt zu einer signifikanten Verkürzung der Plazentarperiode und reduziert die postpartalen Blutungskomplikationen. Der mittlere Blutverlust bei einer normalen vaginalen Geburt ohne medikamentöse Blutungsprophylaxe wird mit 180 bis 370 ml angegeben. Hinzuzurechnen sind Blutverluste aus der Episiotomiewunde oder anderen Geburtsverletzungen mit einem zusätzlichen mittleren Volumen von 130 bis 250 ml. Da die Abschätzung des tatsächlichen Blutverlusts für die Komplikationsrate der Nachgeburtsperiode von großer Bedeutung ist, legen wir in unserer Klinik sehr viel Wert darauf, daß die frisch Entbundene auf eine Steckschüssel gesetzt und die abfließende Blutmenge darin gesammelt wird. Zur besseren Abschätzung des Blutverlusts sei erwähnt, daß eine Nierenschale aus Metall ca. 600 ml, eine aus Pappe ca. 800 ml Blut aufnehmen kann. Bei Durchführung einer Sectio caesarea ist mit einem bis zum Doppelten höheren Blutverlust zu rechnen. Die Erfahrung zeigt, daß gesunde Schwangere einen Blutverlust bis zu 1000 ml (ca. 15% ihres Blutvolumens) in der Regel ohne klinisch relevante Symptome tolerieren. Erst bei einer Abnahme des Blutvolumens von mehr als 20% sind Zeichen des hämorrhagischen Schocks und Störungen der Hämostase zu erwarten [18].

4.3.2 Ursachen postpartaler Blutungskomplikationen

Eines der Probleme der geburtshilflichen Blutung ist, daß deren Ausmaß prospektiv häufig nicht richtig abgeschätzt werden kann und die verlorengegangene Blutmenge unterschätzt wird. In der Literatur spricht man von einer *verstärkten Nachgeburtsblutung,* wenn der Blutverlust während der ersten vier Stunden nach der Geburt 500 ml übersteigt. Als Ursachen einer verstärkten Nachgeburtsblutung können atonische Nachblutung, geburtstraumatische Verletzungen, Lösungsstörungen der Plazenta, Inversio uteri und akut erworbene und angeborene Hämostasestörungen unterschieden werden.

Um eine lebensbedrohliche Gerinnungsstörung als Endpunkt einer erfolglosen Blutungstherapie vermeiden zu können, muß im Einzelfall sehr rasch die Blutungsursache differentialdiagnostisch abgeklärt und therapiert werden.

Atonische Nachblutung

Die am häufigsten auftretende postpartale Blutungskomplikation ist die atonische Nachblutung. Als prädisponierende Faktoren gelten vor allem der überdehnte Uterus, ein Hydramnion und große Kinder, eine übermüdete Uterusmuskulatur nach protrahiertem Geburtsverlauf und langdauernder Oxytocininfusion, eine primäre oder sekundäre Wehenschwäche, eine Chorioamnionitis, ein Uterus myomatosus, eine Uterusfehlbildung, Status nach operativer Entbindung und Status nach postpartaler Atonie bei vorausgegangener Geburt.

Klinik: Bei der atonischen Nachblutung tastet sich der Uterus schlaff und weich an, der Fundus steht weit über dem Nabel. Zunächst blutet es häufig unbemerkt in das Cavum uteri und erst verzögert kommt es schwallartig zum Blutaustritt aus der Scheide. Die sich im Uterus sammelnden Blutmengen können 500 bis 1000 ml erreichen. Eine trügerische Diskrepanz zwischen Blutverlust nach außen und sich ausbildendem hämorrhagischem Schock kann daraus resultieren.

Geburtstraumatische Verletzungen

Geburtstraumatische Verletzungen stehen ursächlich an 2. Stelle in der Häufigkeit postpartaler Blutungen. Auf Gewebeverletzungen im Bereich der Zervix, der Scheide, des Dammes und der Labien wurde bereits eingegangen. Die häufigste Geburtsverletzung ist die Episiotomie. Ihre Anwendung variiert in den verschiedenen Kliniken zwischen 50 und 80%. Im eigenen Klientel hat sich gezeigt, daß bei Verzicht auf eine Episiotomie es in 60 bis 70% zu Scheiden-, Labien- und Dammrissen kommt. Bei Durchführung einer prophylaktischen Episiotomie treten diese Zusatzverletzungen deutlich seltener auf [2].

Klinik: Der Verdacht auf Vorliegen einer Verletzungsblutung ergibt sich aus dem Geburtsverlauf und dem Blutungsbeginn bereits kurz vor oder unmittelbar nach der Geburt des Kindes. Abhängig von der Schwere der Verletzung findet sich eine unterschiedlich starke, kontinuierliche Blutung nach außen. Im Gegensatz zur atonischen Nachblutung tastet man den Uterus bei alleiniger geburtstraumatischer Verletzung gut kontrahiert.

Postpartale Schmerzen im Unterbauch, Druck auf Blase oder Rektum, Harnverhalt oder unerklärter Harndrang und eine Diskrepanz zwischen weitgehendem Fehlen einer unauffälligen Blutung nach außen und zunehmenden Zeichen eines Kreislaufversagens müssen differentialdiagnostisch an ein Hämatom denken lassen.

Lösungsstörung der Plazenta

Ein retinierter Plazentarest als Ursache einer postpartalen Blutungskomplikation ist ein eher seltenes Ereignis. Auf mögliche Ursachen einer Plazentaretention wurde bereits eingegangen. Die Verdachtsdiagnose ergibt sich aus der Inspektion der Plazenta oder bei einer pathologischen Blutung ex utero.

Klinik: Abhängig von der Größe und dem Sitz des zurückgebliebenen Plazentarestes kann der Uterus gut bis mäßig kontrahiert sein. Die Blutungsstärke ist abhängig von diesen beiden Größen und kann erheblich variieren.

Inversio uteri

In der Literatur wird dieses seltene Ereignis mit einer Häufigkeit von 1:20 000 angegeben (siehe auch Bd. 7, 3. Aufl., Kap. 11). Neben akuten Schmerzen und Zeichen des Schocks ist die foudroyante Blutung in der Plazentarperiode eines der Symptome der akuten und subakuten Inversio uteri.

Akut erworbene und angeborene Hämostasestörungen

Der Eintritt einer *Verlustkoagulopathie* als Folge einer geburtshilflichen Blutung ist eine äußerst gefährliche Komplikation und noch immer eine der wichtigsten Ursachen der Müttersterblichkeit. Ab einem Blutverlust von 1200 bis 1500 ml ist mit dem Eintritt einer Verlustkoagulopathie zu rechnen. In der Geburtshilfe scheint die *Verlustkoagulopathie* die häufigste Ursache einer Gerinnungsstörung zu sein. Ursächlich für die Verlustkoagulopathie sind nicht erkannte oder unzureichend versorgte Verletzungen der Geburtswege und die nicht zu beherrschende Uterusatonie. Abhängig von der Schwere der Blutungsstörung kommt es neben der Verlustkoagulopathie vor allem nach vorzeitiger Plazentalösung (Fruchtwasserembolie), Eklampsie und HELLP-Syndrom, intrauterinem Fruchttod und septischem Schock zusätzlich zur Ausbildung einer *Verbrauchskoagulopathie*. Die Unterscheidung zwischen beiden Koagulopathieformen ist hierbei häufig nicht mehr möglich.

Neben den akut erworbenen Hämostasestörungen können in seltenen Fällen postpartale Blutungen auch durch *angeborene Mangelzustände plasmatischer Gerinnungsfaktoren* (z. B. v.-Willebrand-Jürgens-Syndrom) oder vaskuläre Erkrankungen zustande kommen. Derartige Erkrankungen sind zumeist bereits vor der Schwangerschaft anamnestisch bekannt und bleiben häufig durch die gesteigerte Produktion von Gerinnungsfaktoren in graviditate klinisch inapparent (siehe auch Bd. 7, 3. Aufl., Kap. 3).

Klinik: Das aus der Scheide fließende Blut gerinnt abhängig von der Schwere der Gerinnungsstörung immer weniger. Infolge des starken kontinuierlichen Blutverlusts kommt es zur Ausbildung eines hämorrhagischen Schocks.

4.3.3 Diagnostik und Therapie postpartaler Blutungskomplikationen

Um bei einer verstärkten postpartalen Blutung rasch therapieren zu können, muß durch ein standardisiertes Vorgehen mittels eines Ausschlußverfahrens die richtige Diagnose gestellt werden. Zuallererst wird man nach den beiden häufigsten Ursachen einer verstärkten Blutung, der Uterusatonie und der Verletzung der Geburtswege, fahnden. Handelt es sich um eine Uterusatonie, wird der Uterus kräftig mit dem Credé-Handgriff ausgedrückt, um das im Cavum uteri angesammelte Blut nach außen zu entleeren. Da sich nur ein leerer Uterus vollständig zusammenziehen kann, wird anschließend mit leicht massierenden Bewegungen versucht, eine Wehe anzuregen und damit den Uterus zu tonisieren. Das Auflegen einer Eisblase auf den Unterbauch verstärkt die Uteruskontraktion. Besteht der Verdacht auf eine volle Harnblase, ist diese als vermeintliche Wehenbremse zu katheterisieren. Zeitgleich erfolgt die intravenöse Gabe von Wehenmitteln.

Der initialen Gabe von 1 ml Methergin® oder 1 ml Syntometrin® folgt die Schnellinfusion eines Oxytocintropfs (10 IE Oxytocin in 500 ml 5%iger Glucoselösung, Infusionsgeschwindigkeit 500 ml/Stunde). Kommt die Blutung nicht zum Stehen, ist unverzüglich die intravenöse Prostaglandingabe angezeigt (5 mg $PGF_{2\alpha}$ in 1000 ml Elektrolytlösung, Infusionsgeschwindigkeit 20 bis 30 ml/min) [5, 6, 18, 19].

Ist der Uterus weiterhin nicht ausreichend kontrahiert oder neigt er zu neuerlichen Atonien, muß er solange gehalten werden, bis die Blutung sistiert oder eine andere Blutungsursache ausgeschlossen ist. Der Uterus wird gehalten, in dem man den Fundus von oben fest mit dem Daumen vorne und den vier Fingern hinten faßt. Bei hochgradiger atonischer Blutung sollte weiterhin versucht werden, die Aorta mit der Faust gegen die Wirbelsäule 15 bis 20 Minuten abzudrücken. Für eine weitergehende Uteruskompression sollte der Hamilton- oder der Fritsch-Handgriff angewandt werden [17]. Während der Uterus gehalten wird, erfolgt durch eine 2. Person die Revision der Geburtswege. Bei der Spekulumeinstellung sowie der Zervixrevision ist auf optimale Sichtverhältnisse und ausreichende Assistenz zu achten.

Gleichzeitig mit den geschilderten Maßnahmen wird bei persistierender Uterusblutung noch einmal die Vollständigkeit der Plazenta überprüft und gegebenenfalls eine Ausschabung mit der großen Bumm-Kürette vorgenommen. Hierzu wird die vordere Muttermundslippe mit zwei Kugelzangen gefaßt und anschließend mit leichter Hand die Kürette in die Uterushöhle eingeführt. Um der Gefahr einer Perforation vorzubeugen, umfaßt die freie Hand den Uterus im Fundusbereich und verfolgt die Lage und Bewegung der Kürette. Wegen des Schwierigkeitsgrads des Eingriffs und der Verletzungsgefahr sollte die postpartale Kürettage nur von erfahrenen Geburtshelfern durchgeführt werden.

Kann die postpartale Blutung nicht ausreichend schnell therapiert werden, muß frühzeitig an die Ausbildung einer Verlust- und Verbrauchskoagulopathie gedacht werden. Rechtzeitig veranlaßte Gerinnungsanalysen erlauben eine gezielte medikamentöse Substitution mit Gerinnungsfaktoren, Erythrozytenkonzentraten oder Blutkonserven (siehe auch Bd. 7, 3. Aufl., Kap. 3).

Werden alle genannten diagnostischen und therapeutischen Schritte rechtzeitig bei Eintritt einer verstärkten Blutung veranlaßt, können dramatische Blutungsverläufe mit notfallmäßiger Unterbindung der A. iliaca interna und Uterusexstirpation meist vermieden werden.

Literatur

1. Becker, V., E. Röckelein: Pathologie der weiblichen Genitalorgane I. 1. Pathologie der Plazenta und des Abortes. Bd. 20, Spezielle pathologische Anatomie (Reihenhrsg.: Doerr, W., G. Seifert). Springer, Berlin–Heidelberg–New York 1989.
2. Bernard, B., D. Kranzfelder, D. Keil: Episiotomie versus Damm-Scheidenriß: eine prospektive Studie. Arch. Gynec. 254 (1993) 1533–1535.
3. Breen, J. L., R. Neubecker, C. A. Gregori, J. E. Franklin: Placenta accreta, increta and percreta. Obstet. and Gynec. 49 (1977) 43–47.
4. Elbourne, D., W. Prendiville, I. Chalmers: Choice of oxytocic preparation for routine use in the management of the third stage of labour: an overview of the evidence from controlled trials. Brit. J. Obstet. Gynaec. 95 (1988) 17–30.
5. Goeschen, K.: Behandlung mit Prostaglandinen in Geburtshilfe und Gynäkologie. Bücherei des Frauenarztes, Bd. 30. Enke, Stuttgart 1989.
6. Husslein, P.: Prostaglandine bei postpartaler Atonie. Gynäkologe 24 (1991) 198–201.
7. Künzel, W., P. Krupp: Die Wertigkeit der Gaspartialdrucke und des pH-Wertes im Nabelvenenblut und Nabelarterienblut für die Zustandsdiagnostik des Neugeborenen bei Sofortabnabelung und Spätabnabelung. Z. Geburtsh. Perinat. 186 (1982) 192–195.
8. Linderkamp, O.: Frühabnabelung oder Spätabnabelung? Gynäkologe 17 (1984) 281–288.
9. Linderkamp, O., M. Nelle, M. Kraus, E. P. Zilow: The effect of early and late cord-clamping on blood viscosity and other hemorheological parameters in full-term neonates. Acta paediat. 81 (1992) 745–750.
10. McDonald, S. J., W. J. Prendiville, E. Blair: Randomised controlled trial of oxytocin alone versus oxytocin and ergometrine in active management of third stage of labour. Brit. med. J. 307 (1993) 1167–1171.

11. Michel, C. F.: Nachgeburtsperiode. In: Künzel, W., K.-H. Wulf: Physiologie und Pathologie der Geburt I. Klinik der Frauenheilkunde und Geburtshilfe, 2. Aufl., Bd. 7/II. Urban & Schwarzenberg, München–Wien–Baltimore 1990.
12. Mitchell, G. G., D. R. Elbourne: The Salford third-stage trial: oxytocin plus ergometrine versus oxytocin alone in the active management of the third stage of labour. Online J. curr. clin. Trials, Aug. 13, 1993, Doc.-No. 83.
13. Pierre, F., L. Mesnard, G. Body: For a systematic policy of i.v. oxytocin induced placenta deliveries in a unit where a fairly active management of third stage of labour is yet applied: results of a controlled trial. Europ. J. Obstet. Gynaec. 43 (1992) 131–135.
14. Poeschmann, R. P., W. H. Doesburg, T. K. A. B. Eskes: A randomized comparison of oxytocin, sulprostone and placebo in the management of the third stage of labour. Brit. J. Obstet. Gynaec. 98 (1991) 528–530.
15. Prendiville, W., D. Elbourn: Care during the third stage of labour. In: Chalmers, I., M. Enkin, M. J. N. C. Keirse (eds.): Effective Care in Pregnancy and Childbirth. Oxford University Press, Oxford–New York–Toronto 1989.
16. Prendiville, W., D. Elbourne, I. Chalmers: The effects of routine oxytocin administration in the management of the third stage of labour: an overview of the evidence from controlled trials. Brit. J. Obstet. Gynaec. 95 (1988) 3–16.
17. Pschyrembel, W., J. W. Dudenhausen: Praktische Geburtshilfe, 16. Aufl. De Gruyter, Berlin 1989.
18. Rath, W.: Postpartuale Blutungskomplikationen einschließlich Gerinnungsstörungen. Hebamme 7 (1994) 164–171.
19. Rath, W., W. Kuhn: Blutungen nach der Geburt des Kindes. Gynäkologe 24 (1991) 160–169.
20. Thilaganathan, B., A. Cutner, J. Latimer, R. Beard: Management of the third stage of labour in women at low risk of postpartum haemorrhage. Europ. J. Obstet. Gynaec. 48 (1993) 19–22.
21. Thomas, I. L., T. M. Jeffers, J. M. Brazier, C. L. Burt, K. E. Barr: Does cord drainage of placental blood facilitate delivery of the placenta? Aust. N.Z. J. Obstet. Gynaec. 30 (1990) 314–318.
22. Yao, A. C., J. Lenid: Effect of gravity on placental transfusion. Lancet II (1969) 505–508.

17 Wochenbett

D. Kranzfelder

Inhalt

1	Rückbildungsvorgänge 319		2.6.1	Natürlicher Empfängnisschutz 328
1.1	Rückbildungsvorgänge am Uterus .. 319		2.6.2	Chemische und mechanische Kontrazeption 328
1.2	Rückbildungsvorgänge an der Zervix 320		2.6.3	Sterilisation 328
1.3	Rückbildungsvorgänge am Scheideneingang und an der Vagina 320		2.6.4	Hormonelle Kontrazeption 329
1.4	Wochenfluß 320		2.7	Abstillen 329
1.5	Rückbildungsvorgänge im Kreislauf und Blutbild 320		2.8	Milchstau 329
1.6	Rückbildungsvorgänge an der Niere und den ableitenden Harnwegen ... 321		2.9	Mastitis 330
			2.9.1	Erreger und Übertragungsweg 330
			2.9.2	Klinik und Therapie 330
2	Laktation 321		2.9.3	Mastitis und Stillen 330
2.1	Aufbau der weiblichen Brustdrüse .. 321		2.9.4	Abszedierende Mastitis 331
2.2	Entwicklung der Brust während der Schwangerschaft 322		3	Betreuung im Wochenbett 331
2.3	Laktogenese 322		3.1	Routineuntersuchungen 331
2.4	Muttermilch 322		3.2	Allgemeine Körperpflege 331
2.4.1	Kolostrum und Übergangsmilch ... 322		3.3	Kontrolle von Damm und Vulva ... 331
2.4.2	Reife Muttermilch 322		3.4	Kontrolle der Uterusrückbildung ... 332
2.5	Stillen 323		3.5	Kontrolle der Blasen- und Darmfunktion 332
2.5.1	Vorbereitung auf das Stillen 323		3.6	Impfprophylaxe 332
2.5.2	Erstes Anlegen des Kindes 323		3.7	Wochenbettgymnastik 333
2.5.3	Stillpositionen 324		3.8	Ernährung 333
2.5.4	Stilldauer und Stillrhythmus 324			
2.5.5	Genußmittel während der Stillperiode 325		4	Komplikationen im Wochenbett ... 334
			4.1	Blutungen 334
2.5.6	Arzneimittel während der Stillperiode 326		4.1.1	Uterine Blutungen 334
2.5.6.1	Medikamente mit Einfluß auf die Laktation 326		4.1.2	Rißblutungen und Geburtsverletzungen 335
2.5.6.2	Spezielle Arzneimittel 326		4.2	Fieber nach der Geburt 335
2.5.7	Umweltgifte und Stillen 328		4.2.1	Milchstau und Mastitis 335
2.6	Kontrazeption während der Stillperiode 328		4.2.2	Zystitis und Pyelonephritis 335
			4.2.3	Gestörte Wundheilung 335
			4.2.4	Endometritis und Endomyometritis . 336

4.2.5	Puerperalsepsis	336	4.4	Psychische Reaktionen im Wochenbett	339
4.2.6	Thrombophlebitis	337	4.4.1	Sogenannte Heultage	339
4.2.7	Infektionen durch Streptokokken der Gruppe A	337	4.4.2	Wochenbettdepression	339
4.2.8	Ovarialvenen-Thrombophlebitis	337	4.4.3	Wochenbettpsychose	339
4.3	Tiefe Venenthrombose	338	4.5	Symphysenschaden	341

Unter dem Wochenbett versteht man die Zeitspanne von Ausstoßung der Plazenta bis zur weitgehenden Rückbildung der schwangerschaftstypischen und geburtsbedingten Veränderungen. Dies geschieht im wesentlichen innerhalb von sechs bis acht Wochen, wobei eine vollständige Rückkehr zu den Verhältnissen vor der Schwangerschaft naturgemäß nicht möglich ist.

Für jede Frau bedeutet das Wochenbett eine große Herausforderung und Anspannung. Neben den mit subjektiven Beschwerden einhergehenden Rückbildungs- und Wundheilungsvorgängen gilt es für die Mutter, eine innige Verbindung zu ihrem Kind aufzubauen, seine Ernährung zu sichern und sich selbst und das Kind in das tägliche Leben, in die Familie und die Berufstätigkeit einzugliedern. Das Verschwinden der Großfamilie, die Berufsausbildung der Frau und ein verändertes Partnerverhalten führen häufig zu weiteren belastenden Problemen.

Der gesellschaftliche Wandel hat auch im klinischen Wochenbett zu Veränderungen geführt. Die zunehmende Zahl von ambulanten Geburten und in geringem Umfang von Hausgeburten sowie die immer kürzer werdende Liegedauer der Wöchnerinnen in den Kliniken haben die Wochenbettbetreuung sowohl inhaltlich als auch organisatorisch verändert. Neben dem Klinikpersonal beteiligen sich heute ambulant tätige Hebammen und niedergelassene Ärzte zunehmend an der Betreuung der Wöchnerinnen. In der Klinik sollte zwischen einer normal verlaufenden Geburt und einer Problemschwangerschaft und Problemgeburt unterschieden werden. Nur die kranke Schwangere und Wöchnerin bedarf einer intensiveren medizinischen Aufmerksamkeit und Betreuung. Eine Mutter mit einer normal verlaufenden Geburt erwartet heute keine bevormundende Betreuung mehr, sondern eine ganzheitliche Pflege und Unterweisung, die sie auf die Bewältigung der neuen Aufgaben vorbereitet. Unsere ärztliche Fürsorge kann sich hierbei auf das notwendigste beschränken. Eine kooperative Zusammenarbeit von Ärzten, Hebammen und Kinderkrankenschwestern im stationären und ambulanten Bereich wird dieser Aufgabe am besten gerecht und sollte die strenge Krankenhausordnung ersetzen.

1 Rückbildungsvorgänge

1.1 Rückbildungsvorgänge am Uterus

Der Uterus, der während der Schwangerschaft sein Gewicht von 50 bis 100 g auf ca. 1000 g am Termin mehr als verzehnfacht, kehrt nach der Geburt bereits nach zwei Wochen wieder ins kleine Becken zurück und erreicht nach sechs Wochen normalerweise seine Ausgangsgröße und sein Ausgangsgewicht. Sofort nach der Geburt kommt es infolge der Uteruskontraktionen zu einer Verkleinerung der Uterusinnenfläche und damit auch der Plazentahaftstelle um die Hälfte. In den ersten drei Tagen ist eine Einwanderung von Granulozyten und mononukleären Zellen in das angrenzende Endometrium und die oberflächlichen Abschnitte des Myometriums im Bereich der Plazentawunde zu beobachten. Bereits am 7. Tag finden sich Anzeichen für eine Regeneration der Endometriumdrüsen und des Endometriumstromas [3].

Ebenfalls in den ersten Tagen nach der Geburt wird die *Dezidua* in den oberflächlichen Schichten nekrotisch und demarkiert sich gegen tiefere Schichten. Diese nehmen, ihrer ursprünglichen Herkunft folgend, an der Wiederherstellung des Endometriums teil. Nach sechs Wochen finden sich nur noch vereinzelt Deziduazellen. Während der ersten Tage post partum bilden Leukozyten und Lymphozyten einen antibakteriellen Schutzwall gegenüber den tieferen Schichten des Endometriums. Während die Leukozyten bereits nach dem 10. Tag rasch wieder verschwinden, finden sich dann verstärkt Plasmazellen. Plasmazellen und Lymphozyten lassen sich über mehrere Monate noch im endometroiden Stroma nachweisen.

Die *Blutstillung* sofort nach der Geburt beruht einmal auf der Kontraktion der Muskelanteile in den arteriellen Gefäßwänden und zum anderen erfolgt sie durch eine Kompression der Gefäße infolge der Kontraktion der Uterusmuskulatur. In den ersten postpartalen Tagen verstärken entzündungsbedingte Reaktionen zusätzlich die Blutstillung. In den Venen führen Thrombose, Hyalinisierung und endophlebitische Veränderungen zum Verschluß. Eine Hyalinisierung und obliterative fibrinoide Endarteriitis sind Ursachen des Verschlusses arterieller Gefäße.

Die Wiederherstellung des Endometriums außerhalb der Plazentahaftstelle ist zwei bis drei Wochen nach der Entbindung weitgehend abgeschlossen. An der Insertionsstelle der Plazenta dauert dieser Prozeß wesentlich länger und beträgt zwischen sechs und acht Wochen [3].

1.2 Rückbildungsvorgänge an der Zervix

Geburtsbedingt ist die Zervix unmittelbar nach der Geburt ausgeweitet und zeigt Einrisse, eine ödematöse Auflockerung und Einblutungen. Schon nach den ersten postpartalen Tagen beginnt sie sich wieder zu formieren [9]. Das in der Schwangerschaft hypertrophierte Zervixstroma bildet sich zurück, Einblutungen und Ödeme verschwinden. Am 3. postpartalen Tag ist der Zervikalkanal für zwei Finger, ab dem 10. bis 12. Tag nur noch im äußeren Anteil für einen Finger eingängig. Der innere Muttermund ist nur noch soweit geöffnet, daß die Lochien noch abfließen können. Nach sechs Wochen ist die Zervix wieder weitgehend formiert.

1.3 Rückbildungsvorgänge am Scheideneingang und an der Vagina

Auch der Scheideneingang und die Vagina erholen sich relativ rasch von der Erweiterung und Traumatisierung der Geburt. Trotz Ödembildung, Hämatome, Verletzungen und bakterieller Besiedelung ist die Heilungstendenz fast ausnahmslos gut. Bereits eine Woche nach einer Geburt ist der Scheideneingang häufig schon fast geschlossen, und die Vagina läßt bereits wieder eine tonisierte Muskulatur ertasten.

Im weiteren Verlauf des Wochenbetts geht die Auflockerung des Gewebes zurück. Infolge des relativen Hormonmangels während der Stillperiode kommt es oft sogar zu einer überschießenden Regression und Atrophie der Scheide und des Scheideneingangs. Wöchnerinnen beklagen sich während der Stillperiode und gelegentlich auch schon bei der ersten Kontrolluntersuchung nicht selten über eine allzu enge und berührungsempfindliche Scheide. Ursächlich hierfür ist wesentlich häufiger eine Atrophie als eine vermeintlich zu eng genähte Episiotomie.

1.4 Wochenfluß

Der vor allem aus dem Uterus stammende *Wochenfluß* wechselt in Menge und Zusammensetzung (Abb. 17-1) in Abhängigkeit von der Größe der Pla-

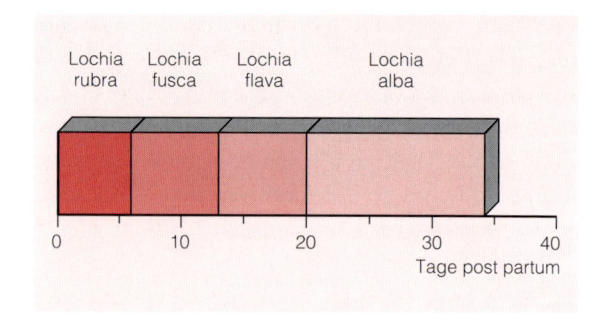

Abb. 17-1 Veränderung der Lochien im Ablauf des Wochenbetts (nach Michel [32]).

zentahaftfläche, der Uterusrückbildung und der Heilungsvorgänge. Qualität und Quantität sind deshalb sehr stark individuellen Schwankungen unterworfen. Der Wochenfluß, der zunächst für einige Stunden blutig ist und kräftig fließt (Lochia rubra) vermindert sich bis zum 3. oder 4. Tag post partum und wird rötlich-braun, blutig-serös und dünnflüssig (Lochia fusca bzw. Lochia serosa). Nach zehn bis zwölf Tagen wird das Wochensekret schleimig-eitrig, schmutzig-gelb und dickflüssig und hat einen typischen, leicht faden Geruch (Lochia flava). Im Einzelfall ist es nichts Ungewöhnliches, wenn der gelbliche Wochenfluß bis zur ersten Kontrolluntersuchung nach sechs Wochen anhält. Bei den meisten Wöchnerinnen folgt den gelblichen Lochien nach ca. drei Wochen ein grauweißer, wäßrig-schleimiger Wochenfluß (Lochia alba). Nach etwa sechs Wochen ist die Wundheilung abgeschlossen, und der Lochialfluß sistiert. Das Stillen selbst beeinflußt die Dauer des Wochenflusses nicht.

Nicht selten findet sich, verursacht durch die Wundheilung der Plazentahaftstelle, eine plötzlich einsetzende, aber nur vorübergehende Zunahme der uterinen Blutung zwischen dem 7. und 14. postpartalen Tag. Hört diese Blutung nicht nach wenigen Stunden auf, muß an die Möglichkeit der *Retention eines Plazentarests* gedacht werden. Die Sonographie ist für die Beurteilung der abnormen postpartalen Blutung sehr nützlich. Ein leerer Uterus mit einem klaren Mittelecho ist leicht zu unterscheiden von einem Uterus mit einem durch geronnenes Blut oder einen Plazentarest erweiterten Kavum.

1.5 Rückbildungsvorgänge im Kreislauf und Blutbild

Nach der Geburt verringert sich das *Plasmavolumen* infolge des intra- und frühen postpartalen Blutverlusts um

500 bis 1000 ml, wobei erhebliche individuelle Unterschiede bestehen. Durch einen Rücktransport von Flüssigkeit aus dem extrazellulären Raum in das Gefäßsystem kommt es aber dennoch in den folgenden Tagen zu einer vorübergehenden Zunahme des zirkulierenden Blutvolumens, und bei der Wöchnerin macht sich eine forcierte Harnflut bemerkbar. In den folgenden Wochen steigt der Hämatokrit wieder an und erreicht zusammen mit den anderen zellulären Blutbestandteilen (unter anderem Leukozyten, Thrombozyten) in der Regel spätestens vier bis sechs Wochen post partum wieder die prägraviden Werte [32].

Auch die *Blutsenkungsgeschwindigkeit,* die in der Schwangerschaft erhöht ist, normalisiert sich in den ersten Wochen nach der Entbindung.

Unmittelbar nach der Geburt steigt die während der Schwangerschaft bereits erhöhte *Pulsfrequenz* noch einmal für 30 bis 60 Minuten leicht an, um dann in den folgenden Stunden wieder auf Normwerte von durchschnittlich 80 Schlägen pro Minute abzufallen.

Der *Blutdruck,* der kurz nach der Entbindung im Mittel um ca. 5% diastolisch wie systolisch ansteigt, fällt bei nicht hypertensiv vorbelasteten Wöchnerinnen schon sehr bald wieder auf Normwerte.

Für viele Frauen hinterläßt die Schwangerschaft und Geburt eine Verschlechterung der Venenzeichnung insbesondere der unteren Extremitäten. Obgleich die Rückbildung der erweiterten Venen relativ langsam erfolgt, bleibt bei vor allem konstitutionell vorbelasteten Frauen eine mehr oder weniger ausgeprägte *Varikosis* zurück. Das Tragen von Stützstrümpfen, das nächtliche Hochlegen der Beine und intensive gymnastische und balneotherapeutische Übungen können zumindest einer weiteren Verschlechterung der Varikosis vorbeugen.

1.6 Rückbildungsvorgänge an der Niere und den ableitenden Harnwegen

Die während der Schwangerschaft zu beobachtende Dilatation des Ureters und des Nierenbeckens läßt sich sonographisch sechs Wochen nach der Entbindung nicht mehr nachweisen. Die glomeruläre Filtrationsrate, die sehr früh in der Schwangerschaft um bis zu 50% ansteigt, fällt postpartal spätestens nach acht Wochen wieder auf Normwerte ab. In den ersten Tagen nach der Geburt begünstigt sie eine erhöhte Harnausscheidung. Des weiteren kehrt die in der Schwangerschaft erhöhte endogene Creatinin-Clearance postpartal innerhalb der ersten acht Wochen zur Norm zurück. Ein weiterer Parameter der Nierenfunktion, der Nierenplasmastrom, normalisiert sich ebenfalls, allerdings erst 50 bis 60 Wochen nach der Geburt. Eine Ursache für die lange Zeitspanne ist nicht bekannt [32].

2 Laktation

2.1 Aufbau der weiblichen Brustdrüse

Die Brustdrüse ist aus 15 bis 24 Drüsenlappen aufgebaut. Ihre Form erhält sie durch lockeres Fettbindegewebe, das die Drüsenlappen umgibt und sie mit Blut- und Lymphgefäßen sowie Nerven versorgt. Die Basis des Drüsenlappens bilden die Alveolen (Milchbläschen, Abb. 17-2). Die Alveolen bestehen aus zur Milchbildung befähigten Zellen, die korbartig von Muskelzellen umhüllt sind. Die Alveolen entleeren sich über kleine Ausführungsgänge (Ductuli), die dann in größere Milchgänge münden (Ductus). Die großen Milchgänge erweitern sich unter dem Warzenhof zu den sog. Milchseen, die während der Laktation als Milchspeicher dienen. Über die Brustwarze treten die Milchgänge nach außen. Da sich in der Brustwarze benachbarte Gänge manchmal vereinigen, ist die Zahl

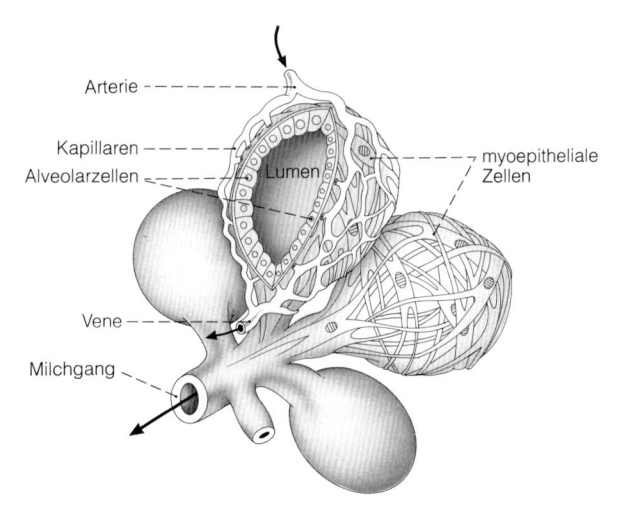

Abb. 17-2 Schematischer Aufbau eines Brustdrüsenlobulus (nach Fuchs [12]).

der Mündungen meist kleiner als die Zahl der Lappen (siehe auch Bd. 8, Kap. 12, Abschnitt 1).

2.2 Entwicklung der Brust während der Schwangerschaft

Schon sehr früh nach dem Eintritt einer Schwangerschaft bilden die Milchgänge unter dem Einfluß einer Reihe von Hormonen, unter anderem Östrogene, Progesteron, Prolactin, humanes Chroriongonadotropin, Glukokortikoide, Insulin, Thyroxin und Wachstumshormone, neue Sprossen. Die Brustdrüsen werden größer und voller, die Brustwarzen empfindlicher und der Warzenhof stärker pigmentiert. Das die Drüsenlappen umgebende Gefäßnetz nimmt an Volumen zu, das subkutane Venengeflecht wird verstärkt sichtbar.

2.3 Laktogenese

Unter dem Einfluß von Prolactin und hPL (humanem plazentarem Laktogen) werden die Alveolarzellen zur *Milchbildung* angeregt. Das aus dem Corpus luteum und der Plazenta stammende Progesteron und vor allem Östrogen wirken dieser Stimulation allerdings vor der Geburt entgegen und sorgen dafür, daß die Milchbildung erst nach der Geburt beginnt. Mit dem Ausstoßen der Plazenta sinkt der Spiegel an freiem Progesteron und freien Östrogenen abrupt ab. Durch die Aufhebung der hemmenden Wirkung dieser Hormone kann Prolactin seine Wirkung an den Alveolarzellen voll entfalten. Ab dem 2. bis 3. postpartalen Tag kommt es zu dem sog. *Milcheinschuß* der Brust. Die Brustdrüsen werden prall, hart und häufig schmerzhaft. Die oberflächliche Gefäßzeichnung wird noch prominenter. Die Milchbildung wird über einen Reflexbogen gesteuert und unterhalten. Durch das Saugen des Kindes an der Brust kommt es zu einer episodischen Prolactinfreisetzung aus dem Vorderlappen der Hypophyse.

Der *Milchspendereflex* muß in den ersten Tagen erst gebahnt werden. Er ist in hohem Maße durch psychische Faktoren beeinflußbar. Ebenso wie die Milchproduktion wird auch die Milchfreigabe reflektorisch über Hautreize an der Brustwarze während des Stillens vermittelt. Nervale Reize stimulieren im Hinterlappen der Hypophyse die Ausschüttung des Hormons Oxytocin. Oxytocin, das auch für die Wehenauslösung verantwortlich ist, regt die Muskelzellen der Alveolen zur Kontraktion an und preßt damit die Milch durch die Milchgänge hinaus [1, 28].

2.4 Muttermilch

2.4.1 Kolostrum und Übergangsmilch

Die *Vormilch (Kolostrum)* wird bereits während der Schwangerschaft gebildet und dient dazu, die Ernährung des Neugeborenen zwischen Geburt und Milcheinschuß zu überbrücken. Die Vormilch ist eine gelbe, dickflüssige Milch, die gleich nach der Geburt abgegeben wird. Im Vergleich zur reifen Milch enthält sie mehr Proteine und Mineralien, weniger Fett, aber mehr fettlösliche Vitamine und vor allem viele immunkompetente Zellen und Immunglobuline, insbesondere IgA [17, 30]. IgA kleidet die hochdurchlässige Darmwand aus und schützt so zusammen mit den anderen Immunfaktoren das Neugeborene vor Infektionen. Das Kolostrum fördert die schnelle Passage des Mekoniums und ist sehr leicht verdaulich.

Nach einigen Tagen wird die *Übergangsmilch* gebildet, und zwar um so schneller, je öfter das Kind angelegt wird.

2.4.2 Reife Muttermilch

Der allmähliche Übergang zur reifen Muttermilch dauert bis etwa zwei Wochen nach der Geburt. Die reife Muttermilch enthält alle für die Ernährung eines Säuglings erforderlichen Proteine, Fette, Kohlenhydrate, Mineralien, Spurenelemente und Vitamine. Ihr Nährwert (im Mittel 68 kcal/100 ml) reicht normalerweise für die ersten sechs Lebensmonate aus, wobei in-

Tabelle 17-1 Zusammensetzung der verschiedenen Frauenmilcharten und der Kuhmilch (aus Schulte und Spranger [41])

	Kolostrum	reife Muttermilch	Kuhmilch
Protein	4,1 g/dl	1,0 g/dl	3,3 g/dl
– Casein	1,6 g/dl	0,25 g/dl	2,7 g/dl
– α-Lactalbumin	1,1 g/dl	0,26 g/dl	0,1 g/dl
– β-Lactoglobulin	–	–	0,3 g/dl
Fett	2,9 g/dl	4,0 g/dl	3,7 g/dl
Lactose	5,5 g/dl	7,0 g/dl	4,8 g/dl
Immunglobuline			
– sIgA	619 mg/dl	100 mg/dl	3 mg/dl
– IgG	31 mg/dl	11 mg/dl	60 mg/dl
– IgM	38 mg/dl	4 mg/dl	3 mg/dl
Kalorien	50 kcal/dl	68 kcal/dl	67 kcal/dl

dividuelle Unterschiede zu berücksichtigen sind. Der Hauptbestandteil der Muttermilch ist mit über 85 % Wasser. Durch den hohen Wassergehalt wirkt Muttermilch durstlöschend. Am Anfang der Stillmahlzeit ist die Milch wäßriger, am Ende hat sie einen hohen Fettgehalt. Um den Hunger zu stillen, muß das Kind so lange an einer Brust trinken, bis es genügend Kalorien aufgenommen hat. Wenn es kurz trinkt, wird stärker der Durst gelöscht.

Tabelle 17-1 gibt einen Überblick über die Zusammensetzung des Kolostrums, der reifen Muttermilch und der Kuhmilch. Die Zahlen sind Durchschnittswerte, die stark schwanken können.

2.5 Stillen

2.5.1 Vorbereitung auf das Stillen

Um ein erfolgreiches Stillen zu ermöglichen, sollte bereits im Rahmen der Schwangerschafts-Vorsorgeuntersuchungen auf das Stillen eingegangen werden. Erwartet eine Frau ihr erstes Kind, können hierbei wichtige Fragen frühzeitig beantwortet werden. Liegen schon Stillerfahrungen vor, können mögliche frühere negative Erlebnisse relativiert und vor allem Ängste abgebaut werden. In unserer Klinik hat es sich bewährt, im Rahmen der Geburtsvorbereitung offene Fragen von Hebammen und Kinderschwestern beantworten zu lassen. Für die Entwicklung einer vertrauensvollen Beziehung ist es nützlich, bei dieser Gelegenheit auf den Routineablauf im Kreißsaal, auf der Wochenstation und im Kinderzimmer einzugehen. Als Argumentationshilfe für das Stillen sind in Tabelle 17-2 Vorteile der Muttermilch gegenüber der Kuhmilch zusammengefaßt.

2.5.2 Erstes Anlegen des Kindes

Um die in der Schwangerschaft entstandene innige Verbindung von Mutter und Kind durch die Geburt nicht abrupt zu unterbrechen, wird das Neugeborene gleich nach der Geburt, wenn immer es möglich ist, auf den Bauch der Mutter gelegt und mit einem warmen trockenen Tuch zugedeckt. Die lang ersehnte freudige erste direkte Kontaktaufnahme außerhalb des Mutterleibs zwischen den Eltern und ihrem Kind sollte hierbei nicht unnötig gestört werden [35].

Wie Beobachtungen von Widstrom [48] zeigten, nimmt das Kind schon bald selbst Kontakt zur weiblichen Brust auf. Nach 15 Minuten relativer Inaktivität können am kindlichen Mund erste spontane Saugbewegungen beobachtet werden, und es beginnt die Brust zu suchen. Dazu bewegt es seinen Kopf hin und

Tabelle 17-2 Vorteile der Muttermilch gegenüber der Kuhmilch (aus Schulte und Spranger [41])

Parameter	Frauenmilch	Kuhmilch
Temperatur	körperwarm	variabel
Energie	„billige Energie"	unterschiedliche Preise
Hygiene	steril, bzw. keimarm, unabhängig vom Ort	abhängig von der Handhabung
Antibakterielle und antivirale Stoffe	Immunglobuline, Lactoferrin, Lysozym Ganglioside, Makrophagen, Lymphozyten, Granulozyten	–
Nutritive Stoffe		
– Protein	Protein angepaßt: (Casein : Molkenprotein wie 33 : 67)	Protein nicht angepaßt: (Casein : Molkenprotein wie 82 : 18)
– Fett	– Gehalt optimiert durch hohen Anteil an essentiellen Fettsäuren (Linolsäure, Oleinsäure)	– Gehalt gekennzeichnet durch hohen Gehalt von gesättigten Fettsäuren
– Kohlenhydrate	Lactose und Oligosaccharide	Lactose
– Vitamine	angepaßt (außer Vit. D_3 und Vit. K)	nicht angepaßt, Vit. D_3 und Vit. C defizitär
– Mineralien	wenig NaCl; Eisen gering, aber gute Bioverfügbarkeit	relativ NaCl-reich; Eisen gering, wird schlecht resorbiert
Psychische Vorteile	enge Beziehung zwischen Mutter und Kind	–

her und versucht mit kriechenden Bewegungen sich der Brust zu nähern. Nach im Mittel 34 Minuten bewegt es zum erstenmal die Hand zum Mund, nach durchschnittlich 55 Minuten hat es die Brustwarze gefunden und beginnt zu saugen [18]. Innerhalb der ersten zwei Stunden nach der Geburt haben die meisten Kinder das erste Mal an der Brust getrunken. Zu dieser Zeit erreicht auch der Saugreflex seinen ersten Höhepunkt [1].

Zahlreiche Untersuchungen belegen, daß ein früher Stillbeginn einen günstigen Effekt auf das weitere Stillen hat [45]. In keiner Studie konnte bisher allerdings eine kritische Zeitspanne definiert werden, nach der ein zu später Stillbeginn zu einer Beeinträchtigung der Stilleistung führt.

2.5.3 Stillpositionen

Ein wichtiger Faktor für die Vermeidung von entzündeten, verletzten Brustwarzen und für ein erfolgreiches dauerhaftes Stillen ist die richtige Stillposition [43]. Das Kind kann prinzipiell in jeder Lage gestillt werden. Wichtig ist, daß es ohne Drehung von Kopf und Rumpf die Brust erreichen kann. Dies gelingt, wenn die Mutter ihr Kind frontal Bauch an Bauch, das Gesäß des Kindes ganz nah herangezogen, anlegt. Um den Saugreflex des Kindes auszulösen, berührt die Mutter mit der Brustwarze die Lippen des Kindes, bis das Kind daraufhin den Mund weit öffnet. Anschließend zieht sie es ganz an die Brust heran, so daß es nicht nur die Warze, sondern einen möglichst großen Teil des Warzenhofs und des Brustgewebes im Mund hat.

Der Saugvorgang wird von Woolridge [50] folgendermaßen beschrieben: Bei richtig angelegtem Kind berührt die Brustwarze den kindlichen Gaumen und löst hierdurch den Saugreflex aus. Die Zunge wird über die Zahnleiste nach außen geschoben. Hierdurch kann sie mit wellenförmigen Bewegungen die Milchseen wirksam ausstreichen (Abb. 17-3). Um eine Überbeanspruchung und Verletzung der Brustwarze zu vermeiden, sollte das zwischen Zunge und Gaumen befindliche Brustgewebe den kindlichen Mund nicht verlassen. Günstig für die Entleerung der Brust ist es, wenn Lippe, Zahnleiste und Zunge die Mundhöhle des Kindes so abdecken, daß ein Vakuum aufgebaut wird.

2.5.4 Stilldauer und Stillrhythmus

Über viele Jahre war es üblich, das Stillen einem festen Rhythmus zu unterwerfen. Fünf Mahlzeiten pro Tag in vierstündigen Abständen mit einer achtstündigen Nachtpause waren dabei die Regel. Jede Mahlzeit sollte 10, höchstens 20 Minuten nicht überschreiten. Die Kinder wurden hierbei häufig unzureichend ernährt, ein Zufüttern war erforderlich. Dies führte oft dazu, daß die Mütter psychisch und physisch erschöpft waren, die Kinder sich schlecht entwickelten und unruhig wurden und das Stillen dann vorzeitig abgebrochen worden ist. Viele Aspekte einer physiologischen Ernährung blieben dabei unberücksichtigt. Dazu einige Beispiele:

Der *Wasser- und Fettgehalt der Muttermilch* ist unterschiedlich. Während die ersten Portionen der Milch wasserreich und fettarm sind, nimmt gegen Ende der Mahlzeit der Fettgehalt zu und der Wassergehalt ab. Hat ein Kind Durst, muß es öfter kürzer gestillt werden. Soll der Hunger gestillt werden, muß es solange

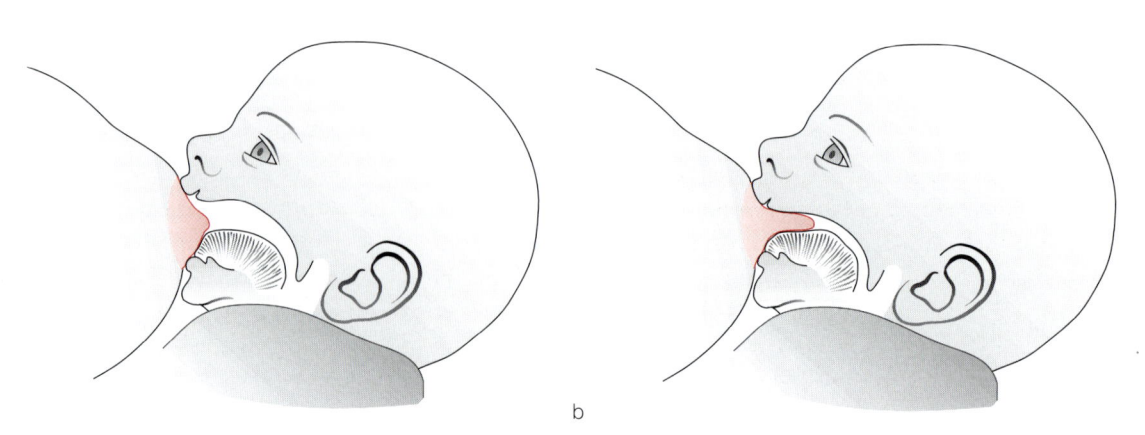

Abb. 17-3 Diagramm des kindlichen Saugens an der Brust (nach [1]).
a) Anlegen des Babys an die Brust, b) richtige Position der Mamille im Mund des Babys

angelegt werden, bis die kalorienreiche spätere Milch aufgenommen werden kann. Weiterhin kennt jede Kinderkrankenschwester die unterschiedlichen Temperamente der einzelnen Kinder (vom „Träumer" bis zum „Räuber"). Bei den meisten Kindern ist es nicht möglich, ihr Trinkverhalten durch ein starres Schema festzulegen. Sie werden wütend, schreien und sind nur schwer wieder an die Brust zu bekommen.

Die vorliegenden Erfahrungen und Studienvergleiche lassen es sinnvoll erscheinen, das Kind selbst darüber entscheiden zu lassen, wann, wie oft und welche Mengen es trinken möchte [39, 51].

Unterschiedlicher Schlaf-Wach-Rhythmus, Wachstumsschübe, große Hitze, Unruhe und Anstrengung verändern die tägliche Nahrungsaufnahme. Die Beobachtung des kindlichen Verhaltens und eine entsprechende Beratung der Mutter helfen beiden, sich beim Stillen aufeinander einzustellen.

Zusammenfassend kann folgende *Empfehlung zur richtigen Handhabung des Stillens* gegeben werden [1, 28, 43]:

– Das Kind muß bequem Bauch an Bauch angelegt werden. Der Mund des Kindes soll möglichst viel vom Warzenhof und Brustgewebe umschließen.
– Das Kind sollte alle zwei bis drei Stunden angelegt werden, tagsüber bei Bedarf noch öfter; schläfrige Kinder sollen geweckt werden.
– Kinder, die auf einen Satz nicht mehr richtig trinken, sollen an der anderen Brust angelegt werden; der Wechsel kann mehrmals wiederholt werden.
– Schnuller und Fläschchen sollen, soweit möglich, vermieden werden.
– Die Mutter soll sich auf die kindlichen Bedürfnisse einstellen und zur eigenen Schonung übermäßige physische und seelische Belastungen möglichst geringhalten.

2.5.5 Genußmittel während der Stillperiode

Alkohol

Ethanol geht wegen seines niedrigen Molekulargewichts und seiner Fett- und Wasserlöslichkeit rasch in die Muttermilch über. Bereits nach Einnahme geringer Mengen finden sich in der Muttermilch Konzentrationen, die denen im mütterlichen Plasma gleichen. Nach starkem Alkoholkonsum übersteigt die Ethanolkonzentration in der Muttermilch sogar die im mütterlichen Plasma um bis zu 40 %. Größere Mengen von Ethanol beeinträchtigen dosisabhängig die mütterliche zentrale Oxytocinfreisetzung und führen über eine Hemmung des Laktationsreflexes zu einer verminderten Milchsekretion. Bei den Säuglingen kann es wegen des noch nicht voll ausgebildeten hepatischen Enzymmusters bei ständiger Alkoholzufuhr zu einer Kumulation kommen. Bei mäßigem Alkoholkonsum sind jedoch keine nennenswerten Nebenwirkungen zu erwarten. Wenn eine Mutter einmal in kleiner Menge Alkohol trinken möchte, dann sollte sie dies nach dem Stillen tun, wenn eine längere Stillpause abzusehen ist [20, 28, 44].

Nikotin

Nikotin reichert sich rasch und in relativ hoher Konzentration in der Muttermilch an. Ein Zigarettenkonsum von mehr als 20 Stück pro Tag kann beim Kind zu Erbrechen, Durchfällen, Tachykardie und Unruhe führen. Die Milchsekretion kann sich dabei vermindern. Wegen der relativ kurzen Halbwertszeit des Nikotins von ca. 90 Minuten sollte eine Mutter, die unbedingt eine Zigarette rauchen möchte, dies ein bis zwei Stunden vor der nächsten Stillzeit tun. Die Zahl der gerauchten Zigaretten sollte auf maximal fünf pro Tag begrenzt werden.

Eine noch größere Gefährdung für das Kind geht vom *Passivrauchen* aus. Neben der zusätzlichen Nikotinaufnahme durch die Atmung kommt es vermehrt zu Erkrankungen der oberen Luftwege [20, 28, 44].

Koffein

Koffein, enthalten in Kaffee, Tee und verschiedenen Limonaden, geht ebenfalls fast sofort in die Muttermilch über. Auch hierbei ist wegen des noch nicht ausgereiften Enzymmusters mit einer Kumulation zu rechnen. Ein Genuß von bis zu vier Tassen Kaffee bzw. 400 mg Koffein pro Tag scheint von den meisten Säuglingen toleriert zu werden. Ist ein Neugeborenes unter der Aufnahme großer Koffeinmengen unruhig oder zittrig, sollte ursächlich an einen zu hohen Koffeingenuß der Mutter gedacht werden.

Drogen

Rauschmittel wie Marihuana, Heroin und Kokain sind plazentagängig und treten in die Muttermilch über. Wegen ihrer suchterzeugenden Wirkung ist auch beim Neugeborenen mit schweren Entzugserscheinungen zu rechnen. Stillen sollte deshalb untersagt werden. Auch Methadon geht in geringen Mengen in die Muttermilch über. Deshalb muß auch bei einer Methadontherapie in Substitutionsdosen vom Stillen abgeraten werden [11, 20, 28, 44].

2.5.6 Arzneimittel während der Stillperiode

Werden Medikamente während der Stillzeit eingenommen, dann ist deren Wirkung auf das Kind zu berücksichtigen. Erschwerend für eine Risikoabschätzung sind die häufig unzureichenden Kenntnisse über Resorption, Verstoffwechselung, Kumulation und Ausscheidung der Stoffe im kindlichen Organismus. Aus diesen Gründen sollte die Medikamentengabe bei stillenden Müttern auf das unvermeidliche Maß beschränkt und nur Medikamente verabreicht werden, über die langjährige klinische Erfahrungen vorliegen.

Übergroße Vorsicht und Angst vor möglichen Arzneimittelwirkungen auf das Kind dürfen andererseits nicht dazu führen, daß notwendige Behandlungen der Mutter unterbleiben. Wenn berechtigte Bedenken bestehen und die Therapie nur über einen überschaubaren Zeitraum notwendig ist, kann die Milch abgepumpt und verworfen werden. In besonderen Fällen sollte abgestillt werden.

In den folgenden Abschnitten sind die Medikamente nach Indikationen gegliedert. Die Auflistung erfolgt unter dem Vorbehalt, daß aufgrund neuer wissenschaftlicher Erkenntnisse besonders Empfehlungen zur Anwendung von Medikamenten in der Stillzeit raschen Änderungen unterliegen [11, 20, 28, 44].

2.5.6.1 Medikamente mit Einfluß auf die Laktation

Arzneimittel mit antidopaminerger Wirkung wie Metoclopramid (Paspertin®) und andere Dopaminantagonisten können über eine Erhöhung der Prolactinsekretion die *Milchproduktion anregen*. Einzelgaben von Metoclopramid sind zu vertreten, eine Dauermedikation ist wegen des ungeklärten Einflusses auf das zentrale Nervensystem des Kindes nicht zu verantworten. Oxytocin (z.B. Syntocinon®) verstärkt den Milchfluß. Bei einem Milchstau gilt es als Mittel der Wahl.

Diuretika, Östrogene und Ergotaminabkömmlinge wie Bromocriptin (Pravidel®), Lisurid (Dopergin®, Cuvalit®), Metergolin (Liserdol®) und Methylergometrin (Methergin®) können die *Milchmenge reduzieren*. Mit der Gabe von z.B. einer halben bis einer ganzen Tablette Pravidel® täglich kann dies bei einem übermäßigen Milcheinschuß therapeutisch genutzt werden. Zum medikamentösen Abstillen wird Bromocriptin, Lisurid oder Metergolin eingesetzt. Wegen der Beobachtung einzelner zum Teil gravierender Nebenwirkungen werden in den USA Prolactinantagonisten für die Indikation „Abstillen" nicht mehr eingesetzt (siehe auch Abschnitt 2.7).

2.5.6.2 Spezielle Arzneimittel

Analgetika, Opioide und Lokalanästhetika

Paracetamol (z.B. Paracetamol ratiopharm®, ben-u-ron®) in Einzeldosen bis 1 g ist unter den *Analgetika* während der Stillzeit das Mittel der Wahl. Die gelegentliche Einnahme von Acetylsalicylsäure (z.B. Aspirin®, ASS ratiopharm®) bis 1,5 g/die ist vertretbar. Von den nichtsteroidalen Antiphlogistika sind Ibuprofen (z.B. Dolgit®), Diclofenac und Serrapeptase (Aniflazym®) zulässig. Nicht eingenommen werden sollten Metamizol (z.B. Novalgin®) und Indometacin (z.B. Amuno®).

Von den *Opioiden* kann Pethidin (Dolantin®) bei streng zu indizierender Anwendung in normaler Dosierung gefahrlos für das Kind verordnet werden.

Alle *Lokalanästhetika* (z.B. Xylocain®, Ultracain®) mit Ausnahme von Prilocain (Xylonest®) können bei einmaliger Anwendung verwendet werden.

Antiallergika, Antiasthmatika und Hustenmittel

Unter den *Antihistaminika* können Triprolidin (Actifed®) und Meclozin (z.B. Bonamine®) mit Einschränkungen gegeben werden. Kontraindiziert ist Clemastin (Tavegil®).

Antiasthmatika: Bei den Sympathomimetika sind Terbutalin (z.B. Bricanyl®), Salbutamol (z.B. Sultanol®) und Fenoterol (Berotec®) in der Stillzeit erlaubt. Theophyllinpräparate (z.B. Euphyllin®) dagegen sind wegen der Gefahr kindlicher Erregungszustände kontraindiziert. Kortikosteroide (z.B. Decortin®, Urbason®) können in niedriger Dosierung bis 10 mg/die als unbedenklich angesehen werden. Bei einer höheren Tagesdosis sollte wegen einer möglichen Suppression der Nebennierenrinde eine Stillpause von mindestens vier Stunden eingehalten werden.

Hustenmittel: Von den Expektoranzien sind Acetylcystein und Ambroxol gut verträglich. Eine absolute Kontraindikation besteht für Kalium jodatum. Bei der medikamentösen Hustenbekämpfung sind eine Inhalationstherapie und Expektoranzien die Mittel der ersten Wahl. Einzelgaben von Noscapin (Capval®) oder Codein sind erlaubt, sollten aber nur bei langanhaltendem, quälendem Husten gegeben werden. Während und bis 24 Stunden nach Ende der Behandlung sollte auf eine Flaschennahrung umgestellt werden.

Antibiotika und Chemotherapeutika

Eine strenge Kontraindikation besteht nur für Chloramphenicol und alle Gyrasehemmstoffe. Außerdem sollten Sulfonamide während der ersten vier Wochen wegen eines erhöhten Kernikterusrisikos nicht eingenommen werden. Für die weitere Stillzeit ist eine strenge Indikationsstellung erforderlich. Penizillinderivate (z. B. Isocillin®, Amoxypen®) und Zephalosporine (z. B. Ceporexin®, Oracef®) sind die Mittel der Wahl.

Aminoglykoside können ebenfalls während der Stillzeit eingesetzt werden. Tetrazykline (z. B. Doxycyclin) sollten nur bei vitaler Indikation gegeben werden.

Die Behandlung mit Metronidazol (z. B. Clont®, Arilin®) sollte sich auf die lokale vaginale Anwendung beschränken. Bei oraler Medikation sollte nach einer hochdosierten Eindosisbehandlung eine 24stündige Stillpause eingehalten werden, bei parenteraler Gabe wird eine Stillpause für die Dauer der Behandlung empfohlen. Virustatika (z. B. Zovirax®) können lokal unbedenklich angewandt werden; bei oraler oder parenteraler Gabe sollte nicht gestillt werden.

Herz- und Kreislaufmittel

Für die antihypertensive Therapie geeignet sind einige Betarezeptorenblocker (z. B. Beloc®, Dociton®), Hydralazine (z. B. Nepresol®) und Alphamethyldopa (z. B. Methyldopa Stada®). Bei Gabe dieser Substanzen sollten die Säuglinge hinsichtlich Pulsfrequenz und eventuell auftretender Müdigkeit streng beobachtet werden. Während Clonidin (z. B. Catapresan®) kontraindiziert ist, kann der ACE-Hemmstoff Captopril (z. B. Lopirin®) in Ausnahmefällen gegeben werden, wenn die erstgenannten Substanzen nicht ausreichen. Digoxine (z. B. Lanicor®, Novodigal®) können unter Beachtung der Kumulationsgefahr eingenommen werden. Antiarrhythmika (z. B. Xylocain®, Chinidin duriles®) können bei strenger Indikationsstellung gegeben werden. Calciumantagonisten wie Verapamil (z. B. Isoptin®) bedürfen einer strengen Indikationsstellung.

Schilddrüsenmedikamente

Zur Substitutionstherapie kann L-Thyroxin unbedenklich gegeben werden. Auch gegen eine begründete Jodsubstitution der Mutter mit 100 bis 300 mg/die ist nichts einzuwenden (1 g jodiertes Salz enthält 76 mg Jod). Von den Thyreostatika ist Propylthiouracil (z. B. Propycil®) erlaubt und sollte Methimazol (Favistan®) und Carbimazol (z. B. Carbimazol-Henning®) vorgezogen werden.

Antidiabetika

Während Insulin unbedenklich gegeben werden kann, sollte Tolbutamid (Rastinon®) möglichst nicht eingenommen werden. Sulfonylharnstoffe (z. B. Glibenclamid®) sind kontraindiziert.

Magen-Darm-Mittel

Gegen *Laxanzien* wie Bisacodyl (z. B. Dulcolax®) und Natrium- und Magnesiumsulfat bestehen keine Bedenken. Bei Natriumpicosulfat (Laxoberal®) muß wegen der drastischen Wirkung eine Überdosierung vermieden werden.

Antazida mit den Inhaltsstoffen Magnesiumaluminiumhydroxid, Calciumcarbonat und Magnesiumsilikat (z. B. Maalox®, Aludrox®, Solugastril®, Gelusil®-Lac) können unbedenklich eingenommen werden. Gegen Blähungen kann unter anderem Dimeticon (z. B. Sab simplex®) gegeben werden.

Die notwendige therapeutische Einnahme von *Salazosulfapyridin* (z. B. Azulfidine®) bei Colitis ulcerosa muß unter sorgfältiger Beobachtung des Kindes erfolgen.

Antiepileptika

Alle Antiepileptika gehen, wenn auch in unterschiedlicher Menge, in die Muttermilch über. Bei der Notwendigkeit einer Therapie müssen die Kinder deshalb gut auf mögliche Nebenwirkungen wie Trinkschwäche, Erbrechen und Müdigkeit beobachtet werden. Die geringsten Bedenken bestehen gegen Valproinsäure (z. B. Convulex®) und Phenytoin (z. B. Phenhydan®). Bei der Einnahme von Carbamazepin (z. B. Tegretal®) und Primidon (z. B. Mylepsinum®) muß gegebenenfalls der Wirkspiegel bei Mutter und Kind bestimmt werden.

Psychopharmaka

Von den verschiedenen Psychopharmaka können Lormetazepam (z. B. Noctamid®) ohne unerwünschte kindliche Nebenwirkungen gegeben werden. Die Gabe von Oxazepam (z. B. Adumbran®), Amitriptylin (z. B. Saroten®) und Imipramin (z. B. Tofranil®) sollte nur unter strenger Indikationsstellung und Beobachtung des Kindes (Atemdepression, Trinkschwäche) gegeben werden. Bei regelmäßiger Einnahme von Diazepam (z. B. Valium®) muß mit einer Sedierung schon bei einer täglichen Dosis von nur 6 bis 10 mg/die gerechnet werden. Das Neuroleptikum Chlorpromazin (z. B. Megaphen®) und die Antidepressiva Doxepin

(z. B. Aponal®) und Lithium (z. B. Lithium-Duriles®) sollten, wenn möglich, während der Stillzeit nicht eingesetzt werden. Kann aus mütterlicher Indikation auf Lithium nicht verzichtet werden und soll nicht abgestillt werden, kann im Einzelfall bei genauer klinischer Beobachtung und möglichst niedriger therapeutischer Dosis unter Bestimmung der Lithiumkonzentration im Plasma und in der Muttermilch das Stillen erlaubt werden.

Antikoagulanzien

Von den gerinnungshemmenden Substanzen können Heparine (z. B. Calciparin®, Liquemin®) ohne Risiko eingesetzt werden, da sie weder in die Milch übergehen noch auf oralem Weg die Gerinnung beeinflussen. Cumarinderivate wie Warfarin (Coumadin®) und Acenocoumarol (Sintrom®) verlangen eine strenge Indikationsstellung. Eine prophylaktische Vitamin-K-Gabe beim Säugling wird empfohlen. Über Phenprocoumon (Marcumar®) liegen bisher keine ausreichenden Daten vor, die den Einsatz als unbedenklich erlauben.

Radionuklide, Zytostatika

Der Einsatz von Radionukliden und Zytostatika ist kontraindiziert.

2.5.7 Umweltgifte und Stillen

Die Herstellung von Industrie- und Umweltchemikalien sowie ihre Entsorgung führen zu einer hohen Schadstoffbelastung. In diesem Zusammenhang sind besonders die halogenierten Kohlenwasserstoffe (CKW) zu nennen, von denen ein Großteil toxisch und fast für alle Lebewesen und Organsysteme schädigend wirken. CKW sind lipophil und werden im Fettgewebe von Tier und Mensch auch schon bei Neugeborenen eingelagert. Da die Konzentration der CKW in der Muttermilch der im mütterlichen Fettgewebe entspricht, ist zu fragen, ob vom Stillen nicht eine zusätzliche Gefahr für das Neugeborene ausgeht.

Seit vielen Jahren ist es möglich, CKW in der Muttermilch zu bestimmen [13]. Die Bedeutung der durch immer stärker verfeinerte Untersuchungsmethoden nachgewiesenen Schadstoffkonzentrationen für den Säugling ist bis heute allerdings nicht sicher abzuschätzen. Aufgrund der vorliegenden Erfahrungen kann aber unter Berücksichtigung der gegenüber der Flaschennahrung zusätzlichen Vorteile des Stillens an der Muttermilch uneingeschränkt festgehalten werden [7, 28, 44].

2.6 Kontrazeption während der Stillperiode

2.6.1 Natürlicher Empfängnisschutz

Die Dauer des vollen Stillens, die Häufigkeit des täglichen Anlegens des Kindes und das Alter einer Frau haben einen entscheidenden Einfluß auf den Zeitpunkt der auftretenden ersten Ovulation nach der Entbindung [52]. Im allgemeinen kann davon ausgegangen werden, daß bei vollem Stillen in den ersten zehn bis zwölf Wochen ein hoher Empfängnisschutz besteht, bei vielen Frauen noch Monate über diesen Zeitpunkt hinaus. Ehepaare, die bereits vor der Schwangerschaft mit der Methode der natürlichen Familienplanung vertraut waren, können diese jetzt mit relativ hoher Sicherheit ebenfalls anwenden (siehe auch Bd. 2, Kap. 9). Wem dies allerdings zu unsicher ist, der muß auf eine andere kontrazeptive Maßnahme ausweichen.

2.6.2 Chemische und mechanische Kontrazeption

Nach Abklingen des Wochenflusses können Kondome und die im Handel erhältlichen spermaziden Substanzen (z. B. Ortho-Creme®, Ortho-Gynol®, Patentex® Oval N) unbedenklich angewandt werden. Bei der Benutzung eines Diaphragmas ist die häufig noch unzureichende Rückbildung des Geburtskanals und des Beckenbodens zu berücksichtigen (siehe auch Bd. 2, Kap. 8).

Vier bis sechs Wochen nach der Geburt kann bereits ein Intrauterinpessar eingelegt werden. Wegen des häufig noch relativ weiten Zervikalkanals kann die Spirale allerdings leichter verrutschen oder direkt ausgestoßen werden. Eine sonographische Lagekontrolle nach der ersten Regelblutung wird angeraten (siehe auch Bd. 2, Kap. 7).

2.6.3 Sterilisation

Eine dauerhafte Unterbrechung der Eileiter ist sowohl im Rahmen eines Kaiserschnitts als auch im frühen Wochenbett möglich (siehe auch Bd. 2, Kap. 10). Wegen der nur langsam erfolgenden Rückbildung des Uterus und der Tubenwand sollte laparoskopisch eine Sterilisation üblicherweise nicht vor dem 5. Wochenbettstag durchgeführt werden. Die nur geringe Versagerrate der Methode nimmt bei Durchführung zu einem späteren Zeitpunkt weiter ab und wird mit 1 bis 2 pro 1000 angegeben.

2.6.4 Hormonelle Kontrazeption

Viele Frauen haben in der Stillzeit einen natürlichen Vorbehalt gegen eine hormonelle Kontrazeption. Wegen sehr unterschiedlicher Untersuchungsergebnisse und zahlreicher unbeantworteter Fragen bezüglich der Hormonwirkung beim Kind empfiehlt das Expert Committee on Maternal and Child Health der WHO während des Stillens vor allem in der frühen Phase nach der Entbindung möglichst auf die Pille zu verzichten. Eine *Kontraindikation* gegen die Verwendung hormoneller Kontrazeptiva besteht jedoch nur für Präparate, die Cyproteronacetat und Medroxyprogesteronacetat enthalten.

Als weitgehend gefahrlos gilt die Einnahme einer rein gestagenhaltigen Pille, der sog. *Minipille*. Die hierin enthaltenen Gestagene Norethisteronacetat bzw. Levonorgestrel gehen nur in geringsten Mengen in die Muttermilch über und scheinen die Milchmenge nicht zu beeinflussen. Eine geringe Änderung der Milchzusammensetzung ist möglich. Ein weiterer Vorteil der reinen Gestagengabe ist, daß männliche Säuglinge nicht der Östrogenwirkung ausgesetzt sind. Die Einnahme der Minipille sollte kontinuierlich ohne eine Pause zu einer festen Tageszeit erfolgen.

Auch Kontrazeptiva, die Östrogen-Gestagen-Kombinationen enthalten, können während des Stillens eingenommen werden. Der Östrogenanteil sollte hierbei 0,03 mg Ethinylestradiol (maximal 0,05 mg) nicht überschreiten. Eine geringe Verminderung der Milchmenge ist möglich, die Zusammensetzung der Muttermilch scheint sich aber nicht zu ändern. Der Steroidanteil in der Muttermilch von Frauen, die Kombinationspräparate einnehmen, liegt unter 1 % der verabreichten Östrogen- und Gestagenmenge. Eine Beeinträchtigung der kindlichen Entwicklung scheint nach unserem heutigen Wissen davon nicht hervorgerufen zu werden (siehe auch Bd. 2, Kap. 6, Abschnitt 4.1.8, und Bd. 2, Kap. 12, Abschnitt 2.2).

2.7 Abstillen

Aus persönlichen oder – seltener – medizinischen Gründen kann es notwendig sein, primär oder sekundär abzustillen.

Dies ist medikamentös durch eine *Hemmung der Prolactinsekretion* zu erreichen. Die am häufigsten eingesetzten Substanzen sind hierbei Bromocriptin (Pravidel®) in einer Dosis von zweimal 2,5 mg/die über 14 Tage, Lisurid (Dopergin®) in einer Dosis von zwei- bis dreimal 0,2 mg über 14 Tage und Metergolin (Liserdol®) in einer Dosis von drei- bis viermal 4 mg/die über sieben bis zehn Tage. Drei Tage nach dem Sistieren des Milchflusses kann die Behandlung beendet werden. Bei allen Substanzen sind die Kontraindikationen zu beachten.

Als *Nebenwirkungen* werden leichte Übelkeit, Erbrechen, Kopfschmerz und Schwindelgefühl beobachtet. Diese sind im allgemeinen nur von vorübergehender Natur. Gegebenenfalls kann die Dosis zeitweise verringert werden. In den USA wurden in der letzten Jahren zum Teil gravierende Nebenwirkungen, in einigen Fällen mit Todesfolge, unter der Einnahme von Bromocriptin beobachtet. Es wurde deshalb dort die Indikation „Abstillen" für alle Prolactinantagonisten aufgehoben. Die früher vorwiegend zum primären Abstillen benutzte hochdosierte Östrogengabe wird heute wegen der damit verbundenen Nebenwirkungen und Gefahren nicht mehr angewandt.

In jüngster Zeit wird von vielen Frauen wegen der möglichen Nebenwirkungen des medikamentösen Abstillens das *natürliche Abstillen* wieder bevorzugt. Bei der Notwendigkeit des plötzlichen Abstillens wird folgendes Vorgehen empfohlen [1, 28]:

- festes Hochbinden der Brüste mit einem engen Tuch
- Verminderung der täglichen Trinkmenge auf ca. 500 ml
- bei Bedarf Ausdrücken von etwas Milch zur Vermeidung eines Milchstaus
- Kühlung der Brust durch Quark- oder Eiswickel

Die zusätzliche Gabe von Phytolacca als Einzelgabe in Hochpotenz oder frequenter Niedrigdosierung kann das Abstillen positiv unterstützen.

2.8 Milchstau

Milchstau und Mastitis treten bevorzugt in der 2. bis 3. Woche post partum auf, werden aber auch während der gesamten Stillzeit beobachtet [15, 19]. Erstgebärende sind häufiger betroffen als Mehrgebärende. Klinisch sind beide Krankheitsbilder wegen ihres fließenden Überganges schwer voneinander abzugrenzen.

Symptome: Abhängig vom Schweregrad des Milchstaus können gespannte, pralle, druckdolente Brüste, keine oder nur mäßige Besserung nach dem Stillen, gerötete und überwärmte Haut, wunde Brustwarzen, vergrößerte axilläre Lymphknoten, allgemeines Krankheitsgefühl mit Kopf- und Gliederschmerzen sowie erhöhte Temperaturen beobachtet werden.

Ursachen sind: Abflußbehinderungen infolge eines gestörten Milchspendereflexes mit unzureichender Oxytocinausschüttung, mangelnde Entleerung der Brust durch falsche Stillpraxis, wunde Brustwarzen und zu lange Stillpausen, mechanische Abflußbehinderungen infolge von Narben und unterbrochener Milchgänge nach Gewebeentnahme, Reduktionsplastik und versprengtes Mammagewebe.

Therapie: Die Betreuung und Therapie bei Stillproblemen muß die Unerfahrenheit, Unsicherheit und das häufig leicht verletzbare Selbstvertrauen der Wöchnerin berücksichtigen. Wesentlich ist, daß die therapeutischen Maßnahmen dem Schweregrad des Milchstaus angepaßt sind und zur Betreuung möglichst erfahrene Fachkräfte herangezogen werden. Bei der Behandlung des Milchstaus haben sich folgende Maßnahmen bewährt:

- Schonung und Ruhe für Mutter und Kind
- Überprüfung der Stillposition und des Stillens
- Ausstreichen der Brust
- lokale Maßnahmen wie z. B.:
  feuchtwarme Kompressen, heiße Dusche (vor dem Stillen)
  Kälte (nach dem Stillen), kalte Alkohol- oder Arnikaumschläge, Auflagen mit entzündungshemmendem Gel oder Quark
- Verminderung der Milchsekretion durch eine niedrige Dosierung eines Prolactinhemmers (z. B. $^1/_2$–1 Tbl. Bromocriptin)

Kommt es trotz der angegebenen Therapiemaßnahmen innerhalb von mehreren Stunden bis maximal zwei Tagen nicht zu einer Normalisierung der Beschwerden oder gar zu einer Verschlechterung, dann deutet dies auf eine Mastitis hin, und gezielte weitere Therapieschritte sind erforderlich.

2.9 Mastitis

2.9.1 Erreger und Übertragungsweg

Staphylococcus aureus ist in mehr als 90% der nachgewiesene Keim bei einer akuten Mastitis puerperalis [34]. Die Übertragung erfolgt in den meisten Fällen durch den Mund des Kindes, der in den ersten Lebenstagen zunehmend mit den Keimen seiner Umgebung besiedelt wird. Eine Woche nach der Geburt läßt sich schon bei 80% der gestillten Kinder Staphylococcus aureus in der Mundhöhle nachweisen. Die Muttermilch selbst ist ebenfalls sehr häufig mit diesem Keim kontaminiert. Die Keimzahl ist allerdings unter normalen Verhältnissen mit weniger als 10^4 Keimen/ml relativ gering.

Zwei *Wege der Mastitisentstehung* werden unterschieden: Einmal kann es infolge eines Milchstaus zu einer übermäßigen Keimvermehrung kommen, zum anderen können über eine wunde Brustwarze und Rhagaden Keime in die Brust eindringen und über Lymphbahnen verschleppt werden. Eine hämatogene Aussaat ist für die bekannten Keime dabei sehr selten. Ob es sich bei einer eingetretenen Mastitis um eine interstitielle oder parenchymatöse Verlaufsform handelt, kann, da beide Formen meist ineinander übergehen, nicht unterschieden werden und hat auch für den klinischen Verlauf nur eine geringe Bedeutung (siehe auch Bd. 8, Kap. 12, Abschnitt 5.2).

2.9.2 Klinik und Therapie

Symptome der Mastitis sind:

- Zeichen des Milchstaus
- Schüttelfrost und Fieber über 39 °C
- Leukozytose über 18 000/mm^3
- schmerzhafte Rötung und Überwärmung, meist auf nur eine Brust beschränkt

Die *Therapie* besteht aus den folgenden Maßnahmen:

- Lokalbehandlung wie beim Milchstau
- strenger Bettruhe
- Prolactinhemmer
- Antibiotikagabe
- Abpumpen der Milch bzw. Weiterstillen
- natürlichem Abstillen

Um ein Weiterstillen zu ermöglichen, sollte die Dosis des Prolactinhemmers möglichst niedrig und die Therapiedauer dem klinischen Beschwerdebild angepaßt sein. In schweren Fällen ist zu entscheiden, ob man zusätzlich ein gegen Staphylokokken wirksames Antibiotikum einsetzt (penicillinasefestes Penicillin, Zephalosporine der 2. Generation).

2.9.3 Mastitis und Stillen

Im Gegensatz zu früher ist man heute der Meinung, daß es bei der Mastitis besser ist, die Brust zu entleeren als sie ruhigzustellen. Ob die entzündete Brust beim Stillen für einige Stunden ausgespart und gegebenenfalls nur abgepumpt wird, sollte von den Beschwerden abhängig gemacht werden. Die klinische Erfahrung zeigt dabei, daß es bei der Fütterung von staphylokokkenreicher Muttermilch nur sehr selten zu einer Infektion des Kindes kommt. Reife, gesunde Kinder sollten deshalb unter sorgfältiger Beobachtung weitergestillt werden bzw. die abgepumpte Milch verfüttert bekommen [1, 28].

2.9.4 Abszedierende Mastitis

Bei unzureichender oder zu spät einsetzender Therapie besteht die Gefahr eines Fortschreitens der Entzündung mit Ausbildung eines Abszesses. Konservative Therapiemaßnahmen müssen hierbei erfolglos bleiben. Ist die Entzündung noch nicht ausreichend abgegrenzt, kann eine lokale Wärmeapplikation das Einschmelzen des Abszesses beschleunigen.

Der Abszeß selbst wird durch eine ausreichend große periareoläre oder radiäre Inzision mit Gegeninzision in der Submammärfalte eröffnet. Für eine befriedigende Abszeßentleerung werden die Abszeßhöhle stumpf erweitert und die Wundhöhle durch einen dicken Drainageschlauch offengehalten. Mehrmals täglich durchgeführte Spülungen mit Polyvidonjodlösung lassen die entzündliche Reaktion rasch abklingen. In der Regel wird während der Akutphase die Milch abgepumpt und verworfen. Ob während der chirurgischen Intervention nicht doch weitergestillt werden kann, muß vom Einzelfall abhängig gemacht werden.

3 Betreuung im Wochenbett

Die in vielen Kliniken noch übliche Trennung der Zuständigkeit für Uterus und Pflege der Wöchnerin auf der einen Seite und Brustpflege, Stillen und Pflege des Kindes auf der anderen Seite sollte zugunsten einer ganzheitlichen Betreuung von Mutter und Kind aufgegeben werden. Diese Aufgabe sollte von Hebammen, Kranken- und Kinderkrankenschwestern sowie Ärzten gemeinsam unter Einbeziehung des Kreißsaalpersonals wahrgenommen werden. Aufgabe und Ziel einer ganzheitlichen Betreuung muß es sein, die Gesundheit von Wöchnerin und Kind zu gewährleisten, Wünsche und individuelle Vorgaben der Eltern mitzuberücksichtigen, sie unterstützend zu beraten und anzuleiten und sie auf die neue Aufgabe im Umgang mit ihrem Kind vorzubereiten [38]. Erfolgt eine ambulante Entbindung oder frühzeitige Entlassung der Wöchnerin, ist dafür Sorge zu tragen, daß die häusliche Betreuung durch eine Hebamme und einen Kinderarzt am besten schon vor der Entbindung sichergestellt ist.

3.1 Routineuntersuchungen

Nach einer normal verlaufenen Spontangeburt müssen einmal täglich Blutdruck, Puls und Temperatur kontrolliert werden. Die Kontrolle des kleinen Blutbilds erfolgt am 1. oder 2. Wochenbettstag. Bei einem Kaiserschnitt wird wie nach einer Laparotomie verfahren. Zusätzliche Untersuchungen sind abhängig von geburtshilflichen und internistischen Besonderheiten.

3.2 Allgemeine Körperpflege

Nach einer normalen Geburt ist eine Wöchnerin in der Regel fast immer in der Lage, die allgemeine Körperpflege selbst zu übernehmen. Sobald sie sich von den Geburtsstrapazen ausreichend erholt hat und ihr Kreislauf stabil ist, kann sie duschen und auch ihre Haare waschen. Damit durch das ablaufende Shampoo die Brustwarzen nicht unnötig gereizt werden, sollte dies zeitlich getrennt erfolgen. Beim Abtrocknen ist darauf zu achten, daß für Ober- und Unterkörper verschiedene Handtücher benutzt und diese häufig gewechselt werden.

3.3 Kontrolle von Damm und Vulva

Um ein Hämatom, eine Schwellung und Wundheilungsstörungen rechtzeitig erkennen zu können und damit unnötige Schmerzen zu verhindern, sollte der Damm- und Vulvabereich täglich inspiziert werden. Um die *Wundheilung bei Verletzungen* der Geburtswege und des Dammes nicht zu gefährden, ist darauf zu achten, daß die Vorlagen zur Aufnahme des infektiösen Wochenflusses oft genug gewechselt werden und der Dammbereich täglich mehrmals, besonders nach der Defäkation, gespült und gereinigt wird. Als Spülflüssigkeit dient lauwarmes Leitungswasser, dem Kamille zugesetzt werden kann. Die Verwendung von antiseptischen Lösungen ist in der Regel nicht erforderlich.

Zur *Pflege der Dammnaht* werden Sitzbäder mit Zusatz von Eichenrindenextrakt, Kaliumpermanganat oder Kamille ab dem 2. bis 3. Wochenbettstag mehrmals täglich für mehrere Minuten empfohlen. Bei einer entzündeten Dammnaht oder bei Schmerzen sollten diese Maßnahmen intensiviert und ergänzt werden. Lindernd wirken während der ersten Tage lokale Eiskrawatten, ein Kältebad und gegebenenfalls die Entfernung eines unter Spannung stehenden Fadens der Dammnaht. Übersteigen die Gewebespannung und die Schmerzen das erträgliche Maß, dann sollten großzügig Antiphlogistika und Analgetika eingesetzt werden. Hat sich ein großes Hämatom entwickelt, dann muß im Einzelfall entschieden werden, ob eine Hämatomausräumung und Drainage erforderlich sind.

3.4 Kontrolle der Uterusrückbildung

Nachwehen können besonders am ersten Tag sehr schmerzhaft sein und Analgetika erforderlich machen. Ihre Intensität läßt gewöhnlich schon bald nach. Sie treten dann gewöhnlich nur noch während des Stillens verstärkt auf.

Die *Rückbildung des Uterus* und die Beschaffenheit der *Lochien* werden täglich kontrolliert. Nach dem ersten Wochenbettstag tritt der Fundus uteri bei regelrechter Rückbildung 1 bis 2 cm tiefer, bei einem sektionierten Uterus verläuft die Rückbildung langsamer. Eine Subinvolutio wird bei regelmäßigen Kontrollen leicht erkannt.

3.5 Kontrolle der Blasen- und Darmfunktion

Im Zusammenhang mit der Geburt treten häufig Irritationen von Blase, Harnröhre und Rektum auf, die das Ingangkommen der spontanen Blasen- und Darmentleerung verzögern [47]. Meist normalisiert sich der Zustand ohne Abführmaßnahmen spätestens am 2. oder 3. Wochenbettstag. Schmerzen durch Hämorrhoiden, einen Hämorrhoidalprolaps oder eine Thrombosierung können reflektorisch ebenfalls zu Stuhlverhaltung führen. Milde Abführmaßnahmen, Eiskühlung, Tampositorien, mit Salben getränkte Läppchen und eventuell eine chirurgische Intervention können erforderlich werden. Als Abführmittel haben sich neben vielen Hausrezepten ballaststoffreiche Kost, Leinsamen, Bohnenkaffee, oral einzunehmende Laxanzien, ein Mikroklist oder ein Einlauf bewährt.

Relativ häufig klagen Wöchnerinnen postpartal darüber, daß sie kein richtiges *Gefühl für die Blasenfüllung* haben oder den Urin nicht immer kontrolliert zurückhalten können. Auch diese Schwierigkeiten klingen in der Regel nach einigen Tagen ab. Probleme können allerdings länger bestehen, wenn präpartal bereits Störungen bestanden haben oder es bei einer verzögerten Austreibungsperiode oder erschwerten Zangen- bzw. Vakuumgeburt zu einer übermäßigen Dehnung des Stützgewebes von Blase und Harnröhre gekommen ist. Besteht der Verdacht auf eine Überlaufblase, dann sollte dieser sonographisch durch eine Restharnbestimmung abgeklärt werden und die Blase gegebenenfalls mehrmals nach ordentlicher Desinfektion katheterisiert werden. Eine kurzfristige medikamentöse Behandlung mit Parasympathomimetika (z. B. Doryl®) oder mit Cholinesterasehemmern (z. B. Ubretid®) ist nur in Ausnahmen erforderlich. Bei bestehender Harninkontinenz sollte besonders nachdrücklich auf die Bedeutung und Wirkung einer konsequenten Beckenbodengymnastik hingewiesen werden. Finden sich Hinweise für eine Blaseninfektion, muß vor einer gezielten Therapie unter sterilen Kautelen Urin abgenommen und ein Urinsediment sowie eine bakteriologische Keimbestimmung veranlaßt werden.

3.6 Impfprophylaxe

Bei einer *rhesus-negativen Mutter* ist zur Vermeidung einer Rhesus-Sensibilisierung unmittelbar nach der Geburt die Blutgruppe des Kindes zu bestimmen. Ist das Kind rhesus-positiv und weist die Mutter noch keine Antikörper auf (indirekter Coombs-Test negativ), erfolgt die prophylaktische Gabe von Anti-D-Immunglobulin. Dazu werden 200 bis 300 mg Immunglobulin Anti-D i.v. oder i.m. innerhalb der ersten 48 (spätestens 72) Stunden nach der Entbindung appliziert. Bei Verdacht auf eine fetomaternale Makrotransfusion muß eine höhere Anti-D-Dosis nachgespritzt werden (siehe auch Bd. 5, Kap. 11, Abschnitt 2.1).

Eine *Aktivimpfung gegen Röteln* sollte bei Wöchnerinnen vorgenommen werden, bei denen keine oder nur eine zweifelhaft sichere Immunität (HAH-Titer <1:32 oder <1:16 und kein spezifischer IgG-Nachweis) nachgewiesen werden kann. Für die Immunisierung stehen verschiedene subkutan zu applizierende Aktivimpfstoffe zur Verfügung [8] (siehe auch Bd. 5, Kap. 11, Abschnitt 3.2).

3.7 Wochenbettgymnastik

Ziel der Wochenbettgymnastik ist die Rückbildung der schwangerschaftsbedingten Veränderungen bei der Körperhaltung, der Beckenboden- und Bauchmuskulatur und dem Bandapparat der Gebärmutter und des Beckens.

Zusammen mit der Geburtsvorbereitung kann eine konsequente *Wochenbettgymnastik* negative Einflüsse verhindern und einer möglichen späteren Senkung mit oder ohne Harninkontinenz vorbeugen bzw. die Beschwerden abschwächen. Mit dem Kreislauftraining und leichten gymnastischen Übungen kann nach einer normal verlaufenden Geburt schon sehr früh, d.h. nach der ersten erholsamen Nacht begonnen werden. Häufiges Aufstehen und die selbständige Übernahme der Körperpflege aktivieren zusätzlich den Kreislauf und intensivieren den Stoffwechsel. Die Teilnahme am „Rooming-in" unterstützt diese Maßnahmen.

Die wichtigste Grundlage der Rückbildung ist die *Korrektur der Haltung,* besonders im Beckenbereich. Alle durch die Schwangerschaft verlagerten Organe müssen wieder zu ihrer ursprünglichen anatomischen Lage zurückkehren. Die Bauchlage ist hierbei besonders förderlich. Sie verstärkt gleichzeitig die Nachwehen und den Wochenfluß. Zur Stabilisierung der Muskulatur ist es besonders wichtig, die Beckenboden- und Bauchmuskulatur isoliert und gemeinsam zu erspüren und zu trainieren. Um den Beckenboden unmittelbar nach der Geburt noch zu schonen, werden die ersten Übungen zunächst im Liegen durchgeführt. Bewegungsübungen in Rückenlage mit hochgelagerten Beinen verstärken und beschleunigen zusätzlich die Entwässerung des Körpers.

In den ersten Tagen nach der Geburt genügt es, 15 Minuten einmal täglich intensiv zu üben. Zusätzlich soll das zurückkehrende Gefühl für den Beckenboden und die Bauchmuskulatur dazu genutzt werden, die Muskulatur mehrmals am Tag bewußt anzuspannen und zu entlasten. Bei der Miktion kann versucht werden, den Harnstrahl mehrmals zu unterbrechen. Die tägliche Beckenbodenwahrnehmung sollte als präventive Maßnahme dauerhaft beibehalten werden.

Ab der 3. Woche nach der Geburt hat es sich bewährt, die Rückbildungsgymnastik in der Gruppe auf eine Stunde pro Woche zu konzentrieren. Insgesamt sollte die Rückbildungsgymnastik über einen Zeitraum von mindestens sieben bis zehn Wochen fortgeführt werden.

3.8 Ernährung

Die stillende Wöchnerin muß bei ihrer Ernährung sowohl auf den eigenen vermehrten Energiebedarf (ca. 600 kcal zusätzlich) als auch auf den Nährwert ihrer Muttermilch achten. Der Nährwert hängt dabei im wesentlichen von den eigenen Ernährungsgewohnheiten ab. Als allgemeine Richtlinie für eine richtige Ernährung können gelten:

- *häufigeres Essen* und kleinere Mahlzeiten
- *vielseitige Ernährung:* täglich reichlich Getreide in Form von Brot, Reis, Nudeln und Müsli; viel frisches Gemüse, Rohkost und Salat, Obst, Milch und Milchprodukte; häufig Kartoffeln, weniger Wurst und Fleisch, dafür mindestens einmal pro Woche Seefisch; Verwendung von hochwertigem Pflanzenöl (z.B. Distelöl, Keimöl, Sonnenblumenöl), da dieses reich an mehrfach ungesättigten Fettsäuren ist
- *Trinken* nach Durstgefühl, aber mindestens zwei Liter (Leitungs- oder Mineralwasser, verdünnte Frucht- und Gemüsesäfte)

Grundsätzlich können während der Stillzeit alle Lebensmittel gegessen werden, die zu einer vollwertigen Kost gehören. Die Mutter sollte ihr Kind beobachten, wie es auf die Ernährung reagiert. Manche Kinder werden wund, wenn die Mutter säurereiches Obst (z.B. Orangen, Grapefruit, Kiwifrüchte) ißt bzw. Säfte aus Zitrusfrüchten trinkt. Empfindliche Babies reagieren aber auch auf andere Obstsorten. Prinzipiell ist zu empfehlen, immer nur eine Obstsorte auszuprobieren, um den Überblick zu behalten. Obstsäfte sollten nur verdünnt getrunken werden. Blähungen treten häufig bei bestimmten Gemüsesorten auf, z.B. bei Weiß-, Rot- oder Blumenkohl, Hülsenfrüchte (Erbsen, Linsen, Bohnen), Zwiebeln, Knoblauch und Gurkensalat. Verweigert ein Kind die Muttermilch, dann können dafür auch intensive Geschmacks- und Geruchsstoffe bzw. Knoblauch und Zwiebeln verantwortlich sein.

Vitamine: Oft liegt in Schwangerschaft und Stillzeit ein Mangel an Eisen und bestimmten Vitaminen (B_1, B_6, Folsäure) im Blut vor. Symptome wie Müdigkeit, Konzentrationsschwäche und Blutarmut können auf diesen Mangel hinweisen. Bei der Auswahl der Speisen ist besonders auf einen hohen Gehalt dieser Stoffe zu achten.

4 Komplikationen im Wochenbett

4.1 Blutungen

Blutungen im Wochenbett sind bei gewissenhafter Inspektion der Plazenta und fachgerechter Versorgung der Geburtsverletzungen selten. Sie können durch uterine Ursachen oder Verletzungen bedingt sein.

4.1.1 Uterine Blutungen

Puerperale Blutungen aus dem Uterus können folgende Ursachen haben:

- unkomplizierte Subinvolutio
- Retention von Plazenta- oder Eihautresten
- Endometritis
- funktionell-endokrine Störungen

In den ersten postpartalen Tagen wird von Wöchnerinnen gelegentlich über eine mäßig verstärkte Blutung mit spontanem Abgang von Gewebestücken, besonders nach dem Aufstehen, berichtet. Hierbei handelt es sich in der Regel um Koagel und gelöste Eihautreste, die aus dem Uterus ausgestoßen werden. Die Blutung schwächt sich nach dem Gewebeabgang deutlich ab.

Blutet es später, vor allem zwischen der 2. und 4. Woche post partum, ist ursächlich an ein zurückgebliebenes, nicht vollständig gelöstes *Plazentastück* oder an einen *Plazentapolypen* zu denken. Der Plazentapolyp vergrößert sich durch schichtweises Anlagern von geronnenem Blut an die aufgeraute Oberfläche. Eine bakterielle Besiedelung des Polypen und des angrenzenden Endomyometriums ist möglich.

Die *Endometritis* gilt als die zweithäufigste Blutungsursache im Wochenbett. Bleibt die Infektion auf das Endometrium beschränkt, findet sich außer einer leichten, in der Stärke und Dauer variierenden Blutung keine weitere klinische Symptomatik.

Gegen Ende des Wochenbetts kann eine *funktionell-endokrine Störung,* hervorgerufen durch eine erhöhte Östrogenaktivität bei noch unzureichender Progesteroneinwirkung, zu einer verstärkten Blutung führen.

Diagnostik: Soweit ein aus dem Uterus ausgestoßenes Gewebestück aufgefangen wurde, wird es auf Plazentareste hin untersucht. Anschließend wird die Höhe des Fundusstands und der Tonus der Gebärmutter

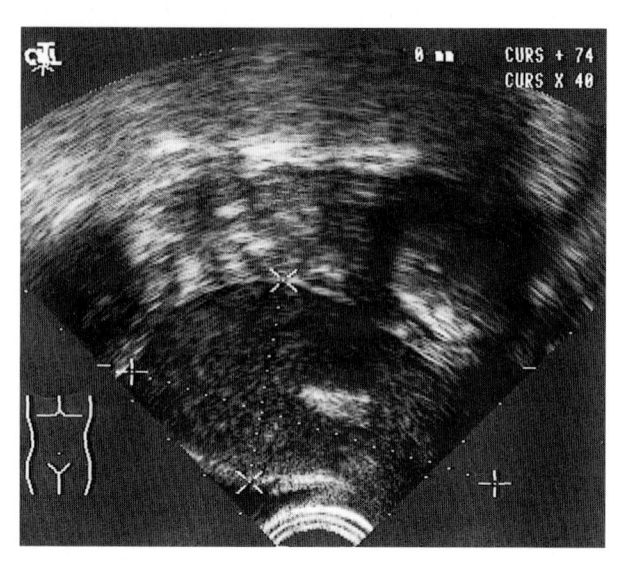

Abb. 17-4 Sonographischer Befund eines Plazentarests im Cavum uteri.

überprüft. Ein größerer Plazentapolyp kann nicht selten im geöffneten Zervikalkanal getastet oder bei der Spekulumeinstellung gesehen werden. Mit Hilfe der Sonographie gelingt es heute relativ leicht, das Cavum uteri darzustellen und retiniertes Gewebe zu lokalisieren (Abb. 17-4). Ein Temperaturanstieg oder eine Erhöhung der Entzündungsparameter finden sich bei einem Plazentapolypen eher selten.

Therapie: Bei einer Subinvolutio oder einfachen Endometritis ist die Gabe von Uterotonika indiziert. Retiniertes Gewebe im Cavum uteri muß entfernt werden. Bei ausreichend weit geöffnetem Zervikalkanal kann versucht werden, mit dem Finger das Kavum zu entleeren; in den meisten Fällen ist es aber erforderlich, in Vollnarkose die Gewebereste instrumentell mit einer großen stumpfen Kürette zu entfernen. Um der Gefahr einer iatrogenen Infektion zu begegnen, erfolgt der Eingriff unter einer eintägigen Antibiotikaprophylaxe. Gibt es bereits Hinweise für eine manifeste Infektion, ist zur Verhinderung einer möglichen Sepsis eine mehrtägige Antibiotikatherapie erforderlich. Bei der instrumentellen Ausräumung des Cavum uteri ist die große Perforationsgefahr der Uteruswand zu berücksichtigen. Bei einem schlecht kontrahierten Uterus reduziert eine intravenöse Oxytocingabe präoperativ die Perforationsgefahr.

4.1.2 Rißblutungen aus Geburtsverletzungen

Geburtsbedingte Gefäßverletzungen werden meist entweder durch eine starke Blutung nach außen oder eine Hämatombildung erkannt. Abhängig von der Ausdehnung und Lokalisation wird ein Hämatom aber nicht selten erst am 2. oder 3. Wochenbettstag diagnostiziert, wenn die geburtsbedingten Beschwerden nicht nachlassen und gezielt nach einer Ursache gefahndet wird.

Therapie: Eine akute Blutung infolge einer gelösten Ligatur oder aus einem retrahierten, zunächst spastisch verengten Gefäß wird ligiert; Hämatome werden drainiert. Bei der Ausräumung der Hämatome lassen sich in den allermeisten Fällen keine isolierten Gefäße als Blutungsursache mehr ausmachen. Eine Antibiotikagabe ist bei einer großen Hämatombildung anzuraten. Neben einer antiphlogistischen Therapie sind resorptive Maßnahmen für die Rückbildung von Induration und Schwellung förderlich.

4.2 Fieber nach der Geburt

Wird der Wochenbettverlauf durch auftretendes Fieber kompliziert, dann ist zu klären, ob ursächlich eine verminderte Flüssigkeitszufuhr oder eine genitale oder extragenitale Infektion verantwortlich ist. Auch beim Milcheinschuß kann gelegentlich eine Temperaturerhöhung beobachtet werden.

Historisch definiert ist der Begriff des *Wochenbettfiebers* (Puerperalfieber, Kindbettfieber). Unter Wochenbettfieber werden alle Infektionen zusammengefaßt, die ihren Ausgang von den Genitalorganen nehmen und zu rektal gemessenen Temperaturen von mehr als 38 °C nach dem 1. und vor dem 11. postpartalen Tag führen. Aus prognostischen und therapeutischen Gründen ist es wichtig, den Zeitpunkt des Eintritts, die Höhe und die Dauer des Fiebers zu bewerten. Je nach Ausbreitung und Schweregrad können subfebrile Temperaturen oder plötzliche Fieberzacken auftreten. Neben dem Fieber sind weitere Symptome zu beobachten, z. B. schlechte Uterusrückbildung, fötide Lochien, Kantenschmerz des Uterus, Schmerzen im Bereich der ableitenden Harnwege, Spannen, Schmerzen und Rötung der Brust, ausstrahlende Schmerzen in das Bein, lokale Venenentzündungen, allgemeines Krankheitsgefühl, Unruhe, Pulsbeschleunigung, Übelkeit, Kopf- und Gliederschmerzen.

Durch einfaches frühzeitiges Handeln können schwere Infektionen meist verhindert werden.

Im klinischen Alltag hat es sich bei Fieber bewährt, alle häufig im Wochenbett zu beobachtenden *Ursachen* der Reihe nach diagnostisch abzufragen und für den Einzelfall an die seltenen fiebererzeugenden Komplikationen zu denken: Milchstau, Mastitis; Zystitis und Pyelonephritis; gestörte Wundheilung; Endo- bzw. Endomyometritis; Puerperalsepsis; Thrombophlebitis; Infektionen durch Streptokokken der Gruppe A; Ovarialvenen-Thrombophlebitis.

4.2.1 Milchstau und Mastitis

Eine Fieberursache ab dem 3. bis 4. Wochenbettstag kann ein Milchstau und etwas später eine Mastitis sein. Ursachen, Symptome und Therapie sind in den Abschnitten 2.8 und 2.9 zusammengefaßt.

4.2.2 Zystitis und Pyelonephritis

Geburtstraumatische Schäden und häufiges Katheterisieren bei postpartaler Blasenentleerungsstörung mit Restharnbildung begünstigen die Entstehung einer *Zystitis*. Diagnose und Therapie erfolgen wie außerhalb einer Schwangerschaft.

Bei der *Pyelonephritis* im Wochenbett handelt es sich meistens um ein Rezidiv einer bereits in der Schwangerschaft vorhandenen Nierenbeckenentzündung. Im Gegensatz zur einfachen Zystitis ist die Pyelonephritis nahezu immer mit einer Temperaturerhöhung verbunden. Die antibiotische Therapie der Pyelonephritis richtet sich nach dem Ergebnis der Keimaustestung und muß mögliche Auswirkungen auf das Stillen berücksichtigen. Die Therapie stützt sich vor allem auf Penizilline und Zephalosporine. Die Dauer der Therapie sollte wegen der Rezidivgefahr eine Woche nicht unterschreiten.

4.2.3 Gestörte Wundheilung

Wundheilungsstörungen im Bereich der Geburtswege, der Uteruswunde und der Bauchdecken bei Sectio caesarea können subfebrile, selten febrile Temperaturen meist erst ab dem 2. postpartalen Tag hervorrufen. Die Beschwerden sind in der Regel lokal umschrieben.

Die *Therapie* besteht aus:

- lokaler Wundbehandlung
- Sitzbädern

- Antiphlogistikagabe
- Antibiotikagabe (bei Temperaturen >38 °C)
- gegebenenfalls Hämatomausräumung

Eine Sekundärnaht einer klaffenden Scheiden- oder Dammverletzung ist nur selten erforderlich, da die Granulation aus der Tiefe relativ rasch fortschreitet und zu einer befriedigenden Wundadaptierung führt.

4.2.4 Endometritis und Endomyometritis

Die häufigste Ursache des Wochenbettfiebers ist die Endometritis. Frauen, bei denen in der Schwangerschaft insbesondere B-Streptokokken, Ureaplasmen oder Gardnerella vaginalis im Zervixabstrich nachgewiesen worden sind, entwickeln signifikant häufiger eine Wochenbettinfektion [4, 10, 14, 16, 31]. Die Endometritis puerperalis ist fast immer durch eine Aszension von Keimen aus der Scheide verursacht. Es gibt eine Reihe von *Faktoren, die die Entstehung einer Infektion begünstigen:*

- vorzeitiger Blasensprung
- lange Geburtsdauer mit häufigen Untersuchungen
- vaginale und uterine operative Eingriffe (Vakuum- oder Zangenextraktionen, manuelle Plazentalösung, Zervixrevision, Naht von Geburtsverletzungen)
- Sectio caesarea
- verzögerte Uterusrückbildung
- pathogene Keime (A-Streptokokken, Staphylococcus aureus)
- hohe Keimzahl anderer Bakterien, z.B. bei der Aminkolpitis
- Anämie
- Immunsuppression
- Diabetes mellitus

Die Infektion ist bei leichten Fällen der Endometritis puerperalis auf die oberflächlichen Gewebereste, vor allem die zurückgebliebenen Deziduareste und eventuell zurückgebliebene Eihäute beschränkt. Bei schweren Verläufen haben die Keime den leukozytären Schutzwall, der der Infektionsabwehr dient, penetriert und sind in die angrenzenden oberen Schichten des Myometriums eingedrungen. Ein fieberhafter Verlauf der Endometritis deutet auf eine umschriebene Mitbeteiligung des Myometriums hin [3].

Als *Erreger* des Puerperalfiebers werden alle aeroben und anaeroben Keime wie Escherichia coli, Proteus, Klebsiellen, Pseudomonas, Mykoplasmen, Streptokokken, Staphylokokken, Gardnerella vaginalis, Chlamydien, Bacteroides, Clostridien und Peptokokken nachgewiesen. Bei der bakteriologischen Diagnostik findet sich fast immer eine Mischinfektion.

Die typischen *Symptome* sind:

- subfebrile Temperaturen
- nachlassender, fötider Wochenfluß, häufig Lochialstau
- Subinvolutio uteri (relativ zu großer, weicher, druckdolenter Uterus)
- gelegentlich leichte Blutung
- allgemeines uncharakteristisches Krankheitsgefühl
- Stirnkopfschmerz

Die *Therapie* besteht aus:

- einer vaginalen Untersuchung, gegebenenfalls mit Erweiterung des Zervikalkanals
- kontraktionsfördernde Maßnahmen (Oxytocininfusion, Stillen, Regulieren der Blasen- und Darmfunktion)
- lokale warme oder kalte Umschläge
- Mobilisierung

Kommt es unter diesen Maßnahmen nicht zur baldigen Entfieberung, muß eine *antibiotische Therapie* begonnen werden. Um pathogene Keime wie Streptokokken, Staphylokokken oder E. coli rechtzeitig zu erkennen, muß vor der Antibiotikagabe ein Zervixabstrich zur bakteriologischen Diagnostik entnommen werden. Die Auswahl des Antibiotikums richtet sich nach dem klinischen Verlauf und, falls bei Therapiebeginn bekannt, nach dem Erreger:

- Ampicillin (z.B. Amblosin®, Binotal®), dreimal 2 g/die i.v.
- Zephalosporine der 2. Generation (z.B. Zinacef®, Spicef®, Mandokef®)
- abhängig von der Schwere der Infektion ist ein gegen Anaerobier wirksames Präparat (z.B. Clont®, Flagyl®, Simplotan®) hinzuzufügen

Wegen der Gefahr einer tödlichen Puerperalsepsis soll bei klinischem Verdacht hoch dosiert werden.

4.2.5 Puerperalsepsis

Bei nicht rechtzeitiger oder unzureichender Behandlung einer Endomyometritis kann es zur Sepsis kommen. Diesem lebensbedrohlichen Krankheitsbild liegt eine Einschwemmung von virulenten Keimen in die Blutbahn zugrunde. Ausgehend von einer Endomyometritis bilden sich Mikroabszesse in der Uteruswand und infizierte Gefäßthromben, die als septischer Streuherd den Krankheitsprozeß unterhalten. Die Mehrzahl der Fälle einer Puerperalsepsis wird heute im Zusammenhang mit einer Sectio caesarea beobachtet [4]. In seltenen Fällen kann auch eine Thrombophlebitis im kleinen Becken Ausgangsherd der Sepsis sein.

Symptome: Krankheitszeichen sind im Beginn oft spärlich und werden leicht übersehen, zumal auch das Befinden der Wöchnerin zunächst nicht sehr gestört sein muß. Das septische Zustandsbild wird vor allem durch die hohen, meist abendlichen Temperaturspitzen (>39 °C), häufig mit Schüttelfrost, angezeigt. Bei fortschreitender Sepsis verstärkt sich das Krankheitsgefühl rasch. Angst und Unruhe treten ein, die Atmung und der Puls sind beschleunigt, Zeichen eines Subileus mit Abgang von dünnflüssigem Stuhl treten hinzu. Wegen des möglichen Übergangs der Puerperalsepsis in einen septischen Schock und in eine dissiminierte intravasale Gerinnung besteht höchste Lebensgefahr.

Die *Diagnostik* beruht auf:

– Abnahme einer Blutkultur getrennt für aerobe und anaerobe Keime
– Bestimmung der Entzündungsparameter, Differentialblutbild und Gerinnungsanalyse

Therapie: Bei Verdacht auf eine Puerperalsepsis ist eine hochdosierte, möglichst breit wirksame Antibiotikatherapie unverzüglich einzuleiten. Folgende Kombinationen können unter anderem eingesetzt werden [42]:

– Cefoxiten (Mefoxiten®) + Azlocillin (Securopen®)
– Cefotaxim (Claforan®) + Piperacillin (Pipril®)
– Imipenem (Zienam®)

Die Therapie erfolgt unter intensivmedizinischer Überwachung. Kommt es nicht sehr rasch zu einer Besserung der Krankheitssymptome, muß rechtzeitig eine operative Revision eingeleitet werden. Neben der Drainage von Abszessen muß der Uterus als meist primärer Sepsisherd notfalls mitentfernt werden.

4.2.6 Thrombophlebitis

Die *oberflächliche Thrombophlebitis* ist an der lokalen Rötung, Schwellung und Druckschmerzhaftigkeit im Bereich der betroffenen Vene, die meist als derber Strang tastbar ist, relativ leicht diagnostizierbar. Treten zusätzlich Schmerzen im weiteren Gefäßverlauf auf, vor allem beim Stehen, und finden sich subfebrile Temperaturen, können dies Symptome einer beginnenden *tiefen Bein- oder Beckenvenenthrombose* sein (siehe auch Abschnitt 4.3). Die Therapie der oberflächlichen Thrombophlebitis unterscheidet sich nicht von der außerhalb der Schwangerschaft und des Wochenbetts.

4.2.7 Infektionen durch Streptokokken der Gruppe A

Besonders gefürchtet ist die Infektion mit Streptokokken der Gruppe A. Diese insgesamt sehr seltene Infektion wird in den letzten Jahren zunehmend häufiger beobachtet [23]. Die auch als Erreger des Kindbettfiebers bekannten Keime bewirken – ausgehend von einer kleinen Scheiden-, Damm- oder Sectiowunde – wegen ihrer besonderen enzymatischen Fähigkeiten eine sehr rasche Gewebepenetration mit Befall zunächst der Parametrien und des Endomyometriums. In wenigen Stunden geht die Infektion über auf die Adnexe, den Peritonealraum und gipfelt schließlich in einer Sepsis mit wegen Toxinausschüttung häufig letalem Ausgang. Im Lochialsekret lassen sich massenhaft grampositive Kokken nachweisen. Als weiterer möglicher Streuherd der Infektion gilt der Pharynxbereich, der bei der Intubation im Rahmen der Sectio berührt wird.

Wegen der sehr raschen Progredienz fehlen fast immer sichere lokale Infektionszeichen. Ein Temperaturanstieg kann anfänglich ebenfalls fehlen. Die Wöchnerin macht einen zunehmend kranken Eindruck, ihre Schmerzsymptomatik ist meist uncharakteristisch. Schon sehr früh finden sich Zeichen und Symptome des septischen Schocks, wie Oligurie, Herzinsuffizienz und Blutdruckabfall.

Therapie: Nur durch eine sehr frühzeitige antibiotische Therapie kann ein häufig letaler Verlauf verhindert werden. Die Behandlung erfolgt unter intensivmedizinischer Betreuung. Geeignete Antibiotika sind z.B.:

– Penicillin G (diverse Präparate), 10–20 Mio. E i.v. zwei- bis dreimal pro die
– Ampicillin (z. B. Binotal®) dreimal 2 g pro die i.v.
– Mezlocillin (Baypen®) dreimal 5 g pro die i.v.
– Piperacillin (Pipril®) drei- bis viermal 2 g pro die i.v.

4.2.8 Ovarialvenen-Thrombophlebitis

Die puerperale Ovarialvenen-Thrombophlebitis ist eine sehr seltene (<0,05%), aber schwere Komplikationen, die fast immer eine Folgeerkrankung einer phlegmonösen Endomyometritis im Wochenbett ist [22]. Auffallend häufig ist eine operative oder komplizierte vaginale Entbindung vorausgegangen [27, 29].

In der überwiegenden Mehrzahl der Fälle ist die rechte Ovarialvene betroffen. Wegen der Seltenheit des Auftretens und des untypischen gynäkologischen Befunds wird die richtige Diagnose meist erst im Rahmen einer Laparotomie zum Ausschluß einer Appendizitis oder Peritonitis gestellt [46].

Die *Symptome* sind:

- Fieber
- Leukozytose
- fötide Lochien
- weicher, druckdolenter Uterus
- ausgeprägter Flankenschmerz
- Psoasschmerz
- Sepsis

Die *Diagnostik* beruht auf:

- dem Nachweis einer Endomyometritis
- einem von abdominal tastbaren, druckdolenten, walzenförmigen Tumor über der betroffenen Adnexe
- dem Ultraschall-Doppler-Befund
- der Computertomographie

Therapie: Bei klinischem Verdacht und unkompliziertem Verlauf ist zunächst eine konservative Therapie mit Antibiotika (z. B. Penizilline oder Zephalosporine in Kombination mit Metronidazol) und parenteral zu applizierenden Antikoagulanzien angezeigt. Kommt es zu keiner raschen Besserung des Krankheitsbilds, müssen, wie auch bei septischen oder embolischen Komplikationen, alle infektiösen Herde und thrombosierten Venen reseziert werden.

4.3 Tiefe Venenthrombose

Veränderungen im Gerinnungs- und Fibrinolysesystem [6] (erhöhte Konzentration von Fibrinogen, Faktor VII, VIII und X), eine verminderte fibrinolytische Aktivität und eine zunehmende venöse Rückflußbehinderung durch den wachsenden Uterus und den kindlichen Kopf oder Steiß führen während der Schwangerschaft zu einer Thromboseneigung (siehe auch Bd. 5, Kap. 3, Abschnitt 3). Innerhalb von 14 Stunden post partum sind die Gerinnungswerte wieder normalisiert.

Die Rate der tiefen Venenthrombosen wird in der Schwangerschaft mit 0,03 bis 0,3 % angegeben und unterscheidet sich damit nur unwesentlich von den Werten der Normalbevölkerung. Im Wochenbett steigt die Thromboserate um den Faktor 3 bis 4 an. Als prädisponierende Faktoren gelten hierbei die Sectio caesarea, eine höhere Kinderzahl, das fortgeschrittene Alter und die angeborene Thrombophilie.

Die tiefe Bein- oder Beckenvenenthrombose ist auch heute noch wegen der Gefahr der Abschwemmung des Thrombus mit nachfolgender fulminanter Lungenembolie eine der häufigsten maternen Todesursachen.

Im Gegensatz zur oberflächlichen Thrombophlebitis, bei der Rötung, Schwellung und Druckschmerzhaftigkeit im Bereich der betroffenen Vene relativ leicht die Diagnose sichern, ist die Diagnosestellung bei der tiefen Venenthrombose wegen der zu Beginn der Erkrankung häufig noch unchrakteristischen Krankheitszeichen schwieriger. Die *Symptome* sind:

- subfebrile Temperaturen
- ansteigende Pulsfrequenz
- Schmerzen im Gefäßverlauf
- Wadenschmerz
- Rückflußstau
- Zunahme des Oberschenkelumfangs
- unsymmetrischer Druckschmerz der Parametrien
- Ausbildung eines Umgehungskreislaufs (V. epigastrica superficialis)
- Spontan- und Druckschmerz in der Leistengegend

Diagnose: Am sichersten läßt sich die klinische Verdachtsdiagnose einer tiefen Bein- oder Beckenvenenthrombose mit der Phlebographie sichern [25]. Wegen der Strahlenbelastung sollte in den Kliniken, die über eine farbkodierte Duplex-Sonographieeinheit verfügen, diese Methode der Phlebographie vorgeschaltet werden [24]. Ausreichende Erfahrung vorausgesetzt, kann auch mit dieser Methode die Diagnose bestätigt werden.

Die *Therapie* beruht auf:

- strenger Bettruhe
- Antikoagulanzien (20000–30000 IE Heparin i.v. pro 24 Stunden unter Kontrolle der Gerinnung)
- Thrombektomie
- Fibrinolyse mittels Streptokinase oder Urokinase

Die Festlegung der Therapie [21, 33, 37] erfolgt in enger Kooperation mit den Internisten und den Gefäßchirurgen. Eine fibrinolytische Therapie ist in den ersten Tagen post partum wegen der zu hohen Blutungsgefahr kontraindiziert.

Prophylaxe: Wöchnerinnen mit hohem Thromboembolierisiko sollen eine Low-dose-Heparinprophylaxe erhalten. Ob eine prophylaktische Heparingabe bei

Sectiopatientinnen ohne zusätzliche Risikofaktoren nützlich ist, konnte bisher nicht nachgewiesen werden. Dennoch wird in den meisten Kliniken bei Sectio eine medikamentöse Thromboseprophylaxe mit zweimal 5000 IE Heparin pro die oder z. B. einmal 2500 IE Fragmin® P pro die [26], beginnend sechs bis zwölf Stunden post partum bis zur vollständigen Mobilisierung der Wöchnerin durchgeführt.

Wöchnerinnen mit thromboembolischen Komplikationen in der Schwangerschaft werden auch im Wochenbett mit einer therapeutischen Dosis von Heparin behandelt. Die Therapiedauer richtet sich nach dem Einzelfall. Sie sollte mindestens vier bis sechs Wochen betragen.

4.4 Psychische Reaktionen im Wochenbett

Psychische Veränderungen im Zusammenhang mit Entbindung und Wochenbett sind weit verbreitet. Hinsichtlich Schweregrad und Krankheitswert sind verschiedene psychische Störungen im Wochenbett zu unterscheiden [5, 36, 40] (siehe auch Bd. 5, Kap. 7, Abschnitt 2).

4.4.1 Sogenannte Heultage

Den sog. Heultag, eine kurzlebige, relativ harmlose psychische Verstimmung, kennt jede Hebamme und jeder Geburtshelfer; jede Wöchnerin hofft, daß sie verschont bleibt. Bei bis zu 70% der Wöchnerinnen werden relativ unvermittelt auftretende Symptome wie Verletzlichkeit, Traurigkeit, scheinbar grundloses Weinen, Ängste, Reizbarkeit und vorübergehende Schlafstörungen beobachtet. Die Verstimmung kann an jedem Tag zwischen dem 3. und 10. Wochenbetttag eintreten, wobei ein Maximum zwischen dem 3. und 5. Tag zu beobachten ist. Eine Beziehung der Erkrankung zum Verlauf der Entbindung scheint nicht zu bestehen. Ebenso gibt es keine Hinweise, daß ökonomische oder soziale Ursachen von Bedeutung für die Verstimmung sind. Häufig wird der postpartal eintretende steile Abfall der Steroidhormonkonzentrationen für das Stimmungstief verantwortlich gemacht. Hormonelle Unterschiede zwischen Frauen mit und ohne Depression im Wochenbett konnten bisher allerdings nicht gefunden werden. Interessant ist die Beobachtung, daß bei diesen Verstimmungen gehäuft erniedrigte Tryptophankonzentrationen im Serum gefunden wurden [5]. Dies kann auf Beziehungen zum Serotoninstoffwechsel hinweisen.

Da die Symptome meist nach einigen Stunden bis zu einem Tag wieder verschwunden sind, erübrigt sich eine spezielle Therapie. Menschliche Zuwendung und Verständnis, Schonung und Aufklärung helfen der Betroffenen über das vorübergehende Phänomen hinwegzukommen.

4.4.2 Wochenbettdepression

Wochenbettdepressionen werden mit einer Häufigkeit von 10 bis 15% aller Geburten angegeben. Das Beschwerdebild ist geringer als bei der Wochenbettpsychose, aber ausgeprägter als bei dem relativ harmlosen Heultag. Der Beginn ca. zwei bis drei Wochen post partum ist eher schleichend und fällt oft in die erste Zeit nach der Entlassung aus der Entbindungsklinik.

Die *Symptomatik* der Wochenbettdepression unterscheidet sich nicht von depressiven Verstimmungszuständen außerhalb der Gravidität. Symptome wie unbegründete Traurigkeit, Versagensängste (schlechte Mutter, Unfähigkeit zur Liebe), Schuldgefühle und Angstzustände werden in unterschiedlicher Ausprägung beobachtet.

Obgleich die *Ursachen* für eine Wochenbettdepression im einzelnen nicht geklärt sind, kann davon ausgegangen werden, daß körperliche, soziale und psychische Faktoren für die Entstehung der Erkrankung eine große Rolle spielen. In Anbetracht der großen Bedeutung der Schilddrüse für das körperliche und seelische Wohlbefinden und ihrer funktionellen Veränderung während Schwangerschaft, Wochenbett und Stillzeit, sollte bei Patienten mit einer Wochenbettdepression die Schilddrüsenfunktion überprüft werden.

Therapie: Bei *leichter bis mäßiger Symptomatik* muß versucht werden, durch Gespräche, Einbeziehung der Familie, Entlastung von häuslicher Arbeit und Verantwortung sowie Ermöglichung von längeren Schlafzeiten die körperliche Regeneration und das Selbstvertrauen wieder zu stärken. Bei *anhaltender und schwerer Depression* ist die Hinzuziehung eines Psychiaters für die Diagnosesicherung und Therapiedurchführung erforderlich. Häufig muß eine Therapie mit antidepressiven Substanzen über mehrere Monate durchgeführt werden. In diesen Fällen sollte wegen der Auswirkungen auf das Neugeborene abgestillt werden.

4.4.3 Wochenbettpsychose

Die schwersten psychischen Störungen im Zusammenhang mit einer Entbindung sind die Wochenbett-

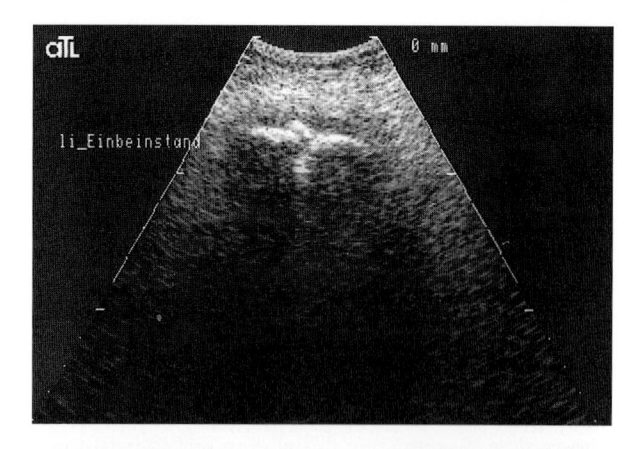

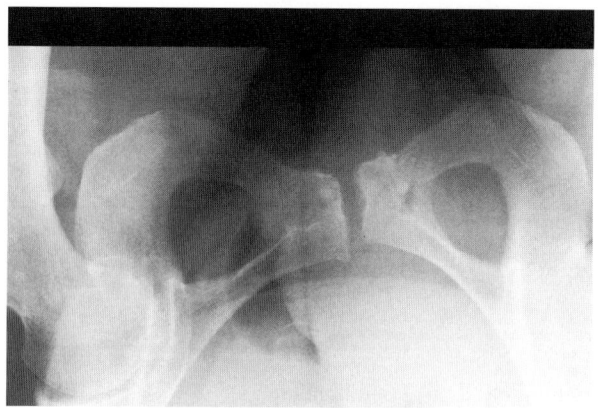

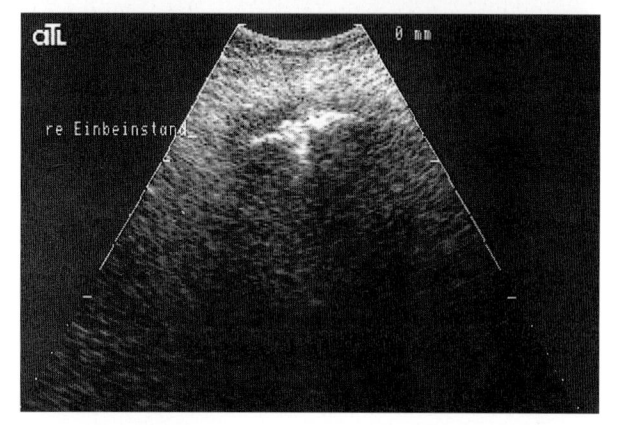

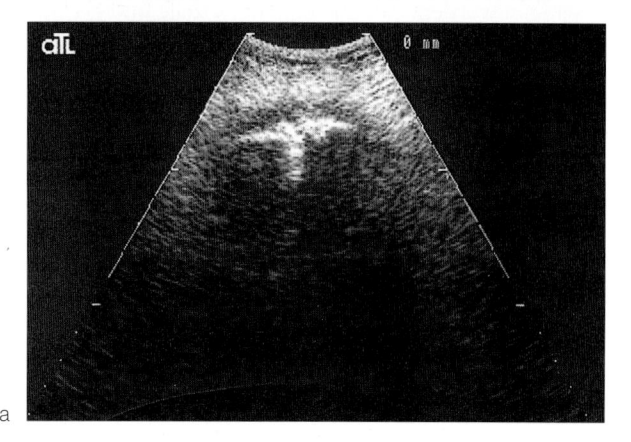

Abb. 17-5 Überdehnung des Symphysenspalts zwei Tage post partum.
a) sonographisches Korrelat
b) röntgenologisches Korrelat

psychosen, die mit einer Häufigkeit von 0,1 bis 0,3% angegeben werden. Der Krankheitsbeginn fällt bei den meisten Wöchnerinnen in die ersten beiden Wochen post partum. Wegen der potentiellen Gefahr, die von der Wochenbettpsychose für Mutter und Kind ausgeht, sollte dem Geburtshelfer die initiale Symptomatik und die mögliche Dynamik der Verlaufs mit Auftreten schwerster Angst- und Erregungszustände bekannt sein. Besonders häufig auftretende Symptome zu Beginn der Psychose sind: Angst, Unruhe, depressive Verstimmung, Schlafstörungen, Verhaltensauffälligkeiten, Erregungszustände sowie Wahn- und halluzinatorische Erlebnisse. In der Regel tritt nicht ein einzelnes Symptom, sondern mehrere in Kombination auf.

Wird eine Wöchnerin wegen derartiger Symptome auffällig, muß an eine Wochenbettpsychose gedacht werden und ein Psychiater hinzugezogen werden. Unter anderem wegen der hohen Suizidgefahr ist die Einweisung einer erkrankten Patientin in eine psychiatrische Klinik meist nicht zu umgehen.

4.5 Symphysenschaden

Eine vermehrte Durchblutung und ödematöse Gewebeauflockerung lassen die Ileosakralfugen und den Symphysenspalt in der Gravidität breiter werden. Sonographisch zeigt sich eine Erweiterung des Symphysenspalts von 4 auf 7 mm. Trotz dieser physiologischen Auflockerung des mütterlichen Beckenrings können vereinzelt in der Gravidität, besonders aber unter der Geburt, Läsionen der Symphyse beobachtet werden [2, 49]. Die Veränderungen reichen von der Überdehnung des Symphysenspalts bis zur Ruptur. Ursächlich werden neben geburtstraumatischen Vorgängen (operative Entbindung, großes Kind) individuelle pathologische Bindegewebereaktionen bei der Auflockerung des Bandapparats verantwortlich gemacht.

Die *Symptome* sind:

– Spontan- und Druckschmerz über der Symphyse und den Ileosakralgelenken
– Kraftlosigkeit der Beine
– Gangunsicherheit bzw. Watschelgang
– Schmerzen beim Heben und Drehen des Beines
– ausstrahlende Schmerzen in die Leistenregion
– Rotationshaltung der Beine

Diagnostik: Die Darstellung des Symphysenschadens gelingt sowohl mit der Sonographie (Abb. 17-5a) als auch mit der Röntgenuntersuchung (Abb. 17-5b). Zur Darstellung der Symphysenruptur ist neben der Ruheaufnahme eine Aufnahme im Stehen mit jeweils wechselndem Standbein erforderlich.

Therapie: Die Schmerzen verschwinden relativ rasch unter körperlicher Schonung und Bettruhe. Die Dauer der Immobilisation richtet sich nach der Schwere des Symphysenschadens. Für die Beurteilung des Therapieerfolgs ist die sonographische Verlaufskontrolle besonders geeignet. Der therapeutische Wert von stabilisierenden Beckenbandagen ist nicht sicher belegt. Eine operative Therapie sollte den schweren Verlaufsformen vorbehalten bleiben.

Literatur

1. Arbeitsgemeinschaft freier Stillgruppen (Hrsg.): Stillen und Stillprobleme. Bücherei der Hebamme, Bd. 1. Enke, Stuttgart 1993.
2. Bahlmann, F., E. Merz, D. Macchiella, G. Weber: Sonographische Darstellung des Symphysenspaltes zur Beurteilung eines Symphysenschadens in der Schwangerschaft und post partum. Z. Geburtsh. Perinat. 197 (1993) 27–30.
3. Becker, V., E. Röckelein: Pathologie der weiblichen Genitalorgane I. 1. Pathologie der Plazenta und des Abortes. Bd. 20, Spezielle pathologische Anatomie (Reihenhrsg.: Doerr, W., G. Seifert). Springer, Berlin–Heidelberg–New York 1989.
4. Berle, P., E. Weiss, D. Probst: Mütterliche Morbidität nach abdominaler Schnittentbindung in Abhängigkeit vom Keimbefall des Fruchtwassers und vom vorzeitigen Blasensprung. Geburtsh. u. Frauenheilk. 51 (1991) 722–728.
5. Bowes, W. A. jr.: Postpartum care. In: Gabbe, S. G., J. R. Niebyl, J. L. Simpson (eds.): Obstetrics: Normal and Problem Pregnancies. Churchill Livingstone, New York–Edinburgh–London 1991.
6. Cadroy, Y., B. Boneu: Gerinnung bei normaler Schwangerschaft und bei Gestose. Diagnose u. Labor 44 (1994) 86–94.
7. Cunningham, A. S., B. J. Derrick, E. F. P. Jelliffe: Breastfeeding and health in the 1980s: a global epidemiologic review. J. Pediat. 118 (1991) 659–666.
8. Enders, G: Infektionen und Impfungen in der Schwangerschaft. Urban & Schwarzenberg, München–Wien–Baltimore 1991.
9. Eppel, W., B. Schurz, P. Frigo, I. Kudielka, E. Asseryanis, E. Reinold: Vaginosonographie im Wochenbett. Z. Geburtsh. Perinat. 196 (1992) 217–220.
10. Fischbach, F., M. Kolben, R. Thurmayr et. al.: Genitale Infektionen und Schwangerschaftsverlauf: eine prospektive Studie. Geburtsh. u. Frauenheilk. 48 (1988) 469–478.
11. Forth, W., D. Henschler, W. Rummel, K. Starke (Hrsg.): Allgemeine und spezielle Pharmakologie und Toxikologie, 6. Aufl. Wissenschaftsverlag, Zürich 1992.
12. Fuchs, A.-R.: Physiology and endocrinology of lactation. In: Gabbe, S. T., J. R. Niebyl, J. L. Simpson: Obstetrics. Normal and Problem Pregnancies. Churchill Livingstone, New York–Edinburgh–London 1986.
13. Fürst, P., C. Fürst, K. Wilmers: Bericht über die Untersuchung von Frauenmilch auf polychlorierte Dibenzodioxine, Dibenzofurane, Biphenyle sowie Organochlorpestizide 1984–1991. Chemisches Landesuntersuchungsamt NRW, Münster 1992.
14. Graeff, H., R. Deckardt: Blutung, Schock und Sepsis. Arch. Gynec. 245 (1989) 1–4.
15. Hahnen, U., J. Brügmann, M. Petsch, C. Czerwinski: Milchstau und Mastitis: kein Grund zum Abstillen. Gynäk. Praxis 12 (1988) 461–463.
16. Henrich, W., J. Wagner, J. W. Dudenhausen: Bakterielle Keimbesiedelung des Uterus im Wochenbett. Geburtsh. u. Frauenheilk. 53 (1993) 568–573.
17. Jain, N., N. B. Mathur, V. K. Sharma, A. M. Dwarkadas: Cellular composition including lymphocyte subsets in preterm and full term human colostrum milk. Acta paediat. scand. 80 (1991) 395–399.
18. Inch, S., S. Garforth: Establishing und maintaining breastfeeding. In: Chalmers, I., M. Enkin, M. J. N. C. Keirse (eds.): Effective Care in Pregnancy and Childbirth. Oxford University Press, Oxford–New York–Toronto 1989.
19. Inch, S., M. J. Renfrew: Common breastfeeding problems. In: Chalmers, I., Enkin M, M. J. N. C. Keirse (eds.): Effective Care in Pregnancy and Childbirth. Oxford University Press, Oxford–New York–Toronto 1989.
20. Kleinebrecht, J.: Arzneimittel in der Schwangerschaft und Stillzeit. Ein Leitfaden für Ärzte und Apotheker, 3. Aufl. Wissenschaftliche Verlagsgesellschaft, Stuttgart 1990.
21. Kniemeyer, H. W., W. Sandmann: Chirurgische Therapie der tiefen Venenthrombose in Schwangerschaft und Wochenbett. Gynäkologe 23 (1990) 91–96.
22. Kolben, M., E. A. Dumler, N. Lehn, W. Loos: Septische Ovarialvenenthrombose bei Infektion mit Ureaplasma urealyticum

und Mycoplasma hominis nach Sectio caesarea. Geburtsh. u. Frauenheilk. 54 (1994) 55–58.
23. Köhler, W.: A-Streptokokken: Wandel der Virulenz? Die gelben Hefte 35 (1995) 20–29.
24. Koppenhagen, K., F. Fobbe: Diagnostik der tiefen Beinvenenthrombose. Hämostaseologie 13 (1993) 12–14, Suppl.
25. Krauß, T., W. Kuhn: Thromboembolische Komplikationen in Gynäkologie und Geburtshilfe. Gynäkologe 28 (1995) 103–111.
26. Krauß, T., W. Rath, U. Dittmer, W. Kuhn: Thromboembolieprophylaxe mit niedermolekularem Heparin (Fragmin®) in der Geburtshilfe. Z. Geburtsh. Perinat. 198 (1994) 120–125.
27. Kuhn, W., B. Schmalfeldt, M. Lenz, W. Loos: Die septische Ovarialvenenthrombose. Geburtsh. u. Frauenheilk. 55 (1995) 287–289.
28. Lawrence, R. A.: Breastfeeding: A Guide for the Medical Profession, 4. Aufl. Mosby, St. Louis 1994.
29. Loos, W., R. von Hugo, W. Rath et al.: Die puerperale Ovarialvenenthrombophlebitis: eine seltene Wochenbettskomplikation. Geburtsh. u. Frauenheilk. 48 (1988) 483–488.
30. Mathur, N. B., A. M. Dwarkas, V. K. Sharma, K. Saha, N. Jaim: Antiinfective factors in preterm human colostrum. Acta paediat. scand. 79 (1990) 1039–1044.
31. Martius, J.: Fieber unter der Geburt. Gynäkologe 24 (1991) 151–154.
32. Michel, C. F.: Nachgeburtsperiode. In: Künzel, W., K.-H. Wulf (Hrsg.): Physiologie und Pathologie der Geburt II. Klinik der Frauenheilkunde und Geburtshilfe, 2. Aufl., Bd. 7/II. Urban & Schwarzenberg, München–Wien–Baltimore 1990.
33. Ohler, W. A.: Medikamentöse Thromboembolieprophylaxe und -therapie. Gynäkologe 21 (1988) 63–71.
34. Petersen, E. E.: Infektionen in Gynäkologie und Geburtshilfe. Thieme, Stuttgart–New York 1988.
35. Righard, L., M. O. Alade: Effect of delivery room routines on success of first breast-feed. Lancet 336 (1990) 1105–1107.
36. Rohde, A., A. Marneros: Psychosen im Wochenbett: Symptomatik, Verlauf und Langzeitprognose. Geburtsh. u. Frauenheilk. 53 (1993) 800–810.
37. Rosenfeld, J. C., F. P. Estrada, R. M. Orr: Management of deep venous thrombosis in the pregnant female. J. cardiovasc. Surg. (Torino) 31 (1989) 678.
38. Rush, J., I. Chalmers, M. Enkin M (1989): Care of the new mother and baby. In: Chalmers, I., M. Enkin, M. J. N. C. Keirse (eds.): Effective Care in Pregnancy and Childbirth. Oxford University Press, Oxford–New York–Toronto 1989.
39. Sachdev, H. P. S, J. Krishna, R. K. Puri, L. Satyanarayana, S. Kumar: Water supplementation in exclusively breastfed infants during summer in the tropics. Lancet 337 (1991) 929–933.
40. Schöpf, J., B. Rust: Follow-up and family study of post partum psychoses. Part I: Overview. Europ. Arch. Psychiat. 244 (1994) 101–111.
41. Schulte, F. J., J. Spranger (Hrsg.): Lehrbuch der Kinderheilkunde, 27. Aufl. Fischer, Stuttgart 1993.
42. Simon, C. W. Stille: Antibiotika-Therapie in Klinik und Praxis, 7. Aufl. Schattauer, Stuttgart–New York 1989.
43. Sollid, D. T., B. T. Evans, A. Garrett: Breast-feeding multiples. J. perinat. neonat. Nurs. 3 (1989) 46–65.
44. Spielmann, H., R. Steinhoff R: Taschenbuch der Arzneimittelverordnung in Schwangerschaft und Stillperiode. Fischer, Stuttgart 1992.
45. Thomson, M., R. Westreich: Restriction of mother-infant contact in the immediate postnatal period. In: Chalmers, I., M. Enkin, M. J. N. C. Keirse (eds.): Effective Care in Pregnancy and Childbirth. Oxford University Press, Oxford–New York–Toronto 1989.
46. Toland, K. C., W. M. Pelander, S. J. Mohr: Post partum ovarian vein thrombosis presenting as ureteral obstruction: a case report and review of the literature. J. Urol. 149 (1993) 1538.
47. Wenderlein, J. M., S. Revermann: Harnblasenentleerungsstörungen nach der Geburt. Z. Geburtsh. Perinat. 198 (1994) 47–51.
48. Widstrom, R.-M., A. B. Ransjo-Arvidson, K. Christensson et al.: Gastric suction in healthy newborn infants: effects on circulation and developing feeding behaviour. Acta paediat. scand. 76 (1987) 566–572.
49. Willgeroth, F.: Anatomie des weiblichen Beckens, pathologische Beckenformen, Beckenringlockerungen. In: Willgeroth, F., A. Breit (Hrsg.): Klinische Radiologie, Diagnostik mit bildgebenden Verfahren. Springer, Berlin–Heidelberg–New York 1989.
50. Woolridge, M. W.: The "anatomy" of infant sucking. Midwifery 2 (1986) 164–171.
51. Woolridge, M. W., J. C. Ingram, J. D. Baum: Do changes in pattern of breast usage alter the baby's nutrient intake? Lancet 336 (1990) 395–397.
52. Wyss, P., E. Maroni: Das Konzeptionsrisiko während der Stillperiode. Geburtsh. u. Frauenheilk. 53 (1993) 825–828.

Das Neugeborene

18 Versorgung des Neugeborenen aus Sicht des Geburtshelfers

A. Feige

Auch in der derzeit gültigen Weiterbildungsordnung (§ 4 der Weiterbildungsordnung für die Ärzte Bayerns in der Neufassung vom 1. 10. 93) werden im Leistungskatalog Geburtshilfe „20 Erstversorgungen des Neugeborenen einschließlich der primären Reanimation" gefordert. Unter dem Buchstaben 7.B.2 (Fakultative Weiterbildung Spezielle Geburtshilfe und Perinatalmedizin) werden „50 Erstversorgungen des Neugeborenen einschließlich der primären Reanimation" gefordert (siehe auch Anhang zu Kap. 1).

Aus dem Umstand, daß in zunehmendem Maße die Geburt von Risikokindern aus Risikoschwangerschaften in Zentren erfolgt bzw. zur Geburt dieser Risikokinder der Neugeborenen-Notarztdienst zugezogen wird, resultiert die Tatsache, daß der Weiterbildungsassistent in der Geburtshilfe die Technik zur Versorgung der Neugeborenen nach pathologischer Schwangerschaft und Geburt nicht mehr trainiert, und deshalb nicht mehr beherrscht. In Kliniken niedrigerer Versorgungsstufe entfällt das Training, wenn man bedenkt, daß nur bei 5 % der Neugeborenen Reanimationsmaßnahmen erforderlich sind. So besteht die Aufgabe des Geburtshelfers darin, festzustellen, ob ein Neugeborenes Auffälligkeiten aufweist und gegebenenfalls palliative Maßnahmen ergreift bis der zugezogene Neonatologe die spezielle und möglicherweise kausale Behandlung übernimmt (siehe auch Kap. 19, Abschnitt 2.2).

Die *Zustandsdiagnostik des Neugeborenen* erfolgt durch Beurteilung nach dem Apgar-Score (Tab. 18-1) der Azidität des kindlichen Blutes sowie der Beobachtung auf Hinweise für Fehlbildungen (siehe auch Kap. 19, Abschnitt 2.2).

Der Geburtshelfer und die Hebamme [2] sind verantwortlich für die *Identifikation des Neugeborenen,* die möglichst in Anwesenheit von Kindsmutter oder Kindsvater durch zwei voneinander unabhängige Systeme durchgeführt werden sollte. Das Kind erhält ein Namensbändchen mit dem Namen der Mutter sowie einer Nummer. Diese Nummer und der Name der

Tabelle 18-1 Apgar-Schema zur Beurteilung der Vitalität in den ersten Lebensminuten (nach Apgar [1])

Parameter	Gewichtung der einzelnen Parameter			Beurteilung nach 1, 5 und 10 min		
	0	1	2	1 min	5 min	10 min
Kolorit	blaßgrau	zyanotisch bis blau-rot	rosig			
Atmung	keine	schwach, unregelmäßige Schnappatmung	kräftig, schreiend			
Tonus	schlaff, keine Spontanbewegung	vermindert, wenig Spontanbewegung	Beugetonus, gute Spontanbewegung			
Reaktion auf äußere Reize	keine	gering	lebhaft			
Herzschlag	kein	< 100	> 100			

Mutter werden auf der Kinderkurve, die am Kinderbett befestigt ist, dokumentiert.

In der Regel wird das Neugeborene als Ausdruck einer kultischen Handlung in den meisten Kliniken gebadet. Eine medizinische Indikation zum *Baden von Neugeborenen* besteht lediglich bei Kindern HIV-positiver Mütter. Das abgetrocknete und angezogene Kind verbleibt in den ersten zwei Lebensstunden post partum mit der Mutter auf dem Kreißsaal. In der Zeit werden Mutter und Kind in nicht vorgeschriebenen Abständen von der Hebamme im Hinblick auf ihre vorhandenen Vitalfunktionen kontrolliert. Danach erfolgt die Verlegung des Kindes und der Mutter auf die Wochenstation, wo bei gesunden Kindern keine weiteren Überwachungsmaßnahmen erforderlich sind.

Literatur

1. Apgar, V.: A proposal for a new method of evaluation of the newborn infant. Curr. Res. Anesth. Analg. 32 (1953) 260.

2. Bund deutscher Hebammen: Stellenbeschreibung für angestellte Hebammen und Entbindungspfleger. Bayerisches Gesetz- und Verordnungsblatt Nr. 11 (1988) S. 132.

19 Das gesunde und das kranke Neugeborene

H. B. von Stockhausen

Inhalt

1	Begriffsdefinitionen	348
2	Das gesunde Neugeborene	348
2.1	Postnatale Adaptation	348
2.2	Erstversorgung und Untersuchung des gesunden Neugeborenen	350
2.3	Screening-Untersuchungen	351
2.4	Routineversorgung des Neugeborenen in den ersten Lebenstagen	351
2.5	Ernährung des Neugeborenen und jungen Säuglings	351
3	Das kranke Neugeborene	354
3.1	Postnatale Asphyxie des Neugeborenen	354
3.2	Erkrankungen der Atmungsorgane	355
3.2.1	Nasse-Lunge-Syndrom	356
3.2.2	Mekoniumaspirationssyndrom	356
3.2.3	Pneumonien	357
3.2.4	Fehlbildungen im Bereich der Atemwege	357
3.3	Erkrankungen von Herz und Kreislauf	358
3.3.1	Angeborene Herzfehler	358
3.3.2	Erkrankungen des Myokards	359
3.3.3	Herzrhythmusstörungen	359
3.3.4	Persistierender fetaler Kreislauf	360
3.3.5	Hydrops fetalis	360
3.4	Erkrankungen des Blutes	361
3.5	Erkrankungen des Magen-Darm-Trakts und der Bauchwand	363
3.6	Erkrankungen des Urogenitaltrakts	364
3.7	Störungen des Stoffwechsels	364
3.8	Icterus neonatorum	365
3.9	Infektionen	367
3.9.1	Allgemeininfektionen	367
3.9.2	Lokale Manifestationen von Neugeboreneninfektionen	368
3.10	Geburtstraumen	369
3.11	Erkrankungen des zentralen Nervensystems	370
3.12	Drogenentzugserscheinungen	372
3.13	Fehlbildungen und Syndrome	373

1 Begriffsdefinitionen

Die Neugeborenenperiode umfaßt den Zeitraum, in dem sich alle Lebensfunktionen an die extrauterinen Bedürfnisse anpassen. Dabei ist zu beachten, daß der Begriff des Neugeborenen unabhängig von der Tatsache Verwendung findet, ob es sich um ein Frühgeborenes (Geburt vor der vollendeten 37. Gestationswoche) oder um ein Reifgeborenes (Geburt nach der 37. Gestationswoche) handelt. Auch wenn die Neugeborenenperiode in der Regel mit der reizlosen Abheilung des Nabels abgeschlossen ist, hat man sich weltweit auf einen Zeitraum von 28 Tagen für diesen Abschnitt geeinigt. Entsprechend sind alle Todesfälle bis zum Ende der 4. Lebenswoche als „neonatale Sterblichkeit" definiert. Bis zum Ende des 7. Lebenstages spricht man von „früher Neonatalperiode". Die frühe neonatale Sterblichkeit bis zum 7. Lebenstag ergibt zusammen mit allen Totgeburten über 500 g Geburtsgewicht die „perinatale Sterblichkeit" (siehe auch Kap. 1, Abschnitt 3.1.2).

2 Das gesunde Neugeborene

2.1 Postnatale Adaptation

Jedes Organ wie auch der gesamte Stoffwechsel des Neugeborenen muß sich mit der Abnabelung funktionell auf seine neuen Aufgaben umstellen. Entscheidend für die Lebensfähigkeit eines Kindes sind die Adaptation des fetalen Kreislaufs, das Einsetzen der Atmung sowie die Regulation des Wärme- und Energiehaushalts, auf deren Besonderheiten kurz eingegangen werden soll.

Umstellung des Kreislaufs

Entsprechend der ursprünglichen frühembryonalen Anlage als zweikammeriger Muskelschlauch arbeiten bis zur Geburt beide Herzhälften in Parallelschaltung, so daß auch komplexe Fehlbildungen für den Fetus hämodynamisch keine Rolle spielen. Als Folge der Engstellung des pulmonalen Gefäßbetts passieren nur 5 bis 10 % des fetalen Blutvolumens die Lunge, während andererseits die Aorta in das Niederdrucksystem der Plazenta mündet. Die Folge ist der physiologische Rechts-links-Shunt des Feten über Foramen ovale und Ductus arteriosus.

Abnabelung und erster Atemzug haben unmittelbar nach der Geburt den größten Einfluß auf den Kreislauf. So wird mit der Abnabelung der Widerstand in der Aorta erhöht, während die Vorlast des rechten Vorhofs und Ventrikels zurückgeht. Gleichzeitig kommt es als Folge einer akuten Dilatation der kleinen Lungenarterien während der ersten Atemzüge zu einem Abfall des Drucks im Pulmonalkreislauf und damit zu einem dramatischen *Anstieg der Lungenperfusion*. Für die lebenswichtige Erweiterung der kleinen Lungengefäße werden Prostacyclin und neuerdings auch Stickstoffmonoxid (NO) verantwortlich gemacht [30].

Mit zunehmender Durchblutung der Lunge wird dem linken Vorhof über die Lungenvenen ein größeres Blutvolumen zugeführt. Druckumkehr im Bereich der Vorhöfe bewirkt einen funktionellen *Verschluß des Foramen ovale*. Nicht ganz so schnell erfolgt postnatal der *Verschluß des Ductus arteriosus*. So entwickelt sich zunächst ein Links-rechts-Shunt, wodurch vermehrt O_2-reiches Blut den Ductus passiert und vorübergehend eine zusätzliche Steigerung der Lungendurchblutung zu beobachten ist [50]. Während intrauterin Hypoxie und Prostaglandine den Ductus offenhalten, bewirkt der postnatale Anstieg des O_2-Partialdrucks eine Hemmung der Prostaglandinsynthese im Bereich des Duktus. Die Folge ist eine Kontraktion des muskelfaserreichen Duktus, dessen Verschluß in der Regel 24 bis maximal 48 Stunden nach der Geburt abgeschlossen ist. Mit dem Verschluß der fetalen Shunts ist aus der Parallelschaltung ein Hintereinander beider Herzhälften mit zwei funktionell vollkommen getrennten Kreisläufen entstanden.

Der erste Atemzug

Bereits in der 11. Gestationswoche können die ersten Atembewegungen des Feten sonographisch beobachtet werden. Die intermittierende Atmung nimmt im

Laufe der Schwangerschaft zu. In den letzten Tagen vor Geburt nimmt die Atemtätigkeit des Feten wieder ab, bis es unter der Geburt zu einem völligen Aussetzen jeglicher Atembewegungen kommt. Im Gegensatz zum extrauterinen Leben führt eine Hypoxie zu einer Unterdrückung der fetalen Atmung [17]. Bei gleichzeitig starker Azidose und Hyperkapnie kann es allerdings intrauterin zu einer Schnappatmung kommen. Neben dem Training der Zwerchfellmuskulatur wird durch die fetalen Atembewegungen der intrabronchiale Flüssigkeitsdruck und damit das Lungenwachstum gesteuert. Fehlende Atembewegungen oder Verlust der Lungenflüssigkeit, z.B. durch äußeren Druck auf den Thorax (Oligohydramnion), haben eine Lungenhypoplasie zur Folge. Die Lunge als primäres Hohlorgan ist bei Geburt also nicht atelektatisch, sondern mit Lungenflüssigkeit gefüllt. Während der Geburt des Kopfes wird bei Schädellage der Brustkorb stark komprimiert, so daß durchschnittlich 30 bis 40 ml Lungenflüssigkeit aus den oberen Luftwegen herausgepreßt werden.

Nach einer primären Apnoe von 2 bis maximal 30 Sekunden beginnt die Atmung mit der *ersten Inspiration*. Dabei vermag das reife Neugeborene durch Kontraktion des Zwerchfells je nach Bedarf einen intrapleuralen Druck von −20 bis −70 cm H_2O zu erzeugen (Abb. 19-1a). Es ist bemerkenswert, daß im Gegensatz zu einer künstlichen Insufflation der Lunge bei einem apnoischen Neugeborenen (Abb. 19-1b) kein Eröffnungsdruck beobachtet wird. Das Volumen des ersten Atemzugs beträgt 20 bis 40 ml, von denen etwa 40 % nach der ersten Ausatmung als Basis der späteren funktionellen Residualkapazität in der Lunge verbleiben. Die Voraussetzung für die Vermeidung eines an sich zwangsläufigen Kollapses der Alveolen während der ersten Ausatmung ist allerdings die Freisetzung von Surfactant (siehe auch Bd. 7, 3. Aufl., Kap. 26).

Die *erste Exspiration* erfolgt aktiv mit der Bauchmuskulatur und ist häufig mit dem ersten Schrei verbunden, wobei zunächst durch Verschluß der Glottis ein stark positiver intrathorakaler Druck von 30 bis 40 cm H_2O erzeugt wird. Der positive Druck während der Exspiration beschleunigt die Abpressung der intrabronchialen und intraalveolären Lungenflüssigkeit in das Lungeninterstitium, von wo sie über die Lymphwege oder mit Hilfe des rasch einsetzenden pulmonalen Blutflusses abdrainiert wird. Bereits nach wenigen Atemzügen ist die Lunge röntgenologisch weitgehend belüftet.

Als *Stimulus für den ersten Atemzug* werden neben biochemischen Faktoren wie Azidose und Hyperkapnie eine Reihe von sensiblen Reizen, wie Kälte, Berührung, Helligkeit oder Geräusche sowie die Aufhebung des Eintauchreflexes verantwortlich gemacht. Bemerkenswert ist, daß auch nach Geburt über direkte Beeinflussung des Atemzentrums eine Hypoxie den Atemantrieb hemmt, eine leichte O_2-Dusche ihn jedoch fördert. Diese im Gegensatz zum späteren Verhalten paradoxe Wirkung auf Sauerstoff ist sinnvoll, da physiologischerweise der O_2-Partialdruck in den ersten Minuten nach der Geburt von 10 bis 20 auf 70 bis 90 mm Hg ansteigt. Die dem Atemzentrum normalerweise vorgeschalteten Chemorezeptoren im Glomus caroticum sind beim Feten wohl schon stimulierbar,

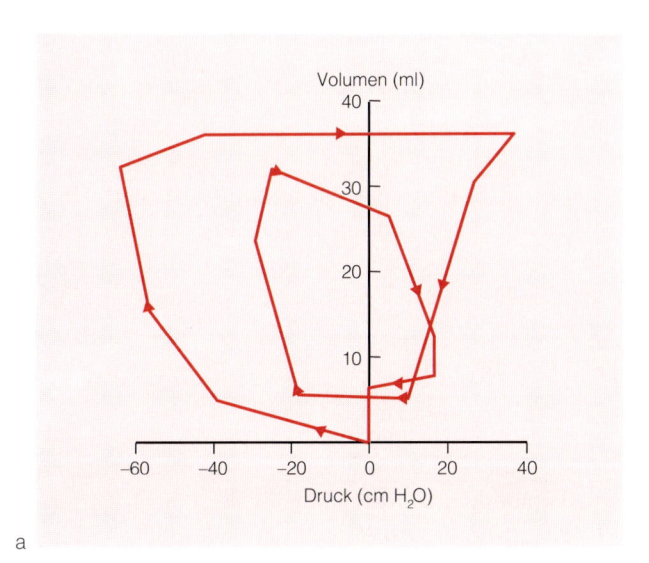

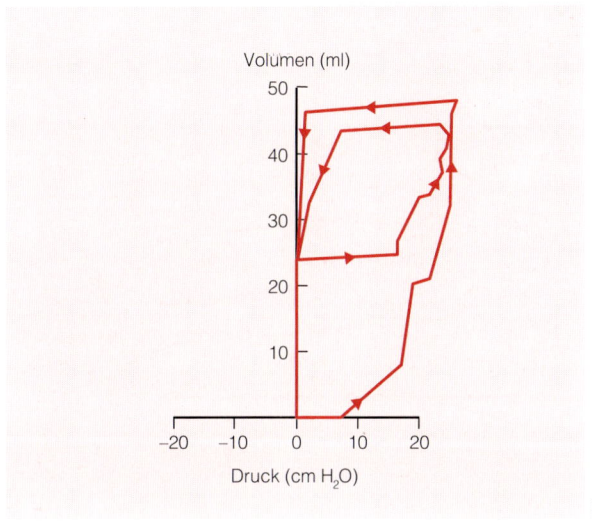

Abb. 19-1 Druck-Volumen-Diagramme des ersten Atemzugs nach Spontangeburt (a) und bei Insufflation der Atemwege über einen Trachealtubus (nach Karlberg et al. [20] und Vyas et al. [48]).

übernehmen beim reifen Neugeborenen jedoch erst einige Tage nach der Geburt ihre normale Funktion [32].

Energie- und Wärmehaushalt

Bis zur Geburt sind O_2-Verbrauch und Energieumsatz des Feten relativ gering, da mit Ausnahme des Wachstums für die Erhaltung der Körpertemperatur, die Organfunktionen wie auch die körperliche Aktivität nur wenig Energie notwendig ist. Mit der Abnabelung ändert sich die Situation schlagartig. So wird abrupt die Zufuhr von Nahrungsstoffen unterbrochen, während gleichzeitig verschiedene Organfunktionen aktiviert werden und das Kind seine Körpertemperatur selbständig aufrechterhalten muß. Auf der anderen Seite wird bei normaler Ernährung mit Muttermilch erst am 6. bis 10. Lebenstag eine Nahrungsmenge erreicht, die für einen anabolen Stoffwechsel ausreichend ist. Bis dahin lebt das Kind von seinen körpereigenen Energiereserven in Gestalt von Glykogen, Fett und Muskeleiweiß. Der Glykogenvorrat des reifen normalgewichtigen Neugeborenen reicht nur für 12 bis 24 Stunden. Sehr frühzeitig muß also eine Glukoneogenese aus Muskeleiweiß einsetzen. Zusätzlich ist aber von dem großen Fettdepot das durch adrenerge Fasern versorgte braune Fett im Bereich der großen Venen rasch mobilisierbar. Das Neugeborene erhält seine Körpertemperatur überwiegend durch die Betaoxidation von Fettsäuren, doch ist auch ein Energiegewinn aus Ketonkörpern und Lactat möglich. Das gesunde Neugeborene kann also die ersten Lebenstage ohne zusätzliche Energie- und Wasserzufuhr sehr gut überstehen. Die Voraussetzung hierzu ist allerdings, daß unnötige Belastungen wie Hypo- und Hyperthermie oder eine Hypoxie vermieden werden. Das bedeutet, daß jedes Neugeborene in den ersten Lebenstagen im Bereich des *thermischen Neutralpunkts* gehalten werden muß. Die besonderen Bedingungen des Energiesatzes bei Neugeborenen erklären, warum der thermische Neutralpunkt in Abhängigkeit vom Körpergewicht und dem Gestationsalter am ersten Lebenstag am höchsten ist und dann im Verlauf der nächsten Tage und Wochen abfällt (Abb. 19-2).

2.2 Erstversorgung und Untersuchung des gesunden Neugeborenen

Das vital erscheinende reife Neugeborene wird unmittelbar nach Geburt mit einem vorgewärmten sterilen Frottee- oder Moltontuch *abgetrocknet* und nach der Abnabelung erstmalig der Mutter in den Arm gelegt. Je nach den gegebenen Umständen kann das erste Abreiben auch von der Mutter selbst vorgenommen werden.

Ein vitales Neugeborenes sollte *nicht abgesaugt* werden. Jedes Absaugen ist ohnehin nur sinnvoll, wenn es vor dem ersten Atemzug geschieht.

Die *Zustandsdiagnostik* mit Hilfe des Apgar-Scores (siehe Kap. 18, Tab. 18-1) nach einer, fünf und zehn Minuten ist vor allem bei deprimierten Neugeborenen sehr wertvoll. Unmittelbar nach Geburtsbeendigung sprechen ein normaler Muskeltonus mit gebeugten Armen und Beinen, eine Rekapillarisierungszeit bis zu drei Sekunden und ein rasches Einsetzen von Atmung und Schreien für eine gute Vitalität.

Erst 10 bis 15 Minuten postnatal erfolgt die *weitere Versorgung* und erstmalige Untersuchung des Neugeborenen. So wird der Nabel abgeklemmt und die Haut mit einem feucht-warmen sterilen Tuch, wenn notwendig, von Blut und Mekonium gereinigt. Diese Maßnahme kann auch im Rahmen des traditionellen Neugeborenenbads durchgeführt werden. Die Vernix caseosa sollte allerdings nicht aus ästhetischen Gründen mitentfernt werden, da sie bakteriostatische Eigenschaften besitzt und innerhalb von 24 Stunden resorbiert wird.

Vor dem Wickeln erfolgt die *erste gründliche Untersuchung,* um Geburtsverletzungen oder leicht erkennbare Fehlbildungen wie Gaumenspalte, Choanalatresie, Ösophagusatresie, Analatresie oder überzählige Finger und Zehen sowie sonstige grobe Auffälligkeiten zu erkennen. Die Sondierung des Magens wird nicht

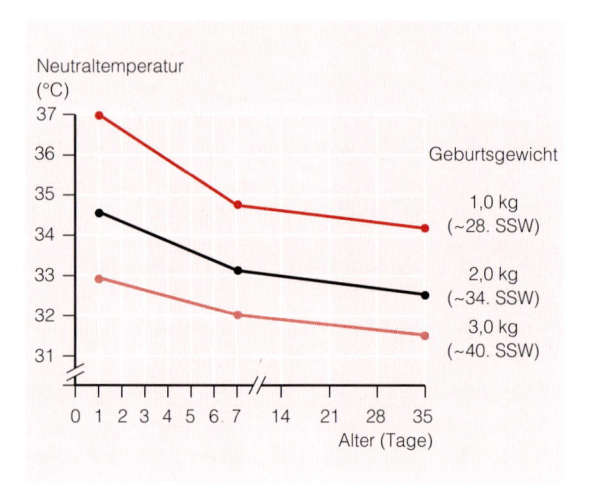

Abb. 19-2 Abfall der Neutraltemperatur bei Neugeborenen in Abhängigkeit vom Geburtsgewicht in den ersten fünf Lebenswochen (nach Sauer et al. [38]).

mehr allgemein empfohlen, doch sollte sie bei Polyhydramnion, vermehrtem Speichelfluß und jeder Atembehinderung grundsätzlich durchgeführt werden. Zeichen der Unreife oder Übertragung werden registriert. Bis auf die Akren ist die Haut rosig, und die Atmung sollte trotz noch bestehender Unregelmäßigkeiten keine Zeichen der Behinderung aufweisen. Bei der Palpation des Abdomens sollte zumindest eine massive Organomegalie (Leber, Milz, Nieren) auffallen. Auf der Schnittfläche des Nabelstumpfs ist die regelrechte Zahl der Gefäße zu beachten. Im übrigen werden die Körpermaße wie Gewicht, Länge und Kopfumfang erhoben und die gewonnenen Werte zur Erkennung eines gestörten oder disproportionierten Wachstums mit einem Perzentilendiagramm verglichen.

Nach Abschluß der Untersuchung wird das Kind gewickelt und zum ersten Mal zum Stillen angelegt. In der Regel verbleiben Mutter und Kind die ersten zwei Stunden nach Geburt im Kreißsaal, wobei regelmäßig auf die Vitalität des Kindes geachtet wird.

2.3 Screening-Untersuchungen

Die wichtigste Screening-Untersuchung ist eine gründliche *U2-Vorsorgeuntersuchung* des Neugeborenen am 3. bis 10. Lebenstag. Die meisten angeborenen strukturellen Fehlbildungen lassen sich auf diese Weise erkennen. Bei auffälligen Befunden sind ergänzende Ultraschalluntersuchungen insbesondere des Kopfes und des Abdomens indiziert.

Die frühzeitige Diagnose einer *Hüftgelenkdysplasie* mag wohl Vorteile für die Therapie haben, dennoch haben sich die Fachgesellschaften und Berufsverbände der Kinderärzte und Orthopäden kürzlich geeinigt, daß die Sonographie des Hüftgelenks in der Neugeborenenperiode durchgeführt werden kann, bei der U3 jedoch durchgeführt werden muß [1].

Besonders bewährt haben sich seit Jahren Screening-Untersuchungen zur Früherkennung *angeborener Stoffwechselerkrankungen,* die beim Neugeborenen noch keine Symptome machen, später aber sehr rasch zu irreversiblen Schäden oder gar zum Tod führen können, wie Hypothyreose, Phenylketonurie und Galaktosämie. Bislang mußte die Blutabnahme obligatorisch im Alter von fünf Tagen erfolgen. Durch eine frühere Entlassung der Mutter wird der Guthrie-Test in Zukunft durch Hausarzt oder Hebamme abgenommen werden müssen, soweit nicht in Erprobung befindliche Untersuchungstechniken eine Blutabnahme bereits am 3. Tag ermöglichen.

2.4 Routineversorgung des Neugeborenen in den ersten Lebenstagen

In den ersten zwölf Stunden sollte routinemäßig wiederholt nach dem Kind geschaut werden, ob die Adaptation von Atmung und Kreislauf regelrecht verlaufen. Eine leichte Akrozyanose ist in dieser Phase noch als physiologisch zu bezeichnen. Dagegen bedürfen zunehmende Tachypnoe (Frequenz >50/min), anhaltendes Stöhnen mit Einziehungen, ein grau-blasses Aussehen wie aber auch eine verlangsamte Atmung mit auffälliger muskulärer Hypotonie unbedingt der Abklärung durch einen Neonatologen.

Das Wochenbett sollten Mutter und Kind in sehr engem Kontakt verbringen. Aus neonatologischer Sicht sind ein vollständiges Rooming-In und die damit verbundene Selbstversorgung des Kindes durch die Mutter soweit wie möglich zu empfehlen. Stillfähigkeit und Stilldauer werden eindeutig hierdurch verbessert und andererseits das kindliche Keimspektrum schneller und vollständiger dem seiner Eltern angeglichen [40, 44]. Ein Bad ist bereits in den ersten Lebenstagen erlaubt und sollte zu Übungszwecken möglichst von der Mutter durchgeführt werden. Auch durch regelmäßiges Einölen des ganzen Körpers läßt sich die physiologische Schuppung des Neugeborenen nicht vermeiden, sondern allenfalls aufschieben. Die unförmige Nabelklemme wird spätestens am 2. bis 3. Lebenstag entfernt. Im übrigen wird der Nabel trocken- und saubergehalten und allenfalls mit einem Alkoholtupfer nach dem Bade abgetupft. Jede Art von Verband hemmt die Austrocknung des Nabels und fördert eine Infektion. Ein spätes Abfallen des mumifizierten Nabelrests erst nach weitgehender Epithelisierung des Nabelgrunds ist der beste Schutz vor einer Infektion.

Nach jeder Mahlzeit sollte das Neugeborene zur Vermeidung von Körperdeformierung auf eine andere Seite gelegt werden, wobei heute wegen einer leicht erhöhten Gefahr des plötzlichen Kindstods die früher besonders empfohlene Bauchlage zumindest bei unzureichender Überwachung des Kindes ausgespart werden sollte [18].

2.5 Ernährung des Neugeborenen und jungen Säuglings

Die *Vorteile einer Ernährung mit Muttermilch* sind belegt und weltweit akzeptiert (Tab. 19-1). Daran ändert auch die Tatsache, daß der Mensch als Endglied der Nahrungskette logischerweise viele der fettlöslichen Schad-

Tabelle 19-1 Wichtigste Vorteile einer Ernährung mit Muttermilch

- artspezifische Zusammensetzung der Nahrung mit besonderer Berücksichtigung des Stoffwechsels und der Funktion des kindlichen Verdauungstrakts
- Resorption von Nahrungsstoffen inkl. Vitaminen und Spurenelementen besser als aus Kuhmilchpräparaten
- spezifische Antikörper (IgA) gegen enterale Infektionen durch Bakterien und Viren
- zellulärer Infektionsschutz durch Makrophagen
- unspezifische Schutzstoffe bzw. Inhibine gegen bakterielle Infektionen (z. B. Kompliment, Lysozym, Laktoferrin, Neuraminsäure, Linolsäure)
- langkettige, mehrfach ungesättigte Fettsäuren
- epidermaler Wachstumsfaktor zur Stimulierung der Teilungsrate der Darmepithelien
- Schutz vor frühzeitiger Sensibilisierung gegen Fremdeiweiß
- Keimarmut
- Verbesserung der Beziehung zwischen Mutter und Kind

Tabelle 19-2 Während der Stillzeit kontraindizierte Medikamente (nach Hill und Szefler [15] und Schaefer und Bunjes [39])

– Bromide	– H2-Antagonisten
– Chlortalidon	– Methimazol
– Clemastin	– Pentoxyverin
– Goldsalze	– Sekalealkaloide
– Gyrasehemmer	– Zytostatika

stoffe und Umweltgifte in seinem Fettkörper speichert und diese zu einem Teil von der stillenden Frau mit der Milch wieder ausgeschieden werden, nichts. Zur Verminderung der Freisetzung von Schadstoffen wird empfohlen, daß Mütter ihr Körpergewicht während der Laktationsperiode möglichst halten.

Auch das *Problem der Medikamente* wird beim Stillen meist überbewertet. Die Indikation zur Einnahme eines Medikaments sollte während der Stillzeit gründlich überlegt werden, dennoch sind nur wenige Substanzen kontraindiziert (Tab. 19-2; siehe auch Kap. 17, Abschnitt 2.5.6). Die Liste der verbotenen Medikamente muß sicher in Zukunft immer wieder geändert werden, doch hat man den Eindruck, daß ihre Zahl eher kleiner wird. Die meisten bei Wöchnerinnen häufig eingesetzten Präparate, z.B. Analgetika, Antibiotika, Betarezeptorenblocker und andere Antihypertensiva, Anästhetika, Antiepileptika, Sedativa und Antikoagulanzien, sind bei entsprechender Indikation kein Grund zum Abstillen. Allerdings ist eine genaue Beobachtung des Neugeborenen immer notwendig.

Das Neugeborene wird möglichst innerhalb der ersten halben Stunde postnatal zum ersten Mal angelegt, da gerade das frühe Anlegen Stillfreude und Stilldauer signifikant verbessern [44]. Danach wird das Kind am 1. Lebenstag drei- bis fünfmal und ab dem 2. Lebenstag sechs- bis achtmal für fünf bis zehn Minuten je nach Empfindlichkeit der Brustwarzen möglichst beidseitig angelegt. Einerseits kommt der Milchfluß auf diese Weise besser in Gang, andererseits erhält das Kind nur so vollständig die wertvolle Kolostralmilch, die sozusagen ein IgA-Konzentrat darstellt.

Bis zum 4. Lebenstag ist bei einem gesunden, normalgewichtigen Neugeborenen jede *Zufütterung* von Wasser, Tee oder Glucoselösung *zu vermeiden*. Der Wasser- und Energiehaushalt des Neugeborenen ist darauf eingestellt, die Zeit bis zum Milcheinschuß ohne Schaden zu überstehen. Wird einem Neugeborenen am ersten Lebenstag jedoch bereits Flüssigkeit angeboten, so muß diese Maßnahme fortgesetzt werden, da die endogenen Kontrollmechanismen gestört werden. Auch die Stillfähigkeit wird bei unüberlegter, großzügiger Zufuhr von Tee und Glucoselösung signifikant reduziert, während gleichzeitig der Neugeborenenikterus nicht, wie häufig angenommen, vermindert, sondern verstärkt beobachtet werden kann. Aus diesem Grund empfiehlt die American Academy of Pediatrics in ihren Richtlinien über den Neugeborenenikterus die Zufuhr von Flüssigkeit vor dem Milcheinschuß zu unterlassen [2].

Ein schreiendes Neugeborenes wird in den ersten drei bis vier Tagen im Arm der Mutter oder beim Saugen an der Brust in der Regel „gestillt", auch wenn der Milchfluß noch spärlich ist. Sollte der Milchfluß bis zum 4. Tag gar nicht und auch danach sehr verzögert in Gang kommen, ist die vorübergehende Zufütterung einer sog. hypoallergenen (H. A.) industriellen Milch zu empfehlen. Das Füttern auch nur kleiner Mengen einer normalen Säuglingsmilch sollte unbedingt vermieden werden. Selbst wenn anschließend mehrere Monate gestillt wird, können wenige Milliliter eines Kuhmilchpräparats schädlicher sein, als wenn von Anfang an eine komplette Fütterung mit einer industriellen Nahrung vorgenommen wurde. Dagegen wird die Langzeitfütterung von hypoallergenen Nahrungen bis heute kontrovers diskutiert und nicht allgemein empfohlen [7].

Im Rahmen der U2-Untersuchung oder vor Entlassung aus der geburtshilflichen Klinik sollte mit der Mutter ein Gespräch über die Ernährung des Kindes geführt werden, um diesen Bereich nicht gänzlich den Medien und Laien zu überlassen (Abb. 19-3). Durch folgende Merksätze läßt sich die Ernährung des Neugeborenen *zusammenfassen*:

Ernährungsschema

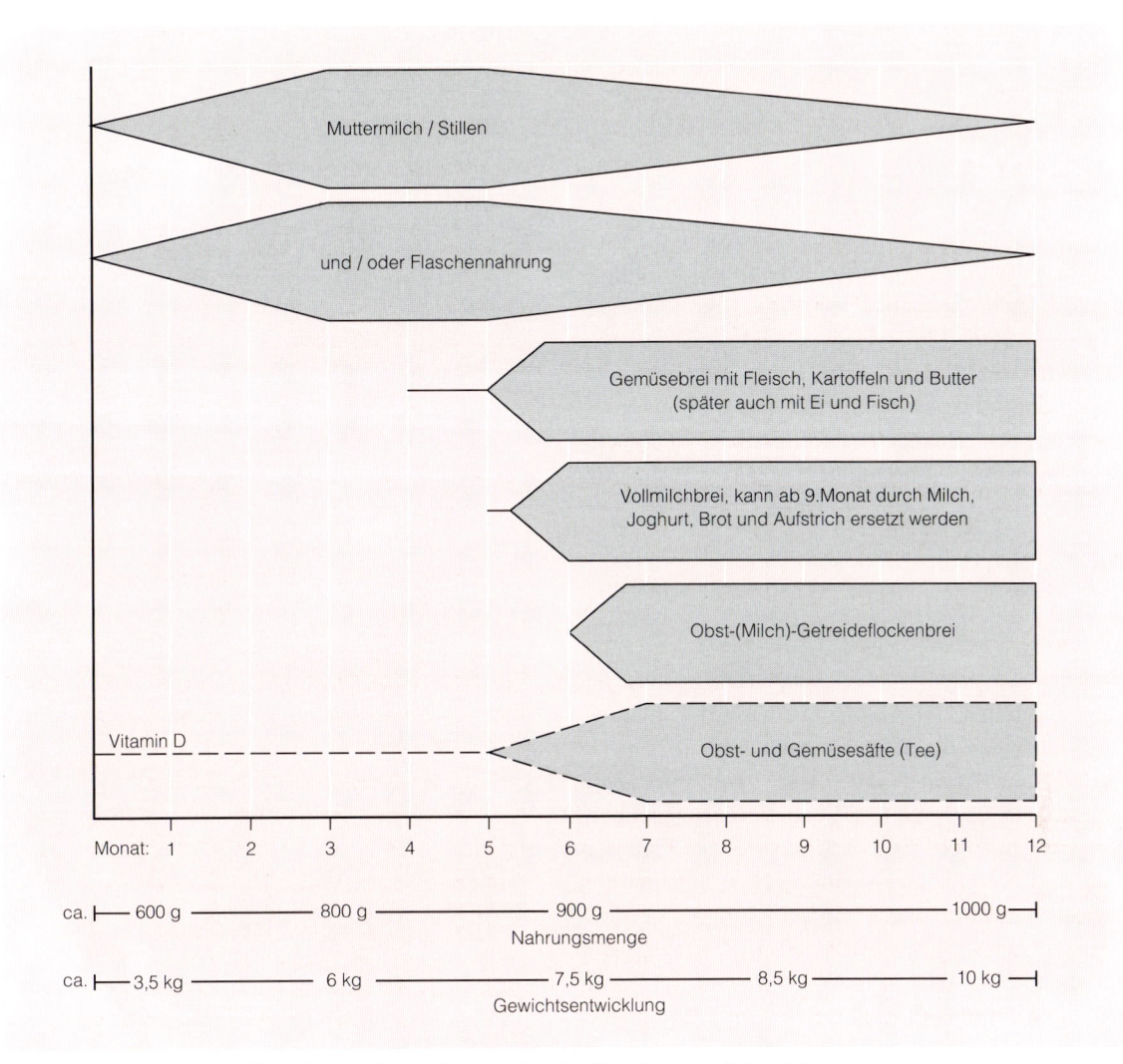

| Monat: | 1 | 2 | 3 | 4 | 5 | 6 | 7 | 8 | 9 | 10 | 11 | 12 |

- Muttermilch / Stillen
- und / oder Flaschennahrung
- Gemüsebrei mit Fleisch, Kartoffeln und Butter (später auch mit Ei und Fisch)
- Vollmilchbrei, kann ab 9. Monat durch Milch, Joghurt, Brot und Aufstrich ersetzt werden
- Obst-(Milch)-Getreideflockenbrei
- Obst- und Gemüsesäfte (Tee)
- Vitamin D

Nahrungsmenge: ca. 600 g – 800 g – 900 g – 1000 g

Gewichtsentwicklung: ca. 3,5 kg – 6 kg – 7,5 kg – 8,5 kg – 10 kg

Abb. 19-3 Schematische Darstellung der Ernährung des gesunden Säuglings im ersten Lebensjahr.

- Gesunde Neugeborene werden ab der ersten Lebensstunde angelegt und bedürfen keiner zusätzlichen Flüssigkeitszufuhr.
- Bei verzögert einsetzendem Milchfluß oder einem Gewichtsverlust von mehr als 10 % des Geburtsgewichts wird zunächst die Fütterung einer hypoallergenen Nahrung ad libitum empfohlen, bevor bei der seltenen wirklichen Hypogalaktie auf eine normale Formelmilchernährung übergegangen wird.
- Ist eine Mutter auch nach einem aufklärenden Gespräch nicht bereit ihr Kind zu stillen, wird dem Kind ab dem ersten (bis zweiten) Lebenstag ad libitum eine sog. Anfangsnahrung angeboten.
- Bei voll gestillten Kindern wie auch bei Säuglingen, die eine sog. Anfangsnahrung (früher: adaptierte Nahrung) erhalten, ist auch während der heißen Sommermonate oder bei vermeintlichen Blähungen (es handelt sich meist um Völlegefühl nach Überfütterung und unzureichendem Aufstoßen) die Zufütterung von Tee überflüssig (keine Nuckelflasche mit oder ohne Zucker!). Die einzige Ergänzung zur Nahrung ist die tägliche Gabe von Vitamin-D-Fluor-Tabletten mit 500 IE Vitamin D und 0,25 mg Fluor ab dem 6. Lebenstag über mindestens ein Jahr, wobei nur im Frühjahr oder Sommer, nicht im Herbst oder Winter aufgehört werden sollte.
- Bis zum Durchbruch der ersten Zähne ist das Kind ein Säugling, für den Muttermilch bzw. Flaschenmilch die einzige adäquate Nahrung darstellt. Erst mit dem Erscheinen der ersten Zähne im Alter von fünf bis sechs Monaten hat das Kind Anspruch auf eine Beikost in Form von Breien. Mit der dann zunehmend größeren Energiedichte hat die zusätzliche Zufuhr von Obst- und Gemüsesäften sowie Tees für das Kind erstmalig einen ernährungsphysiologischen Sinn.

3 Das kranke Neugeborene

Die Morbidität des Neugeborenen ist in erster Linie geprägt durch die Pathologie der Adaptation, die erhöhte Neigung zu bakteriellen Infektionen sowie durch die unmittelbaren Folgen angeborener Fehlbildungen. Verständlicherweise sind sog. Risikoneugeborene wie unreife Frühgeborene, Mehrlinge, Neugeborene mit ausgeprägter intrauteriner Wachstumsretardierung oder Hypertrophie und Neugeborene nach intrauterinem O_2-Mangel in besonderem Maße von Adaptationsstörungen betroffen.

3.1 Postnatale Asphyxie des Neugeborenen

Definition und Pathophysiologie der Asphyxie: Die wohl wichtigste und dramatischste Adaptationsstörung des Neugeborenen ist das Ausbleiben bzw. das unzureichende Einsetzen der Atmung nach Geburt. Nur in solchen Fällen (Apgar-Score 0 bis 3) sollte man von einer primären Asphyxie des Neugeborenen sprechen. Leider wird mit dem Begriff Asphyxie von Geburtshelfern und Neonatologen zum eigenen Schaden bei forensischen Auseinandersetzungen häufig zu großzügig umgegangen. So bedeutet das griechische Wort Asphyxie auf Deutsch Pulslosigkeit und ist damit gleichzusetzen mit dem Begriff Scheintod. Im Gegensatz zum irreversibel eingetretenen Tod ist bei einer Asphyxie noch eine Reanimation möglich, wobei deren Erfolg weniger von der Tiefe des Apgar-Werts als von der Dauer des asphyktischen Zustands abhängt.

Bedeutsam ist, daß entsprechend den klassischen Versuchen von Dawes beim Tier eine Asphyxie beim Neugeborenen in *drei Phasen* abläuft [8]. Zunächst besteht nach Geburt eine primäre Apnoe bei gleichzeitiger Bradykardie und Zentralisation des Kreislaufs (Apgar-Score 1 bis 2). Der pH-Wert in der Nabelarterie ist jedoch nur mäßig erniedrigt. Mit Zunahme der Hyperkapnie und Azidose setzt nach ein bis drei Minuten eine Schnappatmung ein (Apgar 2 bis 3). Führt die Schnappatmung nicht zu einer spontanen Erholung, sondern zu einer weiteren Zunahme der Hypoxämie und Azidose, kommt es schließlich zu einer sekundären Apnoe (Apgar-Score 0 bis 1), aus der eine spontane Erholung nicht mehr möglich ist. Der Nabelarterien-pH liegt deutlich unter 7,0. Während der primären Apnoe kann jederzeit, unterstützt durch äußere Stimuli, die Atmung regelrecht einsetzen. Bei

Tabelle 19-3 Therapie der Neugeborenenasphyxie

Primäre Apnoe (>30 Sekunden, Nabelarterien-PH >7,1, Apgar 1–2, Rekapillarisierungszeit häufig noch normal)
- Stimulation der Atmung durch Abtrocknen oder Kitzeln der Fußsohle
- Rachen und Nase absaugen
- O_2-Maske vor das Gesicht halten
- Maskenbeatmung, wenn keine Spontanatmung in Gang kommt
- Intubation, nur wenn nach 3 bis 5 Minuten keine ausreichende Spontanatmung einsetzt bzw. das Kind unter Maskenbeatmung infolge von Lungenkomplikationen nicht rosig wird
- bei bekannter Gabe von atemdepressiven Medikamenten an die Mutter Versuch mit 0,1 mg/kg Naloxon i. m.

Schnappatmung (Apgar 2–3, arterieller pH unter 7,1)
- sofort O_2-Maske vor das Gesicht halten
- warmhalten und abtrocknen
- bei Bedarf gezieltes Absaugen
- Maskenatmung mit Sauerstoff
- bei ausbleibender Besserung rascher Entschluß zur Intubation und kontrollierten O_2-Beatmung

Sekundäre Apnoe (Apgar 0–1, arterieller pH deutlich unter 7, Rekapillarisierungszeit stark verlängert oder unendlich, sog. weiße Asphyxie)
- insbesondere bei bereits bekannten intrauterinen O_2-Mangelsymptomen im CTG nach Absaugen unter Sicht sofortige Intubation; keine Zeitverschwendung mit oft vergeblicher Auskultation von Herztönen oder dem Versuch einer Maskenbeatmung
- intratracheale Applikation von 0,1 bis 0,5 ml/kg (0,05–0,25 mg/kg) Suprarenin® 1 : 2000 (Suprarenin 1:1 mit 0,9%igem NaCl verdünnt)
- 3 bis 5 Blähatemzüge (Inspirationszeit 3 bis 5 Sekunden, Druck 30 cm H_2O oder mehr, falls keine Thoraxexkursion zu beobachten ist; PEEP 6 cm, FiO_2 1,0) und gleichzeitige Herzmassage
- kontrollierte Beatmung (Frequenz 40 bis 60/min, Atemzeitverhältnis 1:1, Druck 30 cm H_2O, PEEP 4 bis 6 cm, FiO_2 1,0), weiterhin Herzmassage bis die Rekapillarisierungszeit sich normalisiert (3 Sekunden oder weniger)
- bei ausbleibender Besserung intratracheale Gabe von Suprarenin wiederholen (1. Versuch mit geringerer Dosis, bei Wiederholung immer mindestens doppelte Dosis), evtl. Beatmungsdruck solange anheben, bis ausreichende Thoraxexkursionen sichtbar sind
- bei weiterhin ausbleibender oder nur zögernder Besserung Nabelvenenkatheter und Nabelsonde und innerhalb von zwei bis drei Minuten 5 bis 10 ml/kg Biseco® oder Fresh-frozen-Plasma infundieren. Bleibt das Kind grau-blaß, dürfen auch ohne Blutgasanalyse 1 bis 2 ml $NaHCO_3$/kg mit gleicher Menge 5%iger Glucose innerhalb von zwei bis drei Minuten injiziert werden. Vorsicht mit der Gabe von Volumen, wenn es aus der Nabelvene des 8 bis 10 cm langen hochgehaltenen Nabelstumpfs blutet. Bei Blässe infolge starker Blutverluste sub partu – wenn möglich – ca. 5 bis 10 ml Erythrozytenkonzentrat der Gruppe 0, Rh-neg. transfundieren; möglichst Hämatokrit kontrollieren
- tritt unter diesen Maßnahmen eine Besserung ein, wird eine kontrollierte Beatmung möglichst mit reduzierten Beatmungsparametern angeschlossen (z.B. Frequenz 30–40/Min., Druck je nach Thoraxexkursion 15–20 cm H_2O, PEEP 3–4 cm, Atemzeitverhältnis 1:2 bis 1:3, FiO_2 0,5 oder weniger)

Tabelle 19-4 Ursachen einer verlängerten postnatalen Apnoe

Verlängerte primäre Apnoe
- Vaguseffekt nach akuter Schädeldekompression (z. B. nach Sturzgeburt oder schwieriger Schädelentwicklung, Geburtstraumen des ZNS)
- Vaguseffekt nach zu intensivem primärem Absaugen, insbesondere bei Frühgeborenen
- Hypokapnie der Mutter nach Hyperventilation unter der Geburt
- starke Unreife
- akute Anämie
- atemdepressive Medikamente und Narkotika

Sekundäre Apnoe
- schwere und bereits länger anhaltende intrauterine Hypoxämie (CTG-Veränderungen, schwere Azidose bei Mikroblutuntersuchungen, pH < 7,0)

normaler Lungenfunktion ist auch während der Schnappatmung durch Besserung der Oxygenierung eine spontane Erholung möglich. Eine Erklärung findet dieses besondere Verhalten des Neugeborenen in der bereits erwähnten Tatsache, daß bei noch unreifen Chemorezeptoren im Glomus caroticum das Atemzentrum selbst durch Azidose und Hyperkapnie, jedoch nicht durch eine Hypoxämie stimuliert wird.

Therapie der Neugeborenenasphyxie: Die Schwierigkeit bei der Therapie einer Asphyxie besteht darin, bei einem primär nichtatmenden Neugeborenen zwischen primärer und sekundärer Apnoe zu unterscheiden. Während es bei der primären Apnoe – unterstützt durch äußere Stimuli, Sauerstoff und eventuelle kurze Maskenbeatmung – in der Regel zu einer raschen Erholung kommt, darf bei einer sekundären Apnoe mit aktiven Reanimationsmaßnahmen wie Intubation und Beatmung nicht gezögert werden, da bereits eine schwere Azidose und Hypoxie sowie möglicherweise auch eine Kreislaufdepression bestehen (Tab. 19-3). Die genaue Kenntnis des Geburtsverlaufs und der damit möglichen Ursachen der Asphyxie sollten die beste Hilfe sein (Tab. 19-4).

Wer Geburtshilfe betreibt, muß auch bei strengster Selektion aller Risikogeburten mit einer Neugeborenenasphyxie jederzeit rechnen. Entsprechend trägt der *Geburtshelfer* die Verantwortung für Ausrüstung und ständige Einsatzbereitschaft eines *Reanimationsplatzes für Neugeborene* sowie für die rechtzeitige Anwesenheit eines in der Neugeborenenreanimation geübten Arztes (Neonatologe, Anästhesist oder Geburtshelfer selbst). Unzureichender Erfolg einer Reanimation spricht entweder für eine bereits fortgeschrittene intrauterine Hypoxie mit Schädigung des Feten oder für insuffi-

ziente bzw. zu zögernd einsetzende Reanimationsmaßnahmen nach Geburt. Kommt es erst sekundär bald nach Geburt zu einer Asphyxie des Neugeborenen trotz suffizienter Reanimationsmaßnahmen, so können eine hochgradige Lungenhypoplasie (z. B. Potter-Sequenz, Oligohydramnion, Enterothorax), schwere Fehlbildungen der oberen Luftwege oder eine Thoraxdysplasie die Ursache sein, doch sollten diese Diagnosen in der Regel bereits pränatal sonographisch gestellt worden sein.

3.2 Erkrankungen der Atmungsorgane

Bereits die normale Lunge des Neugeborenen ist durch eine sehr niedrige Compliance charakterisiert, die mit 5 ml/cm H_2O nur etwa ein Zwanzigstel des Erwachsenenwerts beträgt. Umgekehrt ist der Thorax bei paralleler Rippenstellung noch sehr instabil und besitzt eine hohe Compliance. Das Neugeborene hat praktisch ausschließlich eine Bauchatmung. Bei Atemnot wird das Atemminutenvolumen weniger durch Vergrößerung des Atemzugvolumens als durch Steigerung der Atemfrequenz (bis zu 150/min) erhöht. Als Folge dieser atemphysiologischen Besonderheiten führen alle pulmonalen Erkrankungen wie auch eine Vielzahl von extrapulmonalen Störungen zu einem charakteristischen klinischen Bild der Atemnot mit Tachypnoe sowie typischen sternalen und interkostalen Einziehungen (Tab. 19-5). Die wichtigste Atemstörung des Neugeborenen, das Atemnot- oder Surfactant-Mangelsyndrom, wird im Band 7 (3. Aufl.), Kapitel 25 ausführlich abgehandelt.

3.2.1 Nasse-Lunge-Syndrom

Die bei weitem häufigste pulmonale Adaptationsstörung des reifen Neugeborenen ist das Nasse-Lunge-Syndrom (wet-lung disease), das entsprechend dem klinischen Verlauf auch transitorische Tachypnoe genannt wird. Es handelt sich um eine verzögerte Resorption und Drainage des Lungenwassers, die signifikant häufiger bei Knaben, Makrosomie, verlängerter Geburt nach Sectio und bei Frühgeborenen beobachtet werden kann [34]. Die Atemfrequenz kann bis auf 100 pro Minute erhöht sein. Hinzu kommt ein leichtes exspiratorisches Stöhnen, während stärkere Einziehungen in der Regel nicht beobachtet werden. Passager kann ein erhöhter O_2-Bedarf bestehen, doch ist in den meisten Fällen die Symptomatik am 2. bis 3. Lebenstag wieder verschwunden.

Tabelle 19-5   Ursachen einer Atemnot bei Neugeborenen

Obstruktion der Luftwege
- Choanalatresie
- Stridor congenitus
- Trachealstenose, Tracheomalazie
- Pierre-Robin-Sequenz

Erkrankungen der Lunge
- infantiles und erworbenes Atemnotsyndrom (iRDS und aRDS)
- Mekoniumaspiration
- Pneumonie
- Flüssigkeitslunge
- Pneumothorax
- Chylo- und Hydrothorax

Fehlbildungen von Lunge und Thorax
- Lungenhypoplasie
- Lungenzysten und -sequester
- Zwerchfellhernie, Enterothorax, Dysplasie des Thoraxskeletts

Extrapulmonale Ursachen
- Herzfehler
- persistierende fetale Zirkulation
- zentralnervöse Ursachen (z. B. Zwerchfellparese, Myopathie)
- Anämie, Polyzythämie

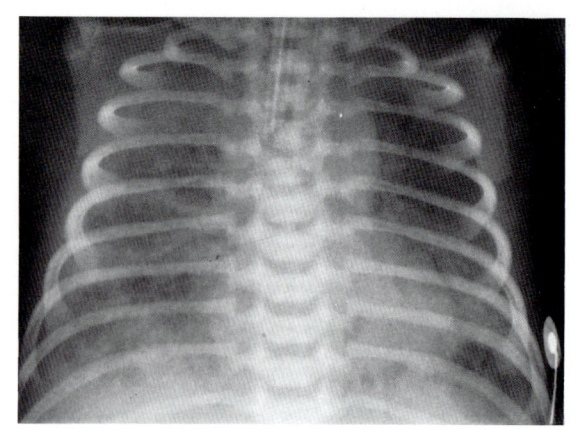

Abb. 19-4   Röntgen-Thoraxaufnahme eines Neugeborenen mit massiver Mekoniumaspiration.

In der Regel genügt es, diese Kinder zur besseren Beobachtung in einen Inkubator mit der Möglichkeit der O_2-Zufuhr zu legen. Die Notwendigkeit atemunterstützender Maßnahmen oder gar einer Beatmung ist nur sehr selten gegeben. Dennoch können erhebliche differentialdiagnostische Schwierigkeiten bestehen, da klinisch eine Unterscheidung zu einem nicht ganz seltenen Mantelpneumothorax, einem leichten Atemnotsyndrom des reifen Neugeborenen infolge eines passageren Surfactant-Mangels oder zu einer beginnenden Pneumonie nicht ganz leicht ist. Daher sind bei anhaltender Tachydyspnoe über die ersten drei bis vier Lebensstunden hinaus in der Regel eine Röntgen-Thoraxaufnahme und eventuell auch eine Infektionsdiagnostik (z. B. Blutbild, C-reaktives Protein) notwendig.

3.2.2 Mekoniumaspirationssyndrom

Intrauteriner Mekoniumabgang wird bei 5 bis 8 % aller Schwangerschaften beobachtet und ist die Folge einer passageren Hypoxämie des Feten und der damit verbundenen vermehrten Ausschüttung von Katecholaminen [13]. Nur bei zunehmender Azidose mit der Auslösung einer fetalen Schnappatmung kann bereits intrauterin mekoniumhaltiges Fruchtwasser aspiriert werden. Die Gefahr einer massiven tiefen Mekoniumaspiration besteht jedoch erst postnatal, wenn mit der ersten Inspiration größere Mekoniummengen aus dem Nasenrachenraum bis tief in die kleinen Bronchien gelangen (Abb. 19-4). Von dort ist das Mekonium auch durch eine Lavage kaum noch zu entfernen. Das Mekonium kann teilweise oder vollständig kleinere Bronchien verstopfen und damit nebeneinander die Bildung von Atelektasen oder lokalen Emphysemblasen verursachen.

Trotz der Gefahr einer Fremdkörperpneumonie, insbesondere bei bakterieller Kontamination des Mekoniums, kommt es in den meisten Fällen zu einer raschen Besserung durch Resorption des Mekoniums. So kann wohl bei der Hälfte aller Schwangerschaften mit mekoniumhaltigem Fruchtwasser beim Neugeborenen eine Mekoniumaspiration nachgewiesen werden, doch kommt es nur bei höchstens 10 % dieser Kinder zu dem gefürchteten Mekoniumaspirationssyndrom. Wenn intrauterin wiederholt und anhaltend eine Hypoxämie zu Mekoniumabgang, aber auch zu Schnappatmung und Zentralisation des fetalen Kreislaufs geführt hat, besteht postnatal die Gefahr einer persistierenden pulmonalen Hypertonie mit Rechts-links-Shunt. Unzureichende postnatale Betreuung und Unterschätzung der Situation können diese Gefahr erheblich vergrößern [6]. Trotz intensiver Beatmung mit hohen Drücken und 100 %igem Sauerstoff ist in solchen Fällen keine ausreichende Oxygenierung des Kindes zu erreichen. Es handelt sich damit um eine der schwierigsten und gefürchtetsten Situationen der neonatalen Intensivmedizin, die heute neben zahlreichen anderen Maßnahmen nur durch Inhalation von NO zur pulmonalen Gefäßerweiterung oder nicht selten durch eine extrakorporale Membranoxygenierung (ECMO) des Blutes zu beherrschen ist [19].

Die wichtigsten *prophylaktischen Maßnahmen* des Geburtshelfers zur Vermeidung des gefürchteten, aber heute erfreulicherweise seltenen Mekoniumaspirationssyndroms sind:

- rechtzeitige Erkennung einer intrauterinen Notsituation des Feten bei mekoniumhaltigem Fruchtwasser
- gründliches Absaugen des Nasenrachenraums nach Entwicklung des Kopfes vor Geburtsbeendigung bzw. nach Sectio vor Beginn der Atmung
- keine Maskenbeatmung bei verzögert oder unzureichend einsetzender Spontanatmung
- großzügige Inspektion des Larynx mit dem Intubationsspatel und gezieltes Absaugen
- rascher Entschluß zur Intubation, wenn grünes Sekret aus dem Larynx abgesaugt werden kann oder der Apgar-Wert ≤ 6 ist, um anschließend über den Tubus tief absaugen bzw. wiederholt Spülungen mit physiologischer NaCl-Lösung durchführen zu können

3.2.3 Pneumonien

Neugeborenenpneumonien können bereits pränatal durch transplazentare Übertragung von Erregern wie Treponema pallida, Listerien oder Zytomegalieviren entstehen und nach der Geburt eine schwere Tachydyspnoe verursachen. Sehr viel häufiger sind Pneumonien als Folge einer Aspiration von Keimen unter der Geburt (z. B. B-Streptokokken, Escherichia coli, Klebsiella pneumoniae). Es kann sich aber auch um nosokomiale Problemkeime (z. B. Staphylococcus aureus, Enterobacter species, Pseudomonas) handeln, die durch Unsauberkeit bei Reanimationsmaßnahmen in die tiefen Luftwege gelangt sind.

Jede Pneumonie äußert sich *klinisch* durch Symptome der Atemnot. Eine rasch zunehmende Kreislaufsymptomatik (blaß-graues Aussehen, Marmorierung der Haut, verlangsamte Rekapillarisierungszeit) spricht für eine zusätzliche Sepsis. Bei jeder in den ersten Lebensstunden zunehmenden Atemnot eines Neugeborenen sind bakteriologische Untersuchungen von Rachen- und Magensekret sowie vom ersten Mekonium (Listerien) neben der bereits erwähnten Infektdiagnostik erforderlich.

Die *Prognose* einer Pneumonie ist beim reifen Neugeborenen unter den heute gegebenen Therapiemöglichkeiten (Antibiotika, Sauerstoff, eventuell Beatmung) meist als gut zu bezeichnen, wenn sich nicht ein schweres aRDS (Schocklunge) eventuell in Kombination mit dem so gefürchteten PFC-Syndrom entwickelt (siehe auch Abschnitt 3.3.4).

3.2.4 Fehlbildungen im Bereich der Atemwege

Zahlreiche Fehlbildungen des Respirationstrakts und des Thorax können postnatal zu erheblichen Atemstörungen führen (Tab. 19-5). Nur die wichtigsten Veränderungen können besprochen werden.

Eine *doppelseitige Choanalatresie* fällt bereits unmittelbar nach der Geburt auf, da das zyanotische Neugeborene hochgradige sternale Einziehungen bietet und nur beim Schreien kurzfristig rosig wird. Über einen Guedel-Tubus oder einen oralen Wendl-Tubus, der über den Zungengrund hinaus in den Hypopharynx eingeführt wird, kann dem Neugeborenen zunächst rasch geholfen werden.

Diagnostische und therapeutische Probleme macht der *Stridor congenitus,* der das führende Syndrom aller anatomischen und funktionellen Stenosen im Bereich von Pharynx, Larynx und Trachea ist. Die häufigste Ursache ist eine Malazie von Epiglottis, Kehlkopf und Trachea, doch können auch eine Struma congenita, Hämangiome, Lymphangiome, zervikale Halszysten, ein doppelter Aortenbogen oder eine Pierre-Robin-Sequenz (Retrognathie des Unterkiefers, zurückgesunkene und unbewegliche, meist kleine Zunge sowie häufig eine Spalte des weichen Gaumens) die Ursache sein. Bedeutsam ist die häufige Lageabhängigkeit eines Neugeborenenstridors. Die Notwendigkeit einer weiterführenden Diagnostik und Behandlung richten sich mehr nach dem Grad der klinischen Symptomatik als nach der Ätiologie. Werden keine Zeichen einer schweren Atemnot mit Zyanose in Ruhe oder bei Belastung (Trinken) beobachtet, sollte man zunächst zurückhaltend sein.

Die wichtigste Fehlbildung der Lunge ist die *Lungenhypoplasie,* deren Ursache eine primäre Entwicklungsstörung oder sehr viel häufiger eine sekundäre Beeinträchtigung der fetalen Lungenentwicklung durch ganz verschiedene mechanische und funktionelle Behinderungen sein kann (z. B. einseitige Zwerchfellhernie, größere Lungenzysten und Lungensequester, kongenitale zystische adenomatoide Malformation einzelner Lungenlappen, Deformierung des Thoraxskeletts, chronisches Oligohydramnion). Die Lungenhypoplasie ist kombiniert mit einer Reduktion der intrapulmonalen Gefäße, so daß nicht selten eine persistierende pulmonale Hypertonie mit Rechts-links-Shunt über die fetalen Blutwege besteht. Besonders beim angeborenen Enterothorax kann dieses Problem, selbst nach erfolgreich durchgeführter Operation, noch in 30 bis 50 % der Fälle zum Tode führen. Wichtig ist, daß ein Enterothorax bereits pränatal sonographisch ent-

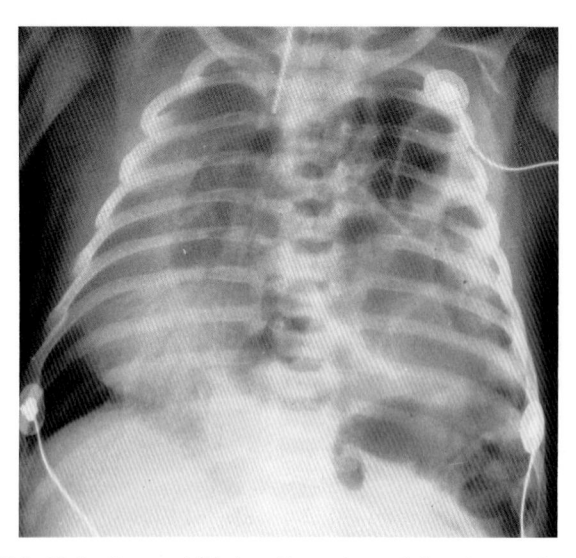

Abb. 19-5 Röntgenbild eines Enterothorax links mit verstärkter Verlagerung des Mediastinums nach rechts infolge luftgefüllter Darmschlingen.

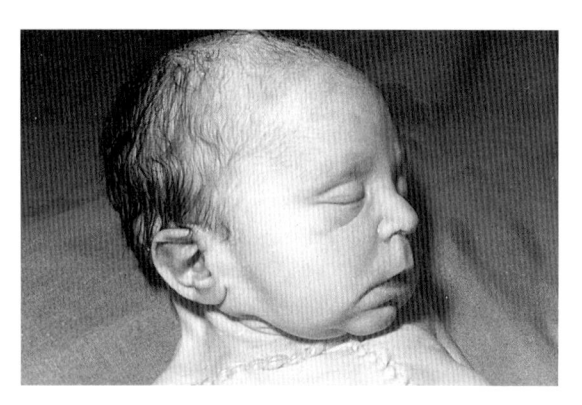

Abb. 19-6 Greisenhaft wirkende, typische Potter-Fazies eines nicht reanimierbaren Neugeborenen mit charakteristischer halbkreisförmiger Falte des Unterlids und tiefsitzenden, großen, knorpelarmen Ohren.

deckt wird, damit zur Vermeidung einer Aufdehnung des Darmes durch Luft (Abb. 19-5) auf keinen Fall eine Maskenbeatmung vorgenommen, sondern das Kind sofort intubiert wird.

Für den Geburtshelfer ist von größtem Interesse, daß nicht nur bei der Potter-Sequenz, sondern auch bei einem Oligohydramnion anderer Ursache (z.B. Blasensprung vor der 24. Woche) eine Lungenhypoplasie entstehen kann [31]. Schwerste Atemnot oder gar eine nicht mögliche Reanimation können die Folge sein. Bei näherer Betrachtung fallen diese Kinder durch typische Stigmata auf. Sie sind dystroph, haben ein auffallend greisenhaftes Gesicht mit knorpelarmen, dysplastischen Ohren (Abb. 19-6), eine Cutis laxa sowie plumpe Hände und Füße mit zum Teil deutlichen Fehlstellungen.

3.3 Erkrankungen von Herz und Kreislauf

Als Folge der erheblichen Umstellungsvorgänge des Kreislaufs spielen Erkrankungen des kardiovaskulären Systems in der Neugeborenenperiode eine große Rolle. Nicht selten stehen Atemnot und Zyanose auch hier ganz im Vordergrund der klinischen Symptomatik. Im Gegensatz zu einer Zyanose bei respiratorischen Problemen oder bei einer ausgeprägten Polyzythämie kommt es nach Gabe von Sauerstoff bei einer kardialen Zyanose zu keiner nennenswerten Besserung.

3.3.1 Angeborene Herzfehler

Mit einem angeborenen Herzfehler muß bei 8,8‰ aller Neugeborenen gerechnet werden [9]. Er ist die häufigste Todesursache bei reifen Neugeborenen. Gut zwei Drittel aller angeborenen Herzfehler fallen durch ihre klinische Symptomatik bereits in der Neugeborenenperiode auf. Im Vordergrund stehen Zeichen einer Herzinsuffizienz (Trinkunlust, auffällige Gewichtszunahme, Unruhe, Schwitzen, Blässe, Tachypnoe, Hepatomegalie) und eine Zyanose, während Herzgeräusche in der Neugeborenenperiode nur ein unzuverlässiges Symptom sind. Eine besonders einfache Methode zur Erkennung zahlreicher hämodynamisch relevanter Herzfehler ist, die Hand auf das Herz zu legen. Kräftige Pulsationen im Sternumbereich sowie ein präkordiales Schwirren sind immer pathologisch.

Für die unmittelbare Neugeborenenperiode ist die rasche Diagnose der sog. *kritischen Herzfehler* von größter Bedeutung [26]. Sie haben einen Anteil von 10% der angeborenen Herzfehler und sind entweder kaum behandelbar oder müssen einer möglichst raschen Therapie zugeführt werden (Tab. 19-6). Nur auf diese Fehlbildungen soll kurz eingegangen werden, während alle übrigen Herzfehler, wie z.B. Ventrikelseptumdefekt, Vorhofseptumdefekt oder persistierender Ductus arteriosus nur selten schon in der Neugeborenenperiode hämodynamisch auffällig sind.

Tabelle 19-6 Kritische Herzfehler beim Neugeborenen

- Transposition der großen Arterien und Venen (mit Zyanose)
- präduktale Aortenisthmusstenose (Zyanose bei offenem Duktus)
- kritische Aortenstenose (Zyanose bei offenem Duktus)
- hypoplastisches Linksherzsyndrom (Zyanose bei offenem Duktus)
- Pulmonalatresie, kritische Pulmonalstenose (Zyanose)
- Trikuspidalatresie (Zyanose)
- Truncus arteriosus communis (mit Zyanose)

Die *Transposition von Aorta und A. pulmonalis* ist der häufigste angeborene zyanotische Herzfehler. Kommt es zum Verschluß des Foramen ovale und des Ductus arteriosus, ist ohne einen zusätzlichen Septumdefekt ein weiteres Leben nicht möglich. Unter den Zeichen der Atemnot, Hypoxie und einer metabolischen Azidose versterben die Kinder im Kreislaufschock. Bei jeder ungeklärten Zyanose ist daher zur raschen Diagnose eine Echokardiographie durchzuführen. Die *Therapie* der Wahl bei erkannter Transposition ist die Wiedereröffnung des Ductus arteriosus durch Infusion von Prostaglandin E_1 [45] und eine möglichst baldige operative anatomische Korrektur in Form einer Reimplantation der großen Arterien einschließlich der Koronarien (Switch-Operation). Nur wenn die Wiedereröffnung des Ductus arteriosus nicht ausreichend gelingt, wird heute noch eine Antrioseptostomie mit Hilfe eines Ballonkatheters nach Rashkind durchgeführt.

Auch bei der *präduktalen Aortenstenose* sowie allen *Herzfehlern mit kritischer Rechtsherzobstruktion* (Pulmonalatresie, kritische Pulmonalstenose, Trikuspidalatresie) ist das Offenhalten des Duktus durch Prostaglandine die wichtigste palliative Maßnahme, bis eine operative Total- oder Teilkorrektur möglich ist.

Ist die Aortenstenose (oder -atresie) mit einer Mitralstenose (oder -atresie) und einer starken Unterentwicklung der linken Herzkammer kombiniert, so sprechen wir von einem *hypoplastischen Linksherzsyndrom*. Bei diesen Patienten erfolgt die gesamte Versorgung des großen Kreislaufs über den Ductus arteriosus. Mit zunehmender Obstruktion des Duktus kommt es zu einem Zusammenbruch des Kreislaufs mit fehlenden peripheren Pulsen, Blässe, Anurie und Ileus. Das Zustandsbild wird nicht ganz selten mit einem septischen Schock verwechselt. Trotz heute durchführbarer palliativer Operationen (z. B. nach Norwood [28]) ist ohne eine Herztransplantation ein längeres Überleben nicht möglich.

3.3.2 Erkrankungen des Myokards

Schon beim Neugeborenen kann sich pränatal (Zytomegalie) oder perinatal (Coxsackie-B) nach Übertragung durch die Eltern oder das Pflegepersonal eine lebensbedrohliche *Myokarditis* mit ausgedehnten Muskelfasernekrosen entwickeln.

Die häufigste *Kardiomyopathie* wird bei der diabetischen Fetopathie als Folge von Glykogeneinlagerungen in Form einer symmetrischen Septumhypertrophie beobachtet [49]. Sie ist gutartig und bildet sich –

ganz im Gegensatz zur Kardiomyopathie bei Glykogenose Typ II oder idiopathischen Formen – innerhalb weniger Tage wieder zurück. Von den idiopathischen Formen hat größte Bedeutung die Endokardfibroelastose mit narbiger Verdickung des Endokards, die Kontraktion und Dilatation des Ventrikels hochgradig behindert.

Die Klinik von Myokarditis und Kardiomyopathie ist charakterisiert durch die Zeichen einer akuten Herzinsuffizienz (Atemnot, Oligurie, Ödeme, Hepatomegalie). Die Diagnose wird am einfachsten sonographisch gestellt, wobei sich eine hochgradige Einschränkung der Kontraktilität und der Auswurfleistung zeigt. Die Prognose der Endokardfibroelastose ist bei schweren Formen infaust, doch ist auch bei einer Myokarditis die Letalität sehr hoch.

3.3.3 Herzrhythmusstörungen

Harmlose *Extrasystolen* lassen sich beim Feten und Neugeborenen sehr häufig registrieren. Auch Bradykardien bis unter 100 Schläge pro Minute sind beim gesunden Neugeborenen ohne klinische Bedeutung, wenn sie bevorzugt im Tiefschlaf auftreten. Bei einer Herzfrequenz unter 80 bis 50 Schläge pro Minute kann nicht ganz selten ein totaler *atrioventrikulärer Block* vorliegen. Ohne einen zusätzlichen Herzfehler tolerieren die Kinder den atrioventrikulären Block relativ gut, doch kann gelegentlich ein Schrittmacher notwendig sein. Gefürchtet ist ein atrioventrikulärer Block als Komplikation eines Lupus erythematodes der Mutter.

Eine *paroxsysmale supraventrikuläre Tachykardie* kann sowohl intrauterin als auch postnatal bei längerem Bestehen von Frequenzen über 300 Schläge pro Minute zu einer akuten Herzinsuffizienz führen. Nicht ganz selten ist eine intrauterine Tachykardie Ursache eines Hydrops fetalis. Da Digitalis und Betablocker plazentagängig sind, ist eine Therapie des Feten über die Mutter indiziert [25] (siehe auch Bd. 4, Kap. 18). Ein akuter Anfall einer paroxsysmalen Tachykardie läßt sich postnatal rasch und risikoarm durch intravenöse Injektion von Adenosin unterbrechen [33].

Ventrikuläre Tachykardien sind bei Neugeborenen sehr selten und werden bevorzugt bei einer lebensbedrohlichen Hyperkaliämie beobachtet. Schließlich ist bedeutsam, daß auch Tokolytika gelegentlich eine Tachykardie und auch Herzinsuffizienz beim Feten und Neugeborenen auslösen können [21].

3.3.4 Persistierender fetaler Kreislauf

Bleibt der pränatal physiologisch hohe Druck im Lungenkreislauf nach Geburt bestehen, oder steigt er sekundär wieder auf Druckwerte an, die über dem des Körperkreislaufs liegen, hat dies für das Neugeborene fatale Folgen. Da auch der intrauterine physiologische Rechts-links-Shunt über den Ductus arteriosus und das Foramen ovale erhalten bleibt, spricht man von einem Persistieren der fetalen Zirkulation *(PFC-Syndrom)*. Erreicht der Rechts-links-Shunt 90% des zirkulierenden Blutvolumens, so ist das Neugeborene trotz Beatmung mit 100%igem Sauerstoff nicht lebensfähig.

Die Ursachen eines PFC-Syndroms können vielfältig sein (Tab. 19-7). Von besonderer Bedeutung ist, daß alle Zustände, die mit einer massiven Hypoxämie, Hyperkapnie und Azidose einhergehen, zu einer Kreislaufzentralisation führen und damit in charakteristischer Weise beim Neugeborenen ein PFC-Syndrom auslösen können.

Klinisch ist ein PFC-Syndrom manchmal schwer von einer Transposition der großen Gefäße zu unterscheiden. Hier muß die Echokardiographie weiterhelfen.

Wichtigste prophylaktische Maßnahmen sind Kenntnis und Vermeidung auslösender Ursachen, da in schweren Fällen nur eine NO-Inhalationstherapie unter differenzierter Beatmung und/oder eine aufwendige extrakorporale Membranoxygenierung (ECMO) den letalen Ausgang verhindern können [19].

3.3.5 Hydrops fetalis

Trotz einer sehr unterschiedlichen Ätiologie ist ein Hydrops fetalis nahezu immer die unmittelbare Folge einer Störung der Herz-Kreislauf-Funktion oder er hat umgekehrt erhebliche Auswirkungen auf Herz und Kreislauf. Für jeden Neonatologen ist der Hydrops fetalis eine echte Herausforderung, da in Abhängigkeit vom Ausmaß der begleitenden Fehlbildungen heute mehr als 50% der Neugeborenen überleben können. Unter Berücksichtigung des mittlerweile sehr seltenen Hydrops bei Rh-Erythroblastose muß bei 0,3‰ aller Neugeborenen mit einem Hydrops gerechnet werden.

Die Liste der *Ursachen* eines Hydrops fetalis ist mittlerweile fast unüberschaubar groß. Nach einer Metaanalyse von 1333 nichtimmunologisch bedingten Fällen der Literatur [24] sind die häufigsten Ursachen kardiovaskuläre Erkrankungen, Chromosomenanomalien, schwere Anämien, Fehlbildungen von Lunge und Thorax sowie fetofetale Transfusionen (Tab. 19-8). Nur bei etwa 13,4% ließ sich keine plausible Erklärung für den Hydrops finden.

Ein häufiges *Begleitphänomen* eines Hydrops fetalis ist

Tabelle 19-7 Ursachen eines PFC-Syndroms (Persistieren der fetalen Zirkulation)

Primäres PFC-Syndrom
- idiopathisches PFC-Syndrom
- angeborene Mediahyperplasie der Pulmonalarterien
- Lungenhypoplasie (z.B. Zwerchfellhernie, zystisch adenomatoide Malformation der Lunge)

Sekundäres PFC-Syndrom
- perinatale und postnatale Asphyxie
- Mekoniumaspirationssyndrom
- B-Streptokokken-Pneumonie und -Sepsis
- Spannungspneumothorax
- Hyperviskosität des Blutes (Polyzythämie)
- Atemnotsyndrom

Tabelle 19-8 Wichtigste Ursachen eines Hydrops fetalis und ihre Häufigkeit, zusammengestellt aus 1333 nichtimmunologisch bedingten Fällen der Literatur (nach Machin [24], geändert)

Ursächliche Erkrankung	Anzahl
Kardiovaskuläre Erkrankungen	370 (27,8%)
– Tachyarrhythmien	116
– Bradyarrhythmien	23
– erhöhte Volumenbelastung (z.B. Teratom, Riesenhämangiom, Chorangiom)	54
– Linksherzhypoplasie	30
– Rechtsherzhypoplasie (inkl. Ebstein)	19
– AV-Kanal	26
– vorzeitiger Verschluß des Foramen ovale	10
– vorzeitiger Verschluß des Ductus arteriosus	2
Chromosomenanomalien	172 (12,9%)
– Turner-Syndrom	95
– Down-Syndrom	48
Anämien (nicht immunologisch)	136 (10,2%)
– α-Thalassämie	113
– fetomaternale Transfusion	10
Lungen- und Thoraxfehlbildungen	132 (9,9%)
– zystische adenomatoide Malformationen	31
– Chylothorax	27
– Lungensequester und Lungentumoren	24
– Chondrodystrophie	28
Fetofetale Transfusionen (Häufigkeit bei Spender und Empfänger wie 1:1,3)	86 (6,5%)
Infektionen	59 (4,4%)
– Parvoviren B 19	27
– Zytomegalie	12
Fetale Hypomobilität	42 (3,2%)
Angeborene Stoffwechselerkrankungen	20 (1,5%)
Verschiedene andere Ursachen	137 (10,3%)
Hydrops ohne plausible Ätiologie	197 (13,4%)

ein Polyhydramnion, wohl als Folge der regelmäßig bestehenden Behinderung des Schluckakts.

Wichtig ist, daß die *Diagnose* eines Hydrops fetalis bereits vor Geburt sonographisch gestellt wird, um rechtzeitig Vorbereitungen zur Reanimation zu ermöglichen.

Die *therapeutischen Maßnahmen* unmittelbar nach Geburt sind im Prinzip immer ähnlich, mit Ausnahme der supraventrikulären Tachykardie (siehe Abschnitt 3.3.3). So wird ein Neugeborenes mit einem ausgeprägten Hydrops fetalis sofort intubiert. Kommt es unter Beatmung mit Sauerstoff und hohen Drücken nicht zu ausreichenden Thoraxexkursionen, so müssen Pleuraergüsse angenommen werden. Häufig sind unmittelbar nach Intubation eine sofortige beidseitige Pleurapunktion und bei sehr stark aufgetriebenem Abdomen eventuell auch eine Aszitespunktion zur Entlastung notwendig. Hilfreich für die unmittelbaren Maßnahmen ist, wenn Pleuraergüsse und Aszites schon pränatal vom Geburtshelfer sonographisch erkannt worden sind. Die Punktion kann dann bereits unmittelbar nach Intubation durchgeführt werden. Anschließend ist das Einführen eines Nabelvenen- und Nabelarterienkatheters notwendig, um den zentralen Venendruck und den arteriellen Blutdruck zu messen. Bei stark erhöhtem Venendruck (über 12 cm H_2O) ist ein Aderlaß notwendig, der in Form eines partiellen Blutaustausches mit Erythrozytenkonzentrat (Blutgruppe Null, Rh-negativ) durchgeführt wird. Eine große Hilfe vor Beginn des Blutaustausches ist, wenn im Kreißsaal sofort nach Geburt aus Nabelschnurblut der Hämatokritwert bestimmt werden kann. In der Regel wirkt sich eine rasche, mäßig starke Anhebung des Hämoglobins günstig auf die weitere Intensivtherapie mit Entwässerung des Kindes aus.

3.4 Erkrankungen des Blutes

Während der Schwangerschaft nehmen Hämoglobinkonzentration, Hämatokritwert und Erythrozytenzahl bei gleichzeitiger Abnahme der mittleren Erythrozytengröße (MCV) zu. Als Folge der physiologischen Transfusion von Plazentablut in den ersten ein bis zwei Lebensminuten steigen Hämoglobinkonzentration und Hämatokrit bis zum 2. Lebenstag an. Danach kommt es bis zum 3. Lebensmonat zu einem kontinuierlichen Abfall bei weiterem Rückgang des MCV (Tab. 19-9). Die O_2-Dissoziationskurve ist bei Geburt infolge des hohen Anteils von fetalem Hämoglobin noch stark nach links verschoben. Das bedeutet, daß bei hoher O_2-Transportkapazität die O_2-Aufnahme auch bei behinderter Atmung erleichtert, die O_2-Abgabe jedoch erschwert ist.

Tabelle 19-9 Die wichtigsten hämatologischen Daten im Nabelschnurblut sowie im Verlauf der ersten sechs Lebensmonate (Zusammengestellt aus Daten der Documenta Geigy [10] und Klaus und Fanaroff [22])

Alter	Hämoglobin (g/l)	HbF (%)	Hämatokrit (%)	Erythrozyten (10^6/mm^3)	MCV (µm^3)	Retikulozyten (‰)	Leukozyten (10^3/mm^3)	Neutrophile (10^3/mm^3)	Lymphozyten (10^3/mm^3)
Nabelschnur	16,8 (14,2–20,7)	80	53	5,25	107	45 (30–70)	18,1 (9,0–30,0)	11,0 (6,0–26,0)	5,5 (2,0–11,0)
1. Tag	18,4 (15,4–21,4)	77	58 (44–70)	5,5 (4,5–6,5)	108	42 (15–65)	18,9 (9,4–34,0)	11,5 (5,0–21,0)	5,8 (2,0–11,5)
3. Tag	17,8 (15,5–22,0)	–	55 (45–68)	5,3 (4,5–6,3)	107	41 (13–60)	–	–	–
1. Woche	17,0 (14,0–20,0)	75	51 (41–61)	5,2 (4,4–5,9)	103	10 (5–15)	12,2 (5,0–21,0)	5,5 (1,5–19,0)	5,0 (2,0–17,0)
2. Woche	15,5 (13–18,5)	71	46 (36–56)	5,0 (4,0–5,5)	–	8 (3–13)	11,4 (5,0–20,0)	4,5 (1,0–9,5)	5,5 (2,0–17,0)
4. Woche	13,5 (11,5–15,5)	60	37 (29–45)	4,5 (3,9–5,2)	100	8 (3–13)	10,8 (5,0–19,5)	3,8 (1,0–9,5)	6,0 (2,5–16,5)
3. Monat	12,0 (10,0–14,0)	23	34 (28–40)	3,8 (3,0–4,0)	88	19 (10–35)	11,5 (6,0–17,5)	3,8 (1,0–9,0)	6,8 (3,5–14,5)
6. Monat	12,2 (10,5–13,5)	5	37 (30–43)	4,2 (3,5–5,0)	77	8 (3–13)	11,9 (6,0–17,5)	3,8 (1,0–8,5)	7,3 (4,0–13,5)

Anämie

In Anbetracht der komplizierten Adaptation von Atmung und Kreislauf braucht das Neugeborene eine ausreichende Menge an Hämoglobin. Bei einem Hämoglobinwert unter 15 g/dl in den ersten drei Lebenstagen wird von einer Anämie gesprochen. Bei Werten unter 12 g/dl und zusätzlicher Atemstörung ist in der Regel eine Transfusion indiziert.

Ursachen einer Neugeborenenanämie sind in erster Linie Blutungen unter der Geburt, fetoplazentare Blutverschiebungen infolge Nabelschnurknoten oder mehrfacher Nabelschnurumschlingung, fetomaternale oder fetofetale Transfusionen sowie innere Blutungen als Folge von Geburtstraumen. Eine hämolytische Anämie infolge einer Blutgruppeninkompatibilität sollte durch serologische Untersuchungen bereits pränatal bekannt sein. Im Zweifelsfall muß bei einer Anämie eine Hämolyse sonst ausgeschlossen werden.

Besonders nach einer perinatalen Asphyxie (sog. weiße Asphyxie) und bei übertragenen Neugeborenen kann die Erkennung einer Anämie Schwierigkeiten bereiten. Neben Blässe sind Tachypnoe und Tachykardie die wichtigsten *Symptome*. Bei Verdacht auf eine schwere Blutungsanämie unter der Geburt sollte die Möglichkeit zur Bestimmung des Hämatokritwerts im Nabelschnurblut bestehen, um rasch eine Transfusion mit Erythrozytenkonzentrat (Null, Rh-negativ) durchführen zu können.

Polyzythämie

Bei einem venösen Hämatokrit über 65% bzw. einem kapillären Hämatokritwert von mehr als 70% sprechen wir von einer Polyzythämie. Sie wird bei dystrophen Neugeborenen nach chronischer Plazentainsuffizienz, diabetischer Fetopathie sowie besonders häufig nach zu später Abnabelung beobachtet. Die Viskosität des Blutes kann so ansteigen, daß ernste Komplikationen auftreten können (z.B. pulmonale Hypertonie, Herzinsuffizienz, Krampfanfälle, Hirnblutungen, nekrotisierende Enterokolitis, Niereninsuffizienz, verstärkter Ikterus, Hypoglykämie). Bei klinischer Symptomatik (Belastungszyanose, Apathie oder Zittrigkeit, Trinkunlust, Erbrechen, Atemnot) ist ein partieller Blutaustausch mit Serum oder Plasma (10–20 ml/kg) indiziert [29].

Morbus hämorrhagicus neonatorum

Bis auf Thrombozyten, Fibrinogen und die Faktoren V und VIII sind alle Gerinnungsfaktoren beim Neugeborenen erniedrigt, obwohl die Blutungs- und Gerinnungszeit bei Neugeborenen im Vergleich zum Erwachsenen verkürzt sind und andererseits Thrombosen und Embolien sehr selten auftreten. Dennoch muß bei 2 bis 3% aller Neugeborenen mit einer vermehrten Blutungsneigung gerechnet werden, wobei Geburtshämatome nicht mitgezählt werden. Kongenitale Koagulopathien machen sich nur selten, z.B. in Form einer Spätblutung aus dem Nabelstumpf, bereits in der Neugeborenenperiode bemerkbar.

Tabelle 19-10 Ursachen eines Mangels der von Vitamin K abhängigen Faktoren (II, VII, IX, X)

- Vitamin-K-Mangel der Mutter (z.B. pflanzenarme Ernährung, Abführmittelabusus, Malabsorption, chronische Cholestase)
- Vitamin-K-Antagonisten in der Schwangerschaft (Cumarin)
- Antiepileptika in der Schwangerschaft (Diphenylhydantoin, Primidon, Barbiturate)
- Rifampicin in der Schwangerschaft
- Unreife des Neugeborenen
- später Nahrungsbeginn, Muttermilch, parenterale Ernährung, verminderte Vitamin-K-Resorption (z.B. Kurzdarm, Cholestase)
- Vitamin-K-Verwertungsstörung bei akuten und chronischen Lebererkrankungen

Am häufigsten sind *Produktionskoagulopathien* infolge eines Vitamin-K-Mangels. Die Versorgung des Neugeborenen mit Vitamin K ist sehr anfällig, da Vitamin K schlecht plazentagängig ist und vielfältige Faktoren die Vitamin-K-Versorgung des Feten und Neugeborenen zusätzlich beeinflussen können (Tab. 19-10). Besonders bei gestillten Kindern kann sich ein Vitamin-K-Mangel noch im Alter von 2 bis 16 Wochen durch eine intrazerebrale Blutung manifestieren. Aus diesem Grund wird eine Vitamin-K-Prophylaxe bei allen Neugeborenen in den meisten Ländern durchgeführt. Das in Würzburg seit vielen Jahren übliche Vorgehen (je 2 Tropfen = 2 mg Konakion® am 1. und 5. Tag sowie bei der U3) wird neuerdings von der Ernährungskommission der Deutschen Gesellschaft für Kinderheilkunde offiziell empfohlen [11].

Bemerkenswert ist, daß die Gerinnungsparameter bei einer Meläna oder Hämatemisis nur relativ selten verändert sind. Hier werden verschlucktes mütterliches Blut oder lokale Ursachen wie hämorrhagische Gastritis oder Streßulzera angeschuldigt.

Relativ häufig werden *Thrombozytopenien* bei Neugeborenen beobachtet, die bei starker Ausprägung (< 30000) zu vermehrter Blutungsbereitschaft trotz normaler Gerinnung führen können. Die Ätiologie ist sehr vielfältig, wie z.B. durch mütterliche Ursachen: Isoantikörper gegen fetale Thrombozyten, Autoantikörper gegen Thrombozyten wie beim Morbus Werlhof (ITP) oder Lupus erythematodes; oder kindliche Ursachen: pränatale und perinatale Infektionen, Polyzythämie, Wachstumsretardierung, Verbrauchskoagulopathie. Gerade bei der ITP können bei noch aktiver Erkrankung der Mutter bei bis zu 85 % der Kinder zum Teil therapiepflichtige passagere Thrombozytopenien auftreten. Sind die Thrombozyten der Mutter zum Zeitpunkt der Geburt normal oder hat sie in den letzten 14 Tagen Steroide erhalten, werden nur geringe Veränderungen beim Kind beobachtet.

Schwere *Verbrauchskoagulopathien* sind heute in der Neonatalperiode relativ selten. Sie treten meist als Begleitphänomen eines Schocks bei Sepsis oder nach schwerer Asphyxie auf. Ist der Schock als Ursache der Gerinnungsstörung beherrschbar, normalisiert sich die Gerinnung spontan.

3.5 Erkrankungen des Magen-Darm-Trakts und der Bauchwand

Erkrankungen des Magen-Darm-Trakts

Die Erkrankungen des Magen-Darm-Kanals sind in der Neugeborenenperiode geprägt durch die Schwierigkeit, zwischen häufigen passageren Adaptationsstörungen und anatomischen Fehlbildungen zu unterscheiden. Die wichtigsten *Leitsymptome* sind vermehrter Speichelfluß, Nahrungsverweigerung, Schluckstörungen, Erbrechen, aufgetriebenes Abdomen und mangelhafte Mekoniumentleerung. Bei einem Polyhydramnion läßt sich bereits pränatal eine Obstruktion des proximalen Intestinums vermuten, in dem gestaute Darmschlingen sonographisch erkannt werden.

Die wichtigste Fehlbildung ist die *Ösophagusatresie,* die auf 3000 Geburten einmal zu erwarten ist. Bei 90 % der Fälle liegt eine ösophagotracheale Fistel vor. Wegen der großen Gefahr einer Aspiration sollte die Fehlbildung vor der ersten Fütterung erkannt werden. Bei jedem Polyhydramnion und/oder vermehrtem Speichelfluß ist eine diagnostische Magensondierung daher obligat.

Darmatresien können im Duodenum prä- und postpapillär, im Verlauf des ganzen Dünndarms sowie im distalen Rektum vorkommen. Im distalen Ileum handelt es sich nicht selten um einen Mekoniumileus bei Mukoviszidose, doch können auch ein Volvulus, ein paralytischer Ileus infolge Sepsis oder Schock oder eine ausgeprägte Aganglionose des Dickdarms (Morbus Hirschsprung) Ursache einer Passagestörung sein. Je distaler die Obstruktion liegt, desto später kommt es zu galligem Erbrechen (nichtgalliges Erbrechen nur bei präpapillärer Atresie) und desto stärker ist die abdominelle Auftreibung.

Die *Analatresie* sollte bei der Erstuntersuchung des Neugeborenen entdeckt werden, so daß vor Beginn einer klinischen Symptomatik ein Kolostoma angelegt werden kann. Häufig bestehen perianale Fisteln, die zur Vermeidung eines Anus praeter gedehnt werden können. In der Regel erfolgt zwischen drei und sechs Monaten die operative Korrektur mit Wiederherstellung der Kontinenz durch eine Muskelplastik.

Das gesunde Neugeborene setzt das erste Mekonium in der Regel innerhalb der ersten 24 Stunden ab. Ursache einer verzögerten Entleerung kann ein *Mekoniumpfropfsyndrom* sein. Nach Sondierung des Anus mit einem Darmrohr kann es zu einer schlagartigen Entleerung des Mekoniums kommen, wobei ihm oft ein weißlich-schleimiger Pfropf aufsitzt. Nach Entleerung des Mekoniums sind am 3. bis 4. Lebenstag die sog. Übergangsstühle besonders bei gestillten Kindern oft sehr dünnbreiig, zerhackt und mit Schleim durchsetzt. Gelegentlich kann es jedoch auch bei Neugeborenen bereits zu infektiösen Durchfällen, bevorzugt durch Rotaviren, kommen.

Fehlbildungen der Bauchwand und des Nabels

Fehlbildungen der Bauchwand und des Nabels sind nicht ganz selten. So spricht ein nässender Nabel nach der 2. Lebenswoche für einen persistierenden Ductus omphaloentericus oder einen Urachusgang. Bei einer *Omphalozele,* die ein Ausmaß von Pflaumen- bis Kindskopfgröße erreichen kann, haben sich Darmschlingen und sehr häufig auch die deformierte Leber in die Nabelschnur entwickelt. Dagegen ist eine Gastroschisis eine sekundär entstandene, stets rechts paraumbilikal liegende Bauchwandspalte, durch die der größte Teil der Eingeweide völlig frei vor die Bauchwand prolabiert ist (siehe auch Bd. 4, Kap. 22).

Bei beiden Fehlbildungen wird der primäre chirurgische Bauchwandverschluß angestrebt. Trotz einer oft langen postoperativen Intensivtherapie ist die Prognose sehr gut, so daß auf keinen Fall ein Schwangerschaftsabbruch indiziert ist. Wichtige Voraussetzung für den Erfolg ist eine Entbindung durch primäre Sectio, wobei diese wegen der Gefahr der Einklemmung und Darmnekrose bei der Gastroschisis möglichst vor Beendigung der 36. Gestationswoche durchgeführt werden sollte. Bedeutsam ist auch, daß bei einer Gastroschisis wie auch einer sehr großen Omphalozele zur Vermeidung einer Luftfüllung des Darms postnatal keine Maskenbeatmung, sondern möglichst die sofortige Intubation durchgeführt werden sollte.

3.6 Erkrankungen des Urogenitaltrakts

Von allen Fehlbildungen betreffen etwa 35% den Bereich der Urogenitalorgane. Harnabflußstörungen haben postnatal die größte Bedeutung. Sie werden meist ebenso wie die doppelseitige Nierenagenesie (nichtlebensfähige Potter-Sequenz), die autosomal-rezessiv vererbte polyzystische Nierendysplasie (Potter I) oder die multizystische Dysplasie (Potter II) vom Geburtshelfer bereits pränatal sonographisch entdeckt (siehe auch Bd. 4, Kap. 20).

Die doppelseitige Nierenagenesie ist eine Indikation zum *Schwangerschaftsabbruch*. Bei allen übrigen Fehlbildungen einschließlich der Harnabflußstörungen kann die normale Geburt abgewartet werden. Erst postnatal wird durch gezielte Diagnostik geklärt, ob ein aktives Vorgehen, wie z.B. bei der subvesikalen Stenose, notwendig ist, oder ob wie in den meisten Fällen abgewartet werden kann.

Besonders vielfältig sind *Fehlbildungen des äußeren Genitales*. Sie reichen vom einfachen Maldescensus testis über eine Hypospadie bis zur Blasenekstrophie. Wegen der praktischen Bedeutung soll hier nur erwähnt werden, daß eine Phimose bei Knaben physiologisch ist und erst im 3. Lebensjahr eine vollständige Lösung der Verklebung zwischen Glans und Vorhaut erwartet werden darf. Zur Vermeidung einer sekundären narbigen Phimose sind jegliche Manipulationen zu unterlassen und eine Balanitis mit Kamillosanumschlägen zu behandeln. Bei der Primäruntersuchung von weiblichen Neugeborenen sollten die großen Labien gespreizt werden, um eine pathologische Klitorishypertrophie oder eine Hymenalatresie zu erkennen. Ein völliges Fehlen des regelmäßig vorhandenen weißlich-glasigen Fluors im Scheidenvorhof ist für eine Hymenalatresie verdächtig.

3.7 Störungen des Stoffwechsels

Hypoglykämie

Die bei weitem häufigste Stoffwechselstörung in der Neugeborenenperiode ist die Hypoglykämie, wobei es sich in den meisten Fällen um ein transitorisches Adaptationsphänomen handelt. Nach Unterbrechung des Plazentakreislaufs muß schließlich zur Wahrung des Blutzuckers die physiologische Gegenregulation einsetzen. Man spricht daher auch erst von einer Hypoglykämie, wenn der Blutzucker in den ersten drei Lebenstagen unter 30 und danach unter 40 mg/dl liegt.

Eine *klinische Symptomatik* setzt erst bei einem deutlich noch tieferen Zuckerwert ein. Sie ist nicht immer charakteristisch und kann von Hyperexzitabilität mit Myoklonien und Krämpfen bis zu Apathie, Trinkunlust, Zyanose, Apnoen und Bradykardie reichen.

Bevorzugt tritt eine Hypoglykämie bei Kindern bestimmter *Risikogruppen* (Asphyxie, Hypothermie, Unreife, hochgradige Dystrophie und Hypertrophie wie bei diabetischer Fetopathie, Rh-Erythroblastose, Polyzythämie) auf, deren Kompensationsmechanismen unzureichend sind. Bei diesen Kindern sollte am 1. Lebenstag im Alter von 2, 4, 6, 9, 12, 18 und 24 Stunden der Blutzucker kontrolliert werden und bei erniedrigten Werten in wiederholten, möglichst kleinen Dosen Dextroneonat® und bis zum Milcheinschuß eine hypoallergene Milchnahrung ad libitum angeboten werden. Nur wenn die Blutzucker weiterhin erniedrigt sind und vor allem eine klinische Symptomatik besteht, muß das Kind zur Glucoseinfusion bzw. weiteren Diagnostik in eine Kinderklinik verlegt werden. Gerade bei Kindern diabetischer Mütter ist man heute bestrebt, unter entsprechender Kontrolle die *natürlichen Gegenregulationsmechanismen* abzuwarten. Je niedriger der Blutzucker der Mutter bei Geburt ist, desto geringer ist das Risiko einer neonatalen Hypoglykämie [3]. Frühgeburtlichkeit und Sectio sind allerdings bei diabetischen Müttern zu vermeiden, da der physiologische Geburtsstreß beim reifen Neugeborenen Lipolyse und Gluconeogenese besser in Gang bringt [5].

Hypokalzämie

Auch der Calciumspiegel des Neugeborenen fällt mit Unterbrechung des mütterlichen Angebots postnatal ab, bis eine ausreichende hormonelle Gegenregulation einsetzt. Mit Zunahme der Aktivität der Nebenschilddrüse sowie der enteralen Aufnahme von Calcium und Phosphat aus der Milch normalisieren sich ab dem 3. bis 5. Lebenstag die Calciumwerte rasch. Grundsätzlich wird eine sehr häufige, meist *harmlose frühe Form* der Hypokalzämie in den ersten drei Lebenstagen von einer späten Form am Ende der ersten Lebenswoche unterschieden.

Die klinische Bedeutung der relativ seltenen *späten Form* ist sehr viel größer. Ihre Ursache kann ein Hypoparathyreoidismus des Kindes, z.B. beim DiGeorge-Syndrom, ein Hyperparathyreoidismus der Mutter oder eine zu hohe Phosphatzufuhr durch Kuhmilch sein. Klinische Symptome in Form von Hyperexzitabilität, gesteigerten Eigenreflexen, Muskelzittern und eventuell Krämpfen sind allerdings weniger vom Gesamt-Calcium als von der Höhe des ionisierten Calciums bzw. dem Gesamteiweiß abhängig. Die Prognose ist auch bei der späten Form meist gut, doch sollte in jedem Fall, zumindest vorübergehend, parenteral oder oral Calcium substituiert werden.

Metabolische Azidose

Eine metabolische Azidose beim Neugeborenen ist in der Regel die Folge eines Lactatanstiegs. Meist entsteht diese im Verlauf einer perinatalen Asphyxie. Nach erfolgreicher Reanimation mit Beherrschung von Atmung und Kreislauf kommt es zu einer raschen spontanen Besserung, so daß eine Puffertherapie (siehe Tab. 19-3) nur selten im Rahmen der Reanimationsmaßnahmen notwendig ist. Hält eine metabolische Azidose in den ersten Lebenstagen an, bzw. entsteht sie erst nach Nahrungszufuhr im Verlauf der ersten Woche, muß der Verdacht auf eine angeborene Stoffwechselstörung geäußert und eine entsprechend breite Diagnostik eingeleitet werden.

Adrenogenitales Syndrom

Erwähnt werden sollte eine wohl seltene aber sehr typische und meist bereits in der Neonatalperiode zu diagnostizierende Stoffwechselstörung. Es handelt sich um das adrenogenitale Syndrom, das als autosomal-rezessives Leiden auf einer Biosynthesestörung des Cortisols beruht und mit einer Häufigkeit von 1 zu 4000 auftritt. In den meisten Fällen liegt ein 21-Hydroxylasemangel vor. Die gestörte Cortisolsynthese führt zu einer Überfunktion des Hypophysenvorderlappens mit konsekutiver Nebennierenrindenhyperplasie und gesteigerter Produktion von Androgenen, deren Bildung aus gemeinsamen Vorstufen der Steroidhormone regelrecht ist.

Die Folge ist eine bereits im Fetalleben einsetzende Virilisierung des äußeren Genitales bei Mädchen bis hin zu einem Pseudohermaphroditismus. Bei Mädchen kann daher die Verdachtsdiagnose relativ leicht schon bei Geburt gestellt werden, während Knaben lediglich durch ein vergrößertes und stark pigmentiertes Genitale auffallen. Ist gleichzeitig die Aldosteronsynthese gestört, kommt es zum Salzverlust, so daß Trinkunlust, Erbrechen, Exsikkose und eine typische Konstellation der Serumelektrolyte mit Hyponatriämie und Hyperkaliämie rasch an die richtige Diagnose denken lassen (siehe auch Bd. 1, Kap. 9, Abschnitt 4.1).

Während die Substitution von Kochsalz sowie Cortisol und Aldosteron den Allgemeinzustand rasch bessern, sind bei Mädchen leider nicht selten plastische Operationen des äußeren Genitales notwendig.

3.8 Icterus neonatorum

Pathophysiologie: Der Ikterus ist das bei weitem häufigste postnatale Adaptationsphänomen. Bei jedem Neugeborenen ist das indirekte Bilirubin über den später physiologischen Wert von 0,5 bis 1 mg/dl erhöht. Etwa 70% haben eine sichtbare Gelbfärbung der Haut (>5 mg/dl) zwischen dem 3. und 5. Lebenstag und bei 8 bis 10% überschreitet die Bilirubinkonzentration 16 mg/dl.

Wichtigste *Ursachen* des Neugeborenenikterus sind die Abnabelung (nur indirektes Bilirubin ist plazentagängig), eine unterschiedliche Aktivität der Hämoxygenase (Bilirubinbildung) und der Glucuronyltransferase sowie ein gesteigerter enterohepatischer Bilirubinkreislauf in den ersten Lebenswochen als Folge einer noch erhöhten Aktivität der Beta-Glucuronidase im Darm (Abb. 19-7). Bei gestillten Kindern bleibt die Aktivität der Beta-Glucuronidase länger erhalten als bei künstlicher Ernährung. Zusätzlich verstärkt werden kann ein Ikterus durch einen vermehrten Blutabbau bei Polyzythämie oder starken Hämatomen (Ausnahme: Kephalhämatom), durch intestinale Obstruktionen sowie natürlich durch eine Hämolyse. Auffällig ist, daß bei Übertragung und EPH-Gestose sowie Alkohol-, Nikotin- und vor allem Kokainabusus der Neugeborenenikterus abgeschwächt auftritt. Manches spricht dafür, daß Bilirubin als potentes Antioxidans für das Neugeborene mit physiologischen Vorteilen verbunden sein könnte [41].

Die verbreitete Überbewertung des Neugeborenenikterus liegt in der *Furcht vor einem Kernikterus* begründet. In der Tat vermag die Präzipitation von Bilirubinsäure an phospholipidreichen Ganglienzellmembranen bevorzugt im Bereich der Stammganglien bei extrem hohen Bilirubinspiegeln mit Übersättigung oder Störung der Bilirubin-Albumin-Bindung zu einem Kernikterus mit Todesfolge oder bleibenden Schäden führen. In einer bereits vorgeschädigten Zelle (Azidose, Hypoxie, Membranschaden, Unreife) kann freies Bilirubin leichter zu einem Stoffwechselgift werden, wobei durch das vermehrt anfallende freie Eisen bei einer Hämolyse (Rh-Erythroblastose) die Gefahr zusätzlich erhöht wird [4]. Durch die Einführung der Austauschtransfusion bei einem Bilirubinspiegel über 20 mg/dl konnte die Häufigkeit eines Kernikterus bei einem hämolytischen Ikterus infolge Blutgruppenin-

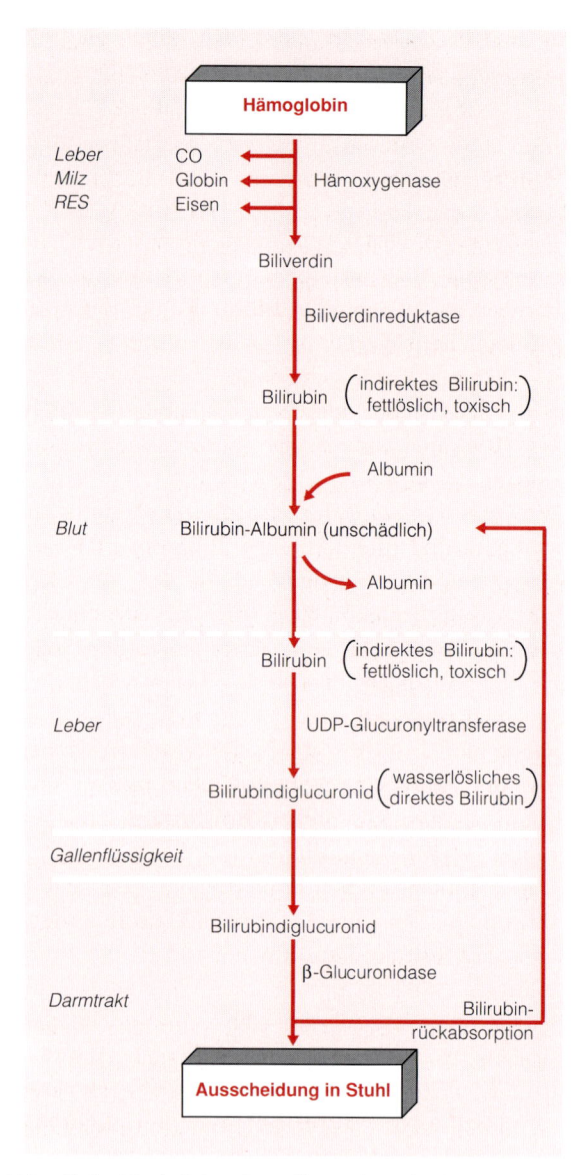

Abb. 19-7 Vereinfachte Darstellung des Bilirubinstoffwechsels einschließlich seines enterohepatischen Kreislaufs beim Neugeborenen.

kompatibilität bei reifen Neugeborenen auf Null gesenkt werden. Als Folge der üblichen Anti-D-Prophylaxe bei Rh-negativen Müttern ist der Morbus haemolyticus neonatorum heute eine Seltenheit (siehe auch Bd. 5, Kap. 11, Abschnitt 2). In den letzten Jahren wurde von zahlreichen Neonatologen erkannt, daß die Therapiegrenzen für Austauschtransfusionen und Phototherapie bei einer Rh-Erythroblastose nicht ohne weiteres auf einen normalen Neugeborenenikterus übertragen werden können, da hier offensichtlich erst bei weit höheren Bilirubinkonzentrationen (>30 mg/dl) sehr selten die Gefahr für einen Kernikterus besteht [2].

Diagnostik: Ein Morbus haemolyticus neonatorum infolge einer Blutgruppenunverträglichkeit sollte durch entsprechende serologische Untersuchungen bei der Mutter bereits bei Geburt ausgeschlossen sein. Ist ein Ikterus das einzige Symptom eines sonst unauffälligen Neugeborenen, genügt die Untersuchung des Gesamt-Bilirubins [27]. Differentialdiagnostische Erwägungen und insbesondere eine Verlegung in eine Kinderklinik sind daher nicht notwendig. Um allerdings einen gelegentlich sehr frühzeitig einsetzenden Ikterus rechtzeitig zu erkennen und um auch unnötig viele schmerzhafte Blutabnahmen zu vermeiden, wird für alle Neugeborenen ab dem 2. Lebenstag zweimal täglich ein transkutanes Bilirubin-Screening (Minolta Air Shield Bilimeter®) empfohlen. Da das Gerät keine absoluten Werte mißt und die einzelnen Geräte auch nicht sicher untereinander vergleichbar sind, ist zunächst die Ermittlung einer Eichkurve im Vergleich zu den eigenen Laborwerten bei Neugeborenen notwendig. Nach Festlegung eines Screening-Grenzwerts (15–20) werden nach eigenen Untersuchungen im Mittel 70 bis 80% der schmerzhaften Blutabnahmen überflüssig. Vor Beginn einer Therapie wie auch zur Kontrolle eines Behandlungserfolgs sind natürlich Bilirubinbestimmungen im Serum erforderlich. Werden neben dem Symptom Ikterus weitere Auffälligkeiten bei einem Neugeborenen beobachtet (z. B. Blässe, Erbrechen, aufgetriebenes Abdomen, verlangsamte Rekapillarisierungszeit, entfärbter Stuhl), ist selbstverständlich eine weitere diagnostische Abklärung notwendig.

Therapie: Die einzige weltweit akzeptierte Behandlungsmethode bei einem verstärkten Neugeborenenikterus ist die *Phototherapie* mit blauem, weißem oder auch grünem Licht. Trotz relativ geringer Rate an Nebenwirkungen sollte sie nicht ohne strenge Indikation eingesetzt werden. Es ist belegt, daß die Wirkung der Phototherapie desto schneller einsetzt, je höher der Bilirubinwert ist. Die in der Abbildung 19-8 dargestellten Therapiegrenzen für Früh- und Neugeborene aller Gewichtsklassen entsprechen den Angaben verschiedener namhafter englisch- und deutschsprachiger Autoren sowie den neuesten Empfehlungen der American Academy of Pediatrics [2]. Es wird eine absolute von einer relativen Therapiegrenze unterschieden. Letztere wird bei allen Neugeborenen mit einem vermeintlich höheren Risiko angewendet. Ein erhöhtes Risiko besteht bei einer Hämolyse, z. B. infolge einer Blutgruppenunverträglichkeit, sowie bei Zustand nach Hypoxämie, Azidose, Hyperosmolalität, Hirnblutungen, Meningitis und im geringeren Maße auch

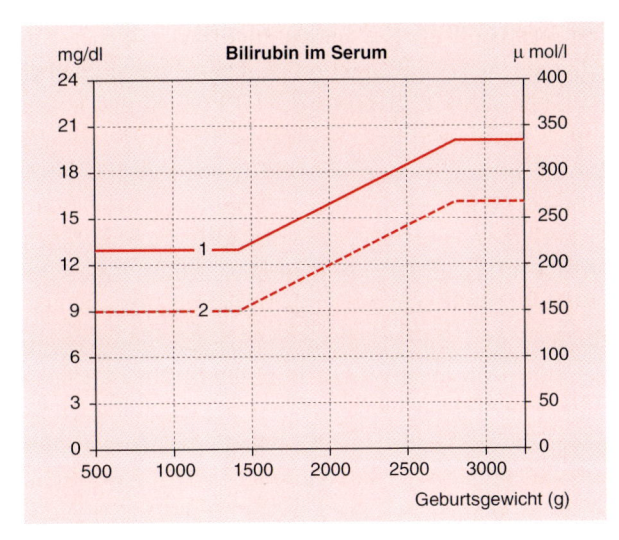

Abb. 19-8 Phototherapiegrenzen beim Icterus neonatorum in Abhängigkeit vom Geburtsgewicht.
Kurve 1: absolute Therapiegrenze bei klinisch gesunden Früh- und Neugeborenen
Kurve 2: relative Therapiegrenze bei Risikokindern (z.B. bei Blutgruppeninkompatibilität mit Hämolyse, Hypoxämie, Azidose, Schock, Sepsis, Hirnblutungen) sowie bei einem sehr schnellen Bilirubinanstieg (>6 mg/12 Stunden) an den ersten beiden Lebenstagen

bei einem besonders schnellen Bilirubinanstieg (um >6 mg/12 Stunden) in den ersten beiden Lebenstagen. Zum Stillen wird die Phototherapie jeweils unterbrochen. Bei Abfall der Bilirubinwerte um 4 mg unterhalb der absoluten bzw. relativen Therapiegrenze wird die Phototherapie zunächst beendet und nur bei erneutem Anstieg des Bilirubins fortgesetzt.

Eine *Austauschtransfusion* ist in der Regel heute nur noch indiziert, wenn ein massiver Morbus haemolyticus neonatorum mit gleichzeitiger transfusionspflichtiger Anämie vorliegt [43].

3.9 Infektionen

3.9.1 Allgemeininfektionen

Infektionswege und Erreger: Infektionen des Neugeborenen lassen sich nach dem *Infektionszeitpunkt* in pränatale, perinatale und neonatale sowie nach dem *Infektionsweg* in vertikale und horizontale einteilen. Bei vertikaler Infektion wird das Kind entweder hämatogen über die Plazenta oder aufsteigend über die Geburtswege von der Mutter infiziert, während bei einem horizontalen Infektionsweg die Umgebung für die postnatale Infektion verantwortlich zu machen ist. Das Erregerspektrum ist je nach Infektionszeitpunkt und Infektionsweg verschieden.

Pränatale Infektionen können zu jedem Zeitpunkt der Schwangerschaft durch sehr unterschiedliche Erreger (Viren, Bakterien, Protozoen, Pilze) bedingt sein. Insgesamt ist die Durchlässigkeit der Plazenta jedoch gering und zudem für die einzelnen Keime höchst unterschiedlich. Einige Erreger (z.B. Röteln, Varizellen, Zytomegalie, Syphilis, Toxoplasmen) können intrauterin Embryopathien und Fetopathien verursachen und zudem auch postnatal noch floride sein (siehe auch Bd. 5, Kap. 11, Abschnitt 3).

Generell ist die Kontamination des Kindes mit *Keimen der Geburtswege* als physiologisch anzusehen. Dennoch können eine Reihe von primär pathogenen Keimen (z.B. Hepatitis B, HIV, Herpes simplex, Staphylococcus aureus) sowie nur potentiell pathogenen Keimen der Geburtswege (z.B. B-, C-, und D-Streptokokken, Escherichia coli, Staphylococcus epidermidis, Anaerobier, Chlamydien, Ureoplasmen, Pilze) zu perinatalen Infektionen führen. Bei den neonatalen, meistens nosokomialen Infektionen handelt es sich dagegen bevorzugt um sog. hospitale Problemkeime wie Staphylococcus aureus, Staphylococcus epidermidis, Klebsiella pneumoniae, Enterobacter, Pseudomonas und andere gramnegative Keime [42]. Insgesamt werden Neugeboreneninfektionen bei weitem häufiger durch Bakterien als durch Viren verursacht, doch können gelegentlich auch Rota-, Adeno- oder Coxsackieviren eine Rolle spielen.

Diagnose: Beginnt die Erkrankung des Neugeborenen in den ersten zwei (bis drei) Tagen (early-onset form), so ist die Infektion perinatal bzw. intranatal von der Mutter erworben. Charakteristisch ist, daß Geburtskomplikationen und ein sog. Amnioninfektionssyndrom häufig vorausgehen (siehe auch Bd. 7, 3. Aufl., Kap. 17). Bei Erkrankungsbeginn nach dem 3. Lebenstag (late-onset form) erfolgt die Infektion horizontal durch die Umgebung.

Die *klinische Symptomatik* ist bei frühem und spätem Beginn nur gering unterschiedlich, auch wenn bei frühem Beginn die Atemnot sehr im Vordergrund steht. Im übrigen sind schwere Allgemeinsymptome als Ausdruck der in der Regel septischen Infektion charakteristisch, wie z.B. Trinkunlust mit vermehrten Magenresten und Erbrechen, paralytischer Ileus, Apnoen, leicht erhöhte oder erniedrigte Temperatur, Apathie, grau-blasses Aussehen mit verlängerter Rekapillarisierungszeit (>3 Sekunden).

Bei jedem klinischen Verdacht ist eine sofortige Blutkultur und bei Beginn nach dem 3. Tag auch eine Urinkultur sowie eventuell eine Lumbalpunktion notwendig. Bei der Frühform werden mikrobiologische Untersuchungen des Magensafts, des ersten Mekoniums sowie von Ohr- und Nabelabstrichen empfohlen. Eine septische Infektion gilt auch ohne positive Blutkultur als gesichert, wenn neben der allgemeinen klinischen Symptomatik mindestens zwei Laborparameter wie C-reaktives Protein und Blutbild (Leukopenie und/oder erhöhte Ratio von unreifen zur Gesamtzahl der Granulozyten) auffällig sind [36].

Therapie: Bei der Frühform ist meist eine Behandlung mit Penicillin G in Kombination mit einem auch gegen Anaerobier wirksamen Zephalothin ausreichend. Hat die Mutter bei Verdacht auf Amnioninfektionssyndrom bereits ein Antibiotikum erhalten oder handelt es sich um eine Spätform der neonatalen Infektion, werden Aminoglykoside in Kombination mit Zephalosporinen der 3. Generation, Breitbandpenizillinen oder auch mit Vancomycin erforderlich sein. Eine antibiotische Therapie wird bei Neugeborenen grundsätzlich intravenös durchgeführt, da nur auf diese Weise ausreichende und gut steuerbare Blutspiegel zu erzielen sind.

3.9.2 Lokale Manifestationen von Neugeboreneninfektionen

In keinem Alter ist die Gefahr einer Sepsis auch bei lokaler Infektion so groß wie in der Neugeborenenperiode. Daher sollen einige relevante Organmanifestationen kurz besprochen werden.

Meningitis: Erfreulicherweise wird eine Neugeborenenmeningitis in den letzten 10 bis 15 Jahren sehr viel seltener beobachtet. Die wichtigsten Erreger sind Escherichia coli und B-Streptokokken. Neben den Zeichen der Allgemeininfektion fallen die Neugeborenen durch Apathie bei eventuell gleichzeitiger Berührungsempfindlichkeit, Krämpfe und eine vorgewölbte Fontanelle auf.

Harnwegsinfektionen: Bei jedem klinischen Verdacht auf eine Allgemeininfektion des Neugeborenen nach dem 3. Lebenstag ist durch mikroskopische und mikrobiologische Untersuchung des Urins eine Harnwegsinfektion auszuschließen.

Nabelinfektion: Schmieriger Nabelgrund nach frühzeitigem Abfallen des Nabelrests, ein geröteter und geschwollener Nabelring sowie im Ernstfall ein derber, geröteter Strang oberhalb des Nabels weisen auf eine Nabelinfektion, eventuell in Kombination mit der sehr gefürchteten Thrombophlebitis der Nabelvene, hin. Letztere kann innerhalb kürzester Zeit zu einer schweren Sepsis und abszedierenden Pneumonie führen. Am Anfang einer Nabelinfektion genügt nach gründlicher Reinigung ein Tupferverband mit Polyvidonjodsalbe, bei Verdacht auf Thrombophlebitis ist jedoch eine sofortige intravenöse antibiotische Therapie indiziert.

Hautinfektionen: Größere Blasen auf gerötetem Grund mit anfangs wäßrigem und später trübem Inhalt sprechen für einen Pemphigus neonatorum (Impetigo bullosa). Diese früher im Neugeborenenzimmer gefürchtete Hautinfektion kann endemisch auftreten und zu einer septischen Erkrankung führen. Im Bläscheninhalt wird Staphylococcus aureus gefunden. Differentialdiagnostisch läßt sich der Pemphigus neonatorum im allgemeinen leicht von den völlig harmlosen, weißen, kleinen Pusteln eines Exanthema allergicum toxicum neonatorum abgrenzen, das gelegentlich bereits bei Geburt bestehen kann und bei dem der Pustelinhalt steril ist und zahlreiche eosinophile Granulozyten enthält. Sehr ernst zu nehmen ist eine rasche, generalisierte Ausbreitung oberflächlicher, bald platzender Blasen, die die Haut wie nach einer Verbrühung aussehen lassen. Hier handelt es sich um eine Dermatitis exfoliativa Ritter von Rittershain, die durch ein exfoliatives Toxin von Staphylococcus aureus der Phagengruppe II, Typ 71, ausgelöst wird [12]. Ohne intensive antibiotische, kreislaufstabilisierende und lokale Therapie verläuft diese Erkrankung meist letal.

Die häufigste Hautinfektion des Neugeborenen wird durch *Candida albicans* ausgelöst. Nach Kontamination und Besiedelung der Mundhöhle unter der Geburt können schon bald vermehrt Pilzsporen mit dem Stuhl ausgeschieden werden. Unterstützt durch eine Windeldermatitis der in den ersten Tagen besonders empfindlichen Haut kann es von der Analregion ausgehend zu einer flächenhaften Ausbreitung kommen. Charakteristisch sind konfluierende rote Papeln mit einer zarten Schuppenkrause. Trotz extrem geringer Gefahr einer Pilzsepsis sollte neben häufigem Wickeln eine konsequente lokale Therapie mit antimykotischen Cremes und Suspensionen durchgeführt werden. Die prophylaktische Gabe eines oralen Antimykotikums wird dagegen nicht empfohlen.

Infektionen des Auges: Die Konjunktiven sind häufig Eintrittspforte für die verschiedensten Keime unter der Geburt. Eine spezifische aber auch unspezifische Reizkonjunktivitis (z. B. nach Credé-Prophylaxe) mit sichtbarem eitrigem Sekret ist ein sehr häufiges Symptom bei Neugeborenen. Zunächst wird das Auge mit einem sterilen Tupfer, angefeuchtet mit steriler physiologischer Kochsalzlösung, gut gereinigt. Nur bei anhaltender eitriger Sekretion ist nach einem Abstrich zur mikrobiologischen Untersuchung für einige Tage eine Behandlung mit Ecolicin® Augentropfen (Erythromycin plus Colistin) zu empfehlen. Mit dieser Therapie erfaßt man die sog. *Einschlußblennorrhö* mit, die relativ häufig durch die schwer zu kultivierenden Chlamydien verursacht wird. Am meisten gefürchtet wird allerdings bis heute die *Gonoblennorrhö,* die bereits am 1. bis 2. Lebenstag ausbricht und durch eine exzessive Lidschwellung gekennzeichnet ist. Das zunächst seröse Sekret wird rasch blutig und eitrig. Ohne rasche Therapie mit Penicillin war in früheren Jahren der Verlust des Auges kaum zu vermeiden. Die bekanntlich schlechte Prognose der Gonoblennorrhö war die Begründung für die Einführung der lange Zeit sehr erfolgreichen Credé-Prophylaxe (1881) mit je einem Tropfen einer 1%igen Lösung von Argentum nitricum in jedes Auge. Eine aktive Gonorrhö bei der Mutter ist heute in der Bundesrepublik Deutschland relativ selten, so daß die gesetzliche Vorschrift ihrer Durchführung in den meisten Bundesländern aufgehoben wurde. Dennoch wird die Credé-Prophylaxe von vielen Neonatologen weiterhin empfohlen, da bei sofortiger postnataler Durchführung in den ersten Minuten auch die Chlamydien relativ gut erfaßt werden [14]. Neuerdings wird auch die Anwendung von 2,5%igem Polyvidonjod empfohlen, da es weniger Nebenwirkungen haben soll als Silbernitrat und neben seiner besseren Wirkung gegenüber Chlamydien, Staphylokokken und gramnegativen Keimen auch HSV und HIV inaktiviert [16].

3.10 Geburtstraumen

Ernste Geburtsverletzungen sind als Erfolg der modernen Geburtshilfe sehr selten geworden. Kleinere Traumen wie Hämatome oder Druckmarken können dagegen fast als physiologisch für ein Neugeborenes bezeichnet werden. Am häufigsten sind *Petechien* oder *flächenhafte Blutungen* im Bereich des vorangehenden Körperteils sowie subkonjuktivale Blutungen der Augen. Gelegentlich kann der ganze Kopf einschließlich des Gesichts blau verfärbt sein, so daß eine Zyanose vorgetäuscht wird. Im Gegensatz zu einer Zyanose läßt sich die Verfärbung mit dem Finger nicht wegdrücken. Es handelt sich hier um ein sog. *Stauungsgesicht,* das nach einer Sturzgeburt oder einer Nabelschnurumschlingung auftreten kann.

Die *Geburtsgeschwulst,* das Caput succedaneum, ist besonders ausgeprägt nach einer Vakuumextraktion oder einer verlängerten Austreibungsphase. Sie besteht nur aus einem Ödem mit geringer Einblutung. Gelegentlich kann sich ein ausgedehntes fluktuierendes Kopfschwartenhämatom entwickeln mit größeren Blutverlusten und Gefahr eines Volumenmangelschocks.

Von der Geburtsgeschwulst ist das *Kephalhämatom* zu unterscheiden, das mit einer Inzidenz von 0,5 bis 2,5% zu den häufigsten Geburtsverletzungen gehört. Es handelt sich um eine meist arterielle Blutung zwischen Periost und Knochen, die zu einer Abhebung des Periosts erst im Verlauf des 2. Lebenstags führt. Das Kephalhämatom überschreitet im Gegensatz zum Kopfschwartenhämatom nie die Schädelnähte und kann gelegentlich auch mehrere Schädelknochen befallen (Abb. 19-9). Nicht ganz selten können zusätzliche Knochenfissuren bestehen. Die Resorption des nicht gerinnenden Blutes im Kephalhämatom dauert Wochen bis Monate und führt daher nicht zu einem verstärkten Ikterus. Die Prognose ist gut, doch können extrem große Kephalhämatome durch Verkalkung eine Schädeldeformität verursachen. Aus diesem Grund punktieren wir Kephalhämatome mit einem geschätzten Inhalt von mehr als 25 ml Blut zwischen dem 5. und 10. Lebenstag und legen anschließend zur Vermeidung einer Nachblutung einen Druckverband an. Bei strenger Asepsis ist die Furcht vor einer Infektion unbegründet.

Die häufigste *Knochenverletzung* ist die Klavikulafraktur, die sowohl bei Beckenendlage als auch bei Schädellage auftreten kann. Im allgemeinen läßt sie sich auch ohne Röntgenbild schon am 1. oder 2. Lebenstag leicht diagnostizieren. Immer dann, wenn der Verlauf der Klavikula nicht eindeutig zu palpieren ist, muß eine Fraktur angenommen werden. In der Regel schont das Kind den befallenen Arm. Die Fraktur heilt ohne Therapie folgenlos aus. Man sollte die Eltern allerdings dar-

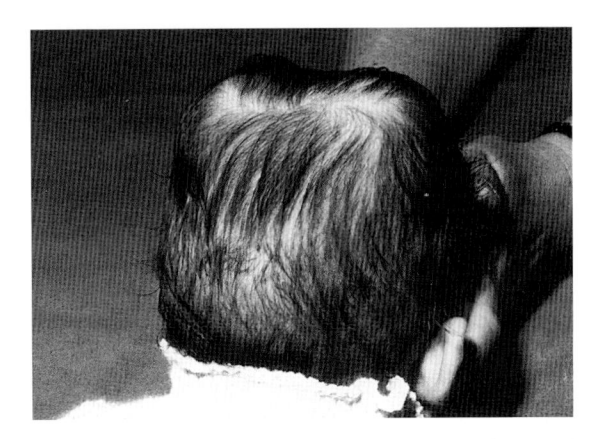

Abb. 19-9 Drei Kephalhämatome bei einem Neugeborenen im Bereich beider Scheitelbeine und des Os occipitale.

auf hinweisen, daß nach etwa zehn Tagen ein ca. walnußgroßer Kallustumor auffällig wird. Sehr selten können auch Frakturen der langen Röhrenknochen oder eine Epiphysenlösung des Humeruskopfes auftreten. Ihre Prognose ist ebenfalls gut. Auch Schädelfrakturen sind möglich, doch bleiben sie bis auf die chirurgisch zu versorgende Impressionsfraktur meist unentdeckt.

Nach schwieriger Entwicklung der Schulter oder bei Beckenendlage können *Einrisse und Blutungen im Bereich des M. sternocleidomastoideus* auftreten. Postnatal fällt erst einige Tage später eine derbe Schwellung des Muskels auf. Durch Schrumpfungsprozesse und Fehlhaltungen kann ein Schiefhals entstehen, der zu Schädeldeformitäten (Plagiozephalus) und einer Skoliose der Wirbelsäule führen kann. Viel häufiger ist der Schiefhals mit Plagiozephalus bereits durch eine intrauterine Zwangshaltung des Feten entstanden. In jedem Fall sind Lagerung des Kopfes und eine krankengymnastische Therapie notwendig.

Die Entwicklung von sehr großen Neugeborenen, insbesondere bei Beckenendlage, kann zu *Quetschungen, Dehnungen* oder gar zum *Zerreißen von peripheren Nerven* führen. Am häufigsten ist eine Läsion der peripheren Äste des N. facialis, die sich ohne jede Therapie in der Regel vollständig zurückbildet. Ernster zu bewerten sind *Schädigungen des Plexus brachialis*. Werden die Nervenfasern der Segmente C5 und C6 geschädigt, spricht man von einer oberen Plexusläsion (Erb-Lähmung). Der gestreckte und nach innen rotierte Arm hängt in der Schulter schlaff herab. Die Hand ist normal beweglich. Der Moro-Reflex und Bizepssehnenreflex fehlen. Bei ausgedehnter Läsion können auch die benachbarten Segmente C4 und C7 betroffen sein, so daß gleichzeitig eine Lähmung des Zwerchfells besteht. Sehr viel seltener kommt es zu einer *unteren Plexuslähmung (Klumpke)* mit Schädigung der Segmente C8 und Th1. Hier wird das Handgelenk im Sinne der Fallhand schlaff gebeugt gehalten. Als Begleitsymptom kann ein Horner-Syndrom mit enger Pupille und Ptosis des Oberlids bestehen. Plexuslähmungen nehmen meist einen guten Verlauf, sofern die Ursache der Schädigung nur eine Zerrung oder ein lokales Ödem ist. Infaust ist allerdings die Prognose, wenn es zu einem Ausriß von Wurzelfasern gekommen ist (Abb. 19-10).

Lebensbedrohlich können sehr selten *Organverletzungen von Leber, Milz und Nebennieren* sein. In der Regel treten sie nur bei Entwicklung ausgesprochen makrosomer Kinder oder bei bereits pränatal bestehender massiver Hepatosplenomegalie auf, wie z.B. bei Rh-Inkompatibilität. Ohne rasche chirurgische Intervention und oft ausgiebige Bluttransfusionen kann der Tod eintreten. Nicht selten laufen Verletzungen innerer Organe zweizeitig ab. Zunächst besteht nur ein subkapsuläres Hämatom der Leber oder Milz, das erst nach einigen Tagen einreißt und dann sozusagen völlig überraschend zu einem lebensbedrohlichen Schock infolge Blutung in die Bauchhöhle führt.

Lange Zeit wurden von allen Geburtstraumen *intrakranielle Blutungen* am meisten gefürchtet. Sowohl Blutungen der hinteren Schädelgrube nach Einriß des Tentoriums oder der V. galeni magna als auch ausgedehnte subdurale und subarachnoidale Hämatome sind heute eine ausgesprochene Rarität.

3.11 Erkrankungen des zentralen Nervensystems

Auch für wenig Erfahrene sollten folgende Symptome auf eine Erkrankung bzw. ernste Störung des zentralen Nervensystems hinweisen: fehlende Trinklust, verbunden mit Apathie und Hypotonie, Hyperexzitabilität mit Muskelzittern, Hypertonus der Muskulatur, schrilles, etwas unmotiviertes Schreien, asymmetrische Bewegungsmuster und Lähmungen, Neugeborenenkrämpfe und Apnoephasen. Je nach Befund werden in solchen Fällen neben einer ausführlichen neurologischen Untersuchung durch einen Pädiater weiterreichende diagnostische Maßnahmen indiziert sein, wie z.B. Ultraschall des Schädels, möglichst in Kombination mit dopplersonographischen Untersuchungen des Blutflusses; EEG, evozierte Potentiale; Lumbalpunktion, Augenhintergrunduntersuchung sowie eventuell eine Kernspintomographie. Bei reifen Neugeborenen weisen die oben erwähnten neurologischen Sym-

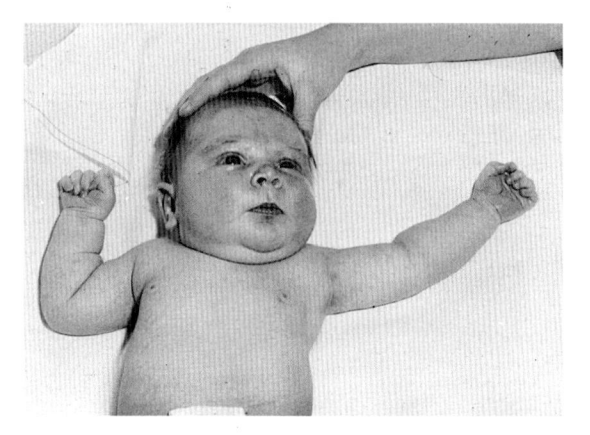

Abb. 19-10 Makrosomes Neugeborenes (5200 g) mit Horner-Symptomenkomplex, Zwerchfellparese rechts und schlaffer Lähmung des ganzen rechten Armes infolge eines Plexusabrisses.

ptome in erster Linie auf eine Schädigung des zentralen Nervensystems durch Hypoxie, eine intrakranielle Blutung, eine Meningoenzephalitis oder auf angeborene Stoffwechselstörungen und Fehlbildungen hin.

Hypoxisch-ischämische Enzephalopathie

Eine hypoxisch-ischämische Enzephalopathie (HIE) ist eine Hirnschädigung infolge Hypoxie und/oder einer unzureichenden Hirndurchblutung, wie z. B. bei länger bestehendem Kreislaufschock.

Über die *Pathophysiologie* einer HIE bestehen heute relativ klare Vorstellungen [46, 47]. Als Folge einer akuten Hypoxie (z. B. durch vorzeitige Plazentalösung oder Nabelschnurknoten) kommt es zu einer massiven Freisetzung von exzitatorischen Aminosäuren, wie z. B. Glutamat, die zu einer Aktivierung der NMDA (N-Methyl-D-Aspartat) und non-NMDA-Rezeptoren der Neurone führen. Über Aktivierung der Calciumkanäle oder akuten Einstrom von Natrium und Wasser kommt es zu einem Neuronenuntergang [47].

Das *Schädigungsmuster* reifer Neugeborener spiegelt die Regionen höchster Glutamatrezeptorendichte wider. So werden bevorzugt Hippokampus, Mittelhirn, Hirnstamm, Kleinhirn sowie die Basalganglien und der Thalamus geschädigt. Ist die Hypoxie weniger akut oder die Folge einer zerebralen Minderdurchblutung (Schock), sind bevorzugt Grenzregionen der großen Hirnarterien beiderseits parasagittal befallen.

Das Ausmaß einer Schädigung ist vom Grad und der Dauer einer Hypoxie abhängig. Für die *Bewertung einer perinatalen Asphyxie* ist nach Volpe die Erkenntnis entscheidend, daß nur dann bei reifen Neugeborenen mit einem bleibenden Zerebralschaden zu rechnen ist, wenn in den ersten Lebenstagen klinische Symptome einer HIE bestehen. Etwas vereinfacht wird die klinische Symptomatik einer HIE in drei *Schweregrade* eingeteilt (Tab. 19-11), wobei im Stadium I praktisch alle Kinder gesund überleben, im Stadium II bei etwa einem Fünftel der Patienten mit einer spastischen Zerebralparese gerechnet werden muß und im Stadium III entweder die Kinder versterben oder einen schweren zerebralen Schaden aufweisen [35].

Für die *Prognose* sind folgende Befunde erschwerend: anhaltende Lethargie und Koma über den 3. Lebenstag hinaus, fehlender Husten- und Schluckreflex, schwer unterbrechbare Krampfanfälle bereits am 1. Lebenstag, wiederholte Apnoephasen sowie eine starke Depression des EEG. Umgekehrt ist bedeutsam, daß nur bei rund 20 % aller Kinder mit einer spastischen Zerebralparese eine perinatale Asphyxie vorausgegangen ist [23]. Dies bedeutet, daß bei Haftpflichtprozessen oft leichtsinnig und ganz zu Unrecht wegen einiger auffälliger Befunde (CTG, erniedrigter Nabelarterien-pH, niedriger Apgar 1) zu Lasten des Geburtshelfers von einer Asphyxie gesprochen wird, obwohl das Kind in den ersten Lebenstagen klinisch völlig unauffällig war.

Differentialdiagnostisch muß natürlich bei der besprochenen Symptomatik auch an eine Hirnblutung oder Meningitis gedacht werden, doch sollten hierüber die Geburtsanamnese und der Zeitpunkt des Beginns der Symptomatik Aufschluß geben.

Neugeborenenkrämpfe

Bei fast 1 % aller Neugeborenen können Krämpfe beobachtet werden, die in der Regel ganz anders als bei

Tabelle 19-11 Schweregradeinteilung einer hypoxisch-ischämischen Enzephalopathie (nach Sarnat und Sarnat [37])

Schweregrad 1:	Hyperexzitabilität, Neugeborenenreflexe gesteigert, meist gute Trinkfreude
Schweregrad 2:	Lethargie, Hypotonie, Neugeborenenreflexe geschwächt, verminderte oder fehlende Trinklust
Schweregrad 3:	Koma, völlige Schlaffheit, Neugeborenenreflexe nicht auslösbar

Tabelle 19-12 Ätiologie von Neugeborenenkrämpfen

Elektrolytstörungen
- Hypokalzämie
- Hypomagnesiämie
- Hyponatriämie und Wasserintoxikation
- Hypernatriämie

Stoffwechselstörungen
- Hypoglykämie
- Störungen des Aminosäurenstoffwechsels
- Kernikterus
- Vitamin-B_6-Mangel

Perinatale Enzephalopathien
- Blutungen
- Schädel-Hirn-Trauma
- hypoxische Schäden, Ödem

Infektionen
- Meningitis
- Enzephalitis

Erkrankungen von Herz und Kreislauf
- Ischämie
- Hypoxämie
- Hyperviskosität (Polyzythämie)

Fehlbildungen und Tumoren

Intoxikationen, Drogenentzug

Idiopathische Krämpfe (Fünftagekrämpfe)

älteren Kindern aussehen und sich oft nur schwer von Muskelzittern oder Myoklonien abgrenzen lassen. Nach Volpe werden beim Neugeborenen sog. subtile Krämpfe (z.B. Blinzeln, Schmatzen, wiederholtes Gähnen, Zuckungen in einem Zeh oder Finger, Apnoephasen) von generalisierten tonischen Streckkrämpfen (schlechte Prognose), fokalen und multifokalen klonischen Anfällen sowie myoklonischen Anfällen (sehr selten) unterschieden [46]. Die Ursache von Neugeborenenkrämpfen ist vielfältig (Tab. 19-12).

Die *Prognose* ist je nach der Grundkrankheit sehr unterschiedlich. So beträgt die Letalität von Neugeborenenkrämpfen 10 bis 15%. Bei 20 bis 30% muß mit einer späteren Behinderung oder Epilepsie gerechnet werden, während 50 bis 60% im weiteren Verlauf völlig gesund sind. Die beste Prognose haben offensichtlich die sog. Fünfttagekrämpfe, während Anfälle am 1. oder nach dem 7. Lebenstag eher eine schlechte Prognose haben.

Jeder Krampfanfall bedarf einer möglichst baldigen *Therapie* (Barbiturate) und einer weiteren Diagnostik.

Fehlbildungen des zentralen Nervensystems

Fehlbildungen des zentralen Nervensystems sind relativ häufig und sehr vielfältig. In diesem Rahmen sollten die dysrhaphischen Störungen sowie der angeborene Hydrozephalus kurz erwähnt werden.

Das Spektrum der *dysrhaphischen Fehlbildungen* reicht vom Anenzephalus und der totalen Rachischisis des Rückenmarks über die Enzephalozele und Myelomeningozele bis zur harmlosen Spina bifida occulta. Die schwersten Formen sind nicht oder kaum mit dem Leben vereinbar. Sie sollten rechtzeitig sonographisch entdeckt werden, damit eine Unterbrechung der Schwangerschaft vorgenommen werden kann. Kleinere Myelo- und Meningozelen bleiben jedoch meist unerkannt. Sie sind mit dem Leben vereinbar und heilen häufig auch ohne Operation spontan ab. Aus diesem Grund ist wegen der besseren Lebenserwartung eine Frühoperation an den ersten ein bis zwei Lebenstagen dringend anzuraten.

Myelomeningozelen gehen zu 90% mit einem Hydrozephalus, einem Lückenschädel und einer Arnold-Chiari-Fehlbildung einher. Im letzteren Fall verlegen Kleinhirntonsillen und Medulla oblongata das Foramen occipitale. In Abhängigkeit von der Segmenthöhe und dem Ausmaß der Schädigung des Myelons bestehen bereits bei Geburt Lähmungen von Blase und Mastdarm sowie der unteren Extremitäten bis hin zu einer vollständigen Querschnittslähmung. Nach erfolgreichem operativem Verschluß der Zele entwickelt sich mit großer Häufigkeit ein shuntpflichtiger Hydrozephalus. Im weiteren Verlauf muß bei Blasenentleerungsstörungen auch regelmäßig mit einer rezidivierenden Pyelonephritis gerechnet werden. Ausgeprägte Arnold-Chiari-Fehlbildungen können zusätzlich Schluck- und Atemstörungen verursachen. Die Prognose kleiner, lumbosakral liegender Zelen ist meist gut, bei ausgedehnten Zelen verbunden mit totaler Myeloschisis sind Lebenserwartung und Lebensqualität als schlecht zu bezeichnen. Bei einer durchschnittlichen Häufigkeit der Myelomeningozele von 1 bis 2‰ kann das Wiederholungsrisiko bei Geschwistern 20- bis 30mal so groß sein. Daher ist bei einer weiteren Schwangerschaft eine Untersuchung des Alphafetoproteins im Fruchtwasser in Kombination mit einer subtilen Ultraschalluntersuchung indiziert.

Eine einfache, aber unter Umständen folgenschwere dysrhaphische Störung ist der *Dermalsinus*. Er liegt lumbal oder gelegentlich auch okzipital im Bereich der Wirbelsäule. Es handelt sich um einen engen Verbindungskanal zwischen der Haut und dem Subarachnoidalraum. Am distalen Ende kann ein Dermoid auf das Rückenmark drücken und zu funktionellen Ausfällen führen. Die äußere Öffnung ist häufig durch starke Behaarung oder ein kleines Lipom erkennbar. Ein Dermalsinus kann Eintrittspforte für lebensbedrohliche Meningitiden sein. Er sollte möglichst bald nach seiner Entdeckung operativ entfernt werden.

Ein *Hydrozephalus des Neugeborenen* kann prä-, peri- und postnatal entstehen und in ausgeprägten Fällen zum Geburtshindernis werden. Infektionen (z.B. Toxoplasmose), Fehlbildungen, Aquäduktstenose, aber auch eine Leukomalazie nach Zirkulationsstörungen können die Ursache sein. Therapiebedürftig ist nur der Hydrozephalus mit einem pathologischen Wachstum. Durch Druck auf das Mittelhirn bieten solche Kinder ein charakteristisches Sonnenuntergangsphänomen der Augen. Die Prognose eines Kindes mit Hydrozephalus hängt einzig und allein von der Menge des erhaltenen Hirngewebes ab und kann im Einzelfall trotz notwendiger Shuntoperation sehr gut sein.

3.12 Drogenentzugserscheinungen

Neugeborene von Müttern mit Drogenabusus während der Schwangerschaft (z.B. Heroin, Methadon, Kokain, Codein, Barbiturate, Diazepam, Alkohol) zeigen in etwa 70% der Fälle *Entzugssymptome,* die bei Heroin bis zu drei Wochen, bei Methadon und Barbituraten sechs Wochen und länger anhalten können. Die relativ unspezifischen Symptome wie Zittrigkeit, Irritabilität und Hyperaktivität, Niesen, Gähnen, schrilles Schreien, kurze Schlafphasen, Tachypnoe mit Alkalose, Trinkschwäche, Erbrechen, anhaltende Durchfälle, Fieber und Krämpfe können unmittelbar postnatal, jedoch nicht selten auch erst nach einer Woche beginnen. Insgesamt werden Wachstumsretardierung und auch Mikrozephalus bei diesen Neugeborenen häufiger beobachtet.

In der Regel bedürfen diese Kinder einer klinischen Beobachtung und *Therapie,* wobei im Vordergrund eine Sedierung mit Phenobarbital steht. Bei anhaltenden Durchfällen kann die Gabe von Opiumtinktur notwendig sein. In der Regel sollten Neugeborene von drogenabhängigen Müttern nicht gestillt werden.

3.13 Fehlbildungen und Syndrome

Etwa 2% aller Neugeborenen haben eine bedeutsame Fehlbildung. Die neonatale Mortalität wie auch die gesamte Säuglingssterblichkeit werden zu 30 bis 40% durch komplexe Fehlbildungen verursacht, von denen 20% das zentrale Nervensystem, 40% das Herz-Kreislauf-System, 5% die Verdauungsorgane und 35% das Urogenitalsystem und andere Organe betreffen. Grundsätzlich können angeborene Defekte eine genetische oder nicht genetische Ursache haben. Dabei lassen sich im einzelnen Störungen der Morphogenese und des Stoffwechsels unterscheiden. Hier soll lediglich kurz auf die angeborenen strukturellen Defekte eingegangen werden.

Primäre oder endogene Fehlbildungen sind stets vom Zeitpunkt der Befruchtung der Eizelle an determiniert, gleichgültig ob es sich um einen isolierten Gendefekt oder um eine Chromosomenaberration handelt. Die Ausprägung des späteren strukturellen Defekts kann unterschiedlich sein. Von außen läßt sich die Entwicklung des Feten jedoch nicht positiv beeinflussen. Hier stehen die genetische Beratung und die pränatale Diagnostik ganz im Vordergrund (siehe auch Bd. 4, Kap. 16).

Für Geburtshelfer und Neonatologen sind von besonderem Interesse alle *sekundären Fehlbildungen,* bei denen die primär gesunde Zygote durch exogene Noxen geschädigt wird (Tab. 19-13). Schwierig ist die Unterscheidung bei multifaktoriell bedingten Fehlbildungen (z.B. Myelomeningozele). Hier treffen offensichtlich exogene Faktoren einen genetisch determiniert besonders empfindlichen Embryo.

Tabelle 19-13 Mögliche Ursachen einer exogen ausgelösten sekundären Fehlbildung des Feten

Erkrankungen der Mutter (Disruption)
- Diabetes
- Phenylketonurie
- Alkoholkrankheit

Intrauterine Infektionen (Disruption)
- Röteln
- Zytomegalie
- Toxoplasmose
- Varizellen

Medikamente, Umweltgifte, physikalische Schäden (Disruption)
- Thalidomid
- Antiepileptika
- Zytostatika
- Antikoagulanzien
- Vitamin-A-Analoga
- Penicillamin
- Sexualhormone
- Kokain
- Chlorobiphenyl (PCB)
- Quecksilber
- Toluol
- erhöhte Strahlenbelastung

Störungen seitens des Uterus und des Amnions (Deformation)
- Fehlbildungen des Uterus
- Amniondefekte
- Oligohydramnion
- Platznot des Feten (z.B. bei Mehrlingen)

Bestehen Defekte verschiedener Organsysteme und lassen sich im Wiederholungsfall Gesetzmäßigkeiten erkennen, so kann von einem *definierten Syndrom oder Symptomenkomplex* gesprochen werden. Bei zahlreichen Syndromen sind multiple kleine Stigmata (z.B. Vierfingerfurche, auffällige Ohrenform oder Augenstellung) oder kleine Fehlbildungen (z.B. präaurikuläre Anhängsel, sechster rudimentärer Finger) ein erster klinischer Hinweis. Ein bis zwei Stigmata oder kleine Fehlbildungen darf jeder aufweisen, ab drei nimmt die Wahrscheinlichkeit innerer Organfehlbildungen oder eines Syndroms exponential zu.

Trifft die Störung zu einem frühen Zeitpunkt der Embryogenese ein sog. *Entwicklungsfeld,* aus dem verschiedene Organe entstehen, so können alle mehr oder weniger betroffen sein (z.B. Holoprosenzephalie, kaudales Regressionssyndrom). Andererseits kann eine Fehlbildung eines einzigen Organs zu verschiedenen Sekundärdefekten führen. Man spricht dann von einer *Sequenz.* Besonders typisch ist die Potter-Sequenz, bei dem eine ausbleibende intrauterine Urinausscheidung (Nierenagenesie) eine Gesichtsdysplasie, multiple Extremitätenfehlbildungen und eine mit dem Leben nicht vereinbare Lungenhypoplasie zur Folge hat. Andere Sequenzen sind die Prune-belly-Sequenz und die Pierre-Robin-Sequenz.

Zahlreiche bedeutsame strukturelle Fehlbildungen können heute zu einem immer früheren Zeitpunkt mit Hilfe der Sonographie entdeckt werden. Soweit auf diese Weise ernste, nicht mit dem Leben zu vereinbarende Defekte frühzeitig erkannt werden, kann im Einzelfall eine Unterbrechung der Schwangerschaft indiziert sein. Handelt es sich jedoch um Fehlbildungen, die therapierbar sind und allenfalls kosmetische Probleme machen (z. B. Lippen-Kiefer-Gaumen-Spalten) oder zu einer tolerierbaren Dauerbehinderung führen, kann eine frühzeitige sonographische Diagnose für Eltern und Arzt Gewissenskonflikte verursachen. Hier sind aufklärende Gespräche eines erfahrenen Neonatologen mit den Eltern über alle späteren therapeutischen Möglichkeiten sowie die Prognose von großer Bedeutung.

Literatur

1. Altenhofen, L., D. Hutzler: Leitlinie für das hüftsonographische Screening im Rahmen des Programms „Krankheitsfrüherkennung im Kindesalter." Dtsch. Ärztebl. 93 (1996) C-49.
2. American Academy of Pediatrics: Management of hyperbilirubinemia in the healthy term newborn. Pediatrics 94 (1994) 558.
3. Anderson, O., J. Hertel, L. Schmoelker, C. Kühl: Influence of the maternal plasma glucose concentration at delivery on the risk of hypoglycaemia in infants of insulin-dependent diabetic mothers. Acta paediat. scand. 74 (1985) 268.
4. Berger, H. M., J. H. N. Lindemann, D. van Zören-Grobben, E. Houdkamp, J. Schrijver, H. H. Kanhai: Iron overload, free radical damage, and rhesus haemolytic disease. Lancet 335 (1990) 933.
5. Broberger, U., U. Hansson, H. Lagercrantz, B. Persson: Sympatho-adrenal activity and metabolic adjustment during the first 12 hours after birth in infants of diabetic mothers. Acta paediat. scand. 73 (1984) 620.
6. Carson, B. S., R. W. Losey, W. A. Bowes, M. A. Simmons: Combined obstetric and pediatric approach to prevent meconium aspiration syndrome. Amer. J. Obstet. Gynec. 126 (1976) 712.
7. Committee on Nutrition: Hypoallergenic infant formulas. Pediatrics 83 (1989) 1068.
8. Dawes, G. S., H. N. Jacobson, J. C. Mott, H. J. Shelley, A. Stafford: Treatment of asphyxia in newborn lambs and monkeys. J. Physiol. 169 (1963) 167.
9. Dickinson, D. F., R. Arnold, J. C. Wilkinson: Congenital heart diseases among 160,480 live-born children in Liverpool to 1969: implications for surgical treatment. Brit. Heart J. 46 (1981) 55.
10. Documenta Geigy: Wissenschaftliche Tabellen, 7. Aufl. Geigy, Basel 1968.
11. Ernährungskommission der Deutschen Gesellschaft für Kinderheilkunde: Vitamin-K-Prophylaxe für Neugeborene. Mschr. Kinderheilk. 143 (1995) 93.
12. Fritsch, P.: Staphylogene toxische epidermale Nekrolyse. Z. Hautkrankh. 50 (1975) 477.
13. Gregory, G. A., C. A. Gooding, R. H. Phibbs, W. H. Tooley: Meconium aspiration in infants: a prospective study. J. Pediat. 85 (1974) 848.
14. Hammerschlag, M. R., C. Cummings, P. M. Roblin, T. H. Williams, I. Delke: Efficacy of neonatal ocular prophylaxis for the prevention of chlamydial and gonococcal conjunctivitis. New Engl. J. Med. 320 (1989) 769.
15. Hill, E. M., S. J. Szefler: Drug excretion in breast milk. In: Lebenthal, E. (ed.): Textbook of Gastroenterology and Nutrition in Infancy, pp. 219–228. Raven Press, New York 1989.
16. Isenberg, S. J., L. Apt, M. Wood: A controlled trial of povidone-iodine as prophylaxis against ophthalmia. New Engl. J. Med. 332 (1995) 562.
17. Jansen, A. H., V. Chemick: Fetal breathing and development of control of breathing. J. appl. Physiol. 70 (1991) 1431.
18. Jorch, G.: Plötzlicher Kindstod. Mschr. Kinderheilk. 142 (1994) 137.
19. Kachel, W., D. Arnold, E. Rettwitz, P. Lasch, S. W. Brand: Extrakorporale Membranoxygenisierung (ECMO): eine Behandlungsalternative für Neugeborene mit schwerer Atemstörung. Mschr. Kinderheilk. 135 (1987) 735.
20. Karlberg, P., R. P. Cherry, F. E. Escardo, G. Koch: Respiratory studies in newborn infants. II. Pulmonary ventilation and mechanics of breathing in the first minutes of life, including the onset of respiration. Acta paediat. scand. 51 (1962) 121.
21. Katz, L., J. W. Seeds: Fetal and neonatal cardiovascular complications from β-sympathomimetic therapy for tocolysis. Amer. J. Obstet. Gynec. 161 (1989) 1.
22. Klaus, M. H., A. A. Fanaroff: Care of the High-Risk Neonate. Saunders, Philadelphia–London 1973.
23. Korinthenberg, R.: Entwicklungsprognose des postasphyktischen Neugeborenen. In: Wischnik, A., W. Kachel, F. Melchert, K. H. Niessen (Hrsg.): Probleme in der Perinatalmedizin, S. 68. Enke, Stuttgart 1992.
24. Machin, G. A.: Hydrops revisited: literature review of 1,414 cases published in the 1980s. Amer. J. med. Genet. 34 (1989) 366.
25. Nagashima, M., T. Asai, C. Suzuki, M. Matuschima, A. Ogawa: Intrauterine supraventricular tachyarrhythmias and transplacental digitalization. Arch. Dis. Childh. 61 (1986) 996.
26. Netz, H.: Kritische angeborene Herzfehler: klinische Zeichen und Diagnostik. Diagn. Intensivmed. 7 (1982) 17.
27. Newman, T. B., M. J. Maisels: Evaluation and treatment of jaundice in term newborns: a kinder, gentler approach. Pediatrics 89 (1992) 809.
28. Norwood, W. I., J. K. Kirklin, S. P. Sanders: Hypoplastic left heart syndrome: experience with palliative surgery. Amer. J. Cardiol. 45 (1980) 87.
29. Oh, W.: Neonatal polycythemia and hyperviscosity. Pediat. Clin. North Amer. 33 (1986) 523.
30. Palmer, R. M., A. G. Ferrige, S. Moncada: Nitric oxide release accounts for the biological activity of endothelium-derived relaxing factor. Nature 327 (1987) 524.
31. Perlman, M., J. Williams, M. Hirsch: Neonatal pulmonary hypoplasia after prolonged leakage of amniotic fluid. Arch. Dis. Childh. 51 (1976) 349.
32. Purves, M. J.: Respiratory sensitivity before and after birth. Acta paediat. scand. 71 (1982) 529.
33. Ralston, M. A., T. K. Knilans, D. W. Hannon, S. R. Daniels: Use of adenosine for diagnosis and treatment of tachyarrhythmias in pediatric patients. J. Pediat. 124 (1994) 139.
34. Rawlings, J. S., F. R. Smith: Transient tachypnea of the newborn. Amer. J. Dis. Child. 138 (1984) 869.
35. Robertson, C., N. Finer: Term infants with hypoxic-ischemic

encephalopathy: outcome at 3.5 years. Develop. Med. Child Neurol. 27 (1985) 473.
36. Sáez-Llorens, X., G. H. McCracken: Sepsis syndrome and septic shock in pediatrics: current concepts of terminology, pathophysiology and management. J. Pediat. 123 (1993) 497.
37. Sarnat, H. B., M. S. Sarnat: Neonatal encephalopathy following fetal distress. Arch. Neurol. 33 (1976) 696.
38. Sauer, P. J. J., H. J. Dane, H. K. A. Visser: New standards for neutral thermal environment of healthy very-low-birthweight infants in week one of life. Arch. Dis. Childh. 59 (1984) 18.
39. Schaefer, C., R. Bunjes: Arzneimitteltherapie in der Stillzeit. pädiat. prax. 40 (1990) 641.
40. Schmidt, E.: Rooming-in-System. Krankenhausarzt 59 (1986) 475.
41. Stocker, R., Y. Yamamoto, A. F. Mcdonagh: Bilirubin as an antioxydant of possible physiologic importance. Science 235 (1987) 1043.
42. Stockhausen, H. B. von: Ursachen und Wandel bakterieller Infektionen bei Neugeborenen. Z. Geburtsh. Perinat. 195 (1991) 131.
43. Stockhausen, H. B. von: Indikation zur Therapie eines Icterus neonatorum. pädiat. prax. 45 (1993) 385.
44. Taylor, P. M., J. A. Maloni, D. R. Brown: Early suckling and prolonged breast feeding. Amer. J. Dis. Child. 140 (1986) 151.
45. Thanapoulos, B. D., A. Andreon, C. Frunas: Prostaglandin E_2 administration in infants with ductus-dependent cyanotic heart disease. Europ. J. Pediat. 146 (1987) 279.
46. Volpe, J. J.: Neurology of the Newborn, 3rd ed. Saunders, Philadelphia–London–Toronto 1995.
47. Volpe, J. J.: Perinatale hypoxic-ischemic brain injury: an overview. In: Fukuyama, Y., Y. Suzuki, S. Kamoshitu, P. Casaer (eds.): Fetal and Perinatal Neurology, pp. 232–252. Karger, Basel 1992.
48. Vyas, H., A. D. Milner, I. E. Hopkin, A. W. Boon: Physiologic responses to prolonged and slow-rise inflation in resuscitation of the asphyxiated newborn infant. J. Pediat. 99 (1981) 635.
49. Walter, F. J., B. Siassi, J. King, P. Y. K. Wu: Cardiac output in infants of insulin-dependent diabetic mothers. J. Pediat. 107 (1985) 109.
50. Winberg, P., M. Jansson, L. Marions, B. P. W. Lundell: Left-ventricular output during postnatal circulatory adaptation in healthy infants born at full term. Arch. Dis. Childh. 64 (1989) 1374.

Intrauteriner Kindstod

20 Diagnose und Therapie des intrauterinen Fruchttods

W. Heyl, W. Rath

Inhalt

1	Pathologie des intrauterinen Fruchttods	380		
1.1	Definition und Häufigkeit	380		
1.2	Ätiologie	380		
1.3	Postmortale Veränderungen der Frucht	382		
2	Klinische Symptome bei intrauterinem Fruchttod	382		
3	Diagnostische Maßnahmen bei intrauterinem Fruchttod	382		
4	Komplikationen bei intrauterinem Fruchttod	384		
5	Therapie des intrauterinen Fruchttods	385		
5.1	Geburtseinleitung	385		
5.2	Überwachung während und nach der Geburt	386		
5.3	Vorgehen bei intrauterinem Tod eines Zwillings	387		
6	Wichtige Maßnahmen bei der Abklärung eines intrauterinen Fruchttods	387		
6.1	Dokumentation auffälliger Befunde	387		
6.2	Chromosomenanalyse	388		
6.3	Pathologisch-anatomische Untersuchungen	388		
6.4	Serologische Untersuchungen	389		
7	Beratung der Schwangeren nach einer Totgeburt	389		
8	Präventivmaßnahmen bei bekannten Risiken für einen intrauterinen Fruchttod	389		

1 Pathologie des intrauterinen Fruchttods

1.1 Definition und Häufigkeit

Eine einheitliche internationale Definition für die Totgeburt existiert bisher nicht. Obgleich die WHO eine Totgeburt als intrauterinen Fruchttod vor kompletter Expulsion oder Extraktion unabhängig vom Schwangerschaftsalter ansieht, besteht derzeit international keine einheitliche Auffassung zu den Kriterien Geburtsgewicht und Schwangerschaftsalter [1]. Dies macht die Vergleichbarkeit von internationalen Statistiken schwierig. Als meldepflichtige Totgeburt galt bislang in Deutschland ein intrauterin abgestorbener Fetus mit einem Geburtsgewicht von mindestens 1000 g. Nach Änderung des Personenstandsgesetzes der Bundesrepublik Deutschland ab dem 1. April 1994 (13. Verordnung zur Änderung der Verordnung zur Ausführung des Personenstandsgesetzes vom 24. März 1994, § 29 Abs. 2 und 3) müssen jetzt auch die Feten ab einem Gewicht von 500 g erfaßt werden.

Nach den Daten der Hessischen Perinatalerhebung von 1991 fand sich unter 57 503 Kindern in 0,32 % der Fälle eine Totgeburt bei einer perinatalen Gesamtmortalität von 0,51 % [24]. Wie aus Tabelle 20-1 hervorgeht, setzt sich die perinatale Mortalität heute überwiegend aus intrauterin verstorbenen Feten zusammen. Die Entwicklung der Totgeburtenhäufigkeit innerhalb der perinatalen Mortalität in den Jahren 1981 bis 1991 zeigt, daß nach Überwiegen der neonatal verstorbenen Kinder Anfang der 80er Jahre in der Folgezeit eine deutliche Verschiebung hin zu den Totgeburten stattgefunden hat (Abb. 20-1).

Die Differenzierung der verstorbenen Kinder nach Gewichtsklassen ergab 1991 eine Häufung der Totgeburten ab einem Gewicht von 2000 g. In diesen Gewichtskategorien fanden sich 51,6 % aller Totgeburten, allerdings nur 30,8 % der neonatal verstorbenen Kinder (Tab. 20-2). Diese Zahlen verdeutlichen, daß dem Problem des intrauterin abgestorbenen Kindes, vor allem bei bekannten Risikofaktoren in höherem Schwangerschaftsalter, durch eine Intensivierung der Schwangerenvorsorge besondere Aufmerksamkeit gewidmet werden sollte.

Tabelle 20-1 Perinatale Mortalität in Hessen 1991 (n = 57 503; Daten der Hessischen Perinatalerhebung 1991 [24])

Totgeburten	0,32 %
Tod sub partu	0,03 %
Neonatale Mortalität	0,19 %
Gesamte perinatale Mortalität	0,51 %

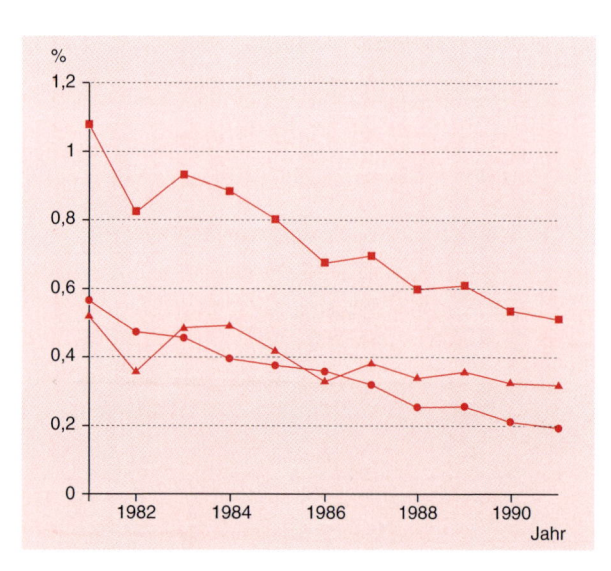

Tabelle 20-2 Mortalität in den verschiedenen Neugeborenen-Gewichtsklassen in Hessen 1991 (Daten der Hessischen Perinatalerhebung [24])

	perinatale Mortalität n (%)	Tod ante partum n (%)	Tod sub partu n (%)	neonatal verstorben n (%)
< 1000 g	47 (16,1)	8 (4,4)	1 (5,3)	39 (35,5)
1000–1499 g	47 (16,1)	29 (15,9)	3 (15,8)	18 (16,4)
1500–1999 g	47 (16,1)	33 (18,1)	3 (15,8)	14 (12,7)
2000–2499 g	33 (11,3)	28 (15,4)	3 (15,8)	5 (4,5)
≥ 2500 g	113 (38,6)	84 (46,2)	9 (47,4)	29 (26,3)
ohne Angaben	5 (1,7)	0 (0)	0 (0)	5 (4,5)
	292 (100)	182 (100)	19 (100)	110 (100)

Abb. 20-1 Entwicklung der Totgeburtlichkeit in Hessen in den Jahren 1981 bis 1991 (Daten der jährlichen Hessischen Perinatalerhebungen)
- ■ perinatale Mortalität
- ▲ Tod ante partum / sub partu
- ● neonatale Mortalität

1.2 Ätiologie

Innerhalb der möglichen Ursachen für einen intrauterinen Fruchttod kann man zwischen mütterlichen, kindlichen und plazentaren Ursachen unterscheiden

Tabelle 20-3 Ursachen für einen intrauterinen Fruchttod (in Prozent)

Maternale Ursachen	
– Gestose	19–30
– Diabetes	5–11
– Lupus erythematodes	3–29
– Antiphospholipidsyndrom	5–40
– Infektionen	4
Fetale Ursachen	
– Malformationen	15–35
– Chromosomenaberrationen	5–6
Plazenta und Nabelschnur	
– Nabelschnurkomplikationen	10–20
– Nabelschnurknoten	0,6–7
– Plazentainsuffizienz mit fetaler Wachstumsretardierung	10–37
– Plazentalösung	7–15
– feto-maternale Transfusion	3–5

(Tab. 20-3). Ungeachtet der oft multifaktoriellen Ursachen für eine Totgeburt (z. B. Kombinationen aus Gestose, Wachstumsretardierung und vorzeitiger Plazentalösung) bleibt in bis zu 50 % der Fälle die Ursache für das Absterben des Kindes ungeklärt [25].

Bei den *mütterlichen Ursachen* dominieren Erkrankungen wie Gestationshypertonie, Diabetes mellitus Typ I, der unentdeckte Gestationsdiabetes, Alkohol- und Drogenabusus, Autoimmunerkrankungen und Infektionskrankheiten. Die meisten der genannten Erkrankungen führen über eine verminderte uteroplazentare Durchblutung zur chronischen Plazentainsuffizienz bis hin zum intrauterinen Fruchttod.

Der *Diabetes mellitus* kann einerseits über eine Fetopathia diabetica metabolica zur akuten Plazentainsuffizienz führen, andererseits besteht die Gefahr einer chronischen Plazentainsuffizienz mit nachfolgender fetaler Retardierung bei der Fetopathia diabetica vasalis. Die größte Gefahr für den Fetus besteht beim unentdeckten *Gestationsdiabetes*. Nach einer Analyse von 309 Totgeburten fand Weiss in 11,6 % der Fälle einen unerkannten Gestationsdiabetes als Todesursache [35] (siehe auch Bd. 5, Kap. 4, Abschnitt 3).

Ein erhöhtes Totgeburtenrisiko findet sich auch bei *Erkrankungen des rheumatischen Formenkreises*, vor allem bei Lupus erythematodes und beim Antiphospholipidsyndrom [32]. Hier zeigt sich eine direkte Abhängigkeit des Totgeburtenrisikos von der Höhe des Antiphospholipidantikörper-Titers [15]. Die Ursache hierfür liegt einerseits in einer durch Vaskulopathie bedingten plazentaren Durchblutungsstörung mit erhöhtem Gestoserisiko und fetaler Wachstumsretardierung, andererseits besteht eine direkt endothelschädigende Wirkung des IgG. Im Tiermodell ließ sich die direkte abortive Wirkung des IgG von antiphospholipidantikörper-positiven Frauen mit Totgeburt oder rezidivierenden Aborten in der Vorgeschichte nachweisen [3] (siehe auch Bd. 5, Kap. 11, Abschnitt 1.4).

Eine besondere Rolle spielen bei den *Infektionen* die Listeriose, die Zytomegalie und die Ringelröteln-Parvovirus B19 (siehe auch Bd. 5, Kap. 11, Abschnitt 3).

Zu den häufigsten *Ursachen von seiten des Kindes* zählen schwere Fehlbildungen und Chromosomenanomalien.

Bis zu 95 % aller Fälle von *chromosomalen Störungen* bei Totgeburten beruhen auf numerischen Aberrationen [2]. Vorwiegend handelt es sich hierbei um Triploidien, Monosomien und Trisomien. Strukturelle Aberrationen findet man seltener. Insgesamt ist allerdings davon auszugehen, daß die Häufigkeit von chromosomalen Veränderungen als Ursache für einen intrauterinen Fruchttod mit zunehmendem Schwangerschaftsalter abnimmt (Tab. 20-4).

Kindliche *Fehlbildungen* sind in bis zu 25 % der Fälle bei Totgeburten nachzuweisen. Zu den häufigsten mit

Tabelle 20-4 Häufigkeit chromosomaler Aberrationen vom Schwangerschaftsalter bei intrauterinem Fruchttod und Aborten (nach Angell et al. [4])

Gestationsalter (Wochen)	Chromosomenanomalien (%)
< 8	27,1
8–11	53,3
12–15	47,9
16–19	23,8
20–23	11,9
24–27	13,2
– Totgeburten > 27 SSW	6,0
– neonatal Verstorbene	5,5

Tabelle 20-5 Häufige Nichtchromosomale Fehlbildungen in Kombination mit Totgeburtlichkeit (nach Hall [14])

Fehlbildung	Häufigkeit (alle Geburten)	Totgeburten
– Neuralrohrdefekt	1,55 / 1000	10–72
– diabetische Mutter und Fehlbildung	1 / 1000	12
– Amnionbandsyndrom	1 / 1200–3000	15
– Potter-Sequenz	1 / 4000	24
– Omphalozele	1 / 3200	33–50
– Gastroschisis	1 / 8000	33–50
– Hydrozephalus	1 / 1000	12–25
– thanatophorer Zwergwuchs	1 / 4100	23
– Arthrogryposis	1 / 5000–10000	?

einem intrauterinen Fruchttod assoziierten Fehlbildungen zählen Neuralrohrdefekte, Omphalozelen und die Gastroschisis [14]. Eine Übersicht hierzu gibt Tabelle 20-5.

Nabelschnurkomplikationen, die zu einer Totgeburt führen können, sind: Nabelschnurumschlingungen, Nabelschnurtorsionen, Nabelschnurvorfall und Einriß der Nabelschnurgefäße bei Insertio velamentosa [34]. Eine wesentliche Ursache für eine Nabelschnurumschlingung liegt in einer Überlänge der Nabelschnur von mehr als 80 cm [34].

Als *plazentare Ursachen* gelten die vorzeitige Plazentalösung, häufig in Kombination mit traumatischen Ereignissen oder bei hypertensiven Schwangerschaftserkrankungen und deren Komplikationen, sowie die Placenta praevia. Darüber hinaus kommen dem feto-maternalen und bei Mehrlingsschwangerschaften dem feto-fetalen Transfusionssyndrom auf plazentarer Ebene eine besondere Bedeutung zu.

1.3 Postmortale Veränderungen der Frucht

Bereits wenige Stunden nach Eintritt des Todes treten autolytisch bedingte *Mazerationen* auf. Diese werden je nach Ausprägungsgrad und Zeitspanne zwischen intrauterinem Fruchttod und Diagnosestellung in Mazerationen I., II. und III. Grades unterteilt. Zunächst findet sich eine hämorrhagische Verfärbung der Haut mit Bildung von Blasen im Sinne einer Mazeration I. Grades. Im Verlauf der nächsten 48 Stunden lösen sich die Hautblasen in Fetzen ab (Mazeration II. Grades). Später kommt es durch fortwährende autolytische Prozesse zur Kolliquation innerer Organe. Bauch und Thoraxhöhle füllen sich mit sanguinolenter Flüssigkeit (Mazeration III. Grades).

Trotz der Einteilung in unterschiedliche Mazerationsgrade läßt sich der *Zeitpunkt des intrauterin eingetreten Todes* nur ungenau festlegen. Verschiedene Einflüsse vermögen den Ablauf der Mazeration zu beschleunigen bzw. zu verlangsamen. Beim Amnioninfektionssyndrom kommt es z. B. zu einer erhöhten lytischen Aktivität und damit zu einer beschleunigt ablaufenden Mazeration.

2 Klinische Symptome bei intrauterinem Fruchttod

Als Leitsymptom des intrauterinen Fruchttods jenseits der 18. Schwangerschaftswoche gilt vor allem das Sistieren von Kindsbewegungen. Diesem Symptom geht häufig eine hyperaktive Phase voraus.

Weitere von der Mutter bemerkte Symptome sind, neben nachlassender Brustspannung und plötzlichem Milcheinschuß, Gewichtsabnahme mit Tiefertreten des Uterus und ein verminderter Symphysen-Fundus-Abstand. Ein unspezifisches Fremdkörpergefühl im Unterbauch kann – bedingt durch die passive Mitbewegung des abgestorbenen Feten – vor allem bei Drehbewegungen und beim Laufen auftreten. Alle diese Symptome sind als Alarmzeichen zu sehen und bedürfen der sorgfältigen Überprüfung.

3 Diagnostische Maßnahmen bei intrauterinem Fruchttod

Entscheidend für die Diagnose intrauteriner Fruchttod ist der fehlende Nachweis kindlicher Herzaktionen durch apparative Methoden.

Kardiotokographie

Bei der Kardiotokographie sind folgende Probleme zu beachten: Zum einen kann die Ableitung der fetalen Herztöne im Kardiotokogramm (CTG) zwischen der 26. und 30. Schwangerschaftswoche in Einzelfällen Schwierigkeiten bereiten, zum anderen ist die Herztonregistrierung bei Adipositas oder Hydramnion nicht selten erschwert, so daß fehlende Herztöne im CTG keine sicheren Hinweise für das Vorliegen eines intrauterinen Fruchttods sind [5]. Darüber hinaus werden immer wieder maternale elektrokardiale Signale, wie z. B. bei der mütterlicher Tachykardie, als kindliche Herztöne fehlgedeutet [7, 23]. Im Zweifelsfall

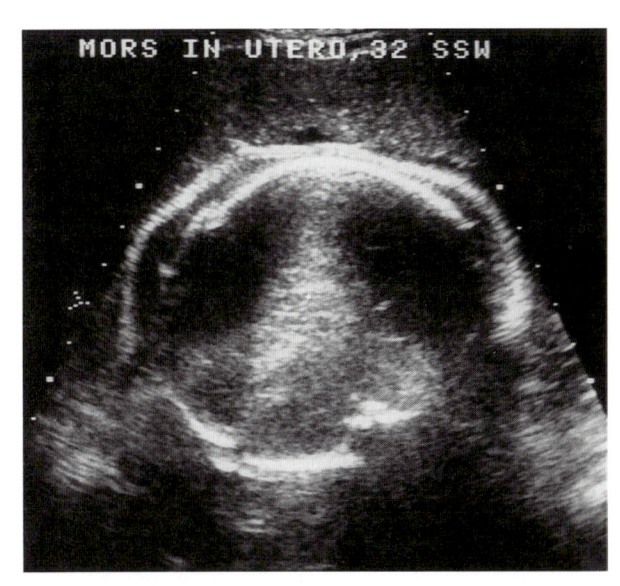

Abb. 20-2 Überlappende Schädelnähte (overlapping cranial sutures) im Ultraschallbild.

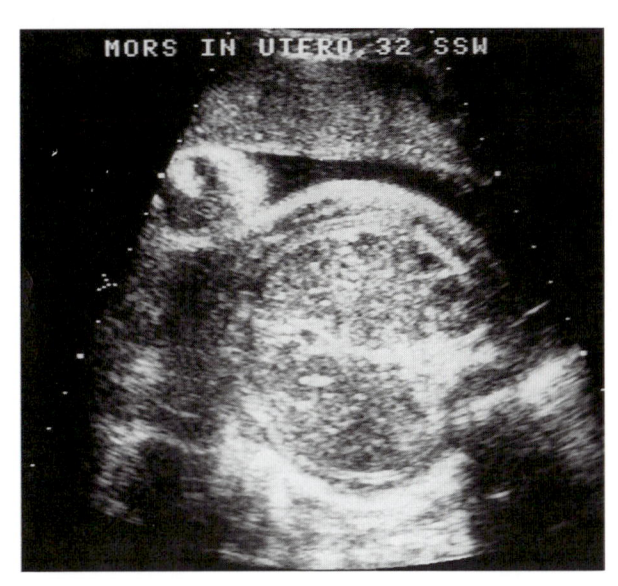

Abb. 20-3 Mazerationszeichen am Rumpf im Ultraschallbild.

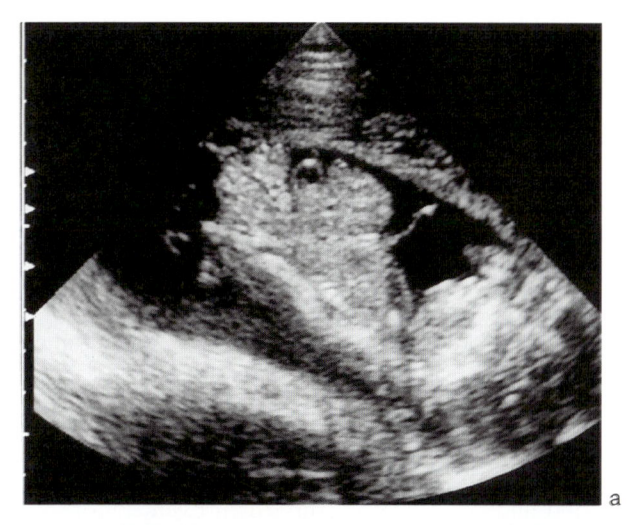

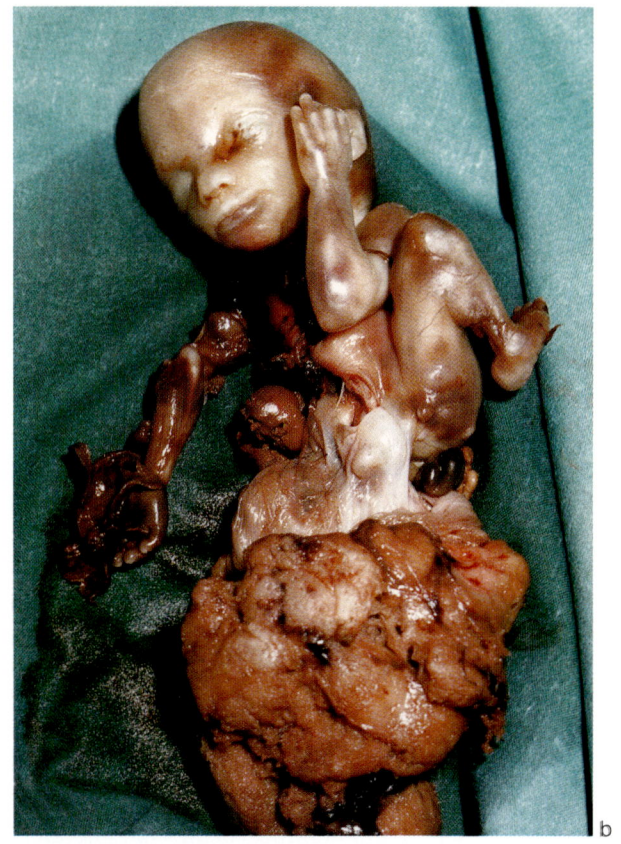

Abb. 20-4 Amnionbändersyndrom.
a) Ultraschallbild, in dem das querverlaufende Amnionband und die Eventeration deutlich erkennbar sind
b) totgeborener Fetus mit Amnionbändersyndrom (18. Schwangerschaftswoche)

sollte der mütterliche Puls synchron zur CTG-Ableitung kontrolliert werden. Auch bei der internen CTG-Ableitung sind falsch-positive kindliche Herztöne bei intrauterinem Fruchttod kasuistisch beschrieben worden [16].

Sonographie

Das entscheidende Kriterium zur Diagnosesicherung des intrauterinen Fruchttods ist der Nachweis der fehlenden fetalen Herztätigkeit im *Real-time-Mode (B-mode)*. Diese schwerwiegende Diagnose sollte – wenn möglich – durch zwei unabhängige Untersucher in jeweils mehrminütigen Kontrollen gestellt werden [25]. Lediglich als Zusatzkriterium sind fehlende Kindsbewegungen zu werten.

Zeichen der beginnenden Mazeration lassen sich auch im Ultraschall zuverlässig nachweisen. So zeigt Abbildung 20-2 das Bild der überlappenden Schädelnähte (overlapping cranial sutures) in Analogie zum radiologisch definierten Spalding-Zeichen. Abbildung 20-3 läßt die hydropischen Zeichen des in Mazeration befindlichen Kindes im Rumpfbereich erkennen.

Ein weiterer Vorteil der Ultraschalltechnik liegt in der Möglichkeit, bei nachgewiesenem intrauterinem Fruchttod bereits präpartal nach den *zugrundeliegenden Ursachen* zu fahnden. Dies gilt vor allem für mit dem Leben nicht zu vereinbarende komplexe Fehlbildungen sowie Störungen im Plazenta- bzw. Amnionbereich.

Abbildung 20-4a zeigt das ausgeprägte Bild eines *Amnionbändersyndroms* mit Gliedmaßenfehlstellung, teilweiser Abscherung der Haut und der Abdominalwand und der dadurch verursachten Eventeration des Darmes und der Oberbauchorgane. Nach der Geburt ließen sich die deletären Folgen des Amnionbands am Feten erkennen (Abb. 20-4b).

Weitere Möglichkeiten durch Ultraschalluntersuchungen bieten sich unter Zuhilfenahme der *M-mode-(Motion-mode-)Technik*. Hierbei wird im Ultraschall das Herz in Höhe der Ventilebene eingestellt. Bei fehlenden Herzwand- und -klappenbewegungen muß die Diagnose intrauteriner Fruchttod gestellt werden. Mit Hilfe der Doppler-Sonographie ist es ebenfalls möglich, die fehlende Herztätigkeit sicher nachzuweisen.

Andere Methoden

Zur Diagnosesicherung ist die *Amniozentese* nur bedingt geeignet. Zwar wird das Fruchtwasser bei intrauterinem Fruchttod als „mißfarben" bezeichnet, dies kann allerdings auch bei Zustand nach intraamnialen Blutungen beobachtet werden. Der hauptsächliche Nutzen der Amniozentese liegt in der Möglichkeit der weiteren Diagnostik, vor allem zur Gewinnung von Fruchtwasser zur Karyotypisierung, zum Erregernachweis bei Infektionsverdacht und zur Delta-E-Bestimmung bei Verdacht auf Rhesus-Inkompatibilität.

Der *Bestimmung der Schwangerschaftshormone* (z.B. Estriol) dürfte heute in der Diagnostik des intrauterinen Fruchttods keine klinisch relevante Bedeutung zukommen.

Historische Bedeutung haben die *röntgenologischen Zeichen* des intrauterinen Fruchttods wie z.B. die vermehrte Gasansammlung in fetalen Gefäßen und Weichteilen, das Halo-Zeichen um Kopf und Rumpf (welches jedoch bei Hydrops fetalis ebenfalls nachweisbar ist) und das sog. Spalding-Zeichen als Ausdruck der beginnenden Mazeration des Feten sowie die abnorme Verkrümmung der Wirbelsäule [25]. Heute sind die radiologischen Verfahren vollständig durch die Ultraschalltechnik abgelöst worden, zumal sie die Röntgenuntersuchung sowohl hinsichtlich Sensitivität und Spezifität als auch durch die Einfachheit der Methode bei weitem übertrifft.

4 Komplikationen bei intrauterinem Fruchttod

Eine gefürchtete Komplikation nach intrauterinem Fruchttod stellt das sog. *Dead-fetus-Syndrom* dar. Hierbei handelt es sich um eine eher schleichend verlaufende Gerinnungsstörung mit einem Fibrinogenabfall unter 150 mg/dl und einer Thrombozytopenie von weniger als 100000/μl. Die Häufigkeit wird in der Literatur mit 10 bis 20% angegeben, wobei die prozentuale Häufigkeit stark vom Zeitraum der fetalen Retention abhängt.

Nach etwa fünf Wochen muß in 25 bis 40% mit einer *Koagulopathie* gerechnet werden [7, 13]. Heute stellt die Gerinnungsstörung beim intrauterinen Fruchttod ein seltenes Ereignis dar (ca. 1–2%), da einerseits durch die Intensivierung der Schwangerenvorsorge unter Einbeziehung sonographischer Verfahren die Diagnose frühzeitig gestellt wird, andererseits nach Diagnosesicherung das aktive Vorgehen (siehe Abschnitt 5.1) zu einer raschen Schwangerschaftsbeendigung führt.

Zu den *Ursachen*, die für das Dead-fetus-Syndrom verantwortlich sind, zählt in erster Linie die Freisetzung von fetalem Gewebethromboplastin in den mütterlichen Kreislauf [1]. Auch der Übertritt von fetalen proteolytischen Enzymen wird als Auslöser der intravasalen Gerinnung mit gleichzeitig erhöhter Fibrinolyseaktivität diskutiert [13]. Dabei können Veränderungen der Hämostase bereits wenige Stunden nach Eintritt des intrauterinen Fruchttods entstehen.

Die *klinischen Zeichen* der Koagulopathie treten meist erst nach der Entleerung des Uterus in Erscheinung; nur in Einzelfällen wurden hämorrhagische Diathesen mit subkutanen und submukösen Blutungen bereits präpartal beschrieben [13].

Auch nach Absterben eines Zwillings kann es zur Ausbildung einer Koagulopathie kommen (siehe Abschnitt 5.3 und Bd. 7, 3. Aufl., Kap. 3).

5 Therapie des intrauterinen Fruchttods

Ungeachtet der Tatsache, daß heute ein aktives Vorgehen beim intrauterinen Fruchttod die Regel sein sollte, ist zu berücksichtigen, daß es bei abwartender Haltung in über 75 % der Fälle zu einem Spontanabort (-geburt) innerhalb von 14 Tagen kommt [7]. Dabei hängt diese Latenzzeit vor allem vom Gestationsalter ab: Je früher in der Schwangerschaft der Fetus abstirbt, desto länger dauert diese Latenzzeit.

5.1 Geburtseinleitung

Aufgrund der psychischen und physischen Belastung der Schwangeren ergibt sich im allgemeinen unmittelbar nach Diagnosesicherung die Indikation zur Beendigung der Schwangerschaft. Dabei hängt das weitere geburtshilfliche Vorgehen vor allem vom Schwangerschaftsalter und der Reife der Zervix ab. Bei reifen Muttermundverhältnissen ist häufig die intravenöse Infusion von Oxytocin in ansteigender Dosierung ausreichend, sofern sich der Uterus als sensitiv gegen Oxytocin erweist. In über 90 % der Fälle liegt jedoch eine unreife Zervix vor, so daß der Anwendung von Prostaglandinen mit ihrem pharmakologischen Synergismus aus zervixreifender und myometriumstimulierender Wirkung der Vorzug zu geben ist. Zudem ist mit Prostaglandinen zu jedem Zeitpunkt der Gravidität eine erfolgreiche Schwangerschaftsbeendigung zu erreichen, wobei zur Behandlung abgestorbener Schwangerschaften geringere Prostaglandindosen erforderlich sind als zur Beendigung vitaler Graviditäten [30] (siehe auch Bd. 2, Kap. 13, Abschnitt 6).

Grundsätzlich stehen zur Behandlung des intrauterinen Fruchttods die Anwendung nativer Prostaglandine (PGE_2, $PGF_{2\alpha}$) oder die uterusselektiver, vollsynthetischer Prostaglandinderivate zur Verfügung (Sulproston, Gemeprost), die eine längere Halbwertszeit und ein geringeres substanzspezifisches Risiko aufweisen als die natürlichen Prostaglandine [27].

Vorgehen in der 16. bis 24. Schwangerschaftswoche

Aufgrund der 10- bis 30fach höheren abortiven Potenz und der geringeren Rate systemischer Begleitwirkungen werden heute vor allem synthetische Prostaglandinanaloga eingesetzt, von denen das Sulproston (Nalador® 500) als intravenöse (Dosierung: 1,0 bis 8,3 µg/min), intramuskuläre (500 µg alle 3–6 h) und extraamniale (wiederholte Gaben von 25–100 µg) Applikationsformen vom Bundesgesundheitsamt (jetzt: Bundesinstitut für Arzneimittel und Medizinprodukte = BfArM) zugelassen wurden (siehe auch Bd. 2, Kap. 13, Abschnitt 6.2.2.2). Dabei steht die intramuskuläre Gabe von Sulproston aufgrund der Warnhinweise der Herstellerfirma vom April 1992 nicht mehr zur Verfügung. Die extraamniale Anwendung von Sulproston hat aufgrund des aufwendigen Applikationsmodus und der gegenüber der systemischen Applikation geringeren Effizienz keine Verbreitung in der klinischen Praxis gefunden.

Trotz hoher Wirksamkeit der Methode ist die alleinige intravenöse Sulprostoninfusion mit der Immobilisierung der Patientin bei zum Teil langer Infusionsdauer und dem Auftreten von Infusionsphlebitiden an der Injektionsstelle belastet [25]. Gerade bei unreifer Zervix ergeben sich dabei nicht selten lange, die Patientin belastende Induktions-/Abortintervalle, frustrane Einleitungsversuche und in Einzelfällen schwere Komplikationen wie Zervix- oder Uterusrupturen [25]. In der klinischen Praxis hat sich daher folgendes *Vorgehen* bewährt:

– medikamentöse Zervixreifung durch unter Umständen wiederholte intrazervikale Applikationen von 500 µg Prostaglandin-E_2-(PGE_2-)Gel (Prepidil®-Gel, Cerviprost®) oder vaginale Anwendung von 1 mg Gemeprost (Cergem®)*.
– Anschließend: Wehenindukion durch intravenöse Gabe von Sulproston (Nalador 500®)

Als *Alternative* kommt die serielle Applikation von 1 mg Gemeprost als Vaginalsuppositorium in drei- bis sechsstündlichen Intervallen in Frage [19]. Bei Schwangerschaftsbeendigung im II. Trimenon darf mit dieser Methode bei im Mittel drei bis vier Applikationen in durchschnittlich 11 bis 16 Stunden mit einer erfolgreichen Abortinduktion gerechnet werden; dabei lag die Rate unerwünschter Begleitwirkungen zwischen 14 und 35 % [26].

Von klinischer Relevanz ist, daß die serielle Anwendung von Gemeprost-Vaginalsuppositorien bisher nicht zur Schwangerschaftsbeendigung im II. Trime-

---
* Empfehlung des Arbeitskreises Prostaglandine in Gynäkologie und Geburtshilfe 1994

non zugelassen ist und dementsprechend einen therapeutischen Versuch oder eine klinische Erprobung darstellt. Ungeachtet dessen dürfte nach den Ergebnissen nationaler und internationaler Studien die wiederholte Gabe von Gemeprost das zur Zeit wirksamste Verfahren der Schwangerschaftsbeendigung im II. Trimenon darstellen [19, 26].

Vorgehen ab der 24. Schwangerschaftswoche

Prinzipiell trifft das für die 16. bis 24. Schwangerschaftswoche angegebene Vorgehen auch für die Behandlung des intrauterinen Fruchttods jenseits der 24. Schwangerschaftswoche zu. Bei zunehmender Sensitivität von Zervix und Myometrium gegenüber Prostaglandinen im weiteren Schwangerschaftsverlauf wird häufig ab der 34./36. Schwangerschaftswoche ein Procedere gewählt, daß sich von dem der prostaglandininduzierten Geburtseinleitung beim lebenden Kind nicht unterscheidet. So erfolgt bei unreifer Zervix (Bishop-Score <5; siehe auch Kap. 3, Abschnitt 2.3.2) die intrazervikale Applikation von 500 µg PGE_2-Gel in sechsstündlichen Intervallen, bei reifer Zervix, wiederholte Gabe der 3-mg-PGE_2-Vaginaltablette (6- bis 8stündliche Abstände) bzw. die intravenöse Infusion von Oxytocin. Dabei kommt es in über 90% der Fälle zu einer Schwangerschaftsbeendigung innerhalb von 24 bis 30 Stunden [28].

Von besonderer klinischer Bedeutung ist, daß gerade bei diesen stark belasteten Patientinnen die Indikation zur Gabe von *Analgetika* oder zur Anwendung der *Periduralanästhesie* großzügig zu stellen ist. Eine ausreichende Analgesie und vor allem die enge *psychische Betreuung* dieser Schwangeren vor, während und nach der Geburt des toten Kindes sollten unverzichtbare Bestandteile der Behandlung sein [29].

Nur in Ausnahmefällen (z.B. Placenta praevia totalis, vorzeitige Lösung), dürfte eine *Sectio parva* zur Schwangerschaftsbeendigung erforderlich werden; dies gilt vor allem dann, wenn bei unreifer und rigider Zervix kein vaginales Vorgehen möglich ist. Bei geöffnetem oder gut dilatierbarem Muttermund und vitaler Indikation zur Schwangerschaftsbeendigung (z.B. lebensbedrohliche Blutung bei vorzeitiger Lösung) kann bis zur ca. 24. Schwangerschaftswoche ein abdominaloperativer Eingriff durch eine vaginale Extraktion (manuell oder instrumentell) vermieden werden. Dies setzt allerdings im Hinblick auf das Risiko einer iatrogenen Uterusverletzung eine entsprechende Erfahrung des Operateurs mit dieser Methode voraus. Nach dem Eingriff ist auf eine optimale Uterustonisierung zu achten. Bei Atonie und starker Blutung empfiehlt sich die intravenöse Applikation von Prostaglandin-$F_{2\alpha}$ ($PGF_{2\alpha}$) in einer Dosierung von 100 bis 150 µg/min (eigene Beobachtung).

5.2 Überwachung während und nach der Geburt

Da das Intervall zwischen dem Absterben des Kindes und dem Behandlungsbeginn meist unklar ist, sollte nach der Diagnosestellung ein *Gerinnungsstatus* zum Ausschluß einer Hämostasestörung angefertigt werden.

Die *medikamentöse Geburtseinleitung mit Prostaglandinen* hat dann unter intensiver Überwachung der Patientin zu erfolgen. Hierzu gehören Blutdruck- und Pulsmessungen in 30- bis 60minütigen Abständen, die Kontrolle der Nierenfunktionen durch Einfuhr- und Ausfuhrkontrollen sowie die Durchführung von Blutbild- und Gerinnungsanalysen mindestens einmal täglich, bei zusätzlicher Pathologie (z.B. Verdacht auf Amnioninfektionssyndrom, Blutungen) auch häufiger. Hinweisend für einen intravaskulären Verbrauch von Gerinnungsfaktoren sind ein Abfall des Fibrinogens unter 150 mg/dl, der Thrombozytenzahl unter 100000/µl, ein signifikanter Abfall des Antithrombin III sowie eine Verlängerung der Thrombinzeit. Frühindikatoren einer intravasalen Gerinnungsaktivierung, wie die Bestimmung der D-Dimere, des löslichen Fibrins und der Thrombin-Antithrombin-III-Komplexe (TAT) stehen in der klinischen Routine meist nicht zur Verfügung. Bei Verminderung des Hämostasepotentials (z.B. Fibrinogenspiegel <120 mg/dl) sollte rechtzeitig Fresh-frozen-Plasma (FFP) verabreicht werden. Die Indikation zur Gabe von Thrombozytenkonzentraten stellt sich erst bei einer Thrombozytopenie unter 50000/µl, die allerdings bei unkompliziertem intrauterinem Fruchttod extrem selten ist.

Von besonderer geburtshilflicher Bedeutung sind regelmäßige (ca. 6- bis 8stündliche) Kontrollen des Zervixstatus sowie eine Überwachung der Wehenfrequenz, gegebenenfalls durch ein Tokogramm, um rechtzeitig Überstimulierungen des Uterus, die im Hinblick auf die Eröffnung des Muttermunds meist ineffizient sind, zu erkennen.

Bei *Zustand nach Sectio caesarea* oder *vorangegangener Myomenukleation* mit Eröffnung des Cavum uteri ist besondere Vorsicht geboten, da in diesen Fällen bei unkontrollierter Überstimulierung des Uterus und mangelnder Zervixreifung das Risiko für eine Uterusruptur erhöht ist. Die Forderung nach einer routinemäßigen intrauterinen Druckmessung ist nach unserer Auffassung in diesen Fällen nicht zwingend geboten, da hierdurch die Uterusruptur meist nicht zu verhindern ist.

Bei *traumatischer Geburtsbeendigung* (z. B. Sectio parva, zerstückelnde Operationen mit hohem Blutverlust) ist – sofern die Gerinnungsparameter im Normbereich liegen – eine Low-dose-Heparinmedikation zur Prävention thromboembolischer Erkrankungen indiziert. Eine Antibiotikagabe ist zu empfehlen bei protrahierten Verläufen mit häufigen vaginalen Untersuchungen, Hinweisen auf eine intrauterine Infektion oder nach instrumenteller Uterusentleerung. Nach Abort oder Geburt des abgestorbenen Feten sollte auch an eine effektive *Laktationshemmung* (z. B. mit Bromocriptin, 2mal 1 Tablette) gedacht werden, ebenso wie an eine gute Uterustonisierung durch die Applikation von Secalepräparaten.

5.3 Vorgehen bei intrauterinem Tod eines Zwillings

Das Absterben eines Zwillings ist bei einer Häufigkeit von 0,5 bis 8% [12] mit einer erhöhten perinatalen Mortalität auch für den verbleibenden Fetus sowie mit einem erhöhten Risiko für das Auftreten einer maternalen Verbrauchskoagulopathie verbunden. Aussagekräftige Studien aus der Literatur liegen hierzu aber nicht vor. In jedem Fall sind auch bei Absterben eines Zwillings Kontrollen des Blutbilds und der Gerinnungsparameter erforderlich.

Die *Prognose für das überlebende Kind* ist vor allem abhängig davon, ob es sich um eine mono- oder bichoriale Geminischwangerschaft handelt (siehe auch Bd. 7, 3. Aufl., Kap. 28). Nach einer Literaturzusammenstellung von Fusi und Gordon [12] ergaben sich in 50 Fällen von monochorialen Schwangerschaften für die zunächst überlebenden Feten eine Mortalität von 12% und neurologische Störungen in 26% der Fälle. Eine bessere Prognose ist bei bichorialen Zwillingsgraviditäten zu erwarten.

In jedem Fall sind regelmäßige *CTG-Kontrollen des überlebenden Zwillings* – wenigstens ein- bis zweimal wöchentlich – ab der 28. Schwangerschaftswoche durchzuführen. Zusätzlich können dopplersonographische Untersuchungen in ein- bis zweiwöchigen Abständigen frühzeitig Hinweise auf eine Störung der fetoplazentaren Durchblutung liefern. Bei den wöchentlich vorzunehmenden Ultraschallkontrollen sollte den sonographischen Hinweisen auf eine Herzinsuffizienz des Kindes, wie Flüssigkeitseinlagerung in der Subkutis, Ausbildung von Aszites, Pleuraergüssen oder Hydrops, besondere Aufmerksamkeit geschenkt werden.

Das *geburtshilfliche Vorgehen* richtet sich vor allem nach der Reife und dem geschätzten Gewicht des überlebenden Kindes. Aufgrund des erhöhten fetalen Risikos sollte eine Schwangerschaftsbeendigung bei einem Schätzgewicht des Kindes von 2000 g angestrebt werden, bei zusätzlichem Risiko (z. B. Schwangerschaftshypertonie) auch früher.

Eine Verbesserung der kindlichen Prognose durch eine *primäre abdominale Schnittentbindung* läßt sich nicht nachweisen, jedoch ist diese indiziert bei intrauterinem Fruchttod des I. Zwillings mit Zeichen der beginnenden Mazeration und niedrigem Geburtsgewicht des lebenden Zwillings. Gleiches gilt auch bei Hinweisen auf eine beginnende Gerinnungsstörung aus mütterlicher Indikation.

6 Wichtige Maßnahmen bei der Abklärung eines intrauterinen Fruchttods

6.1 Dokumentation auffälliger Befunde

Im Hinblick auf eine möglichst vollständige Klärung der Todesursachen und eine Abschätzung des potentiellen Wiederholungsrisikos, insbesondere bei nachweisbaren Fehlbildungen und Chromosomenaberration, ist eine sorgfältige und umfaßende Dokumentation aller am toten Kind erkennbaren auffälligen Befunde sowie die Veranlassung einer Reihe von Maßnahmen erforderlich. Dabei sollten die in Tabelle 20-6 zusammengefaßten Maßnahmen Anwendung finden.

Nach sorgfältiger *Inspektion* des Kindes erfolgt zusätzlich die Feststellung des *Geschlechts*, der *Länge* und des *Gewichts*. Bei äußerlich erkennbaren *Fehlbildungen* müssen diese präzise beschrieben und, wenn möglich, fotodokumentiert werden. Hierbei sollten nicht nur grobe Fehlbildungen wie Gastroschisis, Omphalozele,

Tabelle 20-6 Aktionsplan nach Geburt eines abgestorbenen Kindes (nach Jovanovic und Rauskolb [18])

Sofortmaßnahmen
1. Inspektion und Beschreibung des Kindes: Mazerationsgrad, sichtbare Fehlbildungen, Geschlecht, Gewicht, Länge
2. Fetales Blut entnehmen (steril, aus Nabelschnur oder Herz)
   – zur Chromosomenanalyse: 1- oder 2-ml-Spritze, mit Heparin benetzt
   – für Erregernachweis: 1–2 ml Nativblut; Infektionsserologie
3. Abstrich entnehmen von Ohr, Mundhöhle, Haut zum Erregernachweis (Listeriose, Zytomegalie, pathogene Keime)
4. Gewebeentnahme für Fibroblasenkulturen (Chromosomenanalyse), meist aus der Achillessehne unter sterilen Bedingungen
   – Verschicken in NaCl-Lösung oder Nährmedium
   – Lagerung im Kühlschrank oder bei Zimmertemperatur (nicht im Brutschrank) über Nacht oder Wochenende

Weitere Maßnahmen
5. Fotodokumentation
6. Röntgendokumentation (bei Skelett- und Extremitätenfehlbildungen)
7. pathologisch-anatomische Untersuchung

Tabelle 20-7 Diagnostisches Vorgehen bei intrauterinem Fruchttod und Verdacht auf Infektion (nach Jovanovic und Rauskolb [18])

Verdachtsdiagnose	Listeriose	Zytomegalie	Toxoplasmose	Erythema infectiosum (Ringelröteln) Parvovirus B19
Erregernachweis bei der Mutter aus:				
– Blut	+			+
– Rachen	+	+		+
– Vagina/Zervix	+	+		
– Urin	+	+		
Erregernachweis beim Kind aus:				
– Fruchtwasser	+	+	+	+
– Plazentaabstrich	+		+	
– Plazentahistologie	+		+	
– Nabelschnurblut	+	+	+	+
– Ohrabstrich	+			
Serologische Reaktionen bei Mutter und Kind:	Agglutinationstest gegen O- und H-Antigene: Titer > 1 : 200 diagnostisch bedeutsam	KBR (Komplementbindungsreaktion) IgG- und IgM-Antikörper	KBR (Komplementbindungsreaktion) IFT (indirekte Immunofluoreszenz) IFT-IgM-Antikörper IHAT (indirekter Hämagglutinationshemmtest)	IGM-Antikörper IgG-Antikörper

Anenzephalus usw. Aufmerksamkeit finden, sondern auch auf Dysproportionen und Dysmorphien geachtet werden, die erste Hinweise auf ein komplexes Fehlbildungssyndrom geben. Dabei ist eine möglichst vollständige und detaillierte Auflistung der Fehlbildungen von unverzichtbarem Wert für die spätere Zuordnung zu einem genetischen Syndrom und demzufolge für die Abschätzung des Wiederholungsrisikos.

Mazerationen können im Einzelfall die Beurteilung äußerer Fehlbildungen erschweren.

Bei *Dysproportionen* und Verdacht auf *Skelettfehlbildungen* sollte auf jeden Fall eine Röntgenuntersuchung des Kindes durchgeführt werden.

Die Betrachtung der *Plazenta* im Hinblick auf ein retroplazentares Hämatom bzw. auf Zeichen der Abruptio placentae sowie die Inspektion der Nabelschnur auf Torsion, Umschlingung oder Knotenbildung sind für die Beurteilung der Todesursache des Kindes unerläßlich.

6.2 Chromosomenanalyse

Bei dem Verdacht auf Chromosomenanomalien ermöglicht die Fetalblutgewinnung aus den Nabelschnurgefäßen oder aus dem kindlichen Herzen eine zytogenetische Untersuchung zur Chromosomenanalyse. Hierfür eignet sich auch ein Stück steril gewonnener Achillessehne zur Karyotypisierung aus Fibroblastenkulturen.

6.3 Pathologisch-anatomische Untersuchungen

Zwingend erforderlich ist eine pathologisch-anatomische Untersuchung des Feten. Hierbei lassen sich auch bei makroskopisch unauffälligen Kindern Hinweise auf eine eventuell vererbbare Fehlbildung und zusätzliche Informationen über die mögliche Ursache des intrauterinen Fruchttods finden. Dabei sollte gewährleistet sein, daß diese Untersuchungen in einem pathologischen Institut durchgeführt werden, welches Erfahrungen auf dem Gebiet der Feto- bzw. Embryopathologie aufweist.

In jedem Fall ist auch eine sorgfältige *histologische Begutachtung* der Plazenta erforderlich, um plazentare Ursachen des intrauterinen Fruchttods auszuschließen oder zu bestätigen. Dies gilt auch für die Beurteilung der Nabelschnur (z. B. Gefäßanomalien).

6.4 Serologische Untersuchungen

Bei Verdacht auf eine intrauterine Infektion als Todesursache des Kindes kann auch postmortal der Versuch eines *Erregernachweises* aus fetalem Blut und Fruchtwasser unternommen werden, alternativ sind Abstriche aus Ohr, Mund und Plazenta durchzuführen. Eine Übersicht über die Untersuchungen bei Verdacht auf Infektionen gibt Tabelle 20-7.

Bei der Mutter sollte innerhalb der ersten zwei bis drei Tage nach Geburt des abgestorbenen Feten ein oraler *Glucosetoleranztest* vorgenommen werden, da dem Diabetes mellitus als Ursache einer Totgeburt eine besondere Bedeutung zukommt [35].

Ebenso sollte der *Kleihauer-Betke-Test* zum Nachweis fetaler Zellen im mütterlichen Blut bei Verdacht auf feto-maternales Transfusionssyndrom durchgeführt werden [6, 22] (siehe auch Bd. 5, Kap. 11, Abschnitt 2.1.1.1).

7 Beratung der Schwangeren nach einer Totgeburt

Unabhängig von der erheblichen psychischen und physischen Belastung der Schwangeren kommt der *Ursachenfindung* nach einer Totgeburt eine besondere Bedeutung zu. Dies betrifft zum einen die psychische Verarbeitung des Ereignisses Totgeburt (Frage nach der Schuld), zum anderen die unausweichliche Frage der Patientinnen nach dem Wiederholungsrisiko. Insofern sind alle diagnostischen Maßnahmen durchzuführen, die zu einer Klärung der Todesursache des Kindes beitragen.

Vor allem die Angst der Schwangeren vor dem *Wiederholungsrisiko,* welches in der Literatur mit 13 % angegeben wird, und die Möglichkeit zur Prävention von Risiken bestimmen die Einstellung der Patientin zu einer erneuten Schwangerschaft [10]. Unter diesen Gesichtspunkten ist ein *abschließendes intensives Aufklärungsgespräch* mit der Schwangeren und ihrem Partner unerläßlich. Dabei sind mütterliche Risikofaktoren (z. B. Nikotinabusus), die ursächlich an der Plazentainsuffizienz beteiligt sein könnten, offen anzusprechen, andererseits kann bei unvermeidbaren Todesursachen (z. B. Nabelschnurknoten) die Schwangere von oft bestehenden irrationalen Schuldkomplexen entlastet werden (siehe auch Kap. 21).

8 Präventivmaßnahmen bei bekannten Risiken für einen intrauterinen Fruchttod

Eine sichere Prävention des intrauterinen Fruchttods ist selbstverständlich nicht möglich, jedoch sollten Risikokonstellationen rechtzeitig erfaßt und zusätzliche diagnostische und – sofern möglich – präventive Maßnahmen eingeleitet werden [31].

Es ist davon auszugehen, daß bei retrospektiver Betrachtung mehr als ein Drittel aller Fälle von intrauterinem Fruchttod als vermeidbar bezeichnet werden müssen, zumal noch immer 40 % der intrauterinen Wachstumsretardierungen unerkannt bleiben.

Durch den gezielten Einsatz der *Doppler-Sonographie* bei Patientinnen mit plazentarem Risiko (z. B. Schwangerschaftshypertonie, Nikotinabusus) könnte es in Zukunft gelingen, die Inzidenz des intrauterinen Fruchttods zu reduzieren. Mittels farbkodierter Doppler-Sonographie läßt sich auch die Nabelschnurumschlingung mit hoher Sensitivität und Spezifität nachweisen [9]. Abbildung 20-5 zeigt eine Nabelschnurumschlingung um den Hals des Kindes. Diese Methode scheint allerdings eher die kindliche Morbidität als die Mortalität senken zu können.

Da der unentdeckte Gestationsdiabetes ein erheb-

20 Diagnose und Therapie des intrauterinen Fruchttods

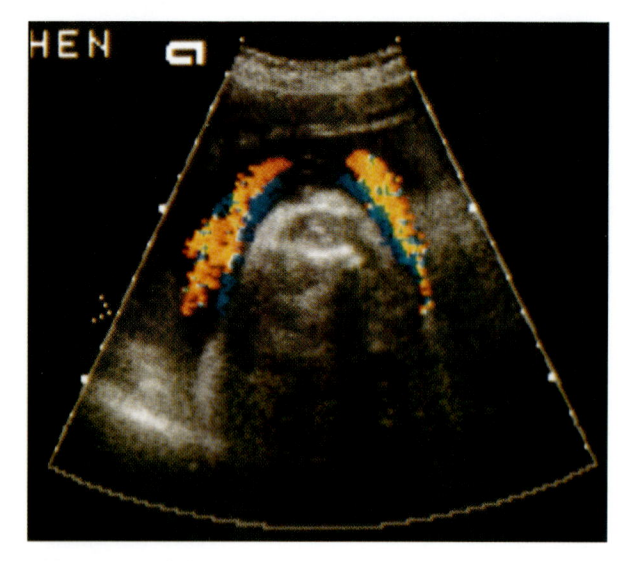

Abb. 20-5 Nabelschnurumschlingung um den Hals sub partu im Farb-Doppler.

liches Risiko für die Totgeburtlichkeit darstellt [35], sollte zu dessen Früherkennung der Forderung der Arbeitsgemeinschaft Diabetes und Schwangerschaft Rechnung getragen werden, ein *generelles Schwangerschafts-Screening auf Gestationsdiabetes* zwischen der 24. und 28. Schwangerschaftswoche mittels 50-g-Glucosebelastungstest einzuführen [17]. Durch diese Maßnahme ließe sich der Anteil an entdeckten Gestationsdiabetikerinnen, die einer adäquaten Therapie zugeführt werden können, deutlich erhöhen (siehe auch Bd. 5, Kap. 4, Abschnitt 3).

Zur *Einstufung von Risikopatientinnen* und zur Erfassung einer fetalen Gefährdung dient im besonderen Maße das biophysikalische Profil nach Manning [20, 21]. In diesem Score gehen die in Tabelle 20-8 aufgeführten Kriterien zur Beurteilung des fetalen Befindens ein. Bei normalem Score von über 8 sind keine weiteren geburtshilflichen Maßnahmen erforderlich, bei einem Score von 0 bis 2 sollte die Schwangerschaft unabhängig vom Gestationsalter unverzüglich beendet werden. Eine Analyse von 26 780 Risikoschwangerschaften zeigte bei Patientinnen mit einem Score von 0 eine Totgeburtenrate von 17,8 % gegenüber 1,4 % in der Gruppe der Patientinnen mit einem Gesamt-Score von 8 oder mehr [21].

Im Hinblick auf präventive medikamentöse Maßnahmen waren erste Publikationen über den Einsatz von *Acetylsalicylsäure (ASS)* bei Risikopatientinnen für

Tabelle 20-8 Biophysikalisches Profil. Jeder Parameter wird mit einem Punktwert von 0 oder 2 belegt und die Punkte addiert, um einen Gesamt-Score zu ermitteln (nach Manning et al. [20])

Biophysikalische Parameter	normal (Punktwert = 2)	pathologisch (Punktwert = 0)
Atembewegungen	≥ 1 Episode ≥ 30 s in 30 min	keine Episode ≥ 30 s
Kindsbewegungen	≥ 3 Rumpf/Extremitätenbewegungen in 30 min	≤ 2 Bewegungen in 30 min
Fetaler Tonus	≥ 1 Episode aktiver Streckung mit anschließender Beugung des Rumpfs oder der Extremitäten; Öffnen und Schließen der Hand symbolisiert normalen Tonus	Langsame Streckung mit nur partieller Beugung oder Bewegung der Extremitäten in Streckung oder fehlende Bewegungen
Nonstreßtest	≥ 2 Akzelerationen über 15 Schläge/min und 15 s in 20 min während Kindsbewegungen	< 2 Akzelerationen in 20 min
Fruchtwassermenge	> 2 cm größter vertikaler Fruchtwasser-Pool	≤ 2 cm größter vertikaler Fruchtwasser-Pool

Tabelle 20-9 Schwangerschaftsüberwachung bei Patientinnen mit systemischem Lupus erythematodes (nach Floyd und Roberts [11])

Untersuchungen	I. Trimenon	II. Trimenon	III. Trimenon
Gynäkologe/Rheumatologe	alle 2 Wochen	alle 2 Wochen	wöchentlich
Ultraschall	sobald Schwangerschaftstest positiv	ab 20. SSW monatlich	monatlich
Fetale Überwachung			wöchentlich
Laborparameter			
Blutbild	x	x	x
24-Std.-Urin Gesamteiweiß Creatinin-Clearance	x	x	x
Urinkultur	x	x	x
Antiphospholipidantikörper	x		
Anti-Rho (Anti-SSA)	x		
Anti-LA (Anti-SSB)			

hypertensive Schwangerschaftserkrankungen vielversprechend [33]; diese Erwartungen haben sich spätestens nach Veröffentlichung der CLASP-Studie 1994 nicht erfüllt, bei der die Risikozuordnung nach Einschätzung des behandelnden Arztes erfolgte. Danach profitieren diese Schwangeren weder hinsichtlich einer signifikanten Reduktion der Häufigkeit an Präeklampsien noch an der von Totgeburten von einer prophylaktischen oder therapeutischen Low-dose-ASS-Medikation [4]. Bei Risikopatientinnen unterschied sich die Inzidenz des intrauterinen Fruchttods mit 2,7 % in der ASS-Gruppe von der Plazebogruppe mit 2,8 % nicht signifikant [10].

Das *Antiphospholipidsyndrom* mit und ohne gleichzeitig bestehendem *Lupus erythematodes* läßt sich nach Dudley und Branch [8] mittels 60 bis 80 mg ASS pro Tag in Kombination mit 40 mg Prednisolon ab der 12. Schwangerschaftswoche günstig beeinflussen. Die schwangerschaftsüberwachenden Maßnahmen bei bekanntem Lupus erythematodes sind in Tabelle 20-9 zusammengefaßt. Deren konsequente Beachtung dürfte zu einer Senkung der Totgeburtenrate bei diesem Krankheitsbild führen.

Bei bestehender *chronischer Plazentainsuffizienz* und *intrauteriner Wachstumsretardierung* haben bisher sämtliche therapeutische Ansätze zu keiner sicher belegbaren und anhaltenden Verbesserung der perinatalen Ergebnisse geführt.

Literatur

1. ACOG Technical Bulletin No. 176 (January 1993): Diagnosis and management of fetal death. Int. J. Gynaec. Obstet. 42 (1993) 291.
2. Angell, R. R., A. Sandison, A. D. Bain: Chromosome variation in perinatal mortality: a survey of 500 cases. Int. med. Genet. 21 (1984) 39.
3. Branch, D. W., D. J. Dudley, M. D. Mitchell et al.: Immunoglobulin G fractions from patients with antiphospholipid antibodies cause fetal death in BALB/c mice: a model for autoimmune fetal loss. Amer. J. Obstet. Gynec. 163 (1990) 210.
4. CLASP (Collaborative Low-dose Aspirin Study in Pregnancy): A randomised trial of low-dose aspirin for prevention and treatment of pre-eclampsia among 9364 pregnant women. Lancet 343, No. 8898 (1994) 619.
5. Cubberley, D. A.: Diagnosis of fetal death. Clin. Obstet. Gynec. 30 (1987) 259.
6. de Almeida, V., J. M. Bowman: Massive fetomaternal hemorrhage: Manitoba experience. Obstet. and Gynec. 83 (1994) 323.
7. Divers, M. J.: Intra-uterine fetal death: an avoidable diagnostic pitfall. Clin. exp. Obstet. Gynec. 18 (1991) 165.
8. Dudley, D. J., D. W. Branch: Pregnancy in the patient with rheumatic disease: the obstetrician's perspective. In: Baillière's Clin. Rheum. 4 (1990) 141.
9. Ertan, A. K., W. Schmidt: Nabelschnurumschlingung und farbcodierte Doppler-Sonographie. Geburtsh. u. Frauenheilk. 54 (1994) 196.
10. Eschler, G., H. Heidegger, H. A. Krone: Die Totgeburt: eine Analyse von 354 Fällen aus den Jahren 1966–1988. Geburtsh. u. Frauenheilk. 51 (1991) 293.
11. Floyd, R. C., W. E. Roberts: Autoimmune diseases in pregnancy. Obstet. Gynec. Clin. North Amer. 19 (1992) 719.
12. Fusi, L., H. Gordon: Twin pregnancy complicated by single intrauterine death: problems and outcome with conservative management. Brit. J. Obstet. Gynaec. 97 (1990) 511.
13. Graeff, H., W. Kuhn: Intrauterine fetal death. In: Graeff, H., W. Kuhn: Coagulation Disorders in Obstetrics. Thieme, Stuttgart–New York 1980.
14. Hall, B. D.: Nonchromosomal malformations and syndromes associated with stillbirth. Clin. Obstet. Gynec. 30 (1987) 278.
15. Harris, E. N.: Maternal autoantibodies and pregnancy. I. The antiphospholipid antibody syndrome. Baillière's Clin. Rheum. 4 (1990) 53.
16. Herman, A., R. Ron-El, S. Arieli, P. Schreyer, E. Caspi: Maternal ECG recorded by internal monitoring closely mimicking fetal heart rate in a recent fetal death. Int. J. Gynaec. Obstet. 33 (1990) 269.
17. Hillebrand, B.: Gestationsdiabetes: eine Herausforderung für den Geburtshelfer. gynäk. prax. 17 (1993) 609.
18. Jovanovic, V., R. Rauskolb: Diagnose und Therapie des intrauterinen Fruchttods. In: Künzel, W., K.-H. Wulf (Hrsg.): Klinik der Frauenheilkunde und Geburtshilfe, 2. Aufl., Bd. 7/II, S. 429. Urban & Schwarzenberg, München–Wien–Baltimore 1984.
19. Krauß, T., W. Rath, T. Cunze: Schwangerschaftsbeendigung in II. Trimenon durch serielle Applikation von Gemeprost-Vaginalsuppositoren. Geburtsh. u. Frauenheilk. 54 (1994) 623.
20. Manning, F. A., C. R. Harman, I. Morrison, S. M. Menticoglou: Fetal assessment based on fetal biophysical profile scoring. III. Positive predictive accuracy of the very abnormal test (biophysical profile score = 0). Amer. J. Obstet. Gynec. 162 (1990) 398.
21. Manning, F. A., C. R. Harman, I. Morrison, S. M. Menticoglou, I. R. Lange, J. M. Johnson: Fetal assessment based on fetal biophysical profile scoring. IV. An analysis of perinatal morbidity and mortality. Amer. J. Obstet. Gynec. 162 (1990) 703.
22. Marions, L., P. Thomassen: Six cases of massive feto-maternal bleeding causing intra-uterine fetal death. Acta obstet. gynaec. scand. 70 (1990) 85.
23. Nesheim, B. I.: Fetal heart rate patterns preceding intrauterine death during labor. Acta obstet. gynaec. scand. 71 (1992) 382.
24. Perinatologische und Neonatologische Arbeitsgemeinschaft der Kassenärztlichen Vereinigung Hessen (Hrsg.): Hessische Perinatalerhebung 1991. Kassenärztliche Vereinigung Hessen, Georg-Voigt-Str. 15, 60325 Frankfurt.
25. Pitkin, R. M.: Fetal death: diagnosis and management. Amer. J. Obstet. Gynec. 157 (1987) 583.
26. Rath, W.: Die Anwendung von Prostaglandinen zur Schwangerschaftsbeendigung im I. und II. Trimenon. Wien. klin. Wschr. 9 (1987) 741.
27. Rath, W.: Anwendungsformen und Indikationen der Prostaglandine in Geburtshilfe und Gynäkologie. In: Somville, T., W. Rath (Hrsg.): Prostaglandine. Sozio-Medico, Gräfelfing 1994.
28. Rath, W., W. Gerland, R. Osmers: Schwangerschaftsbeendigung im II. und III. Trimenon mit Prostaglandinen in Abhängigkeit vom Zervixstatus. Zbl. Gynäk. 113 (1993) 519.

29. Rath, W., T. Krauss, W. Kuhn: Abortinduktion bei fortgeschrittenen Schwangerschaften. In: Künzel,W., M. Kirschbaum (Hrsg.): Gießener Gynäkologische Fortbildung 1993, S. 166. Springer, Berlin–Heidelberg–New York 1993.
30. Rath, W., W. Kuhn: Cervical ripening and induction of labor by intracervical and extraamniotic prostaglandin gel application in cases of intrauterine fetal death. Int. J. Gynaec. Obstet. 23 (1985) 387.
31. Schneider, K. T. M.: Erkennung antenataler fetaler Notsituationen. Vortrag, 68. Tagung der Bayerischen Gesellschaft für Geburtshilfe und Frauenheilkunde, 12.–14. Mai 1994, Bad Kissingen.
32. Silver, R. M., D. W. Branch: Autoimmune disease in pregnancy. Baillière's Clin. Obstet. Gynaec. 6 (1992) 565.
33. Wallenburg, H. C. S., G. A. Dekker, J. W. Makovitz, P. Rotmans: Low-dose aspirin prevents pregnancy-induced hypertension and pre-eclampsia in angiotensin-sensitive primigravidae. Lancet I, No. 8471 (1986) 1.
34. Wessel, J., W. Gerold, M. Unger, W. Lichtenegger, M. Vogel: Nabelschnurkomplikationen als Ursache des intrauterinen Fruchttodes. Z. Geburtsh. Perinat. 196 (1992) 173.
35. Weiss, P. A. M., H. M. H. Hofmann: Gestationsdiabetes. In: Bolte, A., F. Wolff (Hrsg.): Hochrisikoschwangerschaft. Steinkopf, Darmstadt 1989.

21 Umgang mit dem intrauterinen und perinatalen Kindstod

S. Börgens

Inhalt

1 Einleitung 394

2 Besonderheiten der Trauer um ein
  Neugeborenes 394

3 Vorbereitung auf die Geburt eines
  intrauterin verstorbenen Kindes 395

4 Begleitung bei einer Notfallsituation unter
  der Geburt 396

5 Begleitung beim Tode des Kindes 397

6 Wochenbett der trauernden Mutter 397

7 Nachsorge 398

8 Schlußbemerkungen 399

9 Zusammenfassung der wichtigsten
  Grundsätze 399

> „Freilich klag' ich nicht um dich, daß du sterbend habest was verloren;
> freilich klag' ich nur um mich, daß du Hoffnung warst umsonst geboren."
> (Friedrich Rückert: „Kindertodtenlieder")

1 Einleitung

Die Kennzahlen der ante-, peri- und neonatalen Säuglingssterblichkeit sind unbestechliche Qualitätsindizes der gynäkologisch-geburtshilflichen Versorgung. Bei aller berechtigten Genugtuung über ihre erfreuliche Entwicklung in den letzten Jahrzehnten in Deutschland [11] darf nicht vergessen werden, daß immer noch alljährlich tausende Familien in Deutschland von diesem Schicksalsschlag getroffen werden. Es soll im folgenden aufgezeigt werden, wie in der ersten Zeit nach einem solchen Kindstod die Weichen für eine „gute", gelingende Trauerverarbeitung gestellt werden und daß deshalb Ärzte, Hebammen, Schwestern und Pfleger eine große Verantwortung tragen: Ihr Beistand ist nicht nur eine mitmenschliche Aufgabe, sondern auch *wirksame Sekundärprävention für eine etwaige erneute Schwangerschaft* [8].

Daß Geburt und Tod Hand in Hand gehen, wird von den Eltern als widernatürlich und sinnlos erlebt [7]. Was früheren Generationen noch geläufig war, daß nämlich Schwangerschaft und Geburt höchst kritische Lebensphasen für die Mutter und das Kind sind, ist durch den medizinischen Fortschritt aus dem Bewußtsein geschwunden. Um so größer ist der Schock und die Bestürzung, wenn das Unvorhergesehene eintritt. Für Ärzte und Pflegepersonal ist dies gleichfalls eine höchst belastende Situation. Durch ihre Ausbildung auf *Handeln in umschriebenen Problemsituationen* vorbereitet, fühlen sie sich häufig überfordert, wenn *nichts (mehr) zu machen* ist.

Das empfohlene und in einigen Arbeitsgruppen [4, 8, 12, 17], mit nur graduellen Unterschieden, bereits bewährte Vorgehen in den verschiedenen Phasen der Geburtsvorbereitung, der Entbindung, des Wochenbetts und der ambulanten Nachsorge bei einem frühkindlichen Todesfall soll ab dem Abschnitt 3 dargestellt werden. Zuvor muß aber noch geklärt werden, was die besondere Trauerreaktion um ein Neugeborenes ausmacht.

2 Besonderheiten der Trauer um ein Neugeborenes

Die Heftigkeit der Trauerreaktion um ein Neugeborenes ist der Trauer bei anderen schwerwiegenden Verlusten ebenbürtig [9]. Verschiedene psychologische Theorien [1, 2, 6, 7] beschreiben das Wesen der Trauer. Die meisten stimmen darin überein, daß ein zeitlich gerichteter Prozeß der Trauer zu beobachten ist:

– zunächst eine *Phase des Schocks*, der Betäubung, des Nicht-wahrhaben-Wollens, in der nur noch mechanisch, scheinbar ohne innere Beteiligung, reagiert wird
– danach die *Phase der Auseinandersetzung*, begleitet von Verzweiflung, Deprimiertheit, sozialem Rückzug, auch Aggressivität und Wut, in der der erlittene Verlust zur Gänze erkannt und in seinen Auswirkungen auf das eigene Weiterleben erfahren wird, und schließlich
– eine *Phase der relativen Befriedung*, in der eine Anpassung an das Leben ohne das verlorene Liebesobjekt stattfindet und wieder neue befriedigende soziale Kontakte geknüpft werden können

Gegen diese Modelle läßt sich einwenden, daß die *Selbsterfahrung* von Trauernden weniger linear ist. Zumindest bei schwerwiegenden Verlusten zu einem biologisch unnatürlichen Zeitpunkt scheint das Gefühl der Trauer viel länger fortzubestehen, als für Außenstehende sichtbar oder aus mangelhafter sozialer Anpassung erkennbar ist. Die gelegentlich zu findenden zeitlichen Angaben über die Dauer der einzelnen Trauerphasen sind dementsprechend mit großen Vorbehalten aufzunehmen, zumal die interindividuelle Variabilität sehr groß ist. Starke Assoziationen mit dem Verlust (z. B. Jahrestag des Todes, Aufenthalt am Ort des Todes) führen immer wieder zum Aufleben einer heftigen Trauer, ohne daß dies als pathologisch anzusehen wäre.

Trauer setzt eine vorangegangene *emotionale Bindung an ein Liebesobjekt* voraus [2]. Die Fähigkeit des Menschen, gefühlsmäßige Bindungen zu anderen Menschen einzugehen und auf ihren Weggang mit Trauer zu reagieren, ist wesentlich für die Funktionsfähigkeit unserer sozialen Organisationsformen [1]. Mit Freud [5] stimmen alle späteren Theoretiker überein, daß Trauern ein aktiver innerpsychischer Vorgang des Sich-Lösens von einem Zusammenleben mit der geliebten Person ist, daß also nicht einfach „die Zeit alle Wunden heilt". Verhaltenstheoretisch gesprochen, findet eine emotionale Habituation statt [15]: Durch die wiederholte Konfrontation mit dem Gedanken und dem Gefühl des Verlusts verliert die Trauer allmählich ihre Schärfe, was ein gelegentliches Wiederaufflackern, wie oben beschrieben, nicht ausschließt.

Der Tod des Kindes stellt für Mütter eine ganz eigentümliche Erlebenskategorie dar. Er ist, mit wenigen Ausnahmen, der schmerzlichste Verlust ihres ganzen Lebens. Übereinstimmend wird von einer leiblich spürbaren Betroffenheit berichtet: „Es ist, als ob ein Stück von mir abgestorben sei"; dies auch beim Tod älterer Kinder. Die lebensgeschichtliche Kontinuität von Schwangerschaft, Geburt und Erziehung verbindet die Mutter enger mit ihren Kindern als mit anderen Personen. Die emotionale Verbindung zwischen Mutter und Kind stellt sich bereits in der Schwangerschaft her, teils auf objektiv nachweisbarer, meist endokriner Grundlage, teils über die Hoffnungen, Phantasien und Pläne, die die Mutter bzw. die Eltern um das entstehende Leben entwickeln [3, 9, 16]. Wahrnehmung von Kindsbewegungen, visuelle Erfahrung über die Ultraschalldiagnostik, möglicherweise Kenntnis des Geschlechts mit definitiver Namenswahl verstärken die Bindung der Mutter, mit natürlichen Einschränkungen auch die des Vaters, an das Kind.

Stirbt das Kind im Mutterleib oder während bzw. nach der Geburt, so beginnt ein Trauerprozeß, der von zwei *Gesetzmäßigkeiten* geleitet wird:

- je stärker und positiver die Bindung, desto heftiger die Gefühlsbewegung der Trauer
- je eindeutiger und klarer die Beziehung, einschließlich der Tatsache des Todes, desto unkomplizierter der Trauerprozeß

Aus diesen beiden Sätzen leiten sich im wesentlichen die Hinweise ab, wie trauernde Mütter in der Klinik und in der Nachsorge zu begleiten sind.

Die grundsätzliche Besonderheit der mütterlichen Trauer um ein Neugeborenes ist, daß sie, genau besehen, zwei *Beweggründe* hat:

- den Verlust eines einmaligen Menschen, dessen Persönlichkeit, über die in der Schwangerschaft spekuliert wurde, nun für immer unbekannt bleiben wird
- das existentielle Versagen der Fähigkeit, Leben zu bewahren und in die Welt zu bringen. Dieses Versagensgefühl kann durch den Begriff „Schuldgefühl" nur ganz unzureichend beschrieben werden. Konkrete Schuldgefühle über etwaige Versäumnisse und Fehler in der Schwangerschaft treten außerdem häufig auf, als ein Versuch, das Unfaßbare zu erklären.

Die *Tiefe der Trauer* um ein Neugeborenes wird von Außenstehenden meist unterschätzt; gängige Tröstungsformeln wie „Sie sind ja noch jung und können noch weitere Kinder bekommen" kränken die trauernde Mutter zusätzlich, da sie die Einmaligkeit des verstorbenen Kindes außer acht lassen. Die Frage einer erneuten Schwangerschaft sollte auch im ärztlichen Gespräch nur unter dem Gesichtspunkt behandelt werden, ob und wann sie medizinisch möglich und unproblematisch ist, nicht als Trost.

3 Vorbereitung auf die Geburt eines intrauterin verstorbenen Kindes

Als erstes sei erwähnt, daß, zumindest im Umgang mit den Betroffenen, die medizinische Nomenklatur „intrauteriner Fruchttod" und „Ausstoßung" zu vermeiden ist. Wehkamps [17] Grundsatz: „Es war eine Schwangerschaft – es ist eine Geburt – es war und ist ein Kind", kann hier Richtschnur der Wortwahl und der inneren Einstellung sein. Daß die übliche Nomenklatur den Versuch einer emotionalen Distanzierung von einem Geschehen darstellt, das auch für den Arzt (hier wie im ganzen Kapitel auch: die Ärztin) oder die Hebamme schmerzlich ist, ist offenkundig.

Häufig wird der Tod des Kindes bei einer Routineuntersuchung in der frauenärztlichen Praxis festgestellt. Arzt und Helferinnen sollten sich einerseits nicht scheuen, die Patientin ihre Betroffenheit und Anteilnahme spüren zu lassen, aber auch für sie, die sich in einem absoluten Schockzustand befindet, sorgen. Keinesfalls soll sie allein den Heimweg antreten. Wenn es nicht medizinisch geboten ist, sollte man sie nicht bedrängen, sofort die Klinik aufzusuchen und die Geburt einleiten zu lassen; manchen Frauen hilft es – bei Kontrolle der Blutgerinnungsparameter –, sich daheim einige Tage zu fassen und auf die Entbindung unter so anderen Vorzeichen vorzubereiten. Optimal wäre es, wenn bereits zu diesem Zeitpunkt eine Leidensgenossin einer Selbsthilfeorganisation (siehe Abschnitt 7) der Mutter beistehen könnte. Umgekehrt haben viele Mütter nach dem intrauterinen Tod ihres Kindes panische Furcht, durch Zersetzungsprodukte vergiftet werden; diese Furcht sollte man ansprechen und zerstreuen.

Eine vergleichbare, teilweise noch belastendere Problematik ist gegeben, wenn aufgrund einer kindlichen Indikation[*] eine Abruptio vorgenommen werden soll. Hier wird letztlich die Entscheidung über Leben und Tod in die Hand der Mutter gelegt. Die schwerwiegenden Gewissenskonflikte, die dies hervorrufen kann, und die Einsamkeit der Trauer danach können hier nur angedeutet werden; bei Lothrop [13] wird dies ausführlich dargestellt.

Nach der Aufnahme in die Klinik, im Kreißsaal, sollte der Partner oder eine andere Vertrauensperson der Mutter immer anwesend sein und sie durch die Geburt begleiten.

Es sollte vorab erklärt werden, daß ein durch wehenfördernde Mittel eingeleiteter Geburtsvorgang schmerzhafter ist und weniger Wehenpausen bietet. Deshalb sollten *Schmerzmittel* angeboten und in ausreichender Menge verabreicht werden, auch eine peridurale Anästhesie. Manche Frauen verzichten aber auch in dieser Situation bewußt auf Schmerzmittel; dies ist zu respektieren. Bewußtseinstrübende Mittel sind, wenn irgend möglich, zu vermeiden, gemäß dem erwähnten Grundsatz, daß der Trauerprozeß desto unkomplizierter verläuft, je eindeutiger die Bindung und die Tatsache des Todes erfahren werden konnten.

Unter der Geburt sollte häufiger als gewöhnlich der Kontakt und das *Gespräch* mit der Mutter gesucht werden. Die sehr wichtige Frage, ob die Eltern das Kind nach der Geburt sehen wollen, sollte rechtzeitig und behutsam angesprochen werden. Es sollte erwähnt werden, daß es nach den Erfahrungen betroffener Eltern günstiger für den Trauerprozeß ist, wenn eine konkrete Erinnerung an das Kind besteht und Gelegenheit war, von ihm Abschied zu nehmen.

4 Begleitung bei einer Notfallsituation unter der Geburt

Häufig macht eine Komplikation nach vorhergehendem problemlosem Schwangerschafts- oder Geburtsverlauf ein rasches Eingreifen erforderlich, für eingehende Erklärungen bleibt keine Zeit. Dies sollte aber der Patientin eindeutig signalisiert werden, verbunden mit dem Versprechen, die Erklärungen nachzuholen. In den Fällen, wo eine Notsectio mit Vollnarkose notwendig wird und das Kind dann letztlich doch nicht gerettet werden kann, befindet sich die Mutter in einer schmerzvollen Situation: Der symbiotische Zustand der Schwangerschaft wurde abrupt beendet, die Mutter leidet unter den körperlichen Nachwirkungen der Operation, und ihr Kind ist verschwunden. Im Regelfall, falls es nicht direkt verstorben ist, befindet es sich auf einer neonatologischen Intensivstation. Hier sollten alle Phantasie und Organisationsgeschick investiert werden, um der Mutter baldigst den Kontakt zu ihrem Kind zu ermöglichen. In den ersten Stunden und Tagen kann auch ein Foto des Kindes einen kleinen Trost darstellen.

Manche Eltern, deren Kind eine infauste Prognose hat, ziehen sich bereits vor dem Tod innerlich von ihm zurück und vermeiden die Besuche bei ihm, in der Annahme, wenn sie keine intensive Bindung zu ihm aufbauten, sei der Schmerz bei seinem Tod nicht so groß. Dies ist zunächst zutreffend, aber, wie im Abschnitt 3 erwähnt, der Verlauf der Trauer wird durch eine eindeutige Bindung günstig beeinflußt. Sowohl die gynäkologischen als auch die pädiatrischen Mitarbeiter sollten daher die Mutter bzw. die Eltern zur Kontaktaufnahme ermutigen und ihnen behilflich sein. Wenn möglich, sollte das Kind die Muttermilch bekommen. Viele Mütter, die meinen, hier etwas ver-

---

[*] Nach der Neufassung des § 218 ist die „kindliche Indikation" abgeschafft, doch werden Schwangerschaftsunterbrechungen wegen kindlicher Fehlbildungen jetzt unter „mütterlicher Indikation" durchgeführt (siehe auch Bd. 2, Kap. 13).

säumt zu haben, werden nach dem Tode des Kindes von schweren, nicht wieder gutzumachenden Selbstvorwürfen gequält.

Auf die Möglichkeit einer *Taufe* durch Klinikseelsorger sollte hingewiesen werden. Auch religiös indifferente Menschen empfinden es meist als tröstlich, wenn ihr Kind durch die Namensgebung und Segnung in die menschliche Gemeinschaft aufgenommen wird. Überhaupt kann der Trost, der für die Eltern darin besteht, wenn ihr Kind namentlich benannt und somit als Individuum akzeptiert wird, nicht hoch genug bewertet werden.

5 Begleitung beim Tode des Kindes

Langjährige Erfahrungen von Trauerbegleiterinnen [13] sprechen dafür, jedes Kind, das definitiv als Mensch erkennbar ist, den Eltern zu zeigen. Das Vorgehen unterscheidet sich nicht danach, ob das Kind bereits intrauterin oder erst postnatal verstorben ist. Es wird gewaschen, wenn möglich richtig bekleidet und der Mutter bzw. den Eltern übergeben. Sie sollten einen eigenen, ungestörten Raum und ausreichend Zeit zur Verfügung haben, um von ihrem Kind Abschied zu nehmen. Seelsorgerlicher Beistand kann auch zu diesem Zeitpunkt angeboten werden. Wenn es die Eltern ablehnen, ihr Kind noch einmal zu sehen, so kann das Angebot gemacht werden, es noch einige Zeit in der Klinik zu behalten, so daß noch ein bis zwei Tage die Möglichkeit des Anschauens besteht. In jedem Falle sollten Fotos des Kindes gemacht werden und die Eltern darüber informiert werden, daß und bei welcher Stelle der Klinik (z. B. Archiv) sie diese Fotos sehen können.

Häufig wird eingewendet, daß man den Eltern den *Anblick fehlgebildeter oder bereits entstellter Kinder* ersparen solle. Lothrops Erfahrungen zeigen aber, daß kaum je die tatsächliche Verunstaltung so schlimm ist wie die Schimären, die die Mütter sonst in ihrer Phantasie entwickeln [13]. Mit ein wenig Geschick können viele Fehlbildungen durch Verhüllung mit einem Tuch verborgen werden. Primär geht es darum, den Eltern die eindeutige Anerkennung der Realität, daß ihr Kind tot ist, zu ermöglichen. Gerade im Falle einer Schnittentbindung in Vollnarkose kann sonst der Beginn eines gesunden Trauerprozesses verhindert werden, wie es Lothrop an zahlreichen Fallbeispielen belegt [13].

Die Eltern sollten darauf hingewiesen werden, daß ein *Bestattungsrecht* für das Kind besteht, auch bei einer Totgeburt ab 500 g Geburtsgewicht (mit kommunaler Ausnahmegenehmigung auch weniger). Da die Kosten für eine eigene Kindergrabstelle relativ hoch sind, ist es erwägenswert, das Kind einem älteren Verwandten ins Grab beizulegen. Oft schieben Eltern in der ersten Bestürzung alle diese Überlegungen weit von sich, lassen ihr Kind von der Klinik einäschern und bedauern später zutiefst, keinen Ort der Erinnerung an ihr Kind aufsuchen zu können. Auch hier könnte die Hinzuziehung von Leidensgenossen aus Eltern-Selbsthilfegruppen ihnen den Entscheidungsprozeß erleichtern.

Die Frage einer *Obduktion* sollte mit Feingefühl angesprochen werden. Eltern stimmen ihr meist zu, wenn sie ihnen zur Abklärung der Todesursache oder im Hinblick auf das genetische Risiko bei einer weiteren Schwangerschaft ausreichend motiviert wird. Unrealistische Vorstellungen über das Ausmaß der Verstümmelung des Kindes bei der Untersuchung sollten zerstreut werden.

6 Wochenbett der trauernden Mutter

Die *Art der stationären Unterbringung* der trauernden Wöchnerin sollte mit der Mutter abgesprochen werden. Den meisten Frauen ist der Anblick oder auch das Geschrei anderer, gesunder Babies schwer erträglich. Hier sollte erwogen werden, sie auf eine allgemeine gynäkologische Station zu verlegen. Der Kontakt mit einer anderen Patientin, die möglicherweise auch ein schweres Schicksal hat, kann hilfreich sein. Die gutgemeinte Unterbringung in einem Einzelzimmer kann den subjektiven Eindruck hervorrufen, „abgeschoben" zu sein. An der Zimmertür sollte durch ein verbindliches Symbol (z. B. eine abgeknickte Rose) signalisiert werden, daß sich hier eine trauernde Mutter befindet. So werden nichtsahnende Gratulationen zum „freudigen Ereignis" vermieden.

Ärzte, Hebammen und Pflegepersonal sind im Umgang mit trauernden Wöchnerinnen immer wieder gefordert, gegen *unbewußtes Vermeidungsverhalten* anzugehen. Ein offener Umgang, Signalisierung von Gesprächsbereitschaft und Beantwortung aller Fragen, die die Mutter beschäftigen, namentliche Nennung des Kindes und Vermittlung von weiteren Ansprechpartnern (z. B. Selbsthilfegruppe, Klinikseelsorger, Bestattungsunternehmen) sind hilfreich. Der Eindruck, eine Frau sei sehr gefaßt und „komme gut zurecht", kann trügen. Möglicherweise befindet sie sich dann noch in der Schockphase der emotionalen Erstarrung und braucht Hilfestellung, um die Auseinandersetzung mit dem Geschehen beginnen zu können. Hier kann die Hinzuziehung einer in Trauerbegleitung oder Psychotherapie geschulten Gesprächspartnerin notwendig sein.

Die *körperlichen Beschwerden des Wochenbetts* erhalten subjektiv ein anderes Gewicht, wenn sie nicht durch eine gesundes Kind „belohnt" werden [14]. Es sollte der Patientin jedwede Erleichterung, z.B. durch Schmerzmittel, gewährt werden. Wegen der Behinderung des Trauerprozesses und der emotionalen Habituation sind *Sedativa* oder *Tranquillanzien kontraindiziert*, mit zwei Ausnahmen: zur punktuellen Behandlung eines Zustands psychischer Dekompensation und zur Behandlung der Schlaflosigkeit.

Trauernde Wöchnerinnen haben häufig Schwierigkeiten mit dem *Abstillen*. Prolactinantagonisten können den Milchfluß nicht zuverlässig unterdrücken, vor allem bei Frauen mit Stillerfahrung und demnach gut gebahntem Milchflußreflex (siehe auch Kap. 17, Abschnitt 2.7). Es kann dies als Ausdruck des ins Leere laufenden Brutpflegeinstinkts, also als organisches Trauersymptom, verstanden werden. Die produzierte Milchmenge ist gering, so daß in der Regel nach einer anfänglichen medikamentösen Therapie naturmedizinische Maßnahmen wie Bandagieren der Brust, Reduzierung der Flüssigkeitszufuhr und Trinken von Salbeitee völlig ausreichen. Der Milchflußreflex bleibt gelegentlich mehrere Monate bestehen.

Der *Entlassungstermin* ist, wenn irgend vertretbar, so zu wählen, daß der Mutter eine Teilnahme an der Bestattung des Kindes möglich ist. Beim Entlassungsgespräch sollten vom verantwortlichen Arzt weitere Gespräche zur Klärung von offengebliebenen Fragen angeboten werden. Insbesondere der Obduktionsbefund sollte mit den Eltern nach ca. sechs Wochen ausführlich besprochen werden, falls nicht die Patientin dessen Besprechung mit ihrem Frauenarzt wünscht. Der *Gesprächstermin nach sechs Wochen* gibt Gelegenheit, sich über den Trauerprozeß zu informieren. Eine ungünstige Verarbeitung wird signalisiert durch emotionale Erstarrung, Weigerung, über den Verlust zu sprechen, oder heftige, nicht mehr nachvollziehbare Aggressivität gegen den Arzt oder sonstige Personen.

7 Nachsorge

Die *gynäkologische Nachsorge* wird in der Regel in den Händen des niedergelassenen Arztes, auch der niedergelassenen Hebamme zur Wochenbettpflege, liegen. Beider Mitmenschlichkeit und Offenheit im Gespräch sind gefordert. Sie sollten von sich aus nachfragen, wie es der Patientin und ihrer Familie geht, ob sie Gelegenheit hat, ihren Verlust zu reflektieren und zu verarbeiten, und ob sie sich durch Angehörige und Freunde ausreichend unterstützt fühlt. Der Patientin sollten die Anschriften von *Selbsthilfeorganisationen** mitgeteilt werden. Diese bieten nicht nur örtliche Gesprächskreise an, sondern auch Trauerbegleitung in Elternseminaren, vermitteln Brief- und Telefonpartner und geben Buchempfehlungen. Das Buch von Lothrop [13] kann hilfreich für die trauernde Mutter sein und gibt zahlreiche weiterführende Hinweise. Es muß auch akzeptiert werden, daß Trauerverarbeitungsweisen individuell sehr unterschiedlich sind und keine verbindlichen Ratschläge von Außenstehenden möglich sind, sich so und nicht anders zu verhalten. Wichtig ist nur, daß überhaupt eine Entwicklung der Trauer erkennbar ist.

Probleme in der Partnerschaft der trauernden Eltern, auch ihrer sexuellen Beziehung, sind sehr häufig. Die stärkere leibseelische Betroffenheit der Mutter führt zu heftigeren emotionalen Reaktionen, während für den Vater, allein schon durch das sofortige Gefordertsein im

---
* z.B. Regenbogen e.V., Johanna-Etienne-Str. 12, 41468 Neuss; Verwaiste Eltern e.V., Esplanade 15, 20354 Hamburg

Beruf, „das Leben weitergehen muß". Für viele Paare ist es schmerzlich, erkennen zu müssen, daß sie sich in der schwersten Belastungsprobe ihrer Beziehung gegenseitig nicht so beistehen können wie erhofft. Die Wiederaufnahme der sexuellen Beziehung, vom Mann als Ausdruck von Nähe und auch Trost erwünscht, wird von der Frau vielfach abgelehnt oder nur widerwillig akzeptiert, da sie eine viel engere gedankliche und gefühlsmäßige Beziehung zwischen dem Koitus und der Schwangerschaft, also auch dem eingetretenen Schicksalsschlag, erlebt. Der Arzt sollte für diese Problematik sensibilisiert sein und gegebenenfalls das Paar in eine Beratungsstelle weitervermitteln.

Eine *erneute Schwangerschaft* wird um so problematischer verlaufen, je weniger der Trauerprozeß vorangekommen ist. Zeitliche Empfehlungen lassen sich wegen der großen individuellen Variabilität kaum geben. Es sollte der Mutter klar sein, daß ein weiteres Kind das verstorbene Kind nicht ersetzen kann und daß die erneute Schwangerschaft durch das „Wiedereinsetzen in den alten Zustand" die Trauer teilweise wiederaufleben läßt und keine unbeschwerte Zuversicht über den glücklichen Ausgang der Schwangerschaft mehr möglich ist. Hier kann die Aussprache mit Leidensgenossinnen in vergleichbarer Situation sehr entlastend sein.

Zahlreiche epidemiologische Studien (z. B. [10]) belegen, daß ein totes Kind in der Anamnese ein gewichtiger *Risikofaktor für eine erneute Schwangerschaft* ist. Sowohl medizinische als auch psychologische Gründe sprechen also für eine engmaschige Überwachung der Schwangerschaft. Selbst wenn in den Augen des Arztes die Selbstbeobachtung der Schwangeren leicht hypochondrische Züge hat, so sollte er doch alle diagnostischen Maßnahmen anbieten, die geeignet sind, sie zuversichtlicher zu stimmen. Eine suggestiv-beruhigende Ansprache mit der Betonung der Schwangerschaftsfortschritte, verbunden mit Verständnis für ihre Befürchtungen, ist die geeignete Haltung.

Die Trauer um das verstorbene Kind als Individuum besteht in milderer Form immer fort, meist das ganze Leben. Ein weiteres, gesundes Kind kann aber zweifellos eine große Tröstung für das leibseelische Versagensgefühl und den frustrierten Mutterinstinkt – auch den Vaterinstinkt – darstellen. In den Fällen, in denen eine weitere Schwangerschaft nicht möglich ist, wird auch um diesen Verlust getrauert. Der Arzt soll auch hierin der Patientin beistehen und sie zu Überlegungen anregen, ob für sie eine Adoption oder Pflegschaft möglich wäre.

8 Schlußbemerkungen

Zahlreiche Untersuchungen belegen, daß *verdrängte Trauer Spätfolgen in Form psychiatrischer oder psychosomatischer Krankheiten hat* [2]. Oft bricht auch nach einem neuerlichen schweren Verlust die alte Trauer wieder auf. Ein bewußtes Durchleben und Durchleiden fördert die seelische Gesundung und ermöglicht die Fortführung eines erfüllten und sinnvollen Lebens. Alle Beteiligten bei dem schmerzlichen Geschehen des intrauterinen und perinatalen Kindstods können dazu beitragen, daß der Tod des Kindes kein „schwarzes Loch" [8] bleibt, verdrängt, totgeschwiegen und nie verarbeitet, sondern daß die trauernde Mutter, aufgefangen von einem liebevollen und unterstützenden Netz, ihre *seelischen Selbstheilungskräfte* aktivieren kann.

9 Zusammenfassung der wichtigsten Grundsätze

- Durch Ausdrucksweise und Verhalten soll das verstorbene Kind als *einmaliges Individuum* akzeptiert werden.
- Ein bewußtes Erkennen und Durchleben der Situation (Anschauen des Kindes, Schaffung von Erinnerungsstücken, Riten wie Taufe, Bestattung) fördert die Eindeutigkeit der Beziehung, verstärkt damit möglicherweise die unmittelbare Trauer, aber erleichtert den *Trauerprozeß*.
- Den Bedürfnissen und Wünschen der trauernden Wöchnerin ist weitestgehend zu entsprechen.
- Die Gabe von bewußtseinstrübenden Mitteln behindert den Prozeß der emotionalen Auseinandersetzung.

- Selbsthilfegruppen können eine wichtige Hilfe im Durchleben der Trauer sein und sollten deshalb empfohlen werden.
- Eine erneute Schwangerschaft stellt immer eine starke Belastung dar; Ernstnehmen der Sorgen, engmaschige Überwachung und suggestiv-beruhigende Haltung mit Betonung der Fortschritte der Schwangerschaft sind geboten.

Literatur

1. Averill, J. R.: Grief: its nature and significance. Psychol. Bull. 70 (1968) 721–748.
2. Bowlby, J.: Attachment and Loss, Vol. III: Loss: Sadness and Depression. Penguin, London 1980.
3. Brazelton, T. B., B. G. Cramer: Die frühe Bindung. Klett-Cotta, Stuttgart 1990.
4. Cullberg, J.: Mental reactions of women to perinatal death. In: Morris, N. (ed.): Psychosomatic Medicine in Obstetrics and Gynaecology. Karger, Basel 1972.
5. Freud, S.: Trauer und Melancholie. In: Gesammelte Werke, Bd. X. Fischer, Frankfurt a. M. 1981.
6. Kast, V.: Trauern. Phasen und Chancen des psychischen Prozesses. Kreuz, Stuttgart 1982.
7. Kast, V.: Wenn Geburt und Tod zusammenfallen. In: Lutz, G., B. Künzer-Riebel (Hrsg.): Nur ein Hauch von Leben. Kaufmann, Lahr 1988.
8. Kirk, E. P.: Psychological effects and management of perinatal loss. Amer. J. Obstet. Gynec. 149 (1984) 46–51.
9. Klaus, M. H., J. H. Kennell: Mutter-Kind-Bindung. Deutscher Taschenbuch-Verlag, München 1987.
10. Koller, S.: Risikofaktoren der Schwangerschaft. Springer, Berlin–Heidelberg–New York 1983.
11. Künzel, W. (Hrsg.): Geburtshilfe in Hessen: 10 Jahre Hessische Perinatalerhebung. Demeter, Gräfelfing 1992.
12. Lake, R. N., A. Knuppel, J. Murphy, M. Johnson: The role of a grief support team following stillbirth. Amer. J. Obstet. Gynec. 146 (1983) 877–881.
13. Lothrop, H.: Gute Hoffnung – jähes Ende. Kösel, München 1992.
14. Nijs, P.: Die Frau post partum: zur Psychologie des Wochenbetts. In: Fervers-Schorre, B., H. Poettgen, M. Stauber (Hrsg.): Psychosomatische Probleme in der Gynäkologie und Geburtshilfe 1985. Springer, Berlin–Heidelberg–New York 1986.
15. Rachman, S.: Emotional processing. Behav. Res. Ther. 18 (1980) 51–60.
16. Verny, T., J. Kelly: Das Seelenleben des Ungeborenen. Rogner & Bernhardt, München 1981.
17. Wehkamp, K.-H.: Kindstod in der Frauenklinik. In: Lutz, G., B. Künzer-Riebel (Hrsg.): Nur ein Hauch von Leben. Kaufmann, Lahr 1988.

Sachverzeichnis

Sachverzeichnis

Die Zahlenangaben beziehen sich auf Seitenzahlen; **fettgedruckte** Ziffern zeigen die Hauptfundstelle.
Bis auf pharmakologische und fremdsprachliche Termini wird die deutsche Orthographie (z, k statt c) benutzt.

A

Abdomen, Palpation, Geburtsbeginn 89
Abnabelung 302–303
– Anästhetika 230
– Asphyxie, intrapartale 302
– frühe 302
– Lachgas 229
– Lagerung 303
– Nabelschnurblut 117–118
– Nabelschnurkompression 302
– Plazentadurchblutung 302
– Plazentalösung 307
– späte 303
– Technik 304
– Zeitpunkt 302
Abstillen 329
Abszeßbildung, Pudendusanästhesie 220
ACE-Hemmer, Stillperiode 327
Acenocoumarol, Stillperiode 328
Acetylcystein, Stillperiode 326
Acetylsalicylsäure
– Fruchttod, intrauteriner 390–391
– Stillperiode 326
Adnexoperationen, Sectio caesarea 281
Adrenalin 238
– Pudendusanästhesie 219
– Uterusaktivität 239
adrenogenitales Syndrom 365
– Neugeborene 365
Ahlfeld-Zeichen, Plazentalösung 306
Akrinor® 238
Aktin, Uteruskontraktilität 46
Aktinfilamente 45
Akupunktur, Zervixdystokie 173
Akzelerationen, Herzfrequenz, fetale 124, **128–129**
Alkohol, Milchsekretion/Stillperiode 325
Alkoholembryopathie, Beckenendlage 194
Allgemeinanästhesie
– Durchführung 230–231
– Sectio caesarea 230–231
Alpha-Methyldopa, Stillperiode 327
Alvarez-Wellen 88
Ambroxol, Stillperiode 326
Aminoglykoside, Stillperiode 327
Amitriptylin, Stillperiode 327
Amnion
– Arachidonsäure/Prostaglandine 59
– Verfärbung, gelblich-grüne 310
Amniondruck, Wehenfrequenz 168
Amnioninfektionssyndrom 280, 367
Amnioskopie 91
Amniotomie
– Kardiotokogramm, pathologisches 105

Amniotomie
– Nabelschnurkompression 133
– Wehendystokie 173
Amniozentese, Fruchttod, intrauteriner 384
cAMP-Synthese, Wehenhemmung 61
Anämie
– Herzfrequenz, fetale 125
– Neugeborene 362
Anästhesie s. a. Peridural-/Regional-/Spinalanästhesie
Anästhesie/Anästhetika
– Asthma bronchiale 244
– Blutungen, intrapartale 243
– Dosierung, Abnabelung 230
– Einflüsse auf das Kind 239
– Eklampsie 242
– Entbindung, vaginal-operative 255
– EPH-Gestose 242
– Episiotomie 292
– Fehllagen/Frühgeburt 242
– Geburtserleichterung 80
– geburtshilfliche Physiologie 237–240
– Herzerkrankungen 243
– Historie 226
– Hypotension 241
– juristische Haftung 244
– Ketamin 229
– Komplikationen, geburtshilfliche 242–244
– Mehrlingsschwangerschaft 242
– Nierenerkrankungen 244
– Organisationsstruktur 245
– Rißverletzungen 292
– schwangerschaftsunabhängige Erkrankungen 243
– Sorgfaltspflicht 244
– Technik 226
– uteroplazentarer Kreislauf 237
– Uterusaktivität 239
– Uterusruptur, drohende 243
– Verfahren 215–223
Analatresie 363
Analgesie/Analgetika 216, 228
– Angst-Spannungs-Schmerz-Kreislauf 77
– Austreibungsperiode, verlängerte 184
– Einflüsse auf das Kind 239
– EPH-Gestose 242
– Fehllagen/Frühgeburt 242
– geburtshilfliche 242
– geburtshilfliche Physiologie 237–240
– Historie 226
– juristische Haftung 244
– Mehrlingsschwangerschaft 242
– Opioide 228
– Stillperiode 326

Analgesie/Analgetika
– Technik 226
– uteroplazentarer Kreislauf 237
– Uterusaktivität 239
– Wehendystokie 173
Analinkontinenz s. anorektale Inkontinenz
Anenzephalus, Beckenendlage 194
Angst, Wehentätigkeit 76
Angst-Spannungs-Schmerz-Kreislauf 76–77
Ankylose, Beckenformen 33
anorektale Inkontinenz
– Dammrisse 297
– Episiotomie 297
– Zangenentbindung 298
Antazida, Stillperiode 327
Antiallergika, Stillperiode 326
Antiarrhythmika, Stillperiode 327
Antiasthmatika, Stillperiode 326
Antibiotika
– Stillperiode 326–327
– Wochenbettfieber 336
Antidepressiva, Stillperiode 327
Anti-D-Immunglobulin, Wochenbett 332
Antidiabetika, Stillperiode 327
Antiepileptika, Stillperiode 327
Antikoagulanzien, Stillperiode 328
Antiphlogistika, nichtsteroidale, Stillperiode 326
Antiphospholipidsyndrom, Fruchttod, intrauteriner 381, 391
Antiprogesteron
– Wehentätigkeit 60
– – vorzeitige 51
– Zervixreifung 56
Anxiolytika 228
Aortenstenose, präduktale, Neugeborene 359
Apgar-Score 239, 350
– Asphyxie, postnatale 354
– Enfluran 240
– Entbindung, vaginal-operative 264
– Halothan 240
– Isofluran 240
– Periduralanästhesie 239
– Postcaesarea-Syndrom 276
– Spinalanästhesie 239
Apnoe, postnatale, Ursachen 355
Apomorphin, Aspiration, pulmonale 241
Aponeurosenquerschnitt, Sectio caesarea 277
Approbationsordnung, neue 19
Arachidonsäure
– Amnion/Fruchtwasser 59
– Dezidua 53
ARDS (acute respiratory distress syndrome) s. Atemnotsyndrom

Armlösung
- Beckenendlage 206
- nach Bickenbach 206, 208
- klassische 206, 208
- nach Lövset 206, 208
- Methoden 208
- nach Müller 208

Arnold-Chiari-Fehlbildung 372
Arzt-Patienten-Beziehung, Geburtsvorbereitung 81
Asphyxie
- drohende, intrauterine, Sectio caesarea 271
- intrapartale, Abnabelung 302
- perinatale, Beckenendlage 200
- postnatale 354–355

Aspiration
- pulmonale 240–241
- Sectiomortalität 275

Aspirationsprophylaxe, Allgemeinanästhesie 231
Assimilationsbecken 33
Asthma bronchiale, Anästhesie 244
Asynklitismus 38–39
Atemarbeit, Schwangerschaft 70
Atemdepression, fetale
- Anästhetika/Analgetika 227
- Anxiolytika 228

Atemminutenvolumen, Geburt 70
Atemnotsyndrom 357
- Frühabnabelung 303
- Ursachen 356

Atemübungen, Eröffnungsperiode 78
Atmungsorgane/-wege
- Erkrankungen, Neugeborene 355–358
- Fehlbildungen 357–358

Atracurium, Allgemeinanästhesie 230
Atropin
- Allgemeinanästhesie 230
- Nebenwirkungen 238
- Tachykardie, fetale 126
- Wirkungen 238

Aufnahmekardiotokogramm, Geburtsbeginn 90–91
Augeninfektionen, Neugeborene 368
Augenwinkelglaukom, Tokolyse 151
Austreibungsperiode 181–186
- aktive Phase 136
- Atemminutenvolumen 70
- Basenexzeß 137
- Bauchpresse 174, 181
- Beckenendlage 204–206
- Dauer 182–183
- Definition 136
- Dezelerationen 132
- Entwicklung des Kindes 182
- Episiotomie 290
- Fetalblutanalyse 117
- Gaspartialdrücke 114
- Geburtsleitung 181–182
- Geburtsposition 182
- Geburtsstillstand 179
- Geburtsvorbereitung 78

Austreibungsperiode
- Grundumsatz 70
- Herzfrequenz, fetale 136–137, 182
- – mütterliche 68–69
- Herzminutenvolumen, mütterliches 68
- Hypoxie, fetale 181
- Kopf, Höhenstand 181
- Kopfaustritt 182
- Lactat 157
- Leitung 136
- Muttermundsöffnung, maximale 174
- normale, Schädellage 181
- passive Phase 136
- Pfeilnaht, Position 181
- protrahierte s. Austreibungsperiode, verlängerte
- Pudendusanästhesie 219
- Säure-Basen-Status 114
- – fetaler 138
- Streichmassage des Abdomens 78
- Tokolyse, Kontraktionen 152
- Uterusdurchblutung 136
- Venendruck, zentraler 69
- verlängerte, Analgesie 184
- – Behandlung 186
- – Deflexionslagen 185
- – Diagnostik 183
- – Entbindung, vaginal-operative 251
- – Herzfrequenz, fetale 136
- – Hypoxie, fetale 184
- – Kristeller-Handgriff 186
- – Periduralanästhesie 184
- – Pressen, ineffizientes 183
- – Pudendusanästhesie 184
- – Querstand, tiefer 185
- – Säure-Basen-Status 138
- – Schädeleinstellungen, pathologische 185
- – Schädellage 183
- – Schulterdystokie 184
- – Tokolyse 183, 186
- – Ursachen 183
- – Wehentätigkeit 181

Autogenes Training
- Geburtsvorbereitung 79
- Wehenschmerz 79

AV-Block, Neugeborene 359
Azidose, fetale
- Asphyxie, postnatale 354
- Beckenendlage 140
- Fetalblutanalyse 116
- Glucoseinfusion 156
- Herzfrequenz 127, 139
- Mekoniumaspirationssyndrom 356–357
- metabolische 365
- Parazervikalblockade 220, 222
- Pentazocin 228
- Pethidin 228
- Plazenta-Dysfunktionssyndrom 97
- Postcaesarea-Syndrom 276
- Wärmefluß 148

B

Bad, Blasensprung, vorzeitiger 91
Bandl-Furche 169
Barbiturate 217
- Abbau 228
- Allgemeinanästhesie 230–231
- Nebenwirkungen 238, 240
- Plazentadurchblutung 239
- Uterusaktivität 239
- Wirkungen 238

Basenexzeß
- Austreibungsperiode 137
- pH-Wert 157

Bauchpresse
- Austreibungsperiode 174, 181
- Plazentalösung 307

Bauchwand, Fehlbildungen 363
Becken
- allgemein verengtes, Deszensusphase, verzögerte 177–178
- enges, Beckenendlage 202
- Entwicklung 26
- Geburtsweg 26–37
- Gefäße 34
- großes 27–28
- kleines 28–31
- – gynäkoides 32
- knöchernes 26–27
- Nerven 34
- Neugeborene 26
- Pubertät 26
- verengtes, Deszensusphase 177, 196
- Wachstumsperiode 26
- weibliches 27
- Weichteile 33–37
- – Anatomie 34–37

Becken der Mutter, Formen, pathologische 31–33
Beckenachse 30
Beckenausgang, Durchmesser, gerader/querer 30
Beckenboden
- schlaffer, Querstand, tiefer 186
- weiblicher 35

Beckendeformitäten, Schulterdystokie 184
Beckendiagnostik
- apparative 30
- Hinweise, praktische 30–31

Beckendurchmesser, Bestimmung, röntgenologische 90
Beckenebenen 29
Beckeneingang 29–30
- Beckenformen, pathologische 31
- Durchmesser, querer/schräger 29

Beckeneingangsebene 28
Beckenendlage 38–39, 192–208
- Ätiologie 193–195
- Anästhesie/Analgesie 242
- Anamnese 195
- Armlösung 206
- Asphyxie, perinatale 200

Beckenendlage
- Austastung des Beckens 197
- Austreibungsperiode 204–206
- Azidose 140
- Becken, enges 202
- Beckenmessung 196–198
- Beckenuntersuchung, äußere 196
- Behandlungsmethoden, unkonventionelle 200
- Betreuung, präpartale 195
- CT-Pelvimetrie 197
- Deszensusphase 204
- Diagnose 195
- Einteilung 195
- Entwicklung des Kopfes 207–208
- Eröffnungsperiode 203–204
- Erstgebärende 193
- Fehlbildungen, fetale/kongenitale 194, **201**
- Fruchttod, intrauteriner 194
- Frühgeburt 193–194, 196, **201**
- Geburt 203
- Geburtseinleitung 200–208
- Gewicht, fetales 202
- habituelle 194
- Häufigkeit 193
- Herzfrequenz, fetale 205
- Herztöne 195
- Hüftgelenkdysplasie 208
- Hydramnion 194
- Hyperextension des kindlichen Kopfes 196
- Hypoxie, fetale 205
- Kardiotokogramm 201
- – Akzelerationen 129
- – Dezelerationen 141, 201
- Körpermaße, fetale 41
- Kopf, fetaler, deflektierter 202
- Kristeller-Handgriff 207–208
- Leitungsanästhesie 204
- Leopold-Handgriff 195
- Manualhilfe nach Bracht 206
- Mehrgebärende 193
- Mißverhältnis, fetomaternales 201
- Morbidität, kindliche 208
- Nabelschnurkompression 205
- Nabelschnurvorfall 196
- Notfall-Allgemeinanästhesie 204
- Oszillationen 201
- Oxytocin 205
- Periduralanästhesie 204
- Placenta praevia 201
- präpartale Betreuung 195
- Risiken 194
- Säure-Basen-Status, Herzfrequenz, fetale 140–141
- Schnittentbindung, abdominale 200, 270–271, 273
- – Frequenz 192
- – – Senkung 192
- – Indikationen 203
- Schwangerenberatung 196
- Schwangerenüberwachung 195

Beckenendlage
- Sonographie 195
- Tastuntersuchung, vaginale 195
- Ursachen 194
- Vaginalsonographie 197
- Vorgehen, geburtshilfliches 192
- Wachstumsretardierung, fetale 196
- Wehentätigkeit 204–205
- Wendung, äußere 198–200
- Zervixinsuffizienz 196
Beckenenge 30
Beckenformen 31–32
- abweichende, Geburtsbeginn 90
- androider Typ 31–32
- Ankylose 33
- anthropoider Typ 31–32
- Frakturen, Erkrankungen 33
- Geburtsverlauf, protrahierter 30
- gynäkoider Typ 31–32
- Hüftgelenkluxationen 33
- pathologische 32
- – Beckeneingang 31
- physiologische 31
- platypelloider Typ 31–32
- Varianten, physiologische 31–32
- Veränderungen 33
- – bei Erkrankungen und Frakturen 33
- Wirbelsäulendeformierung 31–33
Beckenhöhle 29
Beckenmaße 27–31
Beckenmessung, Beckenendlage 196–198
Beckenmitte 30
Beckenmuskulatur 36
Beckenorgane 34
Beckenweite 30
Begleitmutter s. Doula
Bein- und Beckenvenenthrombose, tiefe, Wochenbett 337–338
Benzodiazepine 228
- Nebenwirkungen 238, 240
- Uterusaktivität 239
- Wirkungen 238
Beta-Rezeptorenblocker
- Herzfrequenz, fetale 126
- Stillperiode 327
Beta-Sympathomimetika
- Austreibungsperiode, verlängerte 183
- Herzfrequenz, fetale 126
- Reanimation, intrauterine 183
- Schulterdystokie 185
- Unverträglichkeit, Tokolyse 151
- Wehenhemmung 61
- Wehentätigkeit, hyperkinetische 105
Bevölkerungsentwicklung 4–5
- Auswirkungen auf die medizinische Versorgung 8
- Einwohnerzahlen 4
- Geburtendefizit 7–8
- Geburtenfrequenz 5–7
- Geburtenüberschuß 7–8
Bicarbonatinfusion, Geburt 156–158
Bicarbonattransfer, Mechanismus 158
Bisacodyl, Stillperiode 327

Bishop-Score 173
- s. a. Zervix-Score
Bizepssehnenreflex, Neugeborene 370
Blase s. Harnblase
Blasensprengung s. Amniotomie
Blasensprung
- rechtzeitiger, Eröffnungsperiode 169
- spontaner, Prostaglandine 104
- vorzeitiger, Bad 91
- – Deszensusphase, verzögerte 179
- – Entbindung 88
- – Infektion 52
- – Nabelschnurkompression 133
- – Nabelschnurvorfall 91
Blockade
- rückenmarksnahe, Sympathikusausfall 235
- zentrale, Regionalanästhesie 231–236
Blutanalyse, fetale s. Fetalblutanalyse
Blutbild, Rückbildungsvorgänge 320–321
Blutdruck
- peripherer, Geburt 69
- Wochenbett 321
Blutdruckabfall s. Hypotension
Blutgase, Nabelschnurblut 117–118
Blutsenkungsgeschwindigkeit, Wochenbett 321
Blutstillung
- Plazentalösung 305
- Wochenbett 319
Blutungen
- atonische, postpartale 312
- – Sectio caesarea 280
- Dammrisse 296
- Entbindung, operative 263
- Episiotomie 296
- Hämostasestörungen 313
- intrakranielle, Entbindung, vaginaloperative 264
- – Neugeborene 370
- intrapartale, Anästhesie 243
- intrazerebrale, Zangenentbindung 253
- Inversio uteri 313
- Nachgeburtsperiode 312–314
- Parametrien 296
- Placenta praevia 243
- Plazenta 296
- Plazentalösung, Störungen 313
- – vorzeitige 243
- Plazentaretention 313
- postpartale, Diagnostik und Therapie 313
- – Prophylaxe, medikamentöse 306
- – Uterotonika 312
- retinale, Entbindung, vaginal-operative 264
- Retroperitonealraum 296
- Sectio caesarea 279
- Sectiomortalität 274
- Ursachen, postpartale 312
- uterine, Wochenbett 334
- Uterusatonie 314
- Verletzungen, geburtstraumatische 313

Blutungen
- Verlustkoagulopathie 313
- Wochenbett 334

Bolustokolyse s. Tokolyse
Bracht-Handgriff, Beckenendlage 206
Bradykardie, fetale 124
- Parazervikalblockade 220–222
- terminale 137
- Tokolyse 151
- Wendung, äußere 198–199

Braxton-Hicks-Kontraktionen, Geburtsbeginn 88
Bromocriptin
- Abstillen 329
- Milchsekretion 326

Brustdrüse, weibliche, Aufbau 321
Brustentwicklung, Schwangerschaft 322
Bulbus vestibuli 34
Buphenin-HCl 150
Bupivacain 236, 238
Buprenorphin 228

C

Calcium
- Prostaglandine 58
- Uteruskontraktilität 46–47, **48–49**

Calciumantagonisten, Stillperiode 327
Calciumblocker, Wehenhemmung 61
Calciumcarbonat, Stillperiode 327
Calciumfreisetzung, sarkoplasmatisches Retikulum 49
Calciumkanäle, Uteruskontraktilität 48
Calciumpumpe, Östrogene 60
Calciumspeicherung, Wehenhemmung 61
Calmodulin-Calcium-Komplex, Uteruskontraktilität 46
Calmodulininhibitoren 61
Candidiasis, Neugeborene 368
Captopril, Stillperiode 327
Caput succedaneum 41, 369
- Pulsoxymetrie 144
- Vakuumextraktion 264

Carbamazepin, Stillperiode 327
Carbimazol, Stillperiode 327
Cephalosporine, Stillperiode 327
Chemotherapeutika, Stillperiode 326–327
Chloroprocain 217
Chlorpromazin, Stillperiode 327
Choanalatresie, doppelseitige 357
Chondroitinsulfat, Zervix 54
Chorioamnionitis, Nachblutung, atonische 312
Chorioangiofibrom 309
Chorionepitheliom 309
Chorionkarzinom 309
Chromosomenanalyse, Fruchttod, intrauteriner 388
Chromosomenanomalien, Fruchttod, intrauteriner 381
Circumferentia s. Kopfumfang

Clonidin, Stillperiode 327
Codein, Stillperiode 326
Columnae rugarum ant. et post. 34
Commissura labiorum post. 34
Computertomographie, Beckendiagnostik 30
Conglutinatio orificii externi 172
Conjugata
- anatomica 29
- vera obstetrica 29

Connexine, Gap-Junctions 51
Constriction-ring-Dystokie 172
cord traction, Plazentalösung 308
Corpora cavernosa clitoridis 34
Creatinin, Geburt 71
Credé-Prophylaxe 368–369
Credé-Handgriff, Plazentalösung 307
CT-Pelvimetrie, Beckenendlage 197
Cumarinderivate, Stillperiode 328
Cyclooxygenase, Prostaglandine 57
Cyproteronacetat, Stillperiode 329
Cytochromoxidase, oxidierte 145

D

Damm 34
- Hämatome, oberflächliche 296
- Infiltrationsanästhesie 217, 292

Dammnaht
- Beschwerden 296
- Versorgung, Wochenbett 295

Dammrisse
- s. a. Rißverletzungen
- s. a. Scheiden-Damm-Risse
- Blutungen 296
- Entbindung, operative 263
- Episiotomie, mediane 287
- – mediolaterale 288
- Gradeinteilung 291
- Hämatome 296
- Häufigkeit 292
- höhergradige, Häufigkeit 292
- – Nahttechnik 293
- Infektionen 297
- Klassifikation 291
- Nahtmaterial 295
- Nahttechnik 293
- Schmerzen 296
- Spätfolgen 296–297

Dammschnitt s. Episiotomie
Darmatresie 363
Darmverletzungen, Entbindung, operative 263
Dead-fetus-Syndrom 384
Deflexionslagen, Austreibungsperiode, verlängerte 185
Dehydroepiandrosteronsulfat (DHEA-S), Zervixreifung 55
Dermalsinus 372
Dermatansulfat, Zervix 54
Desfluran 230
Desoxyhämoglobin 145

Dezelerationen
- Beckenendlage 141, 201
- Blutdruck, fetaler 132
- Diabetes mellitus 131
- EPH-Gestose 131
- Eröffnungsperiode, Tokolyse 150
- Geburtsverlauf, protrahierter 131
- Hämoglobin, desoxygeniertes 145
- Herzfrequenz, fetale 124, 127, **129–135**
- Körpertemperaturerhöhung, materne 131
- Nabelschnurdurchblutung, Reduktion 133
- Nabelschnurkompression 133
- Preßperiode 132
- Schädel, fetaler, Kompression 135
- Ursachen 131–135
- Uterusdurchblutung 131–133
- Wehentätigkeit, pathologische 150
- Wendung, äußere 199

Deszensusphase
- Beckenendlage 204
- normale 174–176
- Schädellage 174–180
- verzögerte 177–180
- – Beckenformen, pathologische 177–178
- – Behandlung 179–180
- – Blasensprung, vorzeitiger 179
- – Einstellungsanomalien 178
- – Geburtsstillstand 178–179
- – Geburtsverlauf 180
- – Geradstand, hoher 180
- – Gesichtslage 179
- – Haltungsanomalien 178
- – Hinterhauptslage, hintere 179
- – Lagerungsregeln 180
- – Nabelschnurumschlingungen 178
- – Oxytocin 180
- – Pelvimetrie 177
- – Querstand, tiefer 178
- – Stellungsanomalien 178
- – Stirnlage 179
- – Tokolyse 180
- – Ursachen 177
- – Vorderhauptslage 179
- – Wehenkraft 177
- – Weichteilwiderstand 177
- Zeitangaben 176

Dezidua 53
- Oxytocinrezeptoren 57
- Prostaglandine 53
- Schwangerschaft 53

Diabetes mellitus
- Beckenendlage, Sectio caesarea 272
- Dezelerationen 131
- Fruchttod, intrauteriner 381

Dialysepatientin, Periduralanästhesie 244
Diameter des kindlichen Kopfes 37, 39
Diaphragma
- pelvis 35–36
- urogenitale 35–36

Diazepam 217, 228
– Angst-Spannungs-Schmerz-Kreislauf 77
– Stillperiode 327
Diazylglycerin, Uteruskontraktilität 49
Dick-Read-Geburtsvorbereitung 76
Diclofenac, Stillperiode 326
Diffusionskapazität, Östrogene 70
Digoxine, Stillperiode 327
Diuretika, Milchsekretion 326
Divergenzzangen 256
Domperidon 228
Dopaminantagonisten, Milchsekretion 326
Doula 81
Doxepin, Stillperiode 327
Drogen, Stillperiode 325
Drogenentzugserscheinungen, Neugeborene 372–373
Ductus
– arteriosus persistens 358
– omphaloentericus persistens 363
Duncan-Plazentalösung 305
Durchmesser s. Diameter
Dystokie s. Wehendystokie

E

Eicosanoidsynthese 58
Eigenanamnese, Geburtsbeginn 89
Eihäute, Inspektion 309–310
Einleitungshypnotika, Allgemeinanästhesie 231
Einschlußblenorrhö 369
Einstellung, Frucht, reife 38
Einstellungsanomalien, Deszensusphase 178
Eklampsie
– Anästhesie/Analgesie 242
– Sectiomortalität 275
– Verbrauchskoagulopathie 313
Elastin 54
Elektroenzephalogramm, fetales 135
Elektrokardiogramm, fetales 121–122
– Ableitung, externe/interne 121
– Hypoxämie 149
Elektrolyte, Geburt 71
Emmet-Plastiken, Dystokie, zervikale 172
Empfängnisschutz, natürlicher, Stillperiode 328
Endarteriitis, fibrinoide, obliterative 319
Endometritis puerperalis 334, 336
– Wochenbettfieber 336
Endometrium 53
Endomyometritis, Wochenbett 336
Energieumsatz s. Grundumsatz
Enfluran 229
– Apgar-Score 240
– uteroplazentare Durchblutung 237
– Wirkungen/Nebenwirkungen 238
Entbindung
– s. a. Geburt

Entbindung
– s. a. Spekulumentbindung
– s. a. Vakuumextraktion
– s. a. Zangenentbindung
– abdominale, Schwangerschaftsalter 250
– ambulante 15
– Blasensprung, vorzeitiger 88
– operative 249–265
– – s. a. Sectio caesarea
– – Früchte, tote 253
– – Indikationen 250–252
– – Kindslage 251
– – Morbidität 263
– – – kindliche 264
– – – mütterliche 263
– – Mortalität 263
– – – kindliche 264
– – Risikofaktoren, anamnestische und befundete 251
– – Schwangerschaftsalter 250, 253
– – Regionalanästhesie 231–235
– – Säure-Basen-Status, Herzfrequenz, fetale 140–141
– vaginale, Höhenstand des Kopfes 254
– – Periduralanästhesie 235, 243
– – Schwangerschaftsalter 250
– vaginal-operative, Anästhesie 255
– – Episiotomie 290
– – Geburtsverletzungen 292
– – Höhenstand des Kopfes 253
– – Methoden 253–265
– – Methodenwahl 255–256
– – Muttermund, Erweiterung 253
Enterothorax, Asphyxie, postnatale 355–356
Entwicklung des Kopfes, Beckenendlage 207
Enzephalopathie, hypoxisch-ischämische, Neugeborene 371
Ephedrin
– uteroplazentare Durchblutung 240
– Wirkungen/Nebenwirkungen 238
EPH-Gestose
– s. a. Gestose
– Anästhesie/Analgesie 242
– Beckenendlagen, Sectio caesarea 272
– Dezelerationen 131
– Hypotension 241
– Plazentadurchblutung 113
– Tokolyse 151
Epiduralanästhesie 234
Episiotomie 286, 288–291
– Anästhesie 219, 292
– anorektale Inkontinenz 297
– Austreibungsperiode 290
– Becken, Weichteile 33
– Blutungen 296
– Entbindungen, vaginal-operative 263, 290
– Formen 287–288
– Frühgeburt, vaginale aus der Schädellage 291
– Hämatome 296

Episiotomie
– Häufigkeit 287
– Historie 286
– Indikationen 289–291
– – materne 290
– Infektionen 297
– Infiltrationsanästhesie, Damm 217
– J-förmige Erweiterung 287
– Komplikationen 296
– laterale 288
– mediane 287
– mediolaterale 287–288
– Nachbehandlung 295
– Nahttechnik 293
– Pudendusanästhesie 219
– Sekundärversorgung 295
– Spätfolgen 296–297
– Versorgung 292–295
– Zeitpunkt der Durchführung 288–289
– Zielvorstellungen 286
Ergotaminabkömmlinge, Milchsekretion 326
Ernährung, Wochenbett 333
Eröffnungsperiode
– Atemübungen 78
– Beckenendlage 203–204
– Blasensprung, rechtzeitiger 169
– Fetalblutanalyse 117
– fetaler 113–114
– Gaspartialdrücke 113–114
– Geburtsstillstand 170
– Geradstand, hoher 180
– Herzfrequenz, fetale 136
– – mütterliche 68
– Latenzperiode 166
– Multi-/Primiparae 170
– protrahierte, Entbindung, operative 251
– Psychopharmaka 77
– Säure-Basen-Status 77, 113
– – fetaler 138
– Schädellage 166–174
– – Muttermundsdilatation 166–169
– Tokolyse, Indikation 150
– Wehendystokie 170–173
– Wehentätigkeit 88, 166, 168
Estradiol, Zervixreifung 55
Ethanol
– Oxytocin 62
– Wehenhemmung 62
Ethinylestradiol, Stillperiode 329
Etilefrin 238–239
Etomidat 228
Expektoranzien, Stillperiode 326
Extrasystolen, Neugeborene 359

F

Familienanamnese, Geburtsbeginn 89
Fasziitis, nekrotisierende 297
Fehlbildungen 373–374
– Beckenendlage 193–194, 201

Fehlbildungen
- dysrhaphische 372
- Fruchttod, intrauteriner 381–382
- Plazentatumoren 309

Fehllagen, Anästhesie/Analgesie 242

Fentanyl 216

Ferguson-Reflex 227
- Wehenstörung, hypertone 171

Fetalblutanalyse
- Austreibungsperiode 117
- Azidose 116
- Blutentnahme, Fehlermöglichkeiten 115–116
- – Indikation 114
- – Technik 115
- Eröffnungsperiode 117
- Finalgon®-Salbe 115
- während der Geburt 114–115
- Mikroblutbefunde, Interpretation 116
- pH-Wert 146

fetomaternales Mißverhältnis, Beckenendlage 201

Fetus
- Bradykardie 124
- Elektrokardiogramm 121–122
- Gaspartialdrücke 113–114
- Hämostasestörungen, intrapartale 113
- Hypoxämie 114
- Körpermaße 41
- Kohlensäurepartialdruck, transkutan gemessener 147–148
- Mutter, Wärmeaustausch 159–160
- pH-Messung, transkutane, kontinuierliche 146
- Pulsoxymetrie 144
- Säure-Basen-Status 113–114
- Sauerstoffpartialdruck, transkutan gemessener 141–144
- Sauerstoffversorgung 112
- – Meßverfahren zur Bestimmung 141–146
- Schädelknochen 39
- Schock, hypoxischer 139
- Tachykardie 124
- Tokolyse, Auswirkungen 152–153
- Wärmeabgabe 148

FHF s. Herzfrequenz, fetale

Fibronektin
- Geburtseinleitung 98
- Wehentätigkeit, vorzeitige 54
- Zervix-Score 102

Fieber, Wochenbett s. Wochenbettfieber

Filamente, intermediäre 46

Fistel, rektovaginale 297

Flexion, Kopf 41

Fontanelle, große/kleine 39–40

Fornix vaginae 34

Forzepsentbindung s. Zangenentbindung

Fossa vestibuli vaginae 34

Frauenarzt, Weiterbildungsordnung 19, 21

Frenulum labiorum 34

Frucht
- Lage in utero 37–39
- reife 37
- – Einstellung 38
- – Gewicht 37
- – Länge 37
- – Lage 38

Fruchtbarkeitsziffern, allgemeine 6

Fruchttod, intrauteriner 377–392
- Abklärung 387–389
- Acetylsalicylsäure 391
- Amniozentese 384
- Beckenendlage 194
- Chromosomenanalyse 388
- Dead-fetus-Syndrom 384
- Diagnostik 382–384
- Dokumentation auffälliger Befunde 387–388
- Entbindung, operative 253
- Geburt, Notfallsituationen 396–397
- Geburtseinleitung 385–386
- Geburtsüberwachung 386–387
- Geburtsvorbereitung 395–396
- Herzfrequenz, fetale 127
- Hydrops fetalis 384
- Kardiotokographie 382–383
- Mazeration, intrauterine 382–383
- Nachsorge 398–399
- Periduralanästhesie 386
- Präventivmaßnahmen 389–391
- Prostaglandine 105, 385–386
- Querlage 211
- Risiken 386
- Schnittentbindung, abdominale 387
- Schräglage 211
- Schwangerenberatung nach Totgeburt 389
- Symptome, klinische 382
- Therapie 385–387
- Umgang mit dem Tod 393–400
- Untersuchungen, pathologisch-anatomische 388–389
- – serologische 389
- Ursachen 381–382
- Veränderungen, postmortale 382
- Verbrauchskoagulopathie 313
- Zwillingsschwangerschaft 387

Fruchtwasser
- Arachidonsäure 59
- Verminderung s. Oligohydramnion

Fruchtwasserabgang, Geburtsbeginn 88

Fruchtwasserembolie, Verbrauchskoagulopathie 313

Frühgeburt
- Anästhesie/Analgesie 242
- Beckenendlage 193–194, 196, **201**
- Perinatalsterblichkeit 17
- Sectio caesarea 271
- Spekulumentbindung 265

funktionell-endokrine Störung, Wochenbett 334

Fußlage, unvollkommene/vollkommene 37

G

Gap-Junctions 50–52
- Antiprogesteron 60
- Connexine 51
- Myometrium 51
- Östrogene 51, 55
- Progesteron 51, 61
- Prostaglandine 59
- Prostaglandinsynthesehemmer 52
- Regulation 51–52

Gasbrand 297

Gaspartialdrücke
- intrapartale 71, 113
- Nabelarterienblut 117

Gauß-Eintrittseffekt, Herzfrequenz s. a. Entbindung

Geburt
- ambulante 15
- anatomische Grundlagen 25–42
- Angst-Spannungs-Schmerz-Syndrom 76–77
- Anpassungsvorgänge, materne 67–72
- Arzt 85–92
- Beckenendlage 203
- bevorstehende s. Geburtsbeginn
- Bicarbonatinfusion 156–158
- Blutdruck, peripherer 69
- Blutungen, intrapartale 243
- Fetalblutanalyse 114–115
- Fruchttod, intrauteriner 396–397
- – Notfallsituationen 399
- Geburtskanal, weicher, Verformung 36–37
- Gefäßwiderstand 69
- Glucoseinfusion 155–156
- Grundumsatz 70
- Hebamme, Aufgaben 85–92
- Herzfrequenz, mütterliche 68
- Herzminutenvolumen, mütterliches 68
- Homöostase, fetale 113
- Körpertemperaturanstieg, materne 158
- Laborwerte der Mutter 71
- Lactat 156
- nach Leboyer 303
- Nabelschnurblutanalyse 117–119
- pH-Wert, Messung, kontinuierliche 146–147
- programmierte, Sectio caesarea 274
- Prostaglandine 58
- Säure-Basen-Status, Herzfrequenz, fetale 138–139
- – – der Mutter 71

Geburtendefizit 7–8

Geburtenentwicklung, unterschiedliche 6

Geburtenfrequenz 5–7

Geburtenüberschuß 7–8

Geburtenziffer 8

Geburtsangst 76

Geburtsbeginn 85–92
- Aufnahmekardiotokogramm 90
- Beckenformen, abweichende 90
- Eigen-/Familienanamnese 89

408

Geburtsbeginn
- Fruchtwasserabgang 88
- Geburtsvorbereitung 91
- Kardiotokogramm 91
- kephalopelvines Mißverhältnis, funktionelles 90
- Kindsbewegungen 87
- Muttermundsweite 88
- Östrogene 59
- Pelvimetrie 90
- Risikoselektion 89
- Sauerstoffversorgung, fetale 112–113
- unmittelbarer 88
- Untersuchung, äußere 89
- – – innere 91
- vegetative Symptome 87
- Zeichen 87–88

Geburtseinleitung 93–107
- s. a. Weheninduktion
- Antiprogesteron 60
- Aufklärung 98
- Beckenendlage 200–208
- Einstellung der Schwangeren 96
- elektive 98
- Fibronektin, fetales 98
- forensische Aspekte 99
- Fruchttod, intrauteriner 385
- Indikationen 98
- Methoden 99–103
- Oxytocin 60, 99
- Prostaglandine 60, 101–103
- – Besonderheiten und Komplikationen 104–105
- – – intravaginale 101
- – Kinder, Nachbeobachtung 106
- Querlage 211
- Schräglage 211
- Schwangerenbetreuung 96
- am Termin 100
- Terminüberschreitung 96
- Tragzeitdauer 98
- Zervix, reife 99–102
- – – unreife 102–103
- Zervixreifung 98
- Zervix-Score 101

Geburtserleichterung, Anästhesie 80
Geburtsgeschwulst s. Caput succedaneum
Geburtsgewicht, Sectio caesarea 271

Geburtshelfer
- Geburtsvorbereitung 81
- Neugeborene, Versorgung 345–346
- Neugeborene, Reanimationsplatz 355

Geburtshilfe
- s. a. Hausgeburtshilfe
- Abteilungen, Einstufung 11

Geburtshilfe, Analgesie/Anästhesie s. unter Analgesie bzw. Anästhesie

Geburtshilfe
- Aus- und Weiterbildung des Frauenarztes 19–20
- Bettenkontingente 12
- klinische 9
- Komplikationen, Anästhesie 242–244

Geburtshilfe
- Krankenhaustypen 11
- Leistungsstandard 15–19
- Müttersterblichkeit 15–17
- Perinatalsterblichkeit 17–18
- Qualitätskontrolle 18–19
- Qualitätsparameter 15–18
- Regionalisierung 9–13
- Säuglingssterblichkeit 18
- Selektionsprozeß 12
- Versorgung, flächendeckende 10
- Zentralisierung 9–13
- Zusammenarbeit mit Pädiatern 12

geburtshilfliche Physiologie, Anästhesie/Analgesie 237–240

Geburtskanal
- Anpassung des Geburtsobjekts 41
- weicher, Verformung während der Geburt 36–37

Geburtskraft, Muttermundsdilatation 168
Geburtsleitung 73
- Austreibungsperiode 181–182
- Schädellage 165–185

Geburtsmodell 63–64
Geburtsobjekt Kind 37–41
Geburtsort 13–15
Geburtsposition, Austreibungsperiode 182
Geburtsschmerz 76
- Innervation 227

Geburtsstillstand
- Austreibungsperiode 179
- Deszensusphase, verzögerte 178–179
- Eröffnungsperiode 170
- Schulterdystokie 184

Geburtstermin 94–95
- Aufklärung der Schwangeren 97
- Kontrolle 97
- Überschreiten 95–98

Geburtstraumen s. Geburtsverletzungen

Geburtsüberwachung
- Fruchttod, intrauteriner 386–387
- Historie 111
- Schädellage 165–185

Geburtsverlauf
- Deszensusphase, verzögerte 180
- Dokumentation 166–167
- Haltungsanomalien 37
- protrahierter, Beckenform 30
- – – Dezelerationen 131
- – – Herzfrequenz, fetale, basale 125
- – – Sectio caesarea 273
- Reifegrad des Kindes 37

Geburtsverletzungen 369–370
- Klassifikation 291
- Nachgeburtsperiode 312
- Risikofaktoren 292
- Rißblutungen, Wochenbett 335
- vaginal-operative Entbindungen 292

Geburtsvorbereitung
- Arzt-Patienten-Beziehung 81
- Austreibungsperiode 78
- französische 78

Geburtsvorbereitung
- Geburtsbeginn 91
- Geburtshelfer 81
- gymnastische 78
- Hebamme 81
- Kinderarzt 81
- Kontraindikationen 82
- Krankengymnastinnen 81
- Kurse 78
- Methoden 76–82
- psychologische 76
- psychosomatische 75–83
- – – Ergebnisse 81–82
- – – erweiterte 80–81
- – – Rahmenbedingungen 82
- Schwangerenvorsorge, regelmäßige 80
- Vertrauensperson 82
- Wehenschmerz 79

Geburtswege
- Becken 26–37
- Rißverletzungen 291–292
- Widerstand, Muttermundsdilatation 168

Gefäßwiderstand, Geburt/Wehentätigkeit 69
Genitalfehlbildungen 364
Genitaltumoren, Beckenendlage 193
Genußmittel, Stillperiode 325–326
Geradstand, hoher 39, 180
Geschlechtsorgane, äußere 34
Gesichtslage 39, 179
- Deszensusphase, verzögerte 179
- Zangenentbindung 257

Gestagene, Stillperiode 329
Gestationsdiabetes, Fruchttod, intrauteriner 389–390

Gestose
- s. a. EPH-Gestose
- Müttersterblichkeit 16
- Sectiomortalität 275

Gewicht
- fetales, Beckenendlage 202
- Frucht, reife 37

Glucose, Metabolisierung 156
Glucoseinfusion, Geburt 155–156
Glyceryltrinitrat, Wehentätigkeit 62
Glycopyrronium 238
Glykosaminoglykane, Zervix 54
cGMP, Wehentätigkeit 62
Gonoblenorrhö 369
G-Protein 49
Grundumsatz 70
Gymnastik, Wochenbett 333

H

Hämatokrit, Geburt 71
Hämatome
- Dammrisse/Episiotomie 296
- parametrane, Parazervikalblockade 221

Hämoglobin
- desoxygeniertes, Dezelerationen 145
- Geburt 71

Hämorrhagie, Müttersterblichkeit 16
Hämostasestörungen, Blutungen 313
Halothan 229
- Apgar-Score 240
- uteroplazentare Durchblutung 237
- Wirkungen/Nebenwirkungen 238
Haltung, Frucht, reife 38
Haltungsanomalien
- Deszensusphase, verzögerte 178
- Geburtsverlauf 37
Handgriffe s. unter den Eigennamen
Harnblase 34
- volle, Wehenbremse 314
Harnblasenekstrophie 364
Harninkontinenz, Entbindung, operative 263
Harnwege, ableitende, Rückbildungsvorgänge 321
Hausgeburt 14
- s. a. Geburtshilfe
Hausgeburtshilfe 14
Hautinfektionen, Neugeborene 368
Hebamme
- Aufgaben, Klinikaufnahme 86
- Geburtsvorbereitung 81
HELLP-Syndrom
- Sectiomortalität 275
- Verbrauchskoagulopathie 313
Heparansulfat, Zervix 54
Heparine, Stillperiode 328
Herzblock, kongenitaler, Lupus erythematodes 126
Herzerkrankungen, Anästhesie 243–244
Herzfehler, angeborene 358–359
Herzfrequenz
- fetale 125–126
- - s. a. Kardiotokogramm
- - Akzelerationen 124, **128–129**, 130
- - Anämie 125
- - Analyse 123
- - Austreibungsperiode 136, 182
- - - verzögerte 136
- - Azidose 127, 139
- - basale 123, **124–126**
- - - Katecholamine 127
- - - Relation zwischen Geburtsobjekt und Geburtsweg 141
- - Beckenendlage 205
- - Betablocker 126
- - Beta-Sympathomimetika 126
- - Dezelerationen 124, 127, **129–135**
- - - Ursachen 134–135
- - Elektrokardiogramm 121–122
- - Eröffnungsperiode 136
- - Fruchttod, intrauteriner 127
- - Gauß-Eintrittseffekt 135
- - Hypoxie/Hypoxämie, intrauterine 127, 139, 149
- - Infektionen 125
- - Interpretation, individuelle 123
- - Körpertemperatur, maternale 125
- - Nabelschnurblut 137
- - Oszillationen 123, **127–128**

Herzfrequenz, fetale
- - Phonokardiographie 120
- - Physiologie und Pathologie 123
- - Reaktionsformen während der Geburt 122–135
- - Registriermethoden 120–122
- - Säure-Basen-Status während der Geburt 138–140
- - Score-Parameter 127–128
- - Sectio caesarea 273
- - Thyreotoxikose, maternale 125
- - Überwachung 119–141
- - Überwachungsverfahren, spezielle 141–149
- - Ultraschallkardiographie 120
- - Vena-cava-Okklusionssyndrom 133, 155
- mütterliche 68–69
Herzkreislauferkrankungen, Neugeborene 358–361
Herzkreislaufmittel, Stillperiode 327
Herzkreislaufsystem, Geburt 68–70
Herzminutenvolumen, Geburt 68–69
Herzrhythmusstörungen, Neugeborene 359
Herztöne, Beckenendlage 195
Heultage 339
Hinterhauptslage
- hintere 39
- - Deszensusphase, verzögerte 179
- - Vakuumextraktion 261
- - Zangenentbindung 257
- - Körpermaße, fetale 41
- vordere 39
hPL (humanes plazentares Laktogen), Milchbildung 322
Hüftgelenkdysplasie, Beckenendlage 194, 208
Hustenmittel, Stillperiode 326
Hyaluronsäure, Zervix 54
Hydatiden, gestielte, Sectio caesarea 281
Hydralazine, Stillperiode 327
Hydramnion
- Beckenendlage 194
- Plazentatumoren 309
- Wehenstörung, hypertone 171
Hydrops fetalis 360–361
- Fruchttod, intrauteriner 384
Hydrosalpinx, Sectio caesarea 281
Hydrozephalus 372
- Beckenendlage 194
Hymenalatresie 364
Hyperextension des Kopfes
- Beckenendlage 196
- Wendung, äußere 198
Hyperkapnie, Uterusaktivität 239
Hypersystolie, Wehentätigkeit, pathologische 150
Hyperventilation
- Östrogene 70
- Sauerstoffinhalation 155
Hypervolämie, Spätabnabelung 303
Hypnotika, barbituratfreie 229

Hypoglykämie, Neugeborene 364
Hypokalzämie, Neugeborene 364
Hypoparathyreoidismus, Neugeborene 364
Hypotension 241
Hypothermie, fetale, Anxiolytika 228
Hypovolämie, Frühabnabelung 303
Hypoxämie/Hypoxie, fetale 104, 114, 133, 151
- Austreibungsperiode 181
- - verlängerte 184
- Beckenendlage 205
- Eröffnungsperiode, Tokolyse 150
- Fetalblutanalyse 114
- Herzfrequenz 127, 139, 149
- Lactat 157
- Plazenta-Dysfunktionssyndrom 97
- Regionalanästhesie 235
- Sauerstoffinhalation 154–155
- Tokolyse 151
- Uterusaktivität 239
Hysterektomie, Sectio caesarea 280

I

Ibuprofen, Stillperiode 326
Icterus neonatorum 365–367
- s. a. Morbus haemolyticus neonatorum
- Spätabnabelung 303
Ikterus, Neugeborene s. Icterus neonatorum
Ileus-Narkoseeinleitung 230
Imipramin, Stillperiode 327
Impfprophylaxe, Wochenbett 332
Indometacin, Stillperiode 326
Infektionen
- Blasensprung, vorzeitiger 52
- Dammrisse 297
- Entbindung, operative 263
- Episiotomie 297
- Herzfrequenz, fetale 125
- Neugeborene 367–369
- Perinatalsterblichkeit 17
- pränatale 367
- Sectiomortalität 274
- Wehentätigkeit, vorzeitige 52–53
- Zytokine 53
Infiltrationsanästhesie, Damm 217, 292
Inhalationsanästhetika 229–230
- Allgemeinanästhesie 231
- Konzentrationen in der Einatemluft 230
- Lachgas 229
- Nebenwirkungen 238
- uteroplazentare Durchblutung 237
- Uterusaktivität 239
- Wirkungen 238
Inositol-1,4,5-Triphosphat (IP$_3$)
- sarkoplasmatisches Retikulum 49
- Uteruskontraktilität 49
Insertio velamentosa, Plazenta 310
Insulin, fetales, Glucoseinfusion 156

Interleukine, Makrophagen 52
Intervalltokolyse s. Tokolyse
Intrauterinkatheter, Elektrokardiogramm, fetales 121
Introitus vaginae 34
Intubation
– Allgemeinanästhesie 231
– Sectiomortalität 275
Inversio uteri, Blutungen 313
Isofluran 229
– Apgar-Score 240
– Nebenwirkungen 238
– uteroplazentare Durchblutung 237
– Wirkungen 238

K

Kaiserschnitt s. Sectio caesarea
Kaliumkanäle, Uteruskontraktilität 48
Kardiomyopathie, Neugeborene 359
Kardiotokogramm
– s. a. Herzfrequenz, fetale
– fetales, Ableitung, interne, Risiken 122
– Fruchttod, intrauteriner 382–383
– Notfalltokolyse 152
– Oszillationstypen 127–128
– pathologisches, Amniotomie 105
– – Beckenendlage 201
– Sectio caesarea 273
– Uteruskontraktionen 122
Katecholamine, Herzfrequenz, fetale, basale 127
Katheterperiduralanästhesie s. Periduralanästhesie
Kegelkugelhandgriff nach Liepmann 180
Kephalhämatom 369
– Vakuumextraktion 264
kephalopelvines Mißverhältnis, funktionelles, Geburtsbeginn 90
Kernikterus 365
– durch Natriumbenzoat 228
Ketamin 229
– Anästhesie 229
– Uterusaktivität 239
– Wirkungen/Nebenwirkungen 238
Kind
– als Geburtsobjekt 37–41
– reifes, Maße, äußere 39
Kindbettfieber s. Wochenbettfieber
Kinderarzt, Geburtsvorbereitung 81
Kindsbewegungen
– Geburt, bevorstehende 87
– Herzfrequenz, fetale, Akzelerationen 130
Kindslage, Entbindung, operative 251
Kindstod, perinataler
– s. a. Fruchttod, intrauteriner
– Nachsorge 399
– Umgang mit 393–400
Kjelland-Zange 256
Klinikaufnahme, Aufgaben von Arzt und Hebamme 86

Klinikgeburt 13–14, 151
Klitorisrisse 291
– Entbindung, operative 263
– Nahtmaterial 294
Klumpke-Lähmung s. Plexuslähmung, untere
Knochen, fetale, Verschiebung 41
Knochenverletzungen, Neugeborene 369–370
Körperlage der Schwangeren, Wehentätigkeit 168
Körpermaße, fetale 41
Körpertemperatur, materne
– Dezelerationen 131
– Geburt 158
– Herzfrequenz, fetale 125
Koffein, Stillperiode 325
Kohlendioxidpartialdruck
– Östrogene 70
– Uterusdurchblutung 117
Kohlensäurepartialdruck, transkutan gemessener, Fetus 147–148
Kollagenolyse, Progesteron 55
Kolostrum 322
Kommissur, hintere 34
Kondome, Stillperiode 328
Konglomerattumoren, Sectio caesarea 281
Konisationen, Dystokie, zervikale 172
Kontrazeption, Stillperiode/Wochenbett 328–329
Kopf, fetaler/kindlicher 39–41
– Austreibungsperiode 182
– deflektierter, Beckenendlage 202
– Dezelerationen 135
– Deszensusphase 174–176
– Einstellungen 39
– Flexion 41
– Haltungs-/Stellungsanomalien 178
– Höhenstand, Austreibungsperiode 181
– Kompression 41
– Rotation 41
– Rückenlage 182
Kopfeinstellungen, Zangenentbindung 257
Kopfgröße, Beckenendlage 194
Kopfschmerzen, postspinale, Spinalanästhesie 236
Kopfschwarte, fetale, pH-Meßsonde 146
Kopfschwartenzange 253
Kopfumfang, kindlicher 37, 39
Kortikosteroide, Stillperiode 326
Krämpfe, Neugeborene 371–372
Krankengymnastin, Geburtsvorbereitung 81
Kranznähte 40
Kreislauf
– fetaler, persistierender 357, **360**
– Rückbildungsvorgänge 320–321
– uteroplazentarer s. uteroplazentarer Kreislauf
Kreißsaal, emotionales Klima 82
Kreuzbein 26

Kreuzzangen 256
Kristeller-Handgriff
– Austreibungsperiode, verlängerte 186
– Beckenendlage 207–208
Kronennähte 40
Kürettage, Plazentainsertionen, abnorme 311
Küstner-Handgriff, Plazentalösung 306
Kuhmilch, Zusammensetzung 322
Kurzzeittokolyse s. Tokolyse

L

Labia majora 34
Labienrisse 291
– Versorgung 293–294
Lachgas 229
– Abnabelung 229
– Allgemeinanästhesie 231
– Wirkungen/Nebenwirkungen 238
Lactat
– Austreibungsperiode 157
– Geburt 156
Lactattransfer, fetomaternaler 37, 157–158
Lagen, intrauterine 38–39
Lagerung
– Abnabelung 303
– Deszensusphase, verzögerte 180
Laktation s. Stillen/Stillperiode
Laktogenese 322
Lamaze-Geburtsvorbereitung 76
Lambdanaht 40
de Lange-Syndrom, Beckenendlage 194
Laparotomie, Sectio caesarea 277
Laser-Doppler-Flußmessung (LDF) 148–149
Latenzperiode, Eröffnungsphase 166
Laxanzien, Stillperiode 327
LDF (Laser-Doppler-Flußmessung) 148–149
Leitungsanästhesie
– Angst-Spannungs-Schmerz-Kreislauf 77
– Beckenendlage 204
– Spinalanästhesie 236
Leopold-Handgriff
– Beckenendlage 195
– Geburtsbeginn 89
Leukotriene 58
Levallorphan 217
Lidocain, Nebenwirkungen/Wirkungen 238
Liepmann-Kegelkugelhandgriff 180
Lippen-Kiefer-Gaumen-Spalten 374
Lisurid
– Abstillen 329
– Milchsekretion 326
Lithium, Stillperiode 328
Litzmann-Obliquität 39
Lochien s. Wochenfluß
Lösungszeichen, Plazenta 305

Lokalanästhesie/Lokalanästhetika
- vom Amidtyp 220
- - Uterus, Gefäßwiderstand 237
- vom Estertyp 220
- hyper-/hypobare 233
- isobare 233
- Parazervikalblockade 222
- Periduralanästhesie 234
- Pudendusanästhesie 219
- Spinalanästhesie 233, 236
- Stillperiode 326
- Sympathikusblockade 239
- Uterusaktivität 239
- Vasokonstringenzien, Zusätze 233
- Wirkungen/Nebenwirkungen 238
Lokalinfiltration, Becken, Weichteile 33
Lormetazepam 228
- Stillperiode 327
Lunge, nasse s. Nasse-Lunge-Syndrom
Lungenfunktion, Schwangerschaft 70
Lungenhypoplasie 355–357
- Asphyxie, postnatale 355
Lungenödem, Anästhesie 242
Lungenversagen, akutes, Aspiration 241
Lupus erythematodes, Herzblock, kongenitaler 126

M

MAC (minimale anästhetische Konzentration) 237
Magen-Darm-Trakt, Erkrankungen, Neugeborene 363
Magen-Darm-Mittel, Stillperiode 327
Magnesiumaluminiumhydroxid, Stillperiode 327
Magnesiumsilikat, Stillperiode 327
Magnetresonanztomographie, Beckendiagnostik 30
Makrophagen 52
Makrosomie, fetale, Schulterdystokie 184
Maldescensus testis 364
Martius-Einteilung, Scheiden-Damm-Risse 291
Maskennarkose, Allgemeinanästhesie 231
Mastitis puerperalis 330–331
Mazeration
- intrauterine 382–383
- Plazenta-Dysfunktionssyndrom 97
McRoberts-Manöver 185
Meclozin, Stillperiode 326
Medizingeräteverordnung, Anästhesie 244
Medizinproduktegesetz, Anästhesie 244
Medroxyprogesteronacetat, Stillperiode 329
Mehrgebärende s. Multiparae
Mehrlingsgeburten, Sectio caesarea 272
Mehrlingsschwangerschaft
- Anästhesie/Analgesie 242
- Sectio caesarea 271
- Wehenstörung, hypertone 171
Mekoniumaspirationssyndrom 356–357

Mekoniumpfropfsyndrom 363
Mekoniumverfärbung 97
Membranpotential, Myometrium 47
Mendelson-Syndrom
- Aspiration 241
- Sectiomortalität 275
Meningitis, Neugeborene 368
Mepivacain
- Spinalanästhesie 236
- Wirkungen/Nebenwirkungen 238
Metamizol, Stillperiode 326
Metergolin, Milchsekretion 326
Methimazol, Stillperiode 327
Methohexital, Allgemeinanästhesie 230
Methylergometrin
- Milchsekretion 326
- Plazentalösung 307
Metoclopramid 228
- Milchsekretion 326
Metronidazol, Stillperiode 327
Metroplastik, Sectio caesarea 271
Michaelis-Raute 28
Midazolam 228
Mikrozephalus, Beckenendlage 194
Milcheinschuß 322
Milchspendereflex 322
Milchstau
- Mastitis puerperalis 330
- Stillperiode 329
- Wochenbettfieber 335
Minipille, Stillperiode 329
MLCKase
- Uteruskontraktilität 46
- Wehenhemmung 61
Morbus haemolyticus neonatorum 362, 366
- s. a. Icterus neonatorum
- Austauschtransfusion 367
Moro-Reflex, Neugeborene 370
Morphin 216
Moxibustion, Beckenendlage 200
Müttersterblichkeit 15–17
Multiparae
- Eröffnungsperiode 170
- Venen, ektatische 34
Muskelrelaxanzien
- nichtdepolarisierende, Allgemeinanästhesie 230
- Uterusaktivität 239
Muttermilch 322–323
- Ethanolkonzentration 325
- reife 322–323
- Vorteile gegenüber der Kuhmilch 323
- Wasser- und Fettgehalt 324
Muttermundsdilatation
- Eröffnungsphase, Schädellage 166–169
- Geburtsbeginn 88
- Geschwindigkeit 168
- Periduralanästhesie 173, 235
- Verzögerung 169–174
- Wehenfrequenz 168
- Zeitverlauf, Wehendystokie 174
- Zervix, Dehnungsschmerzen 173

Myelomeningozele 372
Myokarderkrankungen, Neugeborene 359
Myokarditis, Neugeborene 359
Myomenukleation, Sectio caesarea 271
Myometrium
- Gap-Junctions 51
- Kontraktilität 45
- Membranpotential 47
- Oxytocinrezeptoren 57, 100
- Prostacycline 57
Myosin 45–46
Myosin-light-chain-Kinase
- Uteruskontraktilität 46
- Wehenhemmung 61

N

Nabel, Fehlbildungen 363
Nabelinfektion 368
Nabelschnur
- Knoten 310
- Lagerung, Raumtemperatur 119
Nabelschnurblut
- Abnabelungsmodus 117–118
- Analyse bei der Geburt 117–119
- Blutgase 117–118
- Entnahme 118–119
- hämatologische Daten 361
- Herzfrequenz, fetale 137
- pH-Wert 117, 137, 146
- Säure-Basen-Status 117–118
Nabelschnurblutung, Dezelerationen 133
Nabelschnurkomplikationen, Fruchttod, intrauteriner 382
Nabelschnurkompression
- Abnabelung 302
- Akzelerationen 129
- arterielle 134
- Beckenendlage 205
- Ursachen 133
- venöse 134
Nabelschnurumschlingung 310
- Deszensusphase, verzögerte 178
Nabelschnurvorfall
- Beckenendlage 196
- Blasensprung, vorzeitiger 91
- Entbindung, operative 251
- Tokolyse 151
Nabelschnurzeichen, Plazentalösung 306
Nabelschnurzug s. cord traction
Nachblutung, atonische 312
Nachgeburt, Inspektion 308–310
Nachgeburtsperiode 301–314
- Abnabelung 302–303
- Blutungen 312–314
- Geburtsverletzungen 312
- Komplikationen 311–314
- Nachgeburt, Inspektion 308–310
- physiologische 302
- Plazentalösung 304–308
- Plazentaretention 311

Nachgeburtswehen, Plazentalösung 305
Naegele-Becken 33
Naegele-Obliquität 39
Naegele-Regel, Schwangerschaftsalter 94
Naegele-Zange 256
Nahinfrarot-Spektroskopie 144–146
Nahttechnik, Verletzungen der Geburtswege 293
Naloxon 217
Narkoseausleitung, Allgemeinanästhesie 231
Narkosezwischenfälle, Sectiomortalität 274–275
Nasse-Lunge-Syndrom 356
– Spätabnabelung 303
Natriumpicosulfat, Stillperiode 327
Naujoks-Handgriff, Beckenendlage 208
Neonatologie 12
Neugeborene
– adrenogenitales Syndrom 365
– Amnioninfektionssyndrom 367
– Anämie 362
– Asphyxie, postnatale 354–355
– Atmungsorgane, Erkrankungen 355–358
– Augeninfektionen 368
– AV-Block 359
– Azidose, metabolische 365
– Bizepssehnenreflex 370
– Bluterkrankungen 361–363
– Blutungen, intrakranielle 370
– Candidiasis 368
– Caput succedaneum 369
– Credé-Prophylaxe 368–369
– Drogenentzugserscheinungen 372–373
– Ductus arteriosus persistens 358
– Einschlußblenorrhö 369
– Enzephalopathie, hypoxisch-ischämische 371
– Extrasystolen 359
– Fehlbildungen 373–374
– – Atemwege 357–358
– – Bauch- und Thoraxorgane 358–363
– – dysrhaphische 372
– – Genitalorgane 364
– – Nabel 363
– – Geburtstraumen 369–370
– gesunde 347–353
– – Adaptation, postnatale 348–350
– – Apgar-Score 350
– – Apnoe 349
– – Atemzug, erster 348–349
– – Energie- und Wärmehaushalt 350
– – Ernährung 351–353
– – Erstversorgung 350–351
– – Flüssigkeitszufuhr 363
– – Hüftgelenkdysplasie 351
– – Hyperkapnie 349
– – Kreislauf 348
– – Muttermilch 351–352
– – Routineversorgung 351
– – Screening-Untersuchungen 351
– – Stillen 352–353

Neugeborene, gesunde
– – Untersuchung 350–351
– – Zufütterung 352
– Gonoblenorrhö 369
– Hautinfektionen 368
– Herz- und Kreislauferkrankungen 358–361
– Herzrhythmusstörungen 359
– Hydrops fetalis 360–361
– Icterus neonatorum 365–367
– Infektionen 367–369
– – pränatale 367
– Kephalhämatom 369
– Kernikterus 365
– Knochenverletzungen 369–370
– Krämpfe 371–372
– kranke 354–374
– Kreislauf, fetaler, persistierender 360
– Linksherzsyndrom, hypoplastisches 359
– Lippen-Kiefer-Gaumen-Spalten 374
– Magen-Darm-Trakt, Erkrankungen 363
– Maldescensus testis 364
– Mekoniumaspirationssyndrom 356–357
– Mekoniumpfropfsyndrom 363
– Meningitis 368
– Morbus haemolyticus neonatorum 362, 366
– Moro-Reflex 370
– Myelomeningozele 372
– Myokarderkrankungen 359
– Myokarditis 359
– Nabelinfektion 368
– Nasse-Lunge-Syndrom 356
– Organverletzungen 370
– Petechien 369
– Phimose 364
– Plexus-brachialis-Schädigung 370
– Plexuslähmung, untere 370
– Pneumonie 357
– Polyzythämie 362
– Produktionskoagulopathien 362
– Schädelfrakturen 370
– Sternocleidomastoideus-Blutungen 370
– Stoffwechselstörungen 351, 364–365
– Tachykardie 359
– Thrombozytopenie 362
– tote, Trauerreaktion 394–395
– Urogenitaltrakt, Erkrankungen 364
– Verbrauchskoagulopathie 363
– Versorgung 345–346
– ZNS-Erkrankungen 370–372
Neugeborenen-Intensiveinheiten 12
Neuroleptika 228
– Stillperiode 327
– Uterusaktivität 239
– Wirkungen/Nebenwirkungen 238, 240
Niere, Rückbildungsvorgänge 321
Nierenagenesie 364
Nierendysplasie, polyzystische 364

Nierenerkrankungen der Mutter, Anästhesie 244
Nikotin, Stillperiode 325
NIRS (Nahinfrarot-Spektroskopie) 144–146
Nitritoxid s. NO
NO, Wehenhemmung 62
Noradrenalin
– Uterusaktivität 239
– Wirkungen/Nebenwirkungen 238
Noscapin, Stillperiode 326
Notfall-Allgemeinanästhesie, Beckenendlage 204
Notfalltokolyse 151–152
– s. a. Tokolyse

O

Ösophagusatresie 363
Östrogene
– Atmungsfunktionen der Mutter 70
– Calciumpumpe 60
– Gap-Junctions 51, 55
– Geburtsbeginn 59
– Milchsekretion 326
– Stillperiode 329
– Zervixreifung 55, 60
Oligohydramnion
– Asphyxie, postnatale 355
– Beckenendlage 194
– Lungenhypoplasie 357
– Nabelschnurkompression 133
Omphalozele 363
on-demand Analgesie, Pethidin 216
Opioidantagonisten 217
Opioide 228
– Analgesie 228
– Stillperiode 326
– Uterusaktivität 239
– Wirkungen/Nebenwirkungen 238, 240
Organverletzungen, Neugeborene 370
Oszillationen, Herzfrequenz, fetale 123, **127–128**
Ovarektomie, Progesteron 51
Ovarialvenen-Thrombophlebitis 337–338
Ovarien 34
Oxazepam, Stillperiode 327
Oxygenation, fetale, NIRS 145
Oxyhämoglobin 145
Oxytocin
– Beckenendlage 205
– Deszensusphase, verzögerte 180
– Ethanol 62
– Fruchttod, intrauteriner 385
– Geburtseinleitung 60, 99
– Nachblutung, atonische, postpartale 312
– Plasmaspiegel 57
– Plazentalösung 307
– Pudendusanästhesie 184
– Sectio caesarea 278

Oxytocin
- Subinvolutio uteri 334
- Terminüberschreitung 96
- therapeutische Breite 104
- Überdosierung 139
- Wehenauslösung 60
- Wehendystokie 173
- Wehenstörung, hypertone 171
- Wirkungsmechanismus 57
- Zervixreifung, Prostaglandine 103

Oxytocinanaloga
- Tokolyse 63
- Wehenhemmung 63

Oxytocinrezeptoren
- Dezidua 57
- Myometrium 57, 100
- Progesteron 61

P

Pancuronium, Allgemeinanästhesie 230
Paracetamol, Stillperiode 326
Parallelzangen 256
Parametrien, Blutungen 296
Parasympathikus
- Herzfrequenz, fetale 125
- Oszillationen 127

Parazervikalblockade 217, 220–223
- Indikationen 221
- Komplikationen 221–223
- Kontraindikationen 223
- Lokalanästhetika 222
- Technik 220

Partogramm 166–167
passive Brücke, Beckenendlage 200
PEEP, Aspiration, pulmonale 241
Pelvimetrie
- Beckenendlage 197
- Deszensusphase, verzögerte 177
- Geburtsbeginn 90

Pelvis s. Becken
Penizillinderivate, Stillperiode 327
Pentazocin 216, 228
- Azidose, fetale 228
- Wirkungen/Nebenwirkungen 238

Peptide, funktionelle, Wehenhemmung 61
Periduralanästhesie 234–235
- s. a. Anästhesie
- Apgar-Score 239
- Austreibungsperiode, verlängerte 184
- Beckenendlage 204
- Dialysepatientin 244
- Entbindung, vaginale 235, 243
- Fruchttod, intrauteriner 386
- Herzerkrankungen 244
- kardiovaskuläre Reaktion 69
- Lokalanästhetika 234
- Muttermunddilatation 173
- Muttermundsweite 235
- Nierenerkrankungen 244
- Rißverletzungen 292
- Sectio caesarea 235–237

Periduralanästhesie
- Technik 234
- Wehentätigkeit 172
- Wirkungseintritt 234

Perinatalmorbidität, Beckenendlage 208
Perinatalsterblichkeit 17–18
- Geburtstermin 95
- Pudendusanästhesie 220
- Sectio caesarea 276
- Terminüberschreitung 96

Perineoproktotomie 288
Perineotomie
- Fistelbildungen 297
- komplette 288
- – Nahttechnik 293

Perineum 34
Petechien, Neugeborene 369
Pethidin 216
- Azidose, fetale 228
- Stillperiode 326

Pfannenstiel-Schnitt, Sectio caesarea 278
PFC-Syndrom s. Kreislauf, fetaler, persistierender
Pfeilnaht 39
- Austreibungsperiode 181
- Häufigkeitsverteilung, Schädellage 176
- Zangenentbindung 257

Pflege der Dammnaht, Wochenbett 332
PGE$_2$/PGF$_{2\alpha}$ s. Prostaglandine
Phenprocoumon, Stillperiode 328
Phenytoin, Stillperiode 327
Phimose 364
pH-Meßsonde, Kopfschwarte, fetale 146
Phonokardiographie, Herzfrequenz, fetale 120
Phosphatidylinositol-4,5-Biphosphat (PIP$_2$), Uteruskontraktilität 49
Phosphoinosidase C, Uteruskontraktilität 49
pH-Wert
- Basenexzeß 157
- Fetalblutanalyse 146
- Messung, intrapartale, kontinuierliche 146–147
- Nabelschnurblut 117, 137, 146

Piritramid 228
Placenta
- s. a. Plazenta
- accreta 311
- adhaerens 311
- circumvallata 309
- extrachorialis 309
- fenestrata 309
- increta 311
- marginata 309
- membranacea 309
- percreta 311
- praevia, Beckenendlage 193, **194**, 201
- – Blutungen 243
- – Entbindung, operative 251
- – Fruchttod, intrauteriner 382
- – Tokolyse 151

Plagiozephalus 370

Plazenta
- s. a. Placenta
- Blutungen 309
- Geschwülste 309
- Insertio velamentosa 310
- Inspektion 309
- Sulfatasemangel 60
- Versorgungskapazität, Terminüberschreitung 96

Plazentadurchblutung
- Abnabelung 302
- Barbiturate 239
- EPH-Syndrom 113
- Hypovolämie 242
- Parazervikalblockade 222
- Prostaglandine 104
- Regionalanästhesie 235
- Wachstumsretardierung 113

Plazenta-Dysfunktionssyndrom 97
Plazentainsertionen, abnorme 311
Plazentainsuffizienz 97
- Perinatalsterblichkeit 17
- Plazenta, untergewichtige 309
- relative 95

Plazentalösung 304–308
- Abnabelung 307
- aktive 307–308
- Allgemeinanästhesie 231
- Bauchpresse 307
- Blutstillung 305
- cord traction 308
- Credé-Handgriff 307
- Expression 307
- Küstner-Handgriff 306
- manuelle, Sectio caesarea 279
- – Spinalanästhesie 234
- – Technik 311–312
- Mechanismen 304–305
- Methylergometrin 307
- Nachgeburtswehen 305
- Oxytocin 307
- Probezug 306
- Prostaglandine 59
- Störungen, Blutungen 313
- Uteruskontraktionen 305
- Uteruszeichen 305
- vorzeitige 151
- – Blutungen 243
- – Entbindung, operative 251
- – Fruchttod, intrauteriner 382
- – Schmerzen 227
- – Sectiomortalität 275
- – Tokolyse 151
- – Verbrauchskoagulopathie 313
- – Wendung, äußere 199
- Wendung, äußere 198
- Zeichen 305–306

Plazentapolypen, Wochenbett 334
Plazentaretention 311
- Blutungen 313
- Wochenfluß 320

Plazentarperiode, Management, aktives 306–308

Plazentatumoren
- Fehlbildungen, kindliche 309
- Hydramnion 309
Plexus-brachialis-Schädigung, Neugeborene 370
Plexuslähmung, Neugeborene
- McRoberts-Manöver 185
- untere 370
Pneumonie, Neugeborene 357
Polyhydramnion, Hydrops fetalis 361
Polyradikulitis, Regionalanästhesie 242
Polysystolie, Wehentätigkeit, pathologische 150
Polyzythämie
- Neugeborene 362
- Spätabnabelung 303
Portioamputationen, Dystokie, zervikale 172
Postcaesarea-Syndrom 276
Potter-Sequenz
- Asphyxie, postnatale 355
- Beckenendlage 194
- Fehlbildungen 373
- Lungenhypoplasie 358
- Nierenfehlbildungen 364
Prader-Willi-Syndrom, Beckenendlage 194
Präazidose, Fetalblutanalyse 116
Praeputium clitoridis 34
Prager-Handgriff, umgekehrter 208
Praxisgeburt 15
Preßwehen 183
Prilocain
- Stillperiode 326
- Wirkungen/Nebenwirkungen 238
Primidon, Stillperiode 327
Priming, Zervixreifung 102
Primipara, Eröffnungsperiode 170
Produktionskoagulopathien, Neugeborene 362
Progesteron
- Oxytocinrezeptoren 61
- Wehenhemmung 61
- Wehentätigkeit 51
- Zervixreifung 55
Progesteronantagonisten
- Wehentätigkeit 60
- Zervixreifung 56
Progesteronblock-Theorie, Wehentätigkeit 60
Prolactinantagonisten, Abstillen 329
Prolactinsekretion, Hemmung 329
Promontorium 26
Propofol 229
Propylthiouracil, Stillperiode 327
Prostacycline, Myometrium 57
Prostaglandine 58
- Amnion 59
- Applikationsarten, verschiedene, Wirkung 100
- Calcium 58
- Cyclooxygenase 57
- Dezidua 53

Prostaglandine
- Dosierung, endozervikale 103
- Fruchttod, intrauteriner 105, 385–386
- Galenik 101
- Gap-Junctions 59
- Geburt 58
- Geburtseinleitung 60, 101–103
- hyperkinetische, Wehentätigkeit 104
- Kontraindikationen, allgemeine 106
- natürliche 101
- Plazentadurchblutung 104
- Plazentalösung 59
- Prostanoide 57
- Synthese 58
- Temperatursteigerung 106
- Terminüberschreitung 96
- therapeutische Breite 104
- Uterus, schwangerer 59
- Uterusruptur 106
- Vaginalsuppositorien 59
- Vaginaltabletten 103
- Wehenauslösung 60
- Wehendystokie 173
- Wehentätigkeit 57–59
- – Überstimulation 104
- Zervixreifung 56, 59, 100, 102
- – Oxytocin 103
- Zervix-Score 102
- Zytokine 53
Prostaglandinempfindlichkeit, Schwangerschaft 101
Prostaglandinsynthesehemmer
- Gap-Junctions 52
- Wehenhemmung 62–63
Prostanoide, Prostaglandine 57
Proteine, intramembranöse 51
Proteinkinase, Aktivierung, Wehenhemmung 61
Prune-belly-Sequenz 374
psychische Reaktionen, Wochenbett 339
Psychopharmaka
- Angst-Spannungs-Schmerz-Kreislauf 77
- Eröffnungsperiode 77
- Stillperiode 327
Psychose, Wochenbett 339–340
Pubertät, Becken 26
Pudendusanästhesie 218–220
- Adrenalin 219
- Austreibungsperiode, verlängerte 184
- Becken, Weichteile 33
- Indikationen 219
- Infiltrationsanästhesie, Damm 217
- Komplikationen 220
- Kontraindikationen 220
- Lokalanästhetika 219
- Oxytocin 184
- Perinatalmortalität 220
- Rißverletzungen 292
- Wehentätigkeit 184
- Zugang 218
- – transperinealer 218
- – transvaginaler 219

Puerperalfieber s. Wochenbettfieber
Puerperalsepsis 336
- Endomyometritis 336
Pulmonalstenose/-atresie, Neugeborene 359
Pulsfrequenz, Wochenbett 321
Pulsoxymetrie, fetale 144
Pyelonephritis, Wochenbett 335

Q

Querlage 38–39, 209–211
- Einteilung 209
- Fruchttod, intrauteriner 211
- Geburtsleitung 211
- Schwangerenberatung 210
- Tokolyse 151
- Wendung, äußere 210
Querschnittslähmung, Regionalanästhesie 241
Querstand, tiefer 39
- Austreibungsperiode, verlängerte 185
- Definition 185
- Deszensusphase, verzögerte 178
- Entbindung, vaginal-operative 251
- Ursachen 186
- Zangenentbindung 257, 260

R

Radionuklide, Stillperiode 328
Reanimation, intrauterine
- Beta-Sympathomimetika 183
- Notfalltokolyse 151
- Parazervikalblockade 222
Rechenscheibe, geburtshilfliche 94
Rechtsherzobstruktion, Neugeborene 359
Regionalanästhesie 231–237
- s. a. Anästhesie
- Blockade, zentrale 231–236
- Entbindung 231–235
- Komplikationen, neurologische 241–242
- Prämedikation 236
- Sectio caesarea 235–236
- Wehenschmerzen 231–235
Reifegrad der Kinder, Geburtsverlauf 37
Reifungswehen 88
rektovaginale Fisteln 297
Relaxanzien, kompetitiv hemmende 238
Relaxin, Zervixreifung 56
Resectio caesarea 273, 280
Retroperitonealraum, Blutungen 296
Rh-Erythroblastose
- Hydrops fetalis 360
- Icterus neonatorum 365
Rhesusprophylaxe, Wendung, äußere 199
rheumatische Erkrankungen, Fruchttod, intrauteriner 381

Rißverletzungen
- s. a. Dammrisse
- s. a. Scheiden-Damm-Risse
- Anästhesie 292
- Komplikationen 296
- Nachbehandlung 295
- Sekundärversorgung 295
- Versorgung 292–295
Robert-Becken 33
Roederer-Einstellung 180
Röteln, Aktivimpfung, Wochenbett 332
Rotation, Kopf 41
Rückbildungsvorgänge, Wochenbett 319–321
Rückenlagerung der Schwangeren
- Herzminutenvolumen 69
- Kopfaustritt 182
- Parazervikalblockade 220
Rückenlageschocksyndrom s. Vena-cava-Kompressionssyndrom

S

Säuglingssterblichkeit 18
Säure-Basen-Status
- während der Geburt 71, 113
- - Herzfrequenz, fetale 138–140
- Geburt 71
- Nabelschnurblut 117–118
Sakkulation 170–171
Salazosulfapyridin, Stillperiode 327
Sarkomer 45
sarkoplasmatisches Retikulum
- Calciumfreisetzung 49
- Calcium-Transportpumpe, ATP-abhängige 48
- G-Protein 49
- Inositol-1,4,5-Triphosphat (IP$_3$) 49
- Östrogene 60
Sattelblock, Spinalanästhesie 234
Sauerstoffinhalation
- Hyperventilation 155
- Hypoxämie, fetale 154–155
Sauerstoffpartialdruck
- transkutan gemessener, Fetus 141–144
- - Schocksyndrom, fetales 142
- Uterusdurchblutung 117
Sauerstoffversorgung, fetale
- Geburtsbeginn 112–113
- Meßverfahren 141–146
Saugreflex 324
Schädel, fetaler s. unter Kopf...
Schädeleinstellungen, pathologische 185
Schädelfraktur, Neugeborene 370
Schädelknochen/-nähte, fetale 39–40
Schädellage 38
- Austreibungsperiode, normale 181
- - verlängerte 183
- Deszensusphase 174–180
- Eröffnungsphase 166–174
- Geburtsleitung 165–185
- Geburtsüberwachung 165–185

Schädellage
- Pfeilnaht, Stellung, Häufigkeitsverteilung 176
- Säure-Basen-Status, Herzfrequenz, fetale 140–141
- Sectio caesarea 270
Scheide 34
- s. a. Vaginal...
- Rückbildungsvorgänge 320
Scheiden-Damm-Risse
- s. a. Dammrisse
- s. a. Rißverletzungen
- Entbindung, operative 263
- hohe, Nahttechnik 293
- Klassifikation 291
Scheideneingang, Rückbildungsvorgänge 320
Scheidenhämatome, Pudendusanästhesie 220
Scheidenverletzungen, Parazervikalblockade 221
Schilddrüsenmedikamente, Stillperiode 327
Schmerzblockade, Wehentätigkeit 172
Schmerzen
- s. a. Geburtsschmerz
- Dammverletzungen 296
- Plazentalösung, vorzeitige 227
- Uterusruptur 227
- Wochenbett 296
Schnappatmung, Asphyxie, postnatale 354
Schnittentbindung
- s. a. Sectio caesarea
- abdominale s. Entbindung, operative/vaginal-operative
- - Beckenendlage 200, 203
- - Fruchttod, intrauteriner 387
- Allgemeinanästhesie 230
- Beckenendlage 192
Schock
- hypoxischer, Fetus 139
- septischer, Verbrauchskoagulopathie 313
Schocksyndrom
- fetales 127–128
- - O$_2$-Partialdruck, transkutaner 142
Schräglage 38–39, 209–211
- Betreuung, präpartale 209
- Diagnose und Klinik 209
- Einteilung 209
- Fruchttod, intrauteriner 211
- Geburtleitung 211
- Häufigkeit 209
- Schwangerenberatung 210
- Wendung, äußere 210
Schröder-Plazentalösung 305
Schulterdystokie 184–185
Schwangerenberatung
- Beckenendlage 196
- Quer-/Schräglage 210
- nach Totgeburt 389
Schwangerenbetreuung, Geburtseinleitung 96

Schwangerenüberwachung, Beckenendlage 195
Schwangerenuntersuchung, Geburtsbeginn 89–91
Schwangerschaft
- Brustentwicklung 322
- Dezidua 53
- Lungenfunktion 70
- Prostaglandinempfindlichkeit 101
- Stoffwechsel 70
- Zervix 54
Schwangerschaftsabbruch, Nierenagenesie, fetale 364
Schwangerschaftsalter
- Berechnung 94
- biophysikalische Methoden, Auswertung, biometrische 94
- Entbindung, operative 250, 253
- - vaginale 250
- Naegele-Regel 94
- Sectio caesarea 271
Schwangerschaftsanamnese, Geburtsbeginn 89
Schwangerschaftsdauer 94–95
Schwangerschaftshormone, Fruchttod, intrauteriner 384
schwangerschaftsunabhängige Erkrankungen, Anästhesie 243
Schwimmen, Geburtsvorbereitung 78
Sectio caesarea
- s. a. Entbindung, operative/vaginal-operative
- Allgemeinanästhesie 230–231
- Anästhesie 235–236, 277
- Beckenendlage 270–271, 273
- Blutungen 279
- - atonische 280
- Entwicklung des Kindes 278
- Frühkomplikationen 275
- Geburtsverlauf, protrahierter 273
- Gefährdung des Kindes 276–277
- - der Mutter 274–276
- Häufigkeit 268–270
- - Beeinflussung 272
- Indikationen 268–272
- Infektionsmorbidität 275
- Kardiotokogramm, pathologisches 273
- Komplikationen, intraoperative 276
- Lagerung und Vorbereitung 277
- Laparotomie 277–278
- Mehrlingsgeburten 272
- in moribunda/mortua 281
- Narkose 277
- Operationstechnik 277–281
- Oxytocin 278
- Periduralanästhesie 235–237
- Plazentainsertionen, abnorme 311
- Plazentalösung 279
- Plazentarperiode, Leitung 278
- Risiken 274–277
- Schädellage 270
- Schulterdystokie 185
- sekundäre, Indikationen 272

Sectio caesarea
- Spätkomplikationen 276
- Sterilisation 281, 328
- Tokolyse 151, 279
- Uterotomie 278
- Uterotonika 280
- Uterus, Narbenrupturen 280
- Vena-cava-Kompressionssyndrom 277
- Vorbedingungen, organisatorische 277–281
- wiederholte 273, 280
- Wundversorgung 279
- Zusatzoperationen 280–281
- Zustand, postoperativer 273
Sectioletalität, mütterliche 274–275
Sectiomorbidität
- kindliche 276
- mütterliche 275
Sectiomortalität
- gestationsbedingte 275
- kindliche 276
- mütterliche 274
Sedativa 217, 228–229
Seitenlagerung
- Austreibungsperiode, verlängerte 186
- Herzminutenvolumen 69
Selbsthypnose, Geburtsvorbereitung 79
Sepsis, Müttersterblichkeit 16
Serrapeptase, Stillperiode 326
Serumeiweiß, Geburt 71
Sevofluran 230
Sitzbäder
- Episiotomie 295
- Rißverletzungen 295
Skene-Drüsen 34
Smith-Lemli-Opitz-Syndrom, Beckenendlage 194
Sonographie
- Beckendiagnostik der Mutter 30
- Beckenendlage 195
- Fruchttod, intrauteriner 383
Spalding-Zeichen 384
Spasmolytika, Wehendystokie 173
Spekulumentbindung 265
- s. a. Entbindung
- Frühgeburt 265
Sphinkterverletzungen, Nachbehandlung 295
Spina bifida, Beckenendlage 194
Spinalanästhesie 232–234
- s. a. Anästhesie
- Duraperforation 235
- Funktionsausfälle, Reihenfolge 233
- Herzerkrankungen 244
- Kopfschmerzen, postspinale 233, 236
- Leitungsanästhesie 236
- Lokalanästhetika 233, 236
- Periduralkatheter 232
- Reaktion, kardiovaskuläre 69
- Sattelblock 234
- Sectio caesarea 236
- Sympathikusblockade 236
- Überwachung, langfristige 233

Spinalanästhesie
- Vena-cava-Kompressionssyndrom 236
- Vor- und Nachteile 235
- Wirkungseintritt 234
Steinschnittlagerung, Parazervikalblockade 220
Steißbein 26
Steißfußlage 37, 41
Steißlage 37, 41
Stellung, Frucht, reife 38
Stellungsanomalien, Deszensusphase, verzögerte 178
Sterilisation 328
Stickstoffmonoxid s. NO
Stillen/Stillperiode 321–331
- s. a. Wochenbett
- Abstillen 329
- Arzneimittel 326
- Dauer 324–325
- Dopaminantagonisten 326
- Drogen 325
- Empfängnisschutz, natürlicher 328
- erstes Anlegen des Kindes 323–324
- Genußmittel 325–326
- Kontrazeption 328
- Mastitis 330
- Metoclopramid 326
- Milchstau 329
- Nikotin 325
- Umweltgifte 328
- Vorbereitung 323
Stillpositionen 324
Stillrhythmus 324–325
Stirnlage 39, 179
- Deszensusphase, verzögerte 179
- Zangenentbindung 257
Stirnnaht 39–40
Stoffwechsel, Schwangerschaft 70
Stoffwechselstörungen, Neugeborene 364–365
Streichmassage des Abdomens, Austreibungsperiode 78
Streptokokkeninfektion A/B 337
- Wochenbettfieber 336–337
Stridor congenitus 357
Stuhlinkontinenz s. anorektale Inkontinenz
Subinvolutio uteri 334
Succinylcholin
- Allgemeinanästhesie 230–231
- Wirkungen/Nebenwirkungen 238
Sulfatasemangel, Plazenta 60
Sulfonamide, Stillperiode 327
Sulfonylharnstoffe, Stillperiode 327
Surfactant-Verbrauch, Frühabnabelung 303
Sutura(-ae) s. Schädelknochen/-nähte
Sympathikusblockade 235
- Hypotension 241
- Lokalanästhetika 239
- Spinalanästhesie 239
Sympathomimetika, Wehendystokie 174
Symphysenruptur 341

T

Tachykardie
- Atropin 126
- fetale 124
- Neugeborene 359
Terminüberschreitung, Perinatalsterblichkeit 96
Tetrazykline, Stillperiode 327
Theophyllinpräparate, Stillperiode 326
Thiopental, Allgemeinanästhesie 230
Thromboembolie
- Müttersterblichkeit 16
- Sectiomortalität 274–275
Thrombophlebitis, Wochenbettfieber 337
Thromboxan 58–59
Thrombozytopenie, Neugeborene 362
Thyreotoxikose
- materne, Herzfrequenz, fetale 125
- Tokolyse 151
L-Thyroxin, Stillperiode 327
Tokolyse 56
- s. a. Notfalltokolyse
- s. a. Wehenhemmung
- Austreibungsperiode 150–153
- – verlängerte 186
- Beta-Sympathomimetika 61, 151
- Bradykardie, fetale 151
- Calciumblocker 61
- Calmodulininhibitoren 61
- Deszensusphase, verzögerte 180
- Einfluß auf die Mutter 151
- EPH-Syndrom 151
- Eröffnungsperiode 150–153
- Ethanol 62
- Fenoterol 150
- Hypoxie, fetale 151
- intrapartale, Indikationen 151
- intravenöse, Sectio caesarea 279
- Kontraindikationen 151
- Nabelschnurvorfall 151
- NO 62
- Oxytocinanaloga 63
- Parazervikalblockade 222
- pH-Wert, Änderungen 152
- Placenta praevia 151
- Plazentalösung, vorzeitige 151
- Progesteron 61
- Prostaglandinsynthesehemmer 62–63
- Querlage 151
- Reaktionen, fetale 152–153
- – materne 151–152
- Sectio caesarea 151
- Vakuumextraktion 151
- Wendung, äußere 199
- – des zweiten Zwillings 151
- Zangenentbindung 151
Tokolytika 61–64
Tolbutamid, Stillperiode 327
Totgeburt, Schwangerenberatung 389
Tragzeit(dauer)
- durchschnittliche 94
- Geburtseinleitung 98

Tramadol 228
Transfusionssyndrom, feto-fetales 382
Transposition der großen Arterien 359
Trial-Forzeps 253
Trichterbecken 31–32
Trikuspidalatresie, Neugeborene 359
Trinkschwäche, Spätabnabelung 303
Triprolidin, Stillperiode 326
Tubensterilisation, Sectio caesarea 281
Tuboovarialzysten, Sectio caesarea 281
Tumornekrosefaktor, Makrophagen 52

U

Übergangsmilch 322
Übertragungszeichen, Plazenta-
  Dysfunktionssyndrom 97
Ultraschallkardiographie, Herzfrequenz,
  fetale 120
Umweltgifte, Stillperiode 328
Untersuchung, Geburtbeginn
– äußere 89
– amnioskopische 91
Urogenitaltrakt, Erkrankungen,
  Neugeborene 364
uteroplazentare Durchblutung
– Anästhesie/Analgesie 237
– Inhalationsanästhetika 237
– Muskelrelaxanzien 239
– Postcaesarea-Syndrom 276
– Vasokonstringenzien 237, 240
– Volumenersatzlösungen 153–154
Uterotomie, Sectio caesarea 278
Uterotonika
– Blutungsprophylaxe, postpartale 312
– Sectio caesarea 280
Uterus 34
– Anatomie 44–45
– Antefixation 170
– Gefäßwiderstandserhöhung,
  Lokalanästhetika 237
– Hyperanteflexion 170
– Muskel- und Bindegewebe 44–53
– myomatosus, Nachblutung, atonische
  312
– – Wehendystokie 170
– Narbenrupturen, Sectio caesarea 280
– Primordialmuskulatur 45
– Reservekapazität, hämodynamische
  113
– Retrofixation 170
– Rückbildungsvorgänge 319
– schwangerer, Prostaglandine 59
– Struktur 44–56
Uterusaktivität
– Hyperkapnie 239
– Hypoxie 239
– Medikamenteneinfluß 239
– Wehentätigkeit 88
Uterusatonie, Blutungen 314
Uterusdurchblutung
– Austreibungsperiode 136

Uterusdurchblutung
– Blutgase 117
– Dezelerationen 131–133
Uterusexstirpationen post partum, Sectio
  caesarea 280
Uterusfehlbildungen
– Beckenendlage 193
– Nachblutung, atonische 312
Uteruskontraktilität/-kontraktionen
  45–47
– s. a. Wehentätigkeit
– Ableitung 122
– Aktivität, elektrische 47–48
– Akzelerationen 129
– Calcium 46–47, **48–49**
– Calciumsensitivität, Modulation 50
– Calmodulin-Calcium-Komplex 46
– Erregungsabläufe, bioelektrische 47
– Erregungsübertragung 50–52
– Homöostase, fetale 113
– Kaliumkanäle 48
– Kardiotokographie 122
– Koordinierung 50–52
– Kopplung, pharmakomechanische
  49–50
– Myosin-light-chain-Kinase 46
– Plazentalösung 305
– Prostaglandine 59
– Stimulation 49
– Überwachung 119–141
– Wochenbett 319
– Zytokine 53
Uterusoperationen, Sectio caesarea 281
Uterusrückbildung 332
Uterusruptur
– drohende, Anästhesie 243
– Prostaglandine 106
– Schmerzen 227
Uteruszeichen, Plazentalösung 305

V

Vagina s. Scheide
Vaginalsonographie, Beckenendlage 197
Vakuumextraktion 253, 261–263
– s. a. Entbindung
– Episiotomie 263
– fehlerhafte 263
– Pudendusanästhesie 219
– Technik 261–263
– Tokolyse 151
– Vor- und Nachteile 255
Vakuumextraktormodelle 261
Valproinsäure, Stillperiode 327
vasoaktives intestinales Peptid (VIP),
  Wehenhemmung 61
Vasokonstringenzien
– uteroplazentare Durchblutung 237, 240
– Wirkungen/Nebenwirkungen 238
Vecuronium, Allgemeinanästhesie 230
vegetative Symptome, Geburt, bevorste-
  hende 87

Veit-Smellie-Handgriff 207–208
Vena-cava-Kompressionssyndrom
– Herzfrequenz, fetale 133, 155
– Hypotension 241
– Postcaesarea-Syndrom 276
– Sectio caesarea 277
– Spinalanästhesie 236
Venen, ektatische, Mehrgebärende 34
Venendruck, zentraler, Preßperiode 69
Venenthrombose, tiefe, Wochenbettfieber
  338–339
Ventrikel-/Vorhofseptumdefekte,
  Neugeborene 358
Verapamil, Stillperiode 327
Verbrauchskoagulopathie, Neugeborene
  363
Verlustkoagulopathie, Blutungen 313
Vernarbungen, Dystokie, zervikale 172
Vernix caseosa, Plazenta-
  Dysfunktionssyndrom 97
Virustatika, Stillperiode 327
Vitamine, Wochenbett 333
Volumenersatzlösungen, uteroplazentare
  Perfusion 153
Vorderhauptslage 39
– Deszensusphase, verzögerte 179
– Vakuumextraktion 261
– Zangenentbindung 257
Vorderwandplazenta, Wendung, äußere
  198
Vorgeburtsperiode 87
Vormilch s. Kolostrum

W

Wachstumsretardierung, fetale
– Amnioskopie 91
– Beckenendlage 194, 196
– – Sectio caesarea 272
– Plazentadurchblutung 113
Wärmeabgabe, Fetus 148
Wärmeaustausch zwischen Mutter und
  Fetus 159–160
Wärmefluß, Azidose 148
Warfarin, Stillperiode 328
Wehen s. Uteruskontraktilität bzw.
  Wehentätigkeit
Wehenauslösung 56, 60
Wehenbremse 34
– s. a. Wehenhemmung
– Harnblase, volle 314
Wehendystokie 170–173
– Behandlung 173–174
– Muttermunddilatation, Zeitverlauf
  174
– Uterus myomatosus 170
– zervikale 172–173
Wehenfrequenz
– Amniondruck 168
– Muttermunddilatation 168
Wehenhemmung
– s. a. Tokolyse

Wehenhemmung
- s. a. Wehenbremse
- Beta-Sympathomimetika 61
- Calciumblocker 61
- Calmodulininhibitoren 61
- Ethanol 62
- Myosin-light-chain-Kinase 61
- NO 62
- Oxytocinanaloga 63
- Progesteron 61
- Prostaglandinsynthesehemmer 62–63
- VIP 61

Weheninduktion
- s. a. Geburtseinleitung
- Fruchttod, intrauteriner 385–386
- Zervix, unreife 102

Wehenkraft, Deszensusphase, verzögerte 177

Wehenqualität, Änderung 168

Wehenschmerzen
- Geburtsvorbereitung 79
- Regionalanästhesie 231–235

Wehenschwäche 171
- Geradstand, hoher 180
- Nachblutung, atonische, postpartale 312
- primäre 169
- sekundäre 170

Wehentätigkeit
- s. a. Uteruskontraktilität/-kontraktionen
- Alvarez-Wellen 88
- Angst 76
- Anomalien, symptomatische 171
- Atemminutenvolumen 70
- Austreibungsperiode 181
- Beckenendlage 204–205
- Blutdruck, peripherer 69
- Constriction-ring-Dystokie 172
- Dystokie, zervikale 172–173
- Eröffnungsphase 168
- Eröffnungswehen 88
- Gefäßwiderstand 69
- Grundumsatz 70
- Herzfrequenz, mütterliche 68
- Herz-Kreislauf-System 68
- Herzminutenvolumen, mütterliches 68
- hyperkinetische, Beta-Sympathomimetika 105
- hypertone 171
- – Uterinsegment, unterer, Spasmus 172
- Körperlage der Schwangeren 168
- Kontraktionsamplituden 171
- Koordinationsstörung 171–172
- Östrogene 59–60
- Oxytocin 57
- pathologische, Dezelerationen 150
- – Regulierung 150–151
- Periduralanästhesie 172
- Physiologie 43–65
- Progesteron 51
- Progesteronblock-Theorie 60
- Pudendusanästhesie 184

Wehentätigkeit
- regelmäßige 88
- Regulation 56–64
- Reifungswehen 88
- Schmerzblockade 172
- Störungen 171
- Substanzen, kontraktionsauslösende 57–63
- – kontraktionshemmende 61–64
- Tokographie 168
- Uterus, Verhalten, funktionelles 169
- Uterusaktivität 88
- vorzeitige, Antiprogesteron 51
- – Fibronektin 54
- – Infektionen 52–53
- – Zytokine 52–53
- Weichteilwiderstand 168
- Zervixdystokie 172–173
- Zervixwiderstand 169

Weichteilwiderstand
- Deszensusphase, verzögerte 177
- Wehentätigkeit 168

Weichteilzerreißungen, Entbindung, operative 263

Weiterbildungsordnung
- für Ärzte 19–20
- Frauenarzt 19, 21

Wendung
- äußere, Ablauf 199
- – Beckenendlage 198–200
- – Indikationen 198
- – Kontraindikationen 198
- – Plazentaablösung, vorzeitige 198–199
- – Querlage 210
- – Rhesusprophylaxe 199
- – Schräglage 210
- – Vorderwandplazenta 198
- indische, Beckenendlage 200
- Tokolyse 151
- des zweiten Zwillings 151

Werding-Hoffmann-Syndrom 194

Wet-lung disease s. Nasse-Lunge-Syndrom

Wharton-Sulze, Fehlen 310

Wigand-Martin-Winckel-Handgriff 208

v.-Willebrand-Jürgens-Syndrom 313

Williams-Einteilung, Scheiden-Damm-Risse 291

Wirbelsäulendeformierung, Beckenformen 31–33

Wochenbett 317–341
- s. a. Stillen/Stillperiode
- Anti-D-Immunglobulin 332
- Betreuung 331–333
- Blasen- und Darmfunktion, Kontrolle 332
- Blutdruck 321
- Blutsenkungsgeschwindigkeit 321
- Blutstillung 319
- Blutungen 334
- Damm und Vulva, Kontrolle 331
- Dammnaht, Versorgung 295
- Depressionen 339

Wochenbett
- Endometritis 334
- Ernährung 333
- Fruchttod, intrauteriner 397–398
- funktionell-endokrine Störung 334
- Geburtsverletzungen, Rißblutungen 335
- Gymnastik 333
- Heultage 339
- Impfprophylaxe 332
- Kindstod, perinataler 397–398
- Körperpflege, allgemeine 331
- Komplikationen 334–341
- Kontrazeption, hormonelle 329
- Müttersterblichkeit 16
- Pflege der Dammnaht 332
- Plazentapolypen 334
- psychische Reaktionen 339
- Psychose 339–340
- Pulsfrequenz 321
- Röteln, Aktivimpfung 332
- Routineuntersuchungen 331
- Rückbildungsvorgänge 319–321
- Schmerzen 296
- Sterilisation 328
- Subinvolutio uteri 334
- Symphysenruptur 341
- Uteruskontraktionen 319
- Uterusrückbildung, Kontrolle 332
- Vitamine 333

Wochenbettfieber 335–338
- Antibiotika 336
- Bein- und Beckenvenenthrombose, tiefe 337
- Endo(myo)metritis 336
- Erreger 336
- Mastitis 335
- Milchstau 335
- Ovarialvenen-Thrombophlebitis 337–338
- Pyelonephritis 335
- Streptokokkeninfektion 336–337
- Thrombophlebitis 337
- Venenthrombose, tiefe 338–339
- Wundheilungsstörungen 335
- Zystitis 335

Wochenfluß 320
- Plazentaretention 320

Wundheilungsstörungen, Wochenbett 335

Wundinfektionen, tiefe 297

Wundversorgung, Sectio caesarea 279

Z

Zangenentbindung 253, 256–261
- s. a. Entbindung
- vom Beckenboden 259
- aus der Beckenmitte 260
- Durchführung 257
- Episiotomie 263, 290
- Kopfeinstellung 257

Zangenentbindung
- Lageanomalien 257
- Pudendusanästhesie 219
- Querstand, tiefer 257, 260
- Schädel, Haltungsanomalien 260
- Spinalanästhesie 234
- Technik 258–260
- Tokolyse 151
- Vor- und Nachteile 255
- Vorbedingungen 257

Zangenmodelle 256–259
Zavanelli-Manöver 185
Zentralisation, Kreislauf, fetaler 148
Zervix 54–56
- Aufbau und Funktion 54
- Dehnungsschmerzen, Muttermundsdilatation 173
- Okklusionen, partielle, Dystokie, zervikale 172
- reife, Geburtseinleitung 99–102
- Rückbildungsvorgänge 320

Zervix
- Schwangerschaft 54
- unreife, Geburtseinleitung 102–103

Zervixdilatation s. Muttermundsdilatation
Zervixdystokie 54, 172–173
- Wehentätigkeit 173
- Zervixreifung, ungenügende 173

Zervixinsuffizienz 54
- Beckenendlage 196

Zervixmuskulatur 55
Zervixreifung
- Beeinflussung, hormonelle 55–56
- Geburtseinleitung 98
- Mechanismus 55
- medikamentöse, Fruchttod, intrauteriner 385
- Östrogene 55, 60
- Oxytocin 103
- Priming 102
- Prostaglandine 56, 59, 100, 102–103
- ungenügende, Zervixdystokie 173

Zervixrisse, Versorgung 293–294
Zervixschleimpfropf, Abgang, Geburtsbeginn 88
Zervix-Score 102
- s. a. Bishop-Score
Zervixspasmus, Plazentaretention 311
Zervixwiderstand, Wehentätigkeit 169
Zilgrei-Methode 200
Z-Linien 45
ZNS-Erkrankungen, Neugeborene 370–372
ZNS-Fehlbildungen 372
Zollinger-Ellison-Syndrom, Beckenendlage 194
Zwerginnenbecken 31–32
Zwillingsschwangerschaft, Fruchttod, intrauteriner 387
Zystitis, Wochenbett 335
Zytokine, Wehentätigkeit, vorzeitige 52–53
Zytostatika, Stillperiode 328